天然药物化学

魏雄辉　张建斌　编著

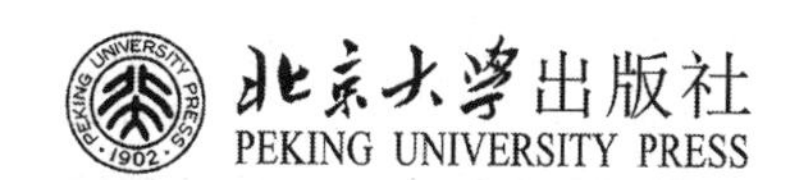

图书在版编目(CIP)数据

天然药物化学/魏雄辉,张建斌编著.—北京:北京大学出版社,2013.8
ISBN 978-7-301-23092-3

Ⅰ.①天… Ⅱ.①魏… ②张… Ⅲ.①生物药-药物化学-高等学校-教材 Ⅳ.①R284

中国版本图书馆CIP数据核字(2013)第199813号

书　　　名:天然药物化学
著作责任者:魏雄辉　张建斌　编著
责 任 编 辑:郑月娥
标 准 书 号:ISBN 978-7-301-23092-3/O·0950
出 版 发 行:北京大学出版社
地　　　址:北京市海淀区成府路205号　100871
新 浪 微 博:@北京大学出版社
电 子 信 箱:zye@pup.pku.edu.cn
电　　　话:邮购部 62752015　发行部 62750672　编辑部 62767347　出版部 62754962
印　刷　者:北京大学印刷厂
经　销　者:新华书店
787毫米×1092毫米　16开本　26.75印张　插页1　667千字
2013年8月第1版　2013年8月第1次印刷
定　　　价:68.00元

作者简介

魏雄辉，理学博士，北京大学化学与分子工程学院副教授，主要从事抗癌与致癌机理的研究和天然抗癌药物筛选、环境污染控制与“三废”治理的研究，曾获江西省技术发明一等奖。同时开办高科技公司，从事天然药物的提取、分离、纯化、鉴定、药理、毒理和药物筛选的研究，拥有丰富的实际药物开发经验。

内容简介

本书主要讲述如何运用近代科学技术和方法研究天然药物中的化学成分（主要是活性成分），适合作为高校化学、药学及相关专业本科高年级学生“药物化学”或“天然产物化学”课程的教材。

全书共分13章，内容主要涉及：(1) 天然药物中各类化学成分的分类、理化性质、提取、分离、精制和结构鉴定，及消化、吸收、循环和代谢；(2) 天然药物中各类化学成分的结构特征、理化性质与药理、毒理的关系，即破译我国传统中药的治病原理，为中药现代化奠定一些理论基础；(3) 对活性成分进行结构修饰，以便提高疗效；(4) 着重讲述甙类、黄酮类、醌类、萜类、挥发性油、甾体和生物碱等物质的结构特征、提取、分离、检测和结构鉴定的基本原理和基本方法、新技术和新方法的应用，并讲述一些天然物质的药理和毒理，及它们的协同作用；(5) 天然药物活性成分的研究途径和方法。

前　　言

本人承担北京大学化学与分子工程学院“天然药物化学”课程的教学任务已经有十多年的时间。所采用的教材是由杨其蒀主编、中国医药科技出版社 1996 年出版的《天然药物化学》。本人认为杨其蒀老师的《天然药物化学》从结构到内容上都比较好，所以我在编写本书时，保留了其中的部分内容。

杨其蒀老师的《天然药物化学》对天然化学物质的分类、提取、分离、纯化和鉴定介绍较为系统，但对天然化学物质的有关药理、毒理、构效关系和药物的作用机制介绍不多。

在教学过程中笔者发现，天然化学物质的分类、提取、分离、纯化和鉴定等内容，对于北京大学化学与分子工程学院的学生来说较为容易。学生经常和我交流，希望掌握天然化学物质的一些有关吸收、循环、代谢、药理、毒理、构效关系和药物的作用机制方面的知识；同时，希望了解和研究传统中医药理论与天然药物化学成分的相互关系，及中药现代化的研究方向和研究内容。学生的这些想法都非常好！他（她）们的观点也非常符合我的想法。因此，多年来，笔者一直在收集、整理相关资料，为编写本书做了一些准备。

本书在编写过程中，在杨其蒀老师的《天然药物化学》的基础上增加了一些新的内容之外，还补充了天然化学物质的一些有关吸收、循环、代谢、药理、毒理、构效关系和药物的作用机制方面的知识；同时，初步探讨了有关传统中医药理论和天然药物化学成分的相互关系，内容涉及中药现代化的研究方向和研究内容。

我的博士研究生张建斌（现为内蒙古工业大学化工学院副教授，食品与生物工程系主任）和孙少阳（在读博士生）参与了本书的资料收集、整理和撰写工作；中国人民解放军总医院耳鼻喉肿瘤研究专家（临床外科医生）刘良发教授也参与了本书的修改和整理工作。已经出站的博士后姚广涛、潘志、张正付及部分已经毕业的硕士研究生的一些科研成果也充实了本书的内容。我身边的工作人员李小燕、于学春、张洪、户春、王萍萍、陈井轩、朱海新等参与了本书的文字录入、化学结构式绘制和处理、图片绘制和处理，以及校正等工作。十多年来，我的爱人邹美华牺牲了自己的事业，专心致志地看管好孩子，勤勤恳恳地打点好家庭。正是由于她无私的支持和帮助，才使我能够全身心地从事教育、科研和开发等工作。在此向她（他）们一并致谢。

由于本人的能力和水平有限，本书中难免会有一些谬误之处，敬请读者予以批评和指正。

魏雄辉

2013 年 3 月 28 日

目　录

第一章　绪　论

药物是对疾病具有预防、治疗和诊断作用或用以调节机体生理功能的物质。目前，临床上应用的药物大部分是化学药物，根据其来源的不同可以分为无机药物、合成药物和天然药物三大类。无机药物主要是由矿物质经过加工制得；合成药物是由化工原料合成而得；天然药物是从动物、植物、矿物和海洋生物中提取出来的没有发生化学分子结构变化的化学物质或化学物质的混合物，或是微生物产生的化学物质。天然药物资源种类有几万种，其中有药用价值的有八千多种，是药物的重要组成部分。我国天然药物资源非常丰富，中草药、民族药品种繁多，祖国医药学为中草药的应用积累了极其丰富的经验。目前应用的天然药物有五六千种，常用的天然药物约七八百种，主要来源于植物、动物、矿物和海洋生物等。

第一节　天然药物化学研究的内容和目的

天然药物化学是运用近代科学技术和方法研究天然药物中的化学成分（主要是活性成分）的一门学科，主要研究天然药物中各类化学成分的结构特征、理化性质、提取分离与精制的方法及结构鉴定，探讨活性成分的化学结构、理化性质与药理和毒理的关系，揭示代谢机制，修饰结构，以便提高疗效。

我国传统的中医药及其药方，是劳动人民几千年来在实际生产和生活中根据天然物质对人体疾病的治疗效果和应用方式，及治疗不同病症所使用的天然物质的种类，利用古代的一些辩证思想进行推演、归纳、总结和积累，而演化出来的一门经验学科。因缺乏现代医学科学的元素，阻碍了中医药学科的发展。因此，对传统中医药及其处方或方剂进行成分分析、鉴定，揭示传统中医药及其处方或方剂的有效化学成分的防病、治病的基本原理和机制，使其在分子水平上指导中医药处方和药物的配伍，使我国传统的中医药学加速现代化，也是天然药物化学的研究范畴。

天然药物所含化学成分的种类繁多，具有生物活性的天然化学成分称为有效成分，无生物活性的天然化学成分称为无效成分。若药理和临床上有效，经纯度检查是混合物，则称为有效部位。有效成分在化学上能用分子式和结构式表示，有明确的物理常数和化学性质。一种天然药物往往含有多种有效成分，故可有多种临床用途。例如，鸦片中的吗啡生物碱具有显著的镇痛作用，罂粟碱具有很强的解痉作用，而可待因具有显著的止咳作用，这三种有效成分具有不同的临床用途。有效成分是天然药物防病治病的物质基础，但有效和无效的划分是相对的，随着科学技术的发展，对天然药物化学成分研究逐步深入，原来认为无生物活性的化合物，如一些脂肪、蛋白质、多糖、无机元素等，有的现已被证明具有生物活性。因此，进行天然药物有效成分的研究，必须缜密地、系统地、全面地进行，才能真实地反映天然药物原有的生物活性。研究天然药物有效成分有以下几方面的目的和意义：

一、控制天然药物及制剂的质量

天然药物防病治病的作用与有效成分的含量有关，而含量受产地、采收季节、加工方法、储存条件的影响，故临床疗效也有所不同，制剂的质量难于稳定。例如，曼陀罗早晨叶片中生物碱含量最高，傍晚根中生物碱含量最高；麻黄在春季麻黄碱含量较低，八九月份含量最高，随后含量又逐渐降低。若单以天然药物的重量作为标准，不以有效成分的含量为依据，在进行药效学和临床研究时，是得不出科学结论的。如果从天然药物中分离出有效成分作为对照品，对药材进行定性和定量分析，则可有效地控制药品的质量，确保临床疗效。例如，从珙桐科喜树中分离喜树碱，从颠茄、曼陀罗中分离莨菪碱（阿托品），从穿心莲分离出穿心莲内酯，做成制剂，即是成功的实例。也有提取有效部位或标准提取物用来生产药品，如银黄注射液，即是由金银花、黄芩两味中药中提取的有效部位配制而成。还有用紫外分光光度法测定黄芩的有效成分黄芩甙和金银花中有效成分氯原酸的含量，来控制注射剂的质量，要求是总黄酮含量达到24%，内酯含量为6%，都是天然药物研究的成功实例。

二、减低原植物毒性，提高疗效

寻找有效部位以至有效成分，除去植物中无效或有毒成分，以降低其毒性，提高疗效。例如，从长春花提取的抗癌有效成分长春碱（VLB）和长春新碱（VCR），在原植物中含量分别为十万分之四和百万分之一，其中长春新碱用来治疗小儿白血病，每周注射的剂量为1 mg（即相当于1 kg原植物）。若制成粗制剂则注射困难，而且毒性大、疗效差，后经提取，药品毒性降低，临床疗效增强。

三、扩大天然药物的资源

天然药物的有效成分经分离后，根据理化性质和鉴别方法，再进一步检测其他天然药物是否也存在此成分，如含有此成分，就可扩大此有效成分的药物资源。这类研究成功的实例很多，例如小檗碱最早是从毛茛科植物黄连中分离得到，后来在小檗科、防己科、芸香科和罂粟科等其他植物中也得到分离；具有抗癌活性的石蒜碱、伪石蒜碱及抗胆碱酯酶药加兰他敏，原是从石蒜科石蒜属石蒜、紫花石蒜、红花石蒜等植物的鳞茎中获得，后来研究发现从我国福建漳州（闻名于世的水仙产地）的水仙属水仙中也可获得。

四、进行有效成分的化学合成或结构改造

天然药物有效成分可作为现代药物合成的先导化合物，改造其化学结构往往可得到更为理想的合成药物。如从青蒿（黄花蒿）中分离出抗疟有效成分倍半萜过氧化物青蒿素，试验证明对耐氯喹疟原虫有极高的血中杀灭裂殖体作用，后来采用结构修饰方法合成了抗疟效果更好的甲基还原青蒿素（蒿甲醚）。古柯叶中有效成分古柯碱虽有很强的局部麻醉作用，但是毒性较大，久用容易成瘾，以古柯碱为先导化合物进行结构改造，合成了普鲁卡因，不但结构较古柯碱简单，毒性也远低于古柯碱，已成为目前临床广泛使用的局部麻醉药。

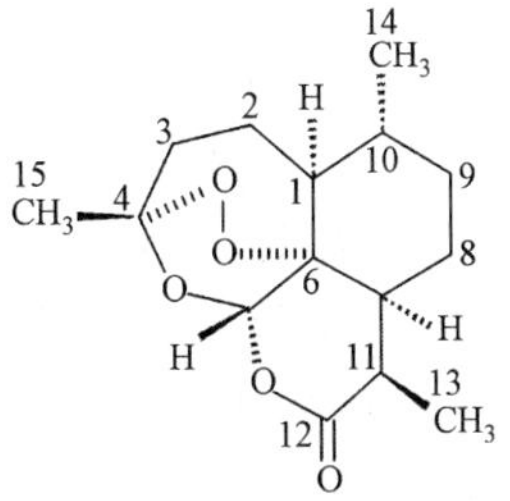

青蒿素 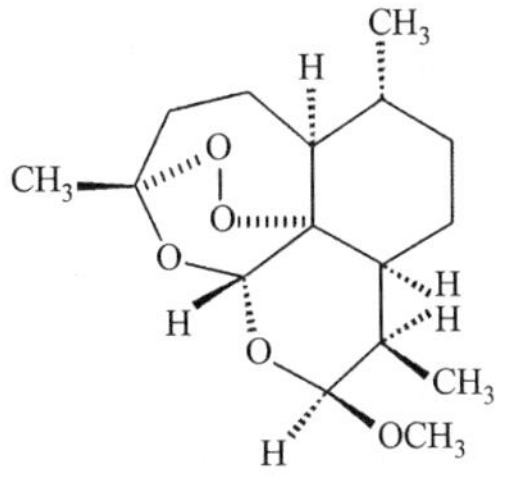　　甲基还原青蒿素

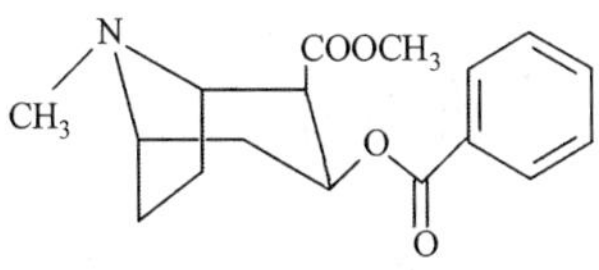

古柯碱 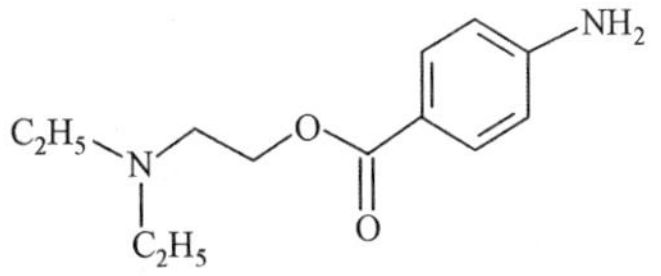　　普鲁卡因

五、探索天然药物治病的原理

研究天然药物作用原理对发掘、整理、提高宝贵的祖国医药宝库具有一定的意义。用原始剂型或有效部位虽然也能在药理或临床上探索天然药物的作用效果，但由于其化学成分复杂、不稳定，以及成分之间的相互影响，难以得出明确的结果，也就难以测定药物在机体内的吸收、分布和排泄。如果分离出有效成分，就可以研究其化学结构与疗效、毒性的关系，研究结果方能明确可靠。

六、研究天然药物，加速中医药学的现代化

古代劳动人民在长期的实践活动中发现，有些植物食用后对人体有害，有些植物对人体有益，进而有意识地加以利用，逐渐积累了一些药物知识。经过长期的实践经验总结出了以《神农本草经》等为代表的医学著作，并将药分为上药、中药和下药，又叫君、臣、佐使。上药为君，一百二十种，主养命以应天，无毒，多服久服不伤人，可轻身益气，延年不老；中药为臣，一百二十种，主养性以应人，无毒有毒，斟酌其宜，可遏病补虚羸；下药为佐使，一百二十五种，主治病以应地，多毒，不可久服，可除寒热邪气，破积聚愈疾。用药犹如立人之制：若多君少臣，多臣少佐，则气力不足；君臣佐使，以相宜摄：有单行者，有相须者，有相使者，有相畏者，有相恶者，有相反者，有相杀者，凡此七情，合和视之；当用相须相使者良，勿用相恶相反者；若有毒宜制，可用相畏相杀者，不尔，勿合用者。

这充分体现了我国传统的中医药及其药方，是几千年来劳动人民在实际生产和生活中根据天然物质对人体疾病的治疗效果和应用方式，进行归纳、总结、积累，根据治疗不同病症所使用的天然物质的不同种类，进行归类，并根据古代的一些哲学理论和辨证思想，尤其是阴阳学说进行推演，而演化出来的一门经验总结学科；是把人体当作一个体系或不可分割的整体（试验对象或“黑箱”）来进行观察和进行处方用药的，然后观察病人的综合感觉，并根据用药后的感觉进一步对处方或方剂进行调整，是一种完全“黑箱法”的经验体验的总结加古代辩证法的推演辩证的实验科学，是一种典型的“综合治疗”加“个体治疗”方式相结合的治疗方法，符合未来医疗科学的发展方向，比西方医学更为合理。

由于科学技术发展的限制，我们的祖先无法了解每种天然物质中所含的具体的有效成分是什么，所以只能根据实践经验，记录每种天然物质对人体的作用，即把每种具体的天然物质作为一个单体物质，以不同的单体物质进行配伍，组成药方，利用药物的协同作用，达到综合治疗的目的。但是，每种具体的天然物质含有许多不同的化学物质，有的无效，甚至有害，将其作为一个单体物质缺乏现代医学科学的元素，从而阻碍了中医药学科的发展。因此，需要对传统中医药及其处方或方剂进行成分分析、鉴定，揭示传统中医药及其处方或方剂的有效化学成分的防病、治病的基本原理和机制，尤其是协同作用的机制，使其在分子水平的基础上，指导中医药处方和药物的配伍，推进和加速我国传统中医药学的现代化。

第二节　天然药物化学研究的概况

要了解天然药物化学研究的发展状况，首先要了解我国中医药，尤其是中草药的发展过程。中药是我国传统药物的总称。中药的认识和使用是以中医理论为基础，具有独特的理论体系和应用形式，充分反映了我国历史、文化、自然资源等方面的特点。由于其来源以植物性药材居多，使用也最普遍，所以自古以来相沿把药学称为“本草”。本草典籍和文献资料十分丰富，记录着我国人民发明和发展医药学的智慧和卓越贡献，并较完整地保存和流传下来，成为中华民族优秀文化宝库中的一个重要内容。及至近代，随着西方医药学在我国的传播，本草学遂逐渐改称为“中药学”。中药学是研究中药基本理论和各种中药的来源、采制、性能、功效、临床应用等知识的一门学科，是我国医学的重要组成部分。

在原始时代，劳动人民由于采食植物和狩猎，得以接触并逐渐了解一些植物和动物及其对人体的影响，不可避免地会引起某种药效反应或中毒现象，甚至造成死亡，因而使人们懂得在觅食时有所辨别和选择。这些经验启示人们对某些自然物的药效和毒性作用予以注意。我国古籍中记述的“伏羲氏尝百药而制九针”，“神农尝百草之滋味……一日而遇七十毒”的传说生动形象地概括了药物知识萌芽的实践过程。古人经过无数次有意识的试验、观察，逐步形成了最初的药物知识。

猿人和最早的人类用以充饥的食物，大多是植物类，因此，最先发现的也是植物药。在渔猎生产和生活开始以后，人类才有可能接触较多的动物及其肉类、甲壳、骨骼、血液、脂肪及内脏等，并逐渐掌握了某些动物类药物的医疗作用。直至原始社会的后期，随着采矿和冶炼的兴起，又相继发现了矿物药。在这一时期，人们从野果与谷物自然发酵的启示中，逐步掌握了酒的酿造技术。至殷商时期，酿酒业已十分兴盛。酒不仅是一种饮料，更重要的是具有温通血脉、行药势和作为溶媒等多方面的作用，故古人将酒誉为“百药之长”。

随着文字的创造和使用，药物知识也由口耳相传发展为文字记载。文物考古表明，在数千年的钟鼎文中，已有“药”字出现。《说文解字》将其训释为：“治病草，从草，乐声”，明确指出了“药”即治病之物，并以“草”（植物）类居多的客观事实。

西周时已有了专业的“医师”。《诗经》中涉及的植物和动物共 300 多种。《山海经》载有 100 余种动物和植物药，并记述了它们的医疗用途。20 世纪 70 年代初出土的帛书《五十二病方》载方约 300 个，涉及药物 240 余种，对炮制、制剂、用法、禁忌等皆有记述，说明中药的复方应用具有悠久历史。

西汉时期已有药学专著出现，如《史记・扁鹊仓公列传》载名医公乘阳庆曾传其弟子淳于意《药论》一书。从《汉书》中的有关记载可知，西汉晚期不仅已用“本草”一词来指称药物学及药学专著，而且拥有一批通晓本草的学者。

通过境内外的交流，西域的红花、大蒜、胡麻，越南的薏苡仁等相继传入我国，边远地区的麝香、羚羊角、琥珀、龙眼等药源源不断地进入内地，都在不同程度上促进了本草学的发展。

现存最早的药学专著是《神农本草经》（简称《本经》），并非出于一时一人之手，而是经历了较长时期的补充和完善过程。其成书的具体年代虽尚有争议，但不会晚于公元2世纪。《本经》原书早已遗失，目前的各种版本均系明清以来学者考订、整理、辑复而成。其“序例”部分，言简意赅地总结了药物的四气五味、有毒无毒、配伍法度、服药方法、剂型选择等基本原则，初步奠定了药学理论基础。各论载药365种，按药物有毒无毒、养身延年与祛邪治病的不同，分为上、中、下三品，即后世所称的“三品分类法”，又叫君、臣、佐使。《本经》中每药之下，依次介绍正名、性味、主治功用、生长环境，部分药物之后还有别名、产地等内容。所记各药功用大多朴实有验，历用不衰，如黄连治痢，阿胶止血，人参补虚，乌头止痛，半夏止呕，茵陈退黄……。《本经》系统地总结了汉以前的药学成就，对后世本草学的发展具有十分深远的影响。

魏晋南北朝时期，由于战乱，“文籍焚靡，千不遗一”，后人对这一时期本草学的了解还很不全面。但是，此间留下的本草书目仍有近百种之多。重要的本草著作，除《吴普本草》、《李当之药录》、《名医别录》、《徐之才药对》外，首推梁·陶弘景所辑《本草经集注》（原书无标题，该题目为后人所习用）。该书约完成于公元500年左右，“序例”部分首先回顾本草学的发展概况，接着对《本经》序例条文逐一加以注释、发挥，具有较高的学术水平。针对当时药材伪劣品较多的状况，补充了大量采收、鉴别、炮制、制剂及合药取量方面的理论和操作原则，还增列了“诸病通用药”、“解百毒及金石等毒例”、“服药食忌例”等，极大丰富了药学总论的内容。各论部分，首次按药物自然属性进行分类，将所载730种药物分为玉石、草木、虫兽、果、菜、米食及有名未用七类，各类中又结合三品分类安排药物顺序。为便于保存文献资料的原貌，陶氏采用朱写《本经》文，墨写《别录》文，小字作注的方式；对于药性，又以朱点为热，墨点为冷，无点为平。该书较全面地搜集、整理了古代药物学的各种知识，反映了魏晋南北朝时期的主要药学成就，标志着综合本草模式的初步形成。

南朝刘宋时期雷斅著《炮炙论》，叙述药物通过适宜的炮制，可以提高药效，减轻毒性或烈性，收录了300种药物的炮制方法。该书是我国第一部炮制专著，标志着本草学新分支学科的产生。

隋唐时期，医药学有较大发展。由于政权统一，版图辽阔，经济发达，同海外经济、文化交流的发展，相继从海外输入的药材品种亦有所增加，丰富了我国药学宝库，各地使用的药物总数已达上千种。另一方面，由于长期分裂、战乱等多种原因造成的药物品种及名称混乱，加之《本草经集注》在一百多年来的传抄中出现了不少错误，因此对本草学进行一次大规模的整理，既是当时的迫切需要，也是本草学发展的必然结果。唐显庆二至四年（公元659年）颁行了由李勣、苏敬等主持编纂的《新修本草》（又称《唐本草》）。该书的完成，依靠了国家的行政力量和充分的人力物力，是我国历史上第一部官修本草。全书卷帙浩博，收载药物共844种。书中还增加了药物图谱，并附以文字说明，这种图文并茂的对照方法，开创了世界药学著作的先例。形式和内容都有崭新的特色，反映了唐代药学的高度成就，对后世药学的发展也有深远影响。该书于公元731年传入日本，并广为流传。日本古书《延喜式》还有“凡医生皆读苏敬新修本草”的记载。

开元年间（公元713—741年），陈藏器编著成《本草拾遗》。作者深入实践，不仅增补了大量民间药物，而且辨识品类也极为审慎。陈氏又将各种药物功用概括为十类，即宣、通、补、泻、轻、重、滑、涩、燥、湿，为中药按临床功效分类的先河。

唐代已开始使用动物组织、器官及激素制剂。《唐本草》记载了用羊肝治夜盲症和改善视力的经验；《本草拾遗》记录了人胞作为强壮剂的效力；《千金方》记载用羊靥（羊的甲状腺）和鹿靥治甲状腺病。公元前就有酵母制剂的记载，在唐代已普遍应用于医药，如《千金方》和甄权的《药性论》都对神曲的性质功用有了明确的叙述。

唐至五代时期对某些食物药和外来药有了专门的研究。由孟诜原著，经张鼎改编增补而成的《食疗本草》，全面总结了唐以前的营养学和食治经验，是这一时期最有代表性的食疗专书。李珣的《海药本草》，则主要介绍海外输入的药物及南药，大量扩充了本草学的内容，也反映了唐代对外来药的引进状况和认识水平。

宋代由于经济、文化、科学技术、商业和交通的进一步发展，尤其是刻雕版印刷技术的应用，为宋代本草学术的发展提供了有利的条件。本草书籍的修订，仍沿唐代官修形式的先例由国家行政指令进行编撰。公元 973—974 年刊行了《开宝本草》，1060 年刊行了《嘉祐补注本草》，1061 年刊行了《本草图经》。《本草图经》又叫《图经本草》，附有 900 多幅药图，是我国现存最早的版刻本草图谱。私人撰述的书籍，如唐慎微的《经史证类备急本草》（后世简称《证类本草》），则在此基础上研究整理了大量经史文献中有关药学的资料，内容丰富，载药总数已达 1500 多种，并在各药之后附列方剂以相印证，医药结合紧密。许多宋代以前的本草资料后来已经失传，也依赖此书的引用得以保存下来。该书不但具有很高的学术和实用价值，而且还具有很高的文献价值。

国家药局的建立是北宋的一大创举，也是我国乃至世界药学史上的重大事件。1076 年，在京城开封开设由国家经营的熟药所，其后又发展为修合药所（后改名为“医药和剂局”）及出卖药所（后改名为“惠民局”）。药局的产生促进了药材检验、成药生产的发展，带动了炮制、制剂技术的提高，并制定了制剂规范，《太平惠民和剂局方》即是这方面的重要文献。

“秋石”是从人尿中提取的性激素制剂，它的制备方法最早见于《苏沈良方》。《宝庆本草折衷》则有“猪胆合为牛黄”的记载。此外，宋代用升华抽取龙脑、樟脑，蒸馏法制酒等，都反映出了这一时期的中药制剂所取得的成就。

宋代本草著作的大量刊行和方兴未艾的药理研究，为后人留下了丰富的药学文献，并扩展了金元医家的学术视野。他们不再承袭唐宋的本草学风，改变了以资料汇集整理、药物品种搜寻和基源考证为重点的做法，编纂药书，不求其赅备，而多注重于实用。因此，金元两代没有出现一种有代表性的大型综合本草。这一时期的本草，一般出自医家之手，内容简要，具有明显的临床药物学特征。如刘完素的《素问药注》、《本草论》，张元素的《珍珠囊》、《脏腑标本药式》，李东垣的《药类法象》、《用药心法》，王好古的《汤液本草》，朱丹溪的《本草衍义补遗》等。上述本草的主要特点有二：一是发展了医学经典中有关升降浮沉、归经等药物性能的理论，使之系统化，并作为药物记述中的重要内容；二是大兴药物奏效原理探求之风。他们在宋人基础上，以药物形、色、气、味为主干，利用气化、运气和阴阳五行学说，建立了一整套法象药理模式。这一努力的结果丰富了中药的药理内容，但其简单、机械的推理方式又给本草学造成了一些消极后果。

元代忽思慧所著《饮膳正要》是饮食疗法的专门著作，记录了不少回、蒙民族的食疗方药和元蒙宫廷食物的性质及有关膳食的烹饪方法，至今仍有较高的参考价值。

元代中外医药交流更加广泛，在药物相互贸易中，政府还派遣人员去各国采购。阿拉伯人、法兰西人开始来华行医。回回药物院的建立，更促进了中国医药和阿拉伯医药的交流。

明代，随着医药学及其知识和技术的进一步发展和积累，沿用已久的《证类本草》已不能满足时代的要求。弘治十六年(1503 年)，刘文泰奉敕修订该书，花费两年时间编成《本草品汇精要》42 卷，收药 1815 种，分名、苗、地、时、收、用、质、色、味、性、气、臭、主、行……24 项记述。这种分项解说的体例是该书的一大特色，但分项过于繁杂，反而招致一些混乱。该书绘有 1385 幅精美的彩色药图和制药图，是古代彩绘本草之珍品。该书是我国封建社会最后一部大型官修本草，但书成之后存于内府而未刊行流传，故在药学史上未产生什么影响，1936 年始由商务印书馆据故宫旧抄本铅印出版。

明朝伟大的医药学家李时珍(1518—1593 年)，花费毕生的精力，亲历实践，广收博采，实地考察，对本草学进行了全面的整理总结，历时 27 年编成了《本草纲目》。全书 52 卷，约 200 万字，收药 1893 种(新增 374 种)，附图 1100 多幅，附方 11000 余首。"序例"部分对本草史和中药基本理论进行了全面、系统的总结和发挥。"各论"分水、火、土、金石、草、谷、菜、果、木、服器、虫、鳞、介、禽、兽、人等 16 部，以下再分为 60 类。各药之下，分正名、释名、集解、正误、修治、气味、主治、发明、附方诸项，逐一介绍。《本草纲目》集我国 16 世纪以前药学成就之大成，在训诂、语言文字、历史、地理、植物、动物、矿物、冶金等方面也有突出的成就。该书 17 世纪末传播至海外，先后有多种文字的译本，对世界自然科学也有举世公认的卓越贡献。

明朝时期的专题本草也取得了瞩目成就。1406 年朱棣撰《救荒本草》选择可供灾荒时食用之物 414 种，记述其名称、产地、形态、性味良毒、食用部位和加工烹饪方法等，并精心绘制成图，在医药、农学、植物学方面均有较高价值。15 世纪中期，兰茂实地调查和搜求云南地区药物 400 余种，辑为《滇南本草》，是我国现存内容最丰富的古代地方本草。李中立编著的《本草原始》偏重于原药材的产地、形态和名称及其气味、主治、采摘、修治和附方的研究。缪希雍编著的《炮制大法》则是明代影响最大的炮制专著。

明朝时期人工栽培的药物已达 200 余种，种植技术也有很高的水平，如川芎茎节的无性繁殖，牡丹、芍药的分根繁衍。《本草蒙筌》所载五倍子制百药煎(没食子酸)，早于欧洲 200 余年。约为 17 世纪的著作《白猿经》所记的用新鲜乌头制取冰晶状的"射罔"，实为乌头碱的结晶。比欧洲人在 19 世纪初叶从鸦片中提炼出号称世界第一种生物碱——吗啡，还要早 100 多年。

此外，卢复历时 14 年，以《本草纲目》和《证类本草》资料为主，于 1626 年辑成《神农本草经》3 卷，为该书现存最早的辑复本。

清代研究本草之风盛行。一是由于医药学的发展，有必要进一步补充修订《本草纲目》的不足，如赵学敏《本草纲目拾遗》；二是配合临床需要，以符合实用为原则，撷取《本草纲目》精粹，编撰成简要性本草，如汪昂《本草备要》、吴仪洛《本草从新》、黄宫绣《本草求真》等；三是受考据之风影响，从古代文献中重辑《神农本草经》，如孙星衍、顾观光等人辑本，或对《本经》进行注释发挥，如张璐《本经逢原》、邹澍《本经疏证》等。

《本草纲目拾遗》(1765 年)共 10 卷，载药 921 种，其中新增药物 716 种，补充了马尾连、金钱草、鸦胆子等大量疗效确切的民间药，鸡血藤、胖大海、冬虫夏草、银柴胡等临床常用药，同时收载了金鸡纳(奎宁)、香草、臭草等外来药，极大丰富了本草学的内容。同时，它对《本草纲目》已载药物备而不详的加以补充，错误之处加以订正。该书不但总结了我国 16～18 世纪本草学发展的新成就，还保存了大量今已散失的方药书籍的部分内容，具有重要文献价值。书中还记录了一些其他方面的自然科学成就，如用强水制铜版的方法，即首见于此书中。

《本草求真》(1769 年)载药 520 种，“上编”分述药物的气味、功能、禁忌、配伍和制法等，“下编”阐述脏腑病证主药、六淫病证主药、药物总义等内容。由于该书以临床实用为宗旨，正文药物分为补、涩、散、泻、血、杂、食物 7 类，每类又分若干子目。为了便于检索，书末附“卷后目录”，按药物自然属性分部类药。该书采用的按药物主要功效进行分类的方法，不仅较《本经》“三品”分类、陈藏器“十剂”分类更为先进，而且对当代临床中药学的功效分类亦有重要影响。

其次，清代的大批草药专著也为综合本草提供了新的内容。仅《本草纲目拾遗》引用，就有《百草镜》、《草药书》、《采药志》、《草宝》、《山海草函》、《李氏草秘》等十余种。其他专著引用的还有《生草药性备要》、《草药图经》、《草本便方》及《天宝本草》等。

清代专题类本草门类齐全，其中也不乏佳作。如张叡《修事指南》，为炮制类专著；郑肖岩《伪药条辨》，为优秀的辨药专书；唐容川《本草问答》、徐灵胎《医学源流论》中的 10 余篇药理论文，都属药理专著；章穆的《调疾饮食辨》、丁其誉的《类物》、王孟英的《随息居饮食谱》等，则属较好的食疗专著。

辛亥革命以后，西方文化及西方医药学在我国进一步传播，这对我国的社会及医药事业的发展产生了重大影响。随之出现了一股全盘否定传统文化的思潮，中医药学的发展受到阻碍。但是，在志士仁人的努力下，本草学以其顽强的生命力，在继承和发扬方面均有新的发展。

随着中医学校的建立，涌现了一批适应教学和临床运用需要的中药学讲义，如浙江兰溪中医学校张寿颐的《本草正义》、浙江中医专门学校何廉臣的《实验药物学》、上海中医专门学校秦伯未的《药物学》、天津国医函授学校张锡钝的《药物讲义》等。这些中药讲义，对各药功用主治的论述大为充实，其中尤以《本草正义》的论述和发挥最为精辟中肯。

药学辞典类大型工具书的出现，是民国时期本草学中的一件大事。其中成就和影响最大者，当推陈存仁的《中国药学大辞典》(1935 年)。本书收录词目 4300 条，汇集古今有关论述，资料繁博，方便查阅，虽有不少错讹，仍不失为近代第一部具有重要影响的大型药学辞书。

本草学的现代研究亦开始起步。植物学、生药学工作者对确定中药品种及资源调查方面做了大量工作。许多药学工作者则致力于中药化学及药理学研究。在当时条件下，多是进行单味药的化学成分和药理作用研究，但取得的成就和对本草学发展所做的贡献应当得到充分肯定。

新中国成立以来，政府高度重视中医药事业的继承和发扬，并制定了一系列相应的政策和措施。随着现代自然科学技术和国家经济的发展，本草学也取得了前所未有的成就。

从 1954 年起，各地出版部门根据卫生部的安排和建议，积极进行中医药文献的整理刊行。在本草方面，陆续影印、重刊或校点评注了《神农本草经》、《新修本草》(残卷)、《证类本草》、《滇南本草》、《本草品汇精要》、《本草纲目》等数十种重要的古代本草专著。20 世纪 60 年代以来，对亡佚本草的辑复也取得了突出成绩，其中有些已正式出版发行，对本草学的研究具有重大意义。

当前涌现的中药新著，不仅数量多，而且门类齐全，从各个角度将本草学提高到崭新的水平。其中最能反映当代本草学学术成就的有各版《中华人民共和国药典》、《中药志》、《全国中草药汇编》、《中药大辞典》、《原色中国本草图鉴》等。《中华人民共和国药典》以法典的形式确定了中药在当代医药卫生事业中的地位，也为中药材及中药制剂质量的提高、标准的确定起了巨大的促进作用。《中药大辞典》由江苏新医学院编纂，分上、下册和附编三部分。该书收罗广泛，资料丰富，查阅方便，非常实用。

20世纪50年代以来，政府先后数次组织各方面人员对中药资源进行大规模调查。在此基础上，编写了全国性的中药志及一大批药用植物志、药用动物志及地区性的中药志，使目前中药的总数达到8000种左右。普查中发现的国产沉香、马钱子、安息香、阿魏、萝芙木等，已经开发利用，并能在相当程度上满足国内需求，不再完全依赖进口。

从中医和中药学发展的全过程来看，由于科学技术发展的限制，我们的祖先无法了解每种天然物质中所含的具体的有效成分是什么，所以只能根据实践经验，记录每种天然物质对人体的作用，即把每种具体的天然物质作为一个单体物质，以不同的单体物质进行配伍，组成药方；药方的目的是利用药物之间的协同作用，达到综合治疗的目的；但是，把每种具体的天然物质作为一个单体物质，其中含有许多不同的化学物质，有的无效，甚至有害；因此，缺乏现代医学科学的元素，从而阻碍了中医药学科的发展。

在中医学和中药学的发展过程中，人们对天然药物中的化学成分、相互作用和相互转化的认识，也在不断地积累。例如，公元前12世纪使用大麦发芽制造饴糖。晋代葛洪所著的《抱朴子》中描述了化学反应的可塑性，“丹砂烧之成水银，积变又还成丹砂(即把红色的硫化汞加热分解出汞，再把汞与硫化合升华，成为红色的硫化汞)”。南朝宋药学家雷斅所编的《炮炙论》(公元470年)，已经运用了丰富的天然药物化学方法。明朝《本草纲目》中记述五倍子，有“看药上长起长霜，药则已成矣”的记载，而“长霜”即没食子酸形成之意，这是世界上最早制得有机酸的记载。《本草纲目》中还详尽记载了用升华法制备樟脑的过程，欧洲直至18世纪下半叶才提取出了樟脑的纯品。

在欧洲，1769年瑞典药师、化学家Scheele，将酒石(酒石酸氢钾)转化为钙盐，再用硫酸分解制备酒石酸，揭开了从天然药物中分离有机化学成分的序幕。1804—1806年，法国药师Derosne和德国药师Sertuner自鸦片中分离出吗啡，1925年阐明其化学结构，1952年全合成成功，从吗啡的分离、纯化，到结构确定、人工合成，共花费了150年的时间。但1952年Muller等发现从蛇根草中分离的生物碱利血平有镇静降压作用，经分离、结构确定，到1956年R. B. Woodward合成利血平，前后只用了几年的时间。自20世纪50年代末期从长春花中发现抗癌成分长春碱以来，国际科学界越来越重视对天然药物成分的研究。总之，由于各种分离和鉴定方法趋于快速、微量，使天然药物成分的研究有了很大的发展。以生物碱为例，1952年以前100多年中仅发现950种新生物碱，1952—1962年发现新生物碱1107种，而1962—1972年发现的新生物碱达3443种。目前，生物碱类成分的总数已达1万种左右。

随着科学的发展、新技术的应用，各种色谱分离方法先后应用于天然药物成分的分离研究，由常规的柱色谱发展到应用低压的快速色谱、逆流液滴分溶色谱(DCCC)、高效液相色谱(HPLC)和气相色谱等，应用的载体有氧化铝，正相与反相色谱用的各种硅胶，用于分离大分子化合物的各种凝胶，分离水溶性成分的各种离子交换树脂、大孔吸附树脂等，从而使含量很低的化合物也可得到分离。如从美登木中分离得到的抗癌活性成分美登素类化合物含量在千万分之二以下。尤其超临界萃取技术的出现，使天然药物化学成分的提取、分离和纯化变得更加迅速、便捷、高效，并保证了天然药物中原始化学成分不会发生变化，使得对天然化学物质成分的认识更加具体、真实、完整。

经典的结构研究是用化学降解方法，按化学原理逻辑地推断其结构，其所耗费的时间长。20 世纪 70 年代以来，质谱与核磁共振技术的应用，特别是核磁共振二维和三维技术，以及质谱中的快原子轰击(FAB-MS)技术、二级电离(SIMS)技术、场解析质谱(FD-MS)等等，结合紫外光谱与红外光谱往往能很快地确定相对分子质量(以下简称“分子量”)在 1000 以下化合物的结构。如果配合一些必要的化学转化或降解反应，则准确度更高，能测定的化合物分子量更大。例如沙海葵毒素($C_{129}H_{223}N_3O_{54}$，分子量 2677)那样复杂的结构，运用上述波谱技术配合一些降解反应，在较短的时间内就可以确定。

我国科学家在 20 世纪 20 年代才着手运用近代化学方法研究天然药物，研究始于麻黄素。通过异构体的分离、盐类制备及药理研究，使麻黄碱成为世界性常用药物。30 年代对延胡索、防己、贝母的研究也很有成就，首次从延胡索中发现了天然的消旋四氢掌叶防己碱(延胡索乙素)，防己中发现了防己诺林碱和粉防己碱。40 年代，主要研究了常山的抗疟有效成分常山碱，并和国外学者共同研究取得了一定的成绩。在这一阶段，我国科研工作者虽在艰苦的条件下工作，却仍给我国天然药物化学的现代化研究工作奠定了基础。

新中国成立以后，根据我国植物资源丰富的特点，陆续生产了麻黄碱、芸香甙(芦丁)、洋地黄毒甙、咖啡因、小檗碱(黄连素)、粉防己碱、加兰他敏、山道年等天然化学药物，对原先依赖进口的异羟基洋地黄毒甙(狄戈辛)、去乙酰毛花洋地黄甙 C(西地兰)、麦角新碱、秋水仙碱、东莨菪碱、阿托品、长春碱等也先后研制投产并能自给。1957 年，我国科研工作者首次运用化学降解等方法，确定了防己诺林碱的结构；1961—1962 年，从南瓜子中提出了抗血吸虫活性成分南瓜子氨酸，确定其结构并进行了合成；1963 年，通过化学降解结合核磁共振谱等确定了一叶萩碱的结构；1964 年，确定了青风藤碱的结构。这些都是我国早期天然化合物结构研究中的突出成就。

近年来，我国广泛应用现代设备及新技术，加快了天然药物化学研究的步伐。20 世纪 80 年代从天然药物研究中发现的新的天然化合物已有 800 多个，90 年代每年研究发现 100 多个新的天然化合物。我国科学家通过中草药的研究阐明了许多中草药的有效成分，创造了一批新药：如羟基喜树碱用作抗癌药；高三尖杉酯碱用作抗白血病药；包公藤甲的苯甲酸盐溶液可用于瞳孔收缩(其治疗指数高于毛果芸香碱)和治疗青光眼；天花粉蛋白用于中期孕妇引产，与前列腺素等合用可用于抗早孕；芫花酯甲，羊膜腔注射 70 μg 即能引产，且副作用小，安全指数高；棉酚是新型治疗男性不育的化合物；新型抗疟疾新药青蒿素及其类似物甲基还原青蒿素则已引起国际重视，是国际公认的从中药发掘出的新型良药；已发现含量极微的美登素类抗癌物质，并进行了结构研究。我国天然药物化学研究已逐步转向微量，许多研究工作的水平已达到或接近世界先进水平。

近三十年来，我国天然药物化学研究成绩显著，与国外学术交流较为频繁。这对提高我国天然药物化学的研究水平、促进研究队伍的成长起到重要的作用。可以预计，随着我国改革与开放，国民经济迅速发展，近代分离分析设备和新技术的引进必将加快研究的步伐，提高研究的水平，加速我国传统中医和中药的现代化，使天然药物化学为人类做出更大的贡献。

但不管怎样，笔者认为：天然药物化学研究的首要和主要任务应该是为我国传统中医和中药服务，即实现中医药的现代化。中医和中药的现代化包含如下内容：

(1) 详细剖析和仔细辨认传统中医学中的“病因”和“病征(证)”，并与现代病理学建立准确的对应或对等关系，了解和确认传统中医所述的每种“病征(证)”是现代医学中所述的何种病症，并研究其病因和病理机制。

(2) 对传统中医处方或方剂进行成分分析、鉴定,确定其化学组成,研究其单一成分和两种或两种以上成分混合物的代谢机制,揭示传统中医处方或方剂的有效化学成分防病、治病的基本原理和机制,尤其是协同作用的机制,使其在分子水平指导进行中医药处方和方剂的药物配伍。

(3) 我国传统的中医处方或方剂已经历了几千年的实际应用,确证了各种处方或方剂对不同病症的确切疗效,也就是说,各种传统的中医处方或方剂已经经过了无数次的临床实验检验。因此,我们要加大对传统中医处方或方剂的化学组成研究,确定每种单一物种的原始化学组成及其按中药煎熬后的化学成分组成,并比较其煎熬前后的化学成分是否发生变化;研究多物种的复合处方或方剂的原始化学组成,及它们按中药煎熬方式煎熬后的化学组成,并比较它们煎熬前后的化学成分是否发生变化,以便为寻找单一新药或复合新药提供可靠的保证和研究的方向,使我们对治疗病症的新药研究能够做到有的放矢,提高药物研究的效率和速度,从而避免药物研究的盲目筛选。

第三节 天然药物化学成分简介

生物在生长时期进行了一系列的新陈代谢生化过程,形成和积累了各种各样、含量不同的化学物质,这些化学物质就是天然药物的化学成分。这些成分大致可分为糖类、有机酸、鞣质、植物色素、树脂、氨基酸、蛋白质和酶、脂类、甙类、黄酮类、醌(酚)类、苯丙素酚类、萜类、挥发油、甾体类、生物碱等。其中甙类、黄酮类、醌(酚)类、苯丙素酚类、萜类、挥发油、甾体类、生物碱等将分章进行专门介绍。现将本书没有列入专章介绍的几类成分简述如下:

一、糖类

糖是植物中存在的一大类具有广谱化学结构和生物功能的有机化合物,主要是由绿色植物经光合作用形成的。这类物质主要是由碳、氢和氧组成,其分子式通常以 $C_n(H_2O)_n$ 表示,由于一个糖分子中所含的氢和氧原子数的比例往往是 2∶1,刚好与水相同,故有“碳水化合物”之称。随着对糖研究的深入,研究人员发现有些糖分子中的氢和氧原子的比例不是 2∶1,如鼠李糖和脱氧核糖等,所以称糖为“碳水化合物”并不恰当,只是沿用已久,现在已经成为人们对糖的习惯称呼了。糖是植物重要的营养物质和构成细胞壁的化学组分。糖类物质是含多羟基的醛类或酮类化合物。糖可分为单糖、寡糖和多糖。单糖是不能水解成更小分子的糖,常见单糖有五碳糖、六碳糖等,有旋光性,味甜,易溶于水,难溶于无水乙醇,不溶于乙醚、苯等极性小的有机溶剂。寡糖是能水解成 2～6 个单糖分子的糖,如蔗糖、麦芽糖、芸香糖等,易溶于水,难溶或几乎不溶于乙醚等有机溶剂中。凡能水解成 6 个以上单糖的糖为多糖,是由多个单糖分子缩合、失水而成,有纤维素、半乳多糖、甘露多糖、木质多糖、阿拉伯多糖、黏胶质、海藻酸、甲壳素等;细胞内容物淀粉、菊糖、树胶、黏液质等均属于多糖。多糖大多不溶于水,有的即使溶于水,也只能生成胶体溶液。糖类物质的主要生物学作用是通过氧化作用释放大量的能量,以满足生命活动的需要,同时遗传物质中含有核糖核酸和脱氧核糖核酸。

二、有机酸

有机酸是分子中含有羧基(—COOH)的一类有机化合物,普遍存在于生物界,在生物体中除少数以游离状态存在外,一般都与钾、钙、镁等金属离子或生物碱结合成盐。一般低级的脂肪酸易溶于水、乙醇等，难溶于有机溶剂；高级脂肪酸及芳香酸较易溶于有机溶剂，而难溶于水。在含有机酸的提取液中若加入氢氧化钡或氢氧化钙等，能生成钡盐或钙盐沉淀；若加入醋酸铅或碱式醋酸铅溶液，则生成铅盐沉淀。

三、鞣质

鞣质又称单宁或鞣酸，是一类复杂的多元酚类高分子化合物，能沉淀蛋白质。鞣质具有收敛、止血作用，内服可用于治疗肠胃道出血、溃疡和水泻症等；外用于灼伤、创伤的创面，可使创伤表面渗出物中的蛋白质凝固，形成痂膜，保护创面，防止细菌感染。鞣质能凝固微生物体内的原生质，故有一定抑菌作用。有些鞣质还具有抗病毒作用，例如地榆中的可水解鞣质，是抗病毒的活性成分，贯众鞣质对多种流感病毒有较强的抑制作用。鞣质具有较多邻位酚羟基的结构，所以具有较强的还原性，在生物体内具有较强的清除超氧自由基的作用，因此具有延缓衰老的作用。鞣质分为可水解鞣质和缩合鞣质两大类。

1. 可水解鞣质

可水解鞣质是由多元醇与没食子酸酯化的产物，具有酯键或甙键结构，易被酸、碱、鞣酶或苦杏仁酶水解。根据水解后的产物，又可分为没食子酸鞣质和鞣花酸鞣质两类。

没食子酸鞣质：这类化合物水解后产生没食子酸或其缩合物，有间-双没食子酸、对-双没食子酸、六羟基联苯二甲酸（又称逆没食子酸）。例如，五倍子鞣质主要由 6～8 个没食子酸和一分子葡萄糖缩合而成。又如，从地榆中可分离得到 21 种水解鞣质。

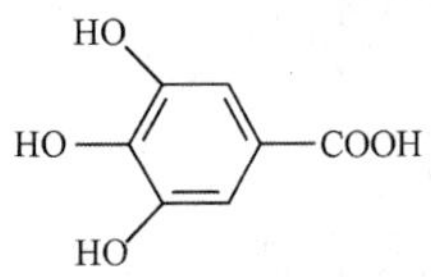

没食子酸 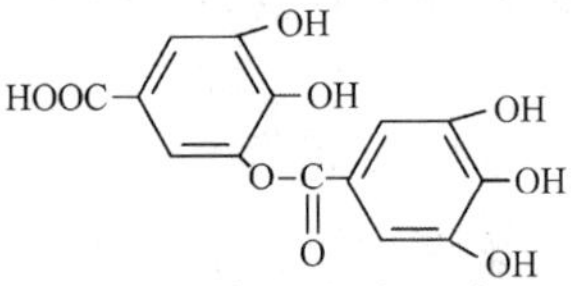　　间-双没食子酸 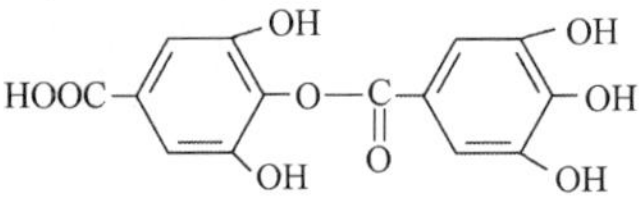　　对-双没食子酸

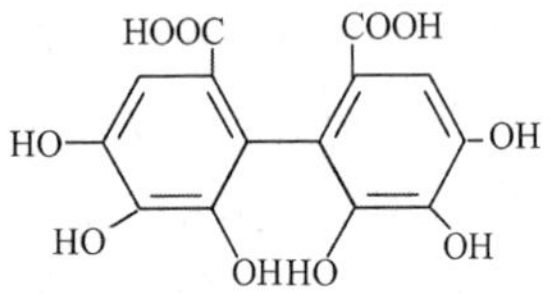

六羟基联苯二甲酸

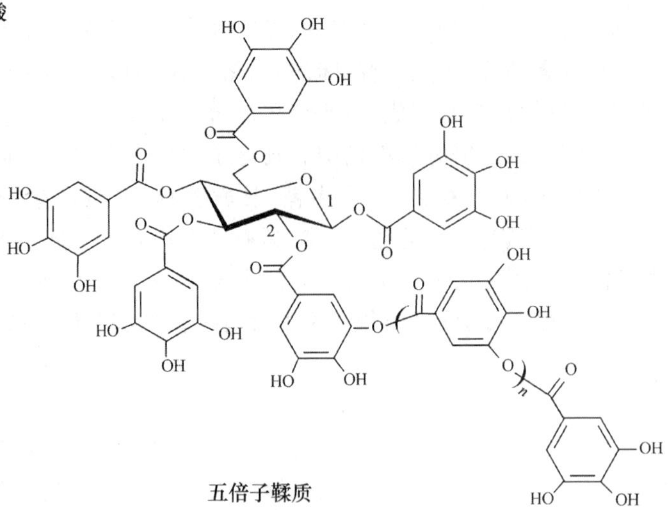

五倍子鞣质

鞣花酸鞣质:鞣花酸鞣质是由鞣花酸的羟基与糖分子中半缩醛羟基缩合而成的甙类化合物。如番石榴的叶含鞣质约10%,主要为番石榴鞣花甙,即鞣花酸-4-龙胆二糖甙,具有收敛、止血、止泻的功效。

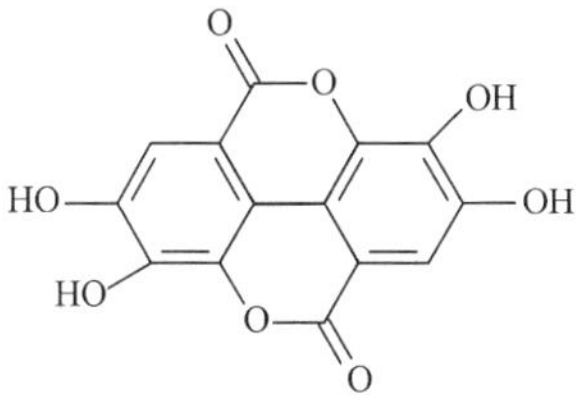

鞣花酸

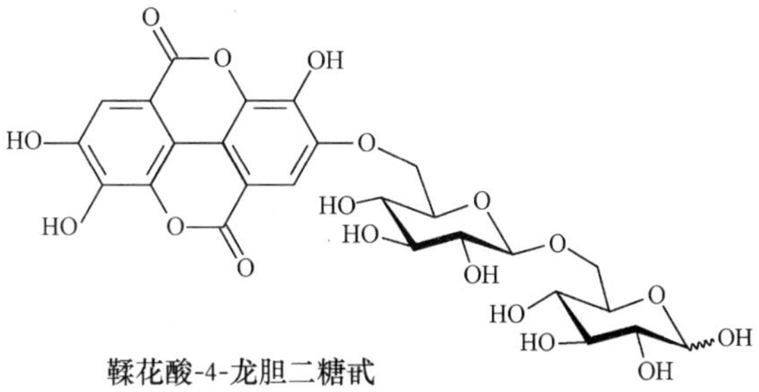

鞣花酸-4-龙胆二糖甙

2. 缩合鞣质(儿茶鞣质)

缩合鞣质是儿茶素苯核之间通过碳碳键相连,不具有酯或甙键,在高温下或在稀碱和稀酸的影响下并不水解,而能迅速地脱水缩合形成大分子化合物鞣红。茶叶的水溶液与空气接触或久置,能缩合成难溶于水的暗红色沉淀物。

儿茶素根据2,3位基团的构型不同,可分为以下几种化合物:

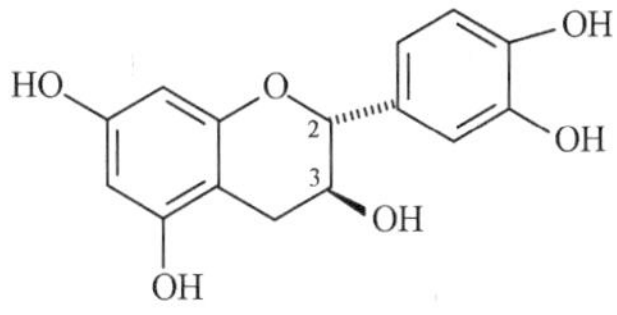

(+)-儿茶素 (2R, 3S)

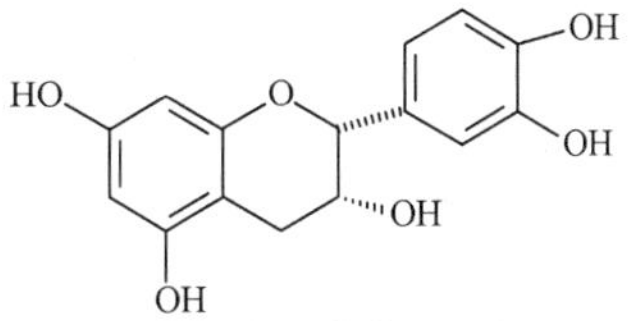

(-)-表儿茶素 (2R, 3R)

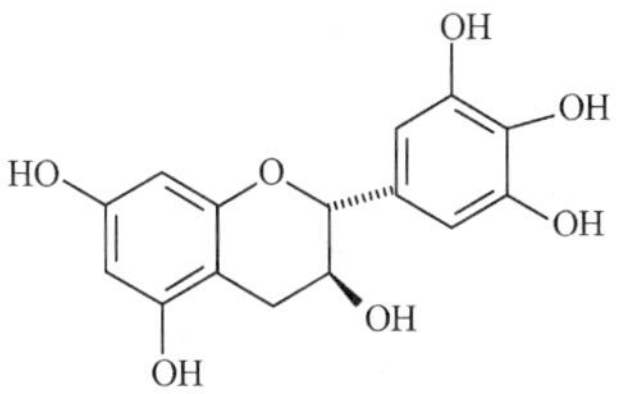

(+)-棓儿茶素 (2R, 3S)

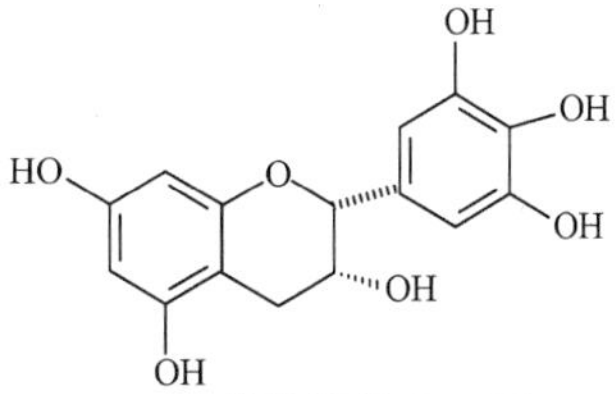

(+)-表棓儿茶素 (2R, 3R)

缩合鞣质按其聚合度分为二聚体、三聚体、……、六聚体等。儿茶素及其二聚体不具有鞣质的性质,只有三聚体以上才具有典型鞣质的性质。例如,肉桂鞣质从肉桂树皮中已分离出多种缩合鞣质,属于儿茶素型和表儿茶型及其二聚体、三聚体、……、六聚体。

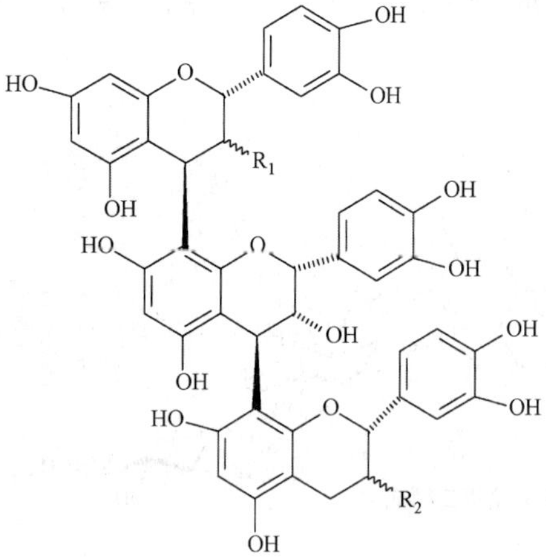

肉桂鞣质 A_1　　$R_1=R_2=\alpha$-OH

肉桂鞣质 G_1　　$R_1=R_2=\beta$-OH

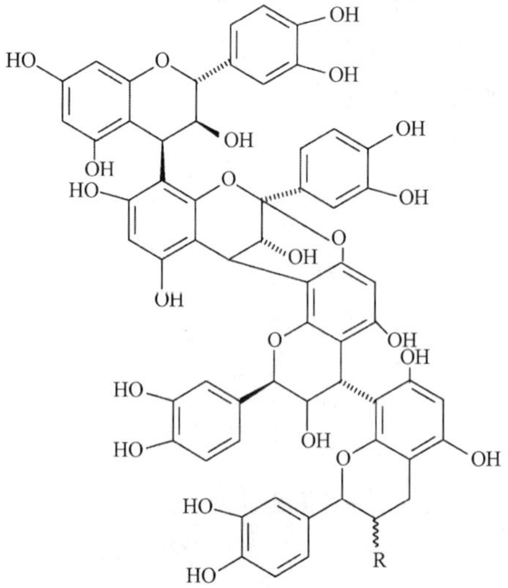

肉桂鞣质 B_2　　$R=\beta$-OH

肉桂鞣质 D_1　　$R=\alpha$-OH

除上述可水解鞣质和缩合鞣质外，近年来还发现了一些兼有二者结构和性质的鞣质，称为混合鞣质。例如从壳斗科植物蒙古栎中分离的蒙古栎鞣宁，即是以键状葡萄糖为中心，既连有可水解鞣质典型结构的六羟基联苯二甲酸，又连有缩合鞣质结构的二聚儿茶素的结构，此外，还有黄酮-鞣花酸鞣质。

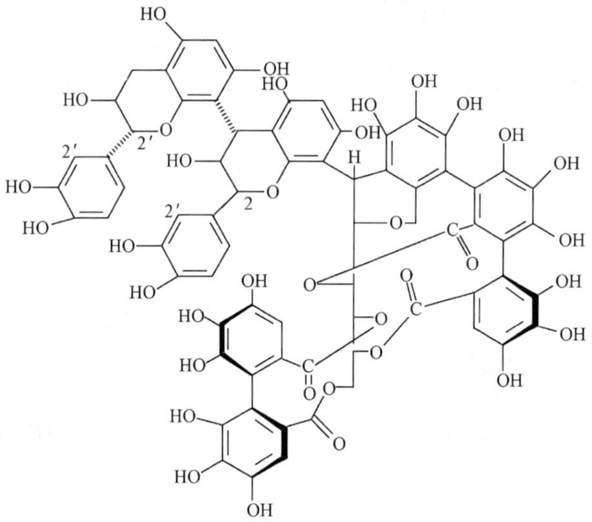

蒙古栎鞣宁

鞣质大多为无定形粉末，能溶于水、乙醇、丙酮、醋酸乙酯等极性较大的溶剂，不溶于乙醚、氯仿、苯、石油醚等极性小的有机溶剂，可溶于乙醚和乙醇的混合溶剂中。鞣质的水溶液可与许多生物碱、重金属盐类（如汞盐、铅盐等）产生沉淀。可水解鞣质与缩合鞣质可用表 1-1 所列的方法作初步的鉴别。

表 1-1 可水解鞣质与缩合鞣质的鉴别

试 剂	可水解鞣质	缩合鞣质
三氯化铁试液	蓝色或蓝黑色	绿色或黑绿色
溴水	无沉淀	黄棕色沉淀
新制石灰水	青灰色沉淀	棕色或红棕色沉淀
与稀酸共沸	水解产生酚酸	暗红色的鞣红沉淀

在植物中常同时存在可水解鞣质和缩合鞣质，所以需提纯得到单体，测定结构后，方能确定其类型。

提取鞣质可选乙醇-水（1∶1）、丙酮-水（1∶1）为溶剂，以丙酮-水提取率较高。对于含水的新鲜植物可适当提高丙酮的浓度，工业上以水为提取溶剂。含鞣质的水溶液通过喷雾干燥而得粗鞣质。提取鞣质应避免使用铁、铜等金属容器。精制鞣质可采用溶剂法，以醋酸乙酯为溶剂较好。通常将水溶液先用乙醚等低极性溶剂萃取除去极性小的成分，然后再用醋酸乙酯提取即可得到较纯的鞣质。亦可将鞣质粗品溶于少量乙醇和乙酸乙酯中，逐渐加入乙醚，沉淀析出较纯的鞣质。也可以碳酸铅或碳酸铜等重金属盐类与鞣质结合形成不溶于水的沉淀物，再将此沉淀物悬浮于水中，通入硫化氢气体，滤除金属硫化物沉淀，然后再用乙酸乙酯萃取，萃取液脱水处理，减压浓缩得较纯鞣质。亦可采用葡聚糖凝胶 Sephadex LH-20 柱层析或高效液相层析进行分离。可按鞣质性质，应用上述提取分离的方法，去除复方制剂中的鞣质。

四、植物色素

植物色素是指普遍分布于植物界的有色物质，如叶绿素类、叶黄素类、胡萝卜素类、黄酮类、醌类化合物等。

叶绿素是绿色植物进行光合作用的色素。由植物中分离的叶绿素约有 10 种。在高等植物中主要为叶绿素 a 和 b，其比例为 3∶1；红藻植物中含叶绿素 a 和 b，而其他多种藻类植物含叶绿素 a 和 c 的混合物。叶绿素的基本骨架是由四个吡咯以四个次甲基连接成环状，称为卟啉类型的吡咯系统。叶绿素中有两个羧基，均已酯化，其中一个是和甲醇酯化，而另一个是和长链的醇——植物醇酯化。叶绿素 a 和 b 均为蓝黑色蜡状晶体，a 的乙醇溶液呈蓝绿色，具深红色荧光，b 则呈绿到黄绿色，具红色荧光。

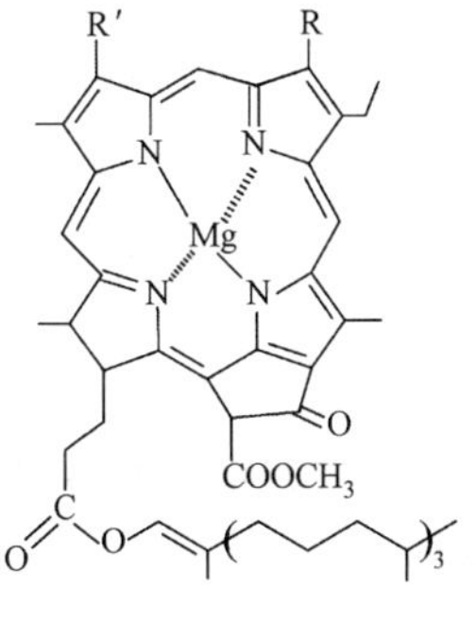

	R	R′
叶绿素 a	CH_3	$CH=CH_2$
叶绿素 b	CHO	$CH=CH_2$
叶绿素 d	CH_3	CHO

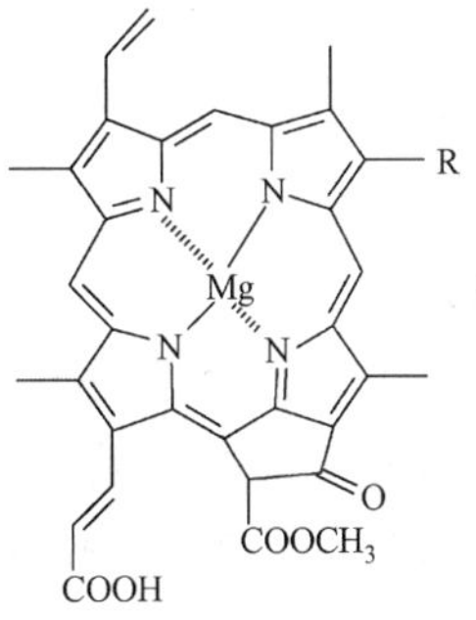

叶绿素 c　R=$CH=CH_2$ 或 CH_2-CH_3

叶绿素不溶于水，难溶于甲醇，可溶于石油醚，易溶于二硫化碳、乙醚、氯仿、苯、丙酮、乙醇等。叶绿素在碱性溶液中水解可生成水溶性的钠盐或钾盐。叶绿素衍生物可用于防治贫血、溃疡、微生物感染、尿石症、白细胞减少症及口腔疾病。叶绿素水解可制备植物醇。

胡萝卜素类是重要天然色素之一，分布于绿色植物的叶片中，这类物质具共轭多烯的基本结构，包括 α-胡萝卜素（深紫色），β-胡萝卜素（深紫色），γ-胡萝卜素（红色），δ-胡萝卜素（橘红色）及其羟基化合物叶黄素类。叶黄素类包括叶黄素、玉米黄素、隐黄素（β-胡萝卜素-3-醇）、紫菜黄素、新黄素等（均为黄色）。胡萝卜素是维生素 A 的前体，服后在人体内转变成维生素 A，可用于防治维生素 A 的缺乏症。详见第九章萜类化合物。

黄酮类与蒽醌类也是植物界常见的色素之一，详见第六和七章。

五、树脂

树脂是一类复杂的混合物，常与挥发油、树胶、有机酸等混合存在。与挥发油混合存在的称为油树脂，如松油脂；与树胶混合存在的称为胶树脂，如阿魏；与有机酸共存的称为香树脂，如安息香树脂；与糖结合存在的称为糖树脂，如牵牛子脂。

树脂味带苦而有芳香，树脂受热则软化熔融，燃烧时产生浓烟，不溶于水，能溶于乙醇、乙醚、二硫化碳、氯仿等有机溶剂中，不溶于稀酸，但能部分溶解或完全溶解于浓碱液中，加酸酸化沉淀析出。

根据化学组成，树脂可以分为酸类、醇类、酯类和烃类。

1. 酸类树脂

在植物界往往呈游离状态，主要为二萜酸类、三萜酸类及其衍生物，具有酸性。如松香酸、α-和 β-乳香酸。

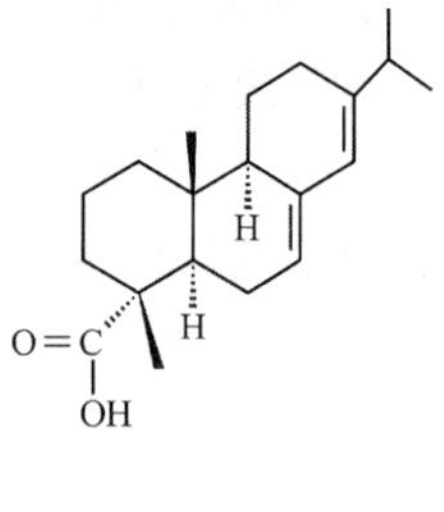

(−)-松香酸 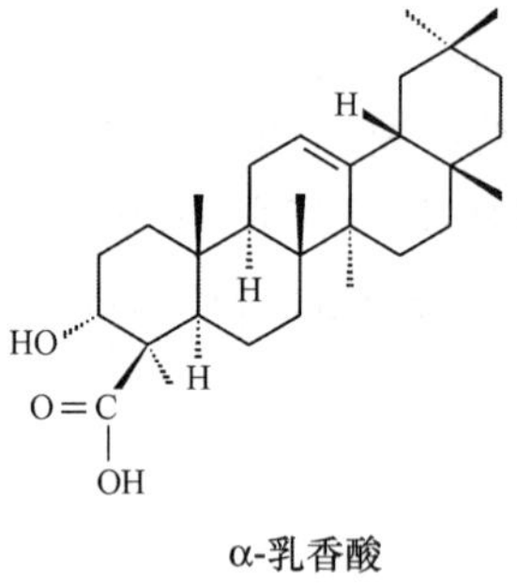　　α-乳香酸 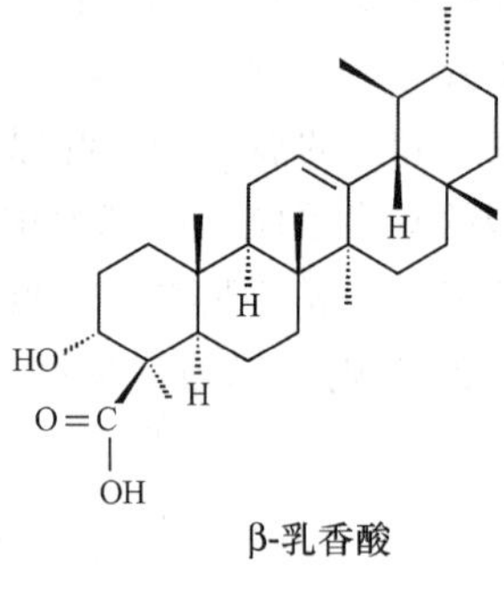　　β-乳香酸

2. 醇类树脂

可分为树脂醇与树脂鞣酚两类。树脂醇具有醇羟基，遇三氯化铁不显色，例如琥珀中所含琥珀脂醇。树脂鞣酚具有酚羟基，并具有鞣质性质，遇三氯化铁呈现似鞣质的颜色，如芦荟含有树脂鞣酚与桂皮酸结合的酯，阿魏中含的阿魏树脂鞣酚。

3. 酯类树脂

是树脂醇或树脂鞣酚与树脂酸或芳香酸（如苯甲酸、桂皮酸、阿魏酸等）化合而成的酯，与氢氧化钾的醇溶液共煮则皂化。

4. 烃类树脂

是一类结构复杂的中性化合物，性质稳定，不能成盐或酯，与大多数化学试剂不起反应，不溶于碱，也不被碱分解。

树脂类提取分离方法是将树脂置于挥发油测定器中蒸馏出挥发油，残渣用乙醚提取，醚液含树胶，分别用1%碳酸钠、0.1%及1% NaOH溶液依次提取。各碱液分别加盐酸酸化，即得各种游离树脂酸。经碱液处理后的醚液蒸干，残渣含有树脂酯类及树脂烃，用氢氧化钾的醇溶液皂化后，酯即分解产生树脂酸的钾盐及树脂醇，再用乙醚处理，乙醚提取的树脂醇及树脂烃可用氧化铝柱层析及有机溶剂洗脱而得到进一步分离。

六、氨基酸、蛋白质和酶

1. 氨基酸

从各种生物体中发现的氨基酸已有180余种，其中参与组成蛋白质的α-氨基酸有20种，称为蛋白质氨基酸；其余不参与蛋白质组成的α-氨基酸、β-氨基酸及γ-氨基酸等氨基酸称为非蛋白质氨基酸。依其氨基、羧基数量及酸碱性，氨基酸可分为中性氨基酸、碱性氨基酸和酸性氨基酸。

蛋白质氨基酸中除甘氨酸之外，其α-碳原子是一个不对称碳原子或称手性中心，因此具有旋光性。α-氨基酸都是白色晶体，熔点一般在200℃以上。每种α-氨基酸都有特殊的结晶形状，利用该性能可以鉴别各种α-氨基酸。除胱氨酸和酪氨酸外，一般都能溶于水。脯氨酸和羟脯氨酸还能溶于乙醇或乙醚中。

组成蛋白质的20种α-氨基酸的名称、符号和结构式如下：

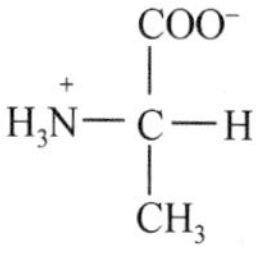

丙氨酸 (Ala) 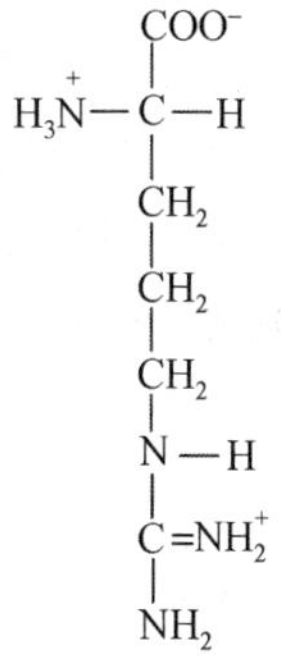　精氨酸 (Arg) 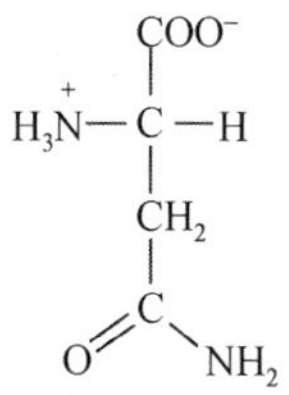　天冬酰胺 (Asn) 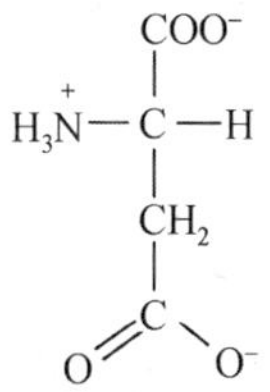　天冬氨酸 (Asp) 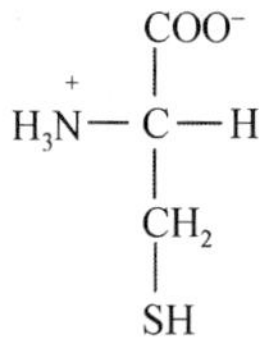　半胱氨酸 (Cys)

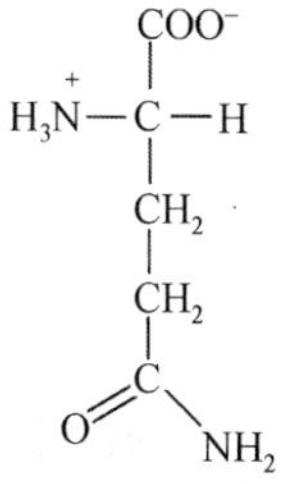

谷氨酰胺 (Gln) 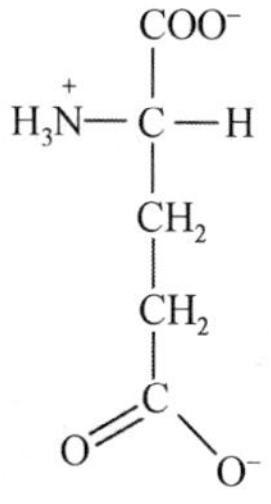　谷氨酸 (Glu) 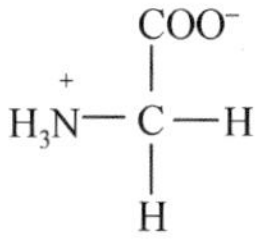　甘氨酸 (Gly) 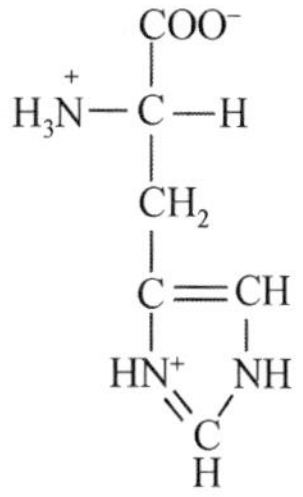　组氨酸 (His) 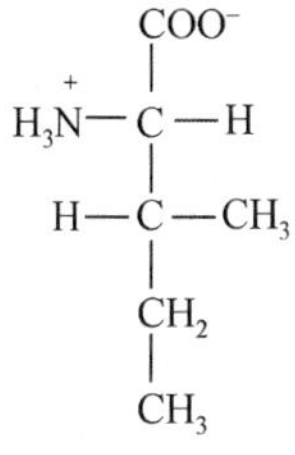　异亮氨酸 (Ile)

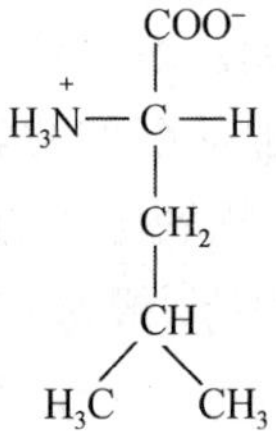

甲硫氨酸（Met）

亮氨酸（Leu） 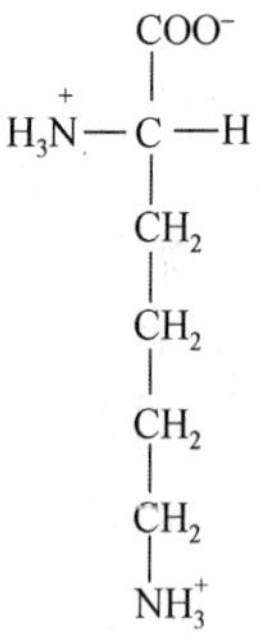　赖氨酸（Lys）　（又称蛋氨酸） 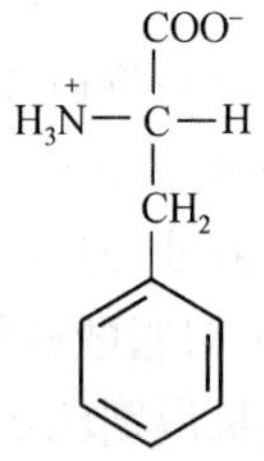　苯丙氨酸（Phe） 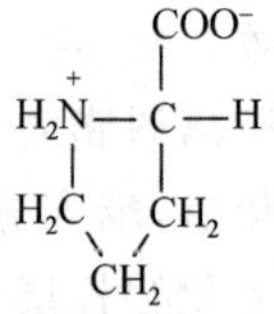　脯氨酸（Pro）

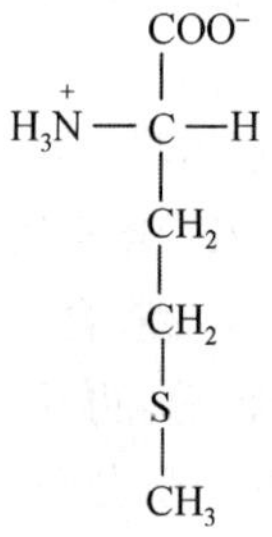

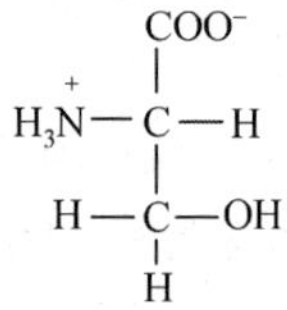

丝氨酸（Ser） 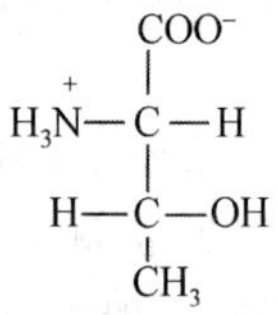　苏氨酸（Thr） 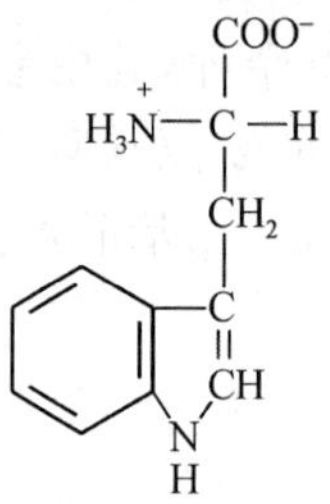　色氨酸（Trp） 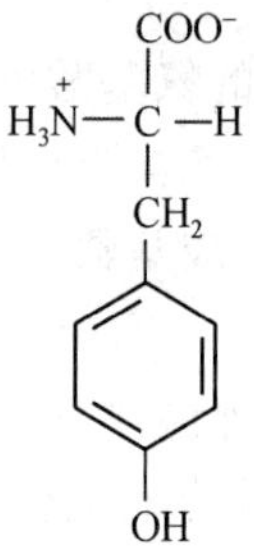　酪氨酸（Tyx） 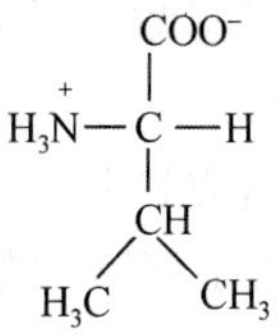　缬氨酸（Val）

还有一些其他类型的α-氨基酸，通常为无色结晶，大部分易溶于水及稀醇，难溶于非极性有机溶剂如乙醚、氯仿、石油醚等。因具有两性的性质，能成内盐，在等电点时氨基酸的溶解度最小，因而用调节等电点的方法，可从氨基酸的混合物中分离出某些氨基酸。如地黄、板蓝根含精氨酸，前者含量达4.2%，后者为0.5%；黎豆含L-3,4-二羟基苯丙氨酸(L-多巴)，用于治疗帕金森病；海人草中海人草酸、南瓜子中南瓜子氨酸、使君子中使君子氨酸、海藻中软骨藻酸都有驱虫作用；荔枝核中含有α-亚甲基环丙基-甘氨酸，具有降低血糖的作用；海带和褐藻中的昆布氨酸有降血压的效用。

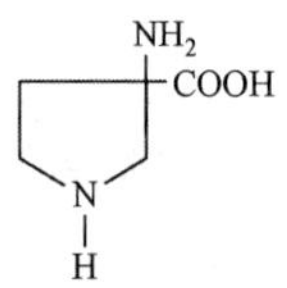

南瓜子氨酸 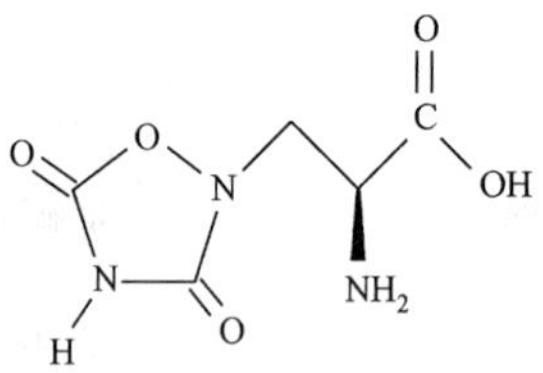　使君子氨酸 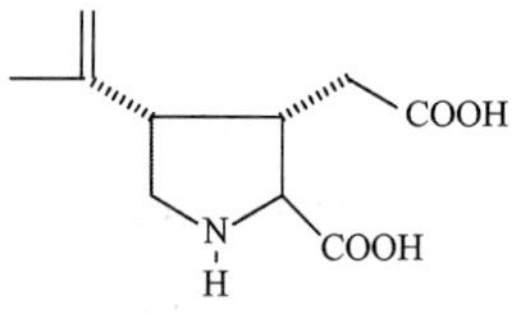　α-海人草酸

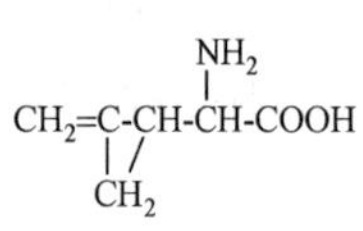

α-亚甲基环丙基-甘氨酸 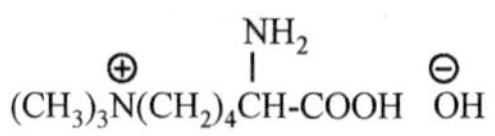　昆布氨酸 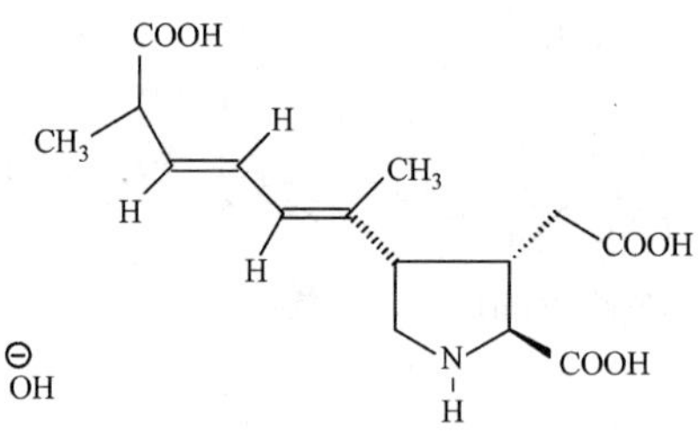　软骨藻酸

2. 蛋白质

蛋白质是一类重要的生物大分子，是生命的物质基础和生命现象的特有存在形式。蛋白质就其化学结构来说，是由 20 种 L-型 α-氨基酸组成的长链分子，是 α-氨基酸分子之间以肽键的形式(即氨基与另一氨基酸分子中羧基脱水形成的化学键)相互结合而形成的链状大分子化合物。精确地折叠绕成一确定形状，构成轴比大于 10 时，称纤维状蛋白质(占少数)；轴比小于 10 时，称球蛋白(占多数)。由 100 个以上的氨基酸结合时，通常称为蛋白质；低于 100 个氨基酸单位时，常称为多肽。氨基酸分子中大多含有不对称碳原子，故均具有光学活性，其旋光几乎都呈左旋。蛋白质的分子量介于 6 000～1 000 000 或更高。完全由氨基酸组成的蛋白称为简单蛋白，可分为清蛋白、球蛋白、谷蛋白、醇溶谷蛋白、组蛋白、鱼精蛋白和硬蛋白等类型，如核糖核酸酶，胰岛素等；有些蛋白除了蛋白质组成部分以外，还含有非蛋白质组成部分，这部分成分称辅基或配基，这类蛋白称为结合蛋白，可分为核蛋白、脂蛋白、糖蛋白、磷蛋白、血红素蛋白、黄素蛋白和金属蛋白等类型。有些蛋白质是由两个或更多个蛋白质亚基(多肽链)通过非共价键结合而成的，称为寡聚蛋白质。

蛋白质具有一级、二级、三级和四级结构。一级结构是指蛋白质分子中多肽链共价主链中的氨基酸的排布顺序；二级结构是指多肽链借助氢键排列成一维方向具有周期性结构的现象，如蛋白质中的 α-螺旋和 β-折叠片；三级结构是指多肽链借助各种次级键(非共价键)盘绕成具有特定肽链走向的紧密球状构象，该结构中除了属于二级结构的 α-螺旋和 β-折叠片等有规则的构象之外，还有无规则的松散肽段；四级结构是指寡聚蛋白质中各亚基之间在空间上的相互关系或结合方式，同时，寡聚蛋白质中各个亚基仍然具有自己特定的三维构象。

生物界蛋白质的种类估计有 10^{10}～10^{12} 种之多，构成蛋白质的结构、顺序、构象和功能的多样性，是构成生物现象多样性的基础。根据蛋白质的生物功能的不同，又可以将蛋白质分类为酶、运输蛋白质、营养和储存蛋白质、收缩蛋白质或运动蛋白质、结构蛋白质和防御蛋白质等。

蛋白质在水溶液中，可被乙醇、硫酸铵或氯化钠的浓溶液沉淀，所沉淀出的蛋白质还可溶于水。当蛋白质加热至一定温度时(煮沸)或与强无机酸或碱作用时，则产生不可逆的沉淀反应，称为蛋白质的变性作用，沉淀的蛋白质称为变性蛋白质。这种变性蛋白质溶解度的改变，使其对酶反应的敏感性、生物活性以及分子的形状均已改变。

蛋白质与浓硝酸作用发生黄色反应，与鞣质、三氯醋酸、苦味酸、硅钨酸等形成不溶性盐类，也可与多种重金属盐如氯化高汞、硫酸铜、醋酸铅等发生沉淀反应。

蛋白质可被酸、碱或蛋白酶水解成它的基本构造单位 α-氨基酸。

蛋白质具有各种各样的生物活性，例如，括楼根中含有较强的抗原性植物蛋白，称“天花粉素”，临床肌注用于中期妊娠引产，并用以治疗恶性葡萄胎和绒癌。近期研究表明，天花粉蛋白还具有较好的抗病毒活性，对艾滋病病毒具有抑制作用。蜂毒的毒性成分蜂毒肽是由 26 个氨基酸组成的多肽，能增加小鼠对辐射线的抵抗力，另有蜂毒胺是由 18 个氨基酸组成，对中枢神经系统具有兴奋作用；水蛭素是由 15 种 68 个氨基酸组成的多肽，具抗凝血作用；苦瓜中含胰岛素(多肽)，具有显著的降血糖作用，临床上用来治疗糖尿病。

3. 酶类

酶是在生命体内具有催化作用的蛋白质，有的是简单蛋白质，有的是结合蛋白质，也具有蛋白质的一级、二级、三级和四级基础结构。根据酶蛋白分子的特点，可将酶分为单体酶、寡聚酶和多酶体系三类。单体酶只有一条多肽链，这类酶较少，一般是催化水解反应的酶，分子量在13 000～35 000之间，如溶菌酶、胰蛋白酶等；寡聚酶由几个甚至几十个亚基组成，这些亚基可以是相同的多肽链，也可以是不相同的多肽链，它们之间不是共价结合，彼此很容易分开，其分子量从35 000到几百万，如磷酸化酶a和3-磷酸甘油醛脱氢酶等；多酶体系是由几种酶彼此嵌合形成的复合体，为了便于一系列反应的连续进行，其分子量很高，一般在几百万以上，例如在脂肪酸合成中的脂肪酸合成酶复合体。通常把被酶作用的物质称为该酶的底物。酶的催化作用具有高度的专一性，通常一种酶只能催化某一种特定的反应，如蛋白酶只能催化蛋白质分解成氨基酸。

1961年之前，酶的命名都是沿用习惯名：有的是根据底物来命名，如催化淀粉水解的酶叫淀粉酶，催化蛋白质水解的酶叫蛋白酶；有的根据催化反应性质来命名，如催化底物水解的酶叫水解酶，催化一种物质上的氨基转化到另一种物质上的酶叫转氨酶；有的酶结合前面两种方式进行命名，例如琥珀酸脱氢酶是催化琥珀酸脱氢反应的酶。在这些命名的基础上有时还加上酶的来源或酶的其他特点，如胃蛋白酶、胰蛋白酶、碱性磷酸酯酶及酸性磷酸酯酶等。习惯命名比较简单，应用历史较长，但缺乏系统性，并且有时出现一酶数名或一名数酶的情况。为了避免这种情况，国际酶学会议于1961年提出了一个新的系统命名法和系统分类法及编号的原则，目前已为国际生化协会所采用。

国际系统命名法：按照国际系统命名法原则，每一种酶有一个系统名称和一个习惯名称。系统名称要明确标明酶的底物及催化反应的性质；习惯名称要简单，便于使用。例如，草酸氧化酶（习惯名称）写成系统名称时，应将它的两个底物，即“草酸”及“氧”同时列出，并用“:”将它们隔开，它所催化的反应的性质为“氧化”，也需指明，所以它的系统名称为“草酸:氧氧化酶”；若底物之一是水时，可将水略去不写，如乙酰辅酶A水解酶（习惯名称），可以写成“乙酰辅酶A:水解酶”（系统名称），而不必写成“乙酰辅酶A:水水解酶”。

在国际科学文献中，为了严格起见，一般使用酶的系统名称。但是因为某些系统名称太长，为了方便起见，有时仍使用酶的习惯名称。

国际系统分类法及编号：原则是根据所有的酶促反应性质，将酶分为氧化还原酶类、移换酶类、水解酶类、裂合酶类、异构酶类和合成酶类六大类，分别用1、2、3、4、5、6的编号来表示；再根据底物中被作用的基团或键的特点，将每一大类又分为若干个亚类，每个亚类又按顺序编成1、2、3、4等数字；每一个亚类可再分为若干个亚-亚类，仍用1、2、3、4…编号。这样，每个酶的编号由四个数字组成，数字之间用“.”隔开，编号前冠以EC(Enzyme Commision)，通式为“$ECX_1.X_2.X_3.X_4$”，式中，X_1分为六大类，分别为1（氧化还原酶类）、2（移换酶类）、3（水解酶类）、4（裂合酶类）、5（异构酶类）、6（合成酶类）；亚类X_2的分类见表1-2所示；亚-亚类X_3有1、2、3三个数，1表示受体为NAD^+或$NADP^+$，2表示受体为细胞色素，3表示受体为氧分子；第四个数字X_4通常没有什么特殊的规定，只说明酶所利用的底物不同，如当X_4分别为27、37、1时，分别表示底物为乳酸、苹果酸和乙醇。

表 1-2 酶的国际分类表——大类及亚类

（表示分类名称、编号、催化反应的类型）

1. 氧化还原酶类 （亚类表示底物中发生氧化的基团的性质） 1.1 作用在 —CH—OH 上 1.2 作用在 —C=O 上 1.3 作用在 —C=CH 上 1.4 作用在 —C—NH_2 上 1.5 作用在 —C—NH 上 1.6 作用在 NADH、NADPH 上	4. 裂合酶类 （亚类表示分裂下来的基团与残余分子间的键的类型） 4.1 C—C 4.2 C—O 4.3 C—N 4.4 C—S
2. 移换酶类 （亚类表示底物中被转移基团的性质） 2.1 一碳基团 2.2 醛或酮基 2.3 酰基 2.4 糖苷基 2.5 除甲基之外的烃基或酰基 2.6 含氮基 2.7 磷酸基 2.8 含硫基	5. 异构酶类 （亚类表示异构的类型） 5.1 消旋及差向异构酶 5.2 顺反异构酶
3. 水解酶类 （亚类表示被水解的键的类型） 3.1 酯键 3.2 糖苷键 3.3 醚键 3.4 肽键 3.5 其他 C—N 键 3.6 酸酐键	6. 合成酶类 （亚类表示新形成的键的类型） 6.1 C—O 6.2 C—S 6.3 C—N 6.4 C—C

注释：NAD^+：烟酰胺腺嘌呤二核苷酸（辅酶Ⅰ）；

$NADP^+$：烟酰胺腺嘌呤二核苷酸磷酸（辅酶Ⅱ）。

例如：EC 1.1.1.27 为“乳酸：NAD^+ 氧化还原酶”，反应如下：

$$HO-\underset{COO^-}{\overset{CH_3}{C}}-H + NAD^+ \xrightleftharpoons{\text{乳酸脱氢酶}} \underset{COO^-}{\overset{CH_3}{C}}=O + NADP^+ + H^+$$

乳酸　　　　丙酮酸

七、脂类

脂类包括的范围很广，在化学组成和化学结构上也有很大差异，但是它们都有共同的特性：比水轻，不溶于水，易溶于石油醚、氯仿、乙醚、丙酮、热乙醇和苯等非极性溶剂中。用这类溶剂可将脂类物质从细胞和组织中萃取出来。

脂类具有重要的生物功能，它是构成生物膜的重要物质。脂类物质，主要是油脂，是机体代谢所需燃料的储存形式和运输形式。脂类物质也可为动物机体提供溶解于其中的必需脂肪酸和脂溶性维生素。某些萜类及类固醇类物质，如维生素 A、D、E、K，胆酸及固醇类激素具有营养、代谢及调节功能。在机体表面的脂类物质有防止机械损伤与防止热量散发等保护作用。脂类作为细胞的表面物质，与细胞识别、各种特异性和组织免疫等有密切关系。具有生物活性的某些维生素和激素也是脂类物质。

脂类可按不同组成分类，通常将它分为五类：

(1) **单纯脂**：是脂肪酸和醇类所形成的酯，其中甘油三酯通称油脂，系甘油的脂肪酸酯，而蜡则是高级醇的脂肪酸酯。

(2) **复合脂**：除醇类、脂肪酸外，尚还有其他物质。如甘油磷脂类，还有甘油、脂肪酸、磷酸和某种含氮物质。又如鞘磷脂类，由脂肪酸、鞘氨醇或其衍生物、磷酸和某种含氮物质组成。

(3) **萜类和类固醇及其衍生物**：一般不含脂肪酸。

(4) **衍生脂**：系指上述脂类物质的水解产物，如甘油、脂肪酸及其氧化产物、乙酰 CoA。

(5) **结合脂类**：脂分别与糖或蛋白质结合，依次形成的糖脂和脂蛋白。

也有人认为，比较理想的分类方法是根据构成脂类的主要成分，即脂肪酸存在与否进行分类：简单脂类（不含结合脂肪酸的脂类），如萜类、固醇类化合物和前列腺素类；复合脂类（与脂肪酸结合的脂类），如脂酰甘油类、磷酸甘油类、鞘磷脂类及蜡。

这里主要介绍甘油酯类。甘油酯类是甘油-丙三醇分子中的羟基和有机酸、磷酸等物质反应缩合失水以后形成的化合物；通常情况下，丙三醇中三个羟基都和酸缩合失水成甘油三酯；而只有一个或两个羟基和酸缩合成单脂酰甘油或二酯酰甘油的情况，自然界少见。

一分子甘油与三分子脂肪酸所成的酯是脂肪油，没有挥发性，滴在纸上可留下永久性油迹。含脂肪油较多的药材可以采用压榨法，少量脂肪油也可用低沸点溶剂如石油醚、苯等提出。如蓖麻油（主要含蓖麻油酸的甘油酯）为泻下剂；大风子油（主要含大风子酸和次大风子酸的甘油酯）衍生物用以治疗麻风病；薏苡仁酯对艾氏腹水癌有抑制作用。水生生物的脂肪，在淡水中的动植物脂肪中含有丰富的不饱和的 C_{16} 与 C_{18} 酸，含较少量的 C_{20} 和 C_{22} 酸。在盐水中的动植物脂肪中的不饱和 C_{16} 与 C_{18} 酸的含量较少，而不饱和 C_{20} 与 C_{22} 酸，尤其 C_{22} 酸的含量较淡水生物中高。例如海产鱼类脂肪油中，存在具有多种生物活性的二十碳五烯酸（EPA）和二十二碳六烯酸（DHA），含量均比淡水鱼类高。

甘油磷脂，即磷酸甘油酯，是生物膜的主要组分。这类化合物中所含的第三个羟基被磷酸酯化，另外两个羟基被脂肪酸酯化，继而，其中的磷酸再与氨基醇（如胆碱、乙醇或丝氨酸）或肌醇结合。这类物质都是白色蜡状固体。

第二章 | 消化、吸收、循环和代谢

人体摄入食物主要是满足人体各种生理活动所需的物质和能量；摄入食物以后，在生物体内要经过消化、吸收、循环和代谢等一系列过程。

许多药物和食物一样，也要经过消化和吸收以后才能进入人体内循环。药物一般可分为预防药、治疗药、诊断药和保健药，有些药物同时具有预防、治疗或保健的作用。不管何种形式的药物，首先要进入体内循环，有些药物可能还要经过代谢，然后到达不同的器官或不同的部位，才能起到预防、治疗、诊断及调节机体生理功能的各种作用。因此，研究中药或天然药物化学，一定要研究中药或天然药物的消化、吸收、循环和代谢等一系列的基础过程。

第一节 消　化

食物或药物在消化管内被分解成结构简单、可被吸收的小分子物质的过程，称为消化。食物中的营养物质除维生素、水和无机盐可以被直接吸收利用外，蛋白质、脂肪和糖类等物质均不能被机体直接吸收利用，需在消化管内被分解为结构简单的小分子物质，透过消化管黏膜上皮细胞进入血液和淋巴液的方式才能被吸收利用。对于未被吸收的残渣部分，通过大肠以粪便形式排出体外。

消化包括机械性消化和化学性消化。机械性消化是通过消化管壁肌肉的收缩活动，将食物磨碎，并与消化液充分混合，使消化的食物成分与消化管壁紧密接触而利于吸收，不能消化的食物残渣由消化道末端排出体外。化学性消化是通过消化腺分泌的消化液对食物进行化学分解，使之成为可被吸收的小分子物质的过程。在正常情况下，机械性消化和化学性消化是同时进行、互相配合的。

消化系统由消化管和消化腺两大部分组成。消化管包括口腔、咽、食管、胃、小肠（十二指肠、空肠、回肠）和大肠（盲肠、结肠、直肠、肛管）等部分。临床上常把口腔到十二指肠的这一段称上消化道，空肠以下的部分称下消化道。消化腺有小消化腺和大消化腺两种。小消化腺散在于消化管各部位的管壁内，有胃腺和肠腺；大消化腺有三对唾液腺（腮腺、下颌下腺、舌下腺）、肝和胰。共有 5 类消化腺：唾液腺、胃腺、肝脏、胰脏、肠腺。

人体消化系统如图 2-1 所示。消化系统中各器官的功能和作用如下：

(1) 口腔：由口唇、颊、腭、牙、舌、咽峡和大唾液腺（包括腮腺、下颌下腺和舌下腺）组成。口腔嚼碎食物后，腺体分泌唾液与食物搅和，并借唾液的润滑作用通过食管，唾液中的淀粉酶可以分解碳水化合物，还能分解淀粉成麦芽糖。

(2) 咽：是呼吸道和消化道的共同通道，咽可分为鼻咽部、口咽部、喉咽部三部分。其主要

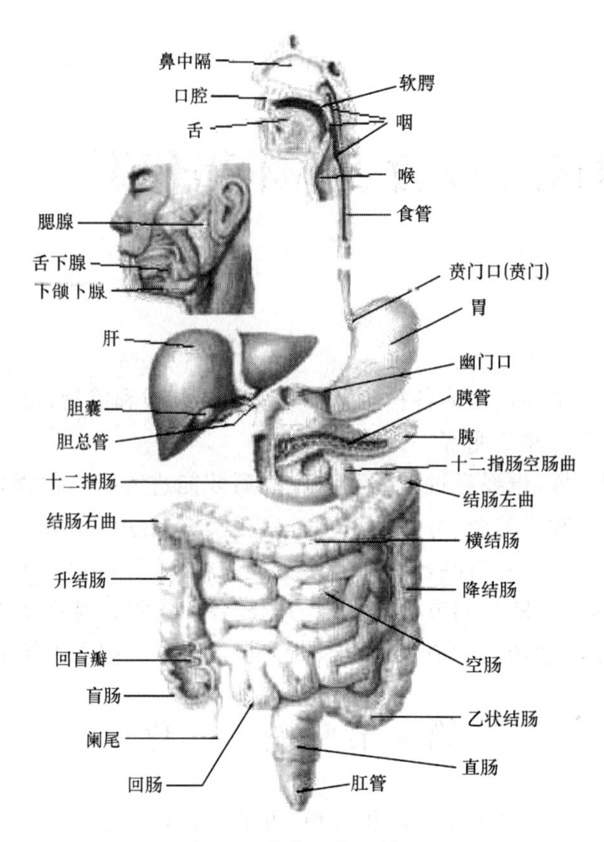

图 2-1 人体消化系统图

功能是完成吞咽这一复杂的反射动作。

(3) 食管：是一长条形的肌性管道，全长约 25～30 cm。食管有三个狭窄部，这三个狭窄部易滞留异物，也是食管癌的好发部位。食管的主要功能是将食物运送至胃，其次有防止呼吸时空气进入食管，以及阻止胃内容物逆流入食管的作用。

(4) 胃：分胃贲门、胃底、胃体和幽门四部分，胃的总容量约 1000～3000 mL。胃的主要功能是容纳和消化食物，由食管进入胃内的食团，经胃内机械性消化和化学性消化后形成食糜，食糜借助胃的运动逐次被排入十二指肠。胃壁黏膜中含大量腺体，可以分泌胃液，胃液呈酸性，其主要成分有盐酸、氯化钠、氯化钾、消化酶、黏蛋白等，胃液的作用很多，其主要作用是消化食物、杀灭食物中的细菌、保护胃黏膜以及润滑食物，使食物在胃内易于通过等。胃液中的胃蛋白酶将蛋白质初步消化，胃能吸收部分水、无机盐和酒精。

(5) 十二指肠：为小肠的起始段，长度相当于本人 12 个手指的指幅(约 25～30 cm)，因此而得名。十二指肠呈 C 形弯曲，包绕胰头，可分为上部、降部、下部和升部四部分。其主要功能是分泌黏液、刺激胰消化酶和胆汁的分泌等，是蛋白质的重要消化场所。胰液和肠液中的酶将蛋白质分解为氨基酸，将淀粉分解为葡萄糖，将脂肪分解为脂肪酸和甘油。

(6) 空肠、回肠：空肠起自十二指肠空肠曲，下连回肠，回肠连接盲肠。空肠、回肠无明显界限，空肠的长度占全长的 2/5，回肠占 3/5，两者均属小肠。空肠、回肠的主要功能是消化和吸收食物。

(7) 大肠：大肠为消化道的下段，包括盲肠、阑尾、结肠(主要功能是吸收水分和电解质，形成、储存和排泄粪便)和直肠(主要功能是支撑及容纳粪便的作用)四部分。结肠又可分为升结肠、横结肠、降结肠、乙状结肠。成人大肠全长 1.5 m,起自回肠,全程形似方框,围绕在空肠、回肠的周围。大肠的主要功能是进一步吸收水分和电解质,形成、储存和排泄粪便,吸收少量水、无机盐和部分维生素。

第二节 吸 收

药物有口服药、静脉注射药、肌肉注射药和外用药等形式。

通常情况下,天然药物或中药绝大多数是口服药,口服进入人体以后,也要经过消化、吸收、循环和代谢等一系列的过程;一些小分子和脂溶性比较好的天然化学物质,在口腔和食道里就有可能被直接吸收,然后进入血液循环系统,有的要经过代谢以后才有药效作用,有的不需经过代谢就具有药效作用。静脉注射药物是将药物通过静脉注射的方式直接从静脉血管中注入血液循环系统,进入体内的药物分子有的要经过代谢才有药效作用,有的不经过代谢就具有药效作用;对静脉注射药物要求比较高:要求血溶性(或水溶性)好,不使血液产生对抗(或过敏)、凝聚(或血凝)、沉淀、黏度增大和各种不良结合(或反应)。肌肉注射药通过肌肉注射后,再经过肌肉吸收,进入肌肉周围的毛细血管,最后汇总至动脉血管或静脉血管,进入血液循环系统。肌肉注射进入体内的药物分子有的要经过代谢才有药效作用,有的不经过代谢就具有药效作用;对肌肉注射的药物要求脂溶性好,不会在注射部位淤积、沉淀和累积,不产生对抗(或过敏)现象。外用药是通过皮肤吸收,穿过皮下脂肪组织,一部分直接进入细胞,一部分经皮下毛细血管,汇总至动脉血管或静脉血管,进入血液循环系统;外用药物分子有的要经过代谢以后才有药效作用,有的不经过代谢就具有药效作用,对外用药物的要求没有对静脉注射药和肌肉注射药的要求高。

一、药物在消化道的吸收

药物口服经胃肠道吸收是最常见、最方便的方式;药物经口服后,经历口腔、胃、小肠和大肠等不同环境,在各部位的吸收各有区别。

口腔:口腔黏膜可以吸收药物,直接进入血液中,可避免药物在肝中被生物转化而破坏失活(首过效应)。口腔唾液 pH 6.0,药物的 pK_a 相近或高于 6.0 时,以非离子形式存在,若是亲脂性药物,可以在口腔黏膜中被吸收。固体剂型要有溶解的时间,欲口腔黏膜吸收,宜舌下用药。

胃:胃中血液循环较好,但因表面积较小和停留时间较短,药物在胃中的吸收量有限;胃的充盈度、食物种类、精神状态等可影响药物在胃中的吸收;胃液的酸碱度 pH 1～2,弱碱性药物大部分被质子化呈离子型,难以穿越脂质膜,不易被吸收;弱酸性化合物主要以游离酸形式存在,易于吸收;强酸或强碱性物质在胃中离解,不被吸收。

小肠:小肠有许多绒毛,与药物的接触面积较大,成人约 200 m^2,药物停留时间也较长,因而吸收性最好。肠中酸碱度为 pH 5,即使药物有相当大的离解度,也会因接触面积大而被吸收。

大肠:大肠表面积比小肠小得多,但仍可吸收某些药物。大肠内的菌丛,可对未被小肠吸收的药物进行生物转化或代谢活化而使其易被吸收。直肠的血运较丰富,药物可经被动扩散吸收直接进入血液中，避免了口服时的胃肠道刺激和肝脏代谢。此外，对有气味的药物需昼夜连续用药或丧失知觉的患者用栓剂是较好的给药方式。

药物在体内并不是被完全吸收，而是部分吸收，这是由于吸收过程中的首过效应、肝肠循环效应和P-糖蛋白逆转作用等原因造成的。所以，通常用生物利用度来衡量药物的吸收和利用情况。

生物利用度：由于药物未必能够完全吸收，用进入血液循环中药量的份额和吸收的速率，表征药物被机体吸收的程度，这就是生物利用度。药物的化学结构和物理化学性质是决定生物利用度的主要因素，但难溶物质的颗粒大小、制剂形式和质量也会影响生物利用度。

首过效应：药物自小肠吸收进入人体血液循环，首先经门静脉进入肝脏，肝脏是机体对内源性和外源性物质代谢的主要器官，因而有相当一部分（甚至是全部）药物分子被代谢，使药物活性降低。因此，对于易被生物转化的药物，应考虑到口服用药时首过效应对药效的影响。

肝肠循环：一些药物自肝脏分泌经胆囊排入小肠中，小肠又将药物吸收经门静脉到达肝脏，这个过程称为肝肠循环。该循环直至药物在肝脏中代谢或经肾排泄完为止；药物或其代谢产物自胆汁分泌到小肠，大多与甘氨酸、硫酸氢酯或葡萄糖醛相结合，成为酸性水溶性物质，分子量往往大于500；在小肠中经酶促水解后，生成游离的药物后又被吸收进入血液。肝肠循环是药物长效的原因之一，也因此会引起药物蓄积中毒；但并非所有的药物都有肝肠循环的作用。

P-糖蛋白逆转作用：有一种与药物透膜作用相关的基因，在正常人的多种组织中表达，在各种癌组织中过度表达，这是多药耐药的重要原因。多药耐药基因产物P-糖蛋白是分子量为170 000的膜蛋白，定位于小肠上皮细胞刷状缘膜，具有能量依赖性，能将药物从肠浆膜转运到肠黏膜而进入到肠腔，这种作用为药物流出泵，是药物在小肠吸收的逆过程，该过程是主动转运，对药物的肠道吸收起到重要调节作用。能够抑制P-糖蛋白药泵作用的物质称作多药耐药逆转剂，它可抑制P-糖蛋白功能，使药物逆P-糖蛋白泵药方向转运，其结果可提高药物的吸收，有利于治疗。主要的逆转剂有罗帕酮、尼莫地平、三氟吡嗪、利血平和环孢素等。

二、生物膜的吸收

吸收是药物从给药部位进入血液的过程。除局部用药以发挥局部作用外，药物需首先吸收到血液中，再转运到作用部位，与靶组织或器官的受体起作用，引起效应器的生物效应。因此，药物的吸收和血液中的药物浓度，是讨论药代和药效的前提。药物的吸收是药物通过生物膜的运动过程。

1. 生物膜的结构

生物膜是由磷脂双分子层构成，层上镶嵌有球蛋白，构成有镶嵌结构的脂蛋白凝胶，如图2-2所示；磷脂分子主要是卵磷脂、鞘磷脂、磷脂酰丝氨酸和磷脂酰乙醇胺。每个磷脂的两个疏水烷基链由膜的两边指向内侧，形成膜的中心层；极性的磷脂头构成膜的内外两侧，经静电引力与球蛋白结合，形成镶嵌的结构；胆固醇分子分布于中心层中，有助于膜的固化；脂质层上有充满水的小孔，直径为0.4 nm，有助于水溶性物质进入细胞；药物穿越细胞膜，是从膜外的水溶液中分配到脂质相，然后到膜的另一侧水相中。

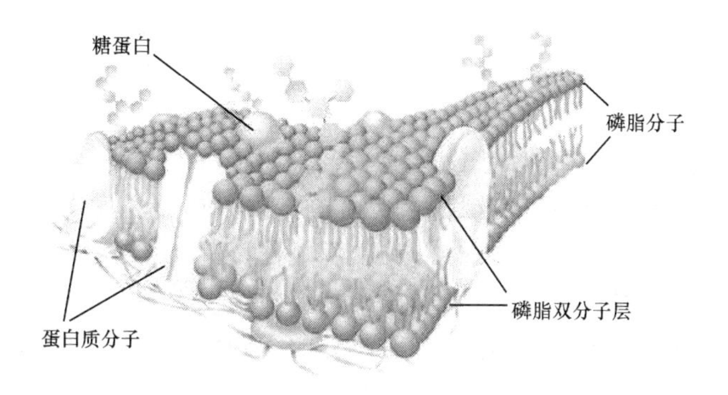

图 2-2　生物膜的结构示意图

膜的这种镶嵌的双层磷脂结构模型，从热力学观点看是稳定的，而且对转运过程，特别是主动转运过程可以做出较合理的解释。

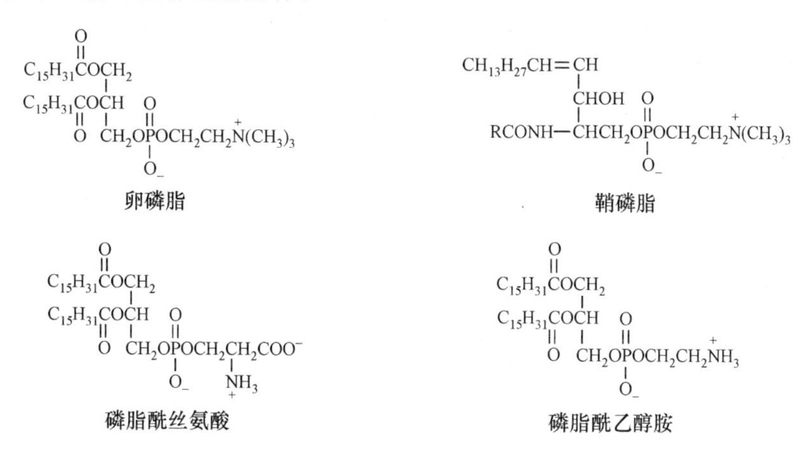

2. 物质的过(跨)膜转运方式

有被动扩散、主动转运、膜孔扩散、易化扩散、离子对转运、内吞作用、外吐作用。

被动扩散：绝大多数药物分子是以被动扩散的方式进入细胞膜内，穿越膜的速度主要取决于药物分子的脂水分配系数，而不是单纯的脂溶性。其特点是：遵循 Fick 扩散定律，顺浓度梯度扩散；膜对通过的物质没有特异性的选择，因而没有竞争抑制现象；过膜的推动力为浓度差，无饱和现象。

主动转运：药物分子特异地结合于转运蛋白，然后被转运过膜，与被动转运方式相反。主动转运是逆着浓度梯度下降方向进行的，所以主动转运需要能量的驱动，具有饱和性，不需要特定的脂水分配系数。结构相似的化合物，往往经同一载体系统转运，相互间有竞争作用，并受代谢抑制剂影响。

膜孔扩散：细胞膜孔的直径大约为 7×10^{-10} m，不能通过悬浮在水中的固体颗粒，只能通过分子量小于 100 的较小物质，如 CO_2、O_2、尿素、乙二醇等；水可以自由通过膜，以平衡膜两侧的渗透压。其扩散速率取决于压力梯度和颗粒与空隙大小的比例，比例相差越大，越易过滤。

易化扩散：与主动转运相似，需要有特异蛋白质载体参与，有饱和现象，但无能量消耗；与被动扩散相似，其推动力是浓度梯度。例如，细胞摄入葡萄糖、甲氨蝶呤，以及小肠吸收维生素

B_{12}，都是以易化扩散的方式完成的。

离子对转运：强解离性化合物通常是靠与内源性物质形成中性的离子对复合物，以被动扩散的方式穿过脂质膜。

内吞作用：大分子药物、载体药物或颗粒状药物，如蛋白质、脂肪、油滴、多糖、多肽等物质，可以通过形成泡囊的方式进入细胞。其过程是在细胞膜上形成凹陷，将药物包封起来，并与质膜分开，形成细胞内泡囊。内吞物为固体时称作吞噬作用，内吞物为液体时称为胞饮作用。在细胞内的泡囊被膜上的溶酶体消化溶解，释放到胞浆中。生物大分子如核酸、多糖和蛋白质可被细胞膜上的受体识别，不同的组织细胞具有特异的识别能力，因而这类大分子可以作为特异性载体，将药物缀合其上，经内吞作用摄入细胞。

外吐作用：又称出胞（或吐胞）作用，是一种与内吞作用相反的过程。细胞内物质的分泌，细胞中的病毒、未消化的残渣等分子释放到细胞外都是细胞外吐的过程。细胞内物质外吐方式包括固有分泌和受调分泌两种方式。

固有分泌：是新合成的分子在高尔基复合体装入转运小泡，随即很快被带到质膜，并持续不断地被细胞分泌出去，普遍存在于细胞内。

受调分泌：细胞内大分子合成后被储存在特殊的小泡如分泌颗粒中，只有当细胞接受细胞外信号物质的作用后，引起细胞内一系列生化改变，分泌颗粒才与质膜融合，发生外吐。受调分泌主要存在于特化的分泌细胞，如内、外分泌细胞，神经细胞等，它们能特异性地按需要快速地分泌产物，如激素、消化酶、神经递质等。

细胞的内吞和外吐作用如图 2-3 所示。

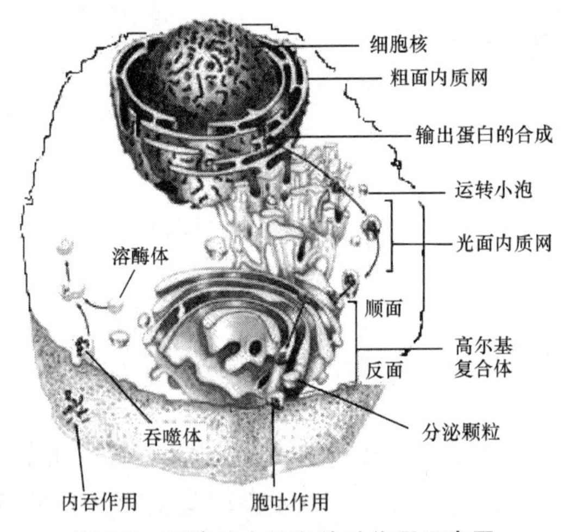

图 2-3　细胞的内吞和外吐作用示意图

离子通道：对生命现象至关重要的水溶性物质，特别是无机离子，出入细胞都需要通过细胞膜，这种跨膜过程通常是通过离子通道来完成的，离子通道的形式如图 2-4 所示。离子通道的跨膜运动的方式通常有主动转运、被动扩散、易化扩散和离子对转运等方式。由于生物体内细胞种类繁多、结构和功能各异，并且细胞对于各种物质的需求和排出各不相同，为保障细胞的正常运转、细胞内外环境的相对稳定，细胞膜上众多的离子通道有着高度选择性和门控性特征。即在一定的条件下，一种离子通道只能准许特定的物质通过，而大多数离子通道都有相应的“闸门”控制其开启与关闭。正常情况下通道处于关闭状态，只有在特定的外界因素刺激下，通道闸门才能开启，同时与此匹配的离子开始顺着离子通道跨膜转运，出入细胞膜。因而，离子通道被称为“生命物质出入细胞的走廊和门户”。

常见离子通道大体分为：电压门控离子通道、配体门控离子通道、牵引激活离子通道、间隙连接通道和水通道等几种类型。离子通道在运转过程中有着激活（开放）、关闭和失活三种状态，这些状态受多种因素调控，成为各种生理功能的基础。

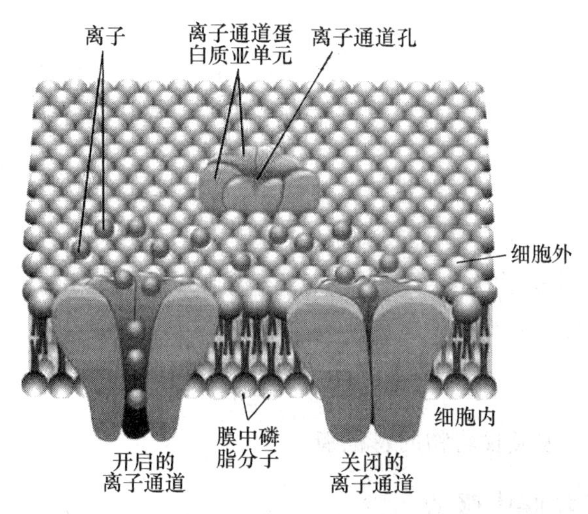

图 2-4　离子通道示意图

三、药物的理化性质对吸收的影响

1. 溶解度对吸收的影响

药物吸收的前提是在吸收部位呈溶解状态，水溶解性是吸收的先决条件。若溶解度大于吸收速度，吸收过程与剂型的关系较小；若溶解度小于吸收速度，则溶解度是吸收过程的限制步骤，吸收过程与剂型的关系较大。分子中引入非离解性的极性基团，可望增加水溶性，但也会因此增加固体物质的晶格能，抵消了极性基团对水溶性的贡献。一般情况下，物质的熔点越高，溶解度越小。

2. 脂溶性对吸收的影响

细胞膜具有双脂质层的特殊结构，要求药物吸收的主要条件是适宜的脂溶性和水溶性。表征化合物水溶性和脂溶性的物理量是分配系数，即化合物在有机相和水相中分配达到平衡时的浓度比；通常是在正辛醇和水（或缓冲液）的系统中测定的。分配系数与吸收过程一般呈正相关关系。

3. 离解性对吸收的影响

药物的离解度越高，吸收越差；离解度与化合物的离解常数和环境的 pH 有关；在不同环境中离解型与非离解型的比例是不同的，因而弱酸弱碱性药物在口腔、胃和肠中的吸收是不同的。因此，胃肠道驱虫药最好不被吸收，为此可在药物结构中引入季铵离子，因季铵离子不受 pH 的影响而存在。

4. 分子量对吸收的影响

同系列的化合物中，分子量越小，越容易被吸收。药物分子连接在高分子上，可因缓慢释放而达到长效的作用。通常，当药物是分子量低于 500 的有机分子时，分子量的变化对吸收影响不大，但当分子量变化很大时，会影响吸收。

5. 化学结构与吸收作用的定量关系

Lien 最早用多重回归分析法对药物的化学结构（或物理化学性质）与吸收过程的关系进行定量处理，提出了如下的数学模型：

$$\lg(\text{吸收}\ \%)\ \text{或}\ \lg k = -a(\lg P)^2 + b\lg P - c\lg(U/D) + d\lg M + e\lg x + f \tag{2-1}$$

式中，k 为吸收速率常数；P 为药物的分配系数；(U/D)为化合物的离解度[弱酸的$\lg(U/D) = \mathrm{p}K_a - \mathrm{pH}$，弱碱的 $\lg(U/D) = \mathrm{pH} - \mathrm{p}K_a$]；$M$ 为分子量；x 为化合物的立体因素。

中性化合物或 $\mathrm{p}K_a$ 相同的化合物，$\lg(U/D)$为常数。若分子量或立体因素相近时，则该方程可简化为

$$\lg k = -a(\lg P)^2 + b(\lg P) + c \tag{2-2}$$

方程(2-2)说明，化合物的分配系数决定吸收速率，二者多呈抛物线关系。在低分配系数区域内，随着分配系数或脂溶性的增加，吸收速率提高，达到最大吸收速率后，若再增高脂溶性，吸收速率下降。具有最大吸收的分配系数称作最适分配系数，用 P_{opt} 表示，可由下式计算：

$$\lg P_{opt} = \frac{b}{2a} \tag{2-3}$$

$\lg P_{opt}$是机体的生物膜与被吸收药物的特征值。

四、离体细胞模拟肠中吸收

药物的口服利用度是药物在胃肠道吸收效率的量度，常用的方法是用整体动物试验，比较静脉注射与口服后血药浓度的差异。由于动物种属和个体差异，用药量大和试验周期长，希望能有简便方法评价穿越或进入细胞的体外试验，以便在创制新药的早期阶段考察药物的吸收性。

Hidalgo 等应用人结肠癌细胞(human colon carcinoma cell line，简称 Caco-2 细胞)作为体外试验模型，评价药物的吸收性能。该模型是将 Caco-2 细胞在涂有胶原的聚碳酸酯膜上培养，作为药物在小肠内皮细胞传输性能的模型。由于 Caco-2 细胞来源于人体结肠腺癌，在形态、酶系统的表达以及透入性能上均类似于小肠，而且生命力强，易于培养，因而被用于体外吸收性能的评价，预测药物在体内的吸收。

药物在 Caco-2 细胞模型的转运过程是，从 Caco-2 单细胞层上(相当于肠腔侧)穿过单细胞层或者经由细胞间隙到达细胞基底，包括被动扩散、主动转运和吞饮作用。

Artursson 等应用 20 余个化合物研究证明，经被动扩散透入 Caco-2 细胞的表观分配系数(P_{app})与口服利用度有良好相关性，可用下式表征：

$$P_{app} = \Delta Q/\Delta t A c_0 \tag{2-4}$$

式中，ΔQ 为 Δt 时间内药物的透入量；A 为细胞膜面积；c_0为药物的初始浓度。该实验表明，易吸收的药物表观分配系数 $P_{app} > 10^{-6}$ cm/s，难吸收物质(<1%)的 $P_{app} < 10^{-7}$ cm/s，中间吸收性能 1%～100%的 P_{app}为 $0.1\times10^{-6} \sim 1.0\times10^{-6}$ cm/s。

用 Caco-2 细胞研究了 CCK-A 受体激动剂 1,5-苯并二氮䓬(cuo)透入过程，其表观分配系数 P_{app}与分子的表面积、形成氢键数(HB)和分子的溶剂化能相关：

$$\lg P_{app} = 8.05 - 0.27\mathrm{HB} - 0.005\times\text{表面积} + 0.03\times\text{溶剂化能} \tag{2-5}$$

Caco-2 细胞也可通过主动转运机理透入药物，例如氨基酸和 L-DOPA(左旋多巴)等，它

们是经特异蛋白介导输送到细胞中。Caco-2 细胞含有肠系中存在的部分酶，因此，还可用来研究药物代谢。

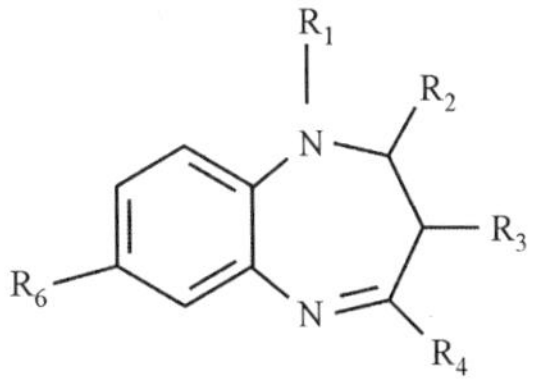

有时 $R_2 = O$
1, 5-苯并二氮䓬类

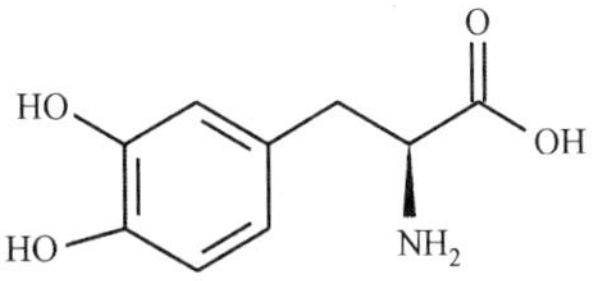

L-DOPA（左旋多巴）
(3-(3,4-Dihydroxyphenyl)-L-alanine
或 L-3-(3,4-Dihydroxyphenyl)alanine)

五、药物的化学结构与分布

在大多数情况下，药物只有经血液循环进入组织或器官后，才能发挥药理作用。分布过程是药代动力学的重要环节，特异性分布是药物具有选择性作用的前提。分布过程的第一步是穿越毛细血管，离开血液循环；第二步是转运到受体部位。从动力学观点看，药物在体内的运动是借助血液的流动到达体内的各个部位，借助浓度的差异，经被动扩散，分布到组织器官中。

毛细血管由脂质性物质构成，血液中的有机分子除蛋白质等大分子外，都可自由地穿越；管壁上的孔隙可通透水溶性的小分子或离子。脑血管为特殊的内皮细胞构成，没有间隙，并与神经胶质细胞紧密结合，构成保护中枢免受外来异物侵入的屏障，即血脑屏障（blood brain barrier，BB）。穿越血脑屏障的药物，不是经过细胞间隙，而是穿越细胞，这样的药物一般有较高的脂溶性，$\lg P$ 值范围为 0.9～2.7。

1. 分子大小对分布的影响

有机分子若水溶性强，分子量较小时，例如低于 100 的脲或甘油等，可自由地穿过毛细血管壁上的小孔；分子量在 300 以下的小分子可穿越毛细血管壁。当药物分子与血浆蛋白结合时，则不能穿越细胞膜或血管壁。

血浆代用品是利用其分子量大、不能穿越血管壁和具有胶体渗透压的性质，维持血液循环中的容积，例如糊精、聚葡萄糖、明胶和聚乙烯吡咯烷酮等。其特点是无毒，分子量适宜，可停留于血管内，维持一定量的体液，而与其化学性质无关。血浆代用品的分子设计主要有两个问题：分子量和抗原问题。用明胶作代血浆时，有抗原问题，而聚甘氨酸则较好。

2. 亲脂性对分布的影响

药物穿越细胞膜，向组织内分布，要求有一定的脂溶性。决定药物扩散速度的因素有二：一是药物的浓度梯度，另一是扩散常数。后者与分配系数有关。

3. 电荷对分布的影响

药物呈离解状态或带有电荷时，较难透过细胞膜和血脑屏障，因而成为分布过程的限制因素。对于作用于外周神经的药物，不希望有中枢的作用，可在药物结构中加入离解性基团，从而只作用于细胞表面，不能穿越细胞膜。反之，作用于中枢神经系统的药物，透过血脑屏障是重要前提。抗肿瘤药物往往作用于细胞内的核酸或蛋白质，因而，进入细胞内是抗肿瘤药物作用的先决条件。显然，这类药物不宜有牢固连接的完全离解的基团。若药物在进入细胞或中枢之前，离解性基团被裂解掉，则用这种方法进行结构改造的自由度大。

有机胺类有较弱的碱性，在生理条件下只部分地离解，会部分地进入中枢神经。被季铵化后，因难越过血脑屏障而无中枢作用。例如抗胆碱药物和抗组胺药，其受体均在细胞表面。二甲基二乙氧磷酰硫代乙基胺可抑制中枢和外周的胆碱酯酶，而依可碘酯则只作用于神经细胞外的胆碱酯酶。

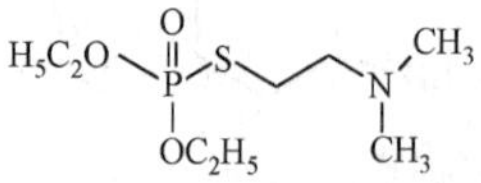

二甲基二乙氧磷酰硫代乙基胺　　依可碘酯

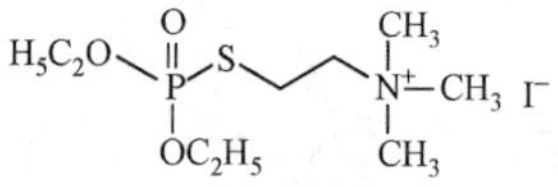

治疗消化道溃疡的抗胆碱药大多有季铵结构，如普鲁本辛和奥酚溴铵，均无中枢作用。

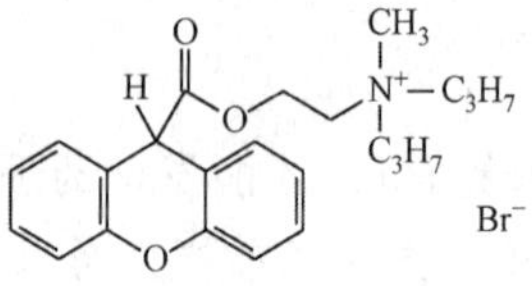

普鲁本辛 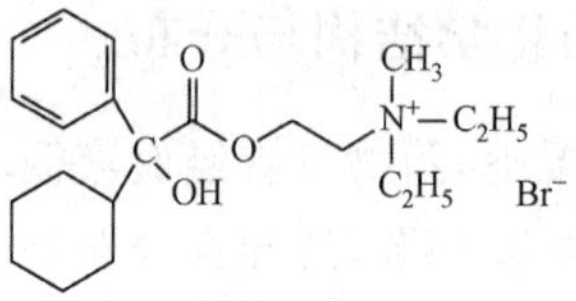　　奥酚溴铵

抗过敏药物噻丙铵甲硫酸盐和阿普比特，均是季铵化合物，为组胺 H_1 受体拮抗剂。但其相应的叔胺、异丙嗪，可分布到中枢神经系统中，有很强的镇静作用。

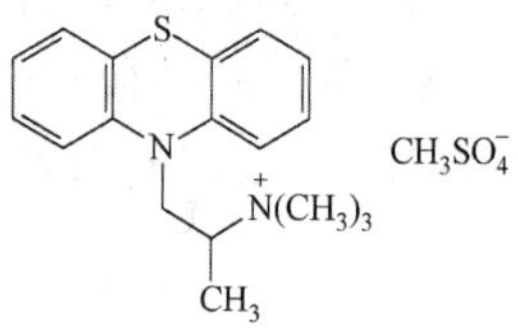

噻丙铵甲硫酸盐 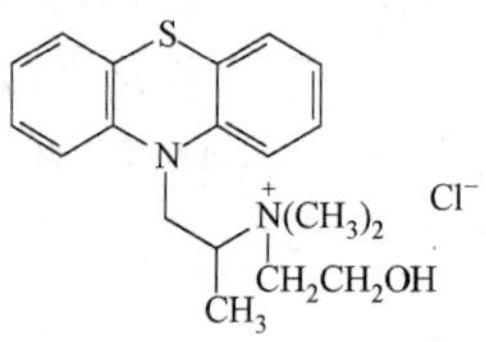　　阿普比特 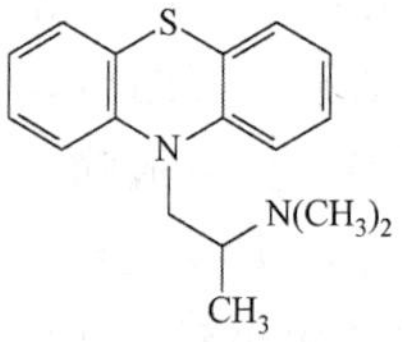　　异丙嗪

阿托品是叔胺化合物，可进入脑内，因而有中枢作用，而季铵化后，只对外周神经有解痉作用。应当指出，季铵离子可影响分布，有时还会引起新的药理作用。例如对肌肉有松弛作用的箭毒类化合物，为双季铵类物质，作用于细胞表面，可引起新的副作用。

化合物中有强酸性基团，如磺酸基时，在体内 pH 条件下可完全离解成为阴离子，在肠内吸收较慢，但肾脏排泄较快，故引入磺酸基可降低毒性、致癌性和蓄积性。例如，β-萘胺有致癌作用，而 2-氨基萘-7，8-二磺酸二钠则无致癌作用；奶油黄为强致癌剂，而引入磺酸基后为无致癌作用的甲基橙。

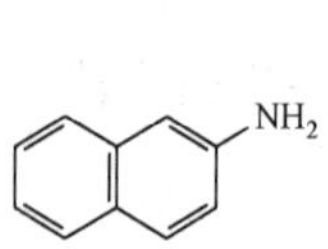

β-萘胺 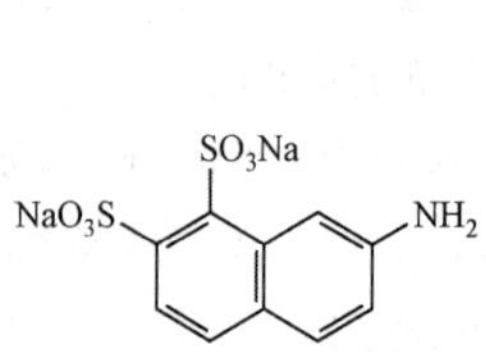　　2-氨基萘-7，8-二磺酸二钠

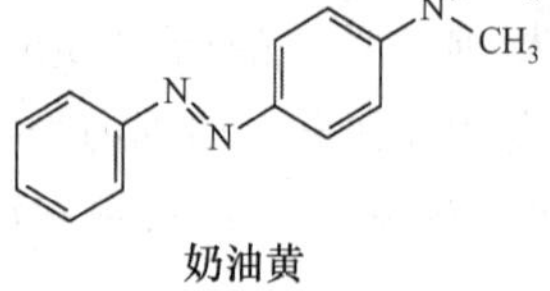

奶油黄 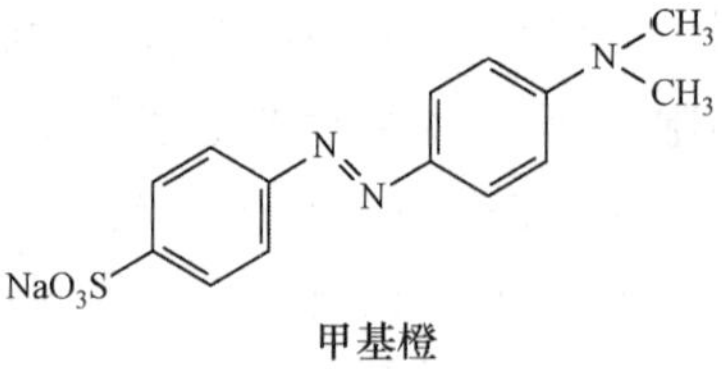　　甲基橙

4. 药物与组织成分或蛋白结合的关系

药物与体内成分结合，可以是特异性结合，也可以是非特异性结合。特异性结合是与特异性受体部位结合，是引发生物效应的起因，常与药物分子的特异性结构有关；非特异性结合是药物与体内蛋白质或脂质的可逆性结合，虽不直接影响疗效，但影响药代过程，因而间接地影响受体部位的药物有效浓度。与蛋白质或脂质结合的药物，不能透过毛细血管，不能扩散进入细胞内，也不能被肾小球过滤，故影响了药物的分布容积、生物转化和排泄速度。但这种结合是可逆的，与游离药物分子间呈动态平衡。因此，若调整分子中非药效团的"次要"结构，有可能使这种平衡有利于药效的发挥。药物与血清蛋白结合，对于转运、分布和维持血药浓度有重要意义。从某种意义上讲，血清蛋白的结合对血药浓度起缓冲作用。

亲脂性强的药物与组织蛋白或脂肪组织的亲和力高，结合较强。这种组织结合是药物贮积的一种方式，往往起到长效作用。例如洋地黄毒甙，与组织结合后缓慢地释放出游离药物，半衰期可长达 40～50 h。某些杀虫剂因亲脂性较高，进入体内的脂肪组织后几乎不能再进入水相，因而会产生蓄积毒性。

药物分子中引入烷基、芳环基、卤素等疏水性基团，会增加与蛋白结合的亲和力；极性基团如氨基、羟基或羧基的引入，会使疏水性降低，而与蛋白的结合作用降低。

蛋白质分子表面有电荷分布，可离解性的药物由于静电引力较容易到达蛋白质分子表面，并相互结合，静电引力发生的结合比疏水键的作用范围大。磺胺类药物在生理 pH 条件下，可部分离解成阴离子，可与体内的蛋白结合。

药物和蛋白质的结合是在三维空间实现的，因而具有立体选择性。

第三节　循　　环

食物或药物经过消化和吸收后进入循环系统，由循环系统输送至全身各个部位或器官，以满足它们的物质和能量需要；或使药物到达各个靶器官或各个病灶部位，达到防病、治疗和保健等药效作用。循环系统分为心血管系统和淋巴系统两部分。

心血管系统是由心脏、血管、毛细血管及血液组成的一个封闭的运输系统。由心脏不停地跳动提供动力，推动血液循环流动，为机体的各种细胞提供了赖以生存的物质，包括营养物质和氧气，带走细胞代谢的产物二氧化碳和其他废物。同时，许多激素及其他信息物质也通过血液的运输到达靶器官，以此协调整个机体的功能。因此，维持血液循环系统良好的工作状态是机体得以生存的必要条件，而其核心是要将血压维持在正常水平。

淋巴系统是静脉系统的辅助装置，淋巴管被看作是静脉的辅助管道。淋巴管道以盲端发源于组织间隙，淋巴液沿淋巴管道向心流动，经过淋巴结，汇入静脉。

人体的循环系统示意图如图 2-5 所示。

人体的循环系统由体循环和肺循环两部分组成。

体循环开始于左心室。血液从左心室搏出后，流经主动脉及派生的若干动脉分支，将血液送入相应的器官。动脉再经多次分支，管径逐渐变细，血管数目逐渐增多，最终到达毛细血管，通过细胞间液，同组织细胞进行物质交换。血液中的氧和营养物质被组织吸收，而组织中的二氧化碳和其他代谢产物进入血液中，动脉血变为静脉血。静脉血进入毛细血管，汇总至静脉管，静脉管径逐渐变粗，数目逐渐减少，直到最后所有静脉均汇集到上腔静脉和下腔静脉，血液

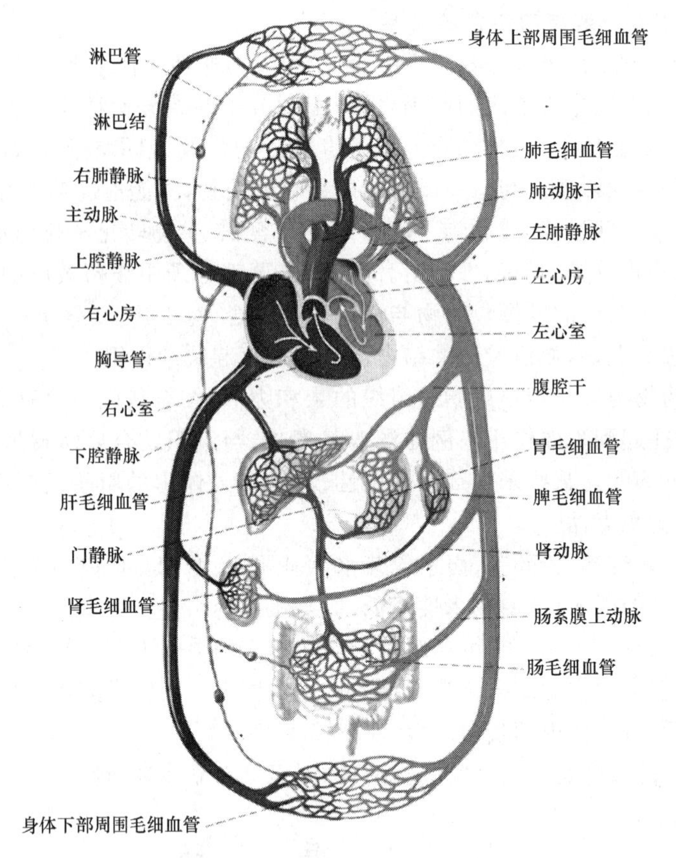

图 2-5　人体的循环系统示意图

即由此回到右心房，从右心房再到右心室，从而完成了体循环过程。

体循环：左心室⟶主动脉⟶各级动脉⟶全身毛细血管⟶各级静脉⟶上下腔静脉⟶右心房⟶右心室

肺循环自右心室开始。静脉血被右心室搏出，经肺动脉到达肺泡周围的毛细血管网，血液流经肺泡周围的毛细血管网时，静脉血中的二氧化碳进入肺泡，肺泡释放二氧化碳，经肺的呼吸，排出体外；同时，肺泡吸收呼吸进来的新鲜氧气，肺泡中的氧进入血液，与红细胞中的血红蛋白结合，这样血液就由含氧量较少、颜色暗红的静脉血，变成了含氧丰富、颜色鲜红的动脉血，静脉血变为动脉血后，再经肺静脉流回左心房。左心房的血再入左心室，又经大循环遍布全身。这样血液通过体循环和肺循环不断地运转，完成了血液循环的重要任务。

肺循环：右心室⟶肺动脉⟶肺部各个毛细血管⟶肺静脉⟶左心房⟶左心室

血液循环系统的主要功能是进行物质运输。通过该系统将氧和各种营养物质输送到全身各器官、组织和细胞，同时又将各组织的代谢产物运至排泄器官。此外，运输激素到靶细胞，实现体液调节；运输白细胞和各种免疫物质完成免疫功能，运输热量维持体温恒定，内环境稳态的维持也需要循环系统参与。研究表明，心血管系统还有内分泌功能，如心肌纤维可分泌心房钠尿肽，使人们对血液循环系统的功能有了更进一步的认识。一般情况下，血液循环停止 3～10 s，人会丧失意识；停止 5～7 min，大脑皮质会出现不可逆损伤。因此，血液循环是人体的重要功能之一。血液在各部位或各器官的流量分配如图 2-6 所示。

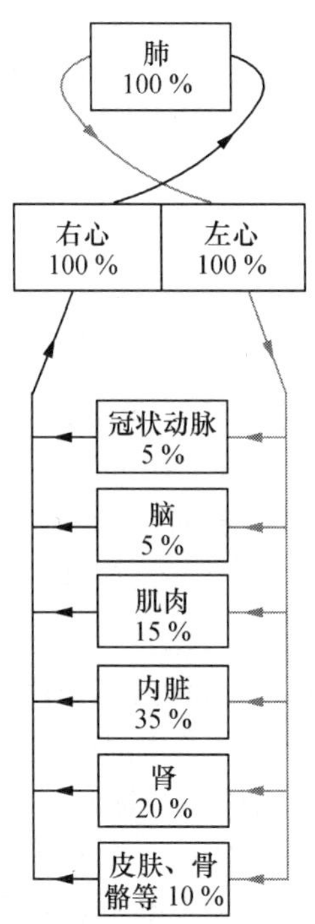

图 2-6　血液在各部位或各器官的流量分配图

血液是细胞间气体和代谢产物交换的媒介——供应氧气和营养物质，并运走代谢废物和 CO_2，同时还参与保持"内环境"平衡，即机体内水和电解质的平衡及热量、激素、抗体和防御细胞的运输。

血液由血浆和悬浮其中的血细胞和血小板组成。具有共同的介质和运输渠道的血细胞属于不同的功能体系。**血浆**(约占血液体积的 56%)由超过 90%的水、盐和 7%～8%的血浆蛋白组成(其中 60%是白蛋白和 α、β、γ 球蛋白——后者起抗体的作用，以及纤维蛋白原)。

血细胞：红血球即**红细胞**起运输气体的作用；**白血球**即**白细胞**，具有防御功能；**血小板**为凝血系统的一部分。

红细胞的数量取决于机体对氧的需要和氧的供应，明显的增多(**多血症**)或减少(**贫血症**)为病理性。成人的红细胞无核，双面凹，可变形，外观均染，直径约 7.7 μm。其所含物质 90%以上为**血红蛋白**，即含铁血色素，血液因此呈红色——动脉内**富氧血红蛋白**为鲜红色，而静脉内**缺氧血红蛋白**为暗红色。**网织红细胞**约占红细胞的 5%～15%，为幼稚细胞。失血后网织红细胞数量增多。出生后循环血中出现异型红细胞或异常增大的红细胞为病理性。红细胞在高渗溶液中会皱缩；而在低渗溶液中，当血液的外观由正常的不透明变为半透明时红细胞会胀裂。

血型：红细胞外覆有一层决定血型的糖蛋白（起 ABO 血型系统抗原的作用），并阻止含有血凝素的外来血液进入。

分解：红细胞寿命约为 3～4 个月，主要在脾脏被破坏。血红蛋白分解为游离铁和胆色素，其中铁可在红细胞生成过程中再利用(铁循环)。

白细胞的数量在一天的不同时段是不同的。成人白细胞超过 10×10^9/L(10 000/mm^3，白细胞增多)为病理状态，如炎症或肿瘤生长；低于 2×10^9/L(2000/mm^3)亦为病理状态(白细胞减少、白细胞缺乏症),可由白细胞生成系统损害所引起。白细胞包括粒细胞、单核细胞(巨噬细胞)和淋巴细胞(含大、小淋巴细胞或 T 和 B 淋巴细胞)。

粒细胞根据细胞颗粒染色特性的不同,可分为中性粒细胞、嗜酸性粒细胞和嗜碱性粒细胞。**中性粒细胞**(细胞核分 3～4 叶)内有含溶酶体酶和过氧化酶的嗜天青颗粒,以及含溶菌酶和杀菌物质的特殊颗粒。**嗜酸性粒细胞**内有明亮粗大的嗜伊红染色的嗜酸性颗粒,亦含有蛋白分解酶。**嗜碱性粒细胞**内有含肝素和组胺的大颗粒。

中性粒细胞具有变形运动和吞噬活动的能力,是机体对抗入侵病菌,特别是急性化脓性细菌的最重要的防卫系统。当中性粒细胞数量显著减少时,机体发生感染的机会明显增高。嗜酸性粒细胞具有粗大的嗜酸性颗粒,颗粒内含有过氧化物酶和酸性磷酸酶。嗜酸性粒细胞具有趋化性,能吞噬抗原-抗体复合物,减轻其对机体的损害,并能对抗组织胺等致炎因子的作用。嗜碱性粒细胞中有嗜碱性颗粒,内含组织胺、肝素与 5-羟色胺等生物活性物质,在抗原-抗体反应时释放出来。

单核细胞是血液中最大的血细胞。目前认为它是巨噬细胞的前身,具有明显的变形运动,能吞噬、清除受伤、衰老的细胞及其碎片。单核细胞还参与免疫反应,在吞噬抗原后将所携带的抗原决定簇转交给淋巴细胞,诱导淋巴细胞的特异性免疫反应。单核细胞也是对付细胞内致病细菌和寄生虫的主要细胞防卫系统,还具有识别和杀伤肿瘤细胞的能力。淋巴细胞则为具有特异性免疫功能的细胞。T 淋巴细胞主要参与细胞免疫反应,而 B 淋巴细胞参与体液免疫反应。

血小板易破碎,释放出与凝血密切相关的凝血激酶,还参与局部缩血管剂——血清素的转运。血小板约 1～3μm 大小,不含细胞核,实际为细胞碎片。

血液中血细胞的含量:在通常情况下,成人每 μL 血液中含有:450 万～500 万个红细胞,5000～9000 个白细胞[其中,粒细胞:中性粒细胞(其中:叶核 55%～68%,杆状核 2%～3%)57%～71%,嗜酸性粒细胞 0.5%～1%,嗜碱性粒细胞 0.5%～1%;单核细胞:4%～5%;淋巴细胞:20%～36%],200 000～300 000 个血小板。幼儿血液中白细胞数高于成年人。不同生理状态(如妊娠期)会引起白细胞数量的变化。有炎症时,血中的白细胞数明显增加。各类白细胞的防御保护作用各不相同。

血液及防御系统的细胞部分起源于骨髓(血细胞的形成,即红细胞、粒细胞、单核细胞、淋巴细胞及血小板形成,或简述为红系、粒系、单核系、淋巴系及巨核系细胞形成),部分起源于淋巴器官(免疫系统的细胞)。所有血细胞的总干细胞为原血细胞,经有丝分裂为两个细胞,进行不同的分化。一个延续为多能祖细胞,而另一个成为位于某一细胞系列(红系、粒系、单核系、淋巴系、巨核系)起始部的定向前体细胞。在活性物质——生成素的影响下,前体细胞变成“原始”细胞(即多能干细胞),后经一系列的过程成为成熟血细胞。

第四节　代　　谢

物质或药物经消化、吸收和循环进入机体后,与机体发生复杂的相互作用。概括为两方面的作用:① 机体对药物的作用;② 药物对机体的作用。机体是一个复杂的“化学实体”,对药物有多种多样的影响,既包括物理和物理化学处置,也有使药物分子发生化学变化的反应。这两种作用的结果是,药物分子或其代谢产物的时间和空间的特征(体内存留的时间和分布状况)决定药物或其代谢产物对机体的作用强度、选择性和持续时间。

机体对药物的作用是药代动力学研究的内容;药物对机体的作用是药效学讨论的对象。它们同属于药理学学科范围。机体是比较稳定的体系,对内源性和外源性物质的处理具有一定的规律性和稳定性;相反,药物对机体的作用会因为药物分子化学结构的不同,甚至是微小的变化,引起不同的生物活性。药物的化学结构与药代动力学过程的关系,往往遵循一定的规律。为改变药代动力学性质而进行的分子改造,具有很大的自由度;药物的分布主要取决于化合物的整体性质,如分配系数和极性等。药物和受体之间的相互作用,通常有特定的立体特征和电荷分布。药物的分子结构决定药理活性、毒副作用和药代性质,这些属性都"凝聚"在化学结构之中。可见,研究药物的化学结构与药代动力学性质的关系,对药物分子的设计具有重要的意义。

一、药物的作用过程

药物在体内经历的复杂过程,通常分成三个时相,即药剂相、药代动力相和药效相。三个时相是相继发生和相互影响的过程。药物在体内过程的模式如图 2-7 所示。

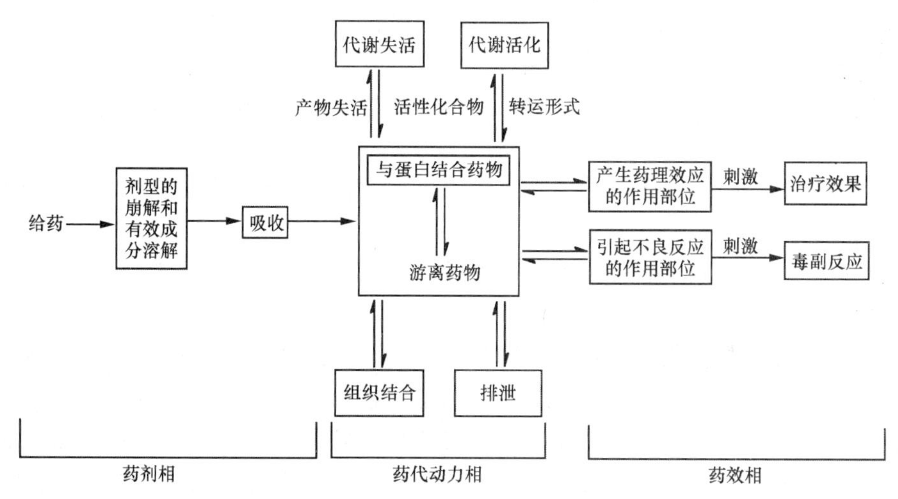

图 2-7 药物在体内的主要过程

药剂相:是药物在体内的初始过程,这个时相决定用药的效率。药物进入体内后,经历剂型的崩解和分散以及有效成分的溶解,成为便于吸收的高度分散状态,并到达所希冀的部位。同一种药物剂型,由于改变赋形剂或制剂工艺,甚至精制原料药用的溶剂的改变所导致晶形的不同,都会改变药物分散和吸收,造成生物等效性问题,影响药物的生物利用。

药代动力相:包括药物吸收进入血液、向各组织和器官的分布、与血浆蛋白或体内成分的非特异性结合、生物转化,以及排泄等过程。一定剂量的药物进入体内后,吸收进入血液中的药量和速率是药物的固有特征,即生物利用度。药物在各器官和体液中的分布浓度,同血浆蛋白的结合程度、代谢转化量和速率、代谢产物的生物学性质(活化和失活)、排泄的方式和速率等,构成了机体在时间和空间上对药物的作用和处置。药物的化学结构决定以上吸收、分布、代谢和排泄等各个环节。表征药物吸收、分布、代谢、排泄和药代动力学性质,常以药代动力学参数表示。

药效相:是考察药物对机体的作用,由于是用药的目的,常常为药物化学家和药理学家所关注。这一时相是药物在作用部位与生物靶点发生相互作用，通过放大作用（例如第二信号系统）、级联反应或直接引发生物化学或生物物理变化，导致人们宏观上可以观测的效应。药物与疾病相关的靶标发生作用，产生所希冀的效应，获得治疗效果；若与正常组织作用，则产生不希望的不良反应。

二、药代动力学及其参数

药代动力学是药理学的一个分支，是用动力学原理和方法研究药物在体内的吸收、分布、代谢和排泄等过程速度变化的科学，并用数学模型定量地表述和预测。药代动力学研究的内容很多，包括：药物剂量和药理效应的相互关系，病理过程和正常状态之间对药物吸收和处置的区别，以及药物制剂对生物利用度的影响等。通过建立数学模型，表征药物浓度与时间的关系和其他相关参数，揭示药物的化学结构与吸收、分布、代谢和排泄的关系，指导药物筛选或药物分子设计，还可以指导药物剂型设计，并指导临床用药方案。

隔室模型：为了研究药物在体内的动力学行为，将机体视作一个系统，即只要机体的某个（些）部位接受或消除药物的速率常数相似，即可视为一个隔室。这个系统由一个或数个隔室组成，在每一个隔室内，药物的动力学行为大致具有均一性。用这种概念描述药物在体内的吸收、分布、代谢和排泄过程的模型，称作隔室模型。一般而言，隔室模型是为了描述药代动力学性质而设置的抽象概念，它不受解剖学部位和生理功能性限制，通过对吸收、分布和消除特征建立起数学模型，揭示药物在体内的动态变化规律。

消除：是指药物（原药）在体内的消失过程，它是代谢转化和排泄的综合结果。分布和消除过程又称作处置。

消除速率常数：反映药物在体内消失的快慢，是药物经过各种途径消除的总和，包括肾排泄、胆汁排泄和代谢转化等。消除速率常数有加和性，符号为 k_{el}，单位为 h^{-1}。

半衰期：是指体内的药物浓度或药量降低 50%所需的时间，用以表征药物在体内经代谢转化或排泄而消除的快慢，符号用 $t_{1/2}$ 表示，单位是 h 或 min。

表观分布容积：机体的非均匀性使得药物在各个组织中的分布浓度不同，表观分布容积是药量与药物在体内达到动态平衡时血药浓度的比值，系指体内药物按照血浆中同样浓度分布时所需的体液总容积。该容积不代表具体的生理空间，而是表征药物被组织摄取的能力。表观分布容积大的药物，一般在体内存留较长的时间，清除较慢。表观分布容积的符号用 V_d 表示，单位为 L 或 L/kg。

清除率：用来表征药物在体内消除速率的另一个参数，是在单位时间内机体清除血药浓度的能力，以血浆容积表示，单位是 L/min。

肾清除率：单位时间内肾脏清除全部所含药物的血浆体积。

药-时曲线下面积（AUC）：通过某种途径给药后，定时取血测定血药浓度，可得出血药浓度随时间变化的曲线。该曲线反映了血药浓度的动态变化，由此可得到三个参数：曲线下面积（AUC，表征该时程内的药量）、药物峰浓度（c_{max}）和达峰时间（t_{max}）。

以上这些药代动力学参数是药物的化学结构与理化性质同生物体相互作用的特征与时间的关系值。如果将机体视作稳定的恒态系统，那么药物的化学结构实际是药代动力学参数的函数。诚然，整个药物分子决定了药代性质，但在药物化学和分子设计中常常使用“药动团”，借以描述结构中影响和决定药物分子的吸收、分布、代谢和排泄等过程的结构片段或基团。

“药动团”与决定和影响药物活性的“药效团”是构成药物整体结构的两个重要侧面。当然，由于分子结构的完整统一性，药效团的变动会引起药代性质的改变；药动团的修饰，也能使药效学性质发生量变甚至质变。

三、药物的化学结构与生物转化

1. 药物代谢的两个阶段

药物或其他外源性物质在体内发生的化学变化，称作生物转化，也就是狭义的药物代谢。除化学惰性的全身麻醉药和强离解性化合物不会在体内发生代谢转化外，几乎所有药物都在体内变化。药物的生物转化，不一定使药物失去活性。药物的代谢产物有时又是药物，若其前体没有活性，即为前药；药物的代谢产物也可能因为与正常的生物大分子，如 DNA 的共价结合，引起突变或是起到致癌作用。药物或外源性物质生物转化的结果是使其增加极性和水溶性，以利于排出体外，使机体免受化学异物的侵害和损伤。这是在进化过程中固定下来的防御机制。但因生物转化是一系列的化学反应过程，有时代谢产物或中间产物会因有较强的反应性能而成为有害物质。

Williams 将生物转化反应分成两相反应或两个阶段：Ⅰ相反应（phase Ⅰ）和Ⅱ相反应（phase Ⅱ）。Ⅰ相反应包括通过对药物分子的氧化、还原或水解作用，使分子结构中引入或暴露出极性基团。例如产生羟基、羧基、巯基、氨基等作为“把手”，以便与体内极性较强的分子结合，即发生Ⅰ相反应。Ⅱ相反应是体内含极性基团的物质与体内的一些物质，如葡萄糖醛酸、硫酸、甘氨酸或谷胱甘肽以共价键结合，生成极性大、易溶于水和易排出体外的轭合物。

2. 氧化作用

生物转化中的氧化反应发生在主要的代谢器官——肝脏中，由非特异性酶系所催化。这些酶结合在细胞的平滑型内质网上。细胞匀浆后，经超速离心 100 000g 沉出的颗粒，即微粒体，富含有催化氧化反应的酶系。这种含在肝微粒体膜上的酶，称作混合功能氧化酶系，催化如下的反应：

$$R\text{-}H + O_2 + NADPH + H^+ \longrightarrow R\text{-}OH + NADP^+ + H_2O$$

底物 R-H 发生双电子氧化，O_2发生 4 个电子还原，辅酶 NADPH 供应 2 个电子被氧化。O_2必须呈活性形式参与反应，即与细胞色素 P450 结合。P450 为含有铁卟啉的蛋白。在氧化反应中，细胞色素 P450 又需要细胞色素还原酶黄素蛋白的参与，$NADP^+$ 为辅酶。该氧化还原系统可用图 2-8 表示。

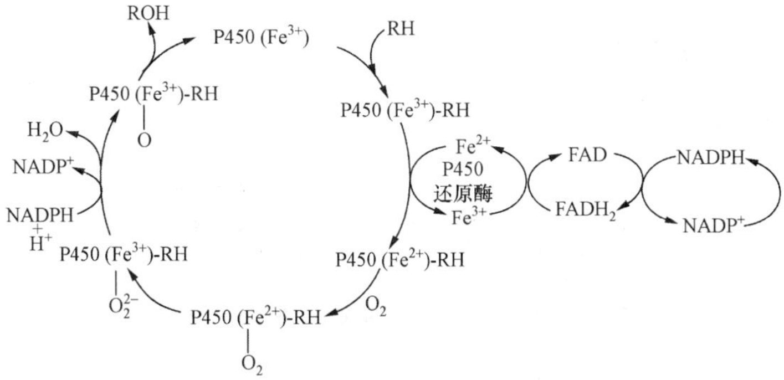

图 2-8 细胞色素 P450 氧化还原系统的微粒体氧化机理

细胞色素 P450 代表一个超家族,已知有 20 余种。与药物代谢相关的有三类亚族:CYP1、CYP2 和 CYP3。每个亚族又细分为亚型,如 CYP2C9、CYP2D6 和 CYP3A4 是药物代谢最重要的酶系。

图 2-8 的顶端为细胞色素 P450 的静止状态,三价铁离子具有 6 个配位轴的低自旋系统,一个配基是硫原子,来自酶蛋白的半胱氨酸,另一配基是组氨酸的咪唑氮原子,铁离子处于卟啉环的平面中。底物分子(RH)与细胞色素 P450 的结合具有可逆性,形成的复合物被还原成二价铁离子,为此需要 2 个酶,即黄素蛋白细胞色素 P450 还原酶的参与,电子来源是由 NADPH 经黄素蛋白($FADH_2$)传递的。该还原型的复合物 P450(Fe^{2+})-RH 能够与氧分子反应,生成低自旋的六螯合复合物,底物结合于氧的近邻处。生成的过氧化物被还原成过氧负离子,此时有细胞色素 B_5 或其他机理参与反应。过氧负离子可以离析出过氧化氢或重排成环氧化物,进而生成氧化型产物 ROH 和 1 分子水,并再生出静止态的 P450,为新一轮的氧化过程做准备。

辅基铁卟啉在 P450 酶系的催化单氧合反应中的作用机理如下:从基态出发,即呈铁原卟啉以 6-配位低自旋 Fe^{3+} 的构象[图 2-9(1)],水分子或丝氨酸、酪氨酸或苏氨酸残基的羟基占据第 6 直立配位轴,与第 5 配基半胱氨酸残基相对。当与底物 RH 相结合后,酶分子发生扰动,铁原卟啉失去第 6 配位轴,生成 5-配位高自旋 Fe^{3+} 构型[图 2-9(2)],它比低自旋构型有较高的还原电位。在接受一个电子后,与 RH 相连接的 P450 酶被还原成 5-配位高自旋 Fe^{2+} 构型[图 2-9(3)],它能与氧分子形成铁原子的第 6 个配基,即铁-氧中间体[图 2-9(4)(5)],获得第 2 个电子后被还原成铁-过氧态[图 2-9(6)],由于第 5 配位轴的半胱氨酸残基的强推电子作用,促使 O—O 键裂解,产生 1 分子水并生成高铁-氧中间体[图 2-9(7)],此时的氧原子含 7 个价电子,有很强的亲电性,从附近相连底物分子中获得氢原子或一个电子,生成底物的自由基和 Fe^{3+} 相连的羟基自由基,二者结合生成羟基化产物。

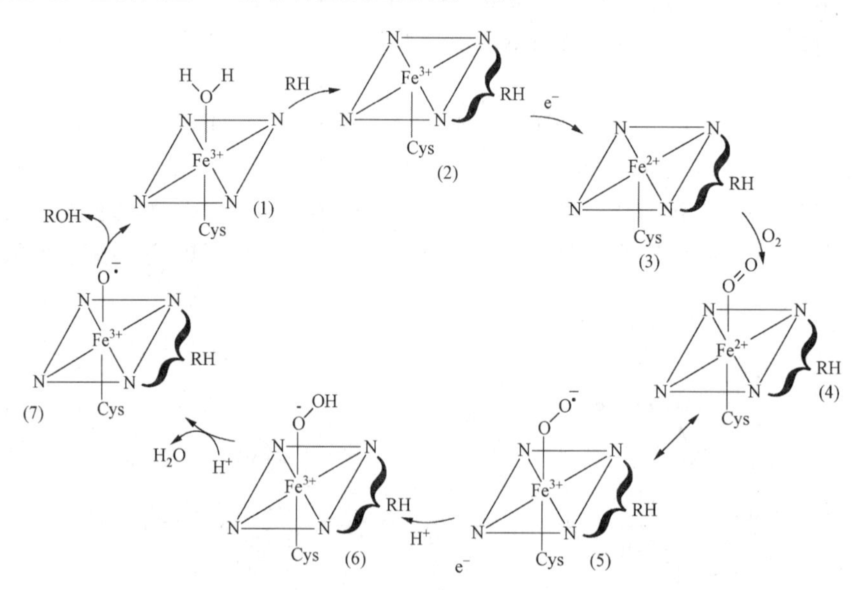

图 2-9 细胞色素 P450 单氧合酶的催化循环

在图 2-9 中,2 个电子是由 NADPH 和 NADPH-细胞色素 P450 还原酶(在内质网上)或 NADH 供给,铁氧(化)还(原)蛋白和黄素蛋白还原酶(在线粒体上)参与提供。

按上述的氧化机理对药物或外源性物质进行生物转化的模式反应，可用表 2-1 表示。

表 2-1　生物转化的氧化反应类型

羟化	$C_6H_5-R \longrightarrow HO-C_6H_4-R$ $R-CH_3 \longrightarrow R-CH_2OH$
氧化脱氨	$R-CH(NH_2)-CH_3 \longrightarrow \left[R-C(CH_3)(OH)-NH_2\right]$ 或 $\left[R-C(=NOH)-CH_3\right] \longrightarrow R-C(=O)-CH_3 + NH_3$
氧化脱烷基	$R-O-CH_3 \longrightarrow [R-O-CH_2OH] \longrightarrow R-OH + CH_2O$ $R-NH-CH_3 \longrightarrow [R-NH-CH_2OH] \longrightarrow R-NH_2 + CH_2O$
N,S-氧化	$R_3N \longrightarrow [R_3N-OH]^+ \longrightarrow R_3N\rightarrow O + H^+$ $R-S-R \longrightarrow [R_2S-OH]^+ \longrightarrow R_2S\rightarrow O + H^+$

除细胞色素 P450 外，肝微粒还含有其他单氧合酶。例如含黄素的单氧合酶(FMO)，催化氧化药物分子中具有亲核性的氮、硫和磷原子，但不直接氧化碳原子。

某些氧化作用还可被微粒体以外的肝脏酶代谢。例如可溶性醇脱氢酶和醛脱氢酶，用于催化醇、醛的氧化。黄嘌呤氧化酶主要存在于肝、肠和肾脏中，单胺氧化酶是线粒体酶，催化氧化脱氨作用。

(1) 烷基的羟化作用

饱和烷基在体内不会被氧化，但分子中的烷基链却可羟化。引入羟基的位置是 α-氧化(即某官能团的邻位)、ω-氧化(即烷基的末端碳原子引入羟基)和(ω－1)-氧化(即烷基的倒数第 2 个碳原子被氧化)。氧化作用具有立体选择性，例如，地西泮的 C_3 被氧化，生成 3*S*-(＋)-羟基地西泮，后者的药理活性很强。该 C_3 为前手性原子。

地西泮 $\xrightarrow{\alpha\text{-氧化}}$ 3*S*-(+)-羟基地西泮

喷他佐辛的N-异戊烯基末端的两个甲基可被氧化。不同的动物种属有立体选择性差异，人主要是反式甲基被氧化，鼠为顺式氧化，说明氧化代谢具有种属特异性。

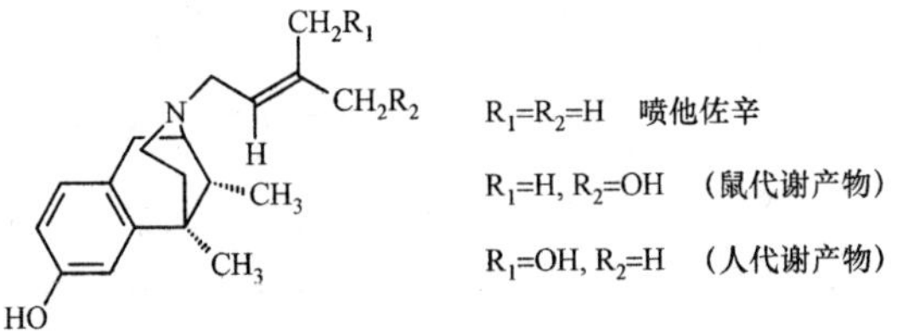

$R_1=R_2=H$ 喷他佐辛

$R_1=H, R_2=OH$ （鼠代谢产物）

$R_1=OH, R_2=H$ （人代谢产物）

口服降血糖药氯磺丙脲，正丙基发生(ω－1)-氧化，自人尿中排出。

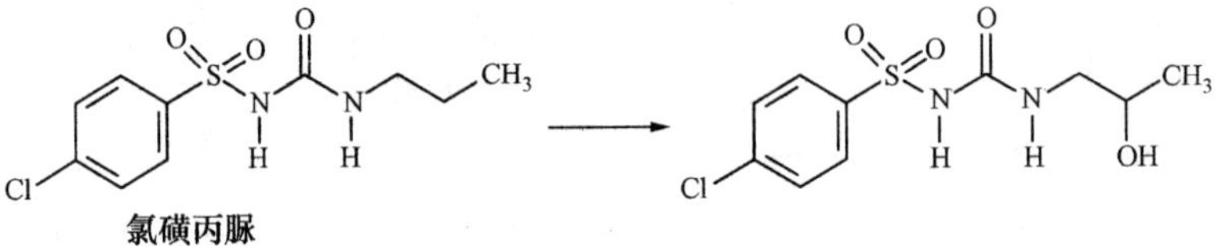

氯磺丙脲

但甲磺丁脲(甲苯磺丁脲)，只有苯环相连的甲基的氧化，而无丁基的氧化。

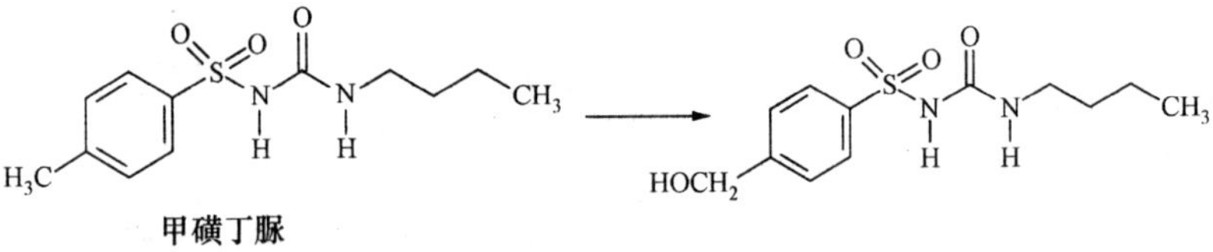

甲磺丁脲

非甾体抗炎药布洛芬的异丁基可有ω-氧化和(ω－1)-氧化。

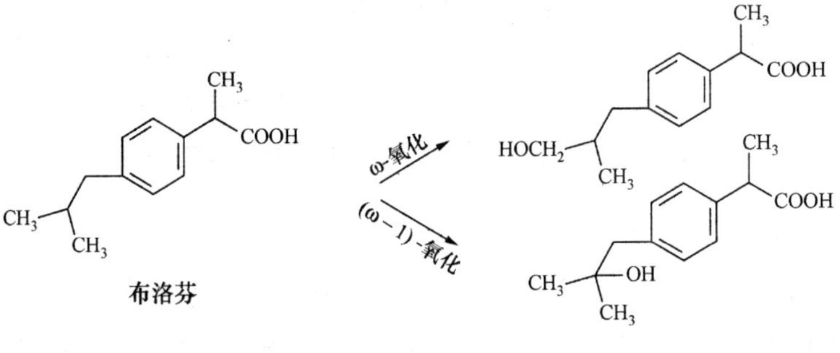

布洛芬

(2) 脂环的羟化

饱和脂环容易羟基化。例如，四氢萘主要是脂肪环的氧化，而芳香环上不发生。

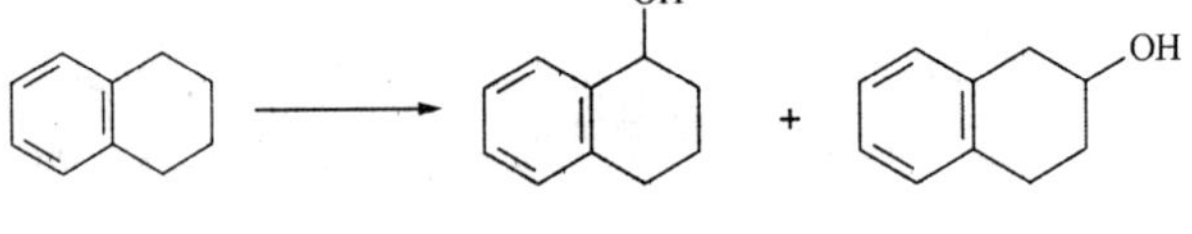

脂环化合物如环己基引入羟基有顺、反异构的区别，例如口服降血糖药醋磺己脲，主要代谢产物是4*E*-羟基化合物，也有较少的4*Z*、3*E*和3*Z*-羟基化合物。

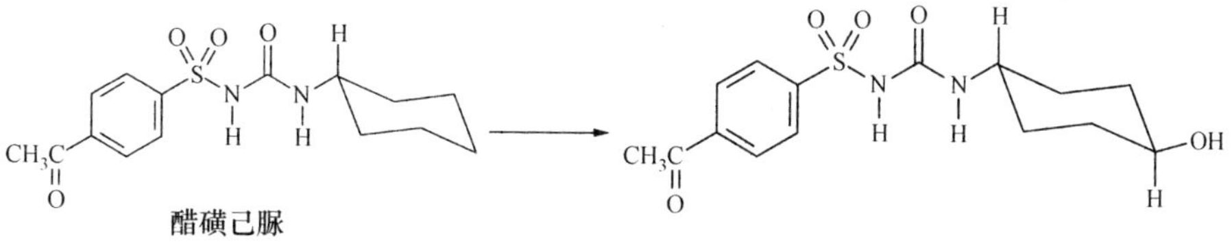

醋磺己脲

食欲抑制药丙己君可代谢成 4*E* 和 4*Z*-羟化物。

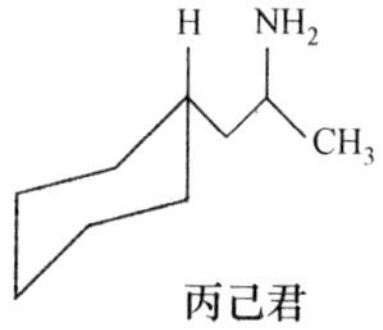

丙己君

(3) 芳环的羟化

芳香环被混合功能氧化酶催化，生成酚羟基化合物，是经过环氧化物的机理。可分离出反式二醇，或由谷胱甘肽开环，生成硫醚氨酸。

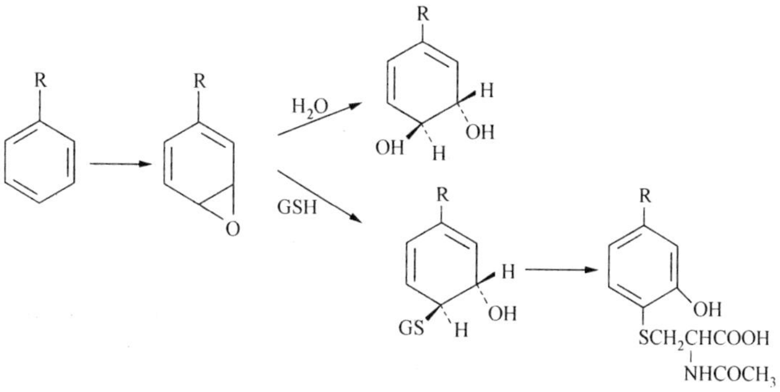

硫醚氨酸

芳香环氧化合物重排成酚，在许多情况下，伴有分子内另一种移位反应，称作 NIH 移位(NIH shift)。例如，4-氘代茴香醚的生物转化得到 4-羟基茴香醚和 3-氘代-4-羟基茴香醚，后者是 NIH 移位的结果。

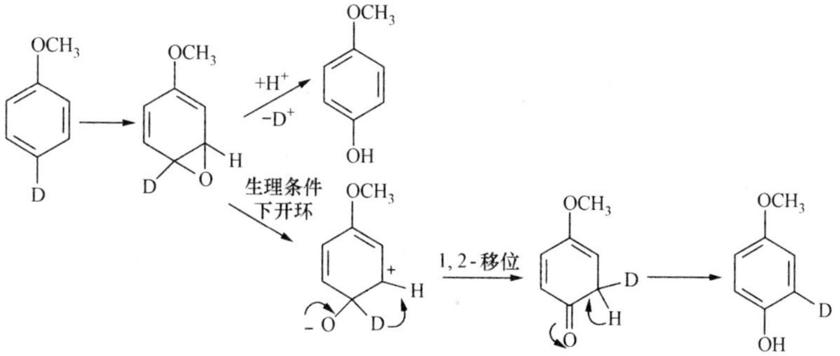

移位后形成的二氢二酮，互变异构成芳香酚时，往往保留氘，是因为氘的同位素效应。

H-(或 D-)的移位程度取决于中间体两性离子的正电荷的稳定性，若碳正离子被离域化而趋稳定，则易直接失去 H^+，无 NIH 移位。

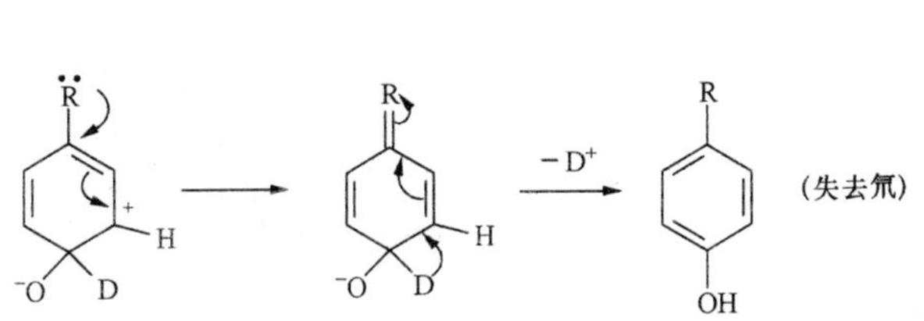

(失去氘)

若 R 无未成对电子，则发生移位。

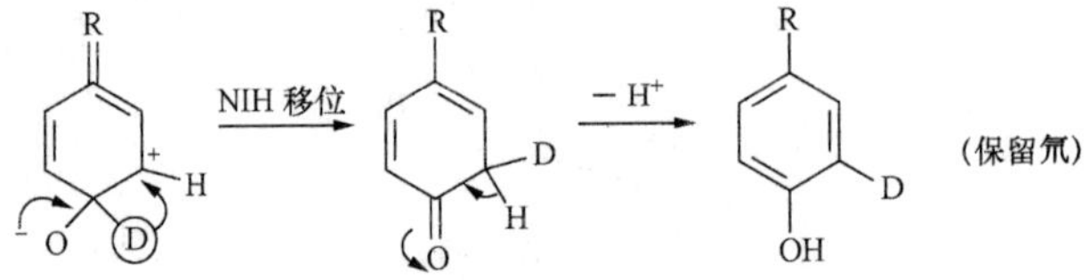

NIH 移位 $-H^+$ (保留氘)

芳环氧化生成的环氧化物，是强亲电试剂，可与体内大分子中的亲核基团反应，以致产生毒性作用。若与 DNA 发生取代反应，会引起细胞突变或起到致癌作用。例如二甲基苯并蒽的致癌作用，是由于 K 区的 5,6-位双键被环氧化，进而与 DNA 反应。

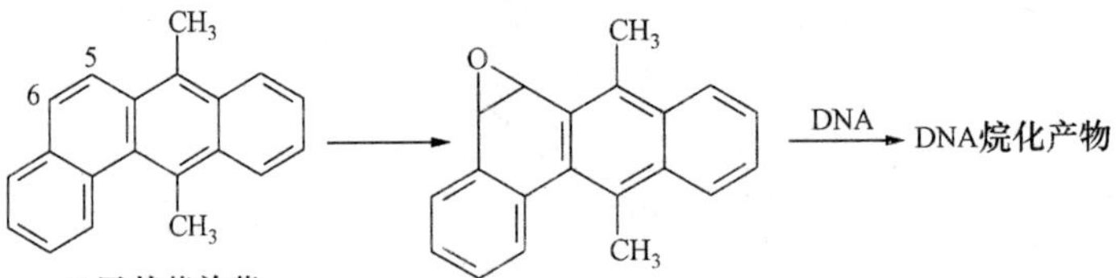

二甲基苯并蒽 DNA→ DNA烷化产物

药物分子中若含有单取代苯环，羟化的主要位置是对位。例如，苯巴比妥、降血糖药苯乙双胍和抗炎药保泰松的氧化代谢，均于 4-位发生羟化：

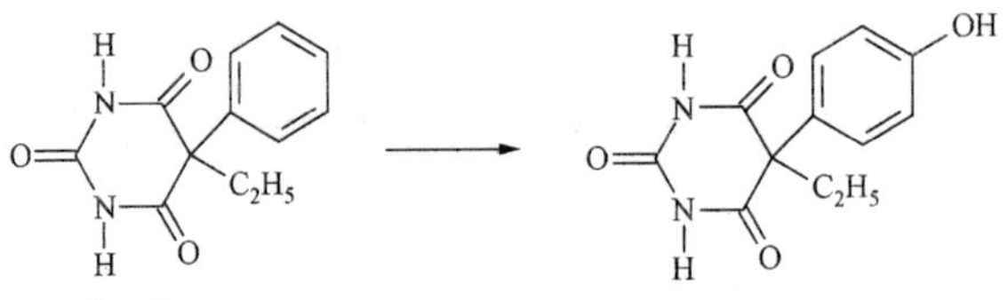

苯巴比妥

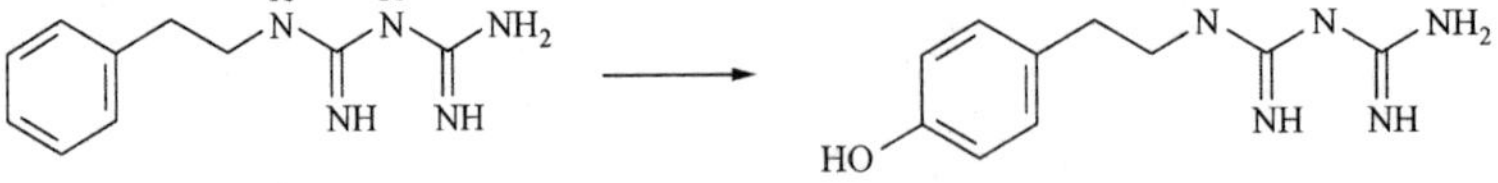

苯乙双胍

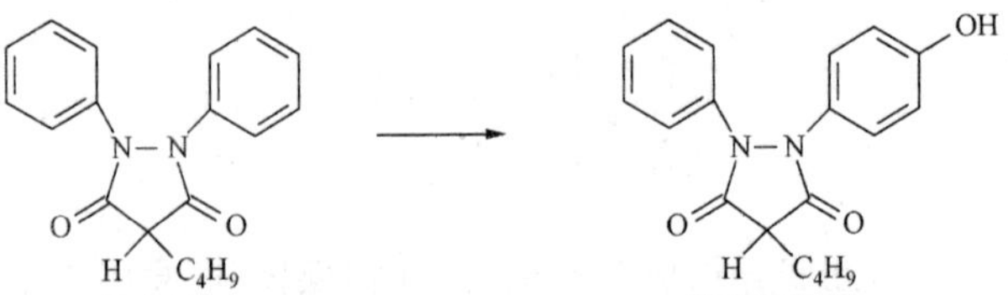

保泰松 羟基保泰松

苯妥英钠的一个苯环被 4-羟化，使 C_5 为手性碳，人体代谢物中 90％为 *S*-(－)-5-(4-羟基)化合物。

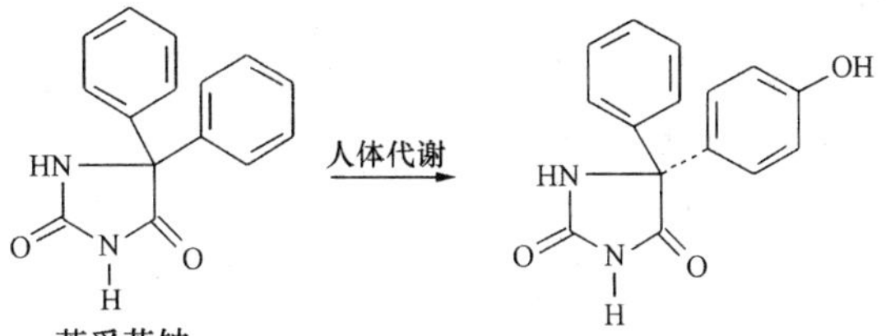

人体代谢

苯妥英钠

(4) 烯基的氧化

细胞色素 P450 混合功能氧化酶系统是个强有力的环氧化催化酶,碳碳双键可加氧生成环氧化物。

卡马西平又称氨甲酰氮䓬,代谢成 10,11-环氧化物,后者有强抗惊作用,已证明卡马西平的抗癫痫作用是在体内环氧化后致活的。抗抑郁药普罗普林和环苯扎林的 Δ^9 双键的环氧化也是主要的代谢部位。

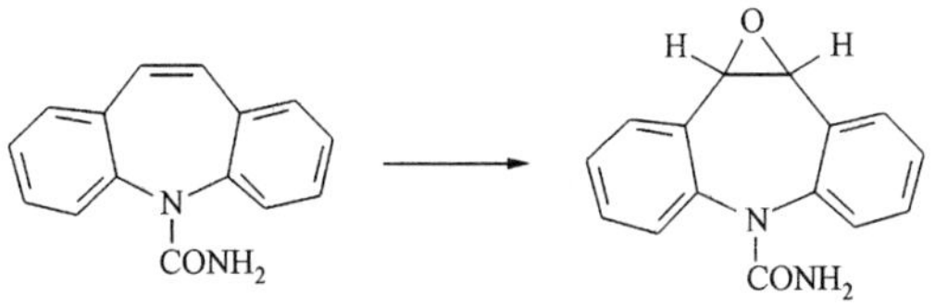

卡马西平　　10,11-环氧化物

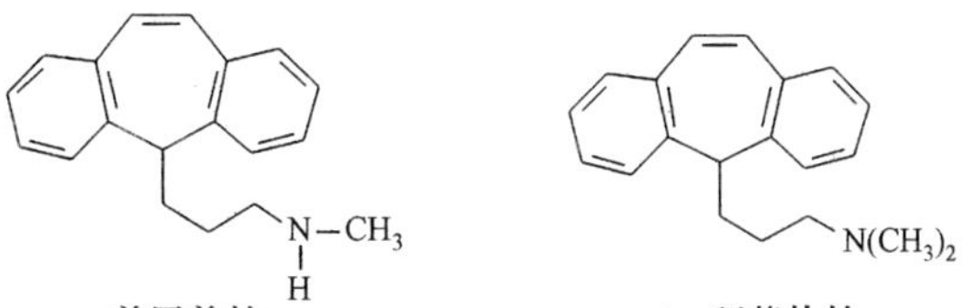

普罗普林　　环苯扎林

己烯雌酚的主要代谢产物是双键的环氧化,该产物是亲电试剂。

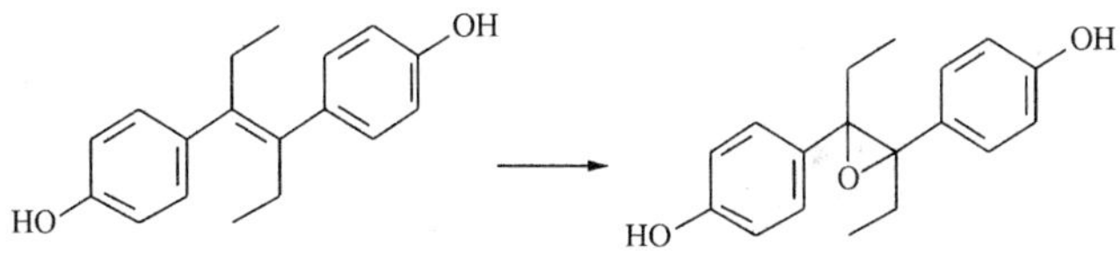

己烯雌酚

黄曲霉毒素 B_1 是很强的致癌物,可引起肝癌。分子中并合的二氢呋喃环含有的孤立双键,代谢成环氧化合物,与 DNA 亲核基团形成共价键,是其致癌的分子机理。所以,该环氧化合物是致癌的真正基团。

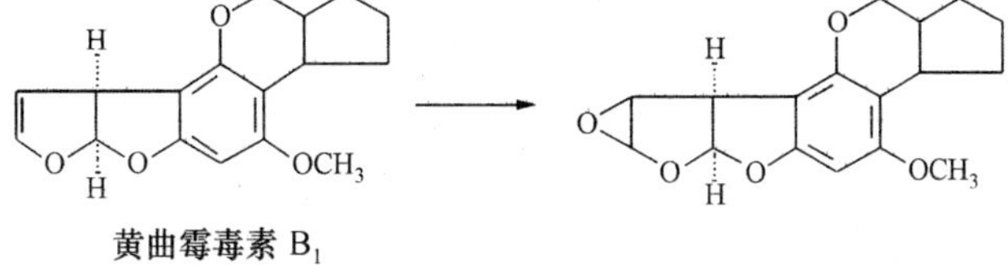

黄曲霉毒素 B_1

(5) 胺的 N-脱烷基化、氧化脱氨和 N-氧化作用

有机含氮化合物被微粒体酶系统催化氧化的作用很复杂，产物很多。常分为 N-脱烷基化、氧化脱氨和 N-氧化作用。N-脱烷基化和氧化脱氨是一个过程的两个侧面，本质上都是碳氮键断裂，条件是与氮相连的烷基碳上应有氢原子（即 α-氢）。该 α-氢被氧化成羟基，生成的 α-羟基胺是不稳定的中间产物，自动裂解成脱烷基胺和羰基化合物。

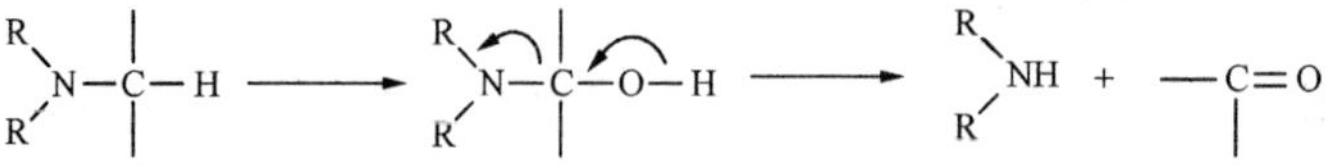

芳香伯胺和杂环含氮芳烃，如吡啶等不会发生碳氮键断裂，而是 N-氧化作用。普萘洛尔这样的脂肪胺，会发生氧化脱异丙基和氧化脱氨，得到两个主产物。

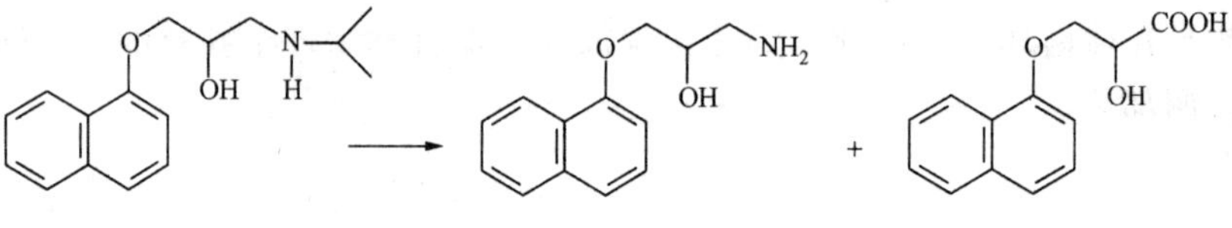

普萘洛尔

丙米嗪经氧化脱一个甲基，生成去甲丙米嗪，是个活化产物。

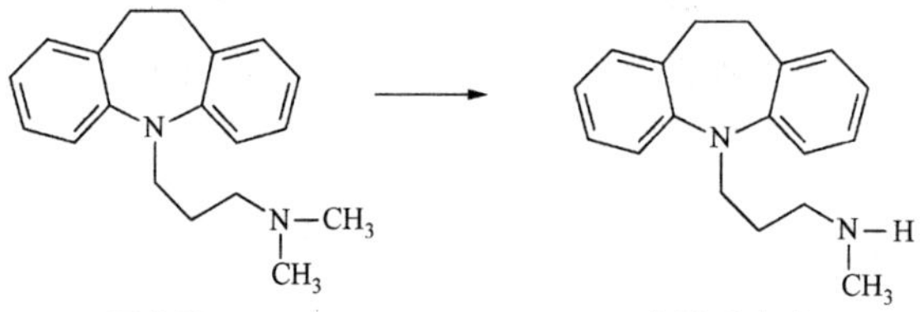

丙米嗪　　去甲丙米嗪

抗麻风药氨苯砜及其乙酰化合物的代谢产物是 N-羟基化合物。

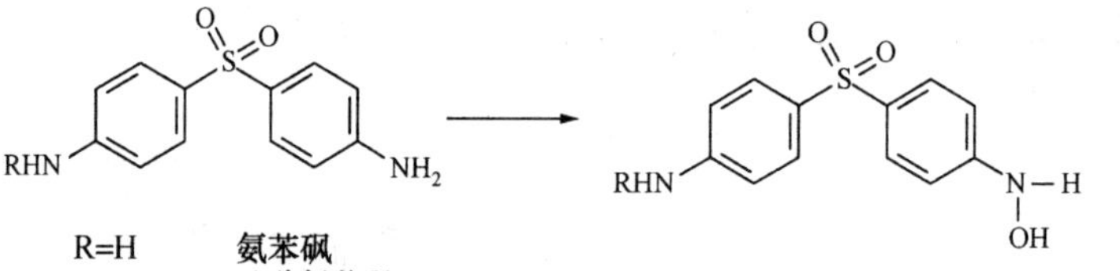

R=H　氨苯砜
R=Ac　乙酰氨苯砜

环磷酰胺的氧化代谢产物是抗癌作用的活性体。关键步骤是 C_4 的羟化，变成 α-羟基磷酰胺，N-脱烷基开环成醛基化合物，再经消去反应，生成 N，N-双-(2-氯乙基)磷酰胺酸及丙烯醛，前者是代谢活化的抗癌成分。

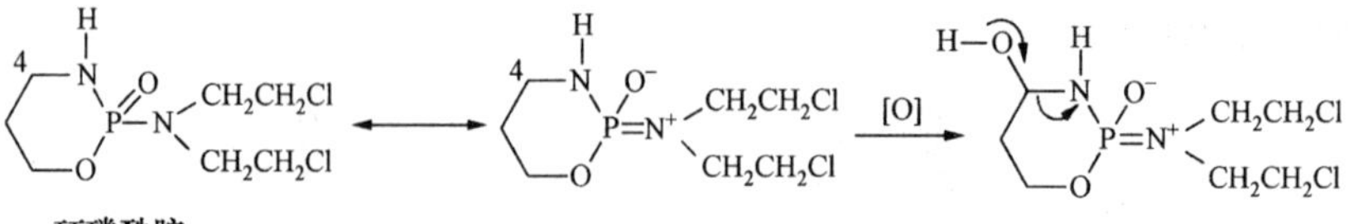

环磷酰胺

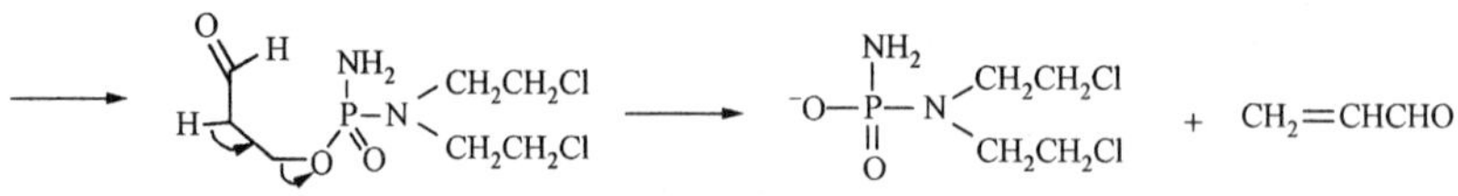

N, N-双-(2-氯乙基) 磷酰胺酸

酰芳胺的 N-羟基化会变成活泼的中间体，因而毒性增加。例如，2-乙酰氨基芴（AAF）的 N-氧化生成 N-羟基 AAF，经Ⅱ相反应生成 O-硫酸酯，后者是良好的离去基团，形成强亲电试剂，成为致癌和致突变剂。

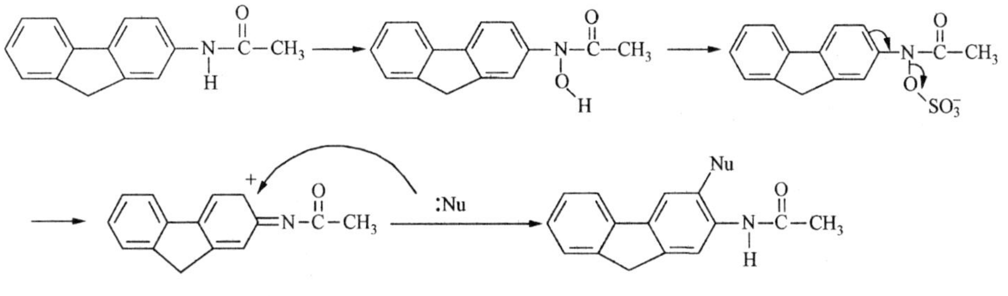

(6) 醚的 O-脱烷基化

含醚基的药物 C—O 键可发生氧化 O-脱烷基作用，由混合功能氧化酶催化。α-碳羟化后 C—O 键断裂，生成醇或酚及羰基化合物。甲基最易被脱去甲醛，烷基链较长时 α-碳氧化较慢，常发生 ω 或(ω−1)-氧化。

C—O 键断裂，常使药理活性增高。例如，非那西丁脱乙基，生成解热镇痛作用更强的对乙酰氨基酚（扑热息痛）。

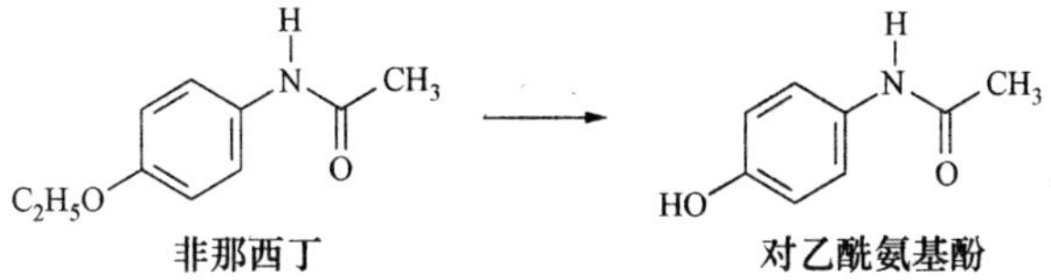

非那西丁　　对乙酰氨基酚

可待因的 O-去甲基化生成吗啡；精神振奋药 3，4-亚甲二氧基苯异丙胺发生 O-脱烷基化，生成儿茶酚胺，是拟神经递质。

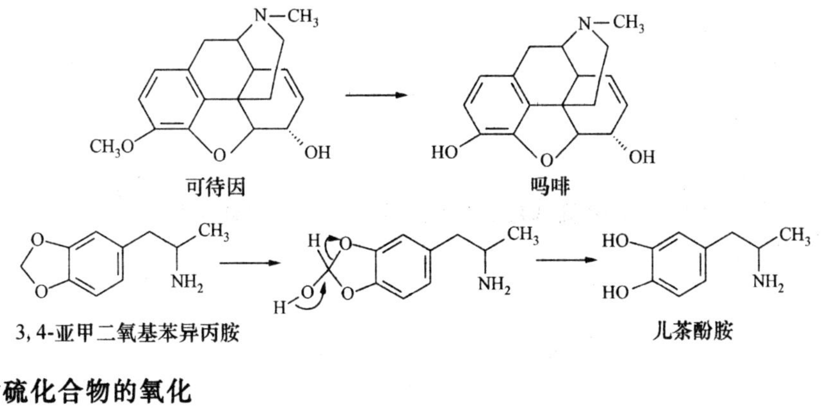

可待因　　吗啡

3，4-亚甲二氧基苯异丙胺　　儿茶酚胺

(7) 含硫化合物的氧化

碳硫键的氧化作用有三种：S-脱烷基化、脱硫和 S-氧化，前两种是碳硫键的断裂。例如，6-甲硫嘌呤和催眠药美西妥拉代谢是 S-脱甲基，而 2-苄硫基-5-三氟甲基苯甲酸的代谢是 S-脱苄基。

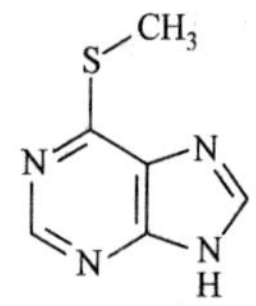

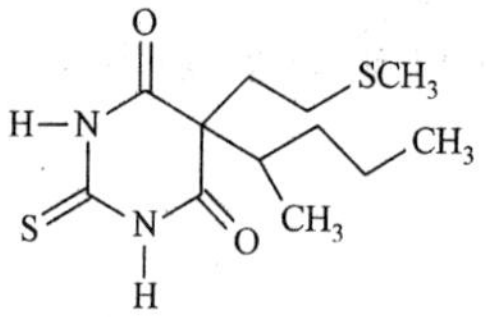

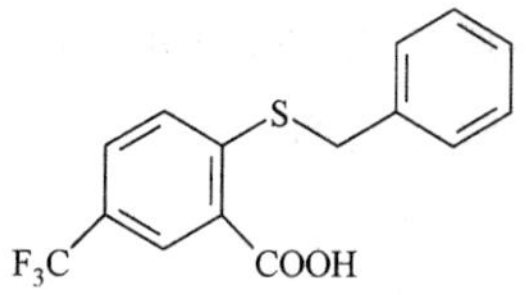

S—CH3
N N N N H
6-甲硫嘌呤

O SCH3 H—N CH3 S N O CH3 H
美西妥拉

S F3C COOH
2-苄硫基-5-三氟甲基苯甲酸

C═S 双键代谢成 C═O，称作脱硫，例如硫喷妥脱硫成戊巴比妥。

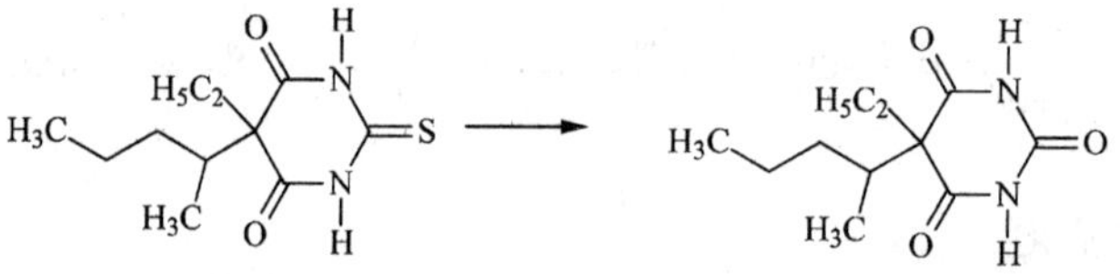

O H H5C2 N H3C S H3C O N H
硫喷妥
→
O H H5C2 N H3C O H3C O N H
戊巴比妥

杀虫药对硫磷代谢成脱硫化合物。

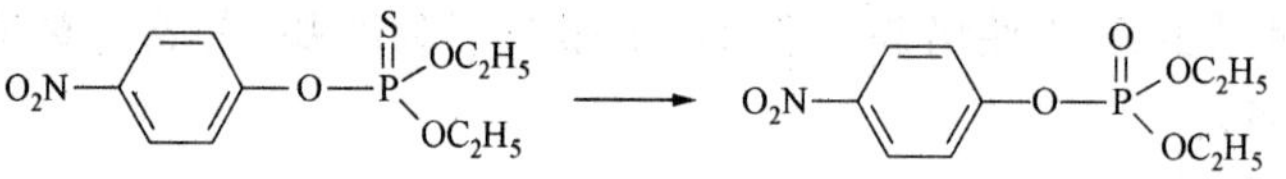

S O2N—O—P OC2H5 OC2H5
对硫磷
→
O O2N—O—P OC2H5 OC2H5
O,O-二乙基-O-(4-硝基苯基)磷酸

硫醚氧化成亚砜的实例，如组胺 H_2 受体阻断剂西咪替丁和甲硫米特氧化代谢成相应的亚砜，其中亚砜基是个手性中心。

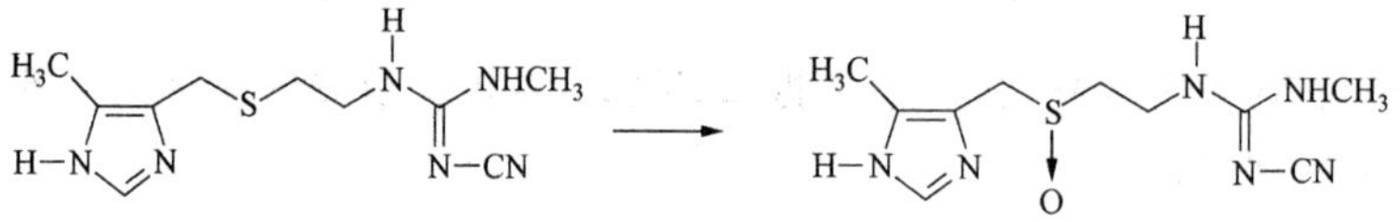

H3C H—N N S H N NHCH3 N—CN
西咪替丁 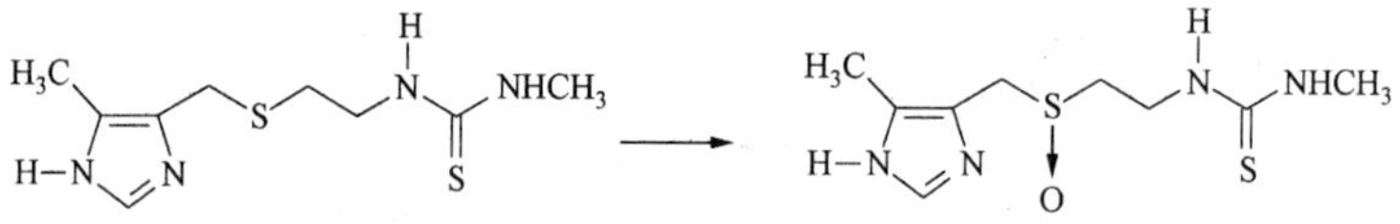
→
H3C H—N N S O H N NHCH3 N—CN

H3C H—N N S H N NHCH3 S
甲硫米特
→
H3C H—N N S O H N NHCH3 S

抗精神病药硫利达嗪的 3-甲硫基被氧化成亚砜基，其抗精神活性比硫利达嗪高一倍，是代谢活化的一个实例。

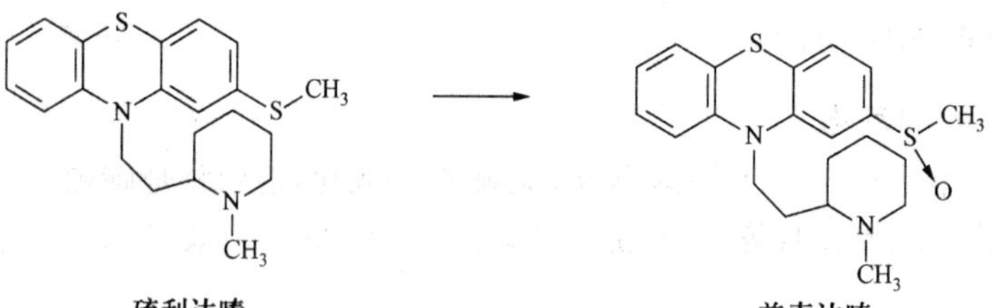

S N S—CH3 N CH3
硫利达嗪
→
S N S CH3 O N CH3
美索达嗪

亚砜基化合物可代谢氧化成砜，例如免疫抑制剂奥昔舒仑代谢成砜。

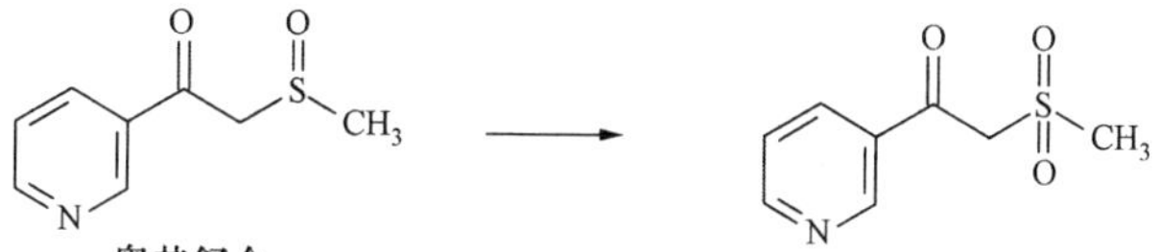

奥昔舒仑

(8) **其他氧化过程**

对于外源性物质的氧化代谢，除微粒体混合功能氧化酶系统外，醇脱氢酶(ADH)和醛氧化酶(AO)也起着重要作用。各种醇类化合物为 NAD^+ 提供两个氢，变成相应的醛或酮。醛氧化酶也依赖于 NAD^+(辅酶Ⅰ，烟酰胺腺嘌呤二核苷酸)，被氧化成酸。前面讨论的烷基氧化生成的伯醇和仲醇，可以进一步经醇脱氢酶催化生成醛或酮，醛被氧化成酸。

3. 还原作用

哺乳类代谢外来物质的主要途径是氧化反应，但也会发生还原反应，特别是羰基、硝基和偶氮化合物的还原，生成相应的羟基和氨基，由于极性增加，有助于Ⅱ相轭合反应的发生。

(1) **羰基的还原**

许多药物经氧化代谢，如氧化脱氨生成酮，酮不会进一步氧化，而是还原成仲醇，醇的羟基与葡萄糖醛酸或硫酸轭合。醛可还原成伯醇，催化该还原反应的酶是处于肝脏和其他组织中的可溶性醛酮还原酶系，这些酶有相似的物理化学性质，反应需要辅酶 NADPH 供给电子。应当指出，醛氧化成酸比醛被还原成醇的反应容易进行。

酮的还原有立体特异性。 $R—\overset{\overset{O}{\|}}{C}—R'$ 的羰基碳是前手性碳，因而还原反应产物可能有两个立体异构体。例如，苯乙酮被兔肾还原酶催化，主要生成 *S*-(－)-α-甲基苄醇。

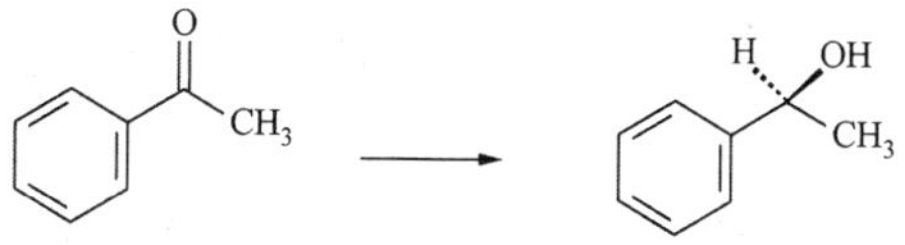

苯乙酮

S-(＋)-美沙酮还原成 3*S*,6*S*-(－)-美沙醇。

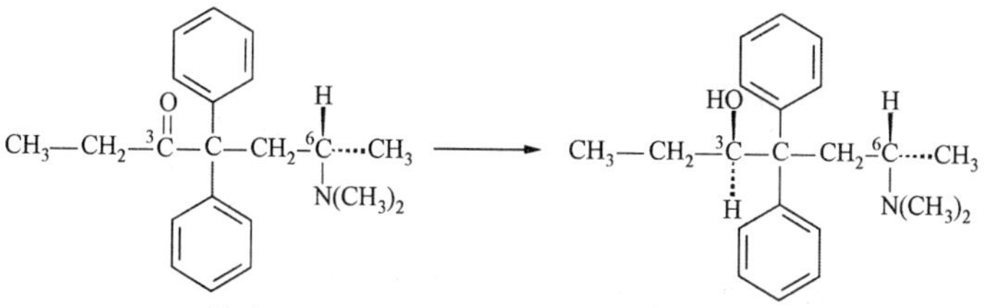

S-(+)-美沙酮　　美沙醇

(2) **硝基及偶氮化合物的还原**

硝基及偶氮基在肝脏还原成氨基，中间体为亚硝基及羟胺。羟胺毒性大，可致癌和细胞毒。例如，4-硝基喹啉-1-氧化物还原成羟胺化合物，是致癌所在。

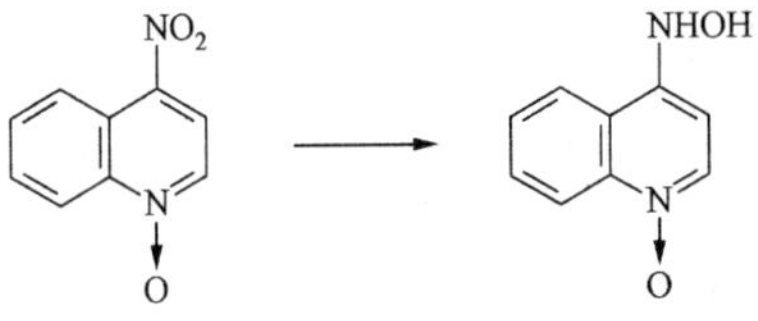

4-硝基喹啉-1-氧化物

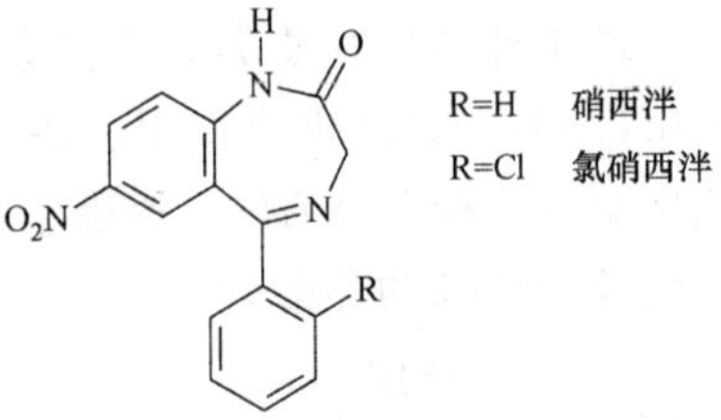

硝基苯引起高铁血红蛋白血症，是其还原产物苯基羟胺所致，还原硝基的酶是依赖于 NADPH 的微粒体硝基还原酶及可溶性硝基还原酶。

R=H 硝西泮

R=Cl 氯硝西泮

硝西泮和氯硝西泮的硝基被代谢还原成相应的氨基化合物。

氯霉素的硝基在肝脏中不会被还原，但经胆汁排入肠中，被肠中菌丛还原成氨基。

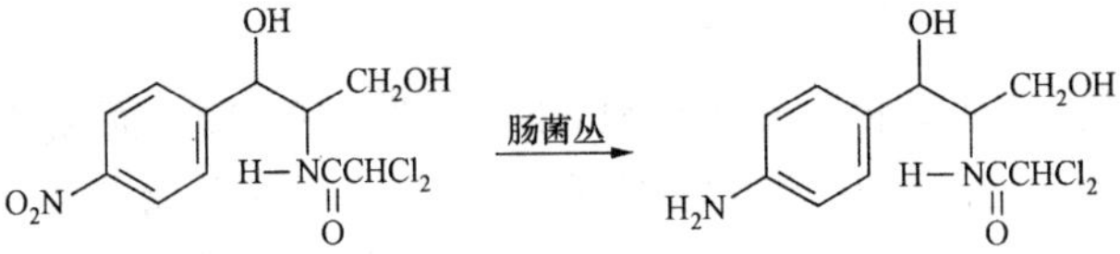

肠菌丛

氯霉素

抗菌药硝基呋喃类的还原产物，引起呋喃环开环而失效。

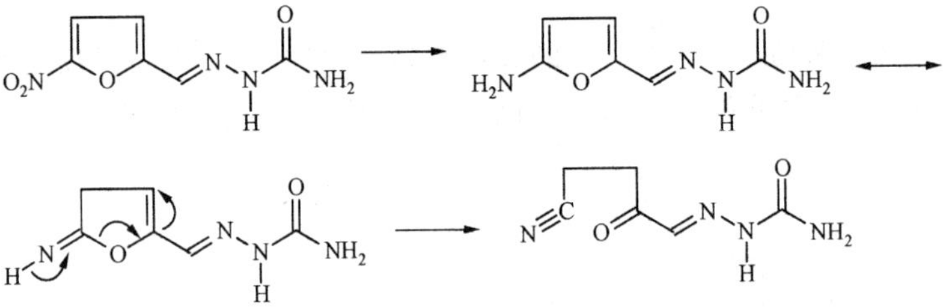

偶氮基还原，是由依赖 NADPH 的细胞色素 c 还原酶催化，经—N═N—基，断裂还原肼基成伯胺。例如，百浪多息还原活化成氨苯磺胺。

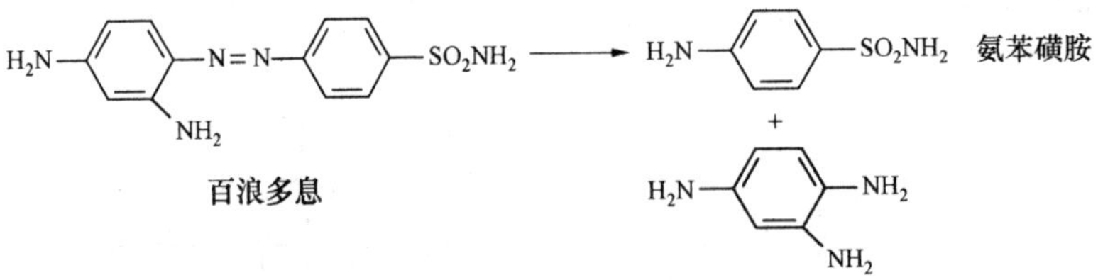

氨苯磺胺

百浪多息

4. 水解作用

酯、酰胺可被酯酶或酰胺酶催化水解成酸、醇和胺，水解产物的极性强于酯和酰胺。羧酯酶和酰胺酶的特异性不高，分布于血浆、肝、肾和肠中。阿司匹林在体内水解成水杨酸是酯酶水解的典型例子。

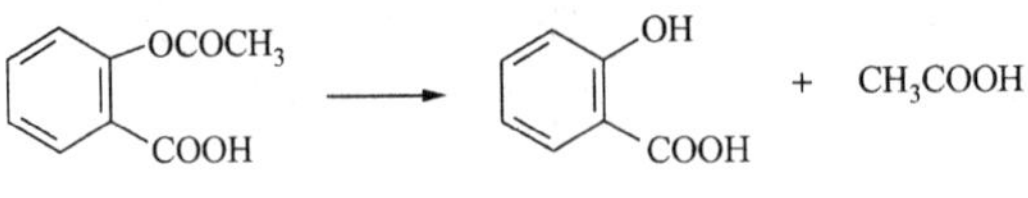

$+\ CH_3COOH$

阿司匹林

氯贝丁酯在血浆中迅速水解成相应的游离氯贝酸，后者有降血脂作用。

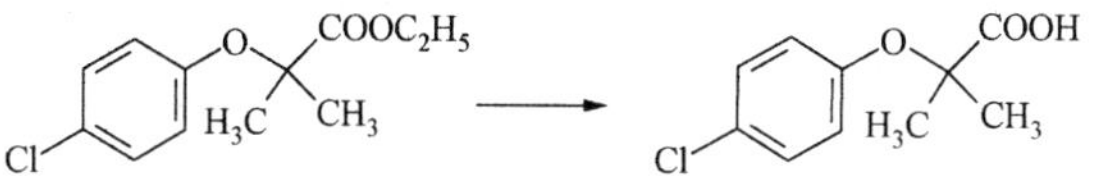

氯贝丁酯 → 氯贝酸

止泻药地芬诺酯水解成地芬诺酸，其止泻作用比原药强 5 倍。

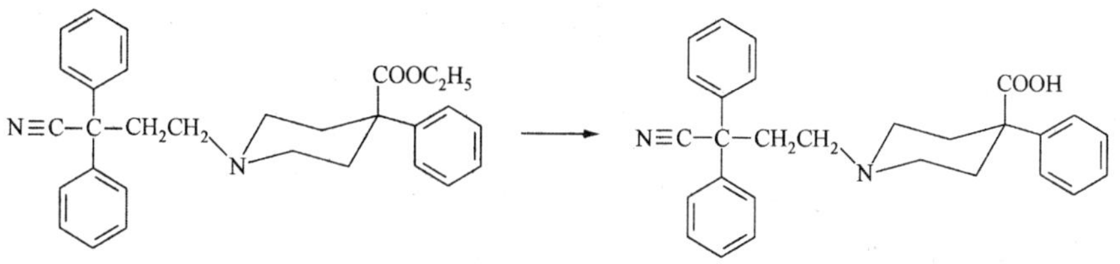

地芬诺酯 → 地芬诺酸

酶水解作用有光学异构的选择性。如奥沙西泮的琥珀酸单酯，$S(+)$型易水解，中枢神经作用因而较强；$R(-)$型不易水解，因而作用慢。

酰胺的水解比相应羧酸酯慢。如普鲁卡因胺比普鲁卡因的水解速度慢。

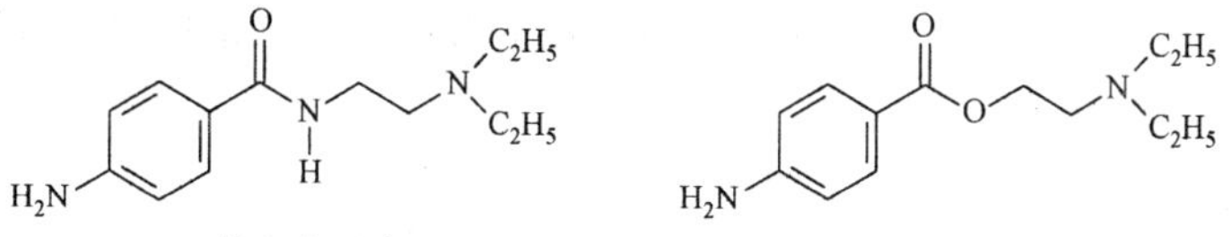

普鲁卡因胺　　普鲁卡因

麻醉药丙泮尼地的分子中有酯键和酰胺键，体内只水解酯键。

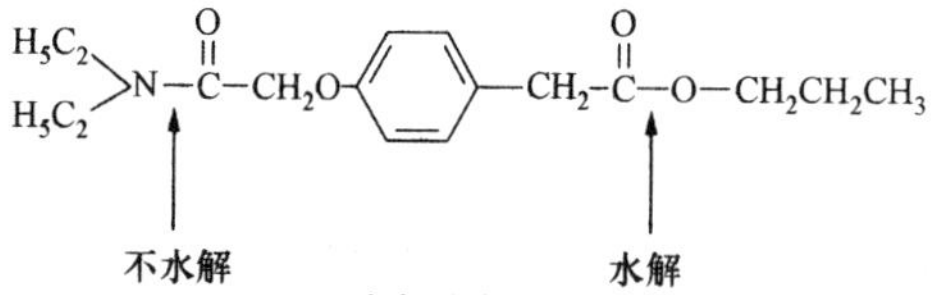

不水解　　水解

丙泮尼地

异烟肼在体内先发生 N-乙酰化，后水解烟酰基，生成的乙酰肼可引起肝脏中毒。

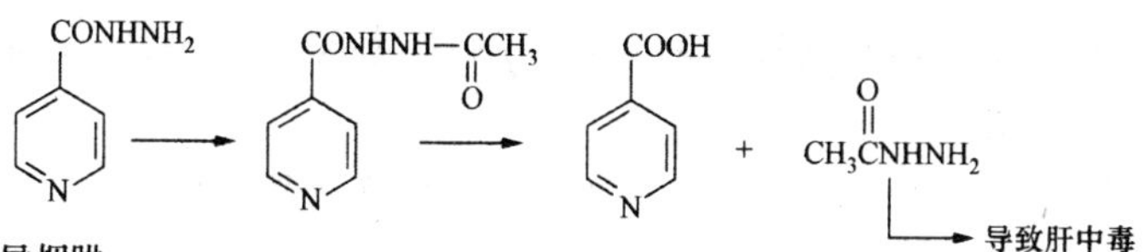

异烟肼

导致肝中毒

致畸药沙利度胺含有谷氨酰亚胺及邻苯甲酰亚胺两个亚酰胺基结构，易水解的亚酰胺键是邻苯二甲酰亚胺键。

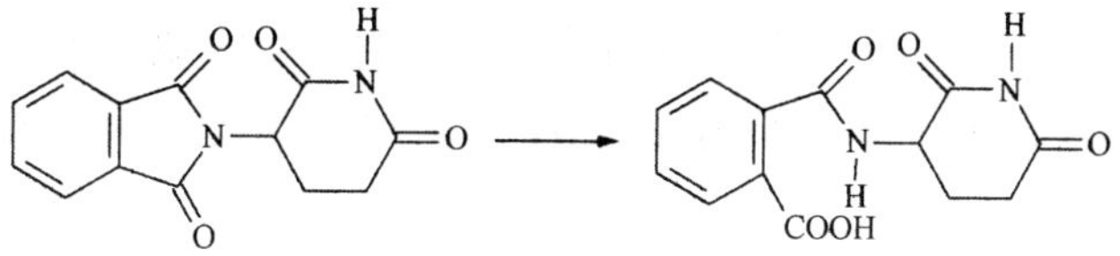

沙利度胺

除羧脂酶和酰胺酶外，仍有磷脂酶，可水解单磷酸芳酯或烷酯。

前药常利用体内的水解酶，将本无生物活性的物质经酶水解、代谢活化成有活性的物质，从而赋予药物以优良的药剂学、药代动力学性质。

5. 轭合作用

在Ⅰ相反应中，药物分子中因引入或暴露出极性基团，降低了分子的亲脂性，因而有利于经肾脏和(或)胆汁的排泄。Ⅱ相反应是轭合反应，也是合成反应，提高外来物质的极性，以便排出体外。轭合的物质是内源性的小分子，如葡萄糖醛酸、硫酸、甘氨酸和谷胱甘肽等。这些化合物与药物或代谢产物的轭合，分两步进行：首先是内源性物质的活化，变成活化形式，然后经转移酶的催化与药物或代谢产物轭合。药物分子或Ⅰ相代谢产物被轭合的基团是羟基、羧基、氨基或巯基。在发生轭合反应时，在底物的邻近处，携带有被转移的内源性分子的辅因子与酶结合，并转移到底物分子上。

(1) 葡萄糖醛酸化

这是药物代谢中轭合反应的最普遍途径。D-葡萄糖醛酸很容易在体内生成，可与多种官能团反应。轭合产物含有可离解的羧基(pK_a 3.2)和多个羟基，无生物活性，易溶于水，易排出体外。

葡萄糖醛酸先生成尿苷-5′-二磷酸-α-D-葡醛酸(UDPGA)，UDPGA为活化型，由转移酶催化其与药物的轭合反应。

COOH, OH, OH, OH, O—P(O⁻)(=O)—O—P(O⁻)(=O)— unidine —HXR / UDP-葡醛酸转移酶→ COOH, XR, OH, OH, OH + UDP

尿苷-5′-二磷酸-α-D-葡醛酸　　X = -O-, -O—C(=O)-, -NH-, -S-

当葡萄糖醛酸轭合物的分子量大于300时，则不从尿中排泄，而是经胆汁排泄，排入肠中，被肠中水解酶水解出甙元，又被吸收，这就是肝肠循环。新生儿的肝葡萄糖醛酸转移酶活性很低，因而药物或内源物质如胆红素在体内蓄积，导致中毒。

药物或其Ⅰ相代谢产物的葡萄糖醛酸化是使其水溶性增加，易于排出体外，因而降低了活性。近年来发现，有些药物与葡醛酸轭合后仍保持活性，甚至强于原药，例如吗啡-6-葡醛酸苷的镇痛活性比吗啡强45倍。

葡萄糖醛酸通常是与药物分子中的羟基、羧基、氨基或巯基轭合。

(2) 硫酸轭合

硫酸轭合比葡萄糖醛酸轭合少。这是因为哺乳类缺乏硫酸源，硫酸单酯化导致水溶性增加、毒性降低。但N-羟胺和N-酰羟胺的O-硫酸酯为良好的离去基团，生成正碳亲电试剂，毒性增加。

形成硫酸轭合物的过程分三步：① 无机硫酸盐经活化，生成腺苷-5′-磷酰硫酸盐(APS)；② 再活化生成3′-磷酸-腺苷-5′-磷酰硫酸盐(PAPS)；③ PAPS的硫酸基转移到底物上。

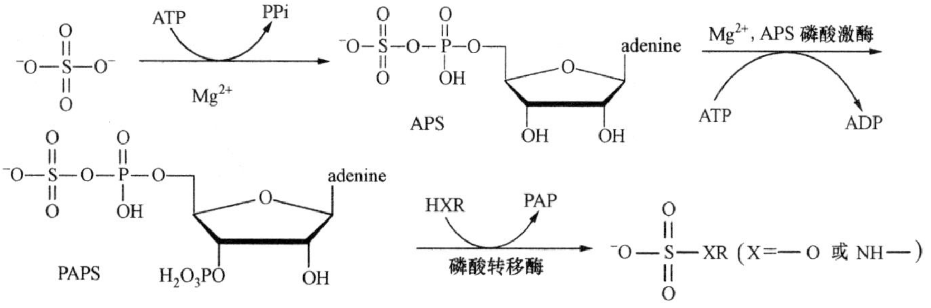

PPi：无机焦磷酸；PAP：3′-磷酸-腺苷-5′-磷酸

含酚基的药物易被硫酸化，如β肾上腺能的支气管扩张药沙丁胺醇和雌酮的酚基可与硫酸轭合。

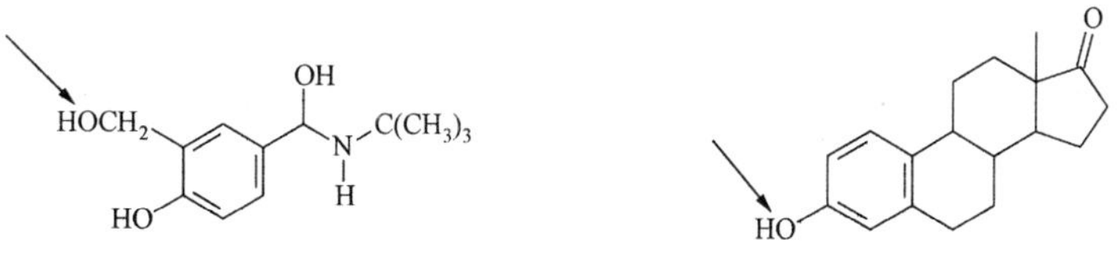

沙丁胺醇　　雌酮

婴儿在缺乏葡萄糖醛酸化机制时，多以形成硫酸轭合物为代谢途径。例如对乙酰氨基酚的代谢，成人主要是O-葡醛酸化，新生儿则为O-硫酸化。

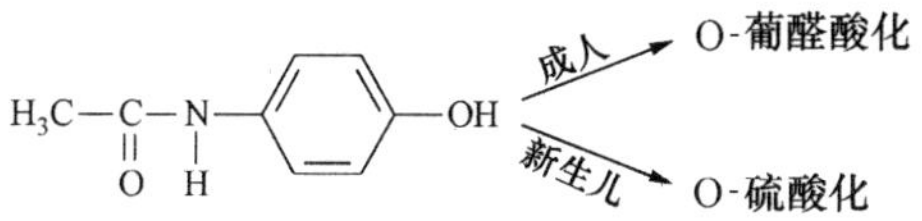

对乙酰氨基酚

猫对外来物质的Ⅱ相代谢，主要是硫酸化。

(3) 乙酰化

伯胺的轭合反应主要是乙酰化，乙酰化使毒性降低。乙酰化的过程如下：

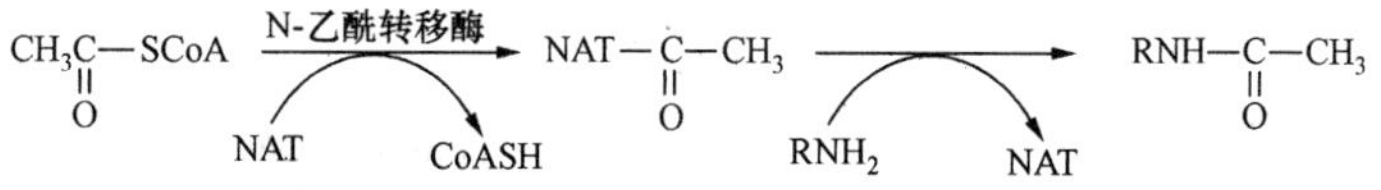

由于乙酰化产物的极性并不增加，因此对于排泄过程未起到增强作用。芳香伯胺大多都被乙酰化，如对氨基水杨酸(PAS)、氨苯砜。芳香硝基化合物先被还原，再乙酰化，如氯硝西泮。

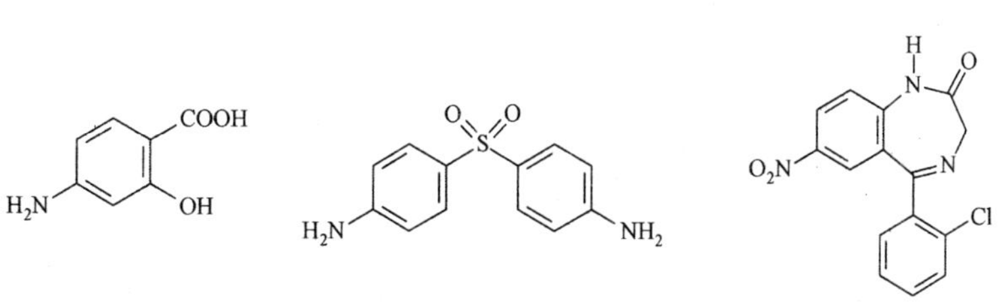

对氨基水杨酸　　氨苯砜　　氯硝西泮

(4) **甲基化**

甲基化在药物代谢的轭合反应中较少见，但在内源性物质的生物合成中是重要的。药物代谢甲基化后，水溶性一般不增高，但活性往往降低。然而，去甲肾上腺素甲基化生成肾上腺素，去甲吗啡生成吗啡，活性则增高。叔胺甲基化生成季铵盐，有利于水溶解和排泄，如美沙酮生成 N-甲基美沙酮。

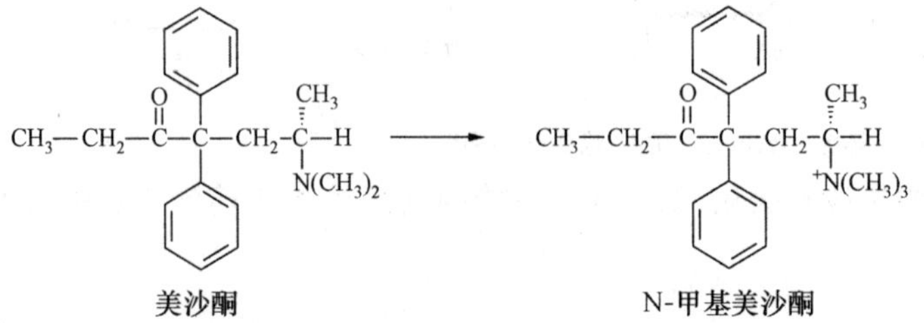

$CH_3-CH_2-C(=O)-C(Ph)_2-CH_2-CH(CH_3)-N(CH_3)_2$ → $CH_3-CH_2-C(=O)-C(Ph)_2-CH_2-CH(CH_3)-N^+(CH_3)_3$

美沙酮　　　　N-甲基美沙酮

甲基化过程分两步：① 辅酶 S-腺苷甲硫氨酸的生物合成；② 活化的甲基被转移，由甲基转移酶催化。

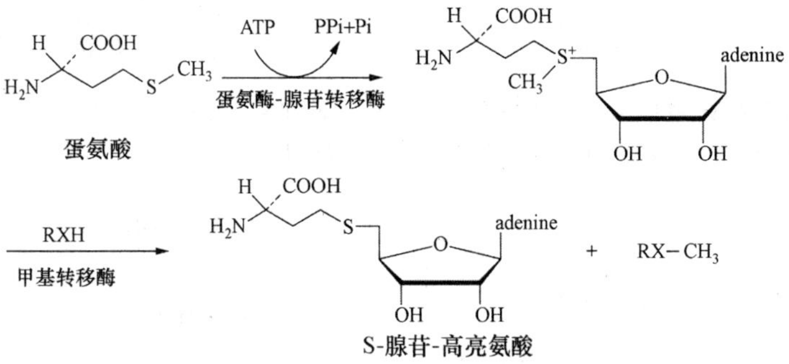

H COOH H_2N S CH_3 —(ATP, PPi+Pi; 蛋氨酶-腺苷转移酶)→ H COOH H_2N S^+ CH_3 O adenine OH OH

蛋氨酸

—(RXH; 甲基转移酶)→ H COOH H_2N S O adenine OH OH + RX−CH_3

S-腺苷-高亮氨酸

(5) **与甘氨酸、谷氨酰胺的轭合**

羧酸类化合物，尤其是芳香酸，可与极性的氨基酸如甘氨酸或谷氨酰胺轭合，与葡醛酸化和硫酸化相竞争。氨基酸轭合的过程是：羧酸与辅酶 A 和 ATP 反应生成活化的辅酶 A 酯，后者再与氨基酸反应。

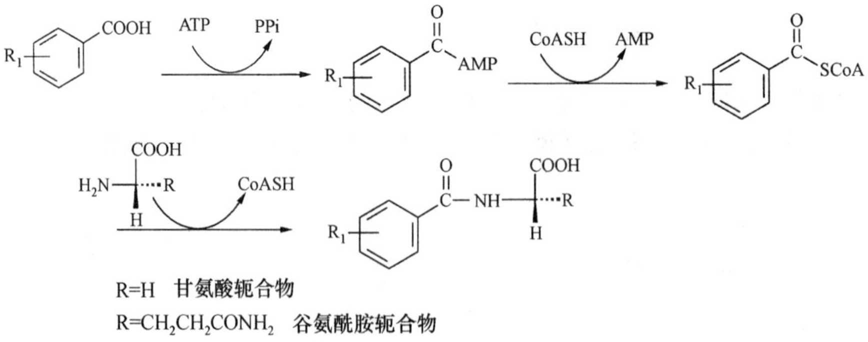

R_1-Ar-COOH —(ATP, PPi)→ R_1-Ar-C(=O)-AMP —(CoASH, AMP)→ R_1-Ar-C(=O)-SCoA

—(H_2N-CH(COOH)-R, CoASH)→ R_1-Ar-C(=O)-NH-CH(COOH)-R

R=H　甘氨酸轭合物

R=$CH_2CH_2CONH_2$　谷氨酰胺轭合物

芳香酸主要与甘氨酸轭合，生成马尿酸的衍生物，由尿中排出。苯乙酸的衍生物主要与牛磺酸结合，例如芬氯酸与牛磺酸的轭合。

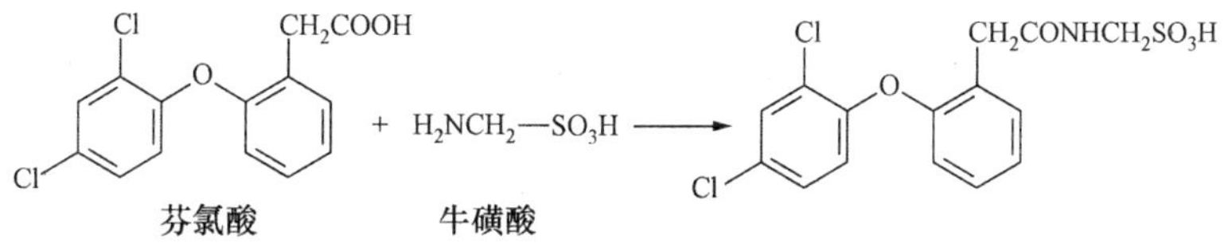

芬氯酸 + $H_2NCH_2—SO_3H$ 牛磺酸

(6) 与谷胱甘肽或硫醚氨酸的轭合

哺乳动物体内含有谷胱甘肽(GSH),是很强的亲核试剂,可与许多有害的亲电化合物发生反应,起到解毒作用。体内若存在亲电试剂,可与DNA、RNA或蛋白质分子中的亲核基团结合,引起细胞坏死、造血障碍、致癌、致突变或致畸作用。谷胱甘肽分子中的巯基,可以亲电试剂结合,保护细胞免受损伤。谷胱甘肽与亲电试剂的结合物转变成硫醚氨酸轭合物的过程如下:

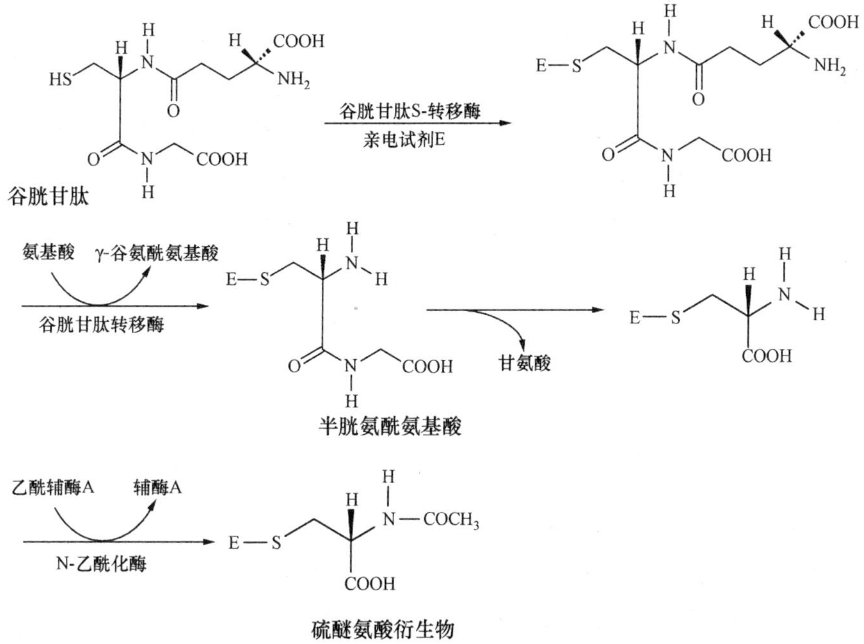

谷胱甘肽 —(谷胱甘肽S-转移酶,亲电试剂E)→

—(氨基酸,γ-谷氨酰氨基酸;谷胱甘肽转移酶)→ 半胱氨酰氨基酸 —(甘氨酸)→

—(乙酰辅酶A,辅酶A;N-乙酰化酶)→ 硫醚氨酸衍生物

可与谷胱甘肽反应的亲电试剂有:卤化物、硫酸酯、磺酸酯、有机磷酸酯等;芳环上缺电子的化合物、环氧化合物,发生亲核取代反应;α,β-不饱和系统可发生Michael加成。

6. 影响药物代谢的因素

药物和外源性物质经各种不同的Ⅰ相和Ⅱ相途径生成许多种代谢产物,各种代谢物的相对产量取决于生物转化酶的浓度和活性,显然,药物代谢速率对于药理作用和毒性表现是非常重要的。如果某药物的代谢速率降低,会使药物的作用强度增加,作用时间延长;而代谢消除作用的减低,也会因药物的蓄积使毒性增加。反之,代谢速率增高会使药物作用强度减弱、作用时间缩短、药效降低。有许多因素可以影响药物代谢,例如年龄、动物的种属和微生物株系、遗传因素、性别、酶的诱导或抑制等。

(1) 年龄

年龄引起的药物代谢差异在新生婴儿中表现最为显著,主要是因为氧化酶系和结合酶系

的不完善造成代谢能力低下。动物实验表明，新生动物的药物代谢能力迅速增加，一两个月后代谢机理臻于完善。例如，给新生小鼠环己烯巴比妥 100 mg/kg 剂量，睡眠时间长于 6 h，而给成年小鼠同等剂量，其睡眠时间不足 5 h。

新生婴儿的氧化酶和轭合酶（例如葡醛酸化）活性也比成年人低。例如，甲磺丁脲被细胞色素 P450 氧化代谢，婴儿和成年人差别很大，成年人的半衰期为 8 h，而婴儿长达 40 h，系因后者葡醛酸转移酶活性很低造成的。也因此，氯霉素不能与葡醛酸结合和排出，使婴儿体内氯霉素蓄积，造成"灰色婴儿综合征"；新生儿体内胆红素不能被葡醛酸结合，引起高血胆红素症或称核黄疸症。

老龄人的药物代谢酶活性逐渐衰减，造成药物代谢的能力降低。特别是经肝微粒体酶代谢的药物（如苯巴比妥和对乙酰氨基酚等）因代谢减慢，血浆中半衰期增长。

(2) 种属和株系的差异

动物的种属不同对药物代谢的方式可能相同，也可能相差很大。即使同一种属动物，因不同的株系也会使生物转化有明显区别，特别表现在药物氧化代谢的种属差异上。例如，苯异丙胺的代谢途径分为氧化脱氨和芳环的羟化两种，人、家兔和豚鼠的主要代谢途径是氧化脱氨，生成苯丙酮，而大鼠的代谢途径主要是芳环的羟化，生成对羟基苯异丙胺。苯妥英在人体内的代谢产物是 *S*-(－)-对羟基苯妥英，在犬体内的代谢产物是 *R*-(＋)-间羟基苯妥英，说明在苯环上不仅羟化的位置不同，而且羟化发生在两个不同的前手性苯环上。

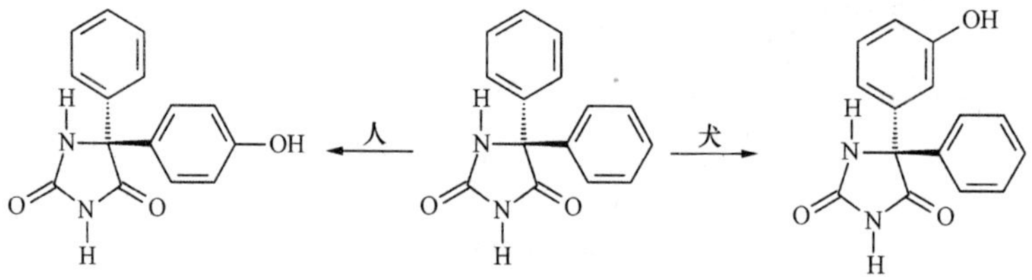

S-(−)-对羟基苯妥英　　苯妥英　　*R*-(+)-间羟基苯妥英

结合反应也因种属差异而生成不同的产物。例如，猫类体内缺少葡醛酸转移酶，酚类的结合反应只能经过硫酸化代谢；反之，猪不能进行硫酸化，葡醛酸化是酚类的主要结合途径。再如，苯甲酸类的代谢，多数动物是与甘氨酸或谷氨酸结合，而鸟类是与鸟氨酸结合；人和灵长类动物对苯乙酸类的结合是经甘氨酸和谷氨酰胺两个途径，而其他动物如兔和鼠的代谢，只经甘氨酸结合。

(3) 遗传因素

人类对药物的生物转化有显著的个体差异，主要原因是遗传因素的差异。例如，抗结核病药物异烟肼的生物转化 N-乙酰化作用，个体间差别很大。异烟肼乙酰化分快速和慢速反应，是由于人种的不同，造成肝 N-乙酰转移酶的活性不同。例如，纽因特人和东方人种的 N-乙酰转移酶活性很高，使异烟肼快速乙酰化，而埃及人则属慢乙酰化人种，这种差别会造成异烟肼治疗结核病的不同效果：快速乙酰化会使疗效降低，而慢速者用同剂量时毒副作用较大。

遗传因素也会使苯妥英、保泰松、双香豆素和去甲替林等的氧化代谢速率不同。

(4) 性别差异

动物雌雄性别对药物代谢的方式和速率有不同影响。例如，成年雄性大鼠代谢药物的速率大于雌性大鼠。氨基比林的 N-脱甲基化、环己烯巴比妥的氧化和邻氨基酚的葡醛酸化，微粒体氧化作用受性激素特别是雄性素的控制，雄性素的同化代谢会提高药物的代谢作用。男女人群对烟碱和阿司匹林的代谢也有性别差异。但并非所有药物的代谢都有性别差异，相当一部分外源性物质的代谢速率无性别区别。

(5) 酶的诱导

药物代谢酶可被许多药物、杀虫剂或多环芳烃激活，该过程称作酶的诱导。其原因是由于增加了该酶系的新合成量。这种诱导作用往往加快药物代谢速率，降低药物作用的持续时间。

酶诱导剂还会提高酶对该诱导剂本身的代谢速率，表 2-2 列举了一些诱导剂和提高的代谢作用。

同时服用两种以上的药物，常常因为诱导作用引起显著的药物相互作用。例如，临床上发现苯巴比妥和华法令的药物相互作用，由于苯巴比妥的诱导使酶活性提高，增加了华法令的代谢，降低了华法令的抗凝血作用。因此，患者在用华法令进行抗凝治疗时，若同时服用苯巴比妥要注意调整华法令的剂量；同样，患者同时服用这两种药物时，若停用苯巴比妥，应降低华法令的用量。服用口服避孕药的妇女会因同时应用了苯巴比妥或利福平而招致避孕失败，这是因为苯巴比妥或利福平诱导药酶，增加了对避孕药的代谢作用。

表 2-2 药物对人体代谢酶的诱导作用

诱导剂	被增加代谢的药物
苯巴比妥及其他巴比妥类	香豆素抗凝血药，苯妥英，氢化可的松，睾丸素，胆红素，维生素 D，对乙酰氨基酚，口服避孕药
格鲁米特	格鲁米特，华法令
保泰松	氨基比林，氢化可的松
甲丙氨酯	甲丙氨酯
乙醇	苯巴比妥，甲磺丁脲
利福平	利福平，环己烯巴比妥，甲磺丁脲，香豆素类抗凝血药，口服避孕药，美沙酮，地高辛
苯妥英	氢化可的松，去甲替林，口服避孕药
灰黄霉素	华法令
卡马西平	卡马西平，华法令，苯妥英

微粒体酶诱导剂也会提高对内源性化合物的代谢。例如，苯巴比妥会增高人体对氢化可的松、睾丸酮、维生素 D 和胆红素的代谢。癫痫病人长期服用苯巴比妥或苯妥英，会因维生素 D_3 的代谢增强引起骨软化症。苯巴比妥还会诱导葡醛酸转移酶，从而增加了胆红素与葡醛酸的轭合作用，因此新生儿的高血胆红素症可用苯巴比妥治疗。再如，苯并[a]芘(benzo(a)pyrene)是细胞色素 P450 酶的强效诱导剂。吸烟者因摄入苯并[a]芘，诱导了药酶活性，使氧化作用增强。吸烟者代谢茶碱的速率比不吸烟者快，在血浆中半衰期($t_{1/2}$)分别为 4.1 h 和 7.2 h，吸烟还会引起非那西汀、喷他佐辛和丙氧吩的代谢加快。

(6) 酶的抑制

许多药物或外源性物质可抑制药物的代谢作用。由于代谢减慢，常常发生药物的蓄积，延长药物的作用时间或增强不良反应发生的可能性。药物代谢酶的抑制作用可以经过不同的机理，如底物的竞争作用，干扰蛋白质的合成，使药物代谢酶失活，肝中毒引起酶活性降低等。例如，保泰松立体选择性地抑制抗凝作用较强的 *S*-(－)-华法令的氧化代谢，这种抑制作用可以解释病人用保泰松和华法令时引起血凝血酶原过少，造成严重出血的原因；氯霉素和异烟肼可抑制苯妥英的代谢；双香豆素、氯霉素和保泰松可抑制甲磺丁脲的生物转化，造成低血糖症。

(7) 其他影响药物代谢的因素

膳食中蛋白质与糖类的摄入比也会影响某些药物的代谢；维生素和矿物质的缺乏、饥饿及营养缺乏也会影响药物代谢；患肝脏病、怀孕、激素失调以及时间节律的改变都会引起药物代谢速率的变化。

7. 药物的化学结构与消除过程

机体对外源性物质及其代谢产物的消除，主要是经肾脏和胆汁，自尿和粪便中排出。

(1) 药物经肾排除

肾脏排泄过程受以下三个过程的影响：肾小球的过滤、近曲肾小管的主动分泌和远曲肾小管的重吸收作用。

① 肾小球的过滤

肾小球是由毛细血管构成，该血管膜的通透性很强。药物或其代谢产物只要呈不与血浆蛋白结合的游离状态，都能在肾小球过滤。血液中游离态的药物被过滤后，又有部分与蛋白结合的药物解离呈游离状态被过滤。肾小球的过滤速度取决于游离药物的浓度，或与血浆蛋白的结合程度，以及肾小球的滤过率。肾小球的过滤一般没有特异性。

② 肾小管的主动分泌

近曲肾小管上皮细胞具有主动分泌的功能。构效关系研究表明，经肾小管主动转运的速率与被分泌化合物的分配系数相关。例如，羧苯磺胺类化合物的肾脏相对清除率 Cl_R 与 $\lg P$ 有关：

$$\lg Cl_R = -0.242(\lg P)^2 - 0.035\lg P + 0.578 \qquad (2\text{-}6)$$

$$n=9, \qquad r=0.98, \qquad s=0.16$$

主动分泌过程遵循酶动力学规律，可用以下米氏方程描述：

$$分泌速率 = \frac{V_{max}}{K_m + c} \cdot c \qquad (2\text{-}7)$$

式中，V_{max}是载体蛋白完全饱和时的最大转运作用；K_m是米氏常数，它是载体对药物亲和力的特征值，是载体被结合一半时的药物浓度；c 是血药浓度。

大多数主动分泌的药物在治疗剂量时，血药浓度会明显地比 K_m小，亦即 $K_m + c \approx K_m$。在这种情况下，方程(2-7)变成了假一级方程。V_{max}/K_m的商值是个常数，这时的分泌速率与血药浓度呈正比：

$$分泌速率 = \frac{V_{max}}{K_m} \cdot c \qquad (2\text{-}8)$$

只有当 $c \gg K_m$的极端条件下，载体分子完全被饱和，分泌才与血药浓度无关，成为恒定的速率。

某些有机阳离子和阴离子可以被主动分泌。这是两种独立的转运系统，都需要细胞供给能量，也都会因缺氧或代谢中毒而停顿。若有两种以上的阴离子或阳离子同时参与转运，会发生竞争作用，导致竞争抑制。例如，酸性药物丙磺舒可阻止青霉素的主动分泌，因而延长青霉素在体内的存留时间。

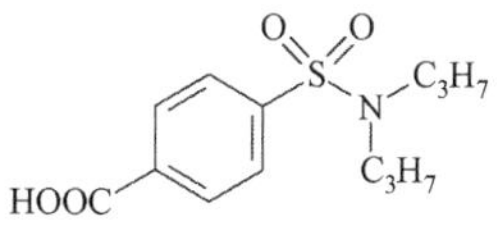

丙磺舒

弱酸性药物在数量上虽然比弱碱性药物少，但已证明对弱酸性药物的主动分泌是由某种特定分子所运载。这些物质一般有如下结构：

$$\mathrm{R{-}\underset{\underset{O}{\|}}{C}{-}\underset{\underset{X}{|}}{N}{-}(CHR')_{n}{-}}\begin{cases}\mathrm{-COOH}\\ \mathrm{-SO_3H}\\ \mathrm{-SO_2NH_2}\end{cases}$$

$$\mathrm{X=H, CH_3};\ n=1\sim5$$

在与载体分子相互作用时，这些酸性基团（羧基、磺酸基或磺酰胺基）及羰基是结构的基本要求，R 和 R′可以是脂肪烃基或芳香烃基，X 为 H 或 CH_3，$n=1\sim5$。这个通式虽然适用于大多数主动分泌的阴离子（即弱酸性药物），但有许多例外，如水杨酸可被主动分泌，不属于上述结构类型。

③ 肾小管的重吸收

肾小管的远端对过滤或分泌的药物及其代谢物有重吸收作用。该重吸收作用可以是主动转运或是被动扩散过程。不带电荷的药物分子穿越肾小管上皮细胞的脂质膜，又回到血液中。其推动力是肾小管腔及其周围毛细血管之间药物的浓度差，与尿液的 pH 和体积有关。药物分子的脂溶性和 pK_a、尿液的 pH 决定重吸收的速率和程度。极性分子和带电荷的物质，一般不被重吸收，自尿中排出。药物的代谢产物极性往往比原药大，容易自肾脏排泄，原因之一是降低了重吸收作用。

（2）药物经胆汁排除

经胆汁排除，是某些药物的重要排泄途径。胆汁排泄可以经由被动扩散或主动转运的机制。经胆汁排泄的药物或其代谢产物一般具有两种物理化学性质：① 具有极性基团，即阴或阳离子。② 较高的分子量。如果原药的分子量较大，或者分子量虽小，但与葡萄糖醛酸或谷胱甘肽成为轭合物，分子量超过 300 并且为极性分子时，往往易从胆汁排入肠中，例如吲哚美辛、苯异丙胺、吗啡、洋地黄毒甙等。由于主动转运的机制，载体蛋白有饱和性以及同类物质间相互竞争同一载体系统，故有竞争抑制作用。

药物或其代谢物由胆汁排到肠腔后，或直接从粪便排出，或者因肠内酶系的作用，将轭合物水解，重新被小肠吸收，经肝脏再进入循环（肝肠循环）。己烯雌酚和氯霉素的葡醛酸轭合物，可被 β-葡醛酸酶水解成原药，再被吸收。

此外，有些小分子有机化合物和无机化合物等药物还可以从汗腺随着汗液排到体外。

第三章　提取、分离、纯化和鉴定

任何有效成分或有效部位的获得，首先要经过从原生物质（天然植物、动物、矿物和海洋生物）提取；后经分离、纯化，最终经过鉴定以后，才可以确定其具体结构。提取是将有效成分或有效部位从原生的天然植物、动物、矿物和海洋生物中剥离出来的过程，这一过程获得的物质是一种极其复杂的混合物，通常叫提取混合物。用各种方法将提取混合物中各种类型的化合物或化合物单体分开的过程，就是分离；分离所获得的物质，有可能是同种类型或性质相近的一类化合物的混合物，也可能是化合物的单体。经过提取和分离后获得的化合物通常不是纯化合物，纯度达不到鉴定的要求（用这种粗制化合物进行鉴定，误差很大，得不到真实的结果），所以这种粗制化合物还需要进一步进行纯化获得高纯度结晶或单晶时才可以用于鉴定，这种获得高纯度结晶或单晶的过程就是纯化。有些情况下，提取、分离和纯化没有明确的界限。对获得的高纯度结晶或单晶进行结构分析，最终确定其化学结构，就是化合物的结构鉴定。因此，在提取、分离和纯化的过程中，一定要尽量使获得的化合物是原生物质中原有结构的化合物，确保提取、分离和纯化过程中其化学结构没有发生改变。但是，有一些物质稳定性很差，天然原生体失去生命以后，很容易发生分子结构的变化，或者即使在常温、常压及温和溶剂的条件下，提取、分离和纯化过程中也容易发生化学结构的变化。

第一节　天然产物有效成分的提取

提取是将有效成分或有效部位从原生的天然植物、动物、矿物和海洋生物中剥离出来的过程，这一过程获得的物质是一种极其复杂的混合物，通常叫提取混合物。

提取的方法有物理压榨法、水蒸气蒸馏法（或蒸汽蒸馏法）、溶剂提取法和超临界萃取法等。

一、物理压榨法

压榨法的历史可以追溯到五千多年前的中国、埃及、印度等古老国家。原始的压榨机有杠杆榨、楔式榨、人力螺旋榨等。1795 年勃拉马氏水压机的发明，使液压榨油机在 19 世纪初（1818—1824 年）开始应用于对油料的压榨取油。1895 年我国在辽宁营口建造了第一座水压机榨油厂。1900 年 Valerius D. Anderson 发明了连续式螺旋榨油机（商品名称为 Expeller）。至今，连续式螺旋榨油机成为压榨法取油的主要设备。

（一）压榨法的基本原理

物理压榨法是通过对原料进行破碎、蒸炒、挤压，让油脂类等物质直接从油饼中流出来的一种物理取油方法。现在，按工艺条件和压榨后油饼的用途，可分为热榨与冷榨、一次压榨、两次压榨及预榨等；按榨油机本身的工作原理，主要分为批量压榨的液压榨油机和连续压榨的螺旋榨油机两种。

不管何种压榨方式，其基本原理相同，都是借助机械外力的作用，将油脂从榨料中挤压出来。在压榨过程中，主要发生如物料变形、油脂分离、摩擦发热、水分蒸发等。但由于温度、水分、微生物等因素的影响，同时也会产生某些生物化学方面的变化，如蛋白质变性、酶的钝化和破坏、某些物质的结合等。压榨时，榨料粒子在压力作用下内外表面相互挤紧，致使其液体部分和凝胶部分分别产生两个不同过程，即油脂从榨料空隙中被挤压出来及榨料粒子变形形成坚硬的油饼。

1. 油脂与凝胶部分分离的过程

在压榨的主要阶段，受压油脂可近似看作遵循黏液流体的流体动力学原理，即油脂的榨出可以看成变形多孔介质中不可压缩液体的运动。因此，油脂流动的平均速度主要取决于孔隙中液层内部的摩擦作用（黏度）和推动力（压力）的大小。同时，液层厚薄（孔隙大小和数量）以及油路长短也是影响这一阶段排油速度的重要因素。一般来说，油脂黏度愈小、压力愈大，从孔隙中流出愈快。同时，流油路程愈长、孔隙愈小，则会降低流速而使压榨进行得愈慢。

2. 油饼的形成过程

在压力作用下，榨料粒子随着油脂的排出而不断挤紧，直接接触的榨料粒子相互间产生压力而造成榨料的塑性变形，尤其在油膜破裂处将会相互结成一体。在压榨终了时，榨料已不再是松散体而开始形成一种完整的可塑体，称为油饼。

（二）影响压榨取油效果的主要因素

压榨取油效果取决于许多因素，主要包括榨料结构和压榨条件两大方面。此外，榨油设备结构及其选型在某种程度上也将影响出油效果。

1. 榨料结构的影响

榨料结构包括榨料的机械结构和内外结构两方面。榨料的结构性质主要取决于预处理的效果以及油料本身的成分。

（1）对榨料结构的一般要求。要求榨料颗粒大小应适当并一致，榨料内外结构愈一致愈好，榨料中完整细胞的数量愈少愈好，榨料容重在不影响内外结构的前提下愈大愈好。要求榨料中油脂黏度与表面张力尽量低，榨料粒子具有足够的可塑性。

（2）影响榨料结构性质的因素。在诸多的榨料结构性质中，榨料的机械性质特别是可塑性对压榨取油效果的影响最大。榨料在含油、含壳及其他条件大致相同的情况下，其可塑性主要受水分、温度以及蛋白质变性的影响。

2. 压榨条件的影响

除榨料本身结构条件以外，压榨条件如压力、时间、温度、料层厚度、排油阻力等是提高出油效果的决定因素。

（1）**压榨过程的压力**。压力大小、榨料受压状态、施压速度以及变化规律等会对压榨效果产生不同影响。

① 压力大小与榨料压缩的关系。压榨过程中榨料的压缩，主要是由于榨料受压后固体内外表面的挤紧和油脂被榨出造成的。所施压力愈高，粒子塑性变形的程度就愈大，油脂榨出也愈完全。通常，榨料的压缩总有一个限度，压力到达一定程度后，即不可压缩。此不可压缩开

始点的压力，称为“极限压力”（或临界压力）。

榨料在压榨前后容积的比值称作实际压缩比，可用下列数学式表示：

$$\varepsilon_n = \frac{V_i}{V_c} \tag{3-1}$$

式中，ε_n为榨料实际压缩比；V_i、V_c分别为入榨料胚与饼的容积。ε_n值一般可通过实测计算而得，对于不同油料、不同工艺操作条件，则有不同的ε_n值。

压榨时压力与榨料实际压缩比的关系可用下式表示：

$$p = \frac{\alpha \cdot \beta \cdot \varepsilon_n^u}{e^{k \cdot \omega}} \tag{3-2}$$

式中，α、β分别为与榨料水分、温度有关的系数；ε_n为实际压缩比；k、u为指数（实测）；ω为榨料含水率；e为自然对数底值，e＝2.7183。

② 榨料受压状态的影响。榨料受压状态一般分为静态压榨和动态压榨。所谓静态压榨，即榨料受压时颗粒间位置相对固定，无剧烈位移交错，因而在高压下粒子因塑性变形易结成硬饼。静态压榨易产生油路过早闭塞、排油分布不均的现象。动态压榨时，榨料在全过程中呈运动变形状态，粒子间在不断运动中压榨成形，且油路不断被压缩和打开，有利于油脂在短时间内从孔道中被挤压出来。

③ 施压速度及压力变化规律。对压榨过程中压力变化规律最基本的要求是：压力变化必须满足排油速度的一致性，即所谓“流油不断”。对榨料施加突然高压将导致油路迅速闭塞。研究认为，压力在压榨过程中的变化一般呈指数关系。

（2）**足够的时间**。压榨时间与出油率之间存在着一定关系。通常认为，压榨时间长，流油较尽，出油率高。在满足出油效率的前提下，应尽可能缩短压榨时间。

（3）**压榨过程的温度**。压榨时适当的高温有利于保持榨料必要的可塑性和油脂黏度，有利于榨料中酶的破坏和抑制，有利于饼粕的安全储存和利用。然而压榨时的高温也产生副作用，如水分的急剧蒸发破坏榨料在压榨中的正常塑性，油饼色泽加深甚至焦化，油脂、磷脂及棉酚的氧化，色素、蜡等类脂物在油中溶解度增加等。

适宜的压榨温度范围，通常是指榨料入榨温度（100～135 ℃）。因为压榨过程温度变化范围的控制实际上很难做到，例如动态压榨中，如控制不当，温度将升得很高，有的高达 220 ℃以上。

3. 榨油设备的影响

在一定程度上，榨油设备的类型和结构影响到工艺条件的确定。要求压榨设备在结构设计上尽可能满足多方面的要求。诸如，生产能力大，出油效率高，操作维护方便，动力消耗小等。

（三）压榨取油的必要条件

根据液体沿毛细管运动和通过多孔介质运动的规律可知，为了尽量榨出油脂，满足压榨过程的下列条件是必需的。

（1）榨料通道中油脂的液压愈大愈好。

（2）榨料中流油毛细管的直径愈大愈好，数量愈多愈好（即多孔性愈大愈好）。

（3）榨料中流油毛细管越短越好。

（4）压榨时间在一定限度内要尽量长些。

(5) 受压油脂的黏度愈低愈好。

根据以上基本原理,下面分别介绍**液压榨油机取油方式**和**螺旋榨油机取油方式**。

(四) 液压榨油机取油方式

液压榨油机具有结构简单,油饼质量好,消耗动力小,甚至不需电力等特点。但也存在着饼残油较高,生产能力小,生产间歇,压榨周期长(辅助时间约占15%~25%),操作麻烦,劳动强度大等缺点。

液压榨油机是按照液体静压力传递原理,以液体作为压力传递的介质,对油料进行挤压而将油脂榨出的一种榨油设备。它是由液压系统和榨油机两大部分组成的一个封闭回路系统。

其工作原理是,油泵将导压液(油或水均可)加压,加压后的导压油经三通安全阀由进油管导至油缸;油缸内产生压力,将活塞顶起;活塞将顶部的油饼挤压,将油饼中的油挤压出来。油饼由饼圈围住,许多油饼由顶板和钢柱及垫板固定和定位。压完后卸去油缸的压力,活塞缩进油缸,油饼松开,人工卸去。然后进行下一次压油,如此往复下去。其原理如图3-1所示。根据这一原理,液压榨油机可以制造成立式液压榨油机和卧式液压榨油机两种。

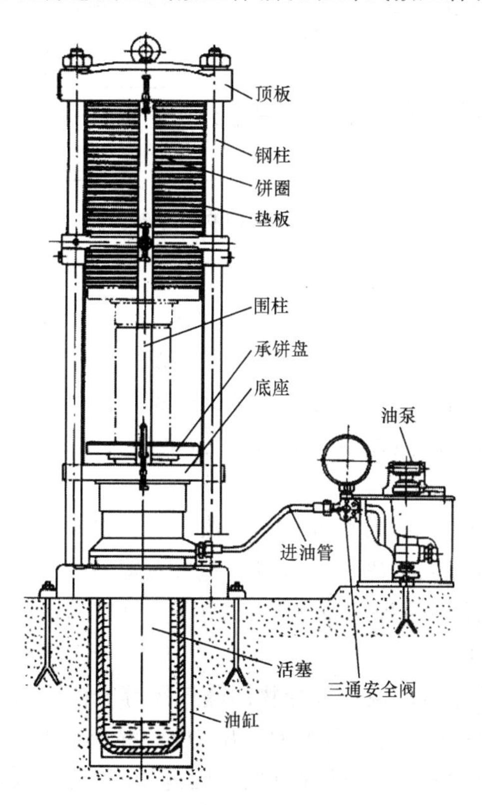

图3-1 立式液压榨油机原理图

(五) 螺旋榨油机取油方式

螺旋榨油机的工作原理是待榨物料盛在装料斗中,然后进料斗中的喂料浆转动,待榨物料不断地从装料斗流入进料斗,同时喂料浆将待榨物料连续不断地压进榨笼框(由上榨笼壳和下榨笼壳组成,榨笼框内有榨螺轴和固定在上面的榨螺组成)内,旋转的榨螺轴带动榨螺转动,此时将待榨料挤压,油脂类物质被榨出,流出螺旋榨油机;油渣被挤压成片状,片状的厚度可由调整手柄调节，然后从出饼圈出料。整个榨油过程是连续过程，其原理图如图 3-2 所示。

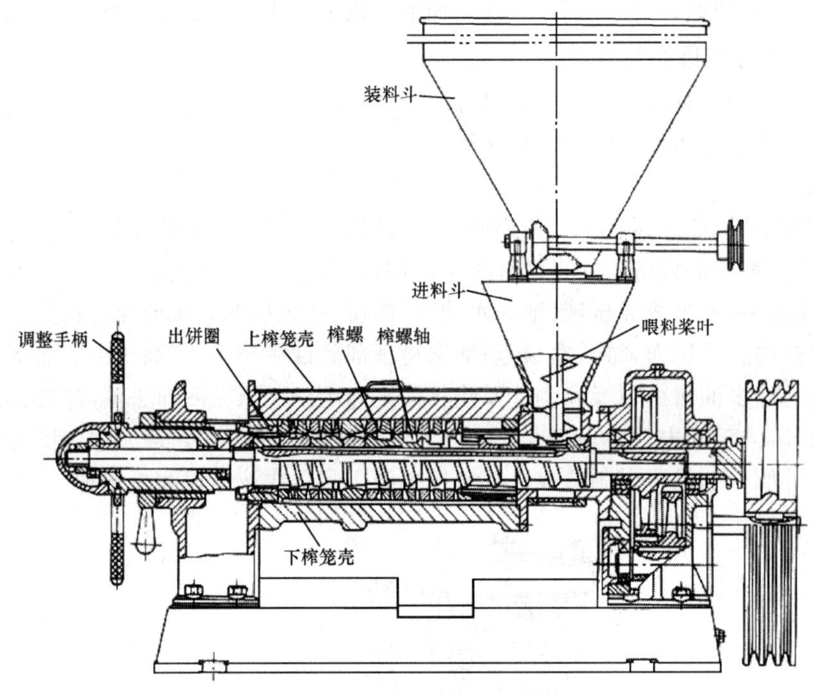

图 3-2 螺旋榨油机原理图

二、水蒸气蒸馏法

在古希腊时期，人们就发明了蒸馏的技术。古埃及人曾用蒸馏术制造香料。在中世纪早期，阿拉伯人发明了酒的蒸馏。考古人员在西安市张家堡广场东侧发掘出一盅工艺奇特的铜蒸馏器，这可能是历史上最早的蒸馏器。由此可见，蒸馏技术远古时代就已经被发明，是一种古老的传统分离技术。

水蒸气蒸馏法是指物料中的挥发性成分和水蒸气一起馏出，经冷凝，分去水分，获得挥发性成分的一种浸提方法。适用于具有挥发性、能随水蒸气蒸馏而不被破坏，与水不发生反应，在水中稳定且难溶或不溶于水的成分的浸提，如挥发油、小分子生物碱、酚类、游离醌类等的蒸馏提取。

1. 水蒸气蒸馏法的原理

通常情况下，两种互不相溶的液体混合物的蒸气压等于两液体单独存在时的蒸气压之和。当组成混合物的两液体的蒸气压之和等于大气压力时，混合物开始沸腾。互不相溶的液体混合物的沸点要比每一物质单独存在时的沸点低。因此，在不溶于水的有机物质中，通入水蒸气进行水蒸气蒸馏时，在比该物质的沸点低得多的温度，而且比 100 ℃还要低的温度就可使该物质蒸馏出来。

在馏出物中，随水蒸气一起蒸馏出的有机物质同水的质量（m_A 和 $m_水$）之比，等于两者的分压（p_A 和 $p_水$）分别和两者的分子量（M_A 和 18）的乘积之比，所以馏出液中有机物质同水的质量之比可按下式计算：

$$\frac{m_A}{m_水}=\frac{M_A \times p_A}{18 \times p_水} \tag{3-3}$$

$$p_{大气} = p_A + p_水 \tag{3-4}$$

通常，$p_水$和 p_A分别为混合液沸腾时所对应温度下水的饱和蒸气压和 A 组分的饱和蒸气压。因此，由式(3-3)和(3-4)可以粗略地计算出蒸出物中挥发性物质和水的质量。

水蒸气蒸馏是用以分离和提纯有机化合物的重要方法之一，常用于下列各种情况：

(1) 混合物中含有大量的固体，通常的蒸馏、过滤、萃取等方法均不适用；

(2) 混合物中含有焦油状物质，采用通常的蒸馏、萃取等方法非常困难；

(3) 在常压下蒸馏会发生分解的高沸点有机物质。

水蒸气蒸馏法需要将原料加热，因此，不适用于化学性质不稳定组分的提取。

2. 蒸馏方式

水蒸气蒸馏可分为：共水蒸馏法、水上蒸馏法、直接蒸汽蒸馏法、水扩散蒸汽蒸馏法。

共水蒸馏法：将原料置于筛板或直接放入蒸馏锅内，向锅内加水，浸过料层，在锅底进行加热，产生蒸汽，蒸汽将挥发物带出，冷凝，收集蒸出冷凝物，油水分层，将水层除去，收集油层，得挥发物粗品。

水上蒸馏法：又叫隔水蒸馏法，是将原料置于筛板上，向锅内加入水，水量应满足蒸馏的要求，但水面不得高于筛板，并能保证水在沸腾时溅湿原料层；蒸汽通过原料层，将原料中的挥发成分带出，经冷凝，收集蒸出冷凝物，油水分层，将水层除去，收集油层，得挥发物粗品。一般情况下，收集的水又流入锅内进行回流，重复使用，保持锅内水量恒定，以满足蒸馏操作所需的足够的蒸馏水。因此，可在锅底安装窥视镜，观察水面高度。

直接蒸汽蒸馏法：在筛板下安装一根带孔的环形管，外来蒸汽从环形管进入，通过环形管上的小孔直接喷出，然后进入筛板上的原料层，将原料中的挥发成分带出，经冷凝，收集蒸出冷凝物，油水分层，将水层除去，收集油层，得挥发物粗品。其特点是蒸馏速度快，且易于改为加压蒸馏。

水扩散蒸汽蒸馏法：这是近年来国外发展的一种新颖的蒸馏技术。蒸汽由锅顶进入，并从上而下逐渐向料层渗透，同时将料层内的空气推出，蒸出的精油无须全部气化即可进入锅底冷凝器，冷凝，收集蒸出冷凝物，油水分层，将水层除去，收集油层，得挥发物粗品。蒸汽为渗滤型，蒸馏均匀、一致、完全，而且水油冷凝液较快进入冷凝器，因此所得精油质量较好、得率较高，过程能耗较低、蒸馏时间短。

三、溶剂提取法

1. 溶剂提取法的原理

该方法是根据天然产物中各种成分的溶解性能不同，选用对所需成分溶解度大而对其他成分溶解度小的溶剂，将所需要的化学成分从药材组织内溶解出来的一种方法。

天然产物中有效成分在溶剂中的溶解度与溶剂的性质有关。溶剂可分为水、亲水性有机溶剂和亲脂性有机溶剂。各类溶剂的性质与其分子结构关系较大。水具有分子小、有羟基、极性大的结构特点。油的结构特点恰好与水相反，分子较大，以酯键代替了羟基，极性小，以常见的溶剂和水及油相比，各种溶剂都具有一定程度的亲水性或亲脂性。

天然产物中的有效成分也可以通过分析其结构，判断它们亲水性或亲脂性的强弱。一般情况下，分子较小、结构中极性基团较多的物质亲水性较强；而分子较大、结构上极性基团少的物质则亲脂性较强。

总之，亲脂性的天然产物成分易溶于亲脂性溶剂；亲水性成分则易溶于亲水性溶剂。只要天然产物成分的极性与溶剂的极性相当，就会在其中有较大的溶解度。这就是选择适当溶剂提取天然产物中有效成分的重要依据之一，即常说的“相似相溶”规律。

2. 溶剂的选择

溶剂提取法的关键是选择适当的溶剂。根据溶剂的极性和被提取成分及共存杂质的性质，决定选择何种溶剂。一种好的溶剂应对所提成分有较大的溶解度，而对共存杂质的溶解度最小。常用溶剂可分为以下三类：

(1) **水**：一种价廉、易得、使用安全的强极性溶剂。它对天然产物的细胞有较强的穿通能力。天然产物中亲水性成分，如无机盐、糖类、鞣质、氨基酸、蛋白质、有机酸盐、生物碱盐及甙类等能被水溶出。

(2) **亲水性有机溶剂**：这类有机溶剂具有较大的介电常数，与水能任意混溶。此类溶剂主要为甲醇、乙醇、丙酮等，其中以乙醇最常用。乙醇对天然药物的细胞不仅有较强的穿透能力，而且对许多成分的溶解性能也很好。用乙醇提出的有效成分比较全面，毒性低，价格便宜，回收方便，因此，用乙醇提取天然产物成分是目前最常用的方法。

(3) **亲脂性有机溶剂**：这是一类与水不能任意混溶的溶剂，如石油醚、苯、乙醚、氯仿、乙酸乙酯等。这类溶剂有较强的选择性。天然产物成分中的挥发油、油脂、叶绿素、树脂、内酯、某些生物碱及一些甙元均可被这类溶剂提出。这类溶剂沸点低，浓缩回收方便，但这类溶剂易燃，有毒，价贵，设备要求较高，穿透药材组织的能力较差，因此，大量提取天然产物有效成分时，直接应用这类溶剂有一定的局限性。

3. 溶剂提取的方法

用水及亲水性有机溶剂提取天然产物中的有效成分，多用浸渍法、渗漉法、煎煮法及回流提取法。应用挥发性有机溶剂来提取天然产物中的有效成分，目前均采用连续提取法。该法仅需少量溶剂就能使有效成分提取完全，实验室常用索氏(Soxhlet)提取器或称脂肪提取器(图 3-3)，该装置共分三部分：上部是冷凝器(A)，中部是带有虹吸管的提取管(B)，下部是烧瓶(C)。

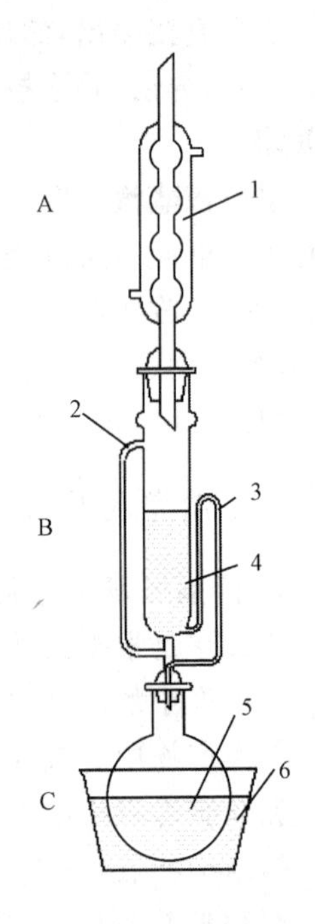

图 3-3 索氏提取器

1. 冷凝管 2. 溶剂蒸气上升管 3. 虹吸管 4. 装有药粉的滤纸袋 5. 溶剂 6. 水浴

连续提取法在提取过程中，由于新鲜溶剂不断加入而始终保持较高的浓度差，所以提取效率较高。但该法提取时间长，对有些长时间受热分解的成分不宜采用此法。

四、超临界萃取法

超临界流体(SCF)是指某种气体(液体)或气体(液体)的混合物在操作压力和温度均高于临界点时，密度接近液体，扩散系数和黏度均接近气体，性质介于气体和液体之间的流体。超临界流体萃取法(SFE)就是利用超临界流体为溶剂，从固体或液体中萃取出某些有效组分的一种技术。

超临界流体萃取法的特点在于，充分利用超临界流体兼有气、液两重性的特点，在临界点附近，超临界流体对组分的溶解能力随体系的压力和温度的变化而变化，且该变化过程是连续性相关的过程，从而可方便地调节对组分的溶解度和溶剂的选择性。超临界流体萃取法具有萃取和分离的双重作用，物料无相变过程因而节能明显，工艺流程简单，萃取效率高，无有机溶剂残留，产品质量好，无环境污染。可作超临界流体的气体很多，如二氧化碳、乙烯、氨、氧化亚氮、二氯二氟甲烷等。

1. 超临界流体萃取的基本原理

(1) 超临界流体定义

任何一种物质都存在三种相态：气相、液相、固相。三相成平衡态共存的点叫三相点。液、气两相呈平衡状态的点叫气液平衡点。在气液平衡点时，对同一种物质来说，较高的饱和压力对应较高的饱和温度。提高压力则可以提高液化温度，使气体易于液化。即在一定温度下，可以通过提高压力使之液化。对每一种物质来说，当温度超过某一数值时，无论压力提得多高，也不可能再使它液化。这个温度叫"临界温度"。

临界温度是该物质能够被液化的最高温度。与临界温度对应的液化压力叫"临界压力"。不同的物质其临界点所要求的压力和温度各不相同，如图 3-4 所示。

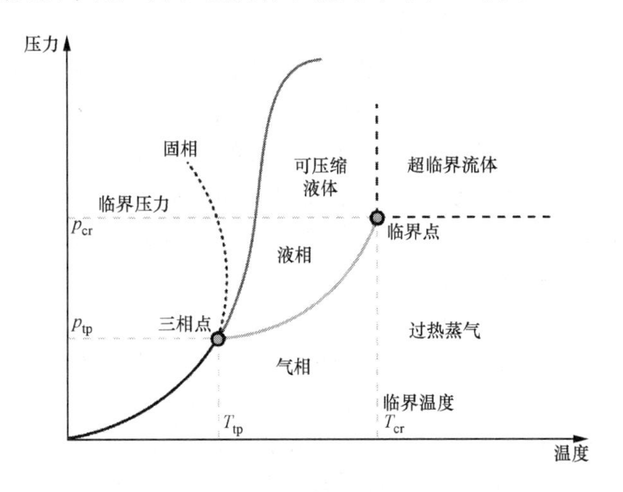

图 3-4 物质相图

图 3-4 中，临界点时物质所处的状态称为临界状态，此时气体和液体的性质没有明显的区别，气体与液体之间的界面消失，临界状态时的温度和压力分别称为临界温度和临界压力，用 T_{cr}和 p_{cr}表示。

临界温度 T_{cr}是气体可以加压液化的最高温度，温度高于临界温度的气体无论加多大压力都不能液化，称为气体，而临界温度以下的气体称为蒸气。临界压力 p_{cr}是在临界温度下使气体液化所需要的最小压力。临界体积 V_{cr}是临界温度与临界压力下纯物质的摩尔体积。

T_{cr}、V_{cr}、p_{cr}统称为临界参数或临界常数，它们是物质的特性常数。各种物质的临界点是不同的。一些物质的临界温度和临界压力如表 3-1 所示。

表 3-1 部分物质的临界参数表

物质名称	空气	O_2	N_2	H_2O	NH_3	CO_2	H_2
临界温度/℃	−140.65～−140.75	−118.40	−146.90	374.15	132.40	31.4	−239.60
临界压力/MPa	3.868～3.876	5.079	3.394	22.565	11.580	7.530	1.320

超临界流体技术中的超临界流体是指温度和压力均高于临界点的流体，如二氧化碳、氨、乙烯、丙烷、丙烯、水等。高于临界温度和临界压力而接近临界点的状态，称为超临界状态。处于超临界状态时，气液两相性质非常相近，以致无法区分。

(2) 超临界流体萃取的基本原理

超临界流体萃取或分离过程是利用超临界流体的溶解能力与其密度的关系，即利用压力和温度对超临界流体溶解能力的影响而进行的。当气体处于超临界状态时，成为性质介于液体和气体之间的单一相态，具有和液体相近的密度，黏度虽高于气体但明显低于液体，扩散系数为液体的 10～100 倍。因此，对物料有较好的渗透性和较强溶解能力，能够将物料中某些成分提取出来。

在超临界状态下，将超临界流体与待分离的物质接触，使其选择性地依次把极性大小、沸点高低和分子量大小不同的成分萃取出来。超临界流体的密度和介电常数随着密闭体系压力的增加而增加，极性增大，利用程序式升压可将不同极性的成分进行分步提取。当然，对应各压力范围所得到的萃取物不可能是单一的，但可以通过控制条件得到最佳比例的混合成分，然后借助减压、升温的方法使超临界流体变成普通气体，被萃取物质则自动完全或基本析出，从而达到提取和分离的目的，使提取和分离过程合为一体。

目前，研究和应用较多的超临界流体是二氧化碳，因其具有无毒、不燃烧、与大部分物质不反应、价廉等优点，最为常用。在超临界状态下，CO_2 流体兼有气液两相的双重特点，既具有与气体相当的高扩散系数和低黏度，又具有与液体相近的密度和对一些物质的良好的溶解能力。其密度对温度和压力变化十分敏感，且温度和压力也和流体的溶解能力在一定压力范围内成比例关系，可通过控制温度和压力达到改变超临界流体对物质溶解度的目的。

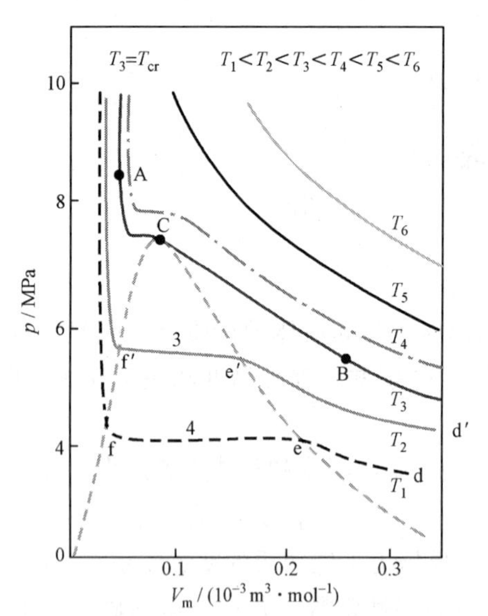

图 3-5 CO_2 的 p-V_m 恒温图

从二氧化碳压力-摩尔体积等温曲线（图 3-5）中可以看出，当温度小于 31.1 ℃时，气体存在液化现象。等温线中部有一段与横坐标平行的水平线段，此时物质处于气液平衡的状态，即平衡状态，水平线左端对应的是气液平衡时液体的摩尔体积，右端对应的是气体的摩尔体积。随温度升高，水平线段逐渐变短，到 31.1 ℃时水平线段缩为一点 C 。温度高于 C 点相应的温度时，无论如何增加压力都不可能使 CO_2 液化。即 31.1 ℃等温线上的拐点 C 称为二氧化碳的临界点。当温度大于 31.1 ℃时，等温线为平滑曲线，可用理想气体状态方程描述。

二氧化碳的临界状态（点 C）所对应的值是：温度为 31.1 ℃，压力为 7.37 MPa。温度和压力超过该点时为超临界态。超临界状态下的二氧化碳，其密度大幅度增大，导致对溶质溶解度的增加。在分离操作中，可通过降低压力或升高温度使溶剂的密度下降，引起其溶解物质能力的下降，使萃取物与溶剂分离。

与一般液体萃取相比，超临界二氧化碳萃取的速率和范围更为扩大，萃取过程是通过温度和压力的调节来控制与溶质的亲和性而实现分离的。超临界二氧化碳萃取技术具有环境良好、操作安全、不存在有害物残留、产品品质高，且能保持固有气味等特点。

通常使用二氧化碳作为超临界萃取剂。应用二氧化碳超临界流体作溶剂，具有临界温度与临界压力低、化学惰性等特点，适于提取分离挥发性物质及含热敏性组分的物质。但是，超临界流体萃取法也有其局限性，二氧化碳超临界流体萃取法较适合于亲脂性、分子量较小的物质萃取。超临界流体萃取法设备属高压设备，投资较大。

从 20 世纪 50 年代起，超临界二氧化碳萃取技术进入实验阶段，70 年代以来超临界二氧化碳萃取技术在食品工业中的应用日趋广泛，80 年代超临界二氧化碳萃取技术广泛用于香料的提取。进入 90 年代后，超临界二氧化碳萃取技术开始运用于从药用植物中提取药用有效成分等。

我国对超临界流体技术的研究始于 20 世纪 70 年代末、80 年代初，与国外相比虽起步稍晚，但发展很快，在超临界流体萃取、精馏、沉析、色谱和反应等方面都有研究，涉及化工、轻工、石油、环保、医药及食品等行业，不仅有基础研究，而且有工艺、工程开发。

2. 超临界萃取流程

根据提取和分离方法的不同，可以把超临界萃取法的流程分为四类：等温法、等压法、吸附法（又叫等温等压法）和不等温不等压法。等温法、等压法和吸附法（等温等压法）的具体流程见图 3-6。此外，CO_2 超临界萃取流程为了全部回收 CO_2 时，通常采用图 3-7 所示的不等温不等压超临界萃取流程。

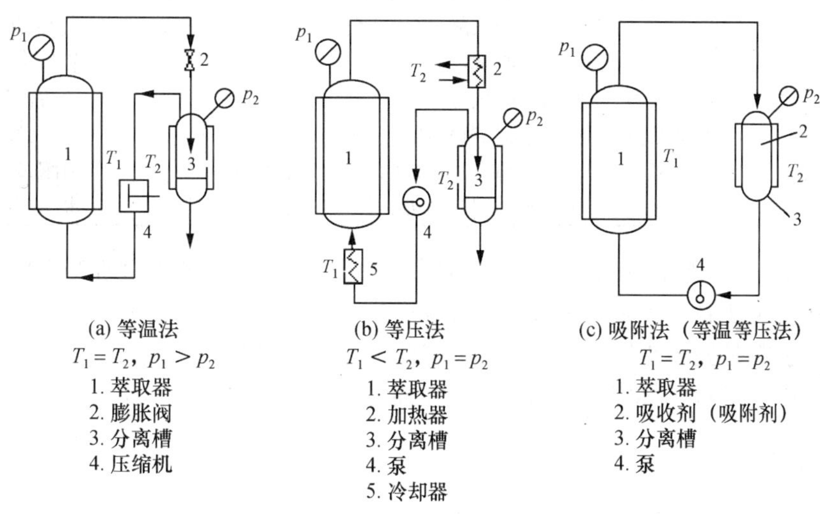

图 3-6　超临界萃取三种经典流程图

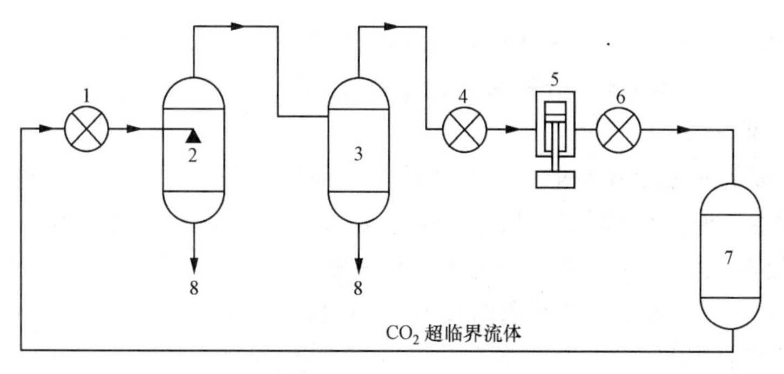

图 3-7　不等温不等压 CO_2 超临界萃取流程图

1. 加热器　2. 闪蒸器　3. 分离器　4.，6. 冷却器
5. 压缩机　7. CO_2 超临界萃取器　8. 萃取产物

第二节　天然产物有效成分的分离

经各种提取法所获得的天然产物仍是混合物，尚需进一步分离，才能得到较纯的单体成分。这种将混合物分开，获得单体的过程，就是分离。目前常用的分离方法主要有：系统溶剂分离法、两相溶剂萃取法、沉淀法、吸附法、盐析法、透析法、升华法、分馏法和色谱分离法等。

一、系统溶剂分离法

此法一般选用3～4种不同极性的溶剂，由低极性到高极性分步对提取物进行提取，使总提物中各组分依其在不同极性溶剂中溶解度的差异而得到分离。天然产物中各种化学成分的亲脂性大小与适用的提取溶剂见表3-2。

表3-2　天然产物成分及其较适用的提取溶剂

中药成分的极性		中药成分的类型	适用的提取溶剂
强亲脂性(极性小)		挥发油、脂肪油、蜡、脂溶性色素、甾醇类、某些甙元	石油醚、己烷
亲脂性		甙元、生物碱、树脂、醛、酮、醇、酯、有机酸、某些甙类	乙醚、氯仿
中等极性	小	某些甙类(如强心甙等)	氯仿∶乙醇(2∶1)
	中	某些甙类(如黄酮甙等)	乙酸乙酯
	大	某些甙类(如皂甙、蒽醌甙等)	正丁醇
亲水性		极性较大的甙、糖类、氨基酸、某些生物碱盐	丙酮、乙醇、甲醇
强亲水性		蛋白质、黏液质、果胶、糖类、氨基酸、无机盐类	水

本法手续复杂，步骤繁多，对化学性质不稳定，容易引起分解、异构化的天然产物应特别注意。系统溶剂分离法是早年研究天然产物有效成分的一种最主要的方法，它对各类化学成分的分离操作往往都是凭经验摸索进行的。尽管此法在微量成分、结构性质相似成分的分离纯化上受到很大限制，但目前仍是研究天然产物的最常用方法。

二、两相溶剂萃取法

两相溶剂萃取法又可以分为简单萃取法、逆流连续萃取法、逆流分溶法、液滴逆流分配法。

1. 简单萃取法

此法是利用混合物中各成分在两种互不相溶的溶剂中，因分配系数不同而达到分离的方法。萃取时各成分在两相溶剂中分配系数相差越大，则分离效率越高。

2. 逆流连续萃取法

这是一种连续的两相溶剂萃取法。利用两相溶剂比重不同可自然分层和分散相液滴穿过连续相溶剂时发生传质的原理，用一根或数根萃取管制成了逆流连续萃取装置。管内装入瓷环等填充物，以增加液滴上升的路程和在连续相中停留的时间，更重要的是上升的液滴因撞击填充物而被分散，扩大了两相溶剂萃取的接触面，萃取比较完全。

3. 逆流分溶法(CCD)

此法又称逆流分配法、逆流分布法及反流分布法，是一种分离、提纯和鉴定有机化合物的方法。特别对性质相似的异构体或同系物，因在两相溶剂中的分配系数接近，用一般方法不易分离时，用本法能取得较好的分离效果。

(1) 基本原理

此法利用混合物中多种成分在两种不相混溶溶剂中分配系数的不同，经过在两相溶剂中多次转移，达到分离的目的。这是以分配定律为基础的一种分离方法。

图 3-8 表示溶质在各管中的分布情况。一系列的转移，看起来好像两系列的液体以相反方向流动，故称此法为逆流分溶法或反流分布法。欲分离混合物中的各单一成分，只要它们在两相溶剂中的分配系数不同，在经过多次转移之后，每一成分都应有自己的最高浓度的某一管，故两种化合物最终可在不同的管中被分离开。

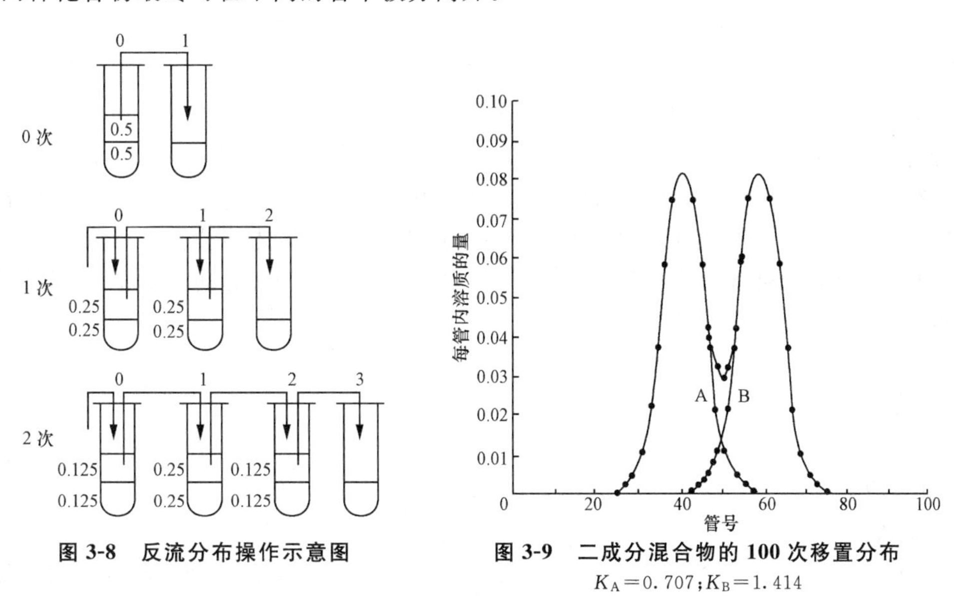

图 3-8　反流分布操作示意图

图 3-9　二成分混合物的 100 次移置分布

$K_A = 0.707; K_B = 1.414$

由图 3-9 可看出，此二化合物的分配系数相差越远，越易分开；越接近，则分开所需的移置数越大。如果二者的分配系数相等，则需另选适宜的溶剂。

(2) 溶剂系统的选择

分离效果与两相溶剂系统的选择关系很大。适宜的溶剂系统要求两相溶剂不相混溶；混合物中各单一成分在溶剂系统中的分配系数差别越大越好；含有溶质的两相溶剂能很快地分层，且不易乳化。常用的溶剂有烷烃、苯、四氯化碳、氯仿、乙醚、丙酮、二氧六环、乙酸乙酯、丁醇、乙醇、水、乙酸、无机酸、缓冲液等。

分离酸性、碱性或两性化合物时，缓冲液是很好的溶剂。其优点在于，能由改变其 pH 而改变溶质的分配系数。

(3) 操作技术

操作正确与否也是影响效果的重要因素。操作前首先将选定的两相溶剂系统充分振摇，使彼此互相饱和，放置待两相溶剂完全分层后使用。欲分离混合物的浓度不宜过高，因为在稀溶液中其分配系数比较稳定，易达到理想的分离效果。操作中大多采用等体积两相溶剂的方式。分配操作完成后，通常将每管中两相溶剂用薄层色谱或纸色谱等方法检查，根据各管内两相溶剂含有成分的情况将相同部分进行合并。

(4) 应用

逆流分溶法具有很强的分离混合物各组分的能力，已成为分离天然产物有效成分常用的方法。它的应用曾使一些过去无法分离的混合物得到分离，一些用色谱法不能分离的高分子化合物如多肽、蛋白质等，应用本法分离取得了成功。

应用此法作天然产物有效成分分离时，如果只需较少的转移次数就能达到分离目的，则可在分液漏斗内进行操作。如抗癌新药三尖杉酯碱和高三尖杉酯碱的化学结构基本一致，只是前者在侧链上比后者少了一个—CH_2—基团，因此分离困难。利用两者在氯仿和 pH 5.0 的磷酸氢二钠-柠檬酸缓冲液中分配系数的不同，用 40 支分液漏斗进行逆流分配，取得了较好的分离效果。

4. 液滴逆流分配法(DCCC)

液滴逆流分配法又称液滴逆流色谱法，为在逆流分溶法基础上改进的两相溶剂萃取法。本法的原理类似于逆流分溶，利用混合物中多组分在两液相间分配系数的差别，由流动相形成液滴，通过作为固定相的液柱而达到分离纯化的目的。目前应用的仪器主要由内径为 2 mm、长度为 20～40 cm 的萃取管组成，通常萃取管在 300～500 根之间。由于流动相形成液滴，在细的萃取管中与固定相有效地接触及摩擦不断形成新的表面，促进溶质在两相溶剂中的分配，故其分离效果往往比逆流分溶法好，且不会产生乳化现象。用氮气驱动流动相，被分离物质不会因遇大气中氧气而被氧化。

三、沉淀法

沉淀法是在天然产物的提取液中加入某些试剂产生沉淀，以获得有效成分或除去杂质的方法。沉淀法又可以分为酸碱沉淀法、试剂沉淀法、铅盐沉淀法等。

1. 酸碱沉淀法

此法利用某些成分在酸或碱中溶解，又在碱或酸中沉淀的性质达到分离的目的。如游离状态的生物碱遇酸生成生物碱盐而溶于水，再加碱碱化，重新生成游离状态的生物碱从溶液中析出。一些具有内酯结构的化合物遇碱开环生成羧酸盐而溶于水，再加酸酸化，重新形成内酯环从溶液中析出，从而与其他杂质分离。还有一些黄酮类化合物具有酚羟基，可用碱水液浸出，浸出液经酸化处理析出沉淀，起到提取和纯化的目的。

2. 试剂沉淀法

在天然产物的提取液中加入某些试剂，与有效成分结合而产生沉淀，借此进行分离。如生物碱的酸性溶液加入生物碱沉淀试剂后，可生成生物碱的难溶性复盐而析出。水溶性的季铵碱难以用萃取法提取分出，常加入雷氏铵盐，使生成生物碱雷氏铵盐沉淀析出。此外，还可以用明胶、蛋白质溶液沉淀鞣质；用胆甾醇沉淀甾体皂甙。

利用皂甙难溶于丙酮或乙醚的性质，将提出的粗皂甙溶在少量的醇中，逐滴加入数倍量的丙酮或乙醚，皂甙就可成粉状析出。若提取液经浓缩后加入另一种难溶性溶剂，析出其中某种或某些成分，或析出杂质，以达到纯化的目的，这也是一种试剂沉淀的方法。如在白芨水提液中加入乙醇，可获得白芨胶。目前这种方法多与简单萃取法配合使用，即析出物被另一不相混溶的有机溶剂转溶。

3. 铅盐沉淀法

铅盐沉淀法是经典方法之一。由于中性醋酸铅及碱式醋酸铅在水或稀醇溶液中，能与许多种天然产物成分生成难溶性沉淀，故常用于有效成分与杂质的分离。中性醋酸铅可与酸性或酚类物质结合成不溶性铅盐，因此有机酸、蛋白质、氨基酸、黏液质、鞣质、树脂、酸性皂甙、部分黄酮等都能与其生成沉淀。碱性醋酸铅沉淀范围更广，除上述能被中性醋酸铅沉淀的物质外，还可沉淀具有醇羟基、酮基、醛基结构的物质，如能使某些中性皂甙、异黄酮、糖类及一些生物碱等成分生成沉淀。因此，此法既可用来沉淀杂质，也可用来沉淀有效成分。

四、吸附法

这里分两种情况：一种是吸附杂质，另一种是吸附有效成分。常用的吸附剂有氧化铝、氧化镁、酸性白土、活性炭等。

以毛茛甙为例：取新鲜植物 *Ranunculus arvensis* 用稀酸磨匀，压榨取汁，加活性炭吸附，然后加适量硅藻土，使其与炭混合均匀，加水洗涤，以除去过剩的酸和没有吸附的杂质，然后用50%乙醇洗脱，稀醇洗脱液减压蒸干，再加甲醇分步结晶，即可获得纯毛茛甙，熔点为141～142℃。

五、盐析法

在天然产物的水提液中加入无机盐，使其达到一定浓度或饱和，促使有效成分在水中溶解度降低、沉淀析出，从而与其他水溶性较大的杂质分离。常用于盐析的无机盐有氯化钠、硫酸钠、硫酸镁、硫酸铵等。如三七的水提液中加硫酸镁至饱和状态，三七皂甙即可沉淀析出。自黄藤中提取巴马汀，自三颗针中提取小檗碱，都是用氧化钠或硫酸铵盐析制备。有些成分如原白头翁素、麻黄碱、苦参碱等水溶性较大，在提取时往往先在水提取液中加入一定量的食盐，再用有机溶剂萃取。

六、透析法

透析法是利用小分子物质在溶液中通过半透膜，大分子物质不能通过半透膜的性质达到分离的方法。例如，分离纯化皂甙、蛋白质、多肽、多糖等大分子成分时，可用透析法除去无机盐、单糖、双糖等小分子杂质。

透析成功与否和透析膜的规格关系较大，需根据待分离成分的分子量大小来选择。透析膜有动物性膜、火棉胶膜、单皮纸膜（硫酸纸膜）、蛋白胶膜及玻璃纸膜等。

透析法分离的速度较慢，为了加快透析速度，可采用电透析法。电透析可使带电离子的透析速度增加10倍以上。

七、升华法

有些固体化学成分具有较高的蒸气压，不需经过熔融就可变成蒸气，遇冷又凝结为固体，这种现象称为升华。天然产物中一些成分具有升华性，如咖啡碱、丹皮酚、山道年、樟脑等。在研究天然产物有效成分时，升华也是一种有价值的分离方法。

八、分馏法

分馏法是分离液体混合物的一种方法，是将多次蒸馏的复杂操作在一支分馏柱中完成，如用精馏塔精馏分离乙醇等。在天然产物有效成分研究中，挥发油及一些液体生物碱的分离常用此法。

九、色谱分离法

色谱法分离、分析的原理是：利用组分在体系中固定相与流动相的分配差异，当组分在两相中反复多次进行分配并随流动相向前移动，各组分沿色谱柱运动的速度就不同，分配系数小的组分较快地先从色谱柱流出；依此原理将混合物组分进行分离和测定的方法，称为色谱法。

据考证，古罗马人曾利用此原理和技术分析过染料与色素。1850 年德国染料化学家 F. F. Runge 撰写的《染料化学》(*Farbenchemie*)中，所叙述的检查染料成分的方法就与现在的纸色谱法类似。现在人们把俄国植物学家 Михаил Семенович Цвет(1872—1919 年)奉为色谱法的创始人，因为他在 1901 年起研究用色谱法分离、提纯植物色素，于 1903 年 3 月 21 日在华沙自然科学学会生物学会会议上，提出题目为"一种新型吸附现象及其在生化分析上的应用"的论文，提出了应用吸附剂分离植物色素的新方法：他将叶绿体色素的石油醚抽提液倾入装有碳酸钙吸附剂的玻璃柱管上端，继之倾入纯石油醚进行淋洗，结果不同色素按吸附顺序在管内形成相应的彩色环，就像光谱一样。他又在 1906 年发表的另一文中命名这些色带为色谱图，称此方法为色谱法，并在 1907 年的德国生物学会会议上，展示了有色带的柱管和提纯的植物色素溶液。

现在色谱法已发展成有许多分支的方法。按照体系中流动相与固定相聚集态进行分类是色谱法典型的分类方法，如表 3-3 所示。

表 3-3 典型的色谱法分类

流动相	色谱法分类	固定相	色谱法名称
气相	气相色谱法(GC)	固体 液体	气固色谱法(GSC) 气液色谱法(GLC)
液相	液相色谱法(LC)	固体 液体	液固色谱法(LSC) 液液色谱法(LLC)

为了便于从某一事实观察和考虑问题，也可将色谱法按其他标准分类，如：按固定相的形态分类，有柱色谱法、纸色谱法、薄层色谱法等；按分离的机理分类，有吸附色谱法、分配色谱法、离子交换色谱法、排阻色谱法、电泳等；按色谱展开操作方式分类，有洗脱法、顶替法、迎头法等；按色谱柱形状分类，有填充柱色谱法、毛细管柱色谱法等；按技术特点分类，有制备色谱法、裂解色谱法、顶空色谱法等。

现在可将 Цвет 提出的色谱方法列入液固色谱法、吸附色谱法、洗脱法等类别中，他在世时色谱法未受到青睐，其后 Kuhn 等参照其所述操作方法，用粉碎的碳酸钙填充色谱柱，成功地从蛋黄中分离出植物叶黄素，证明了蛋黄叶黄素是氧化类胡萝卜素的混合物，表明这种沉寂多年的方法可用于分离和制备多种天然有机化合物，唤起人们的重新注意和应用。Tiselius 则对此法进一步作出了重要发展。

1941 年后，Consden 等发表了纸色谱法的论文，Izmailov 等发表了薄层色谱法的论文。经 Stahl 等人的努力，薄层色谱法在 1960 年后被广泛使用。

色谱分离法是一种分离和鉴定复杂混合物的有效方法，近年来广泛应用于天然产物有效成分的分离提纯。对一些性质相近、结构类似化合物的分离，采用前面介绍的各种方法已不能达到分离的目的，而使用色谱法则收到很好的分离效果。

现在色谱法通常按照色谱分离机理进行分类，分为吸附色谱、分配色谱、离子交换色谱、大孔吸附树脂法、凝胶色谱法等；按照流动相的物理状态，可分为气相色谱、液相色谱、超临界流体色谱。

1. 吸附色谱法

吸附色谱法是利用同一吸附剂对混合物中各种成分吸附能力的差异，而使各成分达到分离目的的色谱方法。此法特别适用于脂溶性、中等分子量成分的分离。

(1) 基本原理

各种吸附剂的表面都存在着吸附活性位点，对有机化合物表现出程度不同的吸附能力，这就是吸附色谱能分离不同物质的基本原理之一。吸附力的强弱是由吸附剂和被吸附物的性质决定的。用一定的溶剂系统展开时，由于溶剂与混合物里各组分争夺吸附剂活性表面，因此，发生了吸附与解吸的过程。解吸的组分与溶剂始终存在着竞争吸附作用，故随即又被吸附剂所吸附，吸附与解吸附过程一旦开始，就必定贯穿于整个色谱过程，直至结束为止。

不同的化合物由于结构性质上的差异，展开剂对它们的洗脱能力和在吸附剂上的吸附，解吸性能也是不同的。因而，在吸附剂上移动的距离也就不会相同，造成各种组分彼此程度不同地被分离，各组分性质差异愈大，分离效果愈好。

吸附色谱法的分离效果如何，完全是由吸附剂、溶剂和被分离物质的性质决定的。

(2) 吸附剂

根据待分离混合物的性质恰当选择吸附剂，对分离工作是十分重要的。目前最常使用的吸附剂是以下几种：

① 硅胶

硅胶为一多孔性物质，微显酸性，吸附能力稍弱于氧化铝。可用通式 $SiO_2 \cdot xH_2O$ 来表示，分子中具有硅氧环交链结构，同时在颗粒表面具有很多硅醇基。由于硅醇基能和许多化合物形成氢键而具有一定的吸附作用，所以硅胶吸附作用的强弱与硅醇基的含量多少有关。硅醇基还易通过氢键吸附水分，硅胶吸附的水分愈多，吸附其他化合物的能力愈弱。假如吸水量超过 12%，吸附力就减弱至不能作为吸附剂了。当加热到 100～110 ℃时，即可除去绝大多数硅醇基吸附的水，因而硅胶重新显示吸附活力，这一过程称为硅胶的活化。当温度继续升高到 500 ℃时，硅胶表面的硅醇基则脱水缩合转变为硅氧环结构，丧失吸附活性，再用水处理亦不能恢复。因而，硅胶的活化不宜在较高温度下进行。

硅胶作为吸附剂有较高的吸附容量，机械强度好，分离范围广，能用于非极性化合物、极性化合物的分离，如有机酸、挥发油、蒽醌、黄酮、氨基酸、皂甙等，但不宜分离碱性物质。

② 氧化铝

氧化铝是常用的吸附剂之一，是由氢氧化铝直接在高温(约 600 ℃)下脱水制得。由于制备方法的关系常带有微碱性，对于分离植物中的碱性成分如生物碱较为理想，但不宜用于醛、酮、酯和内酯等类型化合物的分离，因为有时碱性氧化铝可与上述成分发生次级反应，如异构化、氧化和消除反应等。

氧化铝具有较强的吸附性。它的吸附活性与含水量关系较大，含水量愈多，吸附能力愈弱。在一定温度下除去水分就可以使氧化铝活化，加入一定量的水分即可改变活性。

③ 聚酰胺

聚酰胺是一类由酰胺聚合而成的高分子化合物，商品名为锦纶、尼龙。目前它在天然产物有效成分的分离上有着十分广泛的用途，对黄酮类、酚类、醌类、有机酸及鞣质的分离效果极佳，可使性质极相近的类似物得到分离。此外，在生物碱、萜类、甾体、糖类、氨基酸衍生物，以及核苷类的分离上也取得了成功。

一般认为，聚酰胺色谱是一种吸附色谱。由于其分子上存在着很多酰胺基，所以可与酚类(包括黄酮类、鞣质等)的羟基和酸类的羧基形成氢键吸附，芳香硝基化合物(包括 DNP-氨基酸)的硝基和醌类的醌基也能与其形成氢键吸附。聚酰胺的吸附能力不仅发生在分子表面，也同样存在于分子内部，故吸附容量大，特别适于制备型分离。

聚酰胺在水中形成氢键的能力最强，在有机溶剂中较弱，在碱性溶剂中最弱。所以，洗脱能力以甲酰胺或二甲基甲酰胺等碱性溶剂最强，丙酮、甲醇及乙醇次之，水的洗脱能力最弱。其吸附过程如下：

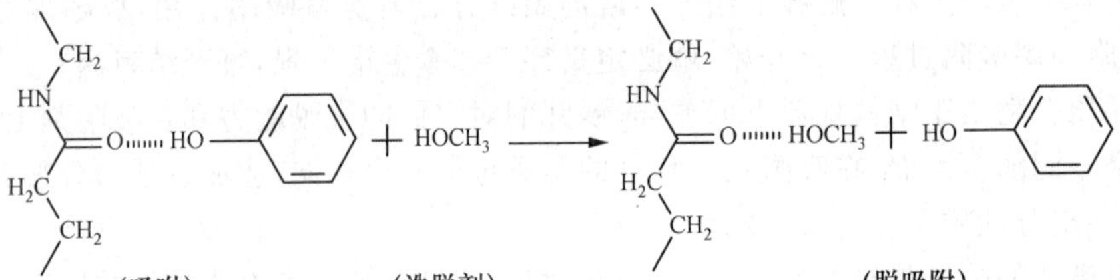

(吸附) (洗脱剂) (脱吸附)

④ 活性炭

活性炭属于非极性吸附剂，有着较强的吸附能力，特别适合于水溶性物质的分离。它的来源充足，价格便宜，上柱量大，适用于大量制备性分离。

目前用于色谱分离的活性炭可分为三类：

粉末状活性炭：颗粒极细，比表面积大，故吸附力及吸附容量也特别大，但在柱色谱过程中流速极慢，往往需作加压或减压操作，手续较繁。

颗粒状活性炭：颗粒较前者大，比表面积则相应减小，吸附力及吸附容量也均次于前者，但在色谱过程中流速较快，易于控制，在实验室中应用较多。

锦纶活性炭：本品以锦纶为黏合剂，将粉末状活性炭制成颗粒。其比表面积虽然介于前面二者之间，由于锦纶不仅起黏合剂的作用，同时还是活性炭的脱活性剂，因此，本品的吸附能力最弱。

活性炭在水溶液中吸附力最强，在有机溶剂中较弱。故水的洗脱能力最弱，而有机溶剂较强。在一定的条件下，活性炭对不同物质的吸附力也不一样。对极性基团多的化合物的吸附力大于极性基团少的；对芳香族化合物的吸附力大于脂肪族化合物；对分子量大的化合物的吸附力大于分子量小的化合物。

在色谱分离时，根据待分离物质的特性，选择适当吸附力的活性炭乃是分离成功的首要条件。目前活性炭柱色谱是分离氨基酸、糖类及某些甙类等水溶性天然产物成分的主要方法之一。

(3) 溶剂

用吸附色谱法分离天然产物成分时，溶剂的选择对有效成分的分离关系甚大。选择溶剂系统应将被分离物质的极性同吸附剂的极性结合起来加以考虑。对于极性吸附剂，溶剂的介电常数愈大，洗脱能力就愈强(表 3-4)；对于非极性吸附剂，溶剂的洗脱能力恰与上述情况相反。

表 3-4 常用溶剂的介电常数

溶剂	介电常数	溶剂	介电常数
己烷	1.88	丙酮	21.50
苯	2.29	乙醇	26.00
乙醚(无水)	4.47	甲醇	31.20
氯仿	5.20	水	81.00
乙酸乙酯	6.11		

(4) 被分离物质

被分离的物质与吸附剂、洗脱剂共同构成了吸附色谱中的三要素,彼此紧密相关。在吸附剂及洗脱剂已被确定的情况下,分离情况将直接与被分离物质的结构及性质有关。对硅胶、氧化铝等一类极性吸附剂而言,被分离成分的极性大,吸附力强,洗脱就较困难。

总之,只要两个化合物结构上存在差异,极性大小就不会相同,就有可能实现分离。全面考虑吸附剂、溶剂和待分离成分三者间的相互关系,是分离成败的关键。

(5) 操作方式

① 薄层色谱法

薄层色谱法(TLC)是一种快速、简便、灵敏的分离检识方法。薄层色谱将吸附剂均匀地铺在玻璃板上,把待分析样品点加到薄层上,然后用适合的溶剂展开而实现分离、鉴定和定量的目的。此方法不仅对分离鉴定天然产物成分起到了独特的作用,在分析化学、药物化学、染料、农药等领域,均得到广泛的应用。

薄层色谱的操作主要包括制板、点样、展开和显色四个方面。

② 柱色谱法

柱色谱法也是天然产物成分研究中常用的色谱方法,实质上它是薄层色谱的另一种形式。其分离原理、吸附剂及洗脱剂的选择均与薄层色谱法相同。不同点在于,柱色谱法是将分离材料均匀地加入到一定规格的玻璃柱里,再以适当的洗脱剂洗脱,使结构性质不同的成分实现分离。柱色谱法分离样品量大,故大多数情况下均为制备型分离。

应用柱色谱法分离天然产物,应注意上柱的样品一定要经过适当的纯化处理,如过滤、萃取、脱色、沉淀等,否则将影响分离效果。

柱色谱法在操作上可以分为装柱、上样和洗脱三个步骤。

2. 分配色谱法

分配色谱法是利用物质在互不相溶的两相溶剂中的分配系数不同,而达到分离的一种色谱方法。

(1) 基本原理

分配色谱的基本原理来自两相逆流萃取法,是将互相饱和的一相溶液,设法吸着在某种惰性固体粉末或滤纸上,这一相就称为固定相,这种吸着了固定相的物质称为支持剂(载体或担体)。被分离物质置于固定相上,以另一相即流动相洗脱(或展开),样品中的物质就在固定相与流动相之间分配而达到分离的目的,本法由载体、固定相、流动相、被分离物质四个部分组成。

以水或亲水性溶剂为固定相,与水不相混溶的有机溶剂为流动相的分配色谱称为正相分配色谱;以亲脂性有机溶剂为固定相,以水或亲水性溶剂为流动相的分配色谱,则称为反相分配色谱。通常分离水溶性或极性较大的成分，如生物碱、甙类、糖类、有机酸等化合物时，固定相多采用强极性溶剂，如水、缓冲液等，流动相则用氯仿、乙酸乙酯、丁醇等弱极性有机溶剂；但当分离脂溶性化合物，如高级脂肪酸、油脂、游离甾体等时，则两相可以颠倒，固定相可用石蜡油，而流动相则用水或甲醇等强极性溶剂，常用反相硅胶薄层及柱色谱的填料系将普通硅胶经下列方式化学修饰，键合上长度不同的烃基(R)，形成亲油表面而成(图 3-10)。

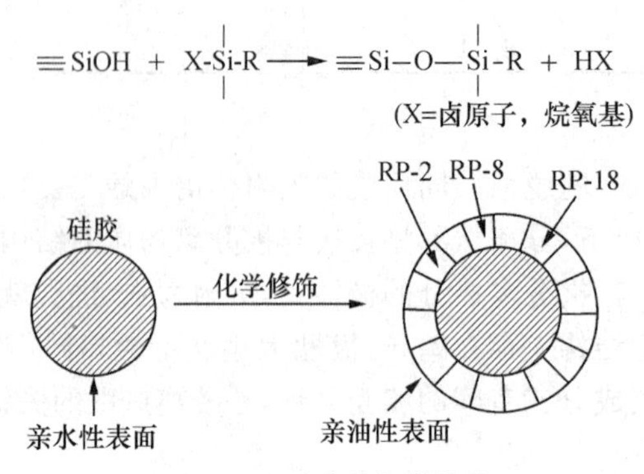

图 3-10　硅胶的化学修饰

根据烃基(—R)长度为乙基($—C_2H_5$)还是辛基($—C_8H_{17}$)或十八烷基($—C_{18}H_{37}$)，分别命名为 RP-2、RP-8 及 RP-18。三者亲脂性强弱顺序如下：RP-18＞RP-8＞RP-2。

(2) 支持剂

分配色谱的支持剂均为中性多孔的粉末，无吸附作用，不溶于两相溶剂中，不与被分离物质发生化学反应。能吸着一定量的固定相，流动相能自由通过而不改变其组成。

常用的支持剂有硅胶、硅藻土、纤维素粉、滤纸等。硅胶既可做吸附剂又可做分配色谱的支持剂，当硅胶含水量在 17%以上时，吸附性下降而成为支持剂。硅藻土作为分配色谱的支持剂效果很好，因为硅藻土可吸附其重量 100%的水，几乎无吸附性能。

(3) 溶剂系统

分配色谱中的固定相和流动相统称为溶剂系统。它是由二元或三元甚至三元以上溶剂，按一定比例所组成的复合溶剂系统。可通过调节溶剂系统的组成，使之与被分离化合物的性质相适应。只要溶剂系统选择适当，就能把结构性质非常近似，甚至某些互为异构体的化合物完全分离。为了寻找适合的溶剂系统，一般应先进行纸色谱，在找到较为理想的条件后再转到柱色谱上去。

(4) 被分离物质

通常在以水或缓冲液为固定相，亲脂性溶剂为流动相时，被分离物质在两相溶剂中因分配系数不同而分离。其中极性较小的化合物由于在固定相中分配量较小，随流动相先被洗出，而极性较大的成分在固定相中分配量较大，后被洗脱。

(5) 操作方式

① **纸色谱**：纸色谱(PC)是以滤纸作为支持剂，用一定的溶剂系统展开而使样品达到分离的一种平面色谱法。纸色谱可以看作是溶质(试样)在固定相与流动相之间的连续抽提，依靠溶质在两相间分配系数的不同而达分离的目的。一定的物质在两相之间有固定的分配系数，因此在纸色谱上也有固定的比移值，借此达到分析鉴定的目的。

② **分配薄层色谱**：分配薄层色谱的原理和纸色谱相同。装置及操作与吸附薄层色谱相

同，只是铺板用的不是吸附剂而是支持剂，在分配色谱中流动相应先用固定相饱和，否则在展开过程中，流动相流过支持剂就把支持剂上的固定相带走一部分或全部，最后只剩下支持剂，就不成其为分配色谱。

③ **分配柱色谱**：装置同吸附柱色谱。将吸着固定相的支持剂装于柱中，样品溶于少量固定相加入柱上端，以流动相进行洗脱，分别收集。

3. 离子交换色谱法

离子交换色谱法（IEC）是用离子交换剂代替吸附剂的一种色谱方法。该方法在工业上用途很广，在天然产物有效成分的分离方面，特别对水溶性成分氨基酸、肽类、生物碱、有机酸及酚类化合物的分离，比以前方便。

（1）基本原理

离子交换树脂是一些具有特殊性能的高分子化合物，它们不溶于水、酸、碱和有机溶剂，但可在水中解离成离子，其解离的离子可与溶液中的其他离子产生可逆性交换而毫不影响本身的结构。由于它与多种离子的亲和力不同，可借此使不同的离子获得分离。根据所交换离子性质不同，将其分为阳离子交换树脂和阴离子交换树脂。离子交换色谱的原理可用下式表示：

阳离子交换树脂 $RSO_3^- H^+ + Na^+ Cl^- \rightleftharpoons RSO_3^- Na^+ + H^+ Cl^-$

阴离子交换树脂 $RN^+ OH^- + Na^+ Cl^- \rightleftharpoons RN^+ Cl^- + Na^+ OH^-$

R 代表树脂母体

天然产物中有些成分可以离子化，有些成分不能离子化。能离子化的成分在水溶液中可与离子交换树脂反应而被吸附，不能离子化的成分在水溶液中不与离子交换树脂反应，不被吸附，从而彼此分离。

（2）操作步骤

离子交换柱色谱操作方法与前述柱色谱法基本相似。装柱前树脂要预先用蒸馏水充分溶胀，同时树脂的粒度范围要窄些为好，否则柱内上下树脂粒度不一，会影响分离效果。

用过的树脂可以再生处理反复使用，一般采用酸碱再生处理法，将盐型转变为游离型。

4. 大孔吸附树脂法

大孔吸附树脂广泛用于天然产物的分离。在抗生素及水溶性天然产物成分提纯等方面显示出独特的作用。

（1）性能及分离原理

常见的大孔吸附树脂是一种不含交换基团、具有大孔结构的高分子吸附剂。一般为白色颗粒状，粒度多为 20～60 目。理化性质稳定，不溶于酸、碱及有机溶剂，不受无机盐类存在的影响。通常可分为非极性和中等极性两类，在水溶液中吸附力较强且有良好的吸附选择性。大孔吸附树脂为吸附性和筛选性原理相结合的分离材料，所以它既不同于离子交换树脂，又有别于凝胶分子筛。它所具有的吸附性是由于范德华引力或产生氢键吸附的结果，而筛选性分离则是它的多孔性网状结构所决定的，欲分离的天然产物成分依其分子体积的大小及吸附力的强弱，在一定规格的大孔吸附树脂上，以适当的溶剂洗脱而得以分离。

（2）影响分离的因素

在了解大孔吸附树脂的性能及分离原理的基础上，要根据被分离化合物的结构特点确定适当的分离条件，只有这样才能获得理想的效果。

① **分子极性大小的影响**：分子极性的大小直接影响着分离效果。极性较大的化合物适宜于在中等极性的树脂上分离，而极性较小的化合物则适于在非极性树脂上分离。但对于中等

极性树脂来说,被分离化合物分子上能形成氢键的基团越多,吸附力越强。

② **分子体积的影响**:在一定条件下对非极性大孔吸附树脂而言,化合物体积越大,吸附力越强,这与大体积分子的疏水性增强有关。这一点与凝胶色谱正相反,其原因是大孔树脂同时存在着的吸附性所致。另一方面,分子体积的大小是选择型号的主要依据之一,分子体积较大的化合物选择较大孔径的树脂,否则,将直接影响分离效果。

③ **pH 的影响**:上样溶液 pH 对化合物的分离效果至关重要,根据化合物结构特点灵活掌握溶液的 pH,可使提纯工作达到理想效果。一般情况下,酸性化合物在适当酸性溶液中被充分吸附,碱性化合物则在碱性条件下容易被吸附,中性化合物则在中性情况下吸附较好。

(3) 树脂柱的清洗

化合物经树脂柱吸附之后,在树脂表面或内部残留着许多非吸附性成分或吸附性杂质,这些杂质必须在清洗过程中尽量洗除。非吸附性成分一般用水即可洗除,而吸附性杂质可根据实际情况,选用低浓度的醇溶液,如 30%以下的乙醇洗除或进行小试来摸索适宜的洗涤溶剂。

(4) 洗脱液的选择

洗脱液可使用甲醇、乙醇、丙酮、乙酸乙酯等,根据吸附力的强弱选用不同的洗脱剂。对非极性大孔吸附树脂,洗脱剂极性越小,洗脱能力越强。对中等极性大孔吸附树脂和极性较大的化合物,用极性较大的有机溶剂较适合。为达到满意效果,可设几种不同浓度的洗脱,以确定最佳洗脱液浓度。洗速控制在 0.5～5 mL/min 较为适合。洗脱时,根据实际情况,也可采用不同极性梯度的洗脱液分别洗脱不同组分。

(5) 大孔吸附树脂的应用

大孔吸附树脂主要用于水溶性化合物的分离纯化(因其在有机溶剂中的吸附力极小),近年多用于皂甙及其他甙类化合物的分离,但根据大孔吸附树脂的结构及性能,如能选择到适宜的树脂与分离条件,适用范围会相应扩大。对脂溶性化合物,如果改变条件使其溶解在水中,依其吸附规律灵活掌握分离条件,也可达到满意效果。如麦迪霉素的提纯研究,麦迪霉素系一种碱性的十六元大环内酯类抗生素,为脂溶性化合物,在实际生产中多采用溶剂萃取法,但因过滤困难,加之易产生乳化,致使提纯工作较为繁杂。后改用 CAD-40(非极性)大孔吸附树脂提纯法后,不仅降低了成本,而且获得了纯度较好的单体。

除此之外,大孔吸附树脂还广泛应用于工业废水、废液的净化处理等方面;间接用于水溶液的浓缩,从水溶液中吸附有效成分。大孔吸附树脂具有吸附容量大、选择性好、成本低、收率较高、再生容易等优点,受到普遍的重视。

甜菊甙的提取分离:甜菊甙存在于菊科植物甜叶菊中,为二萜甙类化合物,具有甜度高、低热量、无毒性等优良特性,在医药、食品等行业中应用日益广泛。采用通常的分离方法不仅成本高、费时,且产品质量及回收率也不太理想。近年来,改用大孔吸附树脂法进行分离,取得了较好的效果。分离工艺如下:甜叶菊干叶用热水连提三次,合并提取液,调 pH 至弱碱性,过滤后将滤液通过 D_{101} 型大孔吸附树脂柱,先用碱液冲洗,再用水冲洗除杂质,最后用 95%乙醇洗脱得到甜菊甙醇液,脱色处理后回收乙醇,用甲醇重结晶可得较纯净的甜菊甙。

又如,应用大孔吸附树脂从银杏叶中提取银杏总黄酮也获得了成功。

5. 凝胶色谱法

凝胶色谱法(GFC)是 20 世纪 60 年代发展起来的一种分离分析技术,其设备简单,操作方便,结果准确。该技术已发展成为天然产物化学和生物化学研究中的常规分离方法。

常用的凝胶有葡聚糖凝胶(Sephadex G)、聚丙烯酰胺凝胶(Bio-Gel P)及琼脂糖凝胶(Sepharose,Bio-Gel A)等。其中应用最广泛的当属葡聚糖凝胶。

(1) 性能及分类

葡聚糖凝胶是由葡聚糖(右旋糖酐)和甘油通过醚桥键相交而成的多孔性网状结构物质,商品凝胶为干燥颗粒状物质,使用前必须充分溶胀。由于葡聚糖分子中含有大量羟基,具一定极性,在水中膨胀为凝胶粒子。它不溶于水及盐溶液,在碱性或弱酸性溶液中稳定,在强酸中遇高温,可使部分糖甙键水解。葡聚糖凝胶网眼的大小是影响分离效果的主要因素。在制备时可通过添加不同比例的交联剂,获得交联度不同的凝胶。交联度越大,网状结构越紧密,网孔越小,吸水膨胀就越大,可用于小分子量物质的分离;反之,交联度越小,网孔越大,则可用于大分子量物质的分离。

商品凝胶的型号一般是按交联度的大小来分类的,并以每克干凝胶吸水量10倍的数值来表示。如G-25型凝胶表示为每克吸水2.5 mL的葡聚糖凝胶。

葡聚糖凝胶LH-20(Sephadex LH-20)是在葡聚糖凝胶G-25的分子中,引入羟丙基以代替分子中羟基上的氢而形成的新型凝胶。由于其分子内引入了亲脂性的基团,使之不仅具有亲水性,而且也有一定程度的亲脂性,扩展了凝胶色谱法的应用范围,既可用于强极性水溶性化合物的分离,也可用于一些难溶于水或有一定程度亲脂性的化合物的分离。

(2) 分离原理

葡聚糖凝胶吸水后形成凝胶粒子,在其交联键的骨架中存在着许多网眼。网眼大,能使较大分子量的化合物进入;网眼小,则只能使较小分子量的化合物进入。这样,超过一定限度的大分子物质,就被排阻在凝胶粒子的外部,难以进入网眼内部。这就使得能进入凝胶内部与不能进入凝胶内部的化合物分子,如同按照分子大小过筛一样分开,故称为"分子筛"。其机理见图3-11所示。

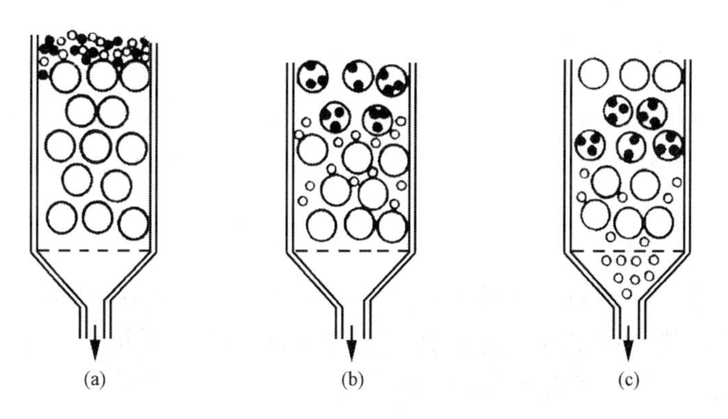

图 3-11 凝胶色谱简单原理图

○ 代表凝胶颗粒;o 代表大分子物质;• 代表小分子物质

(a) 待分离的混合物在色谱床表面;

(b) 样品进入色谱床,小分子进入凝胶颗粒内部,大分子随溶解液流动;

(c) 大分子物质行程短,流出色谱床,小分子物质仍在缓慢移动

因此,在多种成分进行凝胶色谱分离时,从柱中流出的次序是按分子量递减的顺序排列的。但是,某些凝胶也不全是惰性的,在溶质与葡聚糖凝胶之间也会形成特殊的吸附作用,如形成氢键或出现离子交换作用。在用葡聚糖凝胶LH-20(Sephadex-20)分离游离态的黄酮类

化合物时，主要是靠吸附作用，酚羟基多的化合物吸附力大、难洗脱，酚羟基少的吸附力小、先出柱；而用同样规格的凝胶来分离黄酮甙时，分子筛则起主导作用，黄酮甙类基本上是按分子量由大到小的顺序流出柱体。

(3) 应用

凝胶色谱法目前广泛应用于天然产物有效成分的分离纯化工作中，是水溶性大分子化合物分离上常用的方法之一，实践证明它对小分子量物质的分离也是有效的。随着新的凝胶材料的不断问世，凝胶色谱法的应用范围也在不断扩大。

6. 气相色谱法

气相色谱法(GC)是现代分离分析天然产物的一种重要手段。随其分离检测技术的日益完善，已成为石油化工、药物代谢、毒物分析及环保检测必不可少的测试工具，在天然药物研究上也有着广阔的前景。挥发油是一类具有较强生理活性的天然产物，因其具有沸点低、易挥发的特性，特别适宜通过气相色谱法进行分离分析。中成药制剂大多是复方制剂，长期以来缺乏明确的标准来控制其内在质量，近年来用气相色谱法定性、定量中成药中的主要成分，控制内在质量，方法简便可靠。气相色谱技术对鉴别生药的真伪优劣，对临床血药浓度的监测，对药代动力学及药效学等方面的研究，均起到了促进作用。

随着气相色谱技术的迅速发展，气相色谱仪与质谱联用形成了气质联用技术(GC-MS)。利用气相色谱作为分离手段，用质谱仪充当分析工具。大型的 GC-MS 联用仪还配有计算机微处理系统，使数据处理自动化，既迅速又准确。

(1) 气相色谱仪原理和分类

气相色谱法是以气体为流动相的色谱法，它是利用物质在流动相与固定相中分配系数的差异，当两相做相对运动时，待测样品组分在两相之间进行反复多次分配，每种物质的分配系数虽然只有微小的差别，但随着流动相(气体)的移动也可以有差距，最后待测样品组分可得到分离，并被测定。

气相色谱实现的方式多种多样，通常有：气液色谱法、气固色谱法、填充气相色谱法、毛细管气相色谱法、程序升温气相色谱法、反应气相色谱法、裂解气相色谱法、顶空气相色谱法、制备气相色谱法、多维气相色谱法、柱色谱法、洗脱色谱法、迎头色谱法、顶替色谱法、线性色谱法和非线性色谱法等。

(2) 气相色谱仪结构

各种色谱的操作方式可以是多种方式集合成一种综合的色谱操作方式。实现各种色谱操作的装置为气相色谱仪，主要包括气流系统、进样系统、色谱分离系统、温度控制系统、检测系统、数据处理及其他辅助系统。气相色谱法装置的基本流程如图 3-12 所示。

① **气流系统**：包括载气源、辅助气源、气流控制及净化装置、放空装置等；载气是用作流动相的气体；气相色谱法的流动相是在色谱柱中用以携带样品和洗脱组分的气体。

② **进样系统**：主要包括进样器(有手动进样器和自动进样器)、分流器和气化器。进样器是能定量和瞬时地将样品注入色谱系统的器件，通常指注射器或进样阀；分流器是按一定比例将气流分成数部分的部件；气化器是使样品瞬时气化及预热载体的部件。样品在气化器中完全气化并与载体充分混合后，一部分进入色谱柱，其余部分放空，这两部分载气量比值称为分流比。

③ **色谱分离系统**：主要是色谱柱(色谱柱固定在恒温箱中)，色谱柱有毛细管柱和填充柱。毛细管柱是内径一般为 0.1～0.5 mm 的空心色谱柱，包括普通毛细管柱和特殊处理毛细管

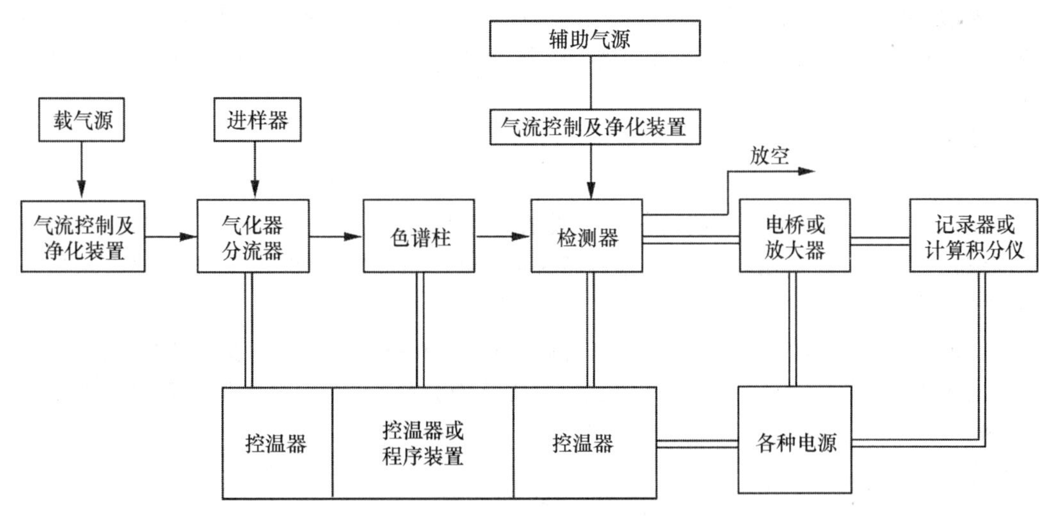

图 3-12　气相色谱装置的基本流程图

柱。特殊处理毛细管柱有空心柱(柱管内壁有固定相的开口的毛细管柱)、涂壁空心柱(WCOT,内壁上直接涂渍固定液的空心柱)、处壁空心柱(广义的处壁空心柱是指柱内壁进行物理或化学方法处理的空心柱,狭义的是指化学处理的空心柱,现多用后者)、多孔层空心柱(PLOT,内壁上有吸附剂或惰性固体的空心柱)、涂载体空心柱(SCOT,内壁上沉积载体后涂渍固定液的空心柱,是多孔层空心柱的一种)、填充毛细管柱(将吸附剂或载体疏松地装在玻璃管中,然后拉制成内径一般为 0.25～0.5 mm 的毛细管柱)、化学键合空心柱(用固定液与柱管内壁的基团共价键合的方法制备的空心柱)、化学交联空心柱(用固定液在柱管内壁聚合(交联)的方法制备的空心柱)。填充柱是内部装有固定相的色谱柱,固定相是装在色谱柱内不移动的、起分离作用的活性物质。固定相有固体固定相、吸附剂固定相(具有吸附活性并用于色谱分离的固体物质)、化学键合固定相(用化学反应方法将有机特定基团以共价键连接在硅胶、氧化铝、硅藻土等基质上制成的固定相)、高分子多孔小球固定相(苯乙烯和二乙烯基苯的共聚物或其他共聚物的多孔小球可以单独或涂渍固定液后作为固定相)、固定液固定相(指涂渍在载体或色谱柱内壁表面上起分离作用的液体物质;涂渍溶液是用适当溶剂溶解固定液制成含一定浓度固定液的溶液,用于涂渍在载体或毛细管柱内壁上)、液体固定相(气液色谱法的固定相,由固定液和载体组成。承载固定液的惰性固体称为载体,又称担体)。填充色谱柱有微填充柱(填充微粒固定相的内径一般为 0.5～1 mm 的色谱柱)、吸附柱(用具有吸附活性的固定相,如硅胶、氧化铝、分子筛、活性炭等,填充而成的色谱柱)。色谱柱的老化是将色谱柱用通载气和加温(高于操作温度,低于固定液最高使用温度)处理使其性能稳定的过程。

④ **温度控制系统**:包括气相色谱柱恒温箱、控温器或温度程序装置。

⑤ **检测系统**:主要有电桥或信号放大器、检测器。检测器是能检测色谱柱流出组分及其量的变化的器件,检测器包括热导检测器(TCD)、氢火焰离子化检测器(FID)、氮磷检测器(NPD)、火焰光度检测器(FPD)、电子俘获检测器(ECD)、光离子化检测器(PID)、微波等离子体(发射光谱)检测器、积分型检测器、微分型检测器、浓度敏感型检测器和质量(流量)敏感型检测器等。

⑥ **数据处理系统**：有计算机及操作系统、记录器或计算积分仪。记录器是记录由检测系统所产生的随时间变化的电信号仪器；积分仪是按时间累积检测系统所产生电信号的仪器。

⑦ **其他辅助系统**：包括各种电源和外围设备。

(3) 气相色谱图

气相色谱图是进样后记录仪器记录下来的检测器响应信号随时间或载气流出体积而分布的曲线图，即色谱柱流出物通过检测器系统时所产生的信号对时间或载气流出体积的曲线图。

气相色谱图中包括如下一些内容：色谱图中随时间或载气流出体积变化的响应信号曲线，称为流出曲线。由微分型检测器绘得的流出曲线是微分曲线；由积分型检测器绘得的是积分曲线(图 3-13)。

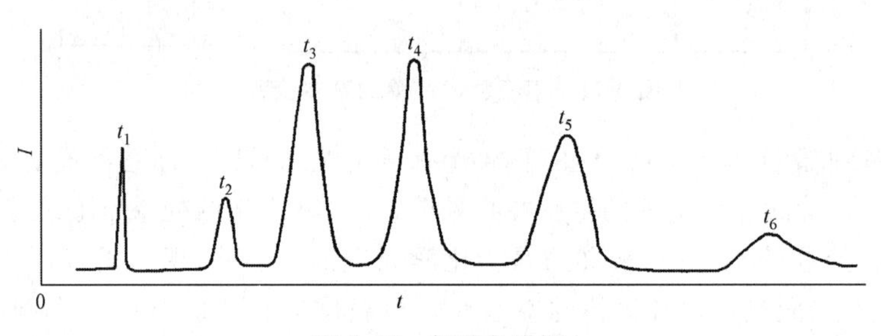

图 3-13 气相色谱图

图 3-13 中，纵坐标 I 为检测信号的强度；横坐标 t 为时间，从进样时刻开始算，进样时间为“0”。每个峰是被分开的不同成分，每个峰所对应的物质可能是单一成分，也可能是具有相同色谱行为的混合成分；t_1、t_2、t_3、t_4、t_5 和 t_6 分别为每个物质峰对应的保留时间。保留时间是进样后组分流入检测器的浓度达到最大值的时间，即组分从进样到出现峰最大值所需的时间，称为该组分的保留时间(t_R)。

(4) 气相色谱柱技术常用术语或名词

气化温度：为了使液体样品气化，设置的气化室温度是被测物气化的温度。

检测器温度：为了便于检测组分，检测器被设置的温度。

操作条件：进行色谱分析时，所选用的色谱柱及柱温；检测器及其温度；载气、其他气体及流速；样品处理、进样量和方式等实验条件。

色谱峰(peak)：有组分流出时，微分流出曲线呈现峰状。图 3-14(a)中的曲线 NAP 和曲线 CHEJD 都是色谱峰。

峰高(peak height)：色谱峰最大值至峰底的垂直距离，如图 3-14(a)中的 EB。

底峰宽(peak width at base)：色谱峰两侧拐点处所作切线与峰底相交两点间的距离，如图 3-14(a)中的 K 和 L 两点间的距离。

半高峰宽(peak width at half height)：通过峰高的中点作平行峰底的直线，此直线与峰两侧的交点之间的距离，是半高峰宽，如图 3-14(a)中 H 和 J 两点间的距离。

拐点(inflection point)：色谱峰上二阶导数等于零的点，如图 3-14(a)中的 F 和 G。

拐点峰宽：色谱峰拐点之间的距离，如图 3-14(a)中 F 和 G 两拐点之间的距离。

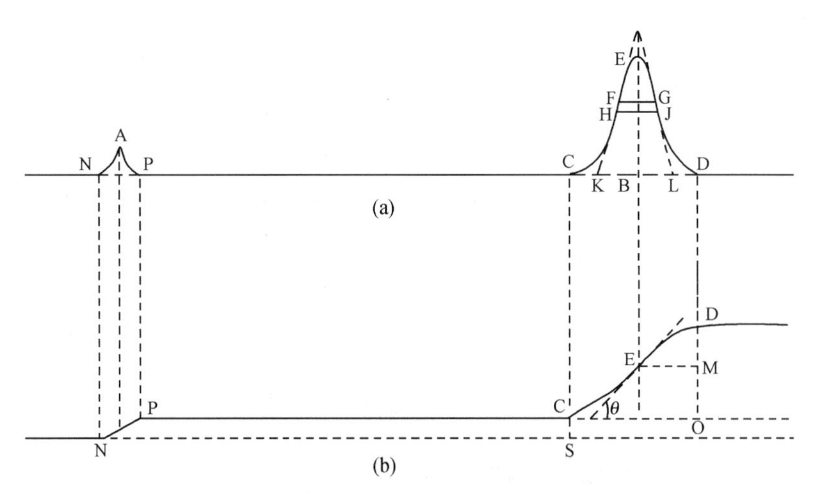

图 3-14 色谱流出曲线

(a) 微分流出曲线；(b) 积分流出曲线

7. 高效液相色谱法

液体作流动相的色谱称作液相色谱。

高效液相色谱(high performance liquid chromatography，HPLC)法的最大优点在于高速、高效、高灵敏度、高自动化。高速是指在分析速度上比经典液相色谱法快数百倍。由于经典色谱是重力加料，流出速度极慢，而高效液相色谱法配备了高压输液设备，流速最高可达 10 cm^3/min。高效是由于经典液相色谱法中难分离的物质，一般在高效液相色谱法中能得到满意的分离效果。高灵敏度是由于现代高效液相色谱仪普遍配有高灵敏度检测器，使其分析灵敏度比经典色谱有较大提高。例如，紫外检测器最小检测限可达 10^{-9} g，而荧光检测器则可达 10^{-11} g。由于高效液相色谱具有以上优点，又被称作高速液相色谱或高压液相色谱。

超高效液相色谱(ultra performance liquid chromatography，UPLC)是一种采用小粒径填料色谱柱(<2 μm)和超高压系统(>10^5kPa)的新型液相色谱技术，可显著改善色谱峰的分离度和检测灵敏度，同时大大缩短分析周期，特别适用于微量复杂混合物的分离和高通量研究。2004 年，Waters 公司率先推出了第一台商品化的 ACQUITY UPLC™ 仪器，使色谱分离的分离度达到新的高度。

超高分离度是由于小粒径填料颗粒(<2 μm)提高了分析能力，能分离出更多的色谱峰，对样品能获得更丰富的样品信息，得到更窄的色谱峰宽和更高的峰高。超高速度是由于柱长可比通常缩短而保持柱效不变，且可在高倍流速下进行，极大地缩短了开发方法所需的时间。超高灵敏度是因为被检测化合物的浓度可以更低，检测器检测限更低，灵敏度变得更高。与传统的 HPLC 相比，Waters ACQUITY UPLC™ 的速度、灵敏度及分离度分别是 HPLC 的 9 倍、3 倍及 1.7 倍。

利用 UPLC，有助于解决传统 HPLC 遇到的分离组分愈多，耗时、耗能愈大的技术问题，有效地提高了工作效率，并可进一步拓宽液相色谱的应用范围，特别是对于基质复杂的混合痕量组分的分析。

近年来，高效液相色谱在天然产物成分研究、生物、医药、有机化工、环境化学及高分子工业等方面已经得到了广泛的应用。尤其在天然产物成分鉴定、含量测定及结构类似组分的分离上越来越显示出它的重要性。现在，HPLC 的应用范围已经远远超过 GC，位居色谱法之首。下面重点介绍高效液相色谱法。

(1) 高效液相色谱仪

高效液相色谱仪一般可分为4个主要部分:高压输液系统(储液器、高压泵、脱气器)、进样系统、分离系统和检测系统。此外,还配有辅助装置,如梯度淋洗、自动进样及数据处理等。高效液相色谱仪流程示意图如图3-15所示,其工作过程如下:首先高压泵将储液器中流动相溶剂经过进样器送入色谱柱,然后从控制器的出口流出。当注入欲分离的样品时,流经进样器的流动相将样品同时带入色谱柱进行分离,然后依先后顺序进入检测器,记录仪将检测器送出的信号记录下来,由此得到液相色谱图。

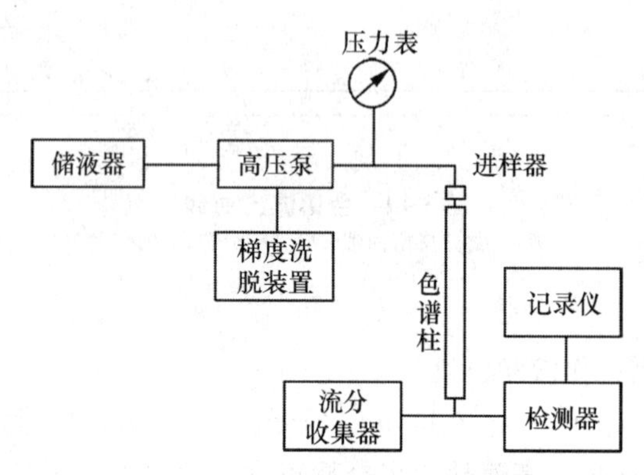

图3-15 高效液相色谱仪流程示意图

① 高压输液系统

由于高效液相色谱所用固定相颗粒极细,因此对流动相阻力很大,为使流动相较快流动,必须配备高压输液系统。它是高效液相色谱仪最重要的部件,一般由储液器、高压泵、脱气(梯度洗脱)装置等组成,其中高压(输液)泵是核心部件。

储液器用于存放溶剂,其材料要耐腐蚀,对溶液呈惰性,一般采用玻璃或不锈钢制作。储液器内应配有过滤器,以防止流动相中的颗粒进入泵内。溶剂过滤器一般用耐腐蚀的镍合金制成,孔隙大小一般为2 μm。

脱气装置是为了防止流动相从高压柱内流出时,释放出的气泡进入检测器而使噪声剧增,甚至不能正常检测。通常用氦气鼓泡来驱除流动相中溶解的气体。因为氦气在各种液体中的溶解度极低,先用氦气快速清扫溶剂数分钟,然后以极小流量不断流过溶剂。

高压泵用于输送流动相,其压力一般为几兆帕至数十兆帕。常用的输液泵分为恒流泵和恒压泵两种。恒流泵的特点是在一定操作条件下,输出流量保持恒定而与色谱柱引起阻力变化无关;恒压泵是指能保持输出压力恒定,但流量随色谱系统阻力而变化,故保留时间的重现性差,各有优缺点。

② 进样系统

高效液相色谱柱比气相色谱柱短得多,一般为5～30 cm,所以柱外展宽(又称柱外效应)较突出。柱外展宽是指色谱柱外的因素所引起的峰展宽,主要包括进样系统、连接管道及检测器中存在死体积引起的峰展宽;柱外展宽可分柱前和柱后展宽。进样系统是引起柱前展宽的主要因素,因此高效液相色谱法中对进样技术要求较严格。进样装置一般有如下两类:

隔膜注射进样器:这种进样方式与气相色谱相似;它是在色谱柱顶端装一耐压弹性隔膜,

进样时用微量注射器刺穿隔膜将试样注入色谱柱。其优点是装置简单、价廉、死体积小，缺点是允许进样量小、重复性差。

高压进样阀：目前多采用六通阀，其结构和作用原理与气相色谱中所用的六通阀完全相同。由于进样可由定量管的体积严格控制，因此进样准确，重复性好，适合定量分析，更换不同体积的定量管，可调整进样量。

③ 分离系统——色谱柱

色谱柱是液相色谱的心脏部件，它的质量优劣直接影响分离效果。色谱柱包括柱管与固定相两部分。柱管材料有玻璃、不锈钢、铝、钢及内衬光滑的聚合材料的其他金属；玻璃管耐压有限，故金属管用得较多。柱内壁要求平滑光洁，一般色谱柱长 5～30 cm，内径为 4～5 mm；凝胶色谱柱内径通常大于 5 mm。

④ 检测系统

高效液相色谱仪中的检测器是三大关键部件（高压输液泵、色谱柱、检测器）之一，主要用于检测经色谱柱分离后的组分变化，并由记录仪绘出谱图来进行定性、定量分析。一个理想的液相色谱检测仪应具有以下特征：灵敏度高；对所有的溶质都有快速响应；相应对流动相流量和温度变化都不敏感，不引起柱外谱带扩展；线性范围宽；使用的范围广。但至今没有一种检测器能完全具备这些特性。常用的检测器有紫外检测器（UVD）、示差折光检测器（RID）、电导检测器（ECD）、荧光检测器（FD）和蒸发光散射检测器（ELSD）（表 3-5）。

表 3-5 几种主要检测器的基本特征对照

检测器	检测下限	线性范围	选择性	梯度淋洗
紫外检测器	10^{-10}	$10^3 \sim 10^4$	有	可
示差折光检测器	10^{-2}	10^4	无	不可
荧光检测器	$10^{-12} \sim 10^{-11}$	10^3	有	可
化学发光检测器	$10^{-13} \sim 10^{-12}$	10^3	有	困难
电导检测器	10^{-8}	$10^3 \sim 10^4$	有	不可
电化学检测器	10^{-10}	10^4	有	困难
ELSD		10^4	无	可

UVD、RID、ECD、FD 四种检测器皆属于非破坏性检测器，样品流出检测器后可进行流分收集，可与其他检测器串联使用。荧光检测器因测定时加入荧光试剂，对样品玷污，当串联使用时应将它放在最后检测。

⑤ 梯度淋洗装置

所谓梯度淋洗，是指在分离过程中使流动相的组成随时间改变而改变。通过连续改变色谱柱中流动相的极性、离子强度或 pH 等因素，使被测组分的相对保留值得以改变，提高分离效率。梯度淋洗对于一些组分复杂及容量因子（容量因子是在平衡状态时，组分在固定相与流动相中的质量之比）值范围很宽的样品的分离尤为重要。高压液相中梯度淋洗作用十分类似于气相色谱中的程序升温，两者的目的都是为了使样品的组分在最佳容量因子值范围流出柱子，使保留时间过短而拥挤不堪峰形重叠的组分或保留时间过长而峰形扁平宽大的组分，都能获得良好的分离。它可分为低压梯度和高压梯度两种方式淋洗。

低压梯度（外梯度）是在常压下将两种溶剂（或多元溶剂）输至混合器中混合，然后用高压输液泵将流动相输入到色谱柱中。

高压梯度(内梯度)装置是用两台高压输液泵将强度不同的两种溶剂输入混合室,进行混合后再进入色谱柱。两种溶剂进入混合室的比例可由溶剂程序控制器或计算机来调节。目前,普遍使用高压梯度装置。

在梯度淋洗方式中,洗脱液的组成根据特定的程序连续变化。梯度淋洗的优点显而易见。它可改进复杂样品分离,改善峰形,减少拖尾并缩短分析时间。另外,由于滞留组分全部流出柱子,可保持柱性能长期良好。梯度淋洗更换流动相时,要注意流动相的极性与平衡时间。由于不同溶剂的紫外吸收程度有差异,可能引起基线漂移。

(2) 超高效液相色谱仪

超高效液相色谱仪(UPLC)同 HPLC 一样,主要由进样系统、输液系统、分离系统、检测系统和数据处理系统构成。

如 Waters ACQUITY UPLC™1.7 μm 采用粒径 1.7 μm 的色谱柱固定相、高压溶剂输液单元、低死体积的色谱系统、高频检测器、自动进样器以及高速数据采集和控制系统等,完善的系统整体性能设计才促成了 UPLC 的实现。

减小色谱柱填料的粒径只是 UPLC 的一个方面,而且这种填料还必须具备高度的稳定性和耐压性。另外,需要与之匹配的耐高压色谱溶剂管理系统、能够缩短进样时间的快速进样装置、能够检测极窄色谱峰的高速检测器,以及经过优化能够显著减少柱外效应的系统体积、更快的检测速度等诸多条件的支持与保障,才能充分发挥小颗粒技术的优势。

随着 UPLC 的开发及应用,必将推动更优越性能 UPLC 仪器的进一步发展。

(3) 高效液相色谱技术的应用

用高效液相色谱技术对喜树碱中抗癌活性成分的分离:喜树为珙桐科乔木,从该植物中分离得到的一类含内酯环结构的生物碱,是抗肿瘤的活性成分。图 3-16 为使用高效液相色谱仪从喜树中分离到的四种喜树碱的类似物。采用的是薄壳多层小球 ODS 柱作为固定相,以 55%甲醇-水为流动相所组成的反相系统;柱压:50 kg/cm²,流量:1 mL/min。在这种条件下,极性大的试样组分Ⅰ(羟基喜树碱)保留时间短,先被洗脱出柱;极性小的试样组分Ⅳ(脱氧喜树碱)保留时间长,最后被洗脱出柱。

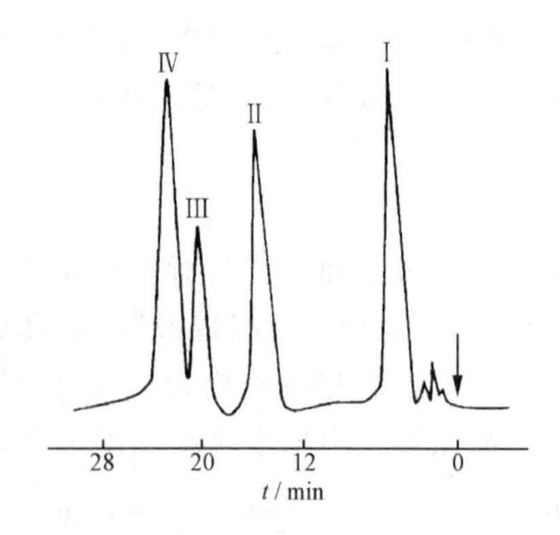

R_2 … N … O … R_1 … O

羟基喜树碱 $R_1=R_2=OH$

喜树碱 $R_1=OH, R_2=H$

10-甲氧基喜树碱 $R_1=OH, R_2=OCH_3$

脱氧喜树碱 $R_1=R_2=H$

图 3-16 喜树碱衍生物的分离

Ⅰ—羟基喜树碱;Ⅱ—喜树碱;

Ⅲ—10-甲氧基喜树碱;Ⅳ—脱氧喜树碱

第三节 天然产物有效成分的纯化

提取物经分离后获得的单体化合物中有可能还含有少量杂质,会影响天然化合物的鉴定。为了除去少量的杂质,需要进一步分离纯化。目前,主要采用结晶和重结晶来获得高纯度的结晶物或单晶。结晶法是分离和精制固体成分的最重要方法之一,它是利用混合物中各成分在溶剂中溶解度的不同进行分离。对天然产物成分分离纯化的过程常常就是结晶或重结晶的过程。

通常情况下,结晶的形成标志着化合物的纯度达到了相当高的程度,故求得结晶或单晶并制备成单体纯品,就成为鉴定天然产物成分,研究其分子结构的重要一步。

一、结晶的条件

需要结晶的溶液,往往呈过饱和状态。通常是在加热的情况下使化合物溶解,然后过滤除去不溶解杂质,进而浓缩,放冷,析出。最合适的结晶温度为 5~10 ℃。如果在室温条件下可以析出结晶,就不一定要放入冰箱中。放置对形成结晶是一个重要条件,它可使溶剂自然挥发到适当浓度析出结晶,特别是在探索过程中,对未知成分的结晶浓度是很难预测的:有时溶液太浓、黏度大而不易结晶;如果浓度适中,逐渐降温则有可能析出纯度较高的结晶。在结晶过程中溶液浓度高,则析出结晶的速度快,但颗粒较小,夹杂的杂质较多。析出结晶的速度过快,超过晶核形成和分子定向排列的速度,往往只能得到无定形粉末。

二、结晶溶剂的选择

选择合适的溶剂是形成结晶的关键,合适的溶剂对所需成分的溶解度能随温度不同而有显著的差别,同时不产生化学反应:即热时溶解,冷时析出。对杂质来说,在该溶剂中应不溶或难溶。亦可采用对杂质溶解度大而对欲分离物质不溶或难溶的溶剂,则可用洗涤法除去杂质后再用合适溶剂结晶。

要找到合适的溶剂,一方面可查阅有关资料及参阅同类型化合物的结晶条件,另一方面也可进行一些探索,参考“相似相溶”的规律加以考虑。常用的结晶溶剂有甲醇、乙醇、丙酮和乙酸乙酯等。但所选溶剂的沸点应低于化合物的熔点,以免受热分解变质。溶剂的凝固点应低于结晶时的温度,以免混入溶剂的结晶。选择不到适当的单一溶剂时,可选用两种或两种以上溶剂组成的混合溶剂,要求低沸点溶剂对物质的溶解度大、高沸点溶剂对物质的溶解度小,这样在放置时,沸点低的溶剂较易挥发,比例逐渐减少易达到过饱和状态,有利于结晶的形成。选择溶剂的沸点不宜太高,要适中,可在 60 ℃左右,沸点太低溶剂损耗大,亦难以控制;太高则不便浓缩,同时不易除去。

重结晶所用的溶剂一般可参照结晶的溶剂,但也要经常改变,因形成结晶后其溶解度和原来在混杂状态下不同,有时需要采用两种不同的溶剂分别重结晶才能得到纯的结晶,即在甲溶剂中重结晶以除去杂质后,再用乙溶剂重结晶以除去另外的杂质。

在结晶或重结晶时,要注意化合物是否和溶剂结合成加成物或含有结晶溶剂的化合物。有时也利用此性质使本来不易形成结晶的化合物得到结晶。

三、制备结晶的方法

结晶过程包括晶核的形成与结晶的增长两步，因此选择适当的溶剂是形成晶核的关键。通常将化合物溶于适当溶剂中，过滤、浓缩至适当体积后，塞紧瓶塞，静置。如果放置一段时间后没有结晶析出，可松动瓶塞，使溶剂自动挥发，可望得到结晶，或加入少量晶种，加晶种是诱导晶核形成的有效手段。一般来说，结晶过程具有高度的选择性，当加入同种分子，结晶便会立即增长。如果是光学异构体的混合物，可依晶种性质优先析出的是其同种光学异构体。如没有晶种时，可用玻璃棒摩擦玻璃容器内壁，产生微小颗粒代替晶核，以诱导方式使之形成结晶。有时用玻璃棒蘸取过饱和液在空气中挥发除去部分溶剂后，再摩擦玻璃容器内壁。还可采用少许干冰降低结晶温度及自然挥发等条件促使晶核的形成。有时甚至加有机可溶性盐类盐析。

化合物不易结晶的原因一方面是本身性质所决定，另一方面在很大程度上是由于纯度不够。若是后者，就需要进一步分离纯化；若是本身的性质，往往需要制备结晶性的衍生物或盐，然后用化学方法处理回复到原来的化合物，达到分离纯化的目的。

四、结晶纯度的判断

1. 形状和色泽

一个纯的化合物结晶，一般应该有一定的晶形和均匀的色泽。天然产物成分的结晶形状很多，最多见的为针状结晶，此外尚有柱状晶、羽状晶、片状晶、粒状晶、方晶等。化合物结晶的形状往往随所用溶剂不同而有所差异，如原托品碱在氯仿中形成棱柱状结晶，在丙酮中则形成半球状结晶。葡萄糖在水溶液中加乙醇析出结晶，由于结晶水含量不同，先析出和后析出的晶形也是不同的。当然，结晶形状一致，也不能完全肯定是单体化合物，还必须配合其他方面的检查。

2. 熔点和熔距

纯化合物的结晶应有一定的熔点和熔距。纯化合物重结晶前后的熔点应该一致。但应注意，化合物结晶的熔点也随溶剂的不同而不同。如 N-氧化苦参碱，在丙酮中得到的结晶熔点为 208 ℃，而在含水丙酮中析出结晶的熔点为 77～78 ℃。所以，常在化合物的晶形、熔点后注明所用溶剂。

熔距是指结晶开始收缩到完全熔化或分解的温度距离。一般单体化合物的熔距很窄，有时要求在 0.5 ℃左右，但自植物中提取的结晶由于本身结构原因，熔距可允许在 1～2 ℃以内。通常熔距较长则表示化合物不纯，但也不能绝对化，特别是有些化合物的分解点不易看清楚，或分解点的距离比较长时。还有些化合物重结晶前后熔点一致，熔距也很短，但不是单一的纯化合物，很可能是立体异构体或结构非常类似的混合物。如土槿皮酸从晶形、熔点、熔距来鉴定都可认为是纯的，但经薄层色谱检查发现是三种单体的混合物。又如中药乌头中乌头碱、次乌头碱和新乌头碱三者的混合物结晶，从晶形、熔点、熔距来看，也会误认为是纯的。还有的化合物具有双熔点的特性，即在某一温度已经全部熔融，当温度继续上升时又固化，再升温至一定温度又熔化或分解。如汉防己乙素在 176 ℃时熔化，至 200 ℃时又固化，再在 242 ℃时分解。以上这些在测熔点和熔距时均应引起注意。

3. 色谱分析法

色谱分析法目前已成为鉴定结晶纯度常用的方法。一般常用的有薄层色谱(TLC)和纸色谱(PC)等。

天然产物有效成分经过同一溶剂数次重结晶，若晶形一致，色泽均匀，熔点一定且熔距较小，同时在薄层色谱和纸色谱上，经数种不同展开剂展开，均得到不拖尾的近于圆形的一个斑点，一般可认为结晶是纯晶，即是一个单体化合物的结晶。

因此，判定结晶的纯度，要依据具体情况综合分析，必要时可采用高效液相色谱(HPLC)、气相色谱(GC)来检验结晶样品的纯度。若出现单一峰或杂质峰极弱，则可认为样品纯度较为可靠。

第四节　天然产物化学成分结构测定

天然产物化学成分经过提取、分离、纯化和精制成为高纯度的单体化合物后，需要进行鉴定，才可以准确地确定其化学结构。知道化合物确切的化学结构以后，才可以指导人工合成、结构改造，才可以为毒理、药理和药物设计提供可靠的保证和依据。

目前，自天然产物中提取、分离、纯化和鉴定的化学成分已近两万种。所以，在一般天然产物中所得到的单体化合物，往往是前人已研究过的成分，化学结构多已确定。因此，在提纯过程中，通过对化合物理化性质的认识，联系文献中原植物成分的记述，进行综合分析，逐渐缩小探索范围，就有可能针对性地查阅文献，并得出一定结论。近年来，由于新技术、新仪器的发展和应用，特别是色谱和波谱数据，更能有效地帮助鉴定一个已知的成分。如果一时搞不清楚是已知或未知化合物，一般可按下列步骤进行鉴定。

一、物理常数的测定

在进行物理常数测定之前，需要判断化合物的纯度，获得真正的单体是鉴定和研究结构的前提。结晶或重结晶所得的化合物需要测定其熔点、比旋光度；如果是液体化合物，需要测其沸点、比重、折光率及比旋光度等。

二、分子式的测定

确定一个化合物的分子式时，可先进行元素定性分析，再测定各元素在化合物中所占的百分含量，从而求出化合物的实验式。并依据测出的分子量，计算出该化合物的分子式。由这种经典的常规方法求出的分子式，因样品的纯度及含水量等因素的差异，往往只能是近似式，有时还需作较大幅度的调整。对于分子量的测定，过去常用冰点降低法、衍生物推导法、酸碱测定法等；目前最常用的是质谱法，这也是最精确的方法。

三、化合物官能团和分子骨架的推定

化合物的分子式被确定之后，就需要推定官能团和分子结构。一般需要决定该化合物的缺氢因素，准确计算出结构中含有的双键数或环数，并结合所测的物理常数、化学定性实验、化学降解等反应，以及所测 UV、IR、NMR 和 MS 等谱图数据综合分析，以确定化合物含哪些官能团、具何种母核、属于哪类化合物。

四、化合物结构式的确定

以前,用经典的化学方法完全搞清一个化合物分子的立体化学结构,并用全合成加以验证,要做大量的工作,消耗大量样品,花费很多时间。例如吗啡的结构测定工作,包括合成在内,前后达150年之久。现在有了UV、IR、MS、NMR及X射线晶体衍射等许多新的物理分析手段,而且在仪器性能和使用方法上不断改进,多具有灵敏度高、选择性强、样品用量少以及快速、简便的特点,使测定天然产物成分结构工作进入了一个新的阶段。例如,青蒿素由提取、分离、纯化到结构全合成不过5年左右就全部完成了。

总的来说,天然产物化学结构的测定需要许多方法的综合使用,除用常规的化学和物理手段测定元素组成、化学性质、物理性质(如比重、熔点、沸点、黏度、表面张力等)来进行结构鉴定之外,还经常需要使用近代波谱技术,如光学光谱分析、质谱、电子显微镜等方法对物质的结构进行测定。近代波谱技术具有微量、快速、准确等特点,已经成为广大药学工作者必须掌握的一门技术。当然,近代波谱技术的应用,也不能完全替代多年积累的化学方法,如显色反应、化学降解及衍生物制备等。在天然产物成分的结构鉴定工作中,许多富有成果的报道总是两者互相配合的结果。确定一个天然产物有效成分的分子结构是一个系统工程,是一项较复杂的工作,涉及面广,很难有一个严格的研究程序,往往是化学工作、仪器分析、植物化学分类学及文献工作的互相配合、综合分析而获得的结果。

第四章　天然产物结构测定中常用的波谱技术

天然药物研究中，广泛应用的波谱分析技术有紫外吸收光谱（UV）、红外光谱（IR）、核磁共振谱（NMR）和质谱（MS），通常称为“四大谱学”，其中UV、IR和NMR属于光学光谱分析法的范畴。

第一节　光学光谱分析的基本原理

光学光谱分析是在研究物质的光辐射，或辐射与物质的相互作用的基础上建立分析方法的一门科学。光学光谱分析法可分为光谱分析法和非光谱分析法两大类。光谱分析法以测定物质发射或吸收辐射的波长和强度为基础；非光谱分析法利用辐射与物质作用产生在方向上或物理性质上的变化而进行分析，这类变化有反射、散射、折射、色散、干涉、偏振和衍射等。

光学光谱分析根据产生光谱的基本粒子的不同，可分为原子光谱和分子光谱；根据辐射传递的情况不同，又可分为发射光谱和吸收光谱。

辐射是指电磁波辐射，包括γ射线、硬X射线、软X射线、远紫外线、紫外线、可见光、近红外线、中红外线、远红外线、微波、电子自旋共振和无线电波等，其波长范围见表4-1。

表4-1　电磁波辐射波长范围

电磁波	波长/nm	电磁波	波长/nm
γ射线	5×10^{-4}～0.014	近红外线	780～3000
硬X射线	0.014～0.14	中红外线	3×10^{3}～3×10^{4}
软X射线	0.14～10	远红外线	3×10^{4}～3×10^{5}
远紫外线	10～200	微波	3×10^{5}～10^{9}
紫外线	200～380	电子自旋共振	3 cm
可见光	380～780	无线电波	(0.6～10)m

光谱分析法可按不同的电磁波谱区、产生光谱的基本粒子、辐射传递的情况等进行分类。表4-2列出了不同光谱区相应的光谱分析法，表4-3给出了各种光谱分析法的应用范围。

光学光谱分析法是基于六种现象，即吸收、荧光、磷光、散射、发射和化学发光。其测量仪器的组成虽然略有不同，但大部分的基本元件十分相似。典型的光学光谱分析仪包括五个组件：稳定的辐射源、样品池、波长选择器或频率调制器、辐射检测器、信号处理显示器或记录仪。

表 4-2 光谱区及对应的光谱分析法

光谱区	波长范围/nm	光谱分析法	量子化跃迁类型
γ射线	0.0005～0.14	γ射线光谱学，穆斯堡尔光谱学	原子核
X射线	0.01～10	X射线光谱学：X射线荧光分析法、X射线吸收分析法、X射线散射法、X射线光电子能谱	内层电子跃迁
真空紫外线	10～200	远紫外吸收光谱	价电子
紫外-可见光	200～780	紫外-可见光吸收、发射和荧光光谱	价电子
红外线	$780 \sim 3\times10^5$	红外光吸收光谱，拉曼散射光谱	转动/振动的分子
微波	$3\times10^5 \sim 10^9$	微波吸收	分子的转动
电子自旋共振	3 cm	电子自旋共振波谱	磁场中的电子自旋
无线电波	0.6～10 m	核磁共振波谱	磁场中的核的自旋

表 4-3 光谱分析法的应用范围

方法名称	检出限		相对标准偏差/(%)	主要用途
	g(绝对)	$\mu g\cdot g^{-1}$(绝对)		
原子发射光谱法		$10^{-4}\sim10^{2}$	1～20	微量多元素连续或同时测定
原子吸收光谱法	$10^{-15}\sim10^{-9}$(非火焰)	$10^{-3}\sim10^{1}$(火焰)	0.5～10	微量单元素分析等
原子荧光光谱法	$10^{-15}\sim10^{-9}$	$10^{-3}\sim10^{1}$	0.5～10	微量单元素分析等
紫外-可见吸收光谱法		$10^{-3}\sim10^{2}$	1～10	有机物定性定量
分子荧光光谱法		$10^{-3}\sim10^{4}$	1～50	有机物定性定量
红外光谱法		$10^{3}\sim10^{6}$	5～20	结构分析及有机物定性定量
拉曼光谱法		$10^{3}\sim10^{6}$	5～20	结构分析及有机物定性定量
核磁共振波谱法		$10^{1}\sim10^{6}$	1～10	结构分析
顺磁共振波谱法			半定量	结构分析
X射线荧光法	$10^{-9}\sim10^{-6}$	$10^{-1}\sim10^{2}$	0.1～10	常量多元素同时测定
俄歇电子能谱法		$10^{3}\sim10^{5}$	5～20	表面及薄层分析
穆斯堡尔光谱法		$10^{1}\sim10^{3}$	半定量	结构分析
中子活化法		$10^{-3}\sim10^{-1}$	2～10	微量分析等
电射探针		$10^{2}\sim10^{4}$	10～50	微区分析
电子探针		$10^{2}\sim10^{3}$	5	微区分析
离子探针		$10^{-1}\sim10^{0}$	半定量	微区分析

光谱分析中常用的一些术语如下：

波长 λ：指在周期波传播方向上，相邻两波同相位点间的距离，单位有米(m)、分米(dm，10^{-1} m)、厘米(cm，10^{-2} m)、毫米(mm，10^{-3} m)、微米(μm，10^{-6} m)、纳米(nm，10^{-9} m)、皮米(pm，10^{-12} m)等。

波数 σ：指每厘米中所含波的数目，即等于波长的倒数，单位为 cm^{-1}。

频率 ν：单位时间内电磁辐射振动周数，单位有赫兹(Hz；s^{-1})、千赫兹(kHz；ms^{-1}，10^3 Hz)、兆赫兹(MHz；μs^{-1}，10^6 Hz)、吉赫兹(GHz；ns^{-1}，10^9 Hz)、太赫兹(THz；ps^{-1}，10^{12} Hz)、皮赫兹(pHz；fs^{-1}，10^{15} Hz)等。电磁辐射频率、波长和运行速度 v 三者间的关系为

$$v=\nu\lambda$$

在真空中，辐射的速度与频率无关，此速度以符号 c 表示，其值为 299 792 458 $m\cdot s^{-1}$。无论在真空还是空气中，上式可用三位有效数字表示为

$$c=\nu\lambda=3.00\times10^{8}\ \mathrm{m\cdot s^{-1}}=3.00\times10^{10}\ \mathrm{cm\cdot s^{-1}}$$

入射辐射(光)通量 ϕ_0:射到介质表面的辐射(光)通量,单位为 W(瓦特)。

透射辐射(光)通量 ϕ_{tr}:从介质内部出射的辐射(光)通量,单位为 W(瓦特)。

净吸收辐射(光)通量 ϕ_a:入射辐射(光)通量与透射辐射(光)通量之差,即 $\phi_a=\phi_0-\phi_{tr}$,单位为 W(瓦特)。

透射:能保持波长不变地穿过介质的辐射现象。

透射比 τ:透射辐射(光)通量和入射辐射(光)通量之比,亦称透光率,$\tau=\frac{\phi_{tr}}{\phi_0}$。

吸光度 A:透射比倒数的对数,即 $A=\lg\frac{1}{\tau}$ 。

吸收:辐射能与物质作用时,所发生的辐射能减少并使物质内能增加的过程。

吸收比 α:净吸收辐射(光)通量与入射辐射(光)通量之比,即 $\alpha=\frac{\phi_a}{\phi_0}$。

厚度 L:吸收池的两个平行且透光的内表面之间的距离,单位为 mm(毫米)或 cm(厘米)。

光路长度 b:光通过吸收池内物质的入射面和出射面之间的路程。

参比辐射(光)通量 ϕ_r:单色辐射(光)通过参比物质并到达检测器的辐射(光)通量,单位为 W(瓦特)。

试样辐射(光)通量 ϕ_s:单色辐射(光)通过待测物质并到达检测器的辐射(光)通量,单位为 W(瓦特)。

百分透射率 τ':试样辐射(光)通量与参比辐射(光)通量之比,用百分率表示:

$$\tau'=\frac{\phi_s}{\phi_r}\times100\%$$

特征部分内吸光度(通称特征吸光度)A_c:由物质中某一种组分引起的部分内吸光度:

$$A_c=\lg\frac{\phi_s}{\phi_r}$$

质量浓度 ρ:溶质的质量和溶液体积之比,单位为 $\mathrm{kg\cdot m^{-3}}$(千克每立方米)或 $\mathrm{g\cdot L^{-1}}$(克每升)。

物质的量浓度 c:溶质的物质的量和溶液体积之比,单位为 $\mathrm{mol\cdot L^{-1}}$(摩尔每升)。

质量吸光系数 α:厚度以厘米表示、浓度以克/升表示的吸光系数,单位为 $\mathrm{L\cdot cm^{-1}\cdot g^{-1}}$(升每厘米克)。

$$\alpha=\frac{A_c}{L\rho}$$

摩尔吸光系数 ε:厚度以厘米表示、浓度以摩尔/升表示的吸光系数,单位为 $\mathrm{L\cdot cm^{-1}\cdot mol^{-1}}$(升每厘米摩尔)。

$$\varepsilon=\frac{A_c}{Lc}$$

第二节　紫外吸收光谱

紫外吸收光谱(UV)常用波长为 200～380 nm 的紫外光为光源,依次照射一定浓度的样品溶液,分别测量其吸光度,并用波长对吸光度或摩尔吸光系数作图而得的吸收光谱图。现在,通常将紫光谱仪扩展成紫外-可见吸收光谱仪,吸收波长为 185～900 nm。

分子的紫外-可见吸收光谱是由价电子能级的跃迁而产生的,通常电子能级间隔为 1～20 eV,这一能量恰好处于紫外-可见光区。每一个电子能级之间的跃迁,都伴随分子的振动能级和转动能级的变化,因此,电子跃迁的吸收线就变成了含有分子振动和转动精细结构的较宽的谱带。

有机化合物最主要的电子跃迁类型有:① 成键轨道与反键轨道之间的跃迁,即 $\sigma\rightarrow\sigma^*$,$\pi\rightarrow\pi^*$;② 非键电子激发到反键轨道,即 $n\rightarrow\sigma^*$,$n\rightarrow\pi^*$;③ 电荷迁移跃迁,即在光能激发下,导致电荷从化合物的一部分迁移至另一部分。

金属配合物的主要电子跃迁类型有:① 配位体微扰的金属离子 d-d 电子跃迁和 f-f 电子跃迁;② 电荷迁移跃迁,配合物的电荷迁移跃迁可分为:配位体→金属的电荷转移、金属→配位体的电荷转移、金属→金属间的电荷转移;③ 金属离子微扰的配位体内电子跃迁。

部分电子跃迁如表 4-4 所示。

表 4-4 电子跃迁一览表

化合物	跃迁类型	λ_{max}/nm	ε_{max}	溶剂
乙烷	$\sigma\rightarrow\sigma^*$	135	10000	气态
CH_3I	$n\rightarrow\sigma^*$	257.5	370	异辛烷
CH_3OH	$n\rightarrow\sigma^*$	184	150	—
乙烯	$\pi\rightarrow\pi^*$	165	10000	气态
丙酮	$\pi\rightarrow\pi^*$	166	16000	蒸气
	$n\rightarrow\sigma^*$	194	9000	—
	$n\rightarrow\pi^*$	274	13.6	—
苯	芳香族 $\pi\rightarrow\pi^*$	184	68000	己烷
	芳香族 $\pi\rightarrow\pi^*$	204	8800	—
	芳香族 $\pi\rightarrow\pi^*$	254	250	—
Cr^{3+}-EDTA	d-d	538	266	水
Fe(Ⅲ)-(8-羟基喹啉)$_3$	L→M 电荷转移跃迁	581	4000	水
Fe(Ⅱ)-(1,10-二氮杂菲)$_3$	M→L 电荷转移跃迁	510	11200	水
硅(磷砷)钼蓝	M→M 电荷转移跃迁	—	—	—
Sn(Ⅳ)-邻苯二酚紫	$\pi\rightarrow\pi^*$	555	65000	水

化合物分子吸收了紫外光,引起分子价电子的跃迁,即由基态吸收一定能量后被激发到高能级的激发态。所吸收能量的大小(ΔE)与化合键的类型有关,也就是与化合物的结构有关。σ 键、π 键和孤对电子 n(p)的 ΔE 可用图 4-1 表示。

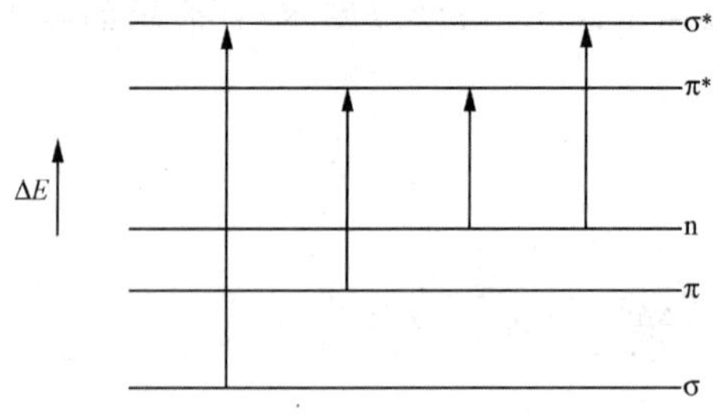

图 4-1 各种化学键之间 ΔE 示意图

从图 4-1 中可见，几种分子轨道能级的高低顺序是：$\sigma<\pi<n<\pi^*<\sigma^*$；分子轨道间可能的跃迁有：$\sigma\to\sigma^*$、$\sigma\to\pi^*$、$\pi\to\sigma^*$、$n\to\sigma^*$、$\pi\to\pi^*$ 和 $n\to\pi^*$ 六种。但由于与 σ 成键和反键轨道有关的四种跃迁：$\sigma\to\sigma^*$、$\sigma\to\pi^*$、$\pi\to\sigma^*$ 和 $n\to\sigma^*$ 所产生的吸收谱多位于真空紫外区（0～200 nm），而 $\pi\to\pi^*$ 和 $n\to\pi^*$ 两种跃迁的能量相对较小，相应波长多出现在紫外-可见光区。

（1）**$\sigma\to\sigma^*$ 跃迁**：由于 σ 键结合比较牢固，电子从 σ 轨道跃迁到 σ^* 轨道需要很高的能量，大约需要 780 kJ/mol，所以 $\sigma\to\sigma^*$ 跃迁是一种高能跃迁。这类跃迁对应的吸收波长大都在真空紫外区。例如，乙烷的 $\sigma\to\sigma^*$ 跃迁吸收波长为 135 nm，环丙烷的 $\sigma\to\sigma^*$ 跃迁吸收波长为 190 nm。由于饱和烃类的吸收波长都在真空紫外区，或者说近紫外区是透明的，所以常用作测定紫外-可见吸收光谱的溶剂。

（2）**$n\to\sigma^*$ 跃迁**：如果分子中含有氧、氮、硫、卤素等原子，则能产生 $n\to\sigma^*$ 跃迁。$n\to\sigma^*$ 跃迁的能量比 $\sigma\to\sigma^*$ 跃迁的能量低得多，但这类跃迁所引起的吸收波长仍低于 200 nm，只有当分子中含有硫、碘等电离能较低的原子时，$n\to\sigma^*$ 跃迁的吸收波长才高于 200 nm。例如，甲硫醇和碘甲烷的 $n\to\sigma^*$ 跃迁的吸收波长分别为 227 nm 和 258 nm。$n\to\sigma^*$ 跃迁所产生的吸收强度比较弱。

（3）**$\pi\to\pi^*$ 跃迁**：不饱和化合物及芳香化合物除含 σ 电子外，还含有 π 电子。π 电子比较容易受激发，电子从成键 π 轨道跃迁到反键 π^* 轨道所需能量比较低。一般，只含孤立双键的乙烯、丙烯等化合物，其 $\pi\to\pi^*$ 跃迁的吸收波长在 170～220 nm 范围内，但吸收强度很强。如果烯烃上存在取代基或烯键与其他双键共轭，$\pi\to\pi^*$ 跃迁的吸收波长将移到近紫外区。

芳香族化合物存在环状共轭体系，$\pi\to\pi^*$ 跃迁会出现三个吸收带。例如，苯的三个吸收带波长分别为 184 nm、203 nm 和 256 nm。

（4）**$n\to\pi^*$ 跃迁**：从图 4-1 可看出，$n\to\pi^*$ 跃迁所需要的能量最低，所以它产生的吸收波长最长，但吸收强度很弱。例如，丙酮中羰基能产生 $n\to\pi^*$ 跃迁，其吸收波长为 280 nm。

电子跃迁类型与分子结构及其包含的基团有密切的关系，因此可以根据分子结构来预测可能产生的电子跃迁。例如，饱和烃只有 $\sigma\to\sigma^*$ 跃迁；烯烃有 $\sigma\to\sigma^*$ 跃迁，也有 $\pi\to\pi^*$ 跃迁；脂肪族醚则有 $\sigma\to\sigma^*$ 跃迁和 $n\to\sigma^*$ 跃迁；而醛、酮同时存在 $\sigma\to\sigma^*$、$n\to\sigma^*$、$\pi\to\pi^*$ 和 $n\to\pi^*$ 四种跃迁。反之，也可以根据紫外吸收带的波长及电子跃迁类型来判断化合物中可能存在的吸收基团。

因此，当分子结构中具有共轭双键、生色基团和共轭体系的助色基团，即在分子中具有产生 $\pi\to\pi^*$、$n\to\pi^*$ 跃迁和某些 $n\to\sigma^*$ 跃迁的化合物，才能在紫外-可见光区产生紫外吸收光谱。

一、生色团和助色团

1. 生色团

早在 1876 年 Witt 就引入了生色团的概念，认为有机化合物的颜色是与化合物存在某种基团有关，例如—N═N—、—N═O 等，这些基团使物质具有颜色，故称为生色团。现在我们知道，所谓生色团，就是能在一分子中导致在 200～1000 nm 的光谱区内产生特征吸收带的具有不饱和键和未共享电子对的基团。表 4-5 和表 4-6 列举了若干孤立生色团和共轭生色团的紫外吸收光谱数据。

表 4-5　若干典型的孤立生色团的紫外吸收谱带

生色团	实　例	λ_{max}/nm	ε	溶　剂
>C=C<	$H_2C=CH_2$	171	15530	气体
	$C_6H_{13}CH=CH_2$	177	13000	正庚烷
$-C\equiv CCH_3$	$C_5H_{11}C\equiv CCH_3$	170	10000	正庚烷
—C=O (酮)	CH_3COCH_3	166	16000	气体
		189	900	正己烷
		270.6	15.8	乙醇
—C=O (醛)	CH_3CHO	180	10000	气体
		293.4	11.8	正己烷
—COOH	CH_3COOH	204.0	41	水
$-CONH_2$	CH_3CONH_2	178	9500	正己烷
		214	60	水
—COCl	CH_3COCl	220	100	正己烷
—N=N	CH_2N_2	≈410.0	≈1200	气体
	$CH_3N=NCH_3$	339	5	乙醇
—N=O	C_4H_9NO	300.0	100	乙醚
$-NO_2$	CH_3NO_2	201	5000	甲醇
		271.0	186	乙醇
$-ONO_2$	$C_2H_5ONO_2$	270.0	12	二氧杂环己烷
—O—N=O	$C_8H_{17}ONO$	230.0	2200	己烷
—C=N	$C_6H_5CNC_6H_5$	220.0	70	乙醚
$-S\rightarrow O$	$C_6H_{11}SOCH_3$	210.0	1500	乙醇
$-CO_2R$	$CH_3COOC_2H_5$	211	57	乙醇
>S(→O)=O	$(CH_3)_2SO_2$	<180	—	—

表 4-6　共轭生色团的吸收谱带

生色团	化合物	$\pi\rightarrow\pi^*$ 吸收带（K 吸收带）		$n\rightarrow\pi^*$ 吸收带（R 吸收带）	
		$\lambda_{max}/\mu m$	ε_{max}	$\lambda_{max}/\mu m$	ε_{max}
C=C—C=C	1,3-丁二烯	217	21000	—	—
	2,3-丁二烯	217	20900	—	—
C≡C—C≡C	二甲基丁二炔	—	—	—	—
C=C—C≡C	乙烯基乙炔(CH_2=CH—C≡CH)	219	7600		
C=C—C=O	巴豆油醛(CH_3—CH=CH—CHO)	218	18000	321	30
C=C—C=O	3-戊烯-2-酮(CH_3—CH=CH—CO—CH_3)	224	9750	314	38
C=N—N=C	丁嗪	205	13000	—	—
C≡C—CO—C—	1-乙炔-3-酮(C_3H_7—CO—C≡CH)	214	5000	308	20
C=C—C=O	丁二酮	—	—	435	18
C=C—COOH	顺式巴豆酸(CH_3—CH=CH—COOH)	206	13500	242	250
—C≡C—COOH	正丁基丙炔酸(C_4H_9—C≡C—COOH)	≈210	6000	—	—
C=C—C=N	CH_2=CHCH=NC_4H_9	219	25000	—	—

（续表）

生色团	化合物	π→π* 吸收带（K 吸收带）		n→π* 吸收带（R 吸收带）	
		$\lambda_{max}/\mu m$	ε_{max}	$\lambda_{max}/\mu m$	ε_{max}
C═C—C≡N	CH_2═C(—CH_3)—C≡N	215	680	—	—
C═C—NO_2	1-硝基-丙烯（CH_3—CH═CH—NO_2）	299	940	233	9800
HO—C(═O)—C(═O)—OH	草酸	≈185	4000	250	—
C═C—C═C—C═C	CH_2═CH—CH═CH—CH═CH_2	258	35000	—	—
C═C—C≡C—C═C	CH_2═CH—C≡C—CH═CH—CH(CH_3)—CH_3	257	17000	—	—
C═C—C═C—NO_2	CH_3—CH═CH—CH═CH—NO_2	298	12500	—	—

2. 助色团

助色团可分为吸电子助色团和给电子助色团。吸电子助色团是一类极性基团，给电子助色团是带有未成键 p 电子的杂原子基团。助色团对苯取代衍生物吸收的影响和对乙烯取代衍生物吸收的影响见表 4-7～4-9。

表 4-7　助色团对苯取代衍生物的影响①

取代基 R	E_2 带		B 带	
	λ_{max}/nm	$\varepsilon/10^3$	λ_{max}/nm	$\varepsilon/10^3$
—H	204	7.9	256	0.2(b)
—NO_2	269	7.8	—	—
—CH═CH_2	244	12	252	6.5(b)
—CHO	244	15	280	1.5(b)
—$COCH_3$	240	13	278	1.1(b)
—C≡CH	236	12.5	278	0.7(c)
—COOH	230	13	270	0.8(a)
—CN	224	13	271	1.0(a)
—Cl	210	7.4	264	0.2(b)
—Br	210	7.9	261	0.2(b)
—I	207	7.0	257	0.7(b)
—NH_3^+	203	7.5	254	0.2(a)
—$N(CH_3)_2$	251	14	298	2.1(b)
—SH	236	10	269	0.7(c)
—O^-	235	9.4	287	2.6(a)
—NH_2	230	8.6	280	1.4(a)
—OCH_3	217	6.4	269	1.5(a)
—CH_3	207	7.0	261	0.2(b)

①表中 a 为水溶液，b 为乙醇，c 为己烷。

表 4-8　二取代苯($R_1—C_6H_4—R_2$)的吸收带

取代基		对位取代		间位取代				邻位取代			
				200 nm 吸收带		260 nm 吸收带		200 nm 吸收带		260 nm 吸收带	
R_1	R_2	λ_{max}/nm	ε_{max}	λ_{max}/nm	ε_{max}	λ_{max}/nm	ε_{max}	λ_{max}/nm	ε_{max}	λ_{max}/nm	ε_{max}
CH_3	CN	237	17200	229.5	11000	276	290	228.5	11100	276.5	1440
Cl	COOH	241	16300	231.5	9100	283	1080	229	5900	280	370
Cl	NO_2	280	10300	264	7100	313	1300	260	4000	310	1400
NO_2	CH_3	285	9250	273	7300	315	1300	266	5300	325	1300
NO_2	OH	317.5	10000	273.5	6000	333	1960	278.5	6600	351	3200
NO_2	NH_2	387	13500	280	4800	358	1450	282.5	5400	412	4500
NO_2	COOH	258.0	11000	255	3470	—	—	255	7600	—	—
NO_2	NO_2	266	14500	241.5	16300	305	1100	—	—	—	—
NH_2	COOH	284	14000	250	2400	310	650	248	3900	327	1940
NH_2	COOH	311.5	17100	—	—	—	—	—	—	—	—
NH_2	CN	270	19800	236.5	8200	308	2400	—	—	—	—
OH	CHO	283.5	16000	254.5	10100	314	2500	256	12600	324	3400
OH	COOH	255	13900	236.5	7500	296	2500	237	9000	302.5	3600
OH	$COCH_3$	275	14300	250.5	9100	308	2300	252.5	10900	324	3300

表 4-9　乙烯分子引入助色团后 λ_{max} 的增加

取代基	NR_2	OR	SR	Cl	CH_3
吸收峰波长增加/nm	40	30	45	5	5

如果化合物具有紫外吸收光谱，则可根据紫外吸收光谱曲线最大吸收峰的位置及吸收峰的数目和摩尔吸光系数来确定化合物的基本母核，或是确定化合物的部分结构。

紫外光谱从一个侧面反映了分子结构的内在联系，它可以提供许多有关结构推测的线索。如诱导效应、共轭效应及同分异构、顺反异构、空间位阻等现象，紫外光谱均可给出衡量的依据，这对天然产物成分结构的研究有重要价值。

二、确定检品是否为某已知化合物

带有发色团的天然产物成分，其紫外吸收峰的位置及相对强度已经作为一般物理常数用于结构鉴定工作。当有标准品时，可将检品与标准品的紫外光谱进行对照，若两个化合物相同，其紫外光谱应完全相同。但由于紫外光谱是分子价键电子跃迁所产生的，所以，UV 中出现的吸收峰只能显示分子中部分结构的特征，而不能显示整个分子的细微结构。因此，紫外光谱图相同，也不一定为相同的分子(图 4-2)。如果无标准品作对照，则可查找有关光谱文献及卡片进行核对。

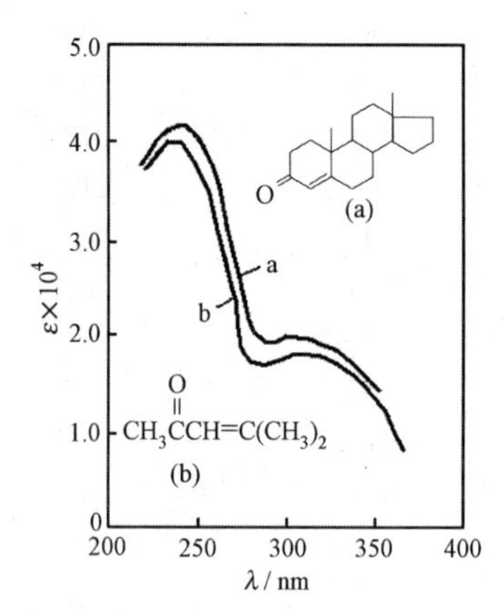

图 4-2　胆甾-4-烯酮(a)和异叉丙酮(b)的紫外吸收光谱图

三、确定未知不饱和化合物的结构骨架

紫外光谱是研究不饱和有机化合物结构常用的方法之

一，对于确定分子中是否含有某种发色团（即不饱和部分的结构骨架）是很有帮助的。

四、异构体的确定

天然产物成分构型不同，其紫外光谱的 λ_{max} 也不同。由于空间位阻的原因，通常反式（*trans*）异构体的共轭效应较完善，吸收峰的 λ_{max} 及 ε_{max} 值均较相应的顺式（*cis*）异构体大。所以，据此即可判断化合物是顺式或反式构型。

由于紫外吸收光谱图形比较简单，而且不同的化合物也可能具有相同的紫外吸收光谱，因此不能只根据紫外吸收光谱相同即判断是同一化合物。但如果是同一化合物，则必定有相同的紫外吸收光谱。

第三节　红外吸收光谱

一、红外吸收光谱的原理

分子的能量主要由平动能量、振动能量、电子能量和转动能量构成。其中振动能级的能量差为 $8.01\times10^{-21}\sim1.60\times10^{-19}$ J，与红外线的能量相对应。以连续波长的红外光为光源照射样品，所测得的吸收光谱称红外吸收光谱，简称红外光谱。当用红外光照射样品时，此辐射不足以引起分子中电子能级的跃迁，但可以被分子吸收引起振动和转动能级的跃迁。在红外谱区实际所测得的谱图是分子振动、分子转动运动及它们的加和表现，故红外光谱亦称为振转光谱。按红外光波长不同，将红外吸收光谱划分为三个区域，如表 4-10 所示。

表 4-10　红外区的划分

区域	$\lambda/\mu m$	σ/cm^{-1}	能级跃迁类型
近红外区	0.75～2.5	13300～4000	分子化学键如 O—H、N—H 及 C—H 等振动的倍频和组合频
中红外区	2.5～25	4000～400	化学键振动和转动的基频
远红外区	25～1000	400～10	分子的纯转动能级跃迁以及晶体的晶格振动

注：通常所说的红外光谱是指中红外区。

物质分子吸收红外光发生振动和转动能级跃迁，必须满足两个条件：① 红外辐射光量子具有的能量等于分子振动能级能量差 ΔE；② 分子振动时必须伴随偶极矩的变化，具有偶极矩变化的分子振动是红外活性振动，否则为非红外活性振动。

由经典力学或量子力学均可推出双原子分子振动频率的计算公式为

$$\nu=\frac{1}{2\pi c}\sqrt{\frac{k}{\mu}}\quad (\mathrm{Hz}) \tag{4-1}$$

用波数作单位时，

$$\sigma=\frac{1}{2\pi c}\sqrt{\frac{k}{\mu}}\quad (\mathrm{cm^{-1}}) \tag{4-2}$$

式中，k 为键力常数（$dyn\cdot cm^{-1}$）；μ 为折合质量（g），$\mu=\frac{m_1m_2}{m_1+m_2}$，其中 m_1、m_2 分别为两原子的质量；c 为光速。

若键力常数 k 单位为 $N\cdot cm^{-1}$，折合质量 μ 采用原子质量单位（$u=1.65\times10^{-24}$ g），上式

可简化为

$$\sigma = 1307\sqrt{\frac{k}{\mu}} \quad (\mathrm{cm}^{-1}) \tag{4-3}$$

表 4-11 给出了部分键的伸缩振动力常数，表中的力常数除已注明者外，都是由简谐振动频率 ω_e 推算出来的。

表 4-11 键的伸缩振动力常数

键	化学式	$\frac{k}{N \cdot cm^{-1}}$	键	化学式	$\frac{k}{N \cdot cm^{-1}}$	键	化学式	$\frac{k}{N \cdot cm^{-1}}$
H—H	H_2	5.75	C—C	CH_3CN	5.16	P—P	P_2	5.56
Be—H	BeH	2.27	C—F	CF	7.42	P—O	PO	9.45
B—H	B_2H_6	3.05		CH_3F	5.71	O—O	O_2	11.77
C—H	CH	4.48	C—Cl	CCl	3.95		O_3	5.74
	CH_4	5.44		CH_3Cl	3.44	S—O	SO	8.30
	C_2H_6	4.83		$CCl_2{=}CH_2$	4.02		SO_2	10.33
	CH_3CN	5.33	C—Br	CH_3Br	2.89	S—S	S_2	4.96
	CH_3Cl	5.02	C—I	CH_3I	2.34	F—F	F_2	4.70
	$CCl{=}CH_2$	5.57	C—O	CO	19.02	Cl—F	ClF	4.48
	HCN	6.22		CO_2	16.00	Br—F	BrF	4.06
N—H	NH	5.97		OCS	16.14	Cl—Cl	Cl_2	3.23
O—H	OH	7.80		CH_3OH	5.42	Br—Cl	BrCl	2.82
	H_2O	8.45	C—S	CS	8.49	Br—Br	Br_2	2.46
P—H	PH	3.22		CS_2	7.88	I—I	I_2	1.72
S—H	SH	4.23		OCS	7.44	Li—Li	Li_2	0.26
	H_2S	4.28	C—N	CN	16.29	Li—Na	LiNa	0.21
F—H	HF	9.66		HCN	18.78	Na—Na	Na_2	0.17
Cl—H	HCl	5.16		CH_3CN	18.33	Li—F	LiF	2.50
Br—H	HBr	4.12		CH_3NH_2	5.12	Li—Cl	LiCl	1.43
I—H	HI	3.14	C—P	CP	7.83	Li—Br	LiBr	1.20
Li—H	LiH	1.03	Si—Si	Si_2	2.15	Li—I	LiI	0.97
Na—H	NaH	0.78	Si—O	SiO	9.24	Na—F	NaF	1.76
K—H	KH	0.56	Si—F	SiF	4.90	Na—Cl	NaCl	1.09
Rb—H	RbH	0.52	Si—Cl	SiCl	2.63	Na—Br	NaBr	0.94
Cs—H	CsH	0.47	N—N	N_2	22.95	Na—I	NaI	0.76
C—C	C_2	12.16		N_2O	18.72	Be—O	BeO	7.51
	$Cl_2C{=}CH_2$	8.34	N—O	NO	15.95	Mg—O	MgO	3.48
	C_2H_6	4.50		N_2O	11.70	Ca—O	CaO	3.61

二、简正振动和振动类型

1. 简正振动

描述分子振动状态的自由度有 $3n-6$ 个，对于线性分子有 $3n-5$ 个，即当分子有 n 个原子数时，分子中有 $3n-6$ 个或 $3n-5$ 个简正振动方式。

所谓简正振动是指这样一种振动状态：分子质心保持不变，整体不转动，每个原子都在其平衡位置附近作简谐振动，其振动频率和位相都相同，即每个分子都在同一瞬间通过其平衡位置，而且同时到达其最大位移值。分子中任何一个复杂振动都可以看成是简正振动的叠加。

非线性分子有 $3n-6$ 个基频，可用下列方程式计算属于每一种振动类型的基频数：

$$N_i = \frac{1}{N_g}\sum n_e \xi(R)\chi_i(R) \tag{4-4}$$

式中，N_i 为振动类型 i 的基频数；n_e 为每一类型中元的数目；N_g 为群中元数，$N_g = \sum n_e$；$\chi_i(R)$ 是振动类型 i 和操作 (R) 的迹（或特征数）。

对于专一的转动　　$\xi(R)=(U_R-2)(1+2\cos\phi)$

对于非专一的转动　　$\xi(R)=U_R(-1+2\cos\phi)$

式中，U_R 为在对称操作中保持不动的原子数，ϕ 为对称数操作中转动的角度。

当用(4-4)式计算某个分子的各种振动类型基频数时，首先要确定该分子属于什么点群，然后查出属于该点群的特征表，则 N_g、n_e 的 $\chi_i(R)$ 都可从表中查出，$\xi(R)$ 从上面公式计算，代入公式(4-4)就可算出 N_i。

具有红外活性振动的基频数目可用下列公式求出：

$$N_i(M) = \frac{1}{N_g}\sum n_e \chi_M(R)\chi_i(R) \tag{4-5}$$

式中，$\chi_M(R)=\pm1+2\cos\phi$，其他符号的意义同公式 (4-4)。

$\chi_M(R)$ 是各个转动对称操作产生的位移坐标变换矩阵的迹，它和偶极矩的变换矩阵的迹相同，对于正常转动 $\chi_M(R)=1+2\cos\phi$，非对于正常转动 $\chi_M(R)=-1+2\cos\phi$。

每种简正振动都有其特定的振动频率，但红外光谱中基频谱带的数目常小于振动自由度，其原因有：① 简并，不同振动类型有相同振动频率；② 非红外活性振动；③ 由于仪器分辨率低，灵敏度不够，测量波长范围窄。

红外光谱的吸收峰除基频外，还有倍频峰和合频峰。倍频峰是由基态($\nu=0$)跃迁到 $\nu=1$，2，3，…激发态引起的，一般一级倍频峰($\nu=2$)的强度仅为基频峰的 1/10～1/100。合频峰是在两个以上基频峰波数之和($\sigma_1+\sigma_2+\cdots$)或差($\sigma_1-\sigma_2-\cdots$)处出现的吸收峰，吸收强度比基频峰弱得多。

2. 红外光谱中振动类型及其表示符号

为更直观地描述分子振动，可采用化学键键长或键角的改变来表示，并引入对称的概念。分子的振动类型可分为两大类：伸缩振动，是指原子沿键轴方向伸缩，使键长发生变化的振动；变形振动，它是官能团键角发生周期变化的振动。各种振动形式的名称和符号见表 4-12。伸缩振动和变形振动方式的描述见图 4-3。

表 4-12　各种振动形式的名称和符号

振动类型	振动名称	符号	振动名称	符号
伸缩振动	对称伸缩振动	ν^s	不对称伸缩振动	ν^{as}
变形振动	对称变形振动	δ^s	不对称变形振动	δ^{as}
	面内弯曲振动	β	面外弯曲振动	γ
	平面摇摆振动	ρ	非平面摇摆振动	ω

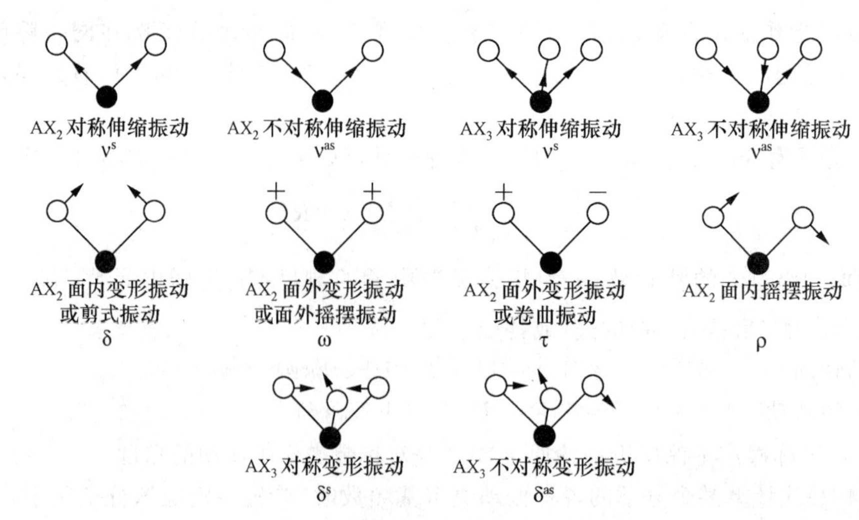

图 4-3　伸缩振动和变形(弯曲)振动

＋ 表示由纸面向外；－表示由纸面向内

三、红外光谱图

红外吸收光谱(IR)通常是采用 2.5～25 μm(4000～400 cm^{-1})范围内的不同波长的光波为光源，依次照射样品，经自动描绘所得的吸收光谱曲线。其横坐标是波数(cm^{-1})或波长(μm)，纵坐标是百分透光度。由于纵坐标是百分透光度而不是吸光度，故红外吸收光谱曲线和紫外吸收光谱曲线的峰是相反的，即红外吸收光谱中的吸收峰，实际是向下的"谷"。

同紫外吸收光谱相似，红外吸收光谱也是由不同能级吸收光后造成跃迁产生的，差别在于前者为电子跃迁，后者为分子的振动能级和转动能级的跃迁。由于分子振动能级和转动能级较小，因而红外波谱的波长更长，能量更低。

红外光谱最大的特点就是具有特征性，这种特征性与各种类型化学键振动的特征相一致。在对大量标准样品进行测试后发现，不同分子中同一类型的官能团的振动频率相近，都在一个较窄的频率区出现吸收谱带，称为基团频率，即一定官能团总是对应着一定的特征吸收。以上的特点主要是由于在分子中原子间的主要作用力是连接原子的价键力，而决定红外吸收的因素主要是成键原子和力常数。相对同一个基团，这两项在不同分子内的差别不会太大。

红外吸收光谱是化合物分子结构的客观反映。某化合物的红外光谱图同它的熔点、沸点等物理常数一样，是该化合物的特征，尤其是有机化合物的红外吸收峰多达几十个，如同人的指纹一样彼此各不相同，因此用以研究天然产物成分的结构，既简便迅速又可靠，应用十分广泛。在实际结构鉴定工作中，往往并不要求全部测定未知成分的结构，而仅仅要求弄清样品是否为某已知成分，在这种情况下应当用已知的标准图谱或用已知标准品在同一条件下测出的吸收图谱进行核对。若完全相同，通常可以做出最后的决定；若有微小的差别，应当进一步将样品进行精制，然后再进行核对。

应用红外光谱测定分子中的基团，是利用各基团的特征吸收峰出现的波长、强度和形状来判断。具有不同官能团和化学键的化合物的 IR 吸收特征是不同的，这对未知成分化学结构的推测与确定提供了极有价值的信息。此外，IR 还可提供化合物分子的几何构型与立体构象的研究信息。对于结构简单的未知成分测定，可以依靠 IR 提供的图谱，结合其他数据推测其结构；对结构比较复杂的未知成分，尚须配合UV、NMR、MS和经典的化学方法综合判断，方可初步确定其结构。

1. 红外光谱带强度的表示方法

红外光谱中，谱带的强度主要由两个因素决定。一是振动中偶极矩变化程度。瞬间偶极矩变化越大，吸收峰越强。二是能级跃迁的概率，跃迁的概率越大，吸收峰也越强。一般来说，基频($\nu_0 \rightarrow \nu_1$)跃迁概率大，所以吸收较强；倍频($\nu_0 \rightarrow \nu_2$)虽然偶极矩变化大，但跃迁概率很低，所以峰强反而很弱。偶极矩变化的大小与以下三个因素有关。

(1) **原子的电负性**：化学键两端的原子之间电负性差别越大，其伸缩振动引起的偶极矩变化越大，红外吸收越强。故吸收峰强度为$\nu_{O-H} > \nu_{C-H} > \nu_{C-C}$。

(2) **振动方式**：相同基团的各种振动，由于振动方式不同，分子电荷分布也不同，偶极矩变化也不同。通常，不对称伸缩振动的吸收比对称伸缩振动的吸收强度大；伸缩振动的吸收强度比变形振动的吸收强度大。

(3) **分子的对称性**：结构为中心对称的分子，若其振动也以中心对称，则此振动的偶极矩变化为零。如CO_2的对称性伸缩振动没有红外活性。对称性差的振动偶极矩变化大，吸收峰强。

红外光谱的峰强可以用摩尔吸收系数表示：

$$\varepsilon = \frac{l}{cl} \lg \frac{I_0}{I}$$

式中，ε为摩尔吸收系数；c为样品浓度，mol/L；l为吸收池厚度，cm；I_0为入射光强度；I为出射光强度。

通常，当$\varepsilon > 100$时，为极强峰，用vs表示；ε在20～100范围内，为强峰，用s表示；ε在10～20范围内，为中强峰，用m表示；ε在1～10范围内，为弱峰，用w表示；$\varepsilon < 1$时，为极弱峰，用vw表示。

2. 红外吸收光谱中常用的几个术语

(1) 特征峰与相关峰

红外光谱的最大特点是特征性强。复杂分子中存在许多官能团，各个官能团在分子被激发后，都会产生特征吸收。红外光谱的特征性与官能团的特征性是分不开的。通常，同一官能团的振动波数非常相近，总是出现在某一范围内。例如伯胺中的NH_2基和含有NH_2基的化合物，在3500～3100 cm^{-1}频率附近出现吸收峰。因此，将凡是能用于鉴定官能团存在的吸收峰，称为特征峰，其对应的频率称为特征频率。

一个基团存在多个振动形式的吸收峰。习惯上把这些相互依存而又相互可以佐证的吸收峰称为相关峰。例如CH_3基的相关峰有：$\nu_{C-H(as)}$约2960 cm^{-1}，$\nu_{C-H(s)}$约2870 cm^{-1}，ρ_{C-H}约1470 cm^{-1}，$\delta_{C-H(s)}$约1380 cm^{-1}(as表示不对称，s表示对称)。用一组相关峰鉴别基团的存在是个较重要的原则。在一些情况下，由于峰与峰重叠或峰强太弱，并非所有的峰都能观测到，但必须找出主要的相关峰，才能认定基团的存在。

(2) 特征区与指纹区

习惯上把波数在4000～1330 cm^{-1}(波长为2.5～7.5 μm)的区间称为特征频率区，简称特征区。特征区吸收峰较疏，而且每个谱带与基团的对应关系比较明确，容易辨认。各种化合物中官能团的特征频率都位于该区域，在该区域内振动波数较高，受分子其余部分影响小，因而有明显的特征性，它可作为官能团定性的主要依据。在该区域中主要有 ν_{O-H}、ν_{N-H}、$\nu_{C=C-H}$、ν_{C-H}、$\nu_{C=O}$、$\nu_{C\equiv C}$、$\nu_{C\equiv N}$、$\nu_{C=C}$ 等伸缩振动，还包括部分含单键基团的面内弯曲振动的基频峰。

波数在 1330～667 cm^{-1}（波长 7.5～15 μm）的区域称为指纹区。在该区域中出现的谱带大都不具有鲜明的特征性。出现的峰主要是 C—X(X＝C、N、O)单键中伸缩振动及各种弯曲振动。由于这些单键的键强差别不大，原子量又相近，振动耦合现象比较普遍，所以峰带特别密集，犹如人的指纹，故称指纹区。分子结构上的微小变化，都会引起指纹区光谱的明显改变，因此在确定有机化合物时用途很大。

3. 影响基团吸收频率的因素

在双原子分子中，其特征吸收谱带的位置由键力常数和原子折合质量决定。在复杂有机化合物分子中，某一基团的特征吸收频率同时还要受到分子结构和外界条件的影响。同一种基团，由于其周围的化学环境不同，使其特征吸收频率会有所位移，在一个范围内波动。

(1) 外部条件对吸收峰位置的影响

① 物态效应：同一化合物在固态、液态和气态时的红外光谱之间会有较大差异。

② 溶剂效应：用溶液法测定光谱时，使用的溶剂种类不同对图谱会有影响。溶剂溶质的缔合，可以改变溶质分子吸收带的位置及强度。

(2) 分子结构对基团吸收谱带的影响

分子结构对基团吸收谱带的影响一般包括电子效应(诱导效应和共轭效应)的影响，偶极场效应、氢键的影响，位阻效应、耦合作用及互变异构的影响等。

① 诱导效应(I 效应)：分子内某个基团邻近带有不同电负性的取代基时，由于诱导效应引起分子中电子云分布的变化，而引起键力常数改变，使基团吸收频率变化。通常情况下，吸电子基团(－I 效应)使邻近基团吸收波数升高，给电子基团(＋I 效应)使波数降低。

② 共轭效应(C 效应)：在有不饱和键存在的化合物中，共轭体系经常会影响基团吸收频率。共轭效应要求共轭体系有共平面性，它使共轭体系的电子云密度平均化，键长也平均化，比双键略有伸长，比单键略有缩短。共轭体系容易传递静电效应，所以常显著地影响某些基团的吸收位置及强度。共轭体系有"π-π"共轭和"p-π"共轭。基团与吸电子基团共轭(受到－C 效应)，使基团键力常数增加，因此基团吸收频率升高；与给电子基团共轭(受到＋C 效应)，使基团键力常数减小，基团吸收频率降低。共轭的结果总是使吸收强度增加。当一个基团邻近同时存在诱导效应和共轭效应的基团，或存在一个既有诱导效应又有共轭效应的基团时，若两种作用一致，则两个作用互相加强；若两种作用不一致，则总的影响取决于作用强的作用。

③ 偶极场效应：诱导效应和共轭效应是通过化学键起作用的，而偶极场效应是互相靠近的基团之间通过空间起作用的。

④ 张力效应：与环直接连接的环外双键(烯烃、羰基)，环越小环张力越大，双键键力常数也越大，因此环外双键的伸缩振动波数随环数减小其波数越高。环内双键的伸缩振动波数则随环数的减小而降低，环丙烯例外。

⑤ 氢键的影响：氢键的形成使伸缩振动波数移向低波数，吸收强度增强，峰变宽；使变形振动移向高波数，但变化不如伸缩振动显著。特别是形成共轭型六圆环分子内氢键时影响更显著。形成分子内氢键的化合物，图谱不随浓度的变化而变化，而分子间氢键的化合物，图谱会随浓度的变化而改变。

⑥ 位阻效应：共轭效应会使基团吸收频率降低。若分子结构中存在空间位阻，使共轭受到限制，则基团吸收接近正常值。

⑦ 振动耦合：邻近的两个基团同时具有大约相等的频率，就会发生振动耦合，结果产生两个吸收带。在许多化合物中都可以发现这种现象，这些化合物有以下几种：

- 一个碳上含有两个或三个甲基，则在 1395～1350 cm^{-1} 出现两个吸收峰。
- 酸酐上两个羰基互相耦合产生两个吸收带，两峰相距约 60 cm^{-1}。
- 二元酸的两个羰基之间只有 1～2 个碳原子时，会出现两个 $\nu_{C=O}$；相隔三个碳原子则没有这种耦合。
- 具有 RNH_2 和 $RCONH_2$ 结构的化合物，有两个 $\nu_{N=H}$，也是由于耦合产生的。
- 费米共振：当一个倍频或者组合频靠近另一个基频时，则会发生耦合，产生两个吸收带。一般情况下其中一个频率比基频高，而另一个则要低，称为费米共振。

⑧ 互变异构的影响：当有互变异构现象存在时，在红外光谱上能够看到各种异构体的吸收带。各种吸收的相对强度不仅与基团种类有关，而且与异构的百分含量有关。

例　图 4-4 是分子式为 C_8H_8O 的一个化合物 IR 光谱，b. p. ＝202 ℃，试由光谱解析，判断其结构。

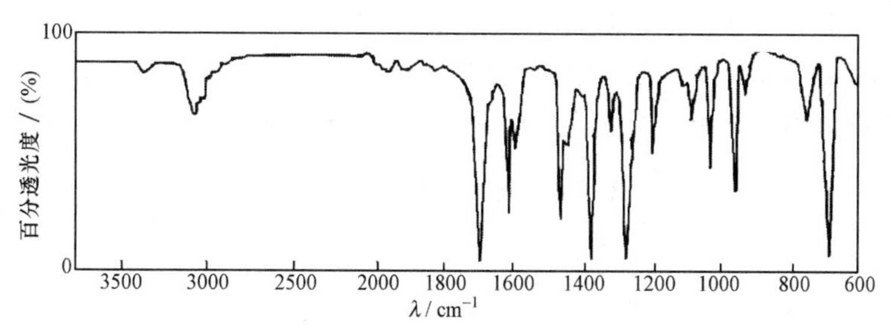

图 4-4　C_8H_8O 的红外光谱图

解　(1) 在 3500～3000 cm^{-1} 缺少任何强峰，证明分子中无—OH。约在 1690 cm^{-1} 处有一个很强的羰基吸收峰，表示可能为醛、酮或酰胺类化合物。但是由于分子式中不具有 N，故酰胺可以排除。又因在 2720 cm^{-1} 附近无醛基的 CH 峰，故知该化合物只能是酮类。

(2) 3000 cm^{-1} 以上的 CH 特征，以及 1600 cm^{-1}、1580 cm^{-1}、700 cm^{-1} 等处的强峰，均显示分子中含有芳香结构。而 700 cm^{-1} 及 750 cm^{-1} 两个峰则进一步提示该化合物可能为单取代苯的衍生物。在 2920 cm^{-1}、2960 cm^{-1} 及 1360 cm^{-1} 处的吸收又示含有 CH_3 基。

综上，由给出分子式 C_8H_8O 中扣除上述结构碎片（单取代苯基—C_6H_5，>C=O，—CH_3），正好全部扣尽。故知该化合物结构式可能为

C_6H_5—C(=O)—CH_3

（苯乙酮）

经与标准光谱复核，并对照 b. p. 等数据，证明上述结论与事实完全符合。

第四节　核磁共振

1946年,美国斯坦福大学和哈佛大学的F. Bloch和E. M. Purcell两个研究组首次观察到核磁共振信号。此后,核磁共振谱学快速发展成为化学家、生物化学家、物理学家以及医学家必不可少的研究工具。在1980年以前,核磁共振谱主要是一维图谱,即只有一个频率坐标和一个信号强度坐标的平面型图谱;1980年以后,随着科学技术的迅速发展,核磁共振谱发展成为二维、三维和多维图谱技术。

一、核磁共振原理

原子核是由质子和中子组成,其中质子数目决定了原子核所带电荷数,质子与中子数之和是原子核的质量。原子核的质量和所带电荷是原子核最基本的属性,表示这两种属性的方法是在元素符号的左上角标出原子核的质量数,左下角标出其所带电荷数(有时也标在元素符号右边,一般较少标出),例如${}_{1}^{1}H$、${}_{1}^{2}D$(或${}_{1}^{2}H$)、${}_{6}^{12}C$等。由于同位素之间有相同的质子数,而中子数不同,即它们所带电荷相同而质量不同,所以原子核的表示方法可简化为只在元素符号左上角标出质量数,如${}^{1}H$、${}^{2}D$(或${}^{2}H$)、${}^{12}C$等。

原子核有自旋运动,在量子力学中用自旋量子数I描述原子核的运动状态。自旋量子数I的值与核的质量数和所带电荷数有关,即与核中的质子数和中子数有关,见表4-13。

表4-13　各种核的自旋量子数

质量数	质子数	中子数	自旋量子数	典型核
偶数	偶数	偶数	0	${}^{12}C$、${}^{16}O$、${}^{32}S$
偶数	奇数	奇数	$n/2(n=2,4\cdots)$	${}^{2}H$、${}^{14}N$
奇数	偶数	奇数	$n/2(n=1,3,5\cdots)$	${}^{13}C$、${}^{17}O$
奇数	奇数	偶数		${}^{1}H$、${}^{19}F$、${}^{31}P$、${}^{15}N$

由表4-13可见,质量数和质子数均为偶数的原子核,如${}^{12}C$、${}^{16}O$、${}^{32}S$等,自旋量子数$I=0$,它们没有核磁共振现象。质量数是偶数、质子数是奇数的原子核自旋量子数为整数,质量数为奇数的核自旋量子数为半整数。所有自旋量子数$I\neq0$的原子核理论上都能产生核磁共振信号,其中以$I=1/2$核的共振研究得最多。但是在有机分子结构研究中,通常测定核磁共振信号的原子核主要为${}^{1}H$和${}^{13}C$,另外,${}^{19}F$、${}^{31}P$、${}^{15}N$等核的核磁共振谱在一些领域也常被采用。在核磁共振谱学中若干重要原子核的性质如表4-14所示。要理解核磁共振谱,必须先了解自旋的原子核在外磁场中的行为。

1. 核角动量和核磁矩

原子核由于自旋,从而使其具有核角动量(P)和磁矩(μ)。角动量是量子化的,可用下式表示:

$$P=\hbar\sqrt{I(I+1)} \tag{4-5}$$

式中,$\hbar=h/2\pi$,h是Plank常数(6.6256×10^{-34} J·s);I是自旋量子数,通称核自旋,核自旋量子数$I=0$、$1/2$、1、$3/2$、2、…、6(部分核的I值见表4-14)。角动量(P)与磁矩(μ)有关,两者为矢量,互成正比关系:

$$\mu=\gamma P \tag{4-6}$$

式中，γ 是一个常数，称为核磁旋比，每种核具有不同的 γ 值，它决定核在核磁共振试验中检测的灵敏度。γ 值大的核，检测的灵敏度高，即共振信号易被观察；反之，γ 值小的核则是不灵敏的。

将式(4-5)和式(4-6)合并，则磁矩(μ)得如下式：

$$\mu=\gamma\hbar\sqrt{I(I+1)} \tag{4-7}$$

核自旋为0的核不具磁矩，因此不产生核磁共振信号，例如^{12}C和^{16}O等。

表 4-14　在核磁共振谱学中若干重要原子核的性质

原子核	核自旋 I	电磁极矩 eQ /(10^{-28} m^2)	天然丰度 /(%)	相对灵敏度①	磁旋比 γ /(10^7 T^{-1}S^{-1})	核磁共振频率/MHz (H_0=2.3488 T)
^{1}H	1/2	—	99.985	1.00	26.7519	100.0
^{2}H	1	2.87×10^{-3}	0.015	9.65×10^{-3}	4.1066	15.351
^{3}H②	1/2	—	—	1.21	28.5350	106.664
^{6}Li	1	$-6.4\times\times10^{-4}$	7.42	8.5×10^{-3}	3.9371	14.716
^{10}B	3	8.5×10^{-2}	19.58	1.99×10^{-2}	2.8747	10.746
^{11}B	3/2	4.1×10^{-2}	80.42	0.17	8.5847	32.084
^{12}C	0	—	98.9	—	—	—
^{13}C	1/2	—	1.108	1.59×10^{-2}	6.7283	25.144
^{14}N	1	1.67×10^{-2}	99.63	1.01×10^{-3}	1.9338	7.224
^{15}N	1/2	—	0.37	1.04×10^{-3}	−2.7126	10.133
^{16}O	0	—	99.96	—	—	—
^{17}O	5/2	-2.6×10^{-2}	0.037	2.91×10^{-2}	−3.6280	13.557
^{19}F	1/2	—	100	0.83	25.1815	94.077
^{23}Na	3/2	0.1	100	9.25×10^{-2}	7.0704	26.451
^{25}Mg	5/2	0.22	10.13	2.67×10^{-3}	−1.6389	6.1195
^{29}Si	1/2	—	4.70	7.84×10^{-3}	−5.3190	19.865
^{31}P	1/2	—	100	6.63×10^{-2}	10.8394	40.481
^{39}K	3/2	5.5×10^{-2}	93.1	$5.08\times\times10^{-4}$	1.2499	4.667
^{43}Ca	7/2	-5.0×10^{-2}	0.145	6.40×10^{-3}	−1.8028	6.728
^{57}Fe	1/2	—	2.19	3.37×10^{-3}	0.8687	3.231
^{59}Co	7/2	0.42	100	0.28	6.3015	23.614
^{119}Sn	1/2	—	8.58	5.18×10^{-3}	−10.0318	37.272
^{133}Cs	7/2	-3.0×10^{-3}	100	4.74×10^{-2}②	3.5339	13.117
^{195}Pt	1/2	—	33.8	9.94×10^{-3}	5.8383	21.499

① 相对灵敏度是指恒定外磁场和相等数目核与^{1}H比较；② ^{3}H是放射性的。

2. 自旋核在外磁场中的行为

(1) 自旋核在外磁场中的进动

当磁核处于一个均匀的外磁场 H_0 中，核因受到 H_0 产生的磁场力作用围绕着外磁场方向做旋转运动，同时仍然保持本身的自旋。这种运动方式称为进动或拉摩进动(Larmor

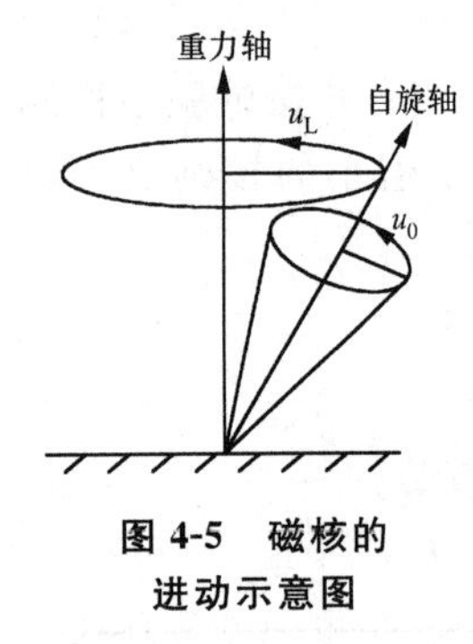

图 4-5 磁核的进动示意图

process)，它与陀螺在地球引力作用下的运动方式相似(图 4-5)。原子核的进动频率由下式决定：

$$\nu_L = \frac{\gamma}{2\pi} H_0 \tag{4-8}$$

式中，γ 为核的磁旋比，H_0 为外磁场强度，ν_L 为核的进动频率。对于指定核，磁旋比 γ 是定值，其进动频率 ν_L 与外磁场强度 H_0 成正比；在同一外磁场中，不同核因 γ 值不同而有不同的进动频率。

(2) 自旋核在外磁场中的取向

自旋核在外磁场中的定向排列(取向)与小磁针在磁场中的定向排列非常相似，只不过核的取向是空间方向量子化的。即一个具有角动量 P 和磁矩 μ 的原子核放在外磁场 H_0 中，其角动量的取向即沿磁场方向的分量 P_z 是整数或半整数，取向的数目决定于磁量子数 m，即符合下式：

$$P_z = m\hbar \tag{4-9}$$

式中，m 是磁量子数，其值为 $m = I、I-1、I-2、\cdots、-I$，由此可清楚看出，角动量和磁矩在外磁场中共有 $2I+1$ 个值，即共有 $2I+1$ 个取向。对于 ^{1}H 和 ^{13}C 核，其 $I=1/2$，所以各有 2 个取向；而 ^{2}H 和 ^{14}N，其 $I=1$，故各有 3 个取向(图 4-6)。

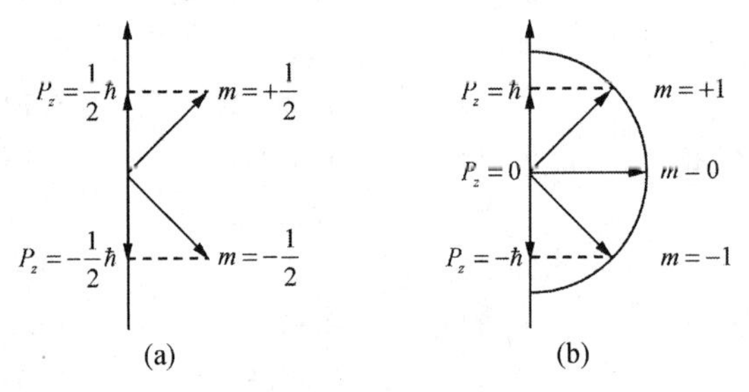

图 4-6 具有 $I=1/2$(a)和 $I=1$(b)的核角动量 P 在外磁场中的取向

由式(4-5)和式(4-9)可得到磁矩沿磁场方向 z 的分量为

$$\mu_z = m\gamma\hbar \tag{4-10}$$

用传统表示法，核磁矩沿外磁场 z 轴旋进的性质类似于旋转的球体(图 4-7)。其旋进频率或拉摩频率 ν_L 正比于外磁场强度 H_0，如式(4-8)所示。

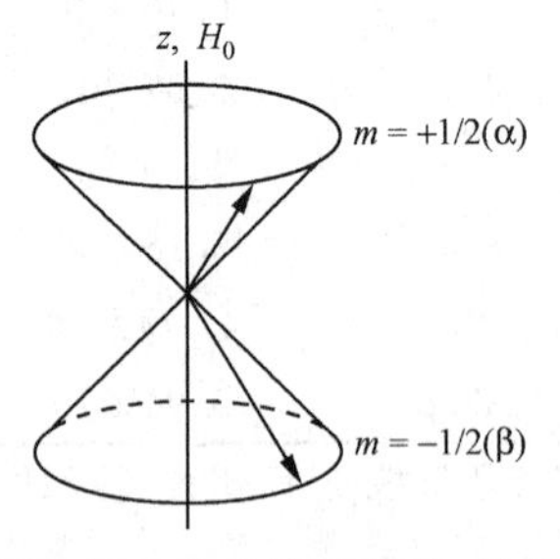

图 4-7 $I=1/2$ 核偶极沿双锥体的旋进，锥体的夹角为 54°44′

(3) 核在外磁场中的能量

核磁矩在外磁场中的能量 E 正比于外磁场的强度 H_0。由式(4-10)可知

$$E = -\mu_z H_0 \tag{4-11}$$

此式代入方程式(4-10)，则得到如下方程式：

$$E=-m\gamma\hbar H_0 \tag{4-12}$$

对 $I=1/2$ 的核而言如^{1}H、^{13}C 等，在磁场中有两个取向，即 2 个能级各相应于 $m=+1/2$ 和 $m=-1/2$。假如 $m=+1/2$，μ_z平行于 H_0方向；若 $m=-1/2$，μ_z与 H_0方向相反。在量子力学中，$m=+1/2$ 能级为自旋态 α，而 $m=-1/2$ 者为自旋态 β。

对 $I=1$ 的核，如^{2}H、^{14}N，在磁场中有 3 个取向，即有 3 个 m 值(+1、0 和−1)，因此有 3 个能级(图 4-8)。

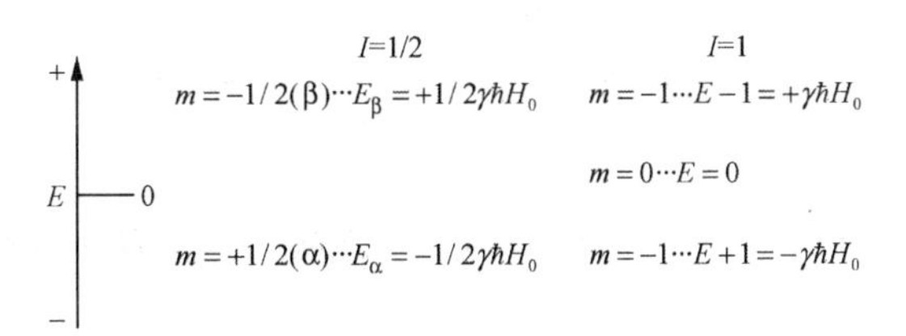

图 4-8　$I=1/2$ 和 $I=1$ 核的能级示意图

相邻能级间的能级差用下列公式计算：

$$\Delta E=\gamma\hbar H_0 \tag{4-13}$$

可见，ΔE 正比于 H_0的强度，如图 4-9 所示。

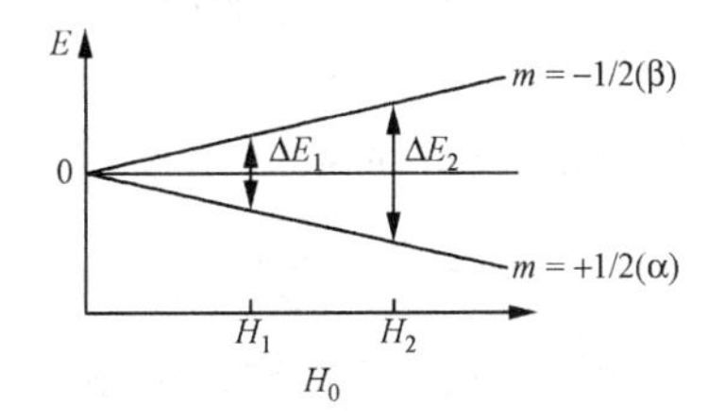

图 4-9　相邻两个能级间的能级差与磁场 H_0 的关系

从图 4-9 可以看出，当 $H_0=0$ 时，$\Delta E=0$，即外磁场不存在时，能级是简并的。只有当磁核处于外磁场中，原来简并的能级才能分裂成$(2I+1)$个不同能级。外磁场越大，不同能级间的间隔越大。

(4) 能级的布居

在热平衡状态下，核在样品管中分布为不同的能级，即处于低能级与高能级，其布居遵守(玻尔兹曼)分配定律。例如 $I=1/2$ 的核，其低能级数目(N_α)与高能级数目(N_β)之比有如下关系：

$$\frac{N_\beta}{N_\alpha}=e^{-\Delta E/k_B T}\approx 1-\frac{\Delta E}{k_B T}=\frac{\gamma\hbar H_0}{k_B T} \tag{4-14}$$

式中，k_B为玻尔兹曼常数(1.3805×10^{-23} J·K^{-1})；T 为热力学温度，单位为 K。

对^{1}H 及所有其他核，能级差 ΔE 与热运动的 $k_B T$ 相比是非常小的，因此，能级的布居几乎相等。低能级数目略高于高能级，其差别仅为百万分之几，通常用 ppm 表示。

(5) 宏观磁化量

根据传统表示法，$I=1/2$ 的核(如^{1}H、^{13}C)，在双锥球体表面沿外磁场 H_0 z 轴方向旋进(图 4-10)。样品中所有核磁矩沿磁场方向 z 轴的分量称为宏观磁化强度 M_0，因为 N_α略大于 N_β，所以 M_0代表低能级布居的磁化强度。矢量 M_0在脉冲核磁共振实验的描述中起到重要的作用。图 4-10 为旋进核偶极沿双锥球体的分布，图中 $N_\alpha>N_\beta$，故图为组合的宏观磁化强度(M_0)。

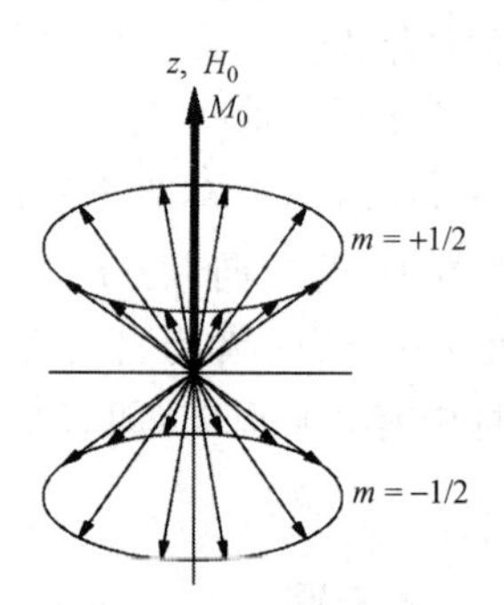

图 4-10 旋进核偶极沿双锥球体的分布

(6) 核磁共振条件

在核磁共振实验中，射频作用于样品的核磁矩(偶极)，当射频能量恰好等于相邻能级间的能量差时，即满足下式：

$$h\nu_1 = \Delta E \tag{4-15}$$

则低能级核自旋吸收射频能量，而跃迁至高能级，这种跃迁称为核磁共振；反之，如高能级核自旋释放出能量，则又恢复为低能级核自旋。两者可能性相等。但由于低能级的布居数多，故从射频中吸收能量是主要过程，从而可观察到共振信号，信号的强度正比于布居差($N_\alpha - N_\beta$)，即正比于样品中低能级核自旋的总数。如果核自旋布居中 $N_\alpha = N_\beta$，则不呈现共振信号，此时称饱和。

根据式(4-13)和式(4-15)可得到共振条件为

$$\nu_L = \nu_1 = \frac{\gamma}{2\pi} H_0 \tag{4-16}$$

即共振的物理意义在于，核自旋的跃迁仅发生于电磁波射频的频率 ν_1 与核自旋拉摩(Larmor)频率 ν_L 的匹配。此时，低能级核自旋吸收射频能量而跃迁至高能级，呈现共振信号。外磁场的存在是核磁共振产生的必要条件，没有外磁场，磁核不会作拉摩进动，不会有不同的取向，简并的能级也不发生分裂，因此就不可能产生核磁共振现象。

(7) 化学位移

根据核磁共振条件，可知某一种原子核的共振频率只与该核的磁旋比 γ 及外磁场 H_0 有关。例如，对于 ^{1}H 核来说，若照射频率为 60 MHz，则使其产生核磁共振的磁场强度一定为 1.049 T，也就是说，在一定条件下，化合物中所有的 ^{1}H 核同时在磁场强度为 1.049 T 处发生共振，产生一个单一的吸收峰。如果确是这样，那么 NMR 对有机物结构分析就没有意义了。但是，实际情况并非如此。1950 年，W. G. Proctor 等人在研究硝酸铵的 ^{14}N NMR 时发现了两条谱线，一条谱线是铵根中的氮产生的，另一条则是硝酸根中的氮产生的。这说明，核磁共振可以反映同一种核(^{14}N)的不同化学环境。在高分辨仪器上，化合物中处于不同化学环境的 ^{1}H 也会产生不同的谱线，例如乙醇有三条谱线，分别代表了分子中的 CH_3、CH_2 和 OH 三种不同化学环境的质子。谱线位置不同，说明共振条件(共振频率)不同。处于不同化学环境的原子核具有不同共振频率，这为有机物结构分析提供了可能。这种现象的主要原因之一是核外电子对原子核的屏蔽作用。

① 屏蔽现象

在讨论核磁共振基本原理时，把原子核当作孤立的粒子，即裸露核，就是说没有考虑核外电子，也没有考虑核在化合物分子中所处的具体环境等因素。当裸露核处于外磁场 H_0 中，它受到 H_0 的作用。实际上，处在分子中的核并不是裸露的，核外有电子云存在。核外电子云受 H_0 的诱导产生一个方向与 H_0 相反、大小与 H_0 成正比的诱导磁场。它使原子核实际受到的外磁场强度减小，也就是说，核外电子对原子核有屏蔽(shielding)作用。如果用屏蔽常数 σ 表示屏蔽作用的大小，那么处于外磁场中的原子核受到的不再是外磁场 H_0 作用，而是 $H_0(1-\sigma)$。所以，实际原子核在外磁场 H_0 中的共振频率不再由式(4-16)决定，而应该将其修正为

$$\nu=\frac{1}{2\pi}\gamma H_0(1-\sigma) \tag{4-17}$$

屏蔽作用的大小与核外电子云密度有关，核外电子云密度越大，核受到的屏蔽作用越大，而实际受到的外磁场强度降低越多，共振频率降低的幅度也越大。如果要维持核以原有的频率共振，则外磁场强度必须增强得越多。由于屏蔽效应的存在，不同化学环境的同一种原子核的共振频率不同。

② 化学位移

在恒定的外加磁场作用下，处于不同化学环境的同一种原子核，由于屏蔽作用不同而产生的共振吸收频率也不同。但是频率的差异范围很小，难以精确测定其绝对值。例如在 100 MHz 仪器中(即 ^{1}H 的共振频率为 100 MHz)，处于不同化学环境的 ^{1}H 因屏蔽作用引起的共振频率差别在 0～1500 Hz 范围内，仅为其共振频率的几百万分之十几。故实际操作时采用标准物质作为基准，测定样品和标准物质的共振频率之差。

另外，从式(4-17)共振方程式可以看出，共振频率与外磁场强度 H_0 成正比，磁场强度不同，同一种化学环境的核共振频率不同。若用磁场强度或频率表示化学位移，则使用不同型号(即不同照射频率)的仪器所得的化学位移值不同。例如，1，2，2-三氯丙烷($CH_3CCl_2CH_2Cl$)有两种化学环境不同的 ^{1}H，在氢谱中出现两个吸收峰。其中 CH_2 与电负性大的 Cl 原子直接相连，核外电子云密度较小，即受到的屏蔽作用较小，故 CH_2 吸收频率比 CH_3 大。在 60 MHz 核磁共振仪器上，测得的谱图中 CH_3 与标准物的吸收峰相距 134 Hz，CH_2 与标准物质的吸收峰相距 240 Hz；而在 100 MHz 的仪器上，测定其 NMR 谱图，对应的数据为 223 Hz 和 400 Hz(图 4-11)。从此例可以看出，同一种化合物在不同仪器上测得的谱图若以共振频率表示，将没有简单、直观的可比性。为了解决这个问题，故在实验中采用某一标准物质作为基准，以基准物的谱峰位置作为核磁谱图的坐标原点。采用不同官能团的原子核谱峰位置相对于原点的距离 δ 来表示化学位移。

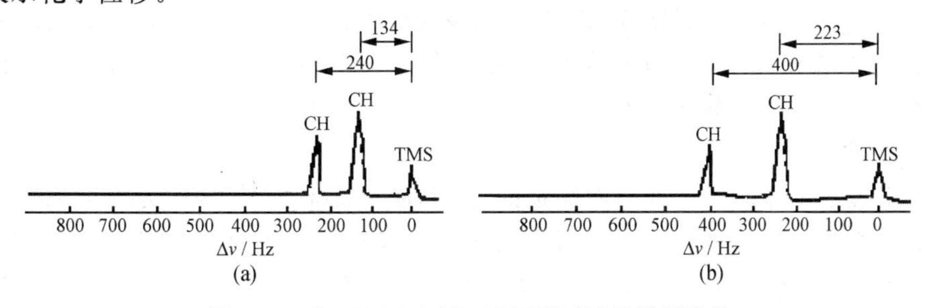

图 4-11　在 60 MHz(a)和 100 MHz(b)仪器测定的 1,2,2-三氯丙烷的 ^{1}H NMR 谱

化学位移 δ 按下式计算：

$$\delta=\frac{(\nu_{样}-\nu_{标})}{\nu_{标}}\times10^6=\frac{(H_{标}-H_{样})}{H_{标}}\times10^6 \tag{4-18}$$

式中，$\nu_{样}$、$H_{样}$和 $\nu_{标}$、$H_{标}$分别为样品中磁核与标准物中磁核的共振频率与共振吸收时的外磁场强度。可以看出，位移常数 δ 无量纲。$\nu_{样}$和 $\nu_{标}$的数值都很大（MHz 级），而它们的差值却很小（通常不过几十至几千赫兹），也即位移常数 δ 的值非常小，一般在百万分之几的数量级。为了便于读、写，在式(4-18)中乘以 10^6，因此，在一些文献和书本中可以看到所标示的 δ 的值是以 ppm（即百万分之一）来表示的，但 ppm 不是 SI 制标准允许使用的物理量单位。

1,2,2-三氯丙烷中 CH_3的化学位移如用 δ 值表示，在 60 MHz 和 100 MHz 仪器上测定时分别为：

60 MHz 仪器 $$\delta=\frac{134}{60\times10^6}\times10^6=2.23$$

100 MHz 仪器 $$\delta=\frac{223}{100\times10^6}\times10^6=2.23$$

同样，可以计算出 CH_2的化学位移值均为 4.00。由此可见，用 δ 值表示化学位移，同一个物质在不同规格型号的仪器上所测得的数值是相同的。

在化学位移测定时，常用的标准物是四甲基硅烷[tetramethylsilane，$(CH_3)_4Si$，简称 TMS]。

TMS 用作标准物质的优点是：① 化学性质不活泼，与样品之间不发生化学反应和分子间缔合；② 为对称结构，四个甲基有相同的化学环境，因此无论在氢谱还是在碳谱中都只有一个吸收峰；③ Si 的电负性(1.9)比 C 的电负性(2.5)小，TMS 中氢核和碳核处在高电子密度区，产生大的屏蔽效应，它产生 NMR 信号所需的磁场强度比一般有机物中的氢核和碳核产生的 NMR 信号所需的磁场强度大得多，与绝大部分样品信号之间不会互相重叠干扰；④ 沸点很低(27 ℃)，容易去除，有利于样品回收。

但 TMS 是非极性溶剂，不溶于水。对于那些强极性试样，必须用重水为溶剂，测谱时要用其他标准物，如 2,2-二甲基-2-硅戊烷-5 磺酸钠（又称 DSS）、叔丁醇、丙醇等。这些标准物在氢谱和碳谱中都出现一个以上的吸收峰，使用时应注意与试样的吸收峰加以区别。

甲基氢核的核外电子及甲基碳核的核外电子的屏蔽作用都很强，无论氢谱或碳谱，一般化合物的峰大都出现在 TMS 峰的左边。按“左正右负”的规定，一般化合物的各个基团的 δ 均为正值。在^1H 谱和^{13}C 谱中都规定标准物 TMS 的 $\delta=0$，位于图谱的右边。在它的左边 δ 为正值，在它的右边 δ 为负，绝大部分有机物中的氢核或碳核的化学位移都是正值。当外磁场强度自左至右扫描逐渐增大时，δ 值却自左至右逐渐减小。凡是 δ 值较小的核，就说它处于高场。不同的同位素核因屏蔽常数 σ 变化幅度不等，δ 值的变化幅度也不同。

③ 化学位移的测定

化学位移是相对于某一标准物而测定的，测定时一般都将 TMS 作为内标和样品一起溶解于合适的溶剂中。氢谱和碳谱测定所用的溶剂一般是氘代溶剂，即溶剂中的^1H 全部被^2D 所取代。常用的氘代溶剂有氘代氯仿($CDCl_3$)、氘代丙酮(CD_3COCD_3)、氘代甲醇(CD_3OD)、重水(D_2O)等。

测定化学位移有两种实验方法：一种是固定照射的电磁波频率，不断改变磁场强度 H_0，从低场(低强度磁场)向高场(高强度磁场)变化,当 H_0 正好与分子中的某一种化学环境的核的共振频率 ν 满足式(4-17)的共振条件时,就产生吸收信号,在谱图上再现吸收峰。这种方式称为扫场。另一种是采用固定磁场强度 H_0 而改变照射频率 ν 的方法,称为扫频。一般仪器大多采用扫场的方法。

二、核磁共振重要参数、术语和方法

1. 核磁共振的重要参数

(1) 自旋-自旋耦合

Gutowsty 等人在 1951 年发现,$POCl_2F$ 溶液中的 ^{19}F 核磁共振谱中存在两条谱线。由于该分子中只有一个 F 原子,这种现象显然不能用化学位移来解释,由此发现了自旋-自旋耦合(spin-spin coupling)现象。

在讨论化学位移时,我们考虑了核磁的电子环境,即核外电子云对核产生的屏蔽作用,但忽略了同一分子中核磁间的相互作用。这种核磁间的相互作用很小,对化学位移没有影响,而对谱峰的形状有重要影响。图 4-12 给出了低分辨率核磁共振仪和高分辨核磁共振仪所得的乙醛(CH_3CHO)的 ^1H NMR 图谱。对比这两张图谱可以发现,用低分辨率核磁共振仪所得的图谱,乙醛只有两个单峰;在高分辨图谱中,所得的是两组峰,它们分别是二重峰和四重峰。裂分峰的产生是由于 CH_3 和 CHO 两个基团上的 ^1H 相互干扰引起的,这种核磁之间的相互干扰称为自旋-自旋耦合,由自旋耦合产生的多重谱峰现象称为自旋裂分。耦合是裂分的原因,裂分是耦合的结果。

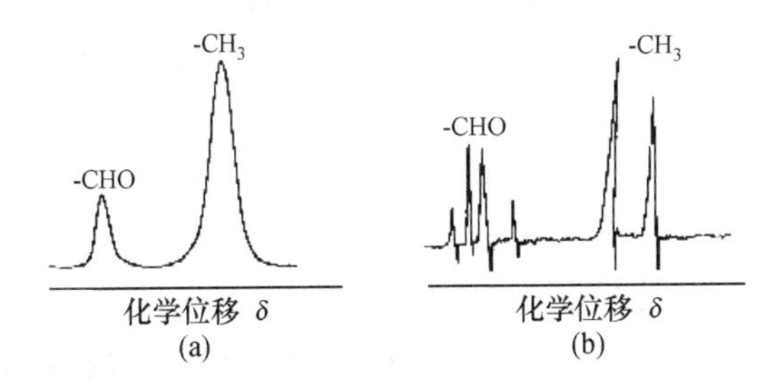

图 4-12　在低分辨率仪器(a)和高分辨率仪器(b)中测得的乙醛的 ^1H NMR 谱

考察一个氢核对一个邻近氢核自旋耦合的情况,对于如下分子

$$\begin{array}{cc} H_b & H_a \\ | & | \\ -C- & C- \\ | & | \end{array}$$

如果 H_a 邻近没有其他质子(H_b 被取代),则 H_a 的共振条件为

$$\nu=\frac{1}{2\pi}\gamma H_0(1-\sigma)$$

即只有一个峰。现在 H_a 邻近有 H_b 存在。H_b 在外磁场中有两种自旋取向,对 H_a 核有干扰,H_b 核的两种自旋取向相应产生两个强度相同(ΔH)、方向相反的小磁场,其中一个与外磁场 H_0 同方向,另一个与 H_0 相反。这时 H_a 核实际受到的磁场强度不再是 $H_0(1-\sigma)$,而是 $[H_0(1-\sigma)+\Delta H]$ 或 $[H_0(1-\sigma)-\Delta H]$,因此核的共振频率也不再由式(4-17)决定,而应该作相应的修正:

$$\nu_1=\frac{1}{2\pi}\gamma\left[H_0(1-\sigma)+\Delta H\right] \quad 和 \quad \nu_2=\frac{1}{2\pi}\gamma\left[H_0(1-\sigma)-\Delta H\right]$$

这就是说，H_a核原来应在频率ν位置出现的共振吸收峰，这时不再出现，而在这一位置两侧各出现一个吸收峰ν_1和ν_2，即H_a核吸收峰被分裂为两重峰。由于在外磁场中H_b核两种取向的概率近似相等，所以两个裂分峰的强度近似相等。在H_a核受到H_b核干扰的同时，H_b核也受到来自H_a核同样的干扰，同样也被裂分成两重峰，所以自旋-自旋耦合是核磁之间相互干扰的现象和结果。

如果H_b有两个，如

$$\begin{array}{c} H_{b1}\ H_a \\ | \quad | \\ H_{b2}-C-C- \\ | \quad | \end{array}$$

每一个在外磁场中都有两种自旋取向，两个H_b共有四种自旋取向：① H_{b1}与H_{b2}都与外磁场平行；② H_{b1}是平行的，H_{b2}逆平行；③ H_{b1}逆平行，H_{b2}是平行的；④ H_{b1}与H_{b2}都是逆平行。核H_{b1}和H_{b2}是等价的，因此②和③没有区别，结果只产生三种磁场。H_a核受到这三种磁场效应而裂分为三重峰。上述四种自旋取向的概率都一样，因此，三重峰中各峰的强度比为1∶2∶1。

用同样的方法可以分析相邻存在三个相同的自旋核时，H_a核实际受到四种不同磁场强度的作用而裂分为四重峰。四重峰的强度比为1∶3∶3∶1。

若推广到一般情况，与所讨论的核相耦合的核有n个（其耦合作用均相同），这些核的磁矩均有$2I+1$个取向，则这n个核共有$2nI+1$种“分布”情况，因此使所研究核的谱线分裂为$2nI+1$条。核磁共振最常研究的核，如^1H、^{13}C、^{19}F、^{31}P等，I都为1/2，自旋-自旋耦合产生的谱线分裂数为$2nI+1=n+1$，称为$n+1$规律。耦合裂分的谱线间强度的相对比近似为二项式$(a+b)^n$展开式各项系数之比，即遵守Pascal三角系数规律（参见图4-21）。

自旋耦合和自旋裂分进一步反映了核磁之间相互作用的细节，可提供相互作用数目、类型及相对位置等信息。

核自旋通过共价键的间接或标量耦合而引起的核磁共振信号裂分为多重峰的现象，在液体核磁共振中则称为自旋-自旋耦合。核自旋通过空间的直接或偶极耦合仅在固态核磁共振中观察到，在液体核磁共振中此种耦合被分子运动所抵消。

(2) 耦合常数

当自旋体系存在自旋-自旋耦合时，核磁共振谱线发生裂分。由裂分所产生的裂距反映了相互耦合作用的强度，称为耦合常数（coupling constant）J，单位赫兹（Hz）。耦合常数反映了两个核磁矩之间相互作用的强弱，故耦合常数或自旋裂分程度的大小与磁场无关，是化合物结构的特征物理量。也就是说，在多重峰中峰线间的频率差（峰间隔）是耦合常数（Hz），与化学位移不同，它不受外磁场强度的影响。耦合常数的大小仅与通过化学键的种类和数目有关。表示方法为：通过一键（^1J或J），二键（^2J），三键（^3J，邻位耦合）或四键和五键（^4J，^5J，远程耦合）。例如，^{13}C—^1H之间的耦合标为^1J；而^1H—^{12}C—^{12}C—^1H中两个^1H之间的耦合常数标为^3J。因自旋耦合是通过成键电子传递的，所以耦合常数随化学键数目的增加而迅速下降。对于氢核来说，根据相互耦合的核之间间隔的键数，分为同碳耦合、邻碳耦合及远程耦合三类。同碳耦合的耦合常数变化范围非常大，其值与结构密切相关。邻碳耦合是相邻位碳上氢产生的耦合，在饱和体系中耦合可通过三个单键进行，耦合常数范围为 0～16 Hz；邻碳耦合是进行立体化学研究最有效的信息之一，这也是 NMR 能为结构分析提供有效信息的根源之一。相隔 4 个或 4 个以上键之间的相互耦合称为远程耦合，远程耦合常数一般较小，小于 1 Hz。

（3）弛豫和弛豫时间

在核磁共振实验中，因外磁场作用造成能级分裂的能量差比电子能级和振动能级差小 4～8 个数量级，自发辐射几乎为零。若要在一定时间间隔内持续检测到核磁共振信号，必须有某种过程存在，它能使处于高能级的原子核回到低能级，以保持低能级上的粒子数始终多于高能级。这种从激发态恢复到平衡的过程就是弛豫(relaxation)过程。在此过程中，自旋核的热平衡被射频脉冲的照射所破坏(图 4-13)，由此改变自旋核的布居，引起横向磁化分量 M_x 和 M_y。但射频切断，自旋核系统通过弛豫而恢复自旋核布居的玻尔兹曼平衡，横向磁化量 M_y 逐渐减少至零，而纵向磁化量 M_z 则恢复为 M_0。

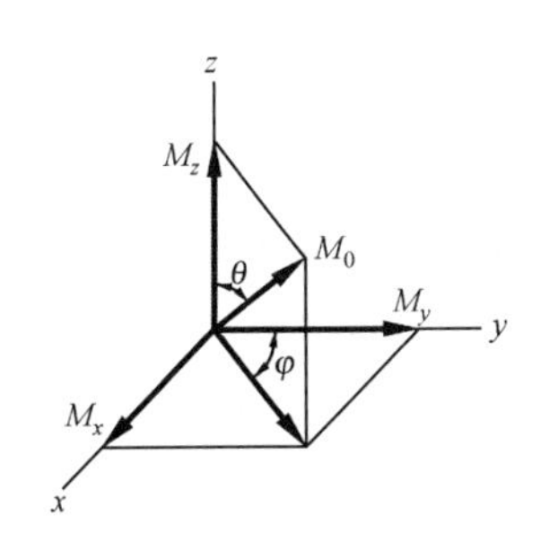

图 4-13　宏观磁化强度 M_0 的 3 个分量 M_x、M_y、M_z 在固定坐标系中的分布

弛豫过程对于核磁共振信号的观察非常重要。根据玻尔兹曼分布，在核磁共振条件下，处于低能级的原子核数只占极微的优势。例如，对于 ^{1}H 核，当外磁场强度 H_0 为 1.409 T(相当于 60 MHz 的核磁共振谱仪)、温度为 27 ℃(300 K)时，低能级与高能级上的氢核数目之比为 1.0000099∶1，即在设定的条件下，每一百万个 ^{1}H 中处于低能级的 H 数目仅比高能级多 10 个左右。如果没有弛豫过程，在电磁波持续作用下 ^{1}H 吸收能量不断由低能级跃迁到高能级，这个微弱的多数很快会消失，最后导致观察不到 NMR 信号，这种现象称为饱和。在核磁共振中若无有效的弛豫过程，饱和现象是很容易发生的。

弛豫过程一般分为两类：自旋-晶格弛豫和自旋-自旋弛豫。

① **自旋-晶格弛豫**：自旋核与周围分子(固体的晶格，液体则是周围的同类分子或溶剂分子)交换能量的过程称为自旋-晶格弛豫，又称为纵向弛豫。该弛豫过程反映了体系和环境的能量交换，结果是高能级的核数目减少，就整个自旋体系来说，总能量下降。纵向弛豫过程所经历的时间用 t_1 表示，t_1 愈小，纵向弛豫过程的效率愈高，愈有利于核磁共振信号的测定。一般，液体及气体样品的 t_1 很小，仅几秒钟；固体样品因分子的热运动受到限制，t_1 很大，有的甚至需要几小时。因此，在测定核磁共振谱时一般多采用液体试样。

在 FT-NMR 技术中，t_1 必须与激发脉冲并进。如果脉冲序列太快，例如在 ^{13}C NMR 谱中，如脉冲序列快于分子中弛豫最慢 C 原子的 $3t_1$，则弛豫慢的 C 信号强度将减弱。这是由于来不及弛豫的结果。因此，在 ^{13}C NMR 谱中季碳信号较弱。

② **自旋-自旋弛豫**：核与核之间进行能量交换的过程称为自旋-自旋弛豫，也称为横向弛豫。自旋-自旋弛豫反映了核磁矩之间的相互作用。当两者频率相同时，就产生能量交换，高能级的核将能量交给另一个核后跃迁回到低能级，而接受能量的那个核跃迁到高能级。交换能量后，两个核的取向被调换，各种能级的核数目不变，系统的总能量不变。横向弛豫过程所需时间以 t_2 表示。一般的气体及液体样品 t_2 为 1 s 左右；固体及黏度大的液体试样由于核与核之间比较靠近，有利于磁核间能量的转移，因此 t_2 很小，只有 10^{-4}～10^{-5} s。自旋-自旋弛豫过程只是完成了同种核磁取向和进动方向的变换，对恢复玻尔兹曼平衡没有贡献。

自旋-自旋弛豫时间(t_2)也是每种自旋核特有的弛豫常数。在溶液中,小分子和中等分子的 $t_2 \approx t_1$,自旋核的 t_2 值决定其 NMR 信号的半高宽度,t_2 小则信号宽;分子运动快,则 t_1 和 t_2 值大,信号则尖。此种规则可用于有机化学中最普通的中小分子。化学位移和耦合常数表示分子的静态结构行为,而弛豫时间则反映分子的动力学。

弛豫时间决定了核在高能级上的平均寿命,因而影响 NMR 谱线的宽度。由于

$$\frac{1}{t}=\frac{1}{t_1}+\frac{1}{t_2}$$

所以,t 取决于 t_1 及 t_2 较小者。由于弛豫时间(t_1 或 t_2 之较小者)所引起的 NMR 信号峰的加宽,可以用海森堡(Heisenberg)测不准原理来估计。从量子力学知道,微观粒子能量 E 和测量的时间 t 这两个值不可能同时精确的确定,但两者的乘积为一常数,即

$$\Delta E \Delta t \approx \frac{h}{2\pi}$$

因为

$$\Delta E \approx h \Delta \nu$$

所以

$$\Delta \nu \cdot \Delta t \approx \frac{1}{2\pi}$$

式中,$\Delta \nu$ 为由于能级宽度 ΔE 所引起的谱线宽度(单位为周/s),它与弛豫时间成反比。固体样品的 t_2 很小,所以谱线很宽。因此,常规的 NMR 测定,需将固体样品配制成溶液后进行。

2. 核磁共振部分术语

(1) 一般术语

自由感应衰减(FID):自旋系统在脉冲作用下,接受线圈中出现感应信号,其强度随时间而衰减。

饱和:由于高低能级间粒子的快速跃进达到动态平衡,而使共振信号消失的现象。

内锁:提供锁信号的核(一般用氘)溶在试样中,与被测试核处在磁极间同一位置上。

外锁:提供锁信号的核(一般用氘)放在试样之外,与被测试核在磁极间处在不同的位置上。

一级图谱:自旋系统中,核间化学位移差与它们的耦合常数之比大于或等于 7 时所产生的图谱。

二级图谱:自旋系统中,核间化学位移差与它们的耦合常数之比小于 7 时所产生的图谱。

旋转边峰:试样管旋转时,由于它所处的磁场不均匀性而引起主峰两侧出现对称的边峰。

参比物:放置在试样中,产生的谱线作为化学位移零点的化合物。

内标:与试样同时溶于溶剂中,处于磁场的同一位置的参比物。

外标:与试样分开放置在磁场中的参比物。

去屏蔽:质子核磁共振中,某基团附近由于有一个或几个吸电子基团存在或者该基团处于磁场各向异性基团的特定区域时,使该基团中质子周围的电子云密度降低,屏蔽效应也随之降低的现象。

氘交换:试样中与氮、氧、硫等相连的活泼氢所出现的信号,加进重水后,该信号减弱或消失的现象。

核欧沃豪斯效应(nuclear Overhauser effect, NOE):由于磁性核之间的弛豫作用,当一个核的信号被饱和时,另一个与其有交叉弛豫作用的磁性核的信号强度增加或减弱的现象。

有效相关时间(τ_c):分子在连续旋转中为保持其空间取向,相记忆和分子碰撞等所需要平

均时间的参数。

相干:相干是磁化量概念的概括,即具有固定相位的核发生旋进并可通过两个能级间的跃迁而交换其自旋态的现象。根据跃迁的 ΔM_z,相干可分为零量子数、单量子数、双量子数相干等。单量子数相干可直接被检测出来。

反转实验:在异核化学位移相关谱中通过测量高敏核(如^{1}H)的信号而确定低敏核(如^{13}C)信号的方法。

(2) 方法术语

核磁共振波谱法(nuclear magnetic resonance spectroscopy,NMR):研究某些有磁矩的原子核,在静磁场中由于磁矩和磁场相互作用形成一组分裂的能级,在合适频率的射频的作用下,能级间发生跃迁而出现的共振现象。

^{13}C 核磁共振(^{13}C NMR):研究碳-13 核的核磁共振现象。

二维谱(two-dimensional spectrum):由两个彼此独立时间域函数经两次傅里叶变换得到两个频率域函数的核磁共振谱。

化学位移相关谱(COSY):是重要的二维核磁共振谱,通常分同核相关(即氢-氢相关)谱和异核相关(即氢-碳相关)谱,以解决分子中氢核与氢核之间或氢核与碳核间的关联。

无畸变极化转移增益法(DEPT):一种一维极化转移脉冲系列,用以确定分子中碳连接氢的数目,如 CH_3、CH_2、CH、C。

非敏核极化转移增益法(INEPT):一种低敏核极化转移脉冲序列,用以确定分子中碳连接氢的数目。

异核多量子相干谱(HMBC):一种高敏度的反向-键异核相关技术,以测定分子中氢碳连接关系。

异核多键相干谱(HMBC):一种高敏度的多键反向-多键异核相关技术,以测定分子中远程(通常指三键内)氢碳连接关系。

异核远程相干谱(COLOC):测定分子中远程氢碳关联的方法。

二维核欧沃豪斯效应谱(NOESY):研究测定分子中核欧沃豪斯效应的二维谱方法。

低丰度核双量子跃迁实验(INADEQUATE):一种测定分子骨架中碳原子间连接的技术。

差谱:将双照前后所得的自由感应衰减信号(FID)进行扣除便得到差谱。其中,核欧沃豪斯效应差谱(NOED)是一种最常见的差谱。

全相关谱(TOCSY):一种测定分子中所有耦合氢关系的二维化学位移相关谱。

同核全相关谱(HOHAHA):测定分子中所有相互耦合氢关联的化学位移相关谱。

接力相关谱(RELAY):利用多步相干转移而关联分子中耦合氢的技术。

旋转坐标系欧沃豪斯增益谱(ROESY):一种相敏的测定分子中核欧沃豪斯效应的二维谱方法。

碳连氢测定法(APT):利用 J-调节自旋回波法测定分子中碳连氢的技术。

(3) 其他

δ 值:化学位移的标度,无量纲,并规定零点左侧为正,右侧为负。

谱宽:根据仪器、式样和测量要求所选择的谱带的总宽度。

脉冲序列:在脉冲傅里叶变换核磁共振实验中,由脉冲程序器根据实验要求而设计的一系列各种不同宽度、不同间隔、不同相位的射频脉冲的组合。

脉冲宽度:一个射频脉冲持续作用的时间。

脉冲间隔:两个射频脉冲相隔的时间。

取数时间:一个 FID 信号所需要的时间,数值上等于采样时间与所采的数据的点数的乘积。

采样时间:采集两个相邻数据点所间隔的时间。

位移试剂:能与试样中的某些基团络合而使邻近基团化学位移产生较大位移的试剂。

弛豫试剂:能与试样中的某些基团络合而使邻近基团的弛豫加速但不产生位移的试剂。

氘代溶剂:用氘取代各种有机溶剂中的氢的溶剂。

三、核磁共振图谱

综上所述,核磁共振(NMR)是有磁矩的原子核(如^{1}H、^{13}C 等),在磁场作用下以射频进行照射,产生能级跃迁而获得的共振信号。射频(radio frequency, RF)是可以辐射到空间的电磁波,频率范围在 300 kHz～30 GHz 之间。每秒变化小于 1000 次的交流电称为低频电流,大于 10 000 次的称为高频电流,射频通常是一种高频电流。

1. 核磁共振仪器

核磁共振波谱仪(NMR)是利用核磁共振现象研究化合物结构的装置,主要包括磁体、磁场稳定单元、探头、射频发射和接收、波谱显示和记录等部件。其中,探头是位于磁极间隙中,由发射和接收线圈、调谐、匹配及滤波电路组成的信号检测系统的部件。目前发展了如下几种核磁共振仪:

连续波核磁共振波谱仪(CW-NMR):射频场连续不断地激发核自旋系统,该系统中只有拉摩频率等于射频频率的核才发生共振,从而直接得到频率域谱的核磁共振波谱仪。

超导核磁共振波谱仪(NMR):采用铌钛合金或其他超导材料组成的核磁共振波谱仪。

脉冲傅里叶变换核磁共振波谱仪(FT-NMR):一个强而短的射频脉冲加到试样上,所产生的频谱能同时激发一定频率域范围内所有核的共振,从而得到时间域的响应函数(自由感应衰减),经傅里叶变换后,则得到通常的频率域谱的核磁共振波谱仪。

2. 核磁共振图谱

在测定天然产物成分结构时,核磁共振是一种强有力的手段,核磁共振波谱中最常用的氢谱(^{1}H NMR),又称质子核磁共振谱,提供分子中不同种类氢原子的信息,如有关氢原子的化学环境、各种不同环境下氢原子的数目,以及氢原子相邻基团的结构等。但由于氢谱中各类氢出现的范围较窄,仅 0～20 ppm,使环境相近的氢往往分不开,大部分氢堆集成山形峰,不易检出。因而,近年来碳的稳定性同位素^{13}C 核磁共振谱(^{13}C NMR)得到了迅速发展。碳谱的主要特点是,化学位移范围宽达 300 ppm 以上,对分子中较多碳上无氢的化合物,也可直接提供有关分子骨架结构的信息。氢谱和碳谱互相补充,已成为研究天然产物成分结构不可缺少的工具。

如图 4-14～4-18 等都是核磁共振图谱实例。

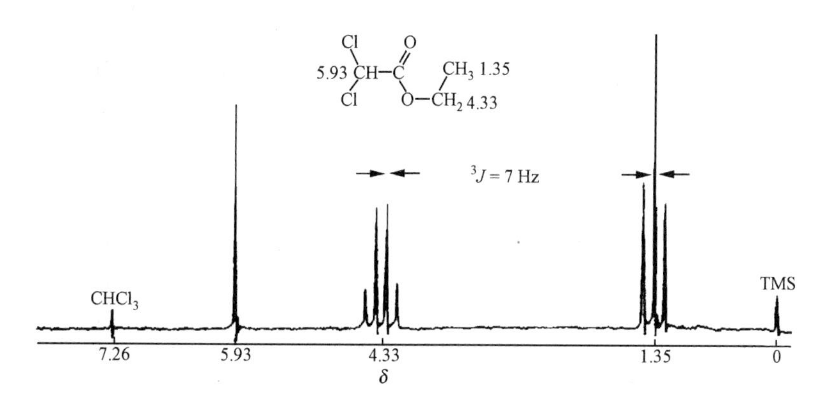

图 4-14　二氯乙酸乙酯 ^{1}H NMR 谱($CDCl_3$,60 MHz)

—$CHCl_2$的氢与乙酯基中的 CH_2和 CH_3皆处于较低场(比较去屏蔽)

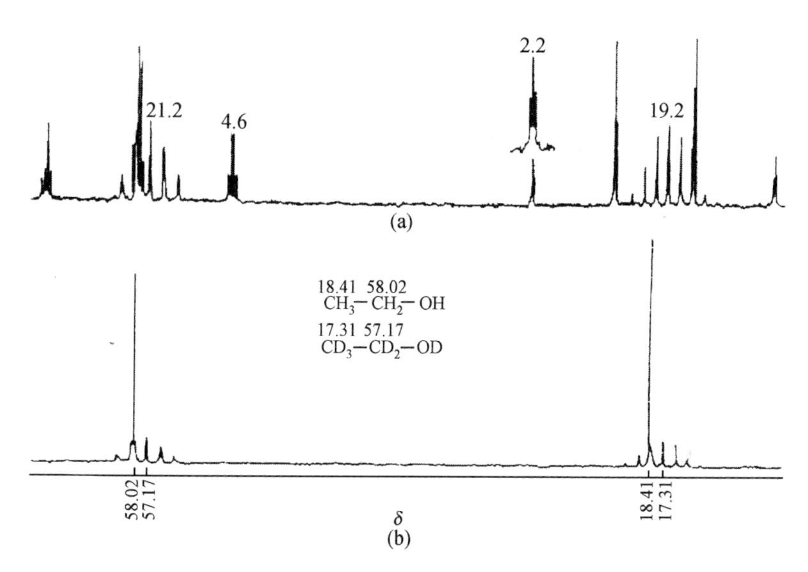

图 4-15　乙醇和六氘代乙醇混合物(27 mL＋75 mL,25 ℃,20 MHz)的^{13}C NMR 谱

(a) 未去耦谱;(b) 氢宽带去耦谱

对甲基和亚甲基碳的化学位移,氘同位素效应 $\delta_{CH}-\delta_{CD}$分别是 1.1 ppm 和 0.85 ppm

(1) 核磁共振信号的多重性

在核磁共振图谱中,由于自旋-自旋耦合而使核磁共振信号裂分为多重峰,称信号多重性。不裂分的信号为单峰(s);分裂的多重峰有双峰(d)、三重峰(t)、四重峰(q)、五重峰(qui)、六重峰(sxt)、七重峰(sep)。这种表示法意谓它们的间隔是相同的,即只一个耦合常数;由两个或三个不同耦合常数产生的多重峰,则以两个或三个多重峰表示,如两个双峰(d d),或三裂双峰(d d d)等。如果两个双峰的耦合常数均很类似($J_1=J_2$),则中间峰重叠,而形成伪三重峰(t),如图 4-19 所示。

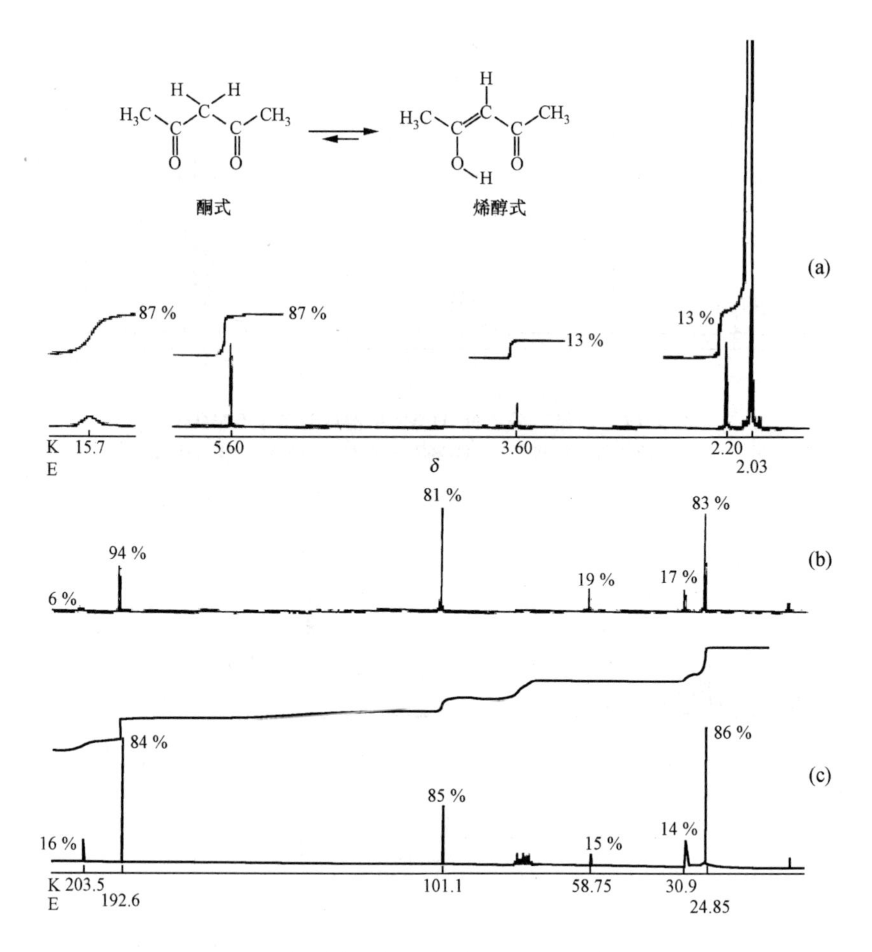

图 4-16　2,4-戊二烯酮的酮-烯醇互变异构体的 NMR 分析

（φ $CDCl_3$=50%，25%，^{1}H NMR，60 MHz，^{13}C NMR，20 MHz）

(a) ^{1}H NMR 谱，由积分求出酮：烯醇=13：87；

(b) 氢宽带去耦的^{13}C NMR 谱；

(c) 反门控氢去耦^{13}C NMR 谱，由积分求出酮：烯醇=15：(85±1)

(2) 一级和高级谱图

在耦合体系中，当耦合常数远小于化学位移频率差时，即为一级图谱，此时多重峰的数目符合 $n+1$ 规律。例如 A_mX_n 自旋体系，核 A 具有较小的化学位移，而核 X 具有较大的化学位移。一个 AX 系统(图 4-20)系由 A 核双峰与 X 核双峰组成，间隔为 J_{AX}。

适用于一级图谱的多重峰数目规则(如 A_mX_n 系统)：当 n 个 $I=1/2$ 的 X 核与 A 核耦合，则 A 核产生 $n+1$ 个峰。一级图谱中每条线的相对强度遵守 Pascal 三角系数(图 4-21)。

例如，二氯乙酸乙酯分子中乙基的质子(参见图 4-14)构成 A_3X_2，其耦合常数$^3J_{AX}=7$ Hz；A 质子具有较小化学位移，被分裂为三重峰(2 个邻质子 X，$n_X+1=3$)；X 质子呈现四重峰，因为有 3 个邻位 A 质子($n_A+1=4$)。

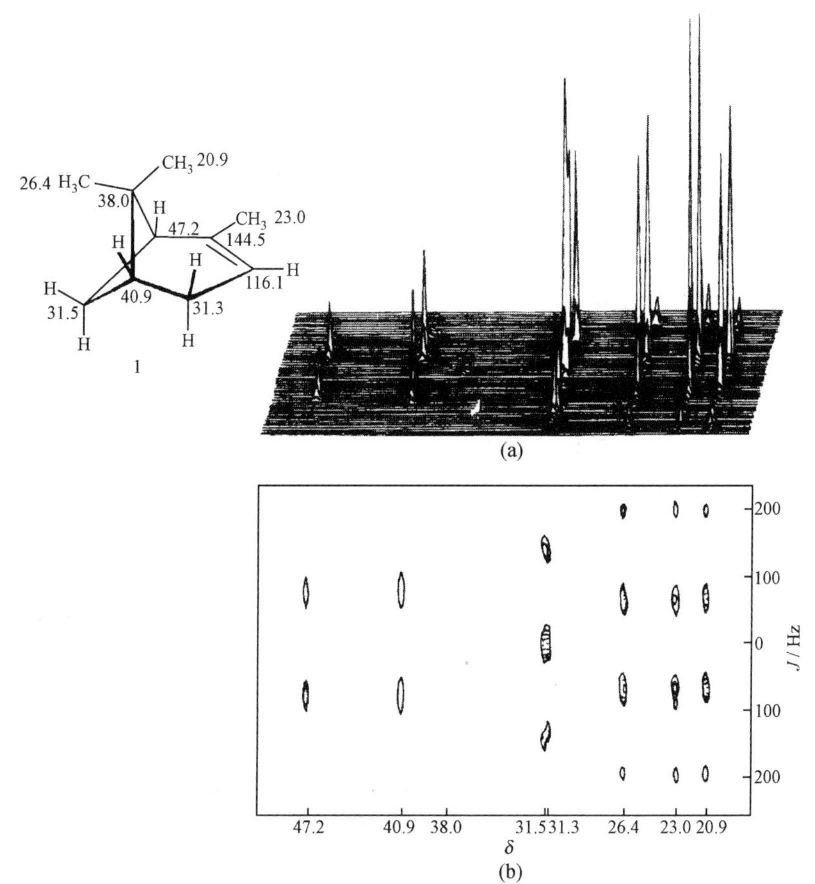

图 4-17　α-蒎烯-(1)的 *J*-分解二维^{13}C NMR 谱[$(CD_3)_2CO$,25 ℃,50 MHz]

(a) 堆形图;(b) 等高线图

由此可见,A 核与 n 个 I_X核耦合,则 A 核多重峰数为 $2nI_X+1$ 条线(参见图 4-15)。

当一个耦合系统,其化学位移差值与其相应耦合常数值近似,该类系统多重峰数目不符合 $2nI+1$ 规则,此种图谱称高级图谱,以 A_mB_n 符号表示,A 核具有较小化学位移,B 核化学位移较大。

例如,一个 AB 系统(图 4-22)由 A 核双峰和 B 核双峰组成,其耦合常数为 J_{AB},峰形为外边两线低,中间两线高。此种现象称 AB 效应,可称 AB 系统中心“屋顶”对称性,或称向心法则。此种“屋顶”效应在^{1}H NMR 谱中经常可见,即使在一级图谱中也不例外。例如,在图4-14 中可见乙基的四重峰和三重峰。

(3) 化学等价、磁等价、简单耦合和高级耦合

化学等价:处于相同化学环境的核,称化学等价。化学等价核具有相同化学位移。例如,1,4-二取代苯分子中的 2,2′-, 3,3′-氢,因为分子对称性而化学等价。

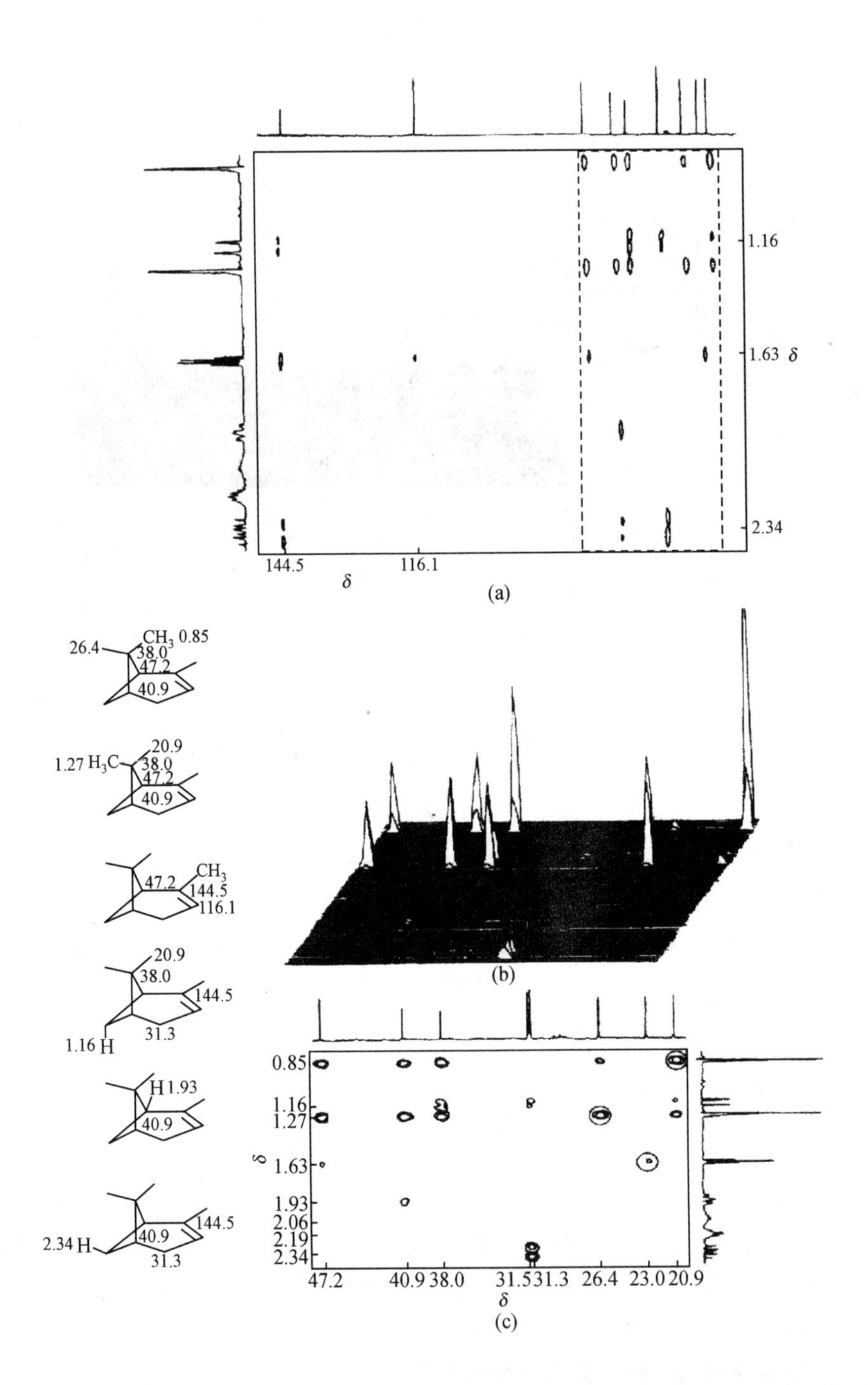

图 4-18 α-蒎烯的 CHCOLOC 谱[$(CD_3)_2CO$, $\varphi=10\%$, 25 ℃, 50 Hz (^{13}C), 200 MHz (^1H)]

(a) 等高线图;(b) 部分锥形图[$\delta=20.9\sim47.2$ (^{13}C)和 $\delta=0.85\sim2.34$ (^1H)];

(c) 为图(b)的等高线图(划圈的信号为$^1J_{CH}$耦合,难于全部抑制掉)

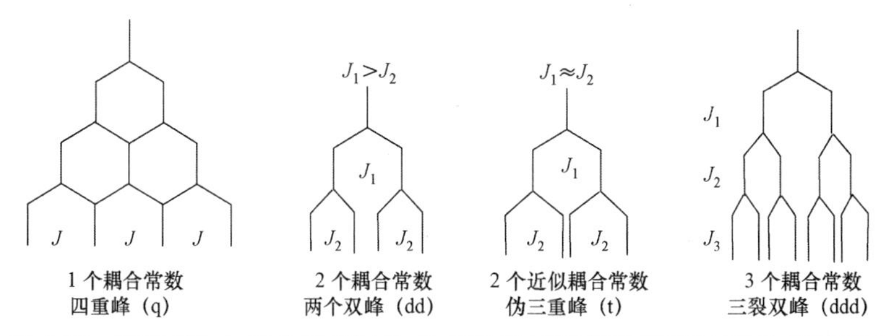

图 4-19 四重峰(q),两个双峰(dd),伪三重峰(t)和三裂双峰(ddd)的峰形图示

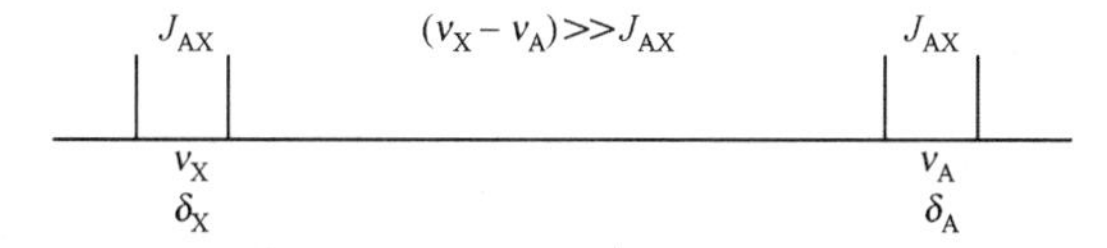

图 4-20 化学位移差远大于耦合常数的 AX 二核自旋体系示意图

n	峰形	相对强度
$n=0$	单峰	1
1	双峰	1 : 1
2	三重峰	1 : 2 : 1
3	四重峰	1 : 3 : 3 : 1
4	五重峰	1 : 4 : 6 : 4 : 1
5	六重峰	1 : 5 : 10 : 10 : 5 : 1
6	七重峰	1 : 6 : 15 : 20 : 15 : 6 : 1

图 4-21 一级图谱中多重峰的相对强度(Pascal 三角)

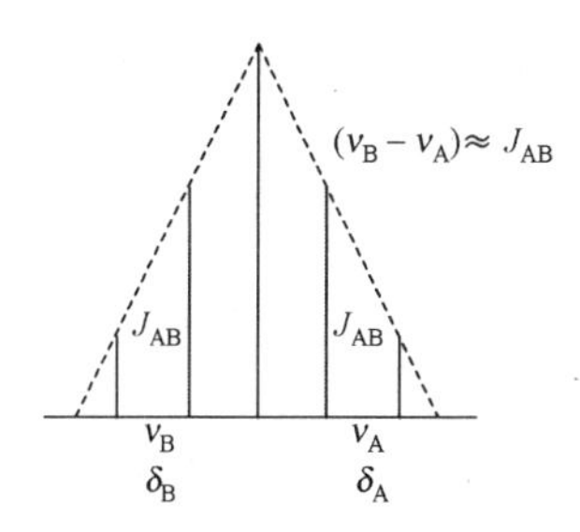

图 4-22 AB 两自旋系统示意图

磁等价:化学等价的核,如果对其他核发生耦合,而呈现相同耦合常数,即磁等价。但 1,4-二取代苯的 2,2′-(A,A′)和 3,3′-(X,X′)质子,如 4-硝基苯酚,则非磁等价,因为 A 质子与 X 或 X′质子具有不同的耦合常数。此系统属于 AA′XX′,而不是 A_2X_2 系统。

简单耦合和**高级耦合**:通常,自旋干扰作用的强弱与相互耦合的氢核之间的化学位移差距有关,按 $\Delta\nu/J$ 的大小来进行自旋耦合体系分类。若系统中两个(或两组)相互干扰的氢核的化学位移差距 $\Delta\nu$ 比耦合常数 J 大得多,即 $\Delta\nu/J>10$ 的体系,干扰作用弱,称为简单耦合,所得图谱属于一级图谱;而 $\Delta\nu/J<10$ 的体系,则干扰作用强,称为高级耦合,其图谱属于高级图谱。根据耦合强弱,对共振谱进行分类,其基本规则如下:对高级耦合体系,其核以 ABC 或 KLM 等相连英文字母表示,称为 ABC 多旋体系;简单耦合体系,其核以 AMX 等不相连的英文字母表示,称为 AMX 多旋体系。磁等价的核用相同字母,如用 A_2 或 B_3 表示;化学等价而磁不等价核,如以 AA′表示。对于一级图谱,自旋-自旋分裂图谱的解析十分简单方便。严格的一级行为要求 $\Delta\nu/J>20$,但在用一级技术对图谱进行分析时,对 $\Delta\nu/J<10$ 体系有时亦可

进行。

对于高级耦合系统，可采用增强磁场、同位素取代、去耦技术等简化图谱，在此不作介绍。对于低级耦合系统，其耦合裂分规律如下：

① 一个(组)磁等价质子与相邻碳上的 n 个磁等价质子耦合，将产生 $n+1$ 重峰，如 CH_3CH_2OH分子内质子间的耦合。

② 一个(组)质子与相邻碳上的两组质子(分别为 m 个和 n 个质子)耦合，如果该两组碳上的质子性质类似，则将产生 $m+n+1$ 重峰，如 $CH_3CH_2CH_3$；如果性质不类似，则将产生$(m+1)(n+1)$重峰，如 $CH_3CH_2CH_2NO_2$。

③ 因耦合而产生的多重峰相对强度可用二项式$(a+b)^n$展开的系数表示，n 为磁等价核的个数。

④ 一组多重峰的中点，就是该质子的化学位移值。

⑤ 磁等价的核相互之间也有耦合作用，但没有谱峰裂分的现象，例如 $ClCH_2CH_2Cl$ 只有单重峰。

⑥ 一组磁等价质子与另一组非磁等价质子之间不发生耦合分裂，例如对硝基苯乙醚、硝基苯上的质子为非磁等价，不产生一级图谱，因而产生的分裂较复杂；而苯乙基醚上的质子为磁等价，产生较简单的一级图谱。

⑦ 远程耦合的低级耦合，由于核之间的作用较小，很少观察到分裂。

(4) 连续波(CW)和 FT 核磁共振谱

测定高分辨 NMR 谱有两种基本技术。早期用连续波(CW)技术，即在被测定的化学位移范围内采用扫频或扫场方法。通过逐渐增加(或减小)射频而测定图谱，扫描的持续时间长，通常是 2 Hz/s，或者 500 s 扫 1000 Hz，相当于 100 MHz ^{1}H 谱中的 10 ppm。如图 4-14 是 CW 图。

在 FT 技术中，用一个强的射频脉冲在拉摩频率范围短时间激发全部拟观察的核，由此使样品产生横向磁化(M_y)，一旦激发停止，则横向磁化 M_y 以指数形式通过 T_2 而衰减。在单自旋情况，NMR 信号是以指数衰减交替电压(自由诱导衰减 FID)形式记录下来。在多自旋系统，产生指数衰减交替电压干涉图，即脉冲干涉谱(pulse interferogram，图 4-23)，每一个交替电压频率是每种核的拉摩频率和激发脉冲频率间的差值。脉冲干涉谱通过 FT 产生拉摩频率谱，即得到所观察核的 FT-NMR 谱。每个干涉图的 FT 需时很短，通常低于 1 s 即可完成，这是 FT 技术的主要优点。在短时间内可积累大量的干涉图并平均化以去噪声，从而可测定低敏核如^{13}C、^{15}N 的 FT-NMR 谱。

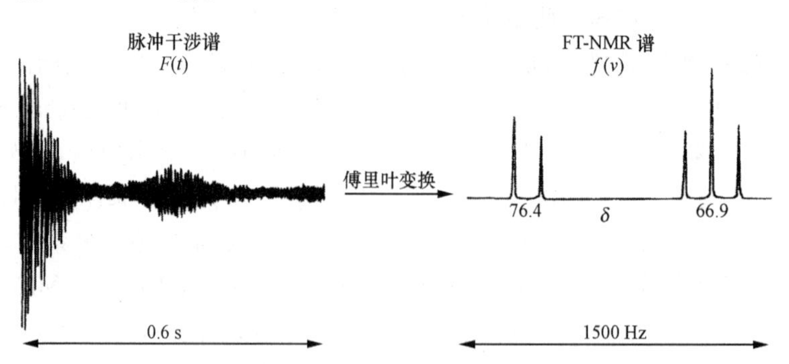

图 4-23 甘油的脉冲干涉谱和 FT-^{13}C NMR 谱(D_2O，25 ℃，100 MHz)

(5) 自旋去耦

自旋去耦(双共振)是 NMR 的一种技术。最简单的例子是 AX 系统,因为两核互相耦合而各呈双峰。如另用射频在记录全谱的同时而激发 A(或 X)核,则消除两者的耦合,使之呈现单峰,即发生自旋耦合。若 AX 为同核,如^{1}H,则称同核去耦;若两者为异核,如^{13}C 和^{1}H,则称异核去耦。图 4-24 为 3-氨基丙烯醛的同核去耦。此处为 AMX 系统[图 4-24(c)],醛基氢 X 被去耦[图 4-24(b)]则简化成 AM 系统($^{3}J_{AM}=12.5$ Hz);若 M 氢被去耦则简化成 AX 系统($^{3}J_{AX}=9$ Hz)。由此可说明分子中 H 核间的关系。

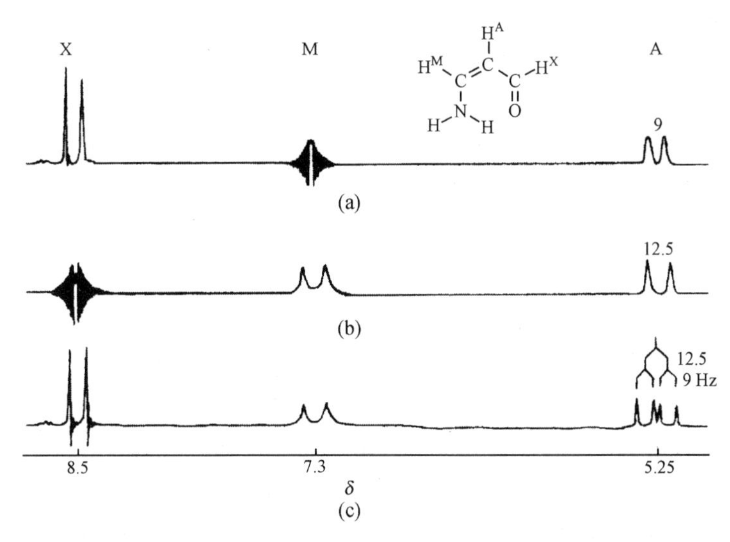

图 4-24 3-氨基丙烯醛 CH 质子的同核去耦(CD_3OD,25 ℃,90 MHz)

(a) 在 δ=7.3 去耦;(b) 在 δ=8.5 去耦;(c) ^{1}H NMR 谱

在^{13}C NMR 谱中,常用三种异核去耦。氢宽带去耦,即用一射频在氢核拉摩频率范围照射,产生氢去耦的^{13}C NMR 谱,每个^{13}C 核呈现一个单峰,称全去耦谱。

如前图 4-15 为乙醇和六氘乙醇混合物的全去耦^{13}C NMR 谱。乙醇的 CH_3 和 CH_2 信号,由于氢宽带去耦而分别呈现单峰;而氘代物的 CD_3 和 CD_2 共振峰则分别呈现七重峰和五重峰的精细结构;由于氘核的拉摩频率与氢核不同,氢宽带去耦不影响氘核的耦合,氘核的 $I=1$。根据 $2nI+1$ 的规则,所以 CD、CD_2 和 CD_3 分别为三重峰、五重峰和七重峰。

^{13}C NMR 的选择性氢去耦谱是通过照射某一特定氢信号而完成的。因此,只有被选择氢去耦的碳信号呈现单峰,其他碳发生偏共振去耦,即 CH 多重峰的每条线靠近,其强度符合 Pascal 三角系数。^{13}C NMR 选择性氢去耦谱主要用于归属 C—H 键的连接,尤其在 C—H (COSY)技术常规应用之前,该技术用得较多。氢核的偏共振去耦曾用于解决 C—H 多重峰问题,以确定与碳相连的氢数目。

氢核的脉冲或门控去耦(仅在 FID 间宽带去耦)可得到耦合的^{13}C NMR 谱。由于保留 NOE,所以 C—H 多重峰的强度增加,同时并可增加靠近氢核两个键的季碳信号的强度。图 4-25 为 2,4,6-三氯嘧啶 C-4 和 C-6 核的门控去耦谱。

根据^{1}H NMR 谱中氢信号的积分面积,可进行混合物的定量分析。如图 4-16(a)为 2,4-戊二烯酮的^{1}H NMR 谱,其中含 87%烯醇式和 13%的二酮式。但是全去耦的^{13}C NMR 谱中,碳信号强度受 NOE 增益和弛豫时间的影响,所以多数情况不能由信号强度进行定量分析。

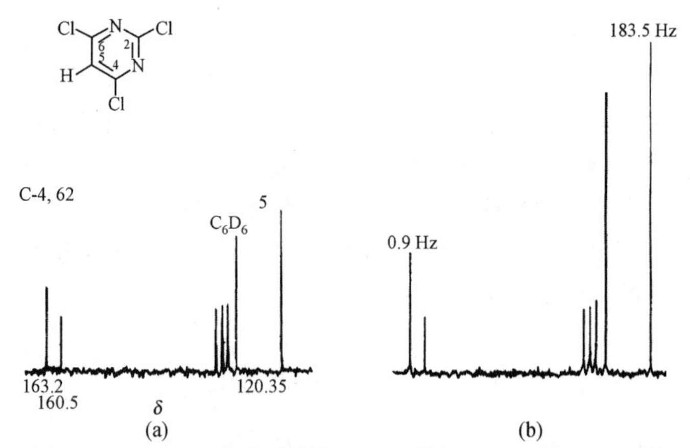

图 4-25　2,4,6-三氯嘧啶的^{13}C NMR 谱(C_6D_6,25 ℃,20 MHz)

(a) 氢不去耦的^{13}C NMR 谱;(b) NOE 增益耦合^{13}C NMR 谱(门控去耦)

例如,图 4-16(b)中由全去耦^{13}C NMR 测定上述混合物中烯醇的含量为 81%～93%,偏差较大。利用反门控去耦可解决上述问题,即仅在 FID 信号时进行氢宽带去耦,从而抑制 NOE 影响,信号强度与碳数目有可比性,因此可以用来定量分析,如图 4-16(c)所示。

(6) 核欧沃豪斯效应

在去耦实验中引起信号强度的改变(增加或减少),称核欧沃豪斯效应(NOE,又是核 Overhauser 增益的缩写)。在溶液高分辨 NMR 谱中,NOE 的大小决定于耦合核的磁旋比(γ)。在同核氢氢耦合中 NOE 可达 0.5;而在最常见的异核耦合中,如氢宽带去耦的^{13}C NMR 谱,NOE 可达 1.988,即信号强度可增加至 3 倍。在氢宽带和门控去耦的^{13}C NMR 谱中,信号通常增至 2 倍,如图 4-15 和图 4-25 所示。

例　一未知液体,分子式为 $C_6H_{10}O_2$,IR 光谱上于 1715 cm^{-1} 处有强烈吸收,NMR 谱(CCl_4 中测得)如图 4-26 所示。试解析并推断其结构。

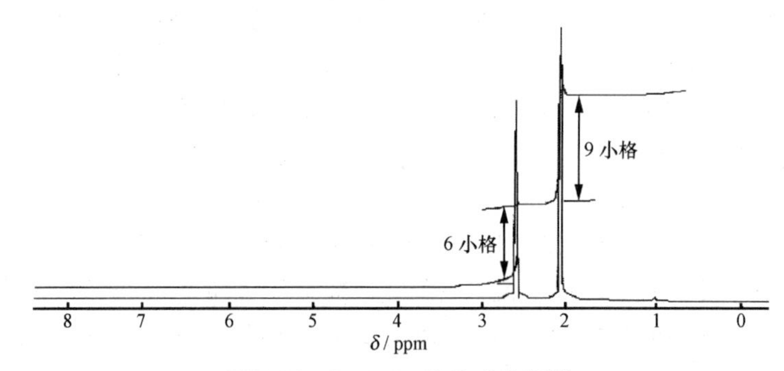

图 4-26　$C_6H_{10}O_2$ 的核磁共振谱

解　NMR 上有两组峰,有关数据如下:

峰位	重峰数	积分曲线高度	比例	氢原子数
2.1δ	S	9 小格	3	6
2.6δ	S	6 小格	2	4

因 IR 光谱上示有 $>C=O$ 基吸收(1715 cm^{-1}),故结合化学位移,H 原子数及给出分子式

等条件，知：

$$\delta\ 2.1\ \text{峰(6H)为两个}-\overset{\overset{\displaystyle O}{\|}}{C}-CH_3\ \text{基}$$

(a)

$$\delta\ 2.6\ \text{峰(4H)为}-\overset{\overset{\displaystyle O}{\|}}{C}-CH_2-CH_2-\overset{\overset{\displaystyle O}{\|}}{C}-$$

(b)　(b)

因分子式中只有两个氧原子，故组合上列结构碎片，知该化合物应具下列结构：

$$CH_3-\overset{\overset{\displaystyle O}{\|}}{C}-CH_2-CH_2-\overset{\overset{\displaystyle O}{\|}}{C}-CH_3\quad (2,5\text{-己二酮})$$

(a)　(b)　(b)　(a)

经核对有关数据，并与标准图谱对照，完全相符。

核磁共振主要用于测定分子的化学结构，尤其是复杂的天然化学物质的结构。

第五节　质　　谱

质谱(MS)是化合物分子经气化，在电子流冲击或用其他手段打掉一个电子后(有时多于一个，但极少)，形成正电离子，在电场和磁场的作用下，正电离子按质荷比不同而分离，然后测量各种正电离子的质荷比，并按质荷比由小到大排列成的图谱，其中，横坐标为质荷比(m/z)，纵坐标为相对丰度(%，也可以叫谱峰的强度)。质量是物质的固有特性之一，不同的物质有不同的质量谱——质谱，利用这一性质，可以进行定性分析。谱峰强度也与它代表的化合物含量有关，利用这一点，可以进行定量分析。

早期的质谱研究工作是与元素的同位素测定紧密相关的。同位素(isotope)这个词于1910年第一次使用，第一台质谱仪也是在这一年诞生的。实际上，早在1886年就有人提出有关同位素的概念。用磁场偏转法分离带电粒子以测定其质量的研究工作也是在1886年取得了成果。这些研究为后来的质谱学提供了一定的基础。

1910年，英国剑桥卡文迪许(Cavendish)实验室的汤姆逊(Thomson)研制了第一台现代意义上的不能聚焦的抛物线质谱仪器。汤姆逊用这台仪器在分析氖元素时，发现了一个质荷比为22的峰，实验证明它既不是CO_2的双电荷离子也不是放射性衰变产物，而是氖元素的一种同位素，首次发现了同位素的存在。这台质谱仪的诞生，标志着科学研究的一个新领域——质谱学的开创。

汤姆逊的第一台质谱仪，由于没有聚焦功能，分辨率较低，通过改进后，能够将两个原子质量相差10%的离子分开，即分辨率为10。1919年一台具有速度聚焦功能的质谱仪由汤姆逊的同事阿斯顿(Aston)研究成功。他借鉴了光学理论，将电场和磁场安置成类似于两个光学透镜，使得离子在电场中受到的速度色散作用刚好被其在磁场中的速度色散作用所抵消，最后质量相同而初始速度不同的离子能聚焦在收集器的同一处，从而大大提高了仪器的分辨率。由于这台仪器的卓越性能(分辨率130，准确度10^{-3}原子质量单位)，以致它第一次被人们称为质谱仪(mass spectrograph)。阿斯顿在这台仪器上测得了大量元素的新的同位素峰以及定量数据，如他测得氖元素两种同位素(20、22)的丰度比为10∶1，这与氖元素的分子量20.18基本符合。

在此之前，美国芝加哥大学的丹普斯特(Dempster)于 1918 年研制成功了 180°扇形磁场方向聚焦型质谱计。他在这台仪器上独立发现了几种元素的同位素，并测得许多元素的同位素丰度。这台仪器第一次使用了电测元件作为离子检测器，并通过改变电场和磁场强度的方法来测量不同质量的离子，是第一台实际意义上的质谱计(mass spectrometer)，成了以后许多磁场型仪器的原始模型。

1934 年诞生的双聚焦质谱仪是质谱学发展的又一个里程碑，在此之前创立的离子光学理论为仪器的研制提供了理论依据。双聚焦仪器大大提高了仪器的分辨率，为精确原子量测定奠定了基础。

随着几种双聚焦仪器的出现，质谱仪的分析器部分已达到了比较完善的境地，但当时质谱学研究仍然限于少数几个实验室中，不过还是取得了不少成果，如 1933 年有人用 180°磁场型仪器进行 $3^{1}H+^{7}Li \longrightarrow 2^{4}He$ 的核反应实验，第一次用实验证明了爱因斯坦的质量-能量关系公式。

第二次世界大战期间，质谱进入了实际应用领域。首先是美国的原子弹制造计划，需要大量的 ^{235}U，使得质谱仪进入了军事科学领域；另外，石油工业也将质谱用于定性、定量分析。1943 年，第一台商品质谱仪出售给一家石油公司，从此质谱仪进入了工农业生产领域，如汽油的分析、人造橡胶、石油精炼过程控制和真空检漏等工作都应用了质谱仪器作为分析、检测工具，并被证明为一种准确、快速的手段。

20 世纪 50 年代是质谱技术飞速发展的一个时代，在质量分析器方面，高分辨双聚焦仪器性能进一步提高，出现了四级滤质器(1953 年)、脉冲飞行时间分析器(1955 年)等；离子化手段也增加了，如火花离子源和二次离子源也进入实际应用，后来还进行了串联质谱仪研制。特别值得一提的是，气相色谱与质谱联用成功，使得质谱在复杂有机混合物分析方面占有独特地位。

之后，质谱学在各个方面都获得了极大的发展，新的离子化方法如场致电离(FI)、场解电离(FD)、化学电离(CI)、等离子体法(ICP)、快原子轰击法(FAB)、电喷雾电离(ESI)、激光离子化、基质辅助激光解析离子化技术(matrix assisted laser desorption/ionization, MALDI)、电子捕获解离法(ECD)和电子传递解离法(ETD)等不断出现，使得复杂的、高性能的商品仪器不断推出，如离子探针质谱仪、三级四杆串联质谱仪、四极杆飞行时间串联质谱仪、磁场四极串联质谱仪。近 30 年来，气相和液相色谱与质谱的联用有了突破性进展，同时，低价位、简易型仪器的推出，对扩大和普及质谱分析的应用起了很大的作用。

电子计算机是现代质谱仪器不可缺少的一部分，其主要功能是仪器状态的控制与实验数据处理。很难想象一台没有计算机数据处理系统的色谱-质谱联用仪如何能处理所获得的大量数据，更不必说计算机检索及人工智能谱图解析了。有些技术，如傅里叶变换质谱本身就是建立在快速计算机技术基础之上的。在仪器发展的同时，各种与质谱有关的理论研究广泛开展，丰富了质谱科学。

一、质谱分析法的内容

质谱分析法发展到今天，已在许多科学研究及生产领域中起着十分重要的作用。按研究对象来划分，质谱分析大致可分为以下几个分支。

1. 同位素质谱分析

质谱分析是从同位素分析作为起点的，这方面的工作包括发现元素的新的同位素及测定同位素含量两个方面。早期的质谱分析工作集中于元素的天然同位素发现及丰度的测定，这方面数据的积累为确立目前通用的以^{12}C为基准的原子质量单位体系提供了基础，是质谱对物理学和化学的一大贡献。目前这方面的分析、研究工作已基本结束，同位素分析集中到特定环境下的同位素含量测定上。

质谱既可分析元素的稳定同位素，也能分析某些放射性同位素；既可测定相对含量，也可测定绝对含量；被分析的样品可以是气体，也可以是液体或固体，还可以进行微区分析。质谱是同位素地质学研究的重要工具，通过测定地质样品（岩石、矿物、化石等）中某些同位素的含量，可确定其形成年代，为地质学及考古工作提供可靠信息；同位素质谱分析在研究宇宙样品的成分及同位素构成的工作中也起着十分重要的作用；用有机质谱仪分析同位素标记化合物是研究有机反应历程以及生物体的新陈代谢机理特别是人体内的代谢过程的有效方法。

2. 无机质谱分析

质谱在无机分析中的工作主要包括无机物的定性、定量及材料的表面分析等。用火花源质谱分析法，原则上可测定周期表上从氢到铀的全部元素，检测的绝对灵敏度可达10^{-12}～10^{-13} g；分析无机材料中的杂质，灵敏度达10^{-9}级；用质谱法检测某些性质相近的元素，如锆、铪、铌、钽等，得到的数据比其他方法更为可靠。另外，质谱与感应耦合等离子体法（ICP）的联用已获成功，使得元素的检测更加方便有效。

对固体样品进行“立体”分析（包括微区分析、表面分析、纵深分析、逐层分析等）是无机质谱分析的另一个重要领域，专门进行这种分析的设备也越来越完善。二次离子法（SIMS）为此提供了必要的手段，用火花探针法也进行了这方面的工作。

3. 有机质谱分析

有机质谱学是一门有机化合物分子结构鉴定和测定的科学，有机质谱仪的各种技术都是围绕这项科学开展工作。学习和使用质谱最根本的是首先要掌握和遵从有机质谱的基本裂解方式。有机质谱的基本裂解方式有α-裂解和β-裂解，β-裂解又细分为5种，即苄基裂解、烯丙裂解、麦氏重排裂解、RDA裂解和八元环过渡态氢重排β-裂解。这6种基本裂解方式是世界有机质谱学家多年来对有机化合物在质谱分析中的各种裂解行为的概括性总结，因而具有普遍意义，在图谱解析中必须坚信和遵守。

α-裂解：C—X和C═X基团周围α-键的裂解，产物是偶数电子离子。

苄基裂解：具有侧链的芳香化合物进行β-键的裂解，产物是偶数电子离子。

烯丙裂解：双键的β-键的裂解，产物是偶数电子离子。

麦氏重排裂解：C═X基团的β-键裂解，同时转移γ-氢原子到X原子上，产物是奇数电子离子。

RDA裂解：具有环己烯基团的化合物进行环己烯环内双键的双β-裂解，产物是奇数电子离子。

八元环过渡态氢重排β-裂解：具有1,2-和5,6-双键的链状或环与链的化合物进行3,4-键和7,8-键的裂解，同时转移7位氢原子到1位原子上，产物是奇数电子离子。

这6种基本裂解方式的裂解强度大致为：苄基裂解＞α-裂解＞麦氏重排裂解、RDA裂解、八元环过渡态氢转移（或重排）β-裂解＞烯丙裂解。

除了烯丙裂解较弱外，其他均较强烈，因而又可把除烯丙裂解以外的其他 5 种裂解方式所具有的基本结构，称为“定向裂解基团”。这些定向裂解基团主宰着有机化合物分子在质谱中的定向裂解。除了定向裂解外，尚有所谓的“次级定向裂解基团”存在，例如，多分支结构、指环结构、环的张力以及空间位阻(或立体障碍)等结构，加上较弱的烯丙结构也是 5 种。这 5 种基团在无定向裂解基团存在时，也能主宰有机分子在质谱中的裂解。这些基团引起的裂解较弱，所以不把它们看成是有机质谱的基本裂解方式。

有机质谱中，除有基本裂解方式外，尚有各结构类型化合物的类型裂解方式，即相同结构类型的有机分子具有相同类型的裂解方式；不同结构类型的有机分子具有不同的类型裂解方式。各种类型裂解方式都是建立在基本裂解方式的基础之上的，不能脱离基本裂解方式来讨论或任意写出各种类型裂解方式。

有机质谱分析虽起步较晚，但发展十分迅速，它已成为当前质谱学研究中的主要分支，是有机结构与成分分析的主要工具，与核磁共振波谱、红外吸收光谱、紫外吸收光谱一起被称为有机结构分析的“四大谱”。而且它提供了有机化合物最直观的特征信息，即分子量及官能团碎片结构信息。在某些条件下，这些信息足以确定一个有机化合物的结构。在高分辨条件下，将质谱信号通过计算机运算，可以获知其元素组成，因此，质谱仪还具有元素分析的功能。质谱已被广泛应用于各种有机化合物的结构分析。

由于与分离型仪器(气相色谱仪、液相色谱仪)联用的成功，质谱已成为复杂混合物成分分析的最有效工具，这些混合物包括天然产物、食品、药物、代谢产物、污染物等。它们的组分可多至数百个甚至上千个，含量也是千差万别。用其他方法分析这类样品所消耗的时间、人力极大，无任何优势，而用色谱-质谱联用法则有可能在较短的时间内对这些组分进行定性分析；结合裂解方法，色-质联用还可分析高分子样品的成分。

石油族组分的定量分析是有机质谱分析的又一个重要方面，石油工业界用这方面的数据来评价石油及其产品的质量。

有机质谱法应用于生物化学、生物医学领域的研究工作已成为当前质谱学发展的热点，用质谱分析糖、核酸、多肽、蛋白质方面的许多成功的研究工作都标志着它作为一种生化分析方法将占据重要的地位。其他方面的进展包括大分子量生物样品的直接质谱分析及微量甚至痕量样品的质谱分析，后者在法庭科学中起着重要作用。用质谱进行临床医学研究也取得了成果。

二、质谱名词与术语

1. 质谱仪器与原理的名词与术语

离子源(ion source)：质谱仪器中使样品电离生成离子的部件。

质量分析器(mass analyzer)：质谱仪器中使离子按其质荷比大小进行分离的部件。

质谱基本方程(equation for mass spectrometer)：研究磁偏转质谱仪器推导出的反映离子运动状态的基本方程：

$$m/z=\frac{H^2R^2}{2V} \tag{4-19}$$

式中，m/z 为离子质荷比；H 为磁场强度；R 为离子运动的曲线半径；V 为加速电位。该方程虽然是一个适用于磁场偏转型质谱仪器的方程式，但由于历史原因，通常称之为质谱方程或质谱基本方程。

离子检测器(ion detector):质谱仪器中检测离子丰度的部件。

2. 质谱图和质谱中的离子

质谱图(mass spectrum,MS):以检测器检测到的离子信号强度为纵坐标、离子质荷比为横坐标所作的条状图。

质荷比(mass charge ratio,m/z):离子质量(以相对原子量单位计)与它所带电荷(以电子电量为单位计)的比值,写作 m/z 或 m/e。

峰(peaks):质谱图中的离子信号通常为离子峰,或简称峰。

离子丰度(abundance of ions):检测器检测的离子信号强度。

离子相对丰度(relative abundance of ions):以质谱图中指定质荷比范围内最强峰为100%,以其他离子峰对其归一化所得的强度。现在,标准质谱图均以离子相对丰度值为纵坐标。

基峰(base peak):在质谱图中,指定质荷比范围内强度最大的离子峰称作基峰,其相对丰度为 100%。

分子分离(molecular ion,$M^{\dagger}$):分子失去一个电子生成的离子,它既是一个正离子,又是一个游离基,用 $M^{\dagger}$ 表示,分子离子的质荷比等于分子量。

准分子离子(quasi-molecular ion):指与分子存在简单关系的离子,通过它也可以确定分子量,例如分子得到或失去一个氢生成的$[M+H]^+$或$[M-H]^+$就是常见的准分子离子。

碎片离子(fragment ions):分子离子在离子源中经一级或多级裂解生成的产物离子。

同位素离子(isotopic ions):由元素的重同位素构成的离子称为同位素离子,它们在质谱图中总出现在相应分子离子或碎片离子的右侧(即质荷比较大一侧)。

亚稳定离子(metastable ions):是指那些在离开离子源之后,到达检测器之前这一区域中发生裂解反应的离子。它们一般呈现为很弱的峰,出现在非整数质量处。

多电荷离子(multiply-charged ions):带有两个甚至两个以上电荷的离子,它们时常具有非整数质荷比,因而出现在质谱图的分数质量上,最常见的是双电荷离子。

负离子(negative ions):带负电荷的离子,只在负离子质谱中才能被检测。

本底(back ground):在与分析样品相同的条件下,不送入样品时所检测到的质谱信号,亦可称本底质谱。

总离子流图(total ions current,TIC):在选定的质量范围内,所有离子强度的总和对时间或扫描次数所作的图。在色谱-质谱联用时,TIC 相当于色谱图。

质量色谱图(mass chromatograph,MC):指定某一质量(或质荷比)的离子其强度对时间或扫描信号所作的图。

奇电子离子(odd-electron ions,OE):带有未成对电子的离子称为奇电子离子,它们是自由基正离子,通常用"·"表示自由基,用"$\dagger$"表示自由基正离子,如 $CH_4^{\dagger}$。

偶电子离子(even-electron ions,EE):仅带成对电子的离子称为偶电子离子。

重排离子(rearrangement ions):由原子或基团重排或转位而生成的碎片离子。

母离子(parent ions):在任一反应中发生裂解的离子,分子离子在裂解反应中总是母离子。

子离子(daughter ions):在任一裂解反应中生成的离子。

3. 质谱分析方法与技术的名词和术语

精确质量测定(exact mass measurement):利用高分辨率的质谱仪器,精确测定离子的质量以确定离子元素(同位素)组成的方法。其原理如下:相对于标准的^{12}C质量(12.000 000 00),其他每一种元素的同位素都不是整数质量,它们具有唯一的、特征的"质量亏损",例如^{16}O的实际质量为15.994 914 75。离子的质量则包含了组成元素原子的总的"质量亏损"。所以,由离子的精确质量可以推算出该离子的元素和同位素组成。

原子质量精确测定(exact determination of atomic mass):用质谱精确测量同位素的原子质量是现行原子质量测定中的重要方法,可精确到小数点后6~8位。同位素精确的原子量值对原子物理、原子核物理有重要意义。

峰匹配法(peak matching):峰匹配法是一种广泛使用的获得离子精确质量的实验方法,它是利用精确测定加速电压比值来得到离子精确质量。根据质谱基本方程[式(4-19)],当H、R固定不变时,离子质量(质荷比)与加速电压成反比,即$m_1V_1=m_2V_2$。如果m_1为已知精确质量的参考峰,通过实验求得加速电压比V_1/V_2,就能得到m_2的精确质量值。

气相色谱-质谱联用(gas chromatograph-mass spectrometer,GC-MS):指气相色谱仪和质谱仪的在线联用技术,可用于混合物的快速分离与定性。其中的色谱作为质谱的特殊进样器,利用它对混合物的强有力的分离能力,使混合物分离成各个单一组分后按时间顺序依次进入质谱离子源,获得各组分的质谱图以便确定结构。

液相色谱-质谱联用(liquid chromatograph-mass spectrometer,LC-MS):指高效液相色谱仪与质谱仪的在线联用。与GC-MS类似,液相色谱作为质谱的特殊进样器。与GC-MS的差别是,LC-MS适合于热不稳定、难挥发和大分子类混合物的快速分离和鉴定。

接口(interface):用于协调联用的两种仪器的输出和输入状态的硬件设备。例如,用于GC-MS的接口必须协调气相色谱和质谱工作气压相差8个数量级的矛盾,即除去色谱柱流出的大量载气,使其不至于破坏质谱离子源的高真空,同时又能将样品传送到质谱离子源中。

质谱-质谱联用(MS-MS):指质谱仪与质谱仪的在线联用。其中,第一个质谱仪用于混合物分离,第二个质谱仪利用二次质谱鉴定各组分,因此,MS-MS联用也称作"质量分离-质谱鉴定"技术。在MS-MS系统中,通常离子源和离子检测器都只有一个,而质量分析器有两个或两个以上,两个质量分析器之间配有碰撞室,用于产生二次质谱。

软电离技术(soft ionization):化学电离、场致电离等低能量电离方式的总称。

同位素稀释法(isotope dilution technique):利用质谱丰度测量来定量求得样品中某一同位素或某一元素的原子数目(或含量)的方法。此方法的基本原理为:把一个已知丰度和质量的同位素稀释剂加入样品中均匀混合,测定样品混合前后丰度变化;根据稀释剂的丰度和质量,可以求出样品中某个含量极低的元素质量或原子数目。

火花源杂质分析(analysis of spark source impurities):这是高纯材料中微量杂质测定的重要方法之一,利用对各元素普遍有效的且灵敏度相近的火花源电离过程,实现多元素同时检测。选择适当的同位素峰作为待测元素的特征谱线,其强度代表该元素含量,直接利用特征谱线强度可得到半定量结果。定量分析时还应考虑质谱过程中的质量歧视效应,需使用相对灵敏度因子或相对灵敏度系数。

相对灵敏度系数(relative sensitivity coefficient):质谱定量分析时,必须考虑待测物质电离概率、检测器响应等的差异,因此引入相对灵敏度系数的概念。设某标准样品中,i元素和s

元素的实际百分含量之比为$(c_i/c_s)_{真}$，实验测得的比值为$(c_i/c_s)_{测}$，则相对灵敏度系数为

$$S_{is}=\frac{(c_i/c_s)_{测}}{(c_i/c_s)_{真}} \tag{4-20}$$

相对灵敏度因子(relative sensitivity factor)：质谱定量分析时，如果只考虑电离概率差异，上述相对灵敏度系数 S_{is}就称作相对灵敏度因子。

选择离子检测(selected ion monitoring)：选择离子检测技术是混合物进行定量分析的一种常用方法。选择能够表征该成分的一个质谱峰进行检测，叫作单离子检测(SID)；选择多个质谱峰进行检测，叫作多离子检测(MID)。这种方法的灵敏度高于常规方法，多用于痕量成分的测定。

三、质谱仪器

1. 质谱仪器的基本结构和分类

质谱系统一般是由进样系统、离子源、质量分析器和离子检测记录装置四个部分组成。其连接顺序和工作次序为：进样系统→离子源→质量分析器→离子检测记录装置。进样系统按电离方式的需要，将样品无分流地送入离子源的适当部位；离子源是用来使样品分子或原子电离生成离子的装置，除了使样品电离外，离子源还必须使生成的离子汇聚成有一定能量的几何形状的离子束后引出；质量分析器是利用电磁场(包括磁场、磁场与电场组合、高频电场、高频脉冲电场等)的作用将来自离子源的离子束中不同质荷比的离子按空间位置、时间先后或运动轨道稳定与否等形式分离的装置；离子检测记录装置是用来接收、检测和记录被分离后的离子信号的装置。样品由进样装置导入离子源，在离子源中被电离成正离子或负离子，离子按质荷比大小由质量分析器分离后，被检测系统接收并记录而获得质谱图。

一台完整的质谱仪器，除了分析系统之外还有电学系统和真空系统。电学系统为质谱仪器的每一个部件提供电源和控制电路；真空系统提供和维持质谱仪器正常工作需要的高真空，通常在 $10^{-3}\sim10^{-9}$ Pa。另外，现代质谱仪器均配有计算机数据处理系统，用以快速、高效地计算和处理从质谱仪器中获得的大量数据；随着计算机技术的飞速发展，计算机也愈来愈多地承担起仪器控制的任务，使质谱仪器的控制和操作的自动化程度大大提高。

质谱分析的应用很广，适用不同分析目的和要求的质谱仪器种类繁多。仪器的分类问题比较复杂，没有一个统一标准，从不同的出发点可以进行不同的分类。

国际上曾经有质谱仪(mass spectrograph)和质谱计(mass spectrometer)之分，两者是根据检测器不同而划分的，质谱仪用照相法记录分析结果，质谱计则用电学方法检测离子。由于这两者工作原理相同，用途也相同，而且有的仪器同时采用两种检测方法，因此很难区分。随着电测技术的成熟，大部分仪器采用了电测法，并与电子计算机配套，所以 mass spectrograph 这个词用得越来越少了。我国质谱学工作者习惯上统称各个类型的质谱仪器为质谱仪，只是在特定场合才作区分。

根据仪器的用途，可将质谱仪器分为有机质谱仪、无机质谱仪和同位素质谱仪三种。根据不同的分析对象，对仪器的某些部分作特殊的设计以满足各自的要求。如火花离子源主要用于无机物的分析；色-质联用仪一般认为是有机质谱仪；而同位素分析时，检测器用双接收器比较方便。当然三者之间并无十分严格的区分，而且现代仪器的功能也越来越多样化，为适合各种需要，使这种差别更不明显了。

另一种分类方法是根据仪器的质量分析器的类型划分，这种分类法将仪器分为静态仪器和动态仪器两大类。静态仪器的质量分析器采用稳定磁场，按空间位置把不同质荷比的离子分开；动态仪器则用变化的电磁场构成质量分析器，按时间或空间分离不同质荷比的离子。

在质谱仪发展的历史上，曾经有过很多种类的质谱仪，图 4-27 基本上总结了各种不同类型的质谱仪。但现在由质谱仪器公司提供的商品质谱分析仪器只有双聚焦磁场型、四极滤质器型、傅里叶变换回旋共振型和飞行时间质谱型 4 种，它们各有优点和缺点。磁场型双聚焦质谱计能达到较高的分辨率，可以用来作离子的精密质量测定；四极滤质器型的优势在于结构非常简单，具有小型、低价格的特征；傅里叶变换离子回旋共振质谱比扫描型质谱具有更高的灵敏度和分辨率，但价格昂贵；飞行时间质谱计的最大特点是检测离子的质量数没有上限，适用于大分子化合物的分析。了解各类仪器的特点，并根据应用目的不同而进行选择是一项重要的原则。

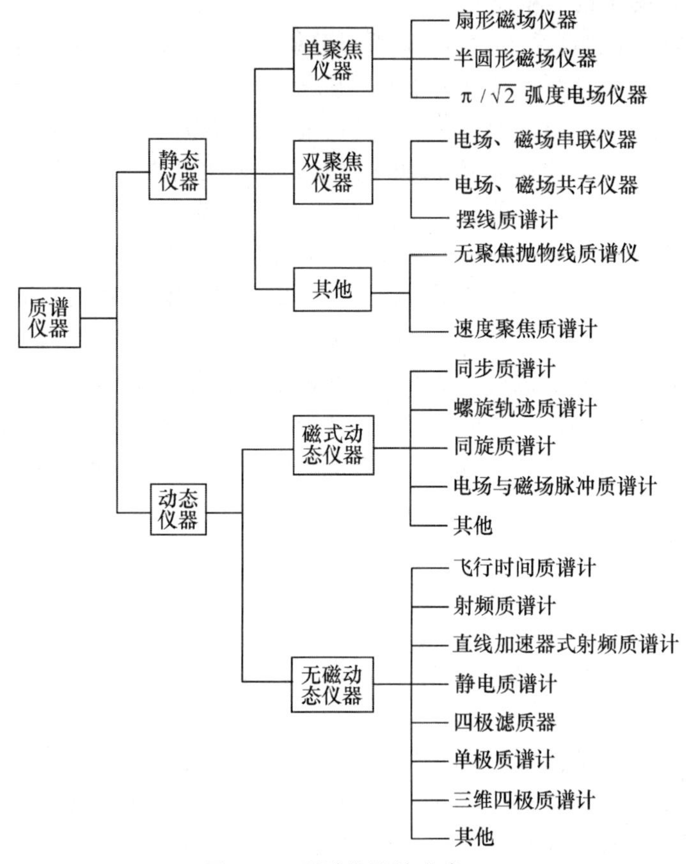

图 4-27 质谱仪器的分类

2. 进样系统

通常的质谱仪器都是在高真空条件下工作的，而待分析的样品则处于常压环境下，将样品无分流、快速、安全和方便地送入质谱器的离子源是进样系统的首要任务。商品仪器中配备的进样系统有直接进样系统、间接进样系统和参考样品的进样系统。随着色谱与质谱联用技术的发展，气相色谱和高效液相色谱这些以成分分离见长的分析仪器，在联用技术中可以看作是质谱仪器的一种特殊进样系统，它们先将混合物样品作了预分离，再将它们导入质谱仪。当然，从另一角度看，质谱仪也可看作是色谱仪器的具有结构分析能力的特殊检测器。

3. 离子源

离子源是质谱仪器最主要的组成部件之一，其作用是使待分析的物质电离成为离子，并将离子汇聚成有一定能量和一定几何形状的离子束。由于被分析物质的多样性和分析要求的差异，物质电离的方法和原理也各不相同。在质谱分析中，常用的电离源有电子轰击(EI)、离子轰击(含二次离子质谱 SIMS 和二次中性粒子质谱 SNMS)、快原子轰击(FAB)、放电型离子源(含高频火花源和振动电弧源)、表面电离、场致电离(FI)/场解吸电离(FD)、化学电离、电感耦合等离子体电离源、激光电离源、锎-253 等离子体解析源和大气压电离源等。各种电离方法是通过对应的各种离子源来实现的，不同离子源的工作原理、组成结构各不相同。作为质谱仪器的一个重要部分，离子源的性能直接影响质谱仪器的重要技术指标。因此，不论何种离子源都必须满足以下一些要求：① 产生的离子流稳定性高，强度能满足测量精度；② 离子束的能量和方向分散小；③ 记忆效应小；④ 质量歧视效应小；⑤ 工作压强范围宽；⑥ 样品和离子的利用率高。

4. 质量分析器

质量分析器是质谱的主体部分，其作用是将离子源来的离子聚合在一个固定空间点或微小空间内，然后以不同的方式将不同的质荷比的离子分离或分开。现有的质量分析器有磁场偏转质量分析器、飞行时间质量分析器、四极滤质器、傅里叶变换离子回旋共振质谱仪、摆线型聚焦质谱仪、射频质谱计、同步质谱计、单极质谱计、离子阱质谱仪等。

5. 离子检测记录装置

在质谱仪器中，离子源内生成的离子经过质量分析器的分离后，由离子检测记录装置(或系统)按离子质荷比大小接收和检测。作为质谱仪器的检测器，一般要求其具有稳定性好(包括对时间的稳定性和对工作环境的稳定性)，响应速度快，增益高，检测的离子流范围宽，在检测的质量范围内无质量歧视效应等特点。但不同类型、不同用途的质谱仪器对检测器性能的要求不尽相同，因此应该根据具体要求选择适当的检测器。

根据工作原理的差别，离子接收、检测的方法分为如下几种：

(1) 直接电测法：离子流直接为金属电极所接收，并用电学方法记录离子流。例如，用法拉第筒或平板电极作为离子接收器。

(2) 二次效应电测法：利用离子引起的二次效应，产生二次电子或光子，然后用相应的倍增器或电学方法记录离子流。二次电子倍增器以及闪烁检测器就是属于这一类。

(3) 光学方法：利用离子能使感光板感光的性质，由黑度确定离子流的强弱。

(4) 其他方法：例如在电磁法制备同位素时，使离子束沉积在收集器上。

在现代质谱仪器上常用的检测记录装置有二次电子倍增器(含静电聚焦式电子倍增器、百叶窗式电子倍增器、磁式电子倍增器、磁式连续电子倍增器、静电连续电子倍增器)、闪烁检测器和光电倍增管、照相版和半导体检测器等。

6. 真空系统

质谱仪器必须在良好的真空条件下才能正常操作，一般要求质量分析器的真空优于 10^{-4} Pa。质谱仪器要求高真空的理由是：

(1) 离子的平均自由程必须大于离子源到收集器的飞行路程；

(2) 氧气分压过高影响电子轰击离子源中灯丝的寿命；

(3) 高的气压产生的高本底会干扰质谱图和分析结果；

(4) 电离盒内的高气压导致离子-分子反应，改变质谱图样；

(5) 电离盒内的高气压会干扰轰击束的正常调节。

以上诸因素中，第(4)、(5)两项与气体种类有关，而其余各项则取决于气体总压。为了保证质谱仪器有效工作，其中任何一项不满足都将使整个系统失败。

质谱仪器获得高真空度，必须使用高真空泵才能达到和维持质谱仪器正常工作所需要的 10^{-4} Pa 以上的真空水平。但低真空泵也是真空系统中必不可少的一部分，通常先使用低真空泵获得低真空度，然后在此基础上再使用高真空泵获得高真空度。通常使用的高真空泵有扩散泵、涡轮分子泵和溅射离子泵等。

7. 质谱仪器的基本指标

一般用几个基本指标来衡量一台仪器的性能，通常最重要的指标有三个：质量范围、分辨本领和灵敏度；有的指标，如扫描速度等，对某些应用具有特殊的意义；仪器的性能还应该从仪器所具有的功能多少来衡量，如质谱仪的进样方法、电离方式、质量分析器的功能、计算机功能等都是衡量仪器性能的指标。

质量范围(mass range)：就是一台质谱仪能够测量的离子质量下限(lower limit)与上限(upper limit)之间的一个范围，离子质量的单位为原子质量单位(atomic mass unit，简称amu)；质量范围的下限通常从 0 开始，一台仪器的质量范围就是这台仪器所能测量的最大的 m/z 值，这是一个非常重要的参数，它决定了可测量样品的分子量，特别是在质谱应用进入到生物大分子分析的时代，质量范围已成为质谱学工作者最感兴趣的焦点。随着仪器制造技术的进步，上限在不断地突破。磁场型分析器通过增加磁铁的几何尺寸及提高场强等方法，质量范围已大大提高，已有质量范围超过 20 000 的报道；飞行时间质谱仪和傅里叶变换质谱仪都已被证明能达到较高的质量上限大于 10 000；而四极滤质器则无法与上面几种仪器相比，虽然经过技术更新，它的质量上限只达数千。旨在提高质量上限的分析器仍在研究之中，如一种叫作 Wien Mass Filter 的仪器能获得 m/z 值为 30 000 的离子信号，还有获得 m/z 值为 70 000 的离子信号的报道。质量范围的提高在很大程度上还要归功于新的电离方法的出现。只有像快原子轰击、铯二次离子法、激光解析、等离子体电离及电喷雾等手段才能使大分子有效地离子化。目前在高质量区测量的一个困难是质量误差较大，一般 m/z 值在 10 000 以上时，误差可达几个 u。m/z 值越大，误差就越明显，这一方面与仪器及计算机技术有关，缺乏标准样品而无法准确地校正标尺也是一个原因。

分辨率(resolution)：是仪器对不同质量离子分离和对相同质量离子聚焦两种能力的综合表征。如果有两个离子峰其质量数分别为 m_1 和 m_2，两峰的质量数之差为 $\Delta m = m_2 - m_1$，当仪器把这两个峰刚好分开时，定义仪器的分辨率：

$$R = \frac{m_1(\text{或 } m_2)}{\Delta m} \tag{4-21}$$

所谓“刚好分开”，是指前一峰的峰尾和后一峰的起点相连，且连接点刚好落在基线上，或者说，两峰的中心距 Δx 等于两峰的平均宽度 $\overline{W} = \frac{W_1 + W_2}{2}$，如图 4-28 所示。

例如，设两峰的质量数分别为 100 和 101，当两峰刚好分开时仪器的分辨率 $R = \frac{100}{101-100}$

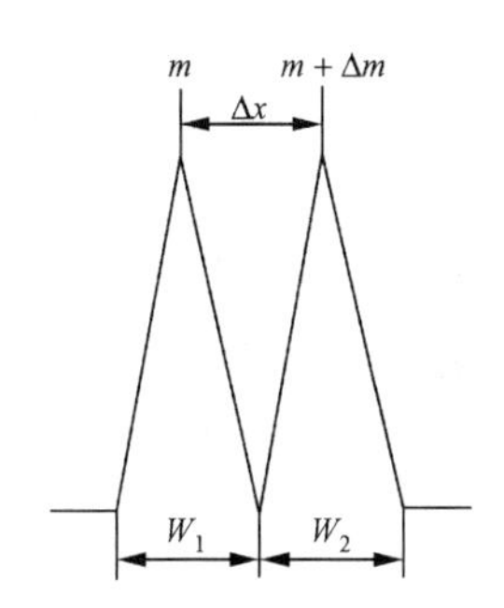

图 4-28　"刚好分开"的两峰

=100;如果刚好被分开的两峰质量数分别为 100.0 和 100.1,则此时的仪器分辨率为 1000。由此可见,分辨率的物理意义是仪器在质量数 m 附近能够分辨的最小相对质量差。分辨率 100 表示在质量数 100 附近,仪器能分辨的质量差 Δm 为 1 u;分辨率 1000 表示在质量数 100 附近仪器能分辨 0.1 u,而在质量数 1000 附近则只能分辨 1 u 的质量差。同样是分辨 1 u 的质量差,离子质量(m)越大,要求的分辨率越高;在相同离子质量数上,分辨率越高,能够分辨的质量差越小,测定的质量精度越高。这说明,质量测定精度既和分辨率有关,又与被测离子的质量有关。在相同的分辨率下,测量高质量离子的质量精度低,而测量低质量离子的精度高。换言之,在相同的质量精度要求下,测定较高质量离子,要求较高的分辨率。

在实际测量仪器分辨率时,往往很难找到两个刚好分开的离子峰,因此,可以任意选择两个分开的离子峰,或选择有部分重叠的离子峰,然后将公式(4-21)改写为

$$R=\frac{m}{\Delta m}\cdot\frac{a}{b} \tag{4-22}$$

式中,a 为两个峰的中心距,b 为平均峰宽(当两峰相隔不很远时,近似为其中任一峰的峰宽)。

由于峰宽测量方法不统一,对同一质谱,可能得到不同分辨率结果。现在国际上规定使用 10%峰谷作为测定分辨率的标准。所谓 10%峰谷,是指相邻的两个等高峰间的高度为峰高的 10%(图 4-29),即两峰各以 5%峰高重叠。此时,峰宽 b 的测量点确定为 5%峰高处。有一些质谱仪器的生产厂商以 50%峰高来测量分辨率,此时峰宽的测量点在 50%峰高处,测得的峰宽值显然比 5%峰高处的测量值小,用公式(4-22)计算得到的 R 显然大于 10%峰谷方法。因此,在考察厂商提供的仪器分辨率指标时,应注意其测量方法。

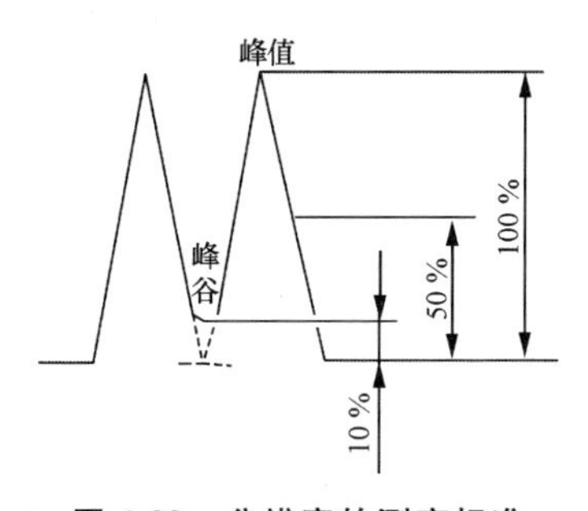

图 4-29　分辨率的测定标准

分辨率是衡量仪器性能的一个极其重要的指标。高的分辨率不仅可以保证高质量数离子以整数质量分开,而且当测量的离子精度足够高时,例如达到 0.001～0.000 1 amu,可以借助计算机进行精密质量计算,获得离子的元素组成,为解析质谱数据提供极为有用的信息。

在分辨率方面，傅里叶变换质谱具有很大优势，它的分辨率可达 11 000 000。磁场型质谱计也能达到很高的分辨率，这是双聚焦离子光学理论研究的成果。飞行时间质谱仪和四极滤质器均无法达到较高的分辨率。

灵敏度(sensitivity)：参数标志了仪器对样品在量的方面的检测能力，是一台仪器的电离效率、离子传输率及检测器效率的综合反映。根据不同的测试条件，灵敏度可用不同的方法来描述。但总的来说，各种方法分属于绝对灵敏度和相对灵敏度两个概念，前者指分析样品时在记录器上得到可检测的质谱信号所需要的样品量(克)，后者指可探测到的微量杂质的最小相对浓度。

有机质谱常用某种标准样品的最小检测量来衡量灵敏度参数，如用硬脂酸甲酯做标样，检测其分子离子峰信号，同时给出信噪比值。当测试条件相同时，所用的样品量越小，表明仪器的灵敏度越高，这种方法就是绝对灵敏度法。

在文献中也有用物质的量(mol)浓度来描述灵敏度参数的，这主要是为了叙述方便；当样品是经过化学反应或酶反应后的产物时，用物质的量浓度(简称为“浓度”)更为常见；如果知道样品的分子量，则以浓度为单位的灵敏度可折算为以克(g)为单位的灵敏度。

不少仪器采用相对灵敏度法。相对灵敏度可衡量仪器检测含于其他物质中的极微量样品的能力，其单位通常用 $\mu g \cdot mL^{-1}$ 或 $mg \cdot L^{-1}$ 表示(1 ppm)。相对灵敏度与进样量有关，增加进样量能增加样品的绝对量，使仪器较容易检测出样品的信号；但无限制地增加进样量，会使样品信号被无用的本底或噪声所淹没。

检测气体样品时，常用质谱测得的离子流强度(A)与离子源内气压(p_a)之比值来衡量仪器的灵敏度。在一定的气压下，得到的离子流强度越大，表明仪器的灵敏度越高。

其他还有几种表示灵敏度的方法，由于不经常使用，这里不一一介绍。

一般来说，仪器的灵敏度与分辨率本领是一对矛盾体。磁场型仪器提高分辨率的最有效办法是调小离子源及接收器狭缝，这将使一大部分离子无法到达接收器，从而降低了灵敏度。四极滤质器两者之间也有反比例关系。傅里叶变换质谱仪是个例外，它的灵敏度不会随分辨率提高而降低。这一方面是因为仪器不存在狭缝、透镜等，另一方面分辨率的提高必须增加检测时间，这也有助于灵敏度的提高。

灵敏度参数还与许多其他条件有关，如离子化手段、检测器类型等。不同的样品会产生不同的灵敏度。因此，在讨论灵敏度时，必须先弄清楚具体的测试条件，否则将无法准确反映仪器的真实性能。

峰形：质谱峰的峰形，反映了一台仪器的状态，包括透镜电位是否正常，各狭缝位置是否匹配及其他因素。

峰形可以从两个角度进行考察。第一是对称性，显然不对称的峰形是不正常的。峰形对称与否一般通过观察就可知道。第二是峰顶与峰底的宽度差是否很大。太大的宽度差也表示峰形处于不正常状态。这一点可通过计算峰形系数的方法来表征。如图 4-30 所示，量取峰高 90%、50%、10%三处的峰宽值 W_1、W_2、W_3，然后用下式计算峰形系数：

$$峰形系数=\frac{W_3-W_1}{W_2} \tag{4-23}$$

当峰形系数较小时，表明峰比较陡。

在具有狭缝的磁场型质谱仪器中，峰形与狭缝宽度有关，过小的狭缝宽度或狭缝位置选择不当都会影响峰形。图 4-31 显示了粒子束像宽 a 与接收狭缝宽 S_2 之间三种不同关系时的峰形。当一束矩形离子通过宽度 S_2 大于像宽 a 的狭缝时，将获得一个梯形峰（Ⅰ）；当 $S_2=a$ 时，所获得的峰是三角形（Ⅱ）；当 $S_2<a$ 时，将获一个强度降低了的梯形峰（Ⅲ）；当粒子束本身是梯形时，所得的结果如图 4-31 的右半部分所示。

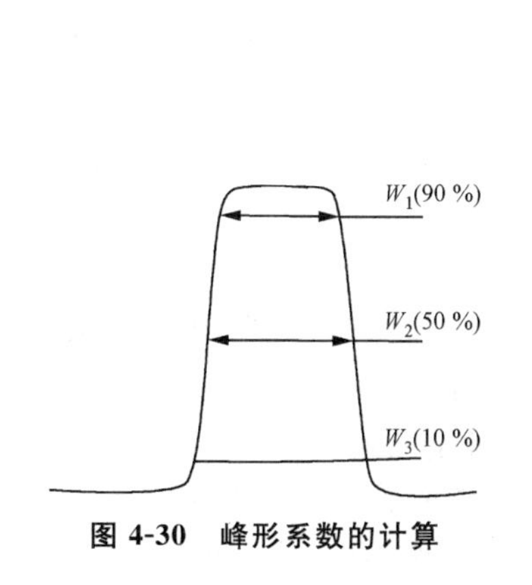

图 4-30　峰形系数的计算

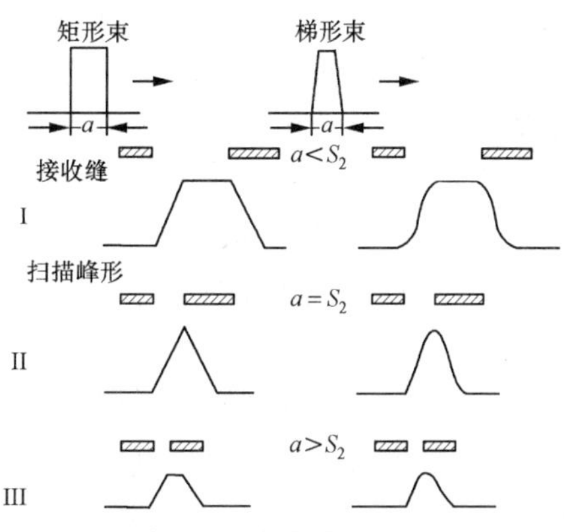

图 4-31　束宽、接收狭缝宽与峰形的关系

精密度与准确度：是衡量仪器测量所得数据可靠程度的两个参数。精密度指的是重复测量时所得各值之间的接近程度，反映了测量过程的重复性；准确度指的是测量值与真值的逼近程度，反映了测量的准确性。表征测量值接近真值程度的准确度包括系统误差和精密度两个概念。

精密度值是由测量过程中产生的偶然误差（随机误差）决定的。这种误差主要是由仪器本身的不稳定性和操作者操作过程中的偶然性引入的。计算精密度有多种方法。一种较能客观地评价此值的方法是标准偏差法，也称均方根偏差法，计算公式如下：

$$S=\sqrt{\frac{\sum_{i=1}^{n}(x_i-\bar{x})^2}{n-1}} \tag{4-24}$$

式中，$x_i(i=1,2,\cdots,n)$是各次测量值，$\bar{x}$ 为各次测量值的平均值，n 为测量次数。根据统计规律，测量次数越多（n 越大），精密度越好（S 值越小）。其他比较简单的计算方法还有极差法、平均偏差法等，但均不如标准偏差法客观。

精密度是准确度的必要条件，精密度差就不可能获得好的准确度，但好的精密度并不能保证好的准确度。

质谱仪安装时都对环境提出要求，如室温、振动、电源稳定度等，这能避免或降低某些偶然误差，同时由于自动化程度的提高，人为操作误差变少，因此，大多数仪器能保证较好的精密度。

准确度值由测量过程中存在的系统误差决定，这种误差主要是由仪器的内在因素引起的。

准确度的计算方法是直接将测量值与真值相减，在质谱仪中用原子质量单位表示。准确度不但要求重复性好，而且要求测量值与真值相近，因此，准确度参数中已包含了对精密度的要求，一般商品仪器均给出准确度值。这个参数与前面介绍过的参数一起才以较全面地反映一台仪器的性能。

提高准确度的途径是限制系统误差，这必须从系统本身加以考虑。例如，四极滤质器从本质上讲就无法达到磁场型双聚焦分析器所能达到的准确度。另外,若仪器的质量标尺存在较大误差,必定会影响到准确度。用外标法所能获得的准确度差,只能进行低分辨质谱测定;要获得高分辨数据并进行元素组成计算时,须用内标法。

质谱是研究化学结构常用的重要手段之一。由于质谱法样品用量少,提供的信息多,能与色谱法联用,在有机化学、石油化工、药物化学及环境保护等方面均得到了广泛的应用。

用质谱测定有机分子的分子量,是目前最快最准的方法。正确地判断分子离子峰,根据图谱求出分子的分子量,是结构测定和解析质谱图的第一个重要步骤。再结合元素分析进一步确定分子式。当然,先进的高分辨质谱可以直接给出分子式。质谱另外一个主要用途就是解析结构。质谱是以质量为单位构成的谱带,不同质量的碎片由不同的元素组成,碎片离子峰是由分子离子进一步裂解产生的。碎片离子还可以再裂解,生成质荷比(m/z)更小的碎片离子,碎片离子的相对丰度与分子结构有密切关系。高丰度的碎片峰代表分子中易于裂解的部分。如果有几个主要的碎片峰,代表着分子中不同的部分,则由这些碎片峰即可粗略地把分子骨架拼凑起来。所以,掌握各种类型有机分子的裂解方式对分子结构的确定是非常重要的。应用质谱作物质结构测定已有四十多年的时间,在这期间,对各种不同结构类型有机化合物的裂解情况,已经取得了许多规律性的结论,碎片的数据可为结构测定提供有力的线索。近年来由于仪器本身不断地发展,更为质谱的应用开辟了广阔的前景。

现举例说明质谱解析的程序:

例 某有机物经测定分子中只含 C、H、O 三种元素,IR 在 3100～3700 cm^{-1} 间无吸收,其质谱如图 4-32 所示(其亚稳离子峰在 m/z 56.5 及 33.8 处),试推测其结构。

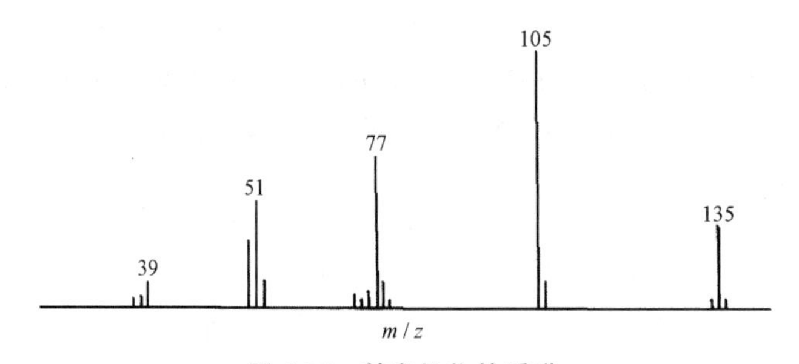

图 4-32 某有机物的质谱

解 现对以上质谱信息解析如下:

A. 检查分子离子区

(1) 分子离子峰($M^{\dagger}=136$)较强,说明该化合物结构稳定,可能具有芳环,或具有共轭系统等。

(2) 决定分子式:查贝农(Beynon)表,在分子量为 136 的各化合物中,含 C、H、O 的只有下述四个式子:

(a) $C_9H_{12}O(\Omega=4)$　　(b) $C_8H_8O_2(\Omega=5)$

(c) $C_7H_4O_3(\Omega=6)$　　(d) $C_5H_{12}O_4(\Omega=0)$

B. 检查碎片离子

(1) m/z 105 为基峰,表示有苯甲酰基(C_6H_5CO)结构(查常见碎片离子资料)。

(2) m/z 39、50、51 及 77 各峰为芳香环的特征峰,进一步肯定了苯环的存在。

(3) 亚稳峰 m/z 56.5 表明有 m/z 105 $\rightarrow m/z$ 77 的开裂过程，因为$\frac{(77)^2}{105}=56.5$；m/z 33.8 的亚稳峰表明有 m/z 77$\rightarrow m/z$ 51 的开裂过程，因为$\frac{(51)^2}{77}=33.8$。上述开裂过程可表示如下：

$$\underset{m/z\ 105}{C_6H_5CO^{\urcorner +}} \xrightarrow{-CO} \underset{m/z\ 77}{C_6H_5^{\urcorner +}} \xrightarrow{-C_2H_2} \cdot \underset{m/z\ 51}{C_4H_3^{\urcorner +}}$$

C. 提示结构单位

(1) 根据以上分析可提出部分结构单位为 C_6H_5-CO-（$\Omega=5$）。

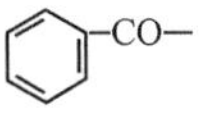

(2) 上述结构单位的确定，可排除分子式中的 $C_9H_{12}O$（不饱和度不够）、$C_7H_4O_3$（H 原子数不够）和 $C_5H_{12}O_4$（缺不饱和度）。所以，唯一可能的分子式为 $C_8H_8O_2$。由此推出剩余单位为 CH_3O，可能的剩余结构为—OCH_3或—CH_2OH。

D. 结构式的确定

(1) 连接结构单位及剩余单位，可得如下两种结构：

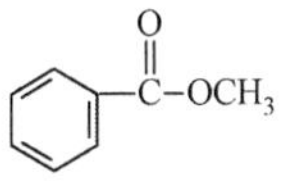

$C_6H_5-C(=O)-OCH_3$

(a)

$C_6H_5-C(=O)-CH_2OH$

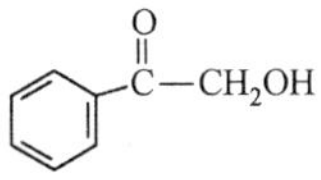

(b)

(2) 因 IR 于 3100～3700 cm^{-1}处无吸收，故无—OH，所以该化合物的结构应为(a)，即苯甲酸甲酯。

综上所述，UV、IR、NMR、MS 等近代波谱技术为天然产物成分结构的测定提供了快速可靠的手段，使结构鉴定工作获得很大的进展。综合分析这些手段为结构测定所提供的信息，已成为研究天然产物成分结构不可缺少的步骤。

第五章　苷　类

苷类(glycosides)又称配糖体，是糖或糖的衍生物与另一非糖物质(称为苷元或配基)通过糖的端基碳原子连接而成的化合物。

构成苷类分子常见的糖为单糖、双糖和寡糖。单糖主要包括多羟基醛或酮，是组成糖类及其衍生物的基本单元。下图以葡萄糖为例，说明单糖的立体结构以及 Fischer 式、Haworth 式和构象式之间的转变：

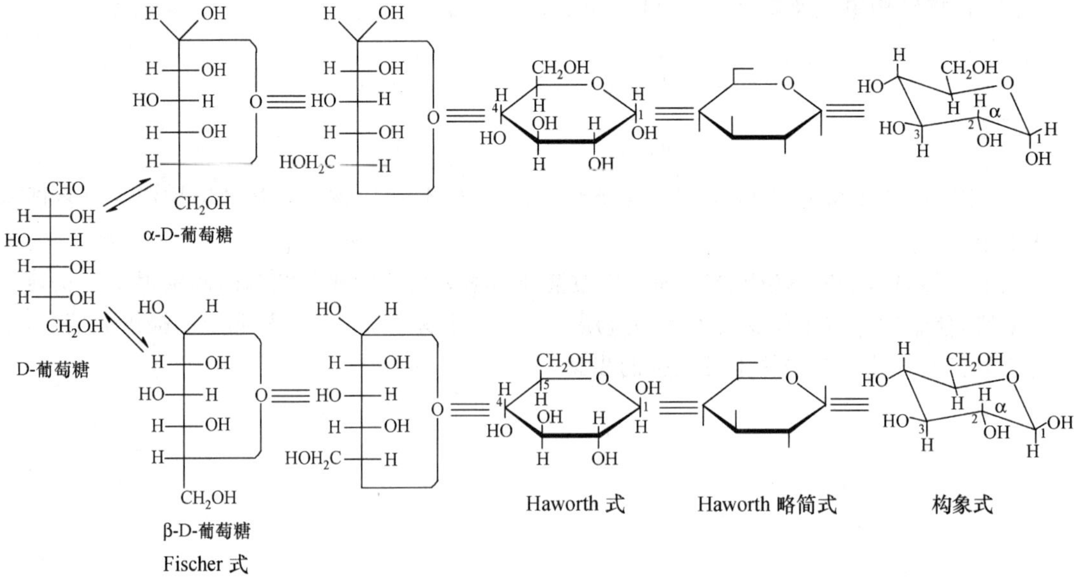

α-D-葡萄糖

D-葡萄糖

β-D-葡萄糖

Fischer 式　　Haworth 式　　Haworth 略简式　　构象式

糖的绝对构型，若 Fischer 式中最后第二个碳原子上羟基向右的为 D 型，向左的为 L 型，则 Haworth 式中 C_5(五碳糖的 C_4)上取代基(C_6 或五碳糖的 C_5)向上为 D 型，向下为 L 型。Haworth 式中 C_1-OH 与 C_5(或 C_4)上取代基之间的关系，在环同侧的为 β 型，异侧为 α 型。

苷类的苷元部分的结构有萜类、甾体、生物碱、黄酮、蒽醌、香豆素、木脂素等，它们的性质各异。

第一节　苷的结构与分类

苷类按生物体内原存的或是次生的，可分为原苷和次级苷；按连接单糖基的个数，分为单糖苷、二糖苷等；按连接糖的链数，分为单糖链苷、双糖链苷、三糖链苷等；按苷键原子的不同，分为氧苷、硫苷、氮苷和碳苷，其中氧苷最为常见。

一、氧苷

氧苷（O-苷）根据苷键的不同，可分为醇苷、酚苷、氰苷、酯苷等四类。

1. 醇苷

醇苷是由苷元醇羟基与糖端基羟基脱水缩合而成。如具有致适应作用的红景天苷、解痉止痛作用的獐牙菜苦苷均为醇苷。醇苷苷元中不少属于萜类和甾醇类化合物，其中强心苷和皂苷是醇苷中的重要类型。

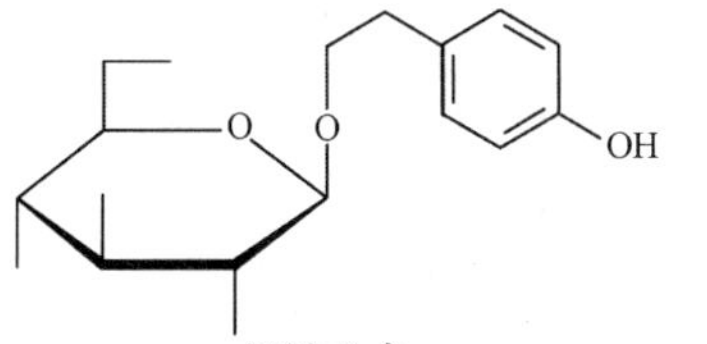

红景天苷 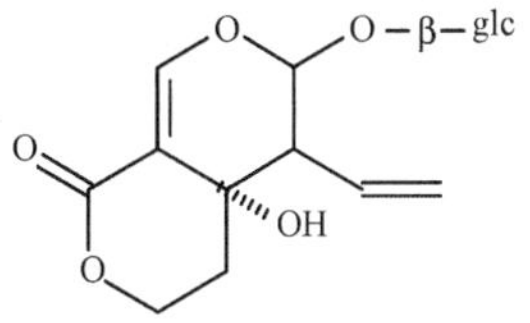　　獐牙菜苦苷

结构式中 glc 为葡萄糖，下同。

2. 酚苷

酚苷是由苷元酚羟基与糖分子端基羟基脱水缩合而成。蒽醌苷、香豆素苷、黄酮苷、木脂素苷属于酚苷。天麻中有镇静作用的有效成分天麻苷是对羟苯甲醇酚苷。丹皮及徐长卿中的丹皮苷，其苷元丹皮酚具有抗菌、镇痛、镇静等作用。

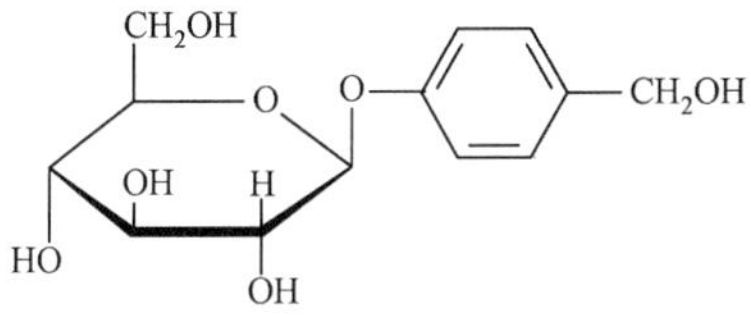

天麻苷 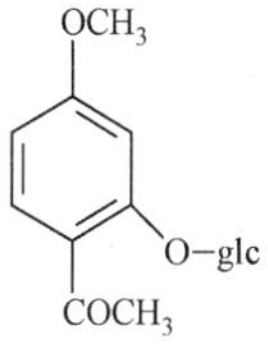　　丹皮苷

3. 氰苷

氰苷主要指一类具 α-羟氰基的苷元与糖组成的氧苷。现已发现 50 多种，多数具有水溶性，不易结晶，容易水解，其特性是经酶作用生成苷元。α-羟腈很不稳定，立即分解为醛（酮）和氢氰酸。毛茛科和蔷薇科植物种子中含有的 α-羟苯腈苷，如苦杏仁苷、野樱苷等是芳香族氰苷。苦杏仁苷是原生苷，水解后失去一分子葡萄糖生成的野樱苷是次生苷。苦杏仁苷可释放少量氢氰酸而用于镇咳。

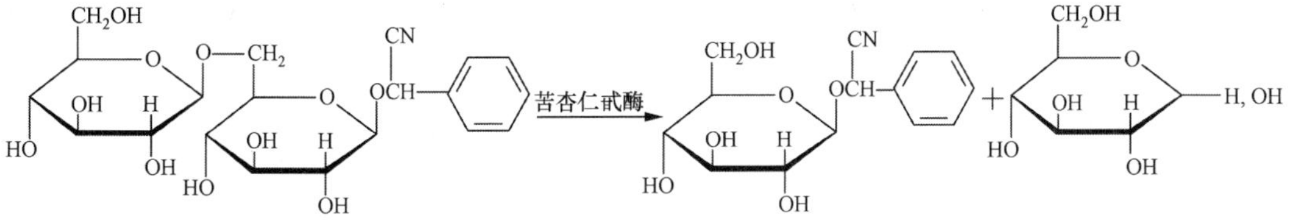

苦杏仁苷 —苦杏仁苷酶→ 野樱苷 + 葡萄糖

从垂盆草分离出的氰苷（垂盆草苷）为无色透明胶状物，是治疗肝炎、降低血清谷丙转氨酶的有效成分。垂盆草苷遇稀碱即能定量地转变成异垂盆草苷，临床试验无生理活性。

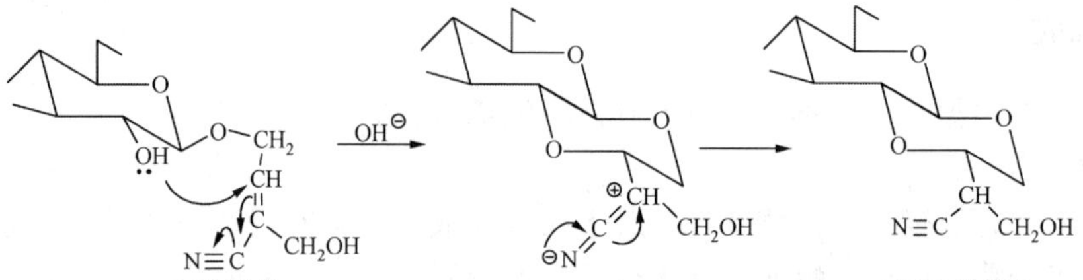

垂盆草甙 异垂盆草甙

4. 酯甙

酯甙是由甙元的羧基和糖的半缩醛羟基脱水连接而成。这种甙的甙键既有缩醛的性质又有酯的性质，遇稀酸和稀碱易水解，如山慈姑甙 A 和 B 皆为酯甙，有抗霉菌活性。

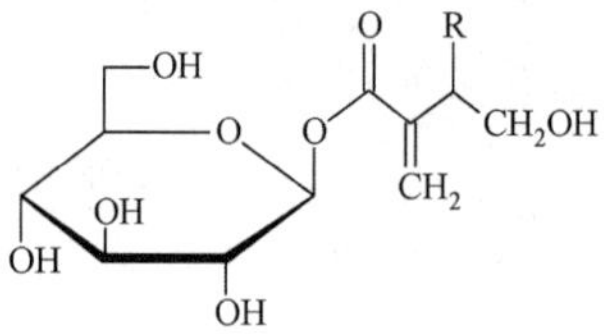

山慈姑甙 A: R=H

山慈姑甙 B: R=OH

二、硫甙

硫甙(S-甙)是由甙元上的巯基与糖分子的端基羟基脱水缩合而成，如萝卜中的萝卜甙就是硫甙，煮萝卜时的特殊气味与含硫甙元的分解产物有关。

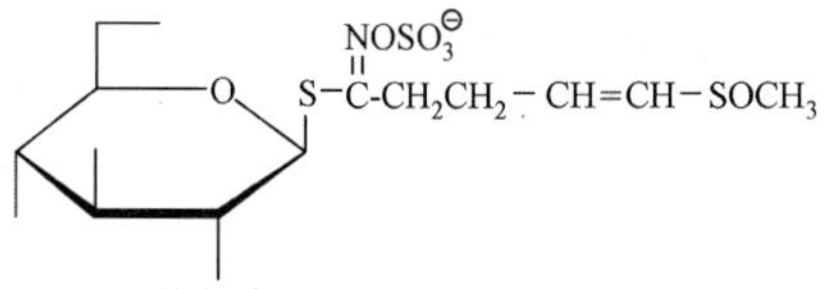

萝卜甙

芥子甙是存在于十字花科植物中的一类硫甙。芥子甙有如下通式，几乎都是以钾盐形式存在。白芥子中的白芥子甙除存在钾盐外，还曾获得由芥子碱组成的季铵盐。芥子甙经其伴存的芥子酶水解生成的芥子油含有异硫氰酸酯类、葡萄糖和硫酸盐，具有止痛和消炎作用。

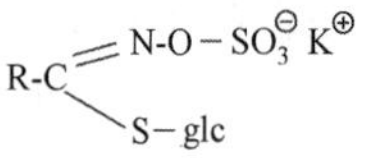

芥子甙通式 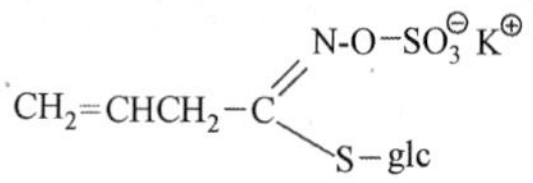 黑芥子甙

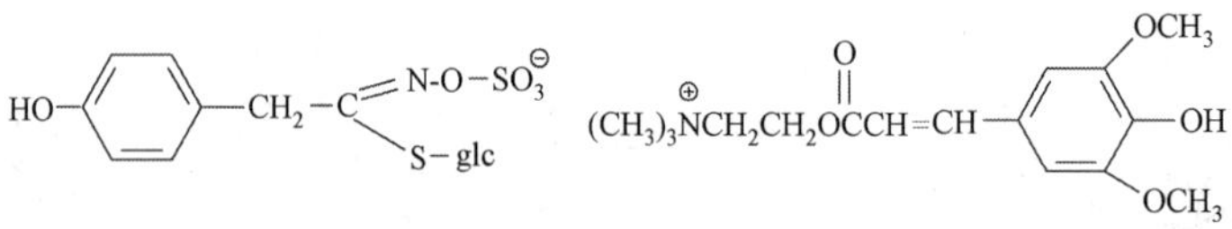

白芥子甙

三、氮甙

氮甙(N-甙)是由甙元上的氮原子与糖分子的端基碳原子直接相连而成。氮甙是生物化学领域中十分重要的物质，其中核糖和脱氧核糖与碱基对中的碱基所组成的配糖体称为苷，即核苷。核苷类是嘧啶或嘌呤的核糖或 α-去氧核糖甙，如腺苷、鸟苷、胞苷、胸苷、尿苷、巴豆中的巴豆甙。

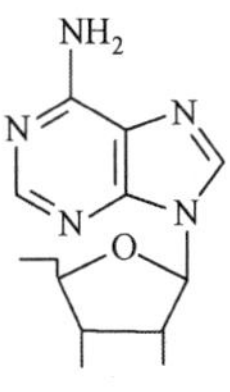

腺苷 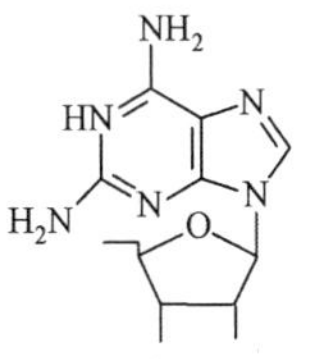 鸟苷 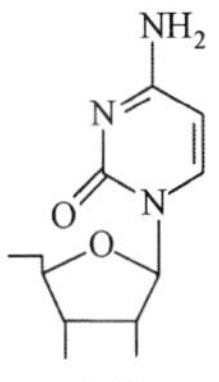 胞苷 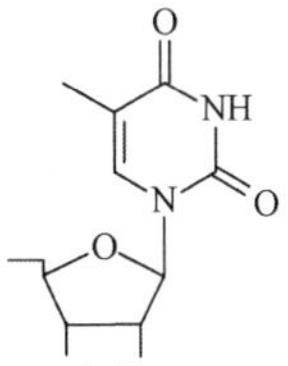 胸苷 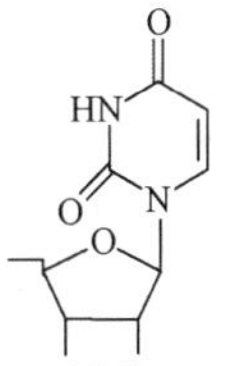 尿苷 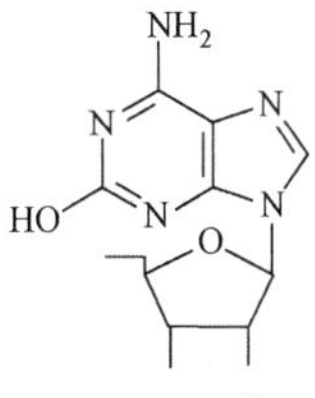 巴豆苷

四、碳苷

碳苷(C-苷)是由苷元的碳原子与糖分子的端基碳原子直接连接而成。常见的碳苷的苷元有黄酮、蒽酮、蒽醌和没食子酸等,尤以黄酮碳苷为最多。碳苷常与氧苷共存。葛根中具有扩冠作用的有效成分葛根素、葛根素木糖苷,芦荟中主要致泻的有效成分芦荟苷均属碳苷。

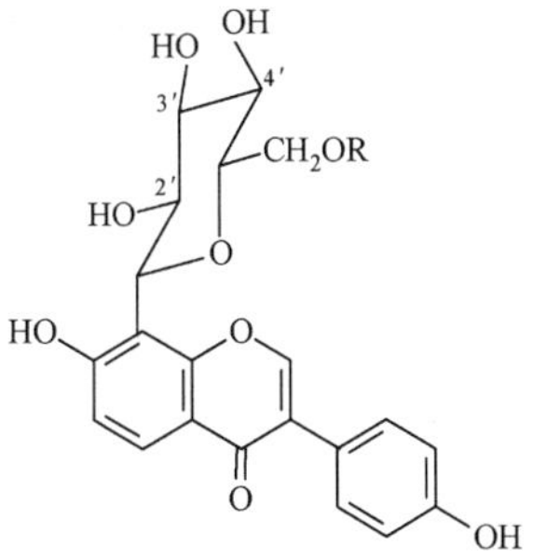

葛根素 R = H
葛根素木糖苷 R = xylose

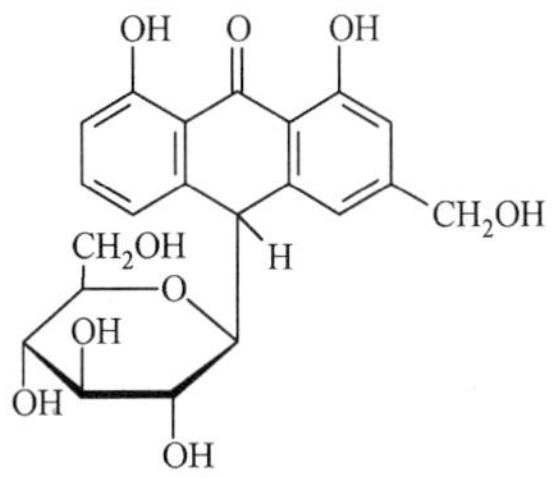

芦荟苷

第二节 苷的理化性质

一、性状

苷类多数是固体,糖基少的易形成结晶,糖基多的多呈无定形粉末,有吸湿性。苷类有的无色,有的呈黄色、橙色,其颜色与分子结构密切相关。例如,黄酮类化合物的颜色与分子中是否存在交叉共轭体系及助色团(—OH、—OCH_3等)的类型、数目以及取代位置有关。苷类一般稍有苦味,少数无味,但也有很苦的,如龙胆苦苷;也有很甜的,如甜菊苷。

二、溶解性

苷类的亲水性与糖基数目密切相关,往往随糖基的增多而增大。极性低的大分子苷元,如萜醇、甾醇的单糖苷往往可溶于极性低的有机溶剂。如糖基增多,则苷元所占比例减小,亲水性增加,在水中的溶解度也就增加。因此,当用不同极性的溶剂顺次提取时,在每种提取液中都有可能发现苷。C-苷性质与O-苷不同,无论在水溶性溶剂或其他溶剂中C-苷的溶解度都特别小。

三、旋光性

苷类多数呈左旋光性。苷被水解后,分解出糖分子,使混合物呈右旋光性。根据水解前后旋光性的改变,可以检识苷类的存在。但必须注意,二糖以上的多糖分子中也有类似的苷键。因此,只有在水解产物中找到苷元,才能确认有无苷类的存在。

四、苷键的裂解

苷键裂解反应是研究苷键和糖链结构的重要反应。通过苷键裂解反应可切断苷键,以了解苷元结构及连接糖的种类,并确定苷元与糖的连接方式及糖与糖的连接方式。切断苷键常用的方法有酸水解、碱水解、酶水解、氧化裂解、乙酰解等。

1. 酸催化水解

苷键属于缩醛结构,易为稀酸催化水解。其机理是,苷键原子首先质子化,然后键断裂生成苷元及糖的碳正离子,糖碳正离子在水中经溶剂化,最后失去质子而形成糖分子。以氧苷为例,其反应历程如下:

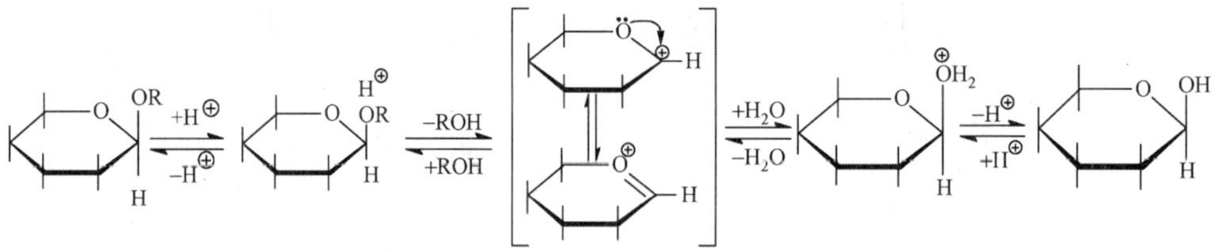

从上述反应历程可以看出,酸催化水解的难易与苷键原子的电子云密度及其空间环境有密切关系,苷元结构有利于苷键原子质子化,易于水解。此外,还与糖的类别及结构特征有关。归纳起来有以下规律:

(1) 按苷键原子的不同,酸水解顺序为 N-苷>O-苷>S-苷>C-苷,N 易接受质子,容易水解,而 C 上无共享电子对,不易质子化,难以水解。

(2) 呋喃糖苷较吡喃糖苷易水解,水解速率大 50～100 倍。因为五元呋喃环的平面性使各取代基处于重叠位置,形成水解中间体可减小张力,有利于水解。

(3) 酮糖多为呋喃糖结构,故较醛糖容易水解。

(4) 在吡喃醛糖苷中,吡喃环 C_5 上的取代基越大越难水解,水解速率大小有如下顺序:五碳糖>甲基五碳糖>六碳糖>七碳糖。如果接有—COOH,则最难水解。

(5) 由于吸电子基的诱导效应,可使苷键原子的电子云密度降低,不利于苷键原子的质子化,不利于水解,因此氨基糖较难水解,羟基糖次之,去氧糖最容易水解。

难水解的苷类在剧烈的条件下,苷元可脱水形成脱水苷元,而不能得到原始的苷元。对酸不稳定的苷元,为了不使其产生结构变化,有时可采用二相水解反应,即在反应混合物中加入与水不相溶的有机溶剂(如苯),使水解后的苷元即刻进入有机相,可避免苷元与酸的长时间接触,从而得到原始的苷元。

2. 碱催化水解

从苷键的局部结构来看,它本是缩醛型的醚键,对碱性试剂应该相当稳定。但如果苷元为酸、酚、有羰基共轭的烯醇类,成苷羟基的β-位有电负性取代基者,这时苷键具有酯的性质,遇碱水解。例如，藏红花苦甙甙键的邻位碳原子上有受吸电子基团活化的质子，加碱后发生消除反应，生成藏红花醛。

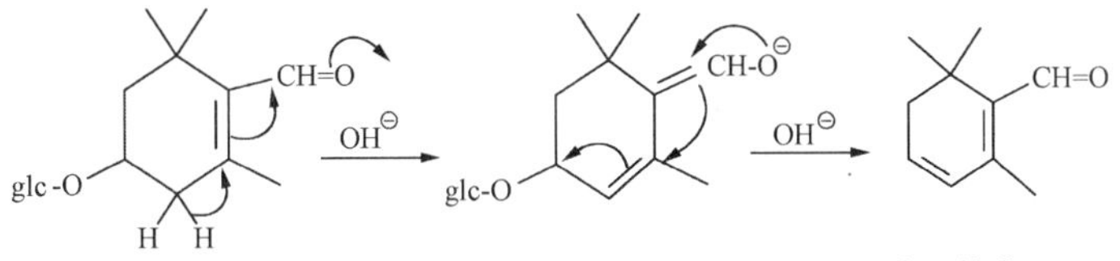

藏红花苦甙　　　　藏红花醛

3. 酶水解

酸碱催化的甙水解反应总的来说比较剧烈，糖和甙元部分均可能继续发生反应，使产物复杂化，而且无法区别甙键的构型。与之相比，酶促反应具有专一性高、反应温和的特点。用酶水解甙键可以获知甙键的构型，保持甙元原有结构，还可保留部分甙键得到次级甙或低聚糖，从而获知甙元和糖、糖和糖之间的连接方式。

常用的酶主要包括：转化糖酶，水解 β-果糖甙键；麦芽糖酶，水解 α-葡萄糖甙键；苦杏仁甙酶，水解 β-葡萄糖甙键，但专一性较低，相关六碳醛糖甙也能水解。芥子甙较难为酸水解，只有芥子甙酶可使其水解，但水解产物随 pH 变化而不同，在中性条件下水解产物为异硫氰酸酯，在 pH 3～4 时水解产物则为腈和硫。

由于水解酶纯化的麻烦，近来有研究者采用微生物培养法水解甙类。在微生物培养液中加入甙，利用微生物体内的酶促进反应水解甙键。

4. 氧化裂解法

Smith 降解法是常用的氧化裂解法，这种方法对甙元结构容易改变的甙以及 C-甙水解的研究较为适宜。但此方法不适用于甙元上有邻二醇结构的甙类。

Smith 降解法主要是先用过碘酸氧化糖甙，使之生成二元醛和甲酸，再以四氢硼钠还原，生成相应的二元醇，以防醛与醇进一步缩合使水解困难，然后调 pH 至 2，室温放置使其水解，可得到原始构型的甙元及小分子醛。

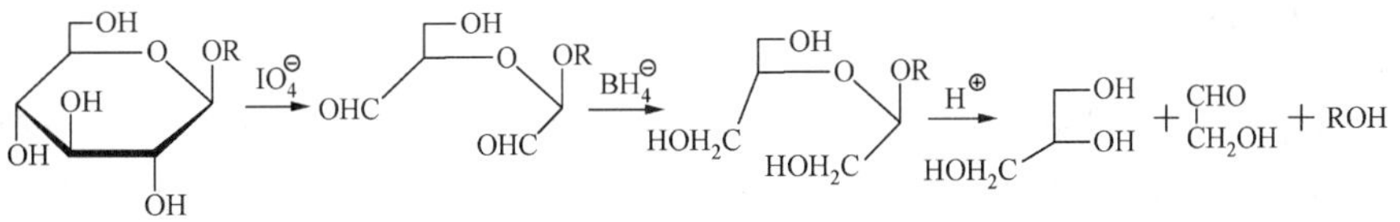

5. 乙酰解法

用乙酰解法可以开裂一部分甙键而保留另一部分甙键，得到乙酰化的低聚糖。同时，酰化也可以保护甙元部分的羟基，得到一些亲脂性成分，提纯和鉴定较为方便。反应操作简便，一般在室温下放置数天即可，常用的试剂是醋酐与不同的酸的组合。所用酸如 H_2SO_4、$HClO_4$、CF_3COOH 或 Lewis 酸（$ZnCl_2$、BF_3 等），反应机理与酸催化水解相似，以 CH_3CO^+ 为进攻基团。但甙键裂解的速率在这两种反应中有时却完全相反。当甙键邻位有羟基可以乙酰化，或者甙键邻位有环氧基，由于电负性而使反应变慢。从双糖甙键的乙酰解速率研究，可获知糖与糖乙酰解的难易程度，如 β-甙键的葡萄糖双糖，(1→6)≫(1→4)＞(1→3)＞(1→2)。

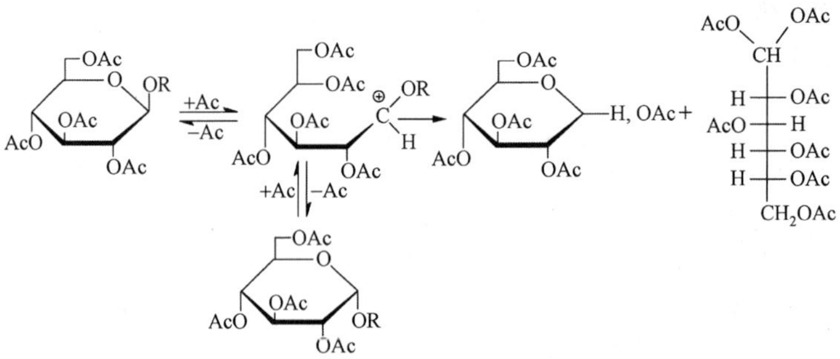

第三节　苷的生物活性

苷类在中草药中分布很广，是一类重要的中草药成分。苷类物质的生物活性及药理作用非常广泛，一般情况下，其生物活性及药理作用与其分子中苷元的生物活性及药理作用相同或相似。但是由于苷元与糖结合成苷以后水溶性增加，使其吸收加快、血药浓度增大、药效增强、毒性降低。如果苷元的毒性较大时，成苷后毒性也有可能显著增加，但毒性持续的时间比相应的苷元短一些。一般情况下，血液中的苷类更容易通过肾排泄和胆汁排泄，和体内代谢Ⅱ相反应的葡萄糖醛酸的轭合排毒反应过程相似。

苷类的生物活性多种多样，如人参皂苷具强壮、大补元气作用，并对某些病理状态的机体起双向调节作用或称适应原样作用；桑寄生、接骨木中的皂苷具祛风湿作用；从尖叶下珠(*Phyllanthus acuminatus* Vahl)中分离出一系列有抗肿瘤活性的苷类成分，其中叶下珠苷(phyllanthoside)在美国正在进行一期临床；不少皂苷还有降胆固醇、抗炎、抑菌、增强免疫力、兴奋或抑制中枢神经、抑制胃液分泌、杀精子、杀软体动物等作用；有些甾体皂苷也有抗肿瘤、抗真菌、抑菌及降胆固醇作用，并大量用作合成甾体激素的原料。

部分类型的苷类物质的生物活性如下：

一、黄酮苷类

又称黄碱素苷，苷元为黄酮类，其化合物的种类很多，在植物界和中草药中分布非常广泛，绝大多数与葡萄糖或鼠李糖结合成苷，是植物界中分布很广的一类黄色色素。含黄酮苷的中草药有黄芩、槐花、葛根、山豆根、橘皮、柴胡、紫苑等，一般在叶及花中含量较多。

黄酮类化合物具有多方面的生理药理活性，其主要药理作用如下：

(1) 维生素D样作用：很多中草药中的黄酮类成分有延长肾上腺素作用的活性，从而维持血管的正常渗透压，减低血管的脆性，缩短流血时间。如槐花米的主要成分——芦丁，有防止血管破裂和止血作用；陈皮苷也是临床常用的维生素D中的一种。

(2) 抗菌作用：有一些黄酮衍生物有抑菌或杀菌作用(多与浓度有关，低浓度抑菌，高浓度能杀菌)。如黄芩中的黄芩苷、黄芩素等都是抗菌药的有效成分。

(3) 止咳平喘和祛痰作用：很多中草药中的黄酮类成分具有止咳平喘和祛痰作用，如淫羊藿素、芫花素、黄芩苷等。黄酮类化合物的平喘作用与α,β-不饱和酮结构有关。酮基的氧亲和能力越强，即氧原子的密度越大，其解痉平喘作用越强；若酮基与分子中羟基形成强的氢键，则平喘作用减弱甚至消失。

(4) 其他作用:如降低血压、扩张冠状动脉等作用。

二、蒽醌甙类

甙元为蒽醌类,其甙或甙元大多为黄色、橙黄色或橙红色的结晶,蒽醌甙易溶于水、醇,难溶于醚、氯仿等有机溶剂,但甙元不溶于水而易溶于有机溶剂,所以甙和甙元可依据溶解度不同而分离。含蒽醌甙类的中草药有大黄、决明子、番泻叶、茜草、何首乌、虎杖等。

蒽醌衍生物类中草药成分的生物活性有泻下作用,蒽甙的致泻作用强于甙元,在甙元中,蒽酚的作用强于相应的蒽醌类,其泻下作用与蒽核上的酚羟基有关,如果酚羟基被酯化,则泻下作用消失;其次有抗菌作用,其抗菌作用强度以甙元强于甙类,如大黄酸、大黄素、芦荟大黄素等都有一定的抗菌活性,某些蒽醌类成分,也具有较强的抗菌活性,所以是治疗皮肤病(疥癣、湿疹)的有效药物;另外,还有解痉、平喘、利胆及排出体内结石等作用。

三、强心甙类

这是一类对心脏具有显著生理作用的甙类,也是现代临床应用的一种主要类型的强心药物,多存在于有毒的植物体中,特别以夹竹科、玄参科、百合科、毛茛科、十字花科、桑科及卫矛科等植物中比较普遍。强心甙类多是无色结晶或无定形粉末,味苦,一般能溶于水和醇,能被酶或酸、碱溶液水解。含强心甙类的中草药有洋地黄、夹竹桃、罗布麻、万年青等。强心甙类的生物活性是兴奋心肌、延长传导时间和增加心脏血液输出量,故有利尿、消水肿的作用。

四、皂甙类

这是一类比较复杂的甙类化合物,很多中草药含有皂甙类成分,由于其水溶液振摇时能产生持久性的泡沫,与肥皂相似,故名皂甙,又称皂素。多为白色粉末,味苦而辛辣,一般对黏膜有较强的刺激性;溶于水及醇,不溶于乙醚及氯仿等有机溶剂;但皂甙元不溶于水,可溶于乙醚、氯仿等。皂甙只适用于口服,不宜作注射剂(皂甙与血液接触时发生溶血现象)。含皂甙的中草药有甘草、桔梗、紫苑、远志、瓜蒌、党参、知母、皂角、七叶一枝花等。因皂甙类成分能降低液体表面张力而产生泡沫,故可作为乳化剂;内服后能刺激消化道黏膜,反射地促进呼吸道和消化道黏液腺的分泌,故具祛痰止咳的功效,如桔梗、远志、紫苑常用作祛痰药;有一些皂甙类内服时,能增加肠黏膜的吸收活性,故有增进食欲的作用;还有些皂甙类具有抗菌、解热、镇痛、抗癌等生物活性。

五、香豆精甙类

甙元为香豆精类,甙元及其甙类多具结晶形状;甙元有芳香气,能挥发;多数香豆精甙无香气,也不能挥发,能溶于水、醇、苛性碱液。含香豆精甙的中草药有补骨脂、白芷、独活、秦皮、泽兰、前胡、茵陈、颠茄等。香豆精类的生物活性和临床应用是多方面的,比较重要的有抗菌作用,如中药秦皮是治疗痢疾的常用药物之一,其有效成分被证明是七叶内酯(秦皮素)和七叶甙,二者对数种痢疾细菌在动物体内和体外都有较强大的抑制作用;还有镇痛、麻醉、止咳平喘、利胆、利尿等作用。

六、氰甙类

又叫腈甙类,水解后可放出氢氰酸;在水中溶解度较大,氢氰酸是能溶于水的剧毒气体,小量有镇咳作用，大量可使呼吸酶传递氧的机能障碍，导致内窒息而死。含氰苷类的中草药有桃仁、杏仁、枇杷叶等。

七、氨基苷类抗生素

由氨基糖分子和非糖部分的苷元结合而成，包括链霉素、庆大霉素、卡那霉素、西索米星，以及人工半合成的妥布霉素、阿米卡星、奈替米星等。

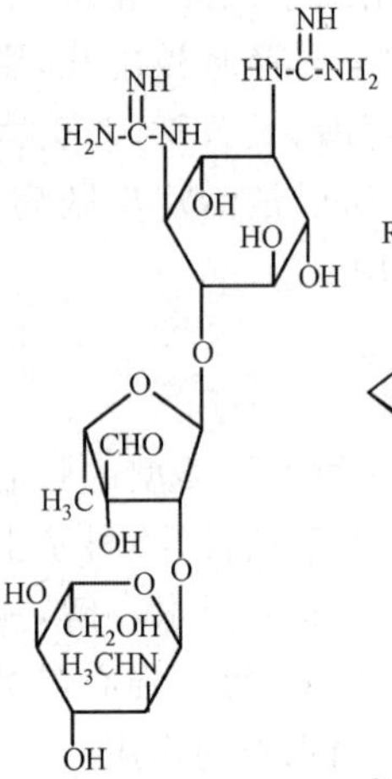

链霉素

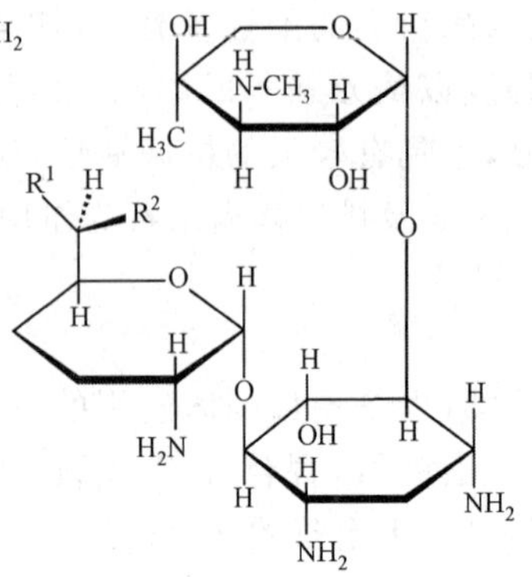

庆大霉素 C_1　$R_1=CH_3$　$R_2=NHCH_3$

庆大霉素 C_2　$R_1=CH_3$　$R_2=NH_2$

庆大霉素 C_{10}　$R_1=H$　$R_2=NH_2$

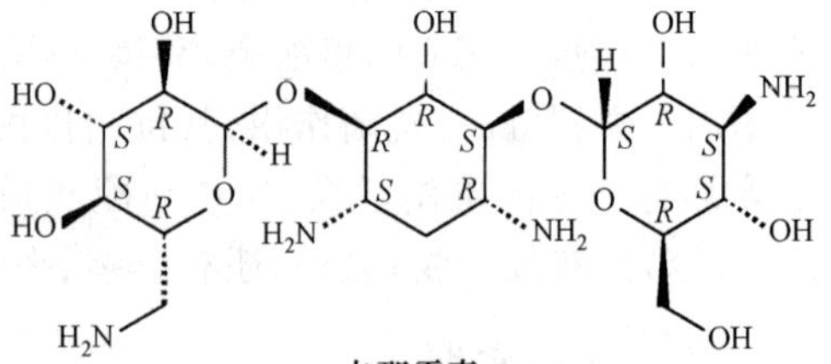

卡那霉素

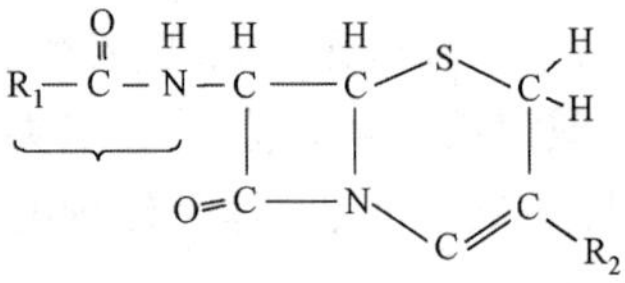

西索米星

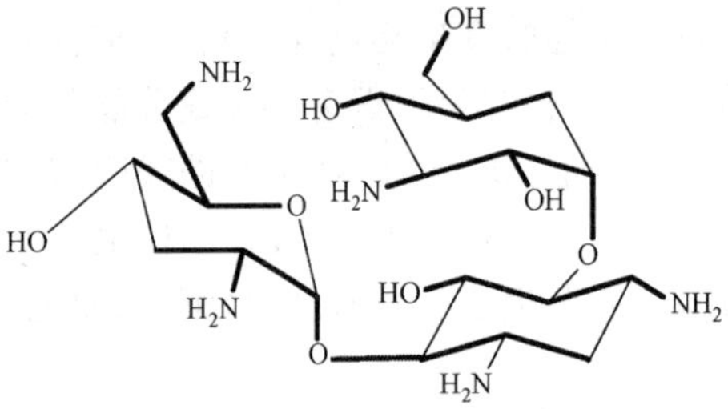

妥布霉素

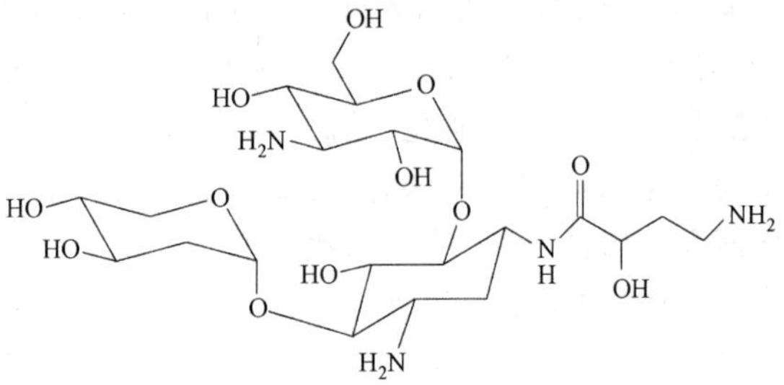

阿米卡星

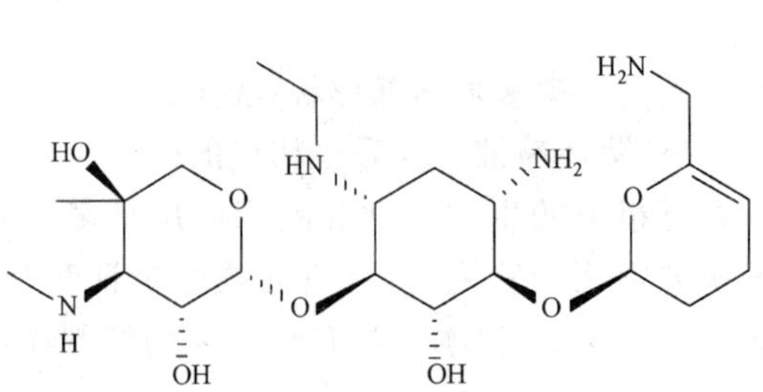

奈替米星

1. 氨基苷类抗生素的共性

化学结构基本相似，水溶性好，性质稳定。此外，在抗菌谱、抗菌机制、血清蛋白结合率、胃肠吸收、经肾排泄，及不良反应等方面也有共性。

抗菌作用：氨基甙类对各种需氧革兰氏阴性菌如大肠杆菌、克雷伯菌属、肠杆菌属、变形杆菌属等具有高度抗菌活性；此外，对沙雷菌属、产碱杆菌属、布氏杆菌、沙门菌、痢疾杆菌、嗜血杆菌及分枝杆菌也具有抗菌作用；氨基甙类对革兰氏阴性球菌如淋球菌、脑膜炎球菌的作用较差；流感杆菌及肺炎支原体对它呈中度敏感，但临床疗效不显著；绿脓杆菌只对庆大霉素、阿米卡星、妥布霉素敏感，其中以妥布霉素为最强；对各型链球菌的作用微弱，肠球菌对之多属耐药，但金葡菌包括耐青霉素菌株对之甚为敏感；结核杆菌对链霉素、卡那霉素、阿米卡星和庆大霉素均敏感，但后者在治疗剂量时不能达到有效抑菌浓度。

按相同质量比较，庆大霉素和西索米星的抗菌活性较卡那霉素、妥布霉素、奈替米星和阿米卡星稍强，但临床用量抗菌作用并无明显差别。

抗菌作用机制：氨基甙类的抗菌作用机制是阻碍细菌蛋白质的合成；许多基本成分如活化氨基酸、转运核糖核酸（tRNA）、信息核糖核酸（mRNA）、酶 Mg^{2+}、始动因子（F_1，F_2，F_3）、ATP、GTP 等都参与了蛋白质合成。

氨基甙类能影响蛋白质合成的许多环节：① 起始阶段，抑制 70S(是核糖核酸蛋白体的简称，是细胞器的一种，为椭球形的粒状小体，原核与真核细胞蛋白质合成的部位；70S 核糖体由 30S 和 50S 两个亚基组成，30S 亚基含有一个 16S rRNA 分子和 21 种不同蛋白质；50S 亚基含有一个 5S rRNA 以及 32 种不同蛋白质）始动复合物的形成；② 选择性地与 30S 亚基上靶蛋白结合（如 P_{10}），使 mRNA 上的密码错译，导致异常的、无功能的蛋白质合成；③ 阻碍终止因子（R）与核蛋白体 A 位结合，使已合成的肽链不能释放并阻止 70S 核蛋白体的解离，最终造成菌体内核蛋白体的耗竭。此外，氨基甙类通过离子吸附作用附着于细菌体表面，造成胞膜缺损，致使胞膜通透性增加，细胞内钾离子、腺嘌呤核苷酸、酶等重要物质外漏，从而导致细菌死亡。氨基甙类与β-内酰胺类都是杀菌药，但它与后者不同，对静止期细菌有较强的作用。

体内过程：氨基甙类在胃肠道不吸收或极少吸收（＜1%）；口服后血药浓度很低，可用于胃肠道消毒，但在肾功能损害时，多次口服或直肠内给药，血药浓度可蓄积至中毒水平；肌肉注射后氨基甙类吸收迅速且完全，30～90 分钟达到峰浓度；氨基甙类静脉内给药，其浓度高低随剂量而异，一般在静脉滴注 20～30 分钟后，血浆中浓度与肌内注射相同，本类药物中除链霉素外，与血浆蛋白很少结合。药物主要分布于细胞外液，组织与细胞内药物含量较低，分布容积大致与细胞外液容积相当，成人为 15 L(0.56 L/kg)；肾脏皮质内药物浓度可超过血药浓度的 10～50 倍；消除 $t_{1/2}$ 平均可达 112～693 小时；肾脏皮质内药物蓄积浓度越高，对肾毒性越大；氨基甙类可进入内耳外淋巴液，浓度与用药量成正比，其 $t_{1/2}$ 较血浆 $t_{1/2}$ 长 5～6 倍；当肾功能减退（无尿）时其浓度与 $t_{1/2}$ 均明显增加；氨基甙类在体内不被代谢，约 90%以原形经肾小球过滤排出，尿药浓度极高，约为血浆峰浓度的 25～100 倍。

不良反应：

（1）**耳毒性**：临床反应可分为两类：一为前庭功能损害，有眩晕、恶心、呕吐、眼球震颤和平衡障碍，其发生率依次为新霉素（已少用）＞卡那霉素＞链霉素＞西索米星＞庆大霉素＞妥布霉素＞奈替米星；另一为耳蜗神经损害，表现为听力减退或耳聋，其发生率依次为新霉素＞卡那霉素＞阿米卡星＞西索米星＞庆大霉素＞妥布霉素＞链霉素。必须指出，耳聋性的许多自觉症状并不明显，但经仪器监测显示有前庭功能或听力损害的“亚临床耳毒性”反应的发生率则可达 10%～20%，最先影响为高频听力，随后逐渐波及低频部分。耳毒性发生机制可能是，内耳淋巴液中药物浓度过高，损害内耳柯蒂氏器内、外毛细胞的糖代谢和能量利用，导致内耳毛细胞膜上钾-钠离子泵发生障碍，终使毛细胞的功能受损。

为防止和减少耳毒性反应，在治疗过程中应注意观察耳鸣、眩晕等早期症状的出现，进行听力监测，并根据患者的肾功能（肌酐清除率等）及血药浓度来调整用药剂量。除非必要，应避免与高效利尿药或其他耳毒性药物合用。

（2）**肾毒性**：氨基甙类主要经肾排泄并在肾（尤其是皮质部）蓄积，主要损害近曲小管上皮细胞，但不影响肾小球，临床化验可见蛋白尿、管形尿、尿中红细胞、肾小球过滤减少，严重者可发生氮质血症及无尿等；年老、剂量过高以及与其他肾毒性药物如呋塞米、多黏菌素、两性霉素B等合用时容易发生肾功能损害，在常用剂量时各药对肾的毒性顺序为新霉素＞卡那霉素＞妥布霉素＞链霉素，奈替米星肾毒性很低。

（3）**神经肌肉阻断作用**：各种氨基甙类抗生素均可引起神经肌肉麻痹作用，虽较少见，但有潜在危险。神经肌肉阻断作用与剂量及给药途径有关，如静脉滴注速度过快或同时应用肌肉松弛剂与全身麻醉药；重症肌无力者尤易发生，可致呼吸停止。其机制是，乙酰胆碱的释放需 Ca^{2+} 的参与，药物能与突触前膜上“钙结合部位”结合，从而阻止乙酰胆碱释放；当出现神经肌肉麻痹时，可用钙剂或新斯的明治疗。

（4）**过敏反应**：氨基甙类可以引起嗜酸性粒细胞增多、各种皮疹、发热等过敏症状，也可引起严重过敏性休克，尤其是链霉素引起的过敏性休克发生率仅次于青霉素G。

2. 氨基甙类抗生素的药理特点及应用

（1）**链霉素**（streptomycin）：是由链丝菌培养液提取而得，常用其硫酸盐，性质稳定，水溶液在室温可保持一周。口服不吸收，肌肉注射吸收快，30～60分钟达峰浓度，$t_{1/2}$为2～3小时，一次注射有效浓度可达6～8小时，年龄超过40岁$t_{1/2}$可延长至9小时，主要分布于细胞外液，大部分经肾排泄，肾功能不全时，排泄减慢。

链霉素对多数革兰氏阴性菌有强大抗菌作用，但因毒性与耐药性问题，限制了它的临床应用。目前临床主要用于：① 鼠疫与兔热病，对此链霉素是首选药；② 布氏杆菌病，链霉素与四环素合用也有满意的效果；③ 感染性心内膜炎，对草绿色链球菌引起者，以青霉素合并链霉素为首选；对肠球菌引起者，也需青、链合用治疗，但部分菌株对链霉素耐药，可改用庆大霉素或妥布霉素等；④ 结核病，链霉素为最早的抗结核药，现仍有应用，但必须与其他抗结核药联合使用，以延缓耐药性的发生；⑤ 链霉素与青霉素或氨苄西林合用，可用于预防常发的细菌性心内膜炎及呼吸、胃肠道及泌尿系统手术后感染。

链霉素治疗时常出现头痛、头晕、呕吐、耳鸣、平衡失调和眼球震颤，多是可逆的，严重者可致永久性耳聋；对肾脏的毒性为氨基甙类中最轻者，但肾功能不全者仍应慎用。

（2）**庆大霉素**（gentamicin）：是目前临床最为常用的广谱氨基甙类，其水溶液稳定，水针剂常作肌内或静脉滴注给药。体内过程与链霉素相仿，但其有效与安全的血药浓度较低（4～8 mg/L）。药物主要经肾排泄，部分经胆汁入肠，胆汁药物浓度可达血药浓度的60%～80%，$t_{1/2}$约3小时。

庆大霉素广泛用于治疗敏感菌的感染：① 严重革兰氏阴性杆菌的感染如败血症、骨髓炎、肺炎、腹膜感染、脑膜炎等，庆大霉素是首选药；② 绿脓杆菌感染，庆大霉素常与羧苄西林合用可获协同作用，但两药不可同时混合滴注，因后者可使本药的活力降低；③ 病因未明的革兰氏阴性杆菌混合感染，庆大霉素与广谱半合成青霉素类（羧苄西林或哌拉西林等）或头孢菌素联合应用可以提高疗效；④ 与青霉素联合治疗肠球菌心内膜炎，与羧苄西林、氯霉素联合治疗革兰氏阴性杆菌心内膜炎；⑤ 庆大霉素口服可用于肠道感染或肠道术前准备；⑥ 庆大霉素局部用于皮肤、黏膜表面感染，眼、耳、鼻部感染，但因可致光敏感反应，大面积应用易致吸收毒性，故少作局部应用。

不良反应有前庭神经功能损害，但较链霉素少见，对肾脏毒性则较多见。

(3) **卡那霉素**(kanamycin)：由链丝菌培养液获得，卡那霉素体内过程与链霉素、庆大霉素基本相同。其抗菌谱与链霉素相似，但稍强，对多数常见的革兰氏阴性菌及结核菌有效，但对绿脓杆菌无效；体内抗菌有效的血药浓度范围为 8～16 μg/mL。卡那霉素由于毒性及耐药菌较多见，其在临床应用已为庆大霉素等其他氨基甙类药所取代。

(4) **妥布霉素**(tobramycin)：由链丝菌培养液中提得，也可由卡那霉素 B 脱氧而成，其水溶液非常稳定。

抗菌作用与庆大霉素相似，对绝大多数肠杆菌科细菌、绿脓杆菌及葡萄球菌具良好的抗菌作用。最突出的是对绿脓杆菌作用较庆大霉素强 2～4 倍，并且对庆大霉素耐药者仍有效；对肠球菌及除绿脓杆菌外的假单孢菌属及厌氧菌无效，对肺炎杆菌、肠杆菌属与变形杆菌属的作用较庆大霉素略强，但对沙雷菌和沙门菌的作用略差。

妥布霉素与庆大霉素相同，主要用于各种严重的革兰氏阴性杆菌感染，一般不作为首选药；对绿脓杆菌感染或需较长时间用药者，如感染性心内膜炎，以选用妥布霉素为宜。

妥布霉素的耳毒性较庆大霉素略低，但仍应警惕：一般每日剂量不宜超过 5 mg/kg，血药浓度不宜超过 12 mg/L；在肾功能减退时，还应根据血清肌酐清除率调整剂量与给药间隔。

(5) **阿米卡星**(amikacin，丁胺卡那霉素)：是卡那霉素的半合成衍生物，其抗菌谱为本类药物中最宽的。其突出优点是对许多肠道革兰氏阴性菌和绿脓杆菌所产生的钝化酶稳定，因而主要用于治疗对其他氨基甙类耐药菌株(包括绿脓杆菌)所致的感染，如对庆大霉素、卡那霉素耐药株引起的尿路、肺部感染，以及绿脓、变形杆菌所致的败血症；与羧苄西林或头孢噻吩合用，连续静脉滴注治疗中性粒细胞减少或其他免疫缺陷者感染，可获得满意效果。阿米卡星仅可为革兰氏阴性菌所产生的一种乙酰转移酶 AAC(b′)所钝化而耐药，此外，由于细胞壁屏障作用，致使药物不能有效渗入细菌体，也可导致耐药株产生。

(6) **西索米星**(sisomicin)：由小单孢菌发酵液中获得，药用其硫酸盐，易溶于水。抗菌谱及体内过程与庆大霉素很相似，抗绿脓杆菌作用比庆大霉素强两倍，对金葡菌、克雷伯菌属、球菌属、大肠杆菌、变形杆菌和化脓性球菌也有良效，临床上用于上述细菌引起的感染；毒性约比庆大霉素大两倍。

(7) **奈替米星**(netilmicin)：是新的氨基甙类抗生素，其药动学特性与庆大霉素、妥布霉素相似，它也像阿米卡星不被大多数钝化酶灭活。对一些革兰氏阴性杆菌，如大肠杆菌、克雷伯杆菌、沙雷杆菌、各型变形杆菌和绿脓杆菌都具有较强抗菌活性，对流感嗜血杆菌、沙门菌、志贺菌和奈瑟菌也有效；对某些耐其他氨基甙类的革兰氏阴性杆菌及耐青霉素类的金葡菌也有效。适用于尿路、肠道、呼吸道、皮肤软组织、骨和关节、腹腔及创口部分的感染。奈替米星的耳、肾毒性是氨基甙类抗生素中最低者，但仍宜注意。

(8) **新霉素**(neomycin)：抗菌谱似卡那霉素，肌肉注射吸收快，毒性比卡那霉素大，易引起永久性耳聋和肾损害，不宜注射给药；口服吸收少，毒性较小，可用于肠道感染和肠道消毒；局部外用治疗皮肤黏膜浅表感染。

(9) **大观霉素**(spectinomycin):由链霉菌所产生的一种氨基环醇类(aminocyclitols)抗生素,主要对淋球菌有高度抗菌活性,6.3 mg/L 可抑制大多数淋球菌。肌注 2 g,1 小时血药浓度达峰值 100 mg/L,$t_{1/2}$约 2.5 小时,药物主要经尿排泄。临床的唯一适应证是无并发症的淋病,限于对青霉素、四环素等耐药的淋病或患者对青霉素过敏者。

3. 药物相互作用

氨基苷类与两性霉素、杆菌肽、头孢噻吩、多黏菌素或万古霉素合用,能增加肾脏毒性;呋塞米(速尿)、利尿酸及甘露醇等能增加氨基苷类的耳毒性;苯海拉明、敏可静、安其敏等抗组胺药可掩盖氨基苷类的耳毒性;氨基苷类能增强骨骼肌松弛药及全身麻醉药引起的肌肉松弛作用,可导致呼吸抑制。

第四节 苷的结构测定

一、苷类的结构

1. 苷类结构研究的一般程序

苷类结构研究首先是将已分离纯化并经薄层色谱或高效液相色谱、气相色谱等证明为组成单一的化合物,测出熔点与旋光度,及 UV、IR、^{1}H NMR、MS 等数据,通过质谱分析配合元素分析确定分子式,初步确定是已知化合物还是未知化合物。若为已知化合物,则可用对照品进一步证明;若为未知化合物,则要做以下的工作:选用一定的方法将苷水解,对糖进行鉴定,然后对糖链结构、苷元结构以及苷键构型进行研究,最后确定苷的结构。

2. 糖链的结构研究

(1) 组成聚糖的单糖种类和分子比例的确定

聚糖可利用稀酸水解成单糖,一般用 2～5 mol/L 的盐酸或硫酸,在 100 ℃,2～3 小时可使聚糖水解完全,去无机离子,浓缩后用各种色谱检测。如用纸色谱和已知糖对照,可决定单糖的种类。用分配柱色谱将聚糖用含水醇洗脱后,利用显色剂如苯酚、浓硫酸等显色后作比色定量,可求出各单糖间粗略的分子比。另外,可直接在纸或硅胶薄层上展开,显色剂显色后进行薄层扫描,测定糖的相对量。还可将聚糖水解物进行甲基化和酰化后进行气相色谱分析,根据单糖(或单糖衍生物,如甲苷等)的保留时间(T 值),与已知糖对照,求出单糖种类和分子比。

(2) 糖与糖、糖与苷元的连接位置的确定

为了确定糖与糖、糖与苷元之间的连接位置,一般先将苷进行全甲基化,然后用含 6%～9%盐酸的甲醇进行甲醇解,生成具有环状结构的甲基化单糖,再用 GLC 或 TLC 法与已知单糖的各种不同位置的甲基化衍生物对照进行鉴定。

使苷发生甲基化反应常用的方法主要有以下四种,前两种是经典方法,后两种是半微量分析的现代化方法。

Haworth 法:采用硫酸二甲酯和氢氧化钠(或碳酸钠、碳酸钾)使醇羟基甲基化,缺点是必须进行多次反应。

Purdie 法:以碘甲烷和氧化银为试剂,可使醇羟基甲基化(一般可在丙酮或四氢呋喃中进行),但因氧化银具有氧化作用,只能用于苷的甲基化,而不能用于还原糖的甲基化。

Kuhn 改良法:在二甲基甲酰胺(DMF)溶液中,加入碘甲烷和氧化银或硫酸二甲酯及氢氧化钡（或氧化钡），在搅拌下进行甲基化，反应较为缓慢。

箱守法：在二甲亚砜（DMSO）溶液中，加入氢化钠，用碘甲烷进行甲基化反应。其反应机理是，二甲亚砜与氢化钠先生成甲基亚磺酰碳负离子，然后在存在甲基亚磺酰碳负离子的情况下进行甲基化反应，因此氢化钠的二甲亚砜溶液又称为甲基亚磺酰碳负离子溶液。

$$\underset{\text{二甲亚砜}}{CH_3SOCH_3} + NaH \longrightarrow \underset{\text{甲基亚磺酰碳负离子}}{CH_3SO\bar{C}H_2Na^+} + H_2$$

$$CH_3SO\bar{C}H_2Na^+ + \underset{\text{苷}}{ROH} \longrightarrow RO^-Na^+ + CH_3SOCH_3$$

$$RO^-Na^+ + CH_3I \longrightarrow \underset{\text{甲基苷}}{ROCH_3} + NaI$$

因二甲亚砜和氢化钠的碱性较强，有酯键的苷类易被破坏，不宜使用本法，应采用 Kuhn 改良法。

3. 糖和糖连接顺序及苷元结构的确定

一般甲基化分析法不能获知糖链顺序，用缓和酸水解、酶水解或乙酰解等方法，使部分苷键裂解，生成各种低聚糖。利用柱色谱方法分离，分别测定这些低聚糖的结构，可以拼凑出整个糖链的连接顺序。

低聚糖分离可利用活性炭、活性炭-硅藻土、硅胶等柱色谱方法，以硼酸盐、钼酸盐络合后再进行活性炭柱色谱分离，效果更好。

目前可用二维核磁技术，如 NOECOSY 谱，可以不经水解、分离，直接测定糖和糖连接顺序。

苷元的类型较多，可按其所属类型分别进行研究，其方法将在以后各章介绍。

4. 苷键构型

确定苷或聚糖的苷键构型有以下几种方法：

（1）**酶水解法**

酶具有专一性，α-苷酶水解 α-苷，β-苷酶水解 β-苷。能为苦杏仁苷酶水解的苷可定为 β-苷，能为麦芽糖酶水解的苷可定为 α-苷。

（2）**旋光度法**

利用 Klyne 法测定苷键水解前后的旋光度，将苷的分子旋光度减去苷元的分子旋光度。此差值与一对糖甲苷（α 和 β）分子的旋光度相比较，如与 α-甲苷的数值相近，可认为其苷键为 α-苷键，如与 β-甲苷的数值相近，可认为其苷键为 β-苷键。甲苷的分子旋光度数值见表 5-1。

表 5-1　α-和 β-吡喃醛糖甲苷的分子旋光度

苷的名称	$[M]_D^\alpha$/(°)	$[M]_D^\beta$/(°)
D-葡萄糖甲苷	+308.6	−66.4
D-半乳糖甲苷	+380.5	0
D-甘露糖甲苷	+153.8	−135.5
D-木糖甲苷	+252.6	−107.5
L-阿拉伯糖甲苷	−28.4	+403.0
L-鼠李糖甲苷	−111.4	+170.0

例 豆甾醇-D-葡萄糖甙的甙键构型的计算

解 豆甾醇-D-葡萄糖甙，$[\alpha]_D=-47.56°$，分子量=574。

$$[M]_D^{甙}=\frac{-47.56\times574}{100}=-273.03°$$

豆甾醇，$[\alpha]_D=-50.98°$，分子量=412。

$$[M]_D^{甙元}=\frac{-50.98\times412}{100}=-210.04°$$

$$\Delta[M]_D=[M]_D^{甙}-[M]_D^{甙元}=-273.03°-(-210.04°)=-62.99°$$

已知：α-D-葡萄糖甲甙，$[M]_D^{\alpha}=+308.06°$

β-D-葡萄糖甲甙，$[M]_D^{\beta}=-66.4°$

$\Delta[M]_D$与 $[M]_D^{\beta}$ 接近，可确定其甙键为β-构型。

(3) **红外光谱法**

在红外吸收光谱中，吡喃糖端基C的构型区别在730～960 cm^{-1}间，以D-葡萄糖为例，eC_1—H和aC_1—H的吸收峰位置不同(表5-2)，由此区别α-甙和β-甙。

表5-2 D-葡萄糖端基异构体的IR谱区别

甙键构型	1型(吡喃环振动)	2型(C_1—H弯曲振动)	3型(吡喃伸缩振动)
α-甙(eC_1—H)	917±13	844±8(2a)	766±10
β-甙(aC_1—H)	920±5	891±7(2b)	774±9

表中数据也适用于其他六碳和五碳吡喃糖，如半乳糖、甘露糖及其乙酰化物等。

(4) **核磁共振谱法**

在^{1}H NMR谱中，糖的羟基同碳质子信号在4～5 ppm之间。其中端基C_1上的质子由于同时接两个O原子，信号在这一区域的最低场处，容易辨认，C_2上H是a-键型的，如D-葡萄吡喃糖甙，由$J_{1,2}$值可以区别甙键构型(见1、2式)。

1	2	3	4
β-甙 (a, a)	α-甙 (a, e)	β-甙 (e, a)	α-甙 (e, e)
$J_{1,2}=6\sim9$ Hz	$J_{1,2}<4$ Hz	$J_{1,2}<4$ Hz	$J_{1,2}<4$ Hz

若C_2上H为e键的某些糖，如D-甘露糖等，由于它所形成的甙键的α-构型与β-构型的J值相近，因此也就无法利用其J值确定其构型(见3、4式)。

糖端基C_1原子的^{13}C NMR信号也可以区别α-甙和β-甙。

二、糖的鉴定

甙类化合物采用一定方法水解后，得到单糖和低聚糖。这些单糖和低聚糖的结构多数是已知的，通常与已知物对照，采用化学反应方法及色谱法加以鉴定。

1. 化学方法

(1) **Molisch反应**：向糖或糖甙的水或乙醇溶液中加入3% α-萘酚乙醇溶液混合后，沿器壁滴加浓硫酸，使酸层集于下层。有单糖存在时，则于二液层交界处呈现紫色环。推测该反应的机制可能是，糖先转变为糠醛或其衍生物，再与酚缩合并经氧化而产生有色物质。

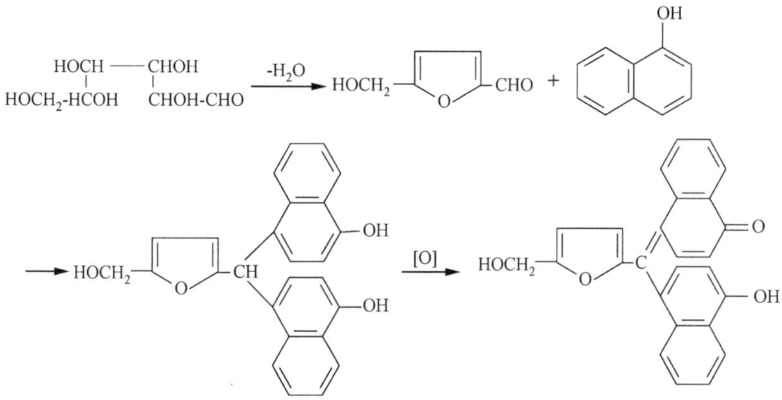

(2) **苯胺-邻苯二甲酸试剂反应**：还原糖能使苯胺-邻苯二甲酸还原产生颜色反应。

(3) **斐林试剂反应**：还原糖能使斐林试剂还原，产生砖红色氧化亚铜沉淀。

(4) **Keller-Kiliani 反应**：样品溶于含少量 Fe^{3+}（$FeCl_3$ 或 $Fe_2(SO_4)_3$）的冰乙酸中，沿管壁滴加浓硫酸，观察分界面和乙酸层颜色变化。如有 α-去氧糖存在，乙酸层渐呈蓝色或蓝绿色。界面的呈色，是由于浓硫酸对甙元所起的作用渐渐扩散向下层，颜色随甙元不同而异。

2. 色谱法

(1) **纸色谱法**

糖类的纸色谱法常用水饱和的有机溶剂展开，其中以正丁醇-乙酸-水（4∶1∶5 上层，BAW）和水饱和的苯酚两种系统应用最为普遍。因为糖类的水溶性强，R_f 值和溶剂的含水量有很大关系，在一般含水量少的溶剂系统中进行色谱分离时，R_f 值很小。水饱和的正丁醇含水量比较少，如加入乙酸、吡啶或乙醇就可大大增加含水量，也就增加了糖的 R_f 值。

单糖中，一般碳原子少的糖，其 R_f 值比碳原子多的大。若碳原子数目相同，则酮糖比醛糖的大，去氧糖则更大。分子组成相同的糖，构象式中竖键羟基多的比横链羟基多的 R_f 值大。

纸色谱分离后糖斑点的显色，常用的显色剂有：硝酸银试剂，使还原糖显棕黑色；苯胺-邻苯二甲酸盐试剂，使单糖中的五碳醛糖和六碳醛糖所呈颜色略有区别；3,5-二羟基甲苯-盐酸试剂，使酮糖和含有酮糖的低聚糖呈红色。

(2) **薄层色谱法**

糖的极性大，在硅胶薄层上分离时，点样量不宜过多（一般少于 5 μg）。若硅胶用 0.03 mol/L 硼酸溶液或一些无机盐的水溶液代替水调制涂铺薄层，则样品承载量可明显增加，分离效果也有改善。用无机盐水溶液制备薄层时，多采用强碱与弱或中等强度的酸生成的盐。常用的有 0.3 mol/L 磷酸氢二钠溶液或磷酸二氢钠溶液；0.02 mol/L 硼酸盐缓冲液，0.1 mol/L 亚硫酸氢钠水溶液等，用盐溶液代替水制备的薄层，能增加糖在固定相中的溶解度。同时，这种处理使硅胶薄层吸附能力下降，有利于斑点的集中。

除纸层色谱所采用的显色剂外，薄层色谱还常用硫酸的水或乙醇溶液、茴香醛-硫酸试剂、苯胺-二苯胺-磷酸试剂、1,3-二羟基萘酚-硫酸试剂等显色。

(3) **气相色谱法**

由于气相色谱法灵敏度高，又可同时进行分离和定性定量分析，所以在糖的鉴定上使用较为普遍。糖以气相色谱进行分析的两个不利因素是难于挥发和易形成端基异构体。实践中一般制备成三甲基硅醚衍生物来增加挥发性，将醛糖用 $NaBH_4$ 还原成多元醇，然后制成乙酰化物或三氟乙酰化物,可防止端基异构体的形成。

混合物中的微量糖成分也可用气相色谱进行鉴定。例如,由 *Cinera lericis* 分泌的甘汁是一种单糖和低聚糖的复杂混合物,主要成分是蜜三糖,做气相色谱时其他的一些糖也同样可获鉴定。图 5-1 是甘汁制成三甲基硅醚后的气相色谱分析结果。

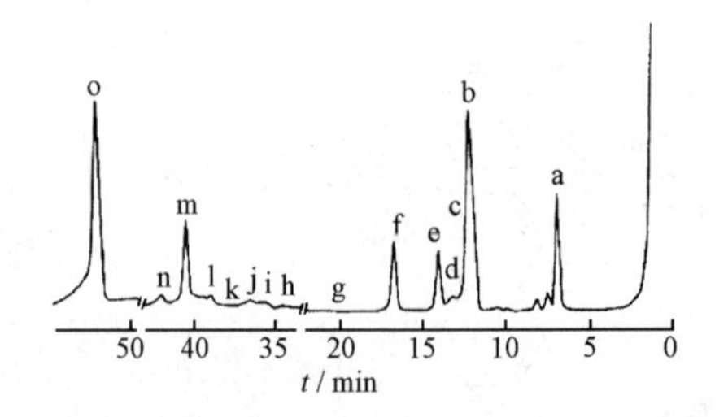

图 5-1 *Cinera lericis* 分泌的甘汁的三甲基硅醚衍生物的气相色谱图

a. 阿拉伯糖(内标) b. α-果糖 c. β-果糖 d. 半乳糖 e. α-葡萄糖
f. β-葡萄糖 g. 内消旋肌醇 h. 蔗糖 i. 麦芽糖 j. 松二糖 k. 海藻糖
l. 蜜二糖 m. 龙胆双糖(内标) n. 棉子糖 o. 蜜三糖

(4) **高效液相色谱**

近年来糖的混合物分析越来越多地采用高效液相色谱进行分析,因为可以直接进样,不必制备成衍生物,特别适于对热不稳定的、不挥发的低聚糖和多糖的分析。但高效液相色谱在分析单糖和低聚糖方面,灵敏度不及气相色谱。目前高效液相色谱柱填充材料范围很广,使用最多的是一些经化学修饰的硅胶类。下面介绍一个用荧光高效液相色谱分析单糖和低聚糖的实例。将糖样品溶于 0.3 mol/L 磷酸-硼酸缓冲液(pH 8)中,加入 3%氰基乙酰胺,进行高效液相色谱分离。由于氰基乙酰胺与还原糖作用在 383 nm 处有强烈荧光,检测灵敏度很高,可检出含 25 nmol 的糖样品。图 5-2 为糖的液相色谱。

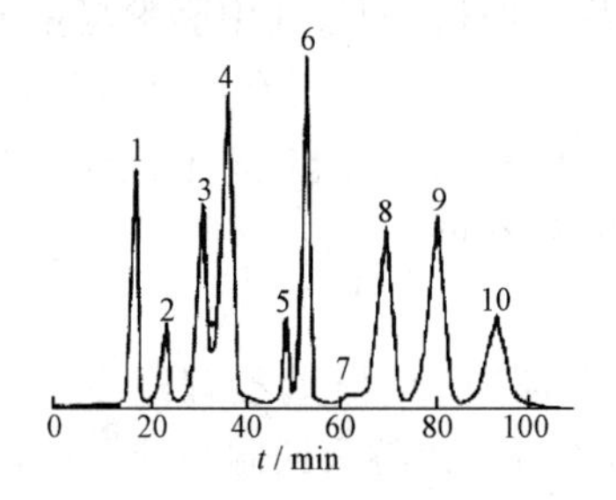

图 5-2 糖的液相色谱示意图

1. 纤维双糖 2. 麦芽糖 3. 乳糖 4. L-鼠李糖 5. D-核糖
6. D-甘露糖 7. D-果糖 8. D-半乳糖 9. D-木糖 10. D-葡萄糖

第六章　黄酮类化合物

黄酮类化合物(flavonoids)是自然界中广泛存在的一类化合物,常以游离态或与糖结合成苷的形式存在于几乎每种植物体内。以苷类的形式存在于植物的花、叶、果实等组织中;而在木质部坚硬组织中,多以游离的苷元形式存在。它对植物的生长、发育、开花、结果以及抵御异物的侵入起着重要作用。由于其分布广且部分化合物在植物中的含量较高,而且多数化合物容易以结晶形式获得,所以它是较早被人类发现的一类天然产物。因其结构较简单,结构测定和全合成研究开展得也较早,是天然产物化学领域中研究较成熟的一类物质。目前,已有多本中外专著问世。尤其是 1981 年由中国科学院上海药物研究所植物化学研究室编译的《黄酮体化合物鉴定手册》中收载了 1974 年底之前发表的黄酮类化合物 1674 个,可以说比较全面系统。因此,不必再对黄酮体进行全面综述。本章仅简要阐明黄酮体中各类化合物的结构类型、理化性质、生物活性、提取和分离、结构鉴定的相关内容。

第一节　黄酮类化合物的结构与分类

黄酮类化合物是一类具有 C_6—C_3—C_6 基本母核[图 6-1 中(1)所示]的天然产物,即两个苯环(A 环与 B 环)中间通过三碳链相互连接而成的一系列化合物。其中 C_3 可以是脂肪链,也可以与 C_6 形成六元[图 6-1 中(2)所示]或五元[图 6-1 中(3)所示]氧杂环。根据 C_3 的成环、氧化和取代方式的差异,黄酮体可分为黄酮类、黄酮醇类、二氢黄酮类、二氢黄酮醇类、异黄酮类、二氢异黄酮类、查耳酮类、二氢查耳酮类、花色素类、黄烷-3-醇类、黄烷-3,4-二醇类、双苯吡酮(𠮿酮)类、噢哢(橙酮)类等,其结构类型如表 6-1 所示。此外,还有由两分子黄酮,或两分子二氢黄酮,或一分子黄酮及一分子二氢黄酮,按 C—C 或 C—O—C 方式键合而成的双黄酮类化合物。

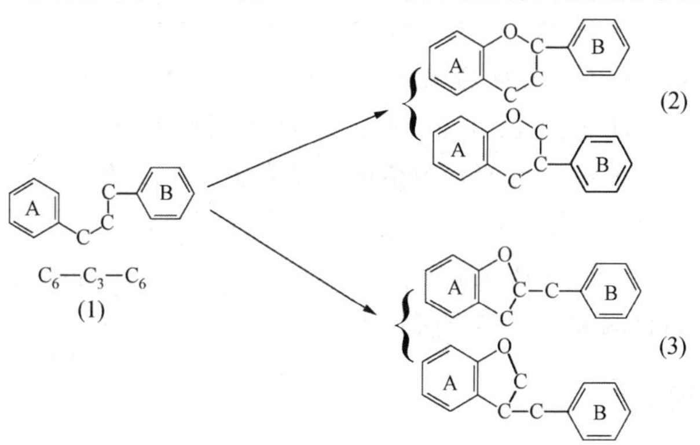

图 6-1　黄酮类化合物的基本母核

黄酮类化合物在植物体内的形成，是由葡萄糖分别经过莽草酸途径和乙酸-丙二酸途径生成羟基桂皮酸和三个分子的乙酸，然后合成查耳酮，再衍变为各类黄酮类化合物。

表 6-1 黄酮类化合物甙元的主要结构类型

类型	基本结构	类型	基本结构
黄酮	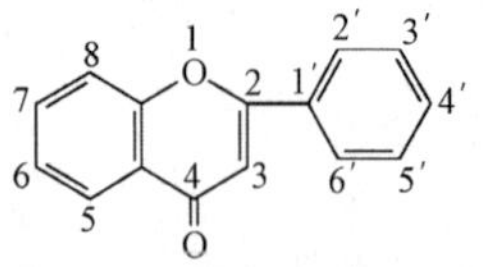	二氢查耳酮	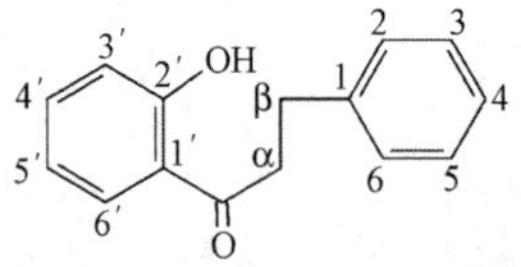
黄酮醇	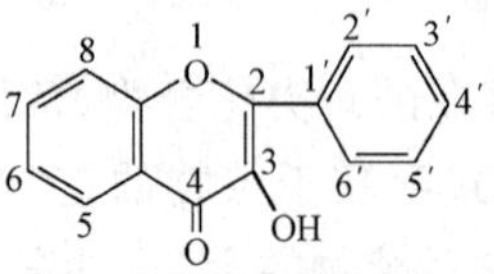	花色素	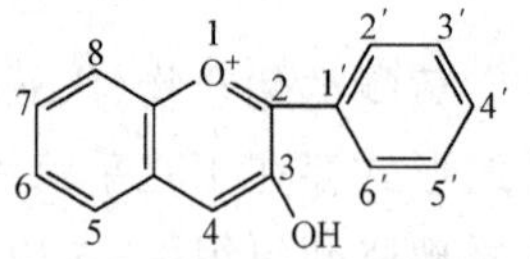
二氢黄酮	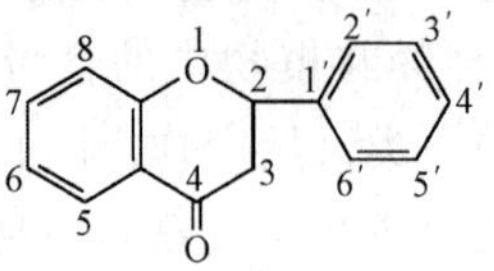	黄烷-3-醇	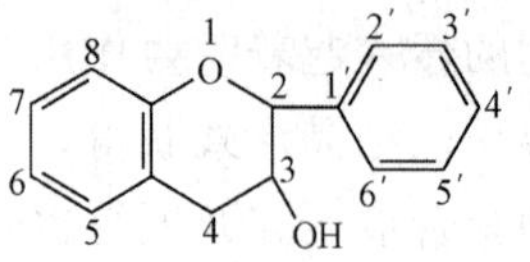
二氢黄酮醇	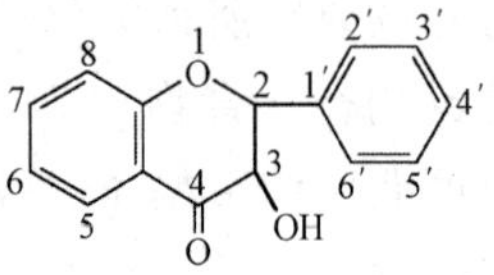	黄烷-3,4-二醇	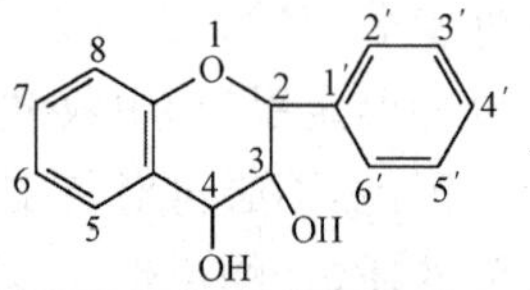
异黄酮	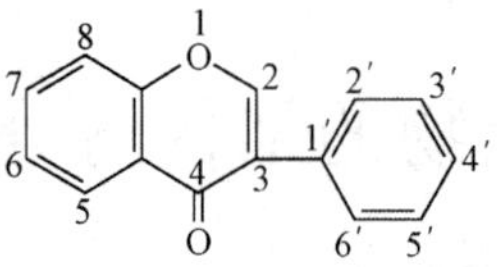	双苯吡酮(𠮿酮)	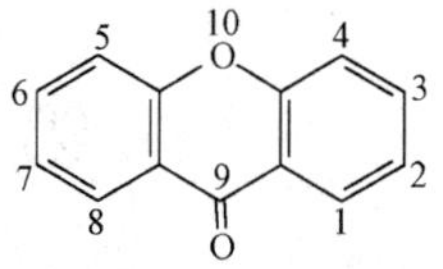
二氢异黄酮	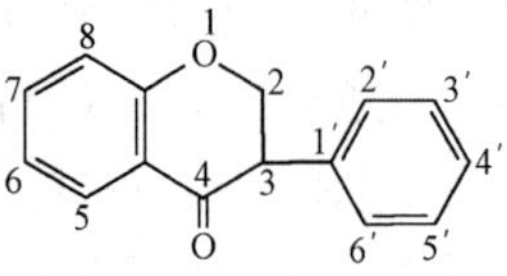	噢哢(橙酮)	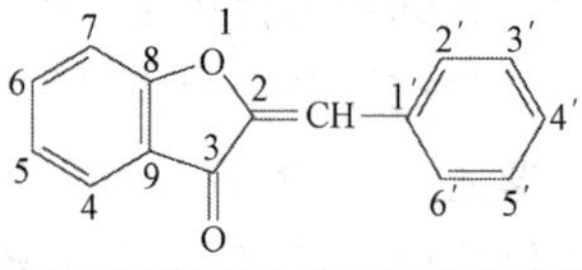
查耳酮	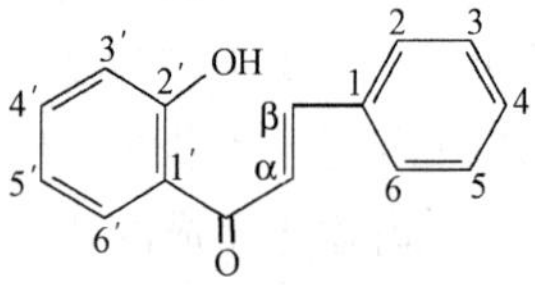	异噢哢	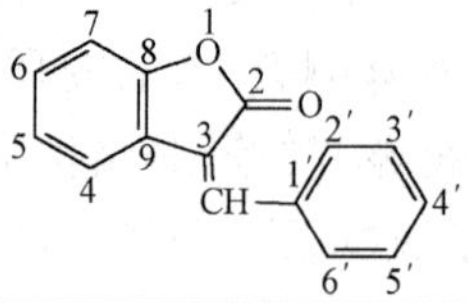

在各类型结构中，A、B 环上常见的取代基有羟基、甲氧基、异戊烯基等。组成甙的糖常见的有 D-葡萄糖、D-半乳糖、L-鼠李糖、L-阿拉伯糖、D-葡萄糖醛酸、D-木糖，或由这些单糖组成的双糖或三糖等。糖连接的位置与甙元的结构类型有关。在 O-甙中，黄酮醇类常形成 3-、7-、3′-、4′-单糖链甙或 3,7-、3,4′-及 7,4′-二糖链甙。花色素甙类，多在 3-OH 上连有一个糖，或形成 3,5-二葡萄糖甙。在 C-甙中，糖多连接在 C_6 或(和)C_8 上，如牡荆素、葛根素。

下面将天然存在的黄酮类化合物举例如下：

一、黄酮和黄酮醇类

黄酮类广泛分布于被子植物中，芸香科、菊科、玄参科、伞形科、苦苣苔科及豆科植物中存在较多;黄酮醇类广泛分布于双子叶植物,特别是一些木本植物的花和叶中,以山柰酚和槲皮素最为常见。

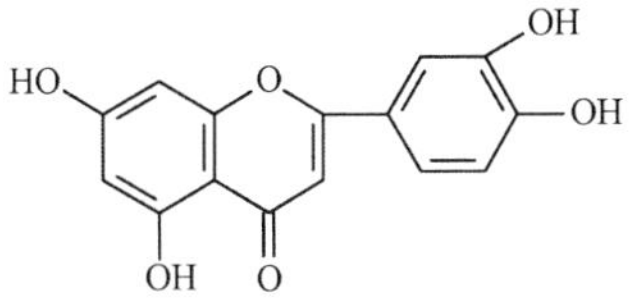

木犀草素

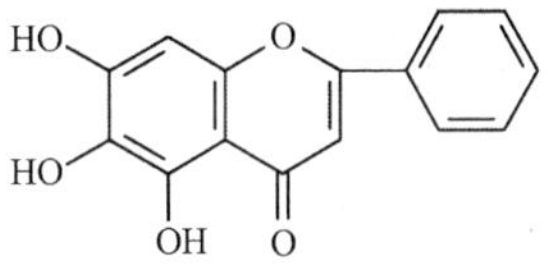

黄芩素

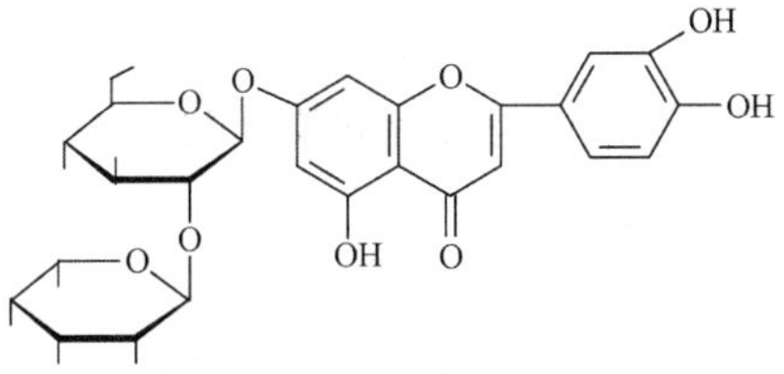

忍冬甙(木犀草素-7-O-新橙皮糖)

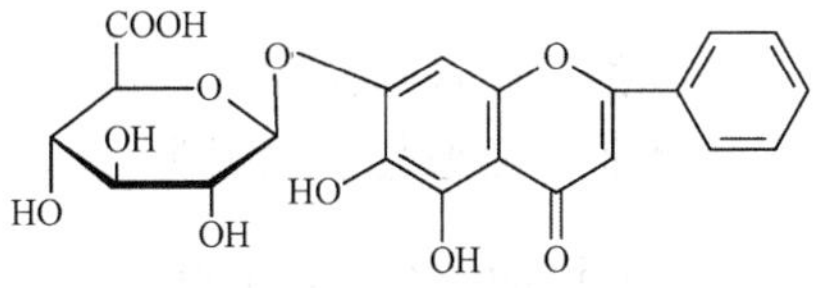

黄芩甙

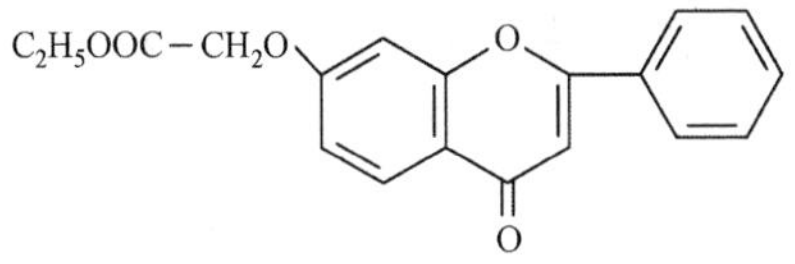

$C_2H_5OOC-CH_2O$

立可定(合成品)

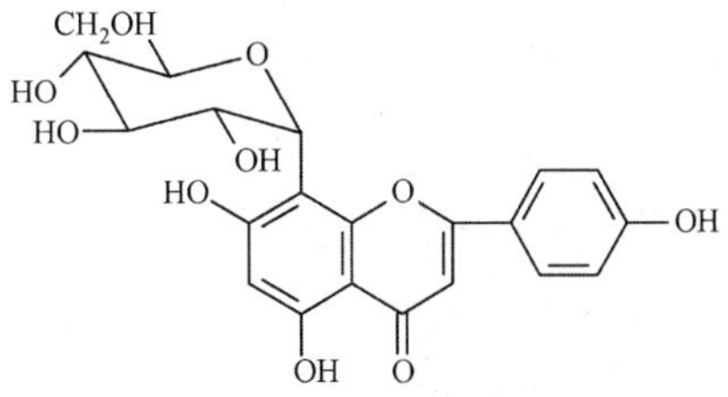

牡荆素

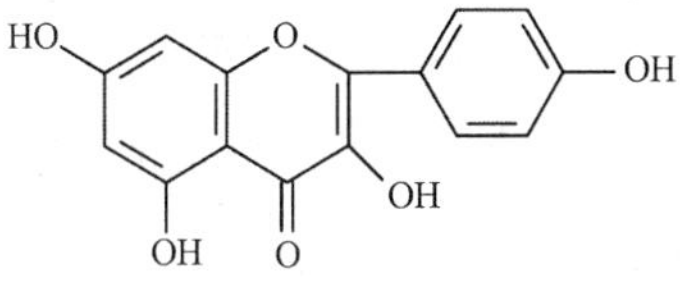

山柰酚

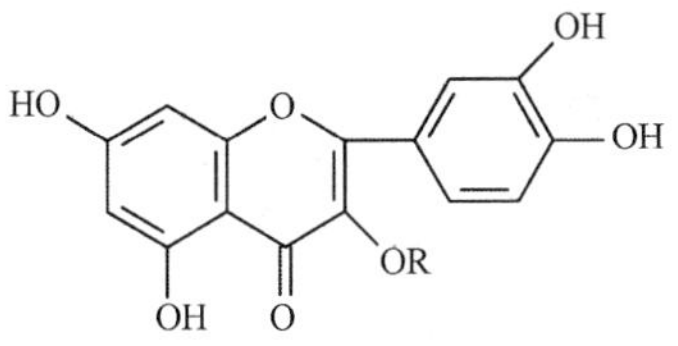

槲皮素 R=H

金丝桃甙 R=

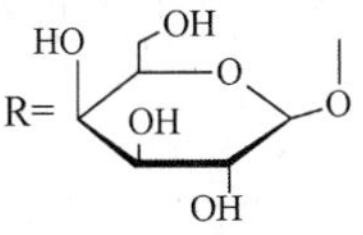

(β-半乳糖基)

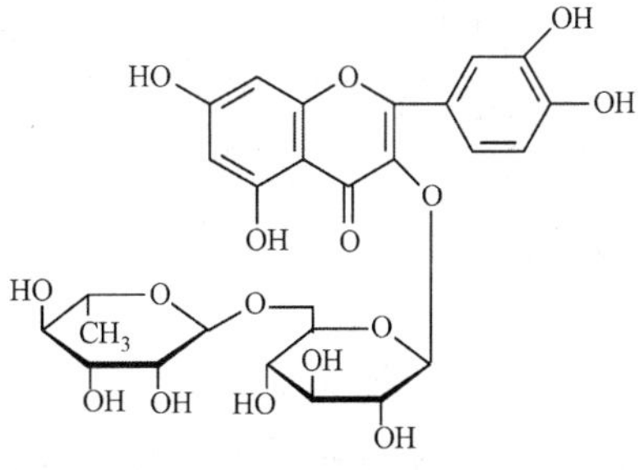

芸香甙

少数黄酮类化合物结构较为复杂,如水飞蓟素为黄酮木脂体型化合物,而榕碱及异榕碱则为生物碱型黄酮。

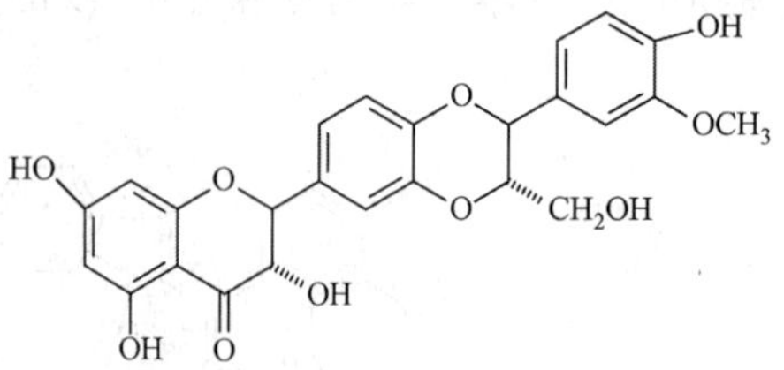

水飞蓟素

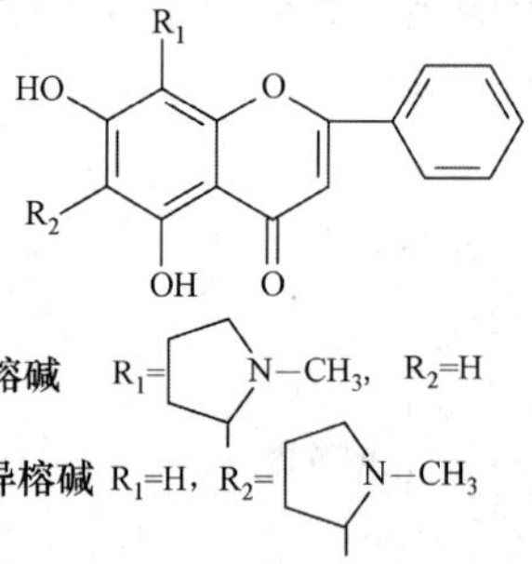

榕碱 R_1=N-甲基吡咯烷-2-基（结构式），R_2=H

异榕碱 R_1=H，R_2=N-甲基吡咯烷-2-基（结构式）

在以上各种类型的黄酮类化合物中，还可以根据其分子中是否存在交叉共轭体系，将其分为平面型分子和非平面型分子两大类。

二、二氢黄酮和二氢黄酮醇类

二氢黄酮类分布较普遍，尤其在被子植物的蔷薇科、芸香科、姜科、菊科、杜鹃花科和豆科中分布较多。二氢黄酮醇类存在于裸子植物、单子叶植物姜科的少数植物中，双子叶植物中分布较普遍，在豆科、蔷薇科植物中也较多。

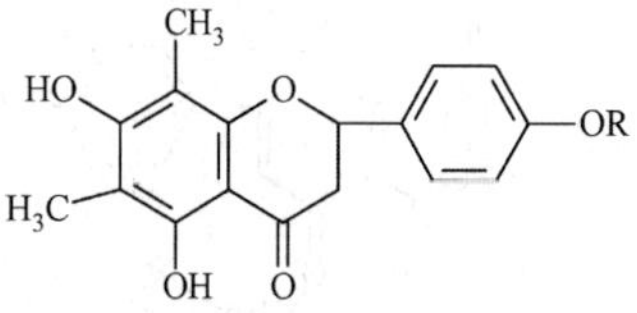

杜鹃素 R=H

紫花杜鹃素 $R=CH_3$

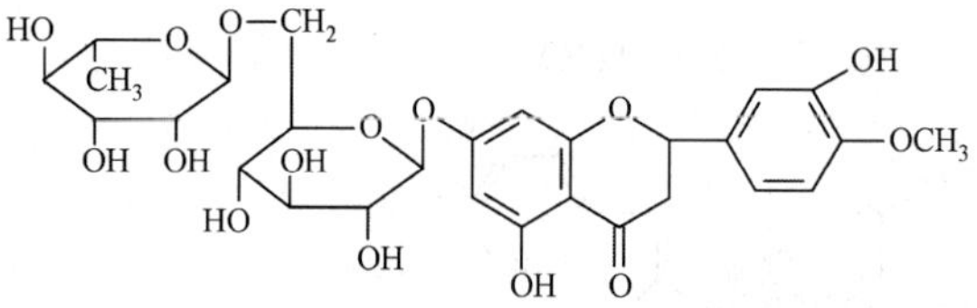

橙皮甙

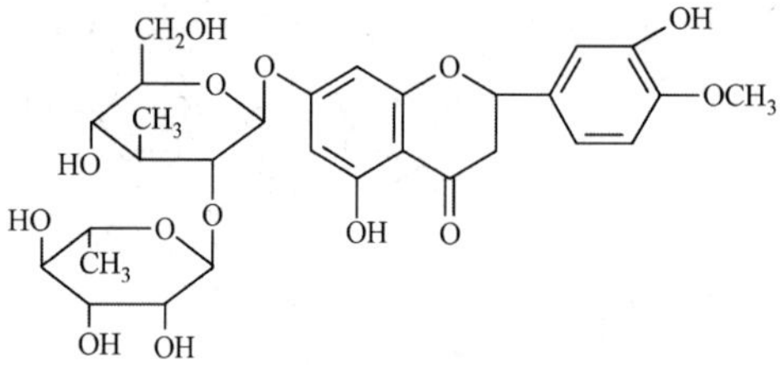

新橙皮甙

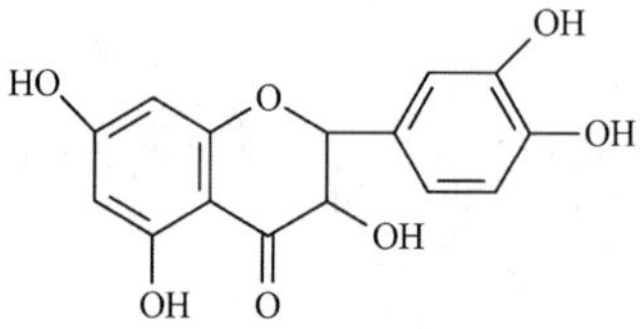

二氢槲皮素

二氢黄酮、二氢黄酮醇等由于分子中吡喃环已被氢化，成为近似于半椅式的结构，是非平面型化合物。

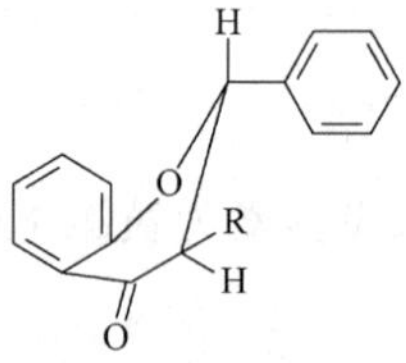

R=H 或 OH

三、异黄酮和二氢异黄酮类

异黄酮类主要分布在被子植物中，豆科占 70%左右，其余分布在桑科、鸢尾科中。

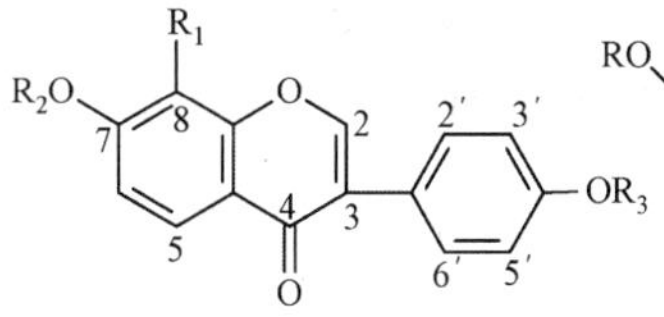

大豆素 $R_1=R_2=R_3=H$

大豆甙 $R_1=R_3=H$，R_2=葡萄糖基

葛根素 $R_2=R_3=H$，R_1=葡萄糖基

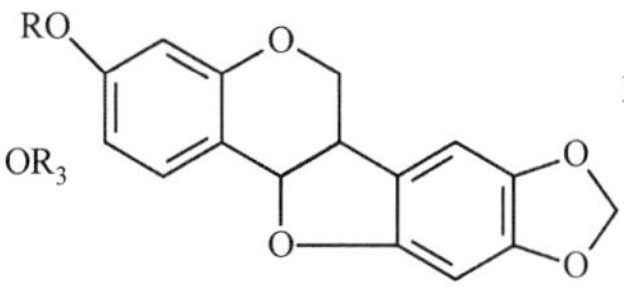

紫檀素 $R=CH_3$

三叶豆紫檀素 R=葡萄糖基

高丽槐素 R=H

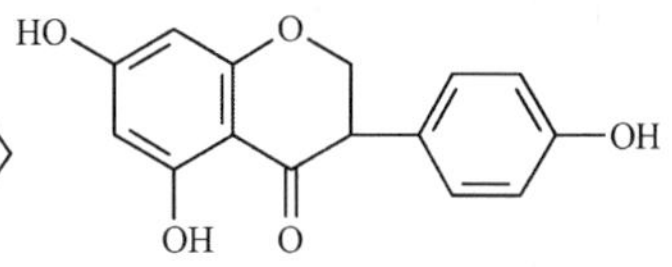

染料木素

异黄酮类化合物的B环受4位羰基的立体阻碍，不能很好地形成交叉共轭体系，也属于非平面型分子。

四、查耳酮和二氢查耳酮类

查耳酮大多分布在菊科、豆科、苦苣苔科植物中，在玄参科、败酱科植物中也有发现。查耳酮为苯甲醛缩苯乙酮类化合物，其2′-羟基衍生物为二氢黄酮的异构体，两者可以相互转化，在酸的作用下转为无色的二氢黄酮，碱化后又转为深黄色的2′-羟基查耳酮。

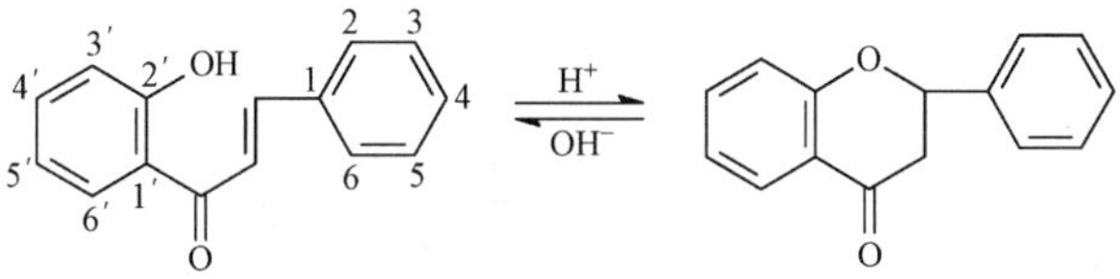

2′-羟基查耳酮 $\underset{OH^-}{\overset{H^+}{\rightleftharpoons}}$ 二氢黄酮

红花的花中含红花甙、新红花甙和醌式红花甙。当红花在开花初期时，由于花中主要含有无色的新红花甙及微量的红花甙，故花冠呈淡黄色；开花中期由于花中主要含的是红花甙，故花冠呈深黄色；开花后期或采收干燥过程中由于红花甙受植物体中酶的作用，氧化变成红色的醌式红花甙，故花冠逐渐变为红色或深红色。

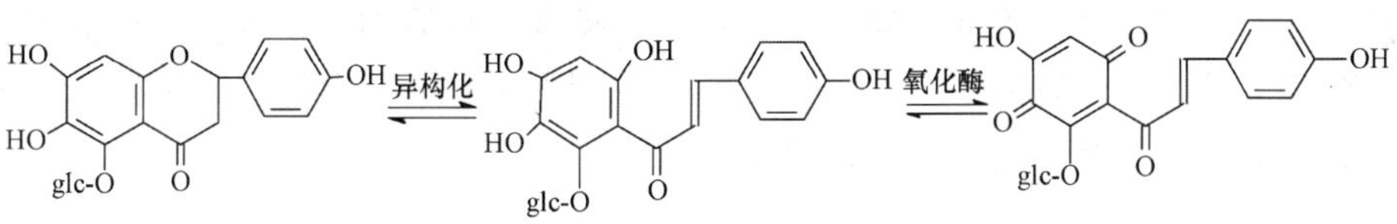

新红花甙（无色） $\xleftarrow{\text{异构化}}$ 红花甙（黄色） $\underset{}{\overset{\text{氧化酶}}{\rightleftharpoons}}$ 醌式红花甙（红色）

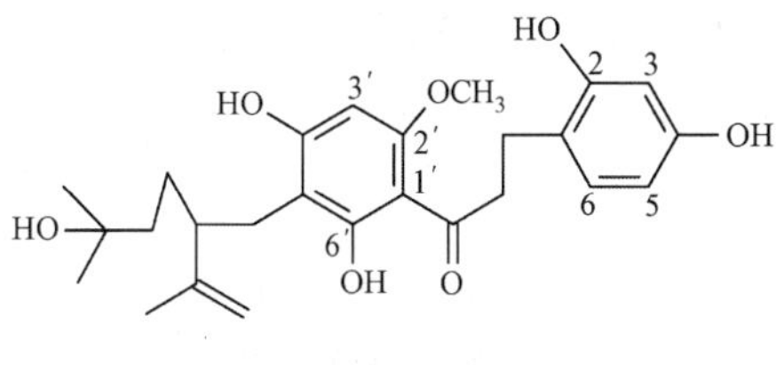

次苦参醇素

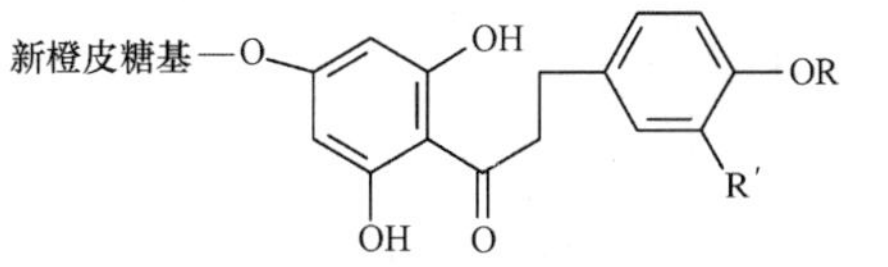

柑橘甙二氢查耳酮 R=R′=H

新橙皮甙二氢查耳酮 $R=CH_3$，R′=OH

五、花色素类和黄烷醇类

花色素类是使植物的花、果、叶、茎等呈现蓝、紫、红等颜色的化学成分，广泛地分布于被子植物中。黄烷-3-醇的衍生物称为儿茶素类，在植物中分布较广，主要存在于含鞣质的木本植

物中。黄烷-3,4-二醇衍生物被称为无色花色素类,在植物界的分布也很广,其中在含鞣质的木本植物和蕨类植物中存在较多。该类化合物常因分子聚合而具有鞣质的性质。

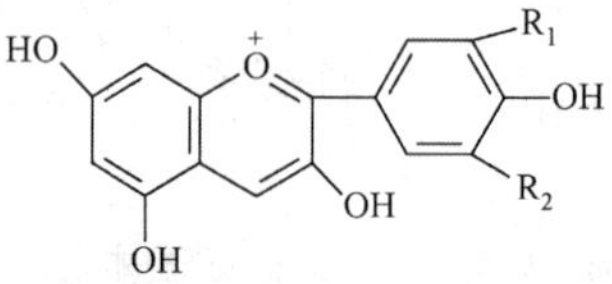

矢车菊素 R_1=OH, R_2=H
飞燕草素 R_1=R_2=OH
天竺葵素 R_1=R_2=H

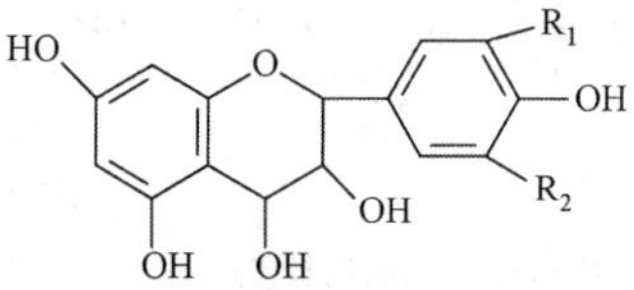

无色矢菊素 R_1=OH, R_2=H
无色飞燕草素 R_1=R_2=OH
无色天竺葵素 R_1=R_2=H

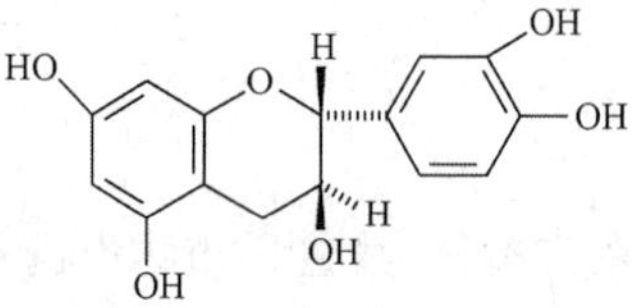

(+)-儿茶素

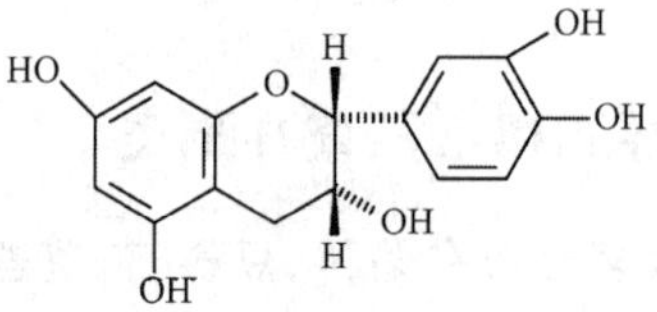

(−)-表儿茶素

黄酮、黄酮醇、查耳酮、花色素类,它们的分子中存在着交叉共轭体系,是一些平面型的化合物。

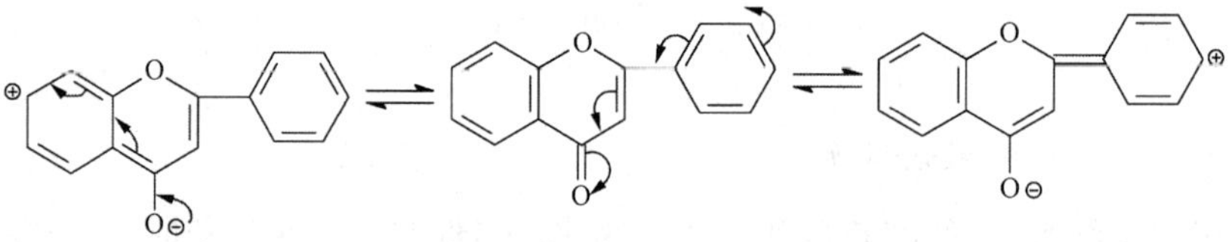

六、双苯吡酮(𠮿酮)

双苯吡酮(𠮿酮)又叫苯骈色原酮,是一种特殊类型的黄酮类化合物,常存在于龙胆科、藤黄科植物中,在百合科植物中也有分布。呋喃色原酮类和苯色原酮类在植物界中分布较少:𠮿酮类化合物,如异芒果素;呋喃色原酮类化合物,如凯刺种子和果实中得到的凯林(khellin);苯色原酮类化合物,如自决明子中得到的红镰霉素。

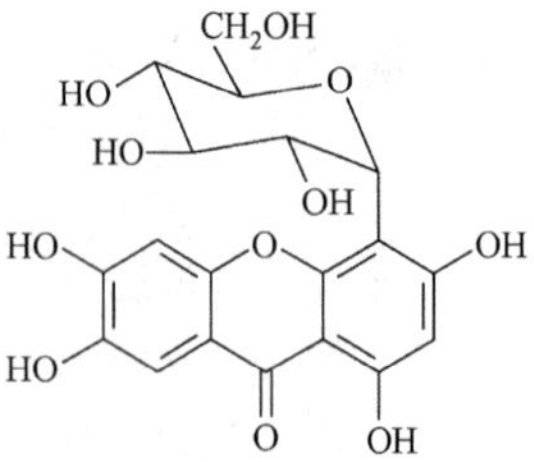

异芒果素

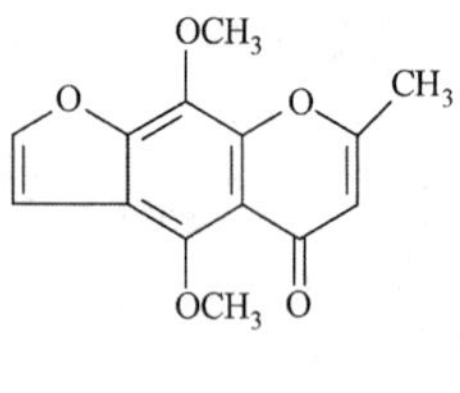

凯林

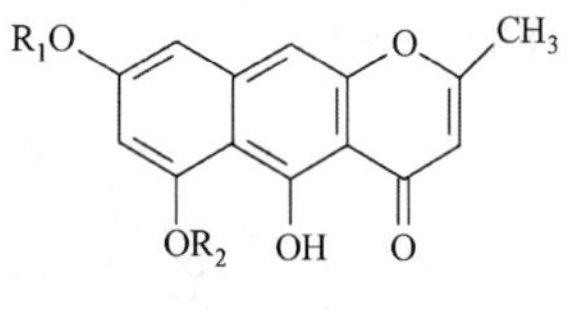

红镰霉素 R_1=H, R_2=CH_3
去甲红镰霉素 R_1=R_2=H

七、噢哢(橙酮)类

橙酮类化合物与其他黄酮类化合物不同,在中药中比较少见,多存在于玄参科、菊科、苦苣苔科及单子叶植物莎草科中,如菊科中的硫磺菊素。

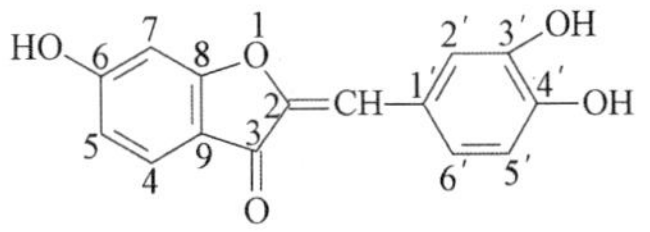

硫磺菊素

八、双黄酮类

双黄酮类较集中地分布于除松科以外的裸子植物中，如银杏科、杉科；蕨类植物的卷柏属植物中也有分布，如银杏中的银杏素和异银杏素。

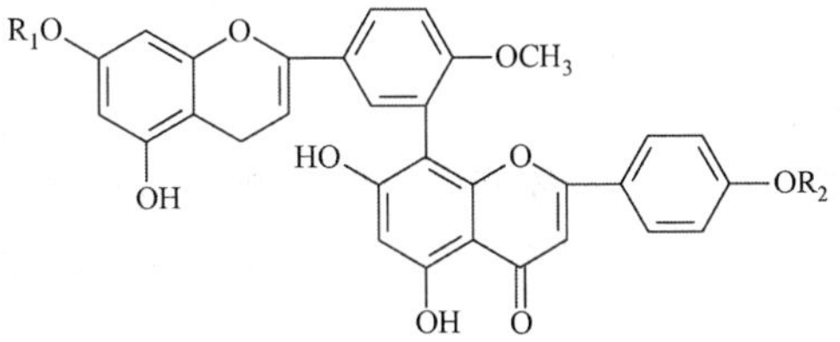

银杏素 R_1=CH_3，R_2=H

异银杏素 R_1=H，R_2=CH_3

第二节　黄酮类化合物的理化性质

一、性状

黄酮类化合物多为结晶性固体，少数（如黄酮甙类）为无定形粉末。

黄酮类化合物的颜色与分子中是否存在交叉共轭体系及助色团（—OH、—OCH_3等）的类型、数目以及取代基位置有关。以黄酮为例，其色原酮部分原本无色，但在2-位上引入苯基后，即形成交叉共轭体系，并通过电子转移、重排，使共轭链延长，表现出颜色。显然在4′-或7-位引入给电子基，因形成p-π共轭，具有推电子作用，促进电子转移、重排，使化合物的颜色加深。但—OH、—OCH_3等给电子基引入其他位置，则影响较小。

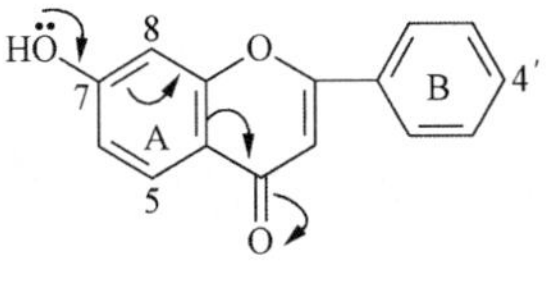

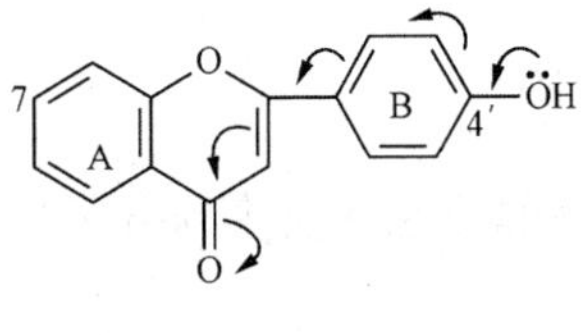

通常，黄酮、黄酮醇及其甙类多显灰黄-黄色，查耳酮为黄-橙黄色；而二氢黄酮、二氢黄酮醇、异黄酮类则不显色或显微黄色（异黄酮）。

花色甙及其甙元的颜色随pH不同而改变，一般显红（pH＜7）、紫（pH 8.5）、蓝（pH＞8.5）等颜色。

在二氢黄酮、二氢黄酮醇、二氢异黄酮及黄烷醇的甙元中，因含有手性碳原子，故均具有旋光性，其他黄酮类化合物的甙元不具有旋光性。黄酮甙由于在结构中引入了糖基，故具有旋光性，且多为左旋体。

二、溶解度

黄酮类化合物的溶解度因结构及存在状态不同而有很大差异。

一般游离苷元难溶或不溶于水，易溶于甲醇、乙醇、乙酸乙酯、乙醚等有机溶剂及稀碱液中。其中黄酮、黄酮醇、查耳酮等平面型分子，因堆砌较紧密，分子间引力较大，故更难溶于水；反之，二氢黄酮及二氢黄酮醇等，因系非平面型分子，有利于水分子进入，因而对水的溶解度稍大；异黄酮类化合物也不是平面型分子，故亲水性也稍大；至于花色苷元，虽也为平面型结构，但因以离子形式存在，具有盐的通性，故亲水性较强，水溶度较大。

在游离苷元的母核上引入羟基后，则水溶性增加，脂溶性降低，羟基引入越多，水溶性增加越大。引入甲氧基或异戊烯基后，脂溶性增加，水溶性降低，如 5,6,7,8,3′,4′-六甲氧基黄酮（川陈皮素）甚至可溶于石油醚中。

黄酮苷类一般易溶于热水、甲醇、乙醇等强极性溶剂中，而难溶或不溶于苯、乙醚、氯仿、石油醚等有机溶剂中。苷分子中糖基的数目多少和结合的位置，对溶解度亦有一定的影响，一般多糖苷比单糖苷水溶性大。

三、酸碱性

黄酮类化合物因分子中多具有酚羟基，故多数显酸性，可溶于碱性水溶液和吡啶中。其酸性强弱与酚羟基数目的多少和位置有关，例如黄酮的酚羟基酸性由强到弱顺序是，7,4′-二羟基＞7-或 4′-羟基＞一般酚羟基＞5-羟基。黄酮类化合物因为分子中的 γ-吡喃酮环上的 1-位氧原子有未共用电子对，故表现出微弱的碱性，可与强的无机酸，如浓硫酸、盐酸等生成𬭩盐，该𬭩盐极不稳定，加水后即分解。

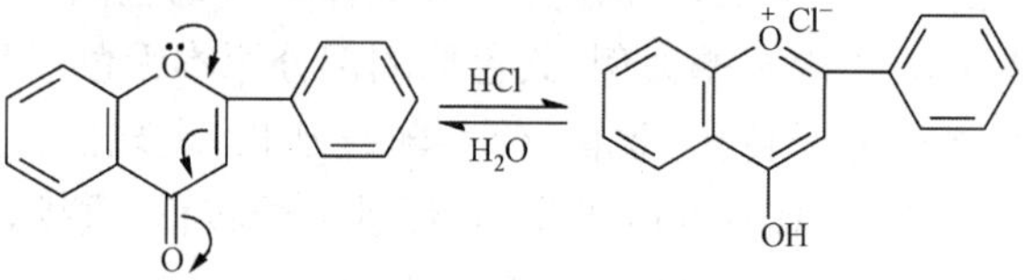

黄酮类化合物溶于浓硫酸中生成的𬭩盐，常常显示不同的颜色，可用于鉴别。

四、显色反应

黄酮类化合物的颜色反应多与分子中的酚羟基及 γ-吡喃酮环有关，其显色反应见表 6-2。

1. 还原反应

（1）盐酸-镁粉（或锌粉）反应：是鉴定黄酮类化合物最常用的颜色反应。将样品的甲醇或乙醇液，加入少许镁粉振摇，加几滴浓盐酸，1～2 分钟（必要时微热）即可，如在泡沫处呈红色，则示阳性。多数黄酮、黄酮醇、二氢黄酮及二氢黄酮醇类化合物显橙红-紫红色，少数显紫-蓝紫色。B 环上有—OH 或—OCH_3取代时，颜色即随之加深。但查耳酮、噢哢、儿茶素类则不显反应。异黄酮除少数例外，均不显色。由于花青素及部分橙酮和部分查耳酮等在浓盐酸条件下也会发生色变，故须预先作一对照，以便排除。

盐酸-镁粉反应的机理，过去认为是生成花色苷元，现在则认为是生成碳正离子。

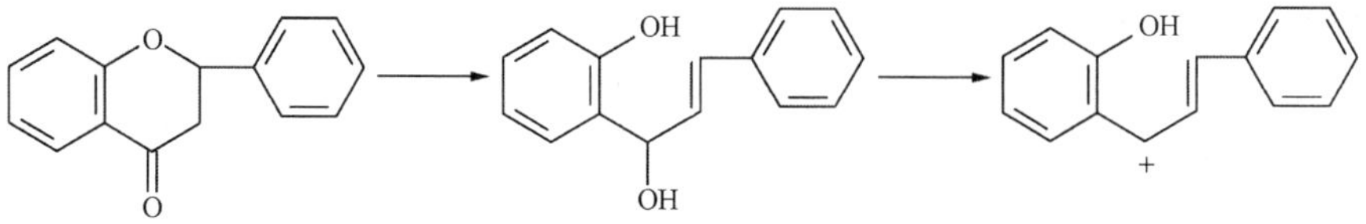

(2) 四氢硼钠反应：这是二氢黄酮类化合物专属性较高的反应。$NaBH_4$与二氢黄酮、二氢黄酮醇类化合物反应，产生红-紫红色物质。若 A 环与 B 环上有一个以上—OH 或—OCH_3取代，则颜色加深；其他黄酮类都不能产生上述反应，均呈亮黄色。

方法是，在试管中加入样品的甲醇液，再加等量 2% $NaBH_4$ 的甲醇液，1 分钟后，加浓盐酸或浓硫酸数滴，产生紫色-紫红色，也可在滤纸上进行。

2. 金属盐类试剂的络合反应

分子中具有 3-羟基、4-羰基、5-羟基、4-羰基或邻二酚羟基的黄酮类化合物，可以与许多金属盐类试剂，如铝盐、锆盐、锶盐、镁盐、铅盐等反应，生成有色络合物。

(1) **锆盐-枸橼酸显色反应**：可以用来区别黄酮类化合物分子中 3-或 5-OH 的存在。加 2%二氯氧锆($ZrOCl_2$)的甲醇溶液到样品的甲醇溶液中，若黄酮类化合物分子中有游离的 3-或 5-OH 存在时，均可反应生成黄色的锆络合物。但 3-OH 的 4-酮基络合物的稳定性大于 5-OH 的 4-酮基络合物(仅二氢黄酮醇除外)。故当反应液中接着加入 2%枸橼酸的甲醇溶液后，3-羟基黄酮溶液仍呈鲜黄色，而 5-羟基黄酮的黄色溶液显著褪色。

上述反应也可在滤纸上进行，得到的锆盐络合物多呈黄绿色，并带荧光。其结构如下：

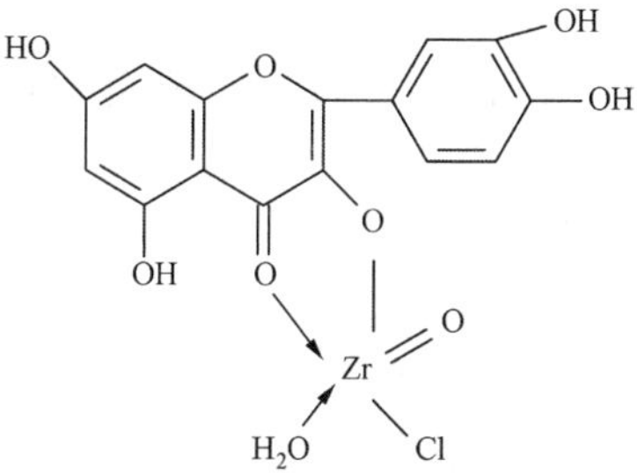

锆络合物

(2) **醋酸镁显色反应**：此反应可区别二氢黄酮(醇)类化合物与其他类黄酮。方法是，在滤纸上滴加样品液，喷以醋酸镁的甲醇溶液，加热干燥，在紫外灯下观察。二氢黄酮、二氢黄酮醇类可显天蓝色荧光，若具有 C_5 羟基，色泽更为明显；而黄酮、黄酮醇及异黄酮类等则显黄-橙黄-褐色。

(3) **三氯化铝显色反应**：此反应常用于定性及定量分析。方法是，将样品的乙醇液和 1%三氧化铝的乙醇溶液通过纸斑反应后，置紫外灯($\lambda_{max}=415$ nm)下显鲜黄色荧光。但 4′-羟基黄酮醇或 7,4′-二羟基黄酮醇例外，显天蓝色荧光。

3. 硼酸显色反应

具有 5-羟基的黄酮，在酸性溶液中能与硼酸反应显黄色并带黄绿色荧光。2′-羟基查耳酮亦可呈现反应。但 5-羟基双氢黄酮呈负反应。一般在草酸存在下，显黄色并带绿色荧光；但在枸橼酸-丙酮存在条件下，则只显黄色而无荧光。

4. 与碱的反应

在日光及紫外光下，通过纸斑反应，观察样品用碱性试剂处理后生成的颜色情况(表 6-2)，可以鉴别黄酮类化合物。

表 6-2　黄酮类化合物的显色反应

试剂＼类别		黄酮类	黄酮醇类	二氢黄酮类	异黄酮类	查耳酮类	噢哢类	花色甙类
盐酸-镁粉		黄色	紫红色	紫红色	—	—	—	粉红色
四氢硼钠		—		洋红色	—	—	—	—
硼酸-柠檬酸		黄色	黄色	黄色	—	紫红或橙红色	—	—
浓硫酸		深黄色*	深黄色*	橙红色	黄色	橙红色	红色	橙黄色
醋酸镁		黄→橙黄色	橙黄→褐色	天蓝色荧光	橙黄色	褐色	褐色	—
三氧化铝	可见光下	灰黄色	黄色	—	—	橙黄色	灰黄色或橙色	—
	紫外光下	黄绿色荧光	黄或绿色荧光	黄绿或蓝色	黄色荧光	橙色荧光	绿色或黄白色荧光	无色或灰黄色
氢氧化钠		黄色	浅黄→橙色	黄色→橙色	黄色	橙红色	橙红色	—
氨蒸气	可见光下	黄色	黄色	—	—	橙红或粉红色	橙红或棕色	蓝色
	紫外光下	亮黄或亮绿色	亮黄绿色	浅黄绿色	—	粉红→棕色	黄橙色	浅蓝色

*　有时有特殊荧光。

第三节　黄酮类化合物的生物活性

黄酮甙类又称黄碱素甙，是一类黄色色素，绝大多数与葡萄糖或鼠李糖结合成甙存在。黄酮及其甙类化合物种类和数量较多，在植物界和中草药中分布非常广泛。含黄酮甙的中草药有黄芩、槐花、葛根、山豆根、橘皮、柴胡、紫苑等，一般以叶及花中含量较多。

黄酮类曾在工业上用作染料和抗氧化剂。近几十年来，发现黄酮体具有多种生理功能和较大的药用价值。许多黄酮类成分具有止咳、祛痰、平喘、抗菌的功效，还可护肝，解肝毒，治疗急、慢性肝炎和肝硬化；山柰酚具有抗癌、抑制生育、抗癫痫、抗炎、抗氧、解痉、抗溃疡、利胆、利尿、止咳的功效。因而黄酮类的生理活性及医药用途的研究正受到广泛重视。

黄酮及其甙类化合物的主要生物活性有：止咳平喘和祛痰作用、心血管系统活性、抗菌及抗病毒活性、抗肿瘤活性、抗氧化自由基活性、抗炎和镇痛活性、保肝活性和其他生物活性。

一、止咳解痉平喘和祛痰作用

黄酮类有许多有效成分，例如淫羊藿素、芫花素、黄芩甙、从杜鹃属植物中得到的杜鹃素和紫花杜鹃素等，都有镇咳、祛痰作用，且有一定的预防哮喘作用，异甘草素、大豆素等具有解痉作用。黄酮类化合物的平喘作用与 α,β-不饱和酮结构有关。酮基的氧亲和能力越强，即氧原子的密度越大，其解痉平喘作用越强；若酮基与分子中羟基形成强的氢键，则平喘作用减弱甚至消失。

二、心血管系统活性

早在1929年就发现芸香甙(芦丁)、槲皮素、槲皮甙等成分有降低血管通透性及抗毛细血管脆性的作用，以后相继发现金丝桃甙、牡荆素、槲皮素、葛根素等具有扩张冠状血管的作用，柠檬素、水蓼素、石吊兰素等有降压作用，芸香甙和橙皮甙有调节血管渗透性和类似维生素P的作用，这已在许多国家成为法定药物。近年来报道，葛根异黄酮及其主要成分大豆素和葛根甙有治疗心肌缺血的药理作用并用于治疗冠心病。又从银杏叶中提出了降低血胆固醇的成分银杏素、异银杏素等，有降低血压、扩张冠状动脉等作用。

绿茶中的黄酮可以减少心脏病的发病概率和致命性心脏病发病率。向天果中含有几十种黄酮，还含有一种PAF(血小板活化因子)抗凝因子，可以帮助人体改善血液循环，提高免疫力，是治疗糖尿病、高血脂、高血压等病症的良好药物。蜂胶是蜜蜂从植物新生枝芽或树皮上采集的树胶，混以自身分泌物加工而成的芳香胶状体。4～5万只蜜蜂一年仅能采到40～60 g的蜂胶，但其总黄酮含量高达9300 mg以上。蜂胶中的黄酮是天然免疫增强剂、血管清扫剂、血糖调节剂。

黄酮类化合物中有药用价值的化合物很多。有的能够延长肾上腺素作用，从而维持血管的正常渗透压，降低血管的脆性、改善血管的通透性、降低血脂和胆固醇，用于防治老年高血压和缩短脑溢血流血时间，具有类维生素P作用。如槐米中的芦丁有防止血管破裂和止血作用，陈皮中的陈皮甙也是临床常用的维生素P中的一种。由银杏叶制成的舒血宁片含有黄酮和双黄酮类，用于冠心病、心绞痛的治疗。全合成的乙氧黄酮又名心脉舒通或立可定，有扩张冠状血管、增加冠脉流量的作用。被称为花色甙酸的黄酮化合物在动物实验中被证明可以降低26%的血糖和39%的三元脂肪酸丙酯，这种降低血糖的功效是很神奇的，但更重要的是它对稳定胶原质的作用，因此它对糖尿病引起的视网膜病及毛细血管脆化有很好的作用。

不少对冠心病有效的中成药均含黄酮类化合物。研究发现，芦丁、槲皮素、葛根素以及人工合成的立可定等均有明显的扩冠作用；槲皮素、芦丁、金丝桃甙、葛根素、灯盏花素、葛根总黄酮、银杏叶总黄酮对缺血性脑损伤有保护作用；金丝桃甙、水飞蓟素、木犀草素、沙棘总黄酮对心肌缺血性损伤有保护作用；银杏叶总黄酮、葛根素、大豆甙元等对心肌缺氧性损伤有明显保护作用。此外，沙棘总黄酮、苦参总黄酮、甘草黄酮(主要为甘草素和异甘草素)具有抗心律失常的作用。

三、抗菌及抗病毒活性

有一些黄酮衍生物有抑菌或杀菌作用(多与浓度有关，低浓度抑菌，高浓度杀菌)。如黄芩中的黄芩甙、黄芩素、槲皮素、鼠李素、木犀草素等有抗菌作用，槲皮素、桑色素、二氢槲皮素及山柰酚等有抗病毒的作用。黄芩甙、石吊蓝素在我国已制成注射剂作为抗菌药物应用。甘草查耳酮A、大豆甙元、染料木素、鸡豆黄素A对HIV病毒有抑制作用；从菊花、獐牙菜中分离得到的黄酮单体对HIV病毒也有较强抑制作用。

四、抗肿瘤活性

已发现牡荆素、桑色素、儿茶素等成分具有较强的抗癌作用；蜂胶中的黄酮是天然免疫增强剂，具有抗癌作用。黄酮类化合物的抗肿瘤机制多种多样，如槲皮素的抗肿瘤活性与其抗氧化作用、抑制相关酶的活性、降低肿瘤细胞耐药性、诱导肿瘤细胞凋亡及雌激素样作用等有关；水飞蓟素的抗肿瘤活性与其抗氧化作用、抑制相关酶活性、诱导细胞周期阻滞等有关。

五、抗氧化自由基活性

大多数黄酮类化合物均有较强的抗氧化自由基作用，一些药理活性也往往与其抗氧化自由基相关。黄酮的功效是多方面的，它是一种很强的抗氧剂，可有效清除体内的氧自由基。如花青素、花色素可以抑制油脂性过氧化物的全阶段溢出，抗氧化的能力是维生素 E 的 10 倍以上，可以阻止细胞的退化、衰老，也可阻止癌症的发生。

六、抗炎和镇痛活性

芦丁、羟基芦丁、二氢槲皮素等对角叉莱胶，5-HT（英文 5-hydroxytryptamine 的缩写，中文名 5-羟色胺，又名血清素）及 PGE（前列腺素类）诱发的大鼠足爪水肿、甲醛引起的关节炎及棉球肉芽肿等均有明显抑制作用。金荞麦中的双聚原矢车菊甙元有抗炎、解热、祛痰等作用。金丝桃甙、芦丁、槲皮素及银杏叶总黄酮等有良好的镇痛作用。黄酮可以抑制炎性生物酶的渗出，可以增进伤口愈合和止痛。栎素由于具有强抗组织胺性，可以用于各类敏感症。

七、保肝活性

儿茶素和水飞蓟素作为治疗慢性肝炎和保肝药物在国外销售；水飞蓟素对中毒性肝损伤、急慢性肝炎、肝硬化等有良好的治疗作用；淫羊藿黄酮、黄岑素、黄岑甙能抑制肝组织脂质过氧化、提高肝脏 SOD（超氧化物歧化酶）活性、减少肝组织脂褐素形成，对肝脏有保护作用；甘草黄酮可保护乙醇所致的肝细胞超微结构损伤等。

八、其他

大量研究表明，黄酮类化合物还具有泻下、解痉及抗变态等药理活性。另外，染料木素、刺茎炳花素有卵泡激素作用。有些黄酮类化合物还可以作甜味剂。例如，柑橘甙二氢查耳酮比蔗糖甜 300 倍，新橙皮甙二氢查耳酮比蔗糖甜 2000 倍。黄酮类化合物不仅具有多种生理功能和药用价值，在新药寻找方面也起到了先导化合物的作用，如具扩冠作用的乙氧黄酮（立可定），虽是人工合成品，但其母核却存在于天然黄酮类化合物中。

第四节　黄酮类化合物的提取与分离

一、提取方法

黄酮甙类和极性较大的甙元（如羟基黄酮、双黄酮、橙酮、查耳酮等），一般可用乙醇、甲醇、甲醇-水（1∶1）、丙酮、乙酸乙酯等提取。一些多糖甙类则可用沸水提取。花色甙类可用 0.1% 盐酸提取，但提取其他甙类成分时则不应加酸，避免发生水解。有时为了防止酶水解，可按甙类的提取方法事先破坏酶的活性。提取甙元宜用氯仿、乙醚或乙酸乙酯，多甲氧基甙元也可用苯进行提取。

1. 溶剂提取法

乙醇和甲醇是最常用的黄酮类化合物提取溶剂，它既可以溶解呈游离状态的黄酮，亦可溶解黄酮甙。将醇溶液浓缩成浸膏后，用乙醚提取，可得到游离黄酮，继续用乙酸乙酯或正丁醇提取，便可得到黄酮甙类成分。

黄酮甙类具有一定的水溶性，也可以用热水提取，冷后便可析出黄酮甙，如自槐花米中提取芸香甙。

醇提取液伴存的杂质，可用石油醚处理，除去叶绿素、胡萝卜素等脂溶性色素。而某些原料水溶液则可加入多倍量浓醇，沉淀，除去蛋白质、多糖类等水溶性杂质。

有时溶剂萃取过程也可以用逆流分配法连续进行，常用的溶剂系统有水-乙酸乙酯、正丁醇-石油醚等。

溶剂萃取过程在除去杂质的同时，往往还可以分离甙与甙元或极性甙元与非极性甙元。

2. 碱提酸沉淀法

由于黄酮类化合物大多具有酚羟基，有弱酸性，故可用碱性水（石灰水、碳酸钠、稀氢氧化钠）或碱性稀醇（如 50%的乙醇）浸出，浸出液用盐酸酸化后，游离状态的黄酮及水溶性较小的黄酮甙可沉淀析出。橙皮甙、黄芩甙和芦丁均可用此法提取。

（1）从黄芩中提取黄芩甙

自黄芩中提取黄芩甙的工艺流程见图 6-2。

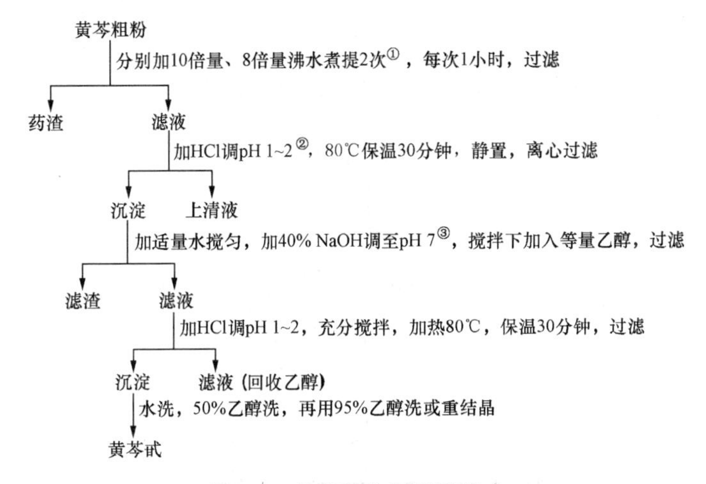

图 6-2　从黄芩中提取黄芩甙

说明：① 黄芩甙分子中有羧基，在植物体中以盐的形式存在，故可用水作提取溶剂。② 使黄芩甙盐变成有游离羧基的黄芩甙，在酸水中难溶而析出。③ 也可将滤液调至 pH 8，使充分凝集成胶冻，滤取胶冻，再按酸沉法操作

（2）从槐花米中提取芸香甙（芦丁）

取槐花米压碎，加约 6 倍量水和适量硼砂，煮沸，在搅拌下加石灰乳至 pH 8，煮沸 5 分钟，趁热过滤。药渣加 4 倍量水再煮提 5 分钟，过滤，合并滤液。在 60～70 ℃下，用盐酸调 pH 5～6，静置，抽滤，沉淀用水洗至中性。60 ℃以下干燥，得粗芦丁。用热水或乙醇重结晶，得芦丁纯品。

芦丁因分子中有邻二酚羟基，性质不太稳定，暴露空气中会缓缓氧化分解变为暗褐色，在碱性条件下更易氧化分解。而硼酸盐能与邻二酚羟基结合，达到保护的目的。

需要注意的是，用碱水进行提取时，所用碱水的浓度不可太高，以免在强碱条件下，尤其加热时破坏黄酮母核。在加酸进行酸化时，酸性也不能太强，以免生成𬭩盐，降低产品的收率。提取时所用的碱水，以石灰水用得较多，因石灰水能使含有多羟基的鞣质、含有羧基的果胶和黏液质等水溶性杂质生成钙盐沉淀，不被溶出，有利于精制纯化。石灰水的缺点是，浸出效果不如 NaOH 水溶液，而且有些黄酮类化合物能与钙结合生成不溶性沉淀。稀 NaOH 浸出能力较大，但浸出杂质较多，所以在酸化时，往往先析出的沉淀含杂质多，可先过滤除去，再放置析出沉淀。

3. 大孔吸附树脂法

将植物的水或稀醇提取液，加入到大孔吸附树脂柱上，依次用水洗去杂质，用不同浓度的醇洗下所需的黄酮类成分，最后用浓醇或丙酮洗脱完全。在洗脱过程中，可以用 HCl-Mg 粉反应为外指示剂进行检测。再生大孔吸附树脂，用甲醇或乙醇浸泡洗涤即可。如使用时间较长，可用稀矿酸和稀碱浸泡再生。银杏叶黄酮和化橘红柚甙的提取分离即用大孔吸附树脂法，银杏叶总黄酮的提取见图 6-3。

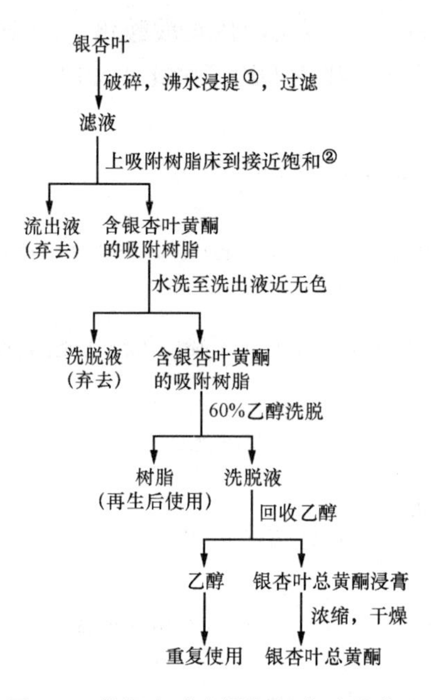

图 6-3　从银杏叶中提取银杏叶总黄酮

说明：① 沸水提取三次，根据原料的湿度首次加水为原料重的 6～10 倍，第二、第三次加水 5～6 倍，每次微沸 2～3 小时，间歇搅拌。② 树脂采用天津制胶厂生产的 D101，树脂的吸附量为 2g/100 mL

吸附树脂法在制药工业中应用越来越广泛，而过去在黄酮类化合物的提取纯化中较常用的炭粉吸附法、离子交换法近年来已较少应用。

二、分离方法

黄酮类化合物的分离工作主要是：① 依据化合物极性大小不同，利用各种吸附色谱或分配色谱进行分离；② 根据分子大小不同，利用葡聚糖凝胶分子筛进行分离；③ 根据化合物酸性强弱不同，利用梯度 pH 萃取法进行分离。

现将较常用的方法介绍如下：

1. 柱色谱法

分离黄酮类化合物常用的吸附剂或载体有硅胶、聚酰胺及葡聚糖凝胶等。此外，尚有氧化铝、氧化镁、硅藻土及纤维素粉等。

(1) 硅胶色谱法

主要用于分离异黄酮、二氢黄酮、二氢黄酮醇和高度甲基化或乙酰化的黄酮及黄酮醇类。硅胶加水去活化后也可用于分离极性较大的化合物，如多羟基黄酮醇及其甙类。硅胶中混存的少量金属离子，应先用浓盐酸除去，以免干扰分离效果。

分离黄酮甙元时，可用氯仿-甲醇混合溶剂作流动相。分离甙时，可用氯仿-甲醇-水作流动相，也可用乙酸乙酯-丙酮-水作流动相。

硅胶柱色谱还可与其他色谱法同时用来分离黄酮类化合物。例如，日本学者高木修造等利用溶剂萃取法和色谱法从黄芩中分离出 11 种黄酮类化合物(图 6-4)。

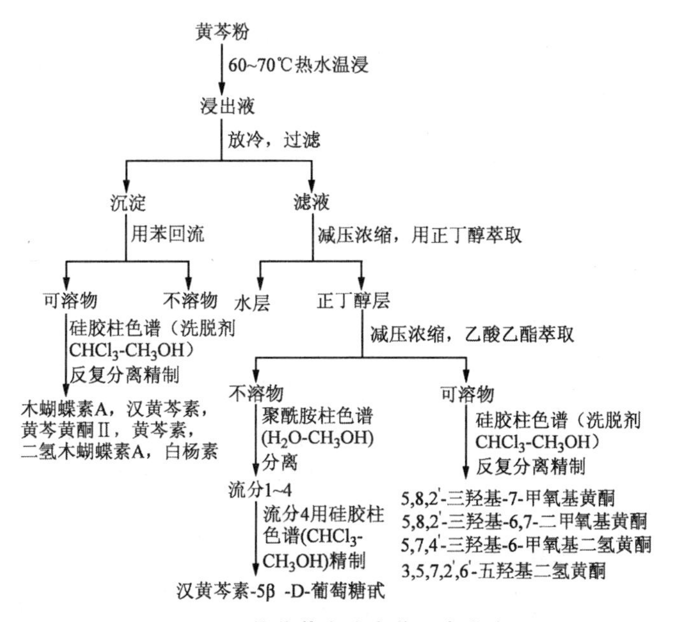

图 6-4　从黄芩中分离黄酮类成分

(2) 聚酰胺色谱法

聚酰胺是黄酮类化合物分离较为理想的吸附剂，其吸附容量较高，分离能力较强，适合于分离各种类型的黄酮类化合物，包括甙及甙元。

聚酰胺分离黄酮类化合物的原理，是通过聚酰胺分子中酰胺基与黄酮类化合物分子上的酚羟基形成氢键缔合而产生吸附作用，其吸附强度主要与以下几方面有关：

① 与黄酮类化合物分子中酚羟基的数目有关，一般酚羟基数目越多，则吸附力越强。如：

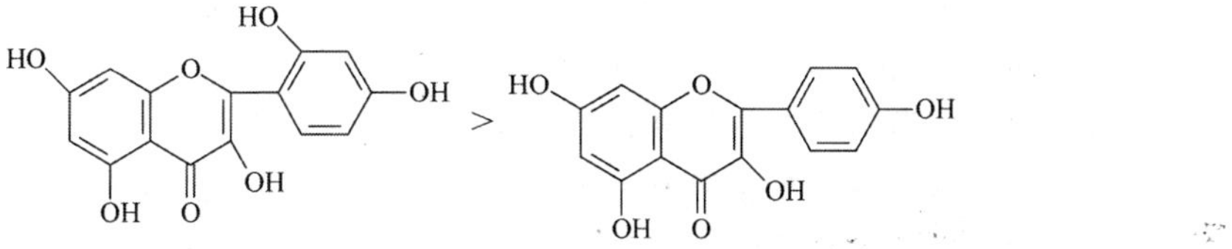

② 与酚羟基的位置有关，如果酚羟基所处的位置易形成分子内氢键，则吸附力减小。如：

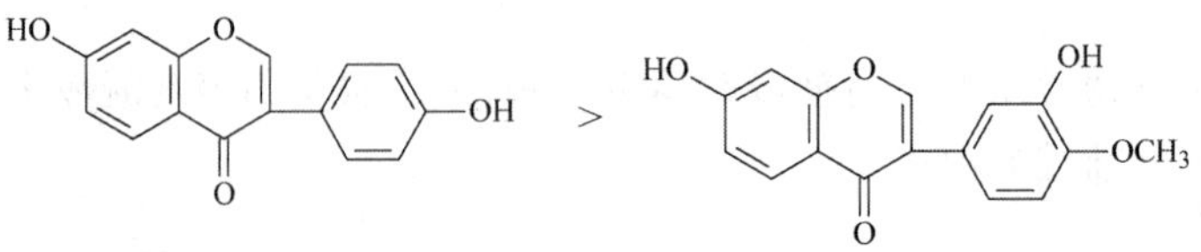

③ 分子内芳香化程度越高，共轭双键越多，则吸附力越强。查耳酮＞二氢黄酮，黄酮＞二氯黄酮。如：

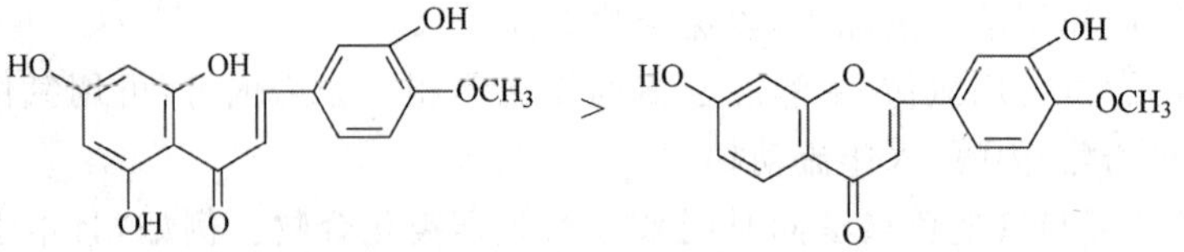

④ 不同类型黄酮类化合物，被吸附的强弱顺序为：黄酮醇＞黄酮＞二氢黄酮＞异黄酮。如：

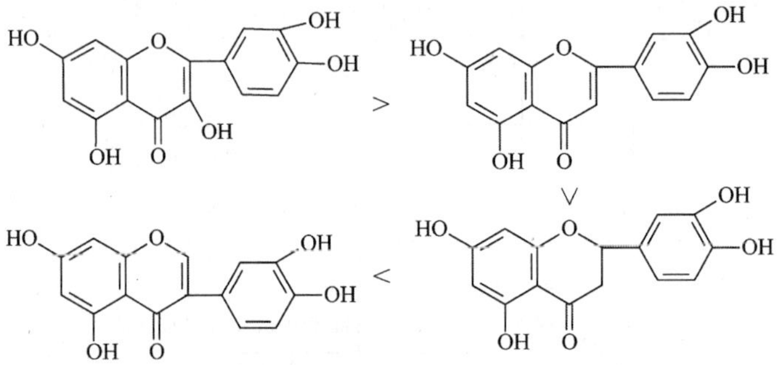

⑤ 甙元相同时，甙被吸附的强弱顺序为：甙元＞单糖甙＞双糖甙＞双糖链甙。

值得提出的是，用聚酰胺柱分离甙和甙元时，若以含水流动相（如甲醇-水）作洗脱剂，甙比甙元先洗下来；若以有机溶剂作洗脱剂（如氯仿-甲醇），甙元比甙先洗脱下来，后者不符合氢键吸附规律。有人认为，这是由于聚酰胺具有双重色谱性能之故，即其分子中既有非极性的脂肪链，又有极性的酰胺基团，当用极性流动相（如含水溶剂系统）洗脱时，聚酰胺作为非极性固定相，其色谱行为类似反相分配色谱，因甙比甙元极性大，所以甙比甙元容易洗脱。当用有机溶剂（如氯仿-甲醇）洗脱时，聚酰胺作为极性固定相，其色谱行为类似正相分配色谱，因甙元的极性比甙小，所以甙元比甙容易洗脱。例如，槲皮素与槲皮素 3-O-β-D-半乳糖，用苯-丁酮-甲醇（60∶20∶20）洗脱时，槲皮素先被洗脱下来。

⑥ 与溶剂介质有关。溶剂分子与聚酰胺或黄酮类化合物形成氢键的能力越强，聚酰胺对黄酮类酚性物质的吸附作用越弱，这就是各种不同溶剂洗脱黄酮单体（解吸附）的依据。

各种溶剂在聚酰胺柱上的洗脱能力由弱至强的顺序是：水＜甲醇或乙醇（浓度由低到高）＜丙酮＜稀氢氧化钠水溶液或氨水＜甲酰胺＜二甲基甲酰胺＜尿素水溶液。

用聚酰胺柱分离黄酮时，通常用不同浓度的甲醇或乙醇洗脱，但分离甙元时，也可用氯仿-甲醇-丁酮-丙酮（40∶20∶5∶1）或苯-石油醚-丁酮-甲醇（60∶26∶3.5∶3.5）作洗脱剂，如满山红叶和金钱草中黄酮类化合物的分离。从金钱草中分离黄酮类成分的实例见图 6-5。

聚酰胺柱层析常常存在流速慢及一部分低分子杂质（酰胺的低聚物）混入的问题。通常，流速问题可以通过预先过筛除去细粉或与硅藻土混合制粒予以克服；而低分子杂质的干扰，可在装柱时用 5％甲醇或 10％盐酸预洗除去。

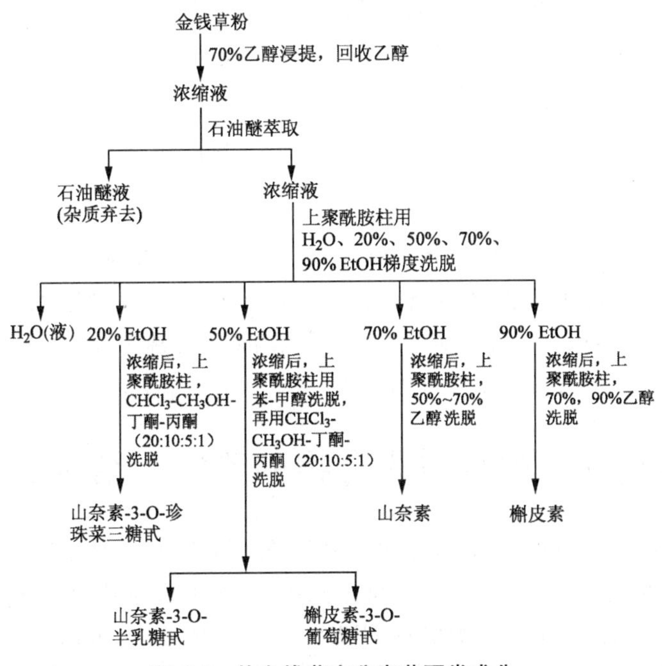

图 6-5　从金钱草中分离黄酮类成分

(3) 葡聚糖凝胶色谱法

在黄酮类化合物的分离中，主要用 Sephadex LH-20 和 Sephadex G 两种类型的凝胶。分离甙元时，主要是利用吸附作用，即凝胶对甙元吸附强度大小取决于游离酚羟基数目的多少，游离酚羟基越多，吸附力越强，越难洗脱。分离甙时主要靠分子筛作用，洗脱时按甙分子量由大到小的顺序依次被洗出柱体。一些黄酮类化合物在 Sephadex LH-20 柱上以甲醇为溶剂的相对洗提率见表 6-3。

表 6-3 中 V_e为洗脱样品时需要的溶剂总量或称洗脱体积，V_0为柱子的室体积。所以，V_e/V_0数值越小，说明化合物越容易被洗脱下来。常用的洗脱剂有：① 碱性水溶液（如 0.1 mol/L NH_4OH），含盐水溶液（如 0.5 mol/L NaCl）；② 醇及含水醇如甲醇、甲醇-水（不同比例）、正丁醇-甲醇（3∶1）、乙醇等；③ 丙酮-甲醇-水（2∶1∶1）、氯仿-甲醇（9∶1）等适用于 Sephadex LH-20 型凝胶。

表 6-3　一些黄酮类化合物在 Sephadex LH-20 柱上以甲醇为溶剂的 V_e/V_0（相对洗提率）

黄酮类化合物	取代基	V_e/V_0
芹菜素	5,7,4′-三羟基	5.3
木犀草素	5,7,3′,4′-四羟基	6.3
槲皮素	3,5,7,3′,4′-五羟基	8.3
杨梅素	3,5,7,3′,4′,5′-六羟基	9.2
山柰酚-3-鼠李糖基半乳糖-7-鼠李糖甙	三糖甙	3.3
槲皮素-3-芸香糖甙	双糖甙	4.0
槲皮素-3-鼠李糖甙	单糖甙	4.9

2. pH 梯度萃取法

pH 梯度萃取法适合于分离酸性强弱不同的化合物。黄酮类化合物由于酚羟基数目及位置不同，其酸性强弱也不同，将混合黄酮溶于有机溶剂（如乙醚）后，依次用5% $NaHCO_3$、5% Na_2CO_3、0.2% NaOH及4% NaOH的水溶液进行萃取，达到分离的目的。

用pH梯度法萃取黄酮的一般规律如下：

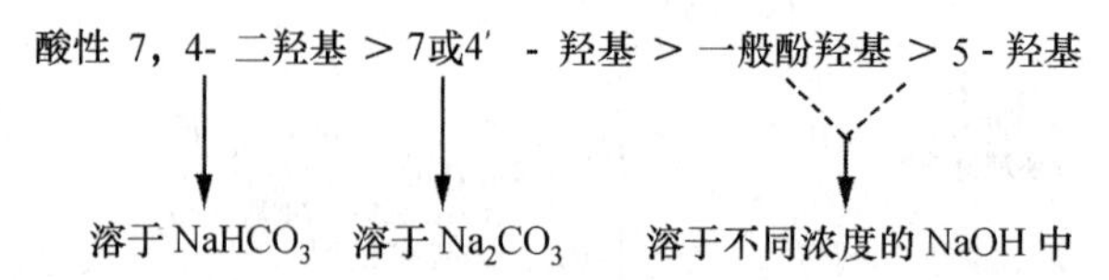

以上是一些主要的分离方法，在实际工作中常将上述各种方法相互配合应用，可以达到较好的分离效果。近年来，在有条件的实验室，利用液滴逆流分离法、高效液相色谱法、气相色谱法分离较难分离的化合物已取得了很好的效果。

第五节　黄酮类化合物的鉴定与结构测定

黄酮类化合物的鉴定与结构测定，多在测定分子式的基础上，通过分析对比样品在甲醇溶液中及加入各种诊断试剂后得到的紫外及可见光谱，来推测母核结构和部分未被取代的羟基的位置。同时，解析样品或其衍生物的^1H NMR、^{13}C NMR波谱，可以确定取代基的位置，区别O-苷和C-苷，阐明黄酮苷中糖的端基碳构型。还可以利用质谱来获得有关整个分子结构及其主要碎片结构的重要信息。在有对照品时，也可利用PPC或TLC得到的R_f或hR_f值与对照品或文献对照，来进行初步检识和测定。需要注意的是，对于化合物的颜色反应，以及在提取分离过程中所表现出的行为（如溶解度、酸或碱中的溶解情况等），也应注意分析判断，可得到一些有用的信息。

如待测化合物已经确定为苷类，则须进行水解（酸解或酶解），再分别鉴定得到的苷元及糖，确定糖的类型、数目以及与苷元的连接方式。

一、色谱法在黄酮类化合物鉴定中的应用

色谱法在有对照品时，不仅可以用来测定黄酮类化合物的结构类型，而且也可用于具体的鉴定工作。在黄酮类化合物鉴定中常用的色谱法有纸色谱法和薄层色谱法。

1. 纸色谱法

纸色谱法可用于分离各种黄酮类及其苷类化合物。进行混合物的分离和检识时，可以采用单相色谱分离或双向色谱分离，以双向纸色谱分离最常用。

对于黄酮苷类，一般第一相展开采用某种醇性溶剂，如*n*-BuOH-HOAc-H_2O(4∶1∶5上层，BAW)、*n*-BuOH-HOAc-H_2O(4∶1∶2)、水饱和正丁醇等。第二相展开则用水或下列水溶液，如2%～5%HOAc、3%NaCl及乙酸-浓盐酸-水(30∶3∶10)等。

黄酮苷元除可用上述的醇性展开剂之外，还可用亲脂性稍强的一些展开剂，如苯-乙酸-水(125∶72∶3)、氯仿-乙酸-水(13∶6∶1)、苯酚-水(4∶1)等。若用亲水性展开剂时要用浓酸进行，如乙酸-浓盐酸-水(30∶3∶3)等进行分离。

花色苷及花色苷元，可用含盐酸或乙酸的溶剂进行展开。

多数黄酮类化合物用纸色谱分离后在紫外灯下可看到有色斑点，若用碱水处理后常产生明显的变色。此外，2% $AlCl_3$甲醇溶液、1% $FeCl_3$-1% $K_3Fe(CN)_6$(1∶1)水溶液也是常用的显色剂。

在纸色谱中，黄酮类化合物的结构与 R_f 值有如下的关系：

(1) 在醇性溶剂系统中展开：① 结构类型相同的黄酮类化合物，取代羟基越多，极性越强，则 R_f 值越小；羟基甲基化后，极性降低，R_f 值增大。② 苷元相同时，R_f 值大小顺序依次为：苷元＞单糖苷＞双糖苷。以在 BAW 中展开为例，多数类型苷元(花色苷元例外)R_f 值在 0.7 以上，而苷则小于 0.7。

(2) 用水溶液展开：① 苷元相同 R_f 值与上述相反，大小顺序依次为：双糖苷＞单糖苷＞苷元。苷元几乎停留在原点不动，苷类的 R_f 值可在 0.5 以上，糖链越长，则 R_f 值越大。另外，糖的结合位置对 R_f 值也有重要影响。② 不同类型的黄酮类化合物苷元中，平面型分子如黄酮、黄酮醇、查耳酮等，以 3%～5% HOAc 展开时，几乎停留原点不动(R_f＜0.02)；而非平面型分子如二氢黄酮、二氢黄酮醇、二氢查耳酮等因亲水性较强，故 R_f 值较大(0.10～0.30)。

2. 薄层色谱法

薄层色谱法用于黄酮类化合物的鉴定相当广泛，常用的是硅胶薄层和聚酰胺薄层。

(1) 硅胶薄层：硅胶薄层用于鉴定弱极性黄酮类化合物较好。分离时，较常用的展开剂有苯-甲酸甲酯-甲酸(5∶4∶1)、苯-甲醇(95∶5)、氯仿-甲醇(8.5∶1.5 或 7∶0.5)、甲苯-氯仿-丙酮(40∶25∶35)等。显色剂与纸色谱相似。化合物极性越大，被吸附能力越强，则 R_f 值越小。

(2) 聚酰胺薄层：主要用来分离含游离酚羟基的黄酮及其苷类。由于聚酰胺对黄酮类化合物吸附能力较强，因此展开剂需要较强的极性。在展开剂中大多含有醇、酸或水或两者兼有。

分离苷元常用的展开剂有：氯仿-甲醇(94∶6；96∶4)、苯-甲醇-丁酮(90∶6∶4；84∶8∶8；4∶3∶3)、氯仿-甲醇-甲酸(60∶38∶2)。分离苷时常用的展开剂有：甲醇-乙酸-水(90∶5∶5)、甲醇-水(4∶1)、乙醇-水(1∶1)、丙酮-水(1∶1)、30%～60%乙酸等。

显色剂同纸色谱。

高效薄层色谱法、离心薄层色谱法应用于黄酮类化合物的鉴定，也有较好的效果。

二、波谱法在黄酮类化合物结构测定中的应用

(一) 紫外光谱和可见光谱在黄酮类化合物结构测定中的应用

紫外和可见光谱是测定黄酮类化合物结构的重要技术。其一般测定程序是：首先测定样品在甲醇溶液中的紫外光谱，其次测定样品在甲醇溶液中加入各种诊断试剂后得到的紫外及可见光谱。若样品是苷类，尚需进行水解，或光甲基化后水解，再测定苷元或其衍生物的紫外及可见光谱。然后将各种光谱进行比较分析，可得到有关化合物结构的重要信息。

1. 黄酮类化合物在甲醇溶液中的紫外光谱

黄酮类的母核若以氧原子与 4 位羰基画一条线，可将其结构分成 A、B 两部分，A 部分可看作苯甲酰的衍生物，B 部分可看作桂皮酰的衍生物。

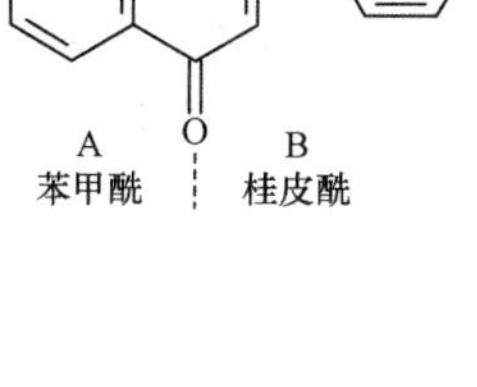

A 苯甲酰　B 桂皮酰

大多数黄酮类化合物在 240～400 nm 区域有两个主要吸收带。带Ⅰ在 300～400 nm 区间，它是由 B 部分的桂皮酰基系统的电子跃迁所引起的吸收。

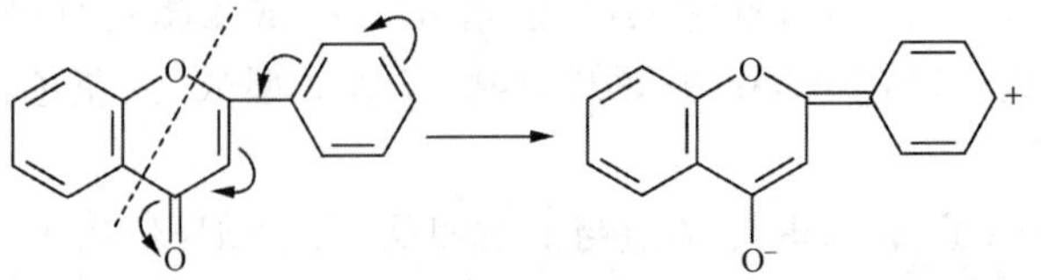

带Ⅱ在 240～285 nm 之间，它是由 A 部分的苯甲酰基系统的电子跃迁引起的吸收。

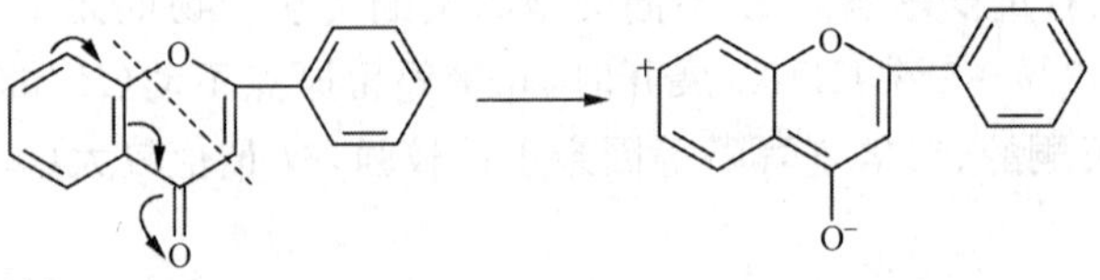

不同类型黄酮类化合物的带Ⅰ和带Ⅱ的峰位、峰形和吸收强度不同，借此可以判断黄酮的类型。

例如黄酮(木犀草素)及黄酮醇(槲皮素)类，紫外光谱图形相似，带Ⅱ范围在相同波区(240～280 nm)，但带Ⅰ位置明显不同，依此可以区分(图 6-6)。

黄酮类型	带Ⅰ($\lambda_{max}^{CH_3OH}$，nm)
黄酮类	304～350
黄酮醇类(C_3—OH 游离者)	352～385
黄酮醇类(C_3—OH 被取代者)	328～357

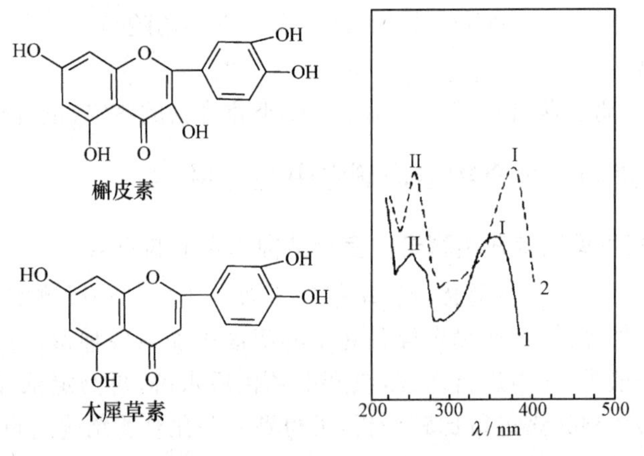

图 6-6　槲皮素、木犀草素在甲醇中的紫外吸收光谱

1. 木犀草素 $\lambda_{max}^{CH_3OH}$/nm　242sh，253，267，291sh，349

2. 槲皮素 $\lambda_{max}^{CH_3OH}$/nm　255，269sh，301sh，370

在黄酮或黄酮醇母核上，有羟基、甲氧基等给电子基取代时，将促进结构的重排，有利于实现上述的电子跃迁，可引起吸收带红移。

由于 B 环氧取代直接影响桂皮酰基系统的电子跃迁，氧取代程度越高，带Ⅰ越向长波方向移动，如表 6-4 所示，而对带Ⅱ影响不大，但有时使带Ⅱ分成两个峰。

表 6-4　B 环上引入羟基对黄酮类化合物紫外光谱带Ⅰ的影响

化合物	羟基位置		带Ⅰ(nm)
	A 或 C 环	B 环	
3,5,7-三羟基黄酮(高良姜素)	3,5,7	—	359
3,5,7,4′-四羟基黄酮(山柰酚)	3,5,7	4′	367
3,5,7,3′,4′-五羟基黄酮(槲皮素)	3,5,7	3′,4′	370
3,5,7,3′,4′,5′-六羟基黄酮(杨梅素)	3,5,7	3′,4′,5′	374

A 环氧取代使带Ⅱ向长波移动，对带Ⅰ影响则较小，如表 6-5 所示。但 5-OH 对带Ⅰ、带Ⅱ都有影响，一般使带Ⅰ向长波移动 3～10 nm，带Ⅱ向长波移动 6～17 nm。

表 6-5　A 环上引入羟基对黄酮类化合物紫外光谱带Ⅱ的影响

化合物	A 环上羟基位置	带Ⅱ(nm)
黄酮	—	250
5-羟基黄酮	5	268
7-羟基黄酮	7	252
5,7-二羟基黄酮	5,7	268
5,6,7-三羟基黄酮(黄芩素)	5,6,7	274
5,7,8-三羟基黄酮(去甲汉黄芩素)	5,7,8	281

综上所述，可以依据带Ⅰ、带Ⅱ的峰位及形状初步推测黄酮和黄酮醇母核上羟基取代的数目和位置。黄酮及黄酮醇母核上的羟基甲基化或甙化时，将引起相应吸收带紫移，带Ⅰ紫移更明显。从图 6-7 所示芹菜素和金合欢素在甲醇溶液中的紫外吸收情况，即可看出这种对比。

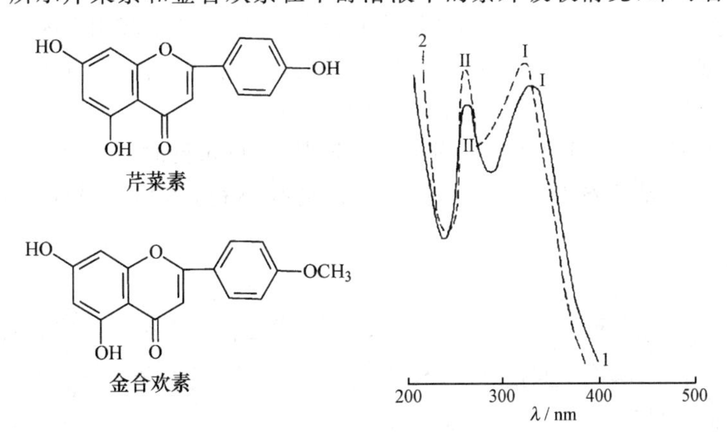

图 6-7　芹菜素和金合欢素在甲醇溶液中的紫外吸收光谱

1. 芹菜素　2. 金合欢素

2. 加入诊断试剂后引起紫外吸收峰位移及在结构测定中的意义

(1) 甲醇钠引起的位移在结构测定中的意义：由于甲醇钠的强碱性，可使黄酮类化合物的所有酚羟基解离，引起相应的吸收峰红移。

如带Ⅰ红移 50～60 nm，且强度降低，说明结构中有 3-OH，无 4′-OH。

如带Ⅰ红移 40～60 nm，强度不下降，说明有 4′-OH，无 3-OH。

若有游离的 7-OH，一般在 320～330 nm 处有吸收；7-OH 成甙，则无此吸收峰。

含有 3,4′-及 3,3′,4′-羟基结构的黄酮醇类，在甲醇钠存在下易氧化分解，故吸收带随着处理的时间延长而衰退。

(2) 醋酸钠引起的位移在结构测定中的意义：醋酸钠的碱性较弱，只能使黄酮母核上酸性较强的 7-或 4′-羟基解离，并影响其相应吸收带红移。

如有 7-OH，则带Ⅰ红移 5～20 nm，若同时有 6,8-位氧取代时，则上述位移幅度下降。

在 4′-OH 黄酮及黄酮醇类化合物中，7-OH 是否被取代，可以通过比较甲醇钠及醋酸钠光谱中带Ⅰ情况而判断；如果 7-OH 被取代，由醋酸钠引起的带Ⅰ位移与甲醇钠相同或者稍大些。

若有 5,6,7-、5,7,8-或 3,3′,4′-三羟基时，加入醋酸钠后，得到的紫外光谱图将随处理时间的延长而衰退。

(3) 醋酸钠/硼酸引起的位移在结构测定中的意义：黄酮类化合物中，当有邻二酚羟基(5,6-位邻二酚羟基除外)时，则在醋酸钠的碱性下可与硼酸络合，并引起相应吸收带红移。

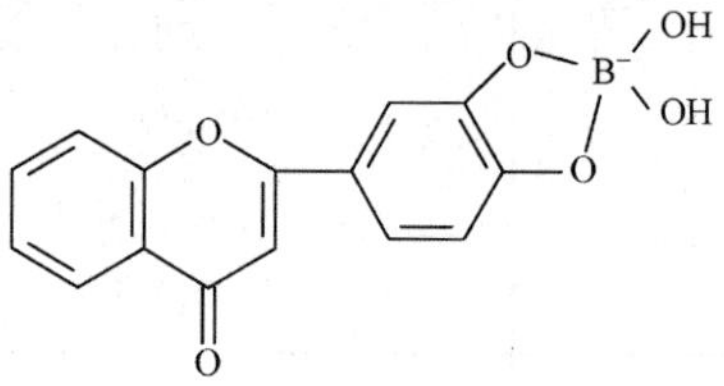

黄酮和黄酮醇类，当 B 环有邻二酚羟基时，带Ⅰ红移 12～30 nm；A 环有邻二酚羟基时，带Ⅱ红移 5～10 nm。

(4) 三氯化铝及三氯化铝/盐酸引起的位移在结构测定中的意义：三氯化铝可与具有 3-羟基、4-羰基或 5-羟基、4-羰基及邻二酚羟基结构的化合物螯合，并引起相应的吸收带红移。

大量研究实践证明，生成铝螯合物的相对稳定性按下列顺序排列：3-OH(黄酮醇)＞5-OH(黄酮)＞5-OH(二氢黄酮)＞邻二酚羟基＞3-OH(二氢黄酮醇)。

若分子中同时存在 3-OH 或 5-OH 及邻二酚羟基时，则可同时与三氯化铝螯合，生成二螯合物。上述邻二酚羟基系统与 $AlCl_3$ 形成的螯合物很不稳定，加少量酸(如 HCl)，即可分解，如：

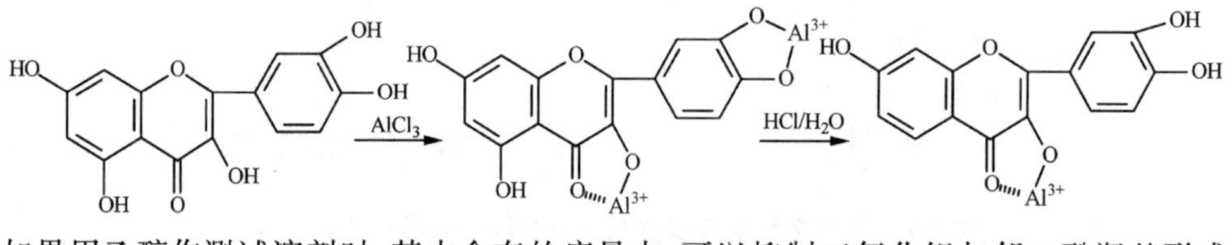

如果用乙醇作测试溶剂时，其中含有的痕量水，可以抑制三氯化铝与邻二酚羟基形成螯合物，但甲醇却不同，所以多用甲醇为溶剂测定紫外光谱。

若在结构中，同时存在 3-OH 和 5-OH 时，则优先生成 3-OH，4-C＝O 基螯合物。

在实际样品测定中，多在测定样品甲醇光谱基础上，测定 CH_3OH＋$AlCl_3$/HCl 光谱，再进行分析对比。

① 若样品＋$AlCl_3$/HCl 光谱等同于样品＋CH_3OH 光谱，则表示无 3-OH 或 5-OH，或 3-OH 及 5-OH 均被取代。

若样品的甲醇液在加入 $AlCl_3$/HCl 后，带Ⅰ红移 35～55 nm，则表示有 5-OH 而无 3-OH；

若只红移 17～20 nm 时，则表示有 6-氧取代。

若样品的甲醇液在加入 $AlCl_3$/HCl 后，带Ⅰ红移约 60 nm 左右，示有 3-OH 而无 5-OH；若带Ⅰ红移约 50～60 nm，示同时有 3-OH 和 5-OH 存在。

为了确认 3-OH 的存在，还可以采用二氯氧锆-枸橼酸反应。

② 如果样品＋$AlCl_3$/HCl 光谱等同于样品＋$AlCl_3$ 光谱，则表示 A 环及 B 环上均无邻二酚羟基。

若样品＋$AlCl_3$ 光谱与样品＋$AlCl_3$/HCl 光谱比较，带Ⅰ紫移 30～40 nm，示 B 环上有邻二酚羟基；若仅紫移约 20 nm，示 B 环上有邻三羟基。

若在 A 环及 B 环上均有邻二酚羟基时，则带Ⅰ在上述位移基础上，将再增加 20～25 nm 紫移。

3. 利用紫外光谱解析结构示例

例 从某中药中分得一抗菌消炎成分，其 $FeCl_3$ 反应呈暗褐色，HCl-Mg 粉反应呈紫红色，Molish 反应阴性，二氯氧锆-枸橼酸反应黄色褪去。它的紫外光谱数据(图 6-8)如下，试解析其结构。

	UV λ_{max}/nm
CH_3OH	242sh, 253, 267, 291sh, 349
CH_3ONa	266sh, 329sh, 401
$AlCl_3$	274, 300sh, 328, 426
$AlCl_3$/HCl	266sh, 275, 294sh, 355, 385
NaOAc	269, 326sh, 384
NaOAc/H_3BO_3	259, 301sh, 370, 430sh

解 首先从化合物的颜色反应可初步推测该化合物可能是带有游离 OH 的黄酮类化合物，Molish 反应显示可能不是甙类，二氯氧锆-枸橼酸反应显示有 5-OH、无 3-OH，所以应是黄酮类，而不是黄酮醇类。

从化合物的 UV 光谱(图 6-8)分析：

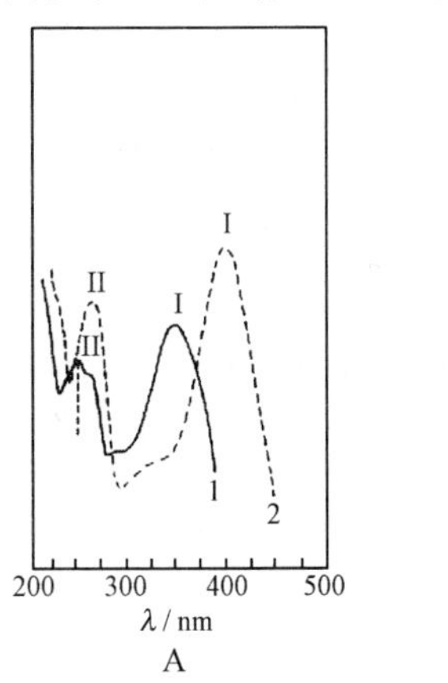

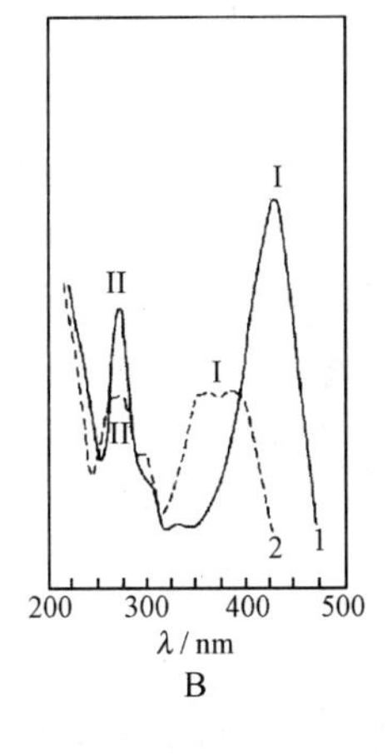

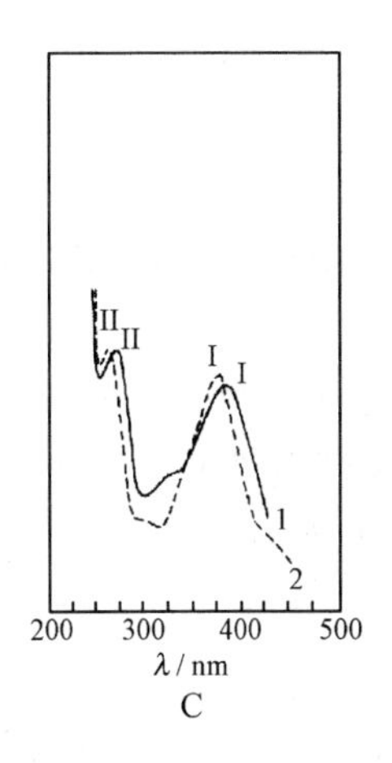

图 6-8 诊断试剂对某化合物紫外吸收光谱的影响

A：1. CH_3OH 2. CH_3OH+CH_3ONa

B：1. $CH_3OH+AlCl_3$ 2. $CH_3OH+AlCl_3+HCl$

C：1. $CH_3OH+NaOAc$ 2. $CH_3OH+NaOAc+H_3BO_3$

CH_3OH 光谱带Ⅰ在 349 nm 处，确为黄酮类化合物的特征吸收。

将 CH_3OH 光谱与 CH_3ONa 光谱比较，带Ⅰ由 349 nm 位移至 401 nm，红移 52 nm，且强度不降，表示结构中有 4′-OH(游离)。

CH_3ONa 光谱在 329 nm 处有一吸收峰，说明有游离 7-OH。

将 CH_3ONa 光谱与 NaOAc 光谱比较，带Ⅱ由 253 nm 位移至 269 nm，红移 16 nm，示有 7-OH。

将 CH_3OH 光谱与 $AlCl_3/HCl$ 光谱比较，带Ⅰ由 349 nm 位移至 385 nm，红移 36 nm，示有 5-OH、无 3-OH。

将 $AlCl_3$ 光谱与 $AlCl_3/HCl$ 光谱比较，带Ⅰ由 426 nm 位移至 385 nm，紫移 41 nm，示 B 环上有邻二酚羟基。

将 CH_3OH 光谱与 $NaOAc/H_3BO_3$ 光谱比较，带Ⅰ由 349 nm 位移至 370 nm，红移 21 nm，示 B 环上有邻二酚羟基，因已证明有 4′-OH，故还应有 3′-OH。

综上解析，该化合物结构为：

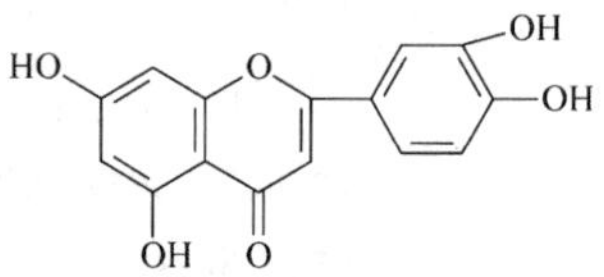

5，7，3′，4′-四羟基黄酮（木犀草素）

（二）氢核磁共振（^{1}H NMR）在黄酮类化合物结构测定中的应用

^{1}H NMR 对测定黄酮体结构类型、决定取代基位置是简便而快速的方法。由于傅里叶变换核磁共振技术的发展，仅以 $CDCl_3$ 溶解少量黄酮体样品进行累加，即可得到满意的 ^{1}H NMR 谱。由于氘代二甲基亚砜（DMSO-d_6）对多数黄酮类化合物可以溶解，故常用无水 DMSO-d_6 作溶剂。DMSO-d_6 对测定黄酮类母核上的酚羟基，是一个理想溶剂。例如 3,5,7-三羟基黄酮的 ^{1}H NMR 谱上，羟基质子信号将分别出现在 12.04(5-OH)、10.93(7-OH)及 9.70(3-OH)ppm 处。这些信号在向样品中加入重水(D_2O)后，即可消失。但 DMSO-d_6 沸点较高，不便于样品回收，而且氘代不完全的甲基峰和水峰会遮盖黄酮苷中糖部分质子。近年来常采用 $CDCl_3$/DMSO-d_6(2∶1 或 4∶1)混合溶剂测定黄酮类化合物的核磁共振谱。由于溶剂由两种组分组成，使溶剂峰相对强度降低，可减少对样品峰的遮盖，并能增加样品的溶解度，便于样品回收。

黄酮化合物在 DMSO-d_6 中的核磁共振谱，具有以下一些主要规律：

(1) A 环上质子较 B 环上质子的共振峰位于较高的磁场，例如对于 5,7-二羟基黄酮各质子化学位移(δ)：

A 环 C_6-H 为 6.27 ppm，C_8-H 为 6.55 ppm，为两组二重峰。

B 环 C_2'-H、C_6'-H 为 8.05 ppm，C_3'-H、C_4'-H、C_5'-H 为 7.63 ppm。

(2) A 环上 C_5-H 由于受 C_4-羰基的负屏蔽影响，比 C_6、C_7、C_8 等位上的氢处于较低磁场。如：C_7-OH 黄酮 C_5-H 为 8.10 ppm，C_6-H 为 7.12 ppm，C_8-H 为 6.93 ppm。

(3) B 环上有含氧取代基时，则将对环上其他质子发生影响。例如 4′-位上有羟基时，则处于间位 C_2'、C_6' 位上的氢为 7.3 ppm，处于邻位的 C_3'、C_5' 位上的氢为 6.8 ppm。由于相互耦合，呈现两组二重峰。

(4) C 环上的 C_3 质子由于处于孤立位置，多在 6.3 ppm 呈现一个单峰，但它常与 A 环上的孤立芳氢相混。

(5) 羟基成甙后，主要影响相邻碳上质子的共振吸收，7-O-糖甙将使 C_6 和 C_8 上的氢往低场位移，而 5-O-糖甙只影响 C_6-H，使其向低场位移。比较甙和甙元的核磁共振谱，可以确定甙键的位置。

(6) 糖的质子在 3.0～6.0 ppm 范围，可据质子间的耦合关系确定取代位置。

对于含羟基较多的黄酮化合物，也常在三甲基硅烷化生成三甲基硅醚衍生物后，以四氯化碳作溶剂直接测定，并常以这一结果与在 DMSO-d_6 中的结果相对照，以增加化合物的结构信息。

表 6-6 是三甲基硅烷化黄酮质子化学位移范围，所有质子信号全部落在 0～9 ppm，并能分别识别。以黄酮类本身质子而言，与在 DMSO-d_6 溶液中相比，虽然化学位移有所区别，但它们的规律性不变。

表 6-6　黄酮三甲基硅醚各质子化学位移范围(CCl_4)

类别	δ/ppm	类别	δ/ppm
$(CH_3)_3$-SiO	−0.2～0.5	2-H(双氢黄酮)	5.0～5.5
CH_3-(鼠李糖)	0.7～1.3	1″-H(3-O-glc)*	5.7～6.0
3-H(双氢黄酮)	2.4～3.3	3-H(黄酮)	6.3～6.5
CH_3-O	3.6～4.0	2-H(异黄酮)	7.7～7.9
糖上质子	3.3～4.2	A-环质子	6.0～6.8
1″-H (7 和 4′-O-glc; 6 和 8-C-gly)*	4.6～5.2	B-环质子	6.6～8.1
		5-OH	12～14

* 1″为糖端基 C 上的 H 原子。

(三) 碳核磁共振(^{13}C NMR)在黄酮类化合物结构测定中的应用

利用^{13}C NMR 分析黄酮类化合物 C 环结构，O-甙和 C-甙及阐明黄酮类甙中糖的端基碳构型是简便而又可靠的方法。

对黄酮类化合物骨架类型的判断，可以根据 C 环上三个^{13}C 信号区分，其测定程序如图 6-9 所示。

(四) 质谱(MS)在黄酮类结构测定中的应用

多数黄酮类化合物甙元在电子轰击质谱(EI-MS)中，分子离子峰较强，往往成为基峰，一般不需要制成衍生物即可进行测定。但对于极性强、难于气化和对热不稳定的黄酮甙类化合物，在 EI-MS 谱中看不到分子离子峰，此时可作场解析质谱(FD-MS)或快速原子轰击质谱(FAB-MS)。

黄酮类化合物 EI-MS 中，主要有下列两种基本裂解途径：

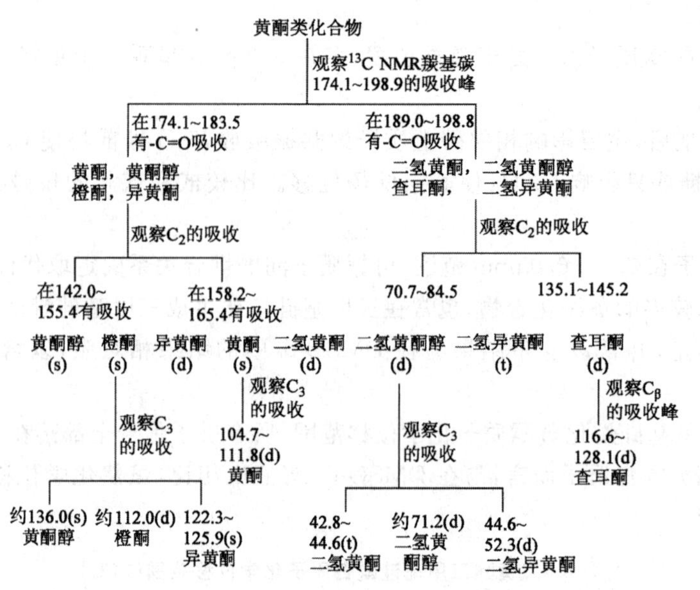

图 6-9 ^{13}C NMR 决定黄酮类化合物结构的测定程序

途径Ⅰ(RDA 裂解)：

A B O O +/或 CH C

$M^{+\cdot}$ m/z 222(100)　　$A_1^{+\cdot}$ m/z 120(80)　　$B_1^{+\cdot}$ m/z 102(12)

途径Ⅱ：

A B O O　+O=C=Ċ- H　+　$\overset{+}{O}$≡C-B

$M^{+\cdot}$　　B_2^+ m/z 105(12)

由这两种裂解途径得到的碎片离子 $A_1^{+\cdot}$、$B_1^{+\cdot}$、B_2^+ 等，因为保留着 A 环及 B 环的基本骨架，而且 $A_1^{+\cdot}$ 碎片与相应的 $B_1^{+\cdot}$ 碎片的质荷比之和又等于分子离子[$M^{+\cdot}$]的质荷比，故在鉴定工作上很有意义。

上述两种基本裂解途径是相互竞争、相互制约的，并且 B_2^+ 及[B_2-CO]离子的综合强度大致与 $A_1^{+\cdot}$ 及 $B_1^{+\cdot}$ 离子以及由它们进一步裂解得到的离子[A_1-CO]等综合强度互成反比。

另外，还有由分子离子 M^+ 生成[M-1]$^+$、[M-H]及[M-28]$^+$、(M-CO)，由碎片离子 $A_1^{+\cdot}$ 生成[A_1-20]$^{+\cdot}$、(A_1-CO)，以及 B_2^+ 生成[B_2-28]$^+$、(B_2-CO)等次要过程。

多数黄酮甙元分子离子峰($M^{+\cdot}$)很强，往往成为基峰。但是[M-28]$^{+\cdot}$ 及由途径Ⅰ得到的 $A_1^{+\cdot}$、$B_1^{+\cdot}$ 峰也很突出。

A 环的结构，可以通过 $A_1^{+\cdot}$ 的 m/z 值进行确定。同理，根据 B 环碎片的 m/z 值，也可推测 B 环的结构。一些黄酮类化合物的质谱数据见表 6-7。

表 6-7　一些黄酮类化合物的质谱数据(m/z)

化合物	$A_1^{+\cdot}$	$B_1^{+\cdot}$
黄酮	120	102
5,7-二羟基黄酮	152	102
5,7,4′-三羟基黄酮(芹菜素)	152	118
5,6,7-三羟基黄酮(黄芩素)	168	102
5,7-二羟基-4′-甲氧基黄酮(刺槐素)	152	132

(五) 黄酮类化合物结构鉴定实例

例　从黄芩 *Scutellaria baicalensis* Georgi. 根中分离出黄芩甙。试根据理化性质和光谱数据(图 6-10)进行结构鉴定分析。

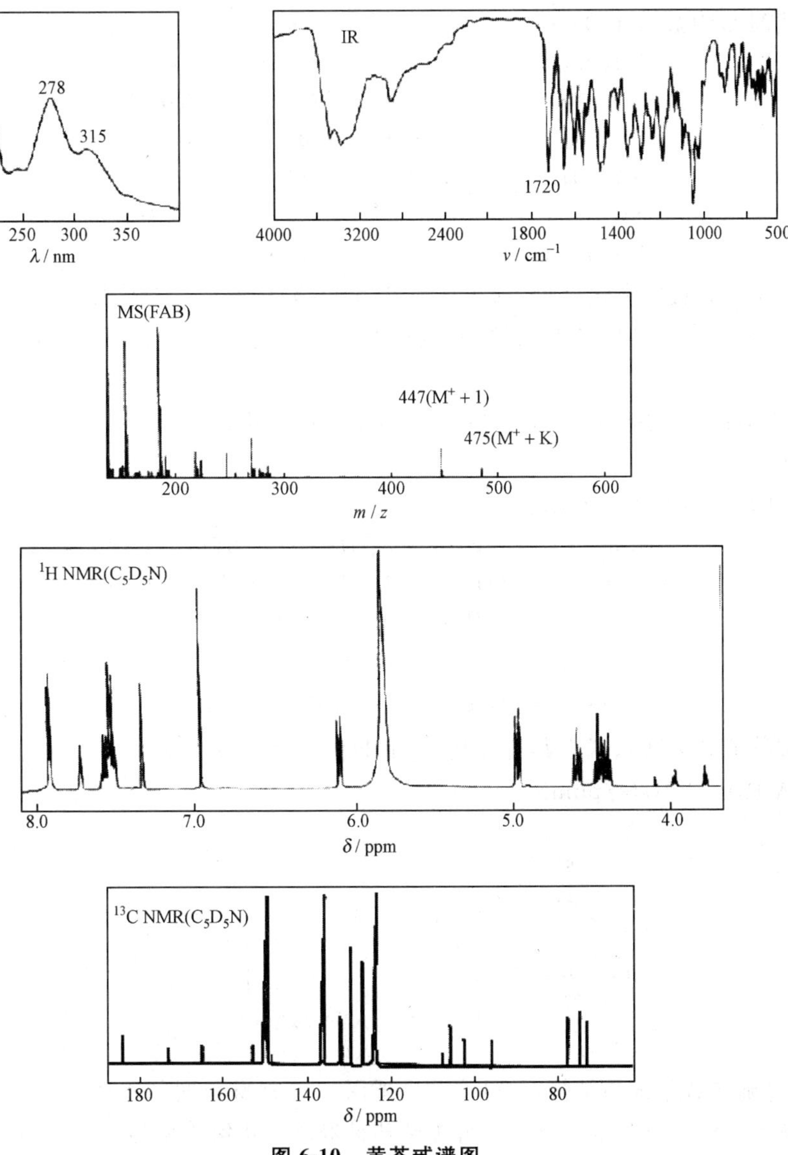

图 6-10　黄芩甙谱图

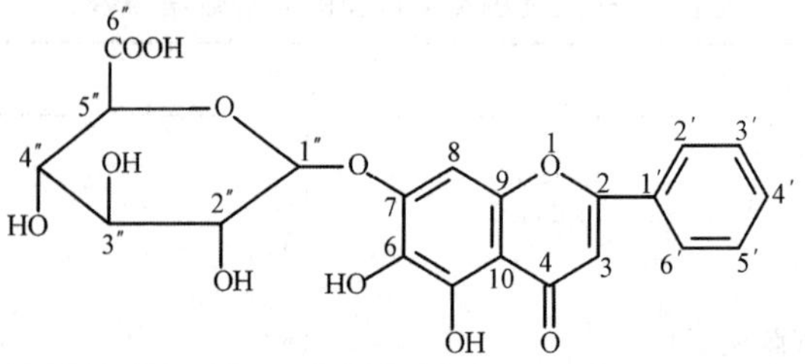

黄芩甙

解 黄芩甙为淡黄色细针状结晶(甲醇),m. p. 223～225 ℃,分子式 $C_{21}H_{18}O_{11}$,分子量 446.35。三氯化铁反应呈阳性,二氯氧锆反应呈鲜黄色,当加入枸橼酸后黄色显著减退,说明是黄酮类化合物,其分子中有游离的 C_5-OH。

测定试剂 UV(λ_{max}/nm):

CH_3OH	244	278	315
CH_3ONa	263	286(sh)	357(sh)(dec)
$AlCl_3$	249(sh)	288	343
$AlCl_3$/HCl	248(sh)	289	338
NaOAc	277	305(sh)	349(sh)(dec)
NaOAc/H_3BO_3	283	318(sh)	

以上说明黄芩甙为黄酮类化合物。UV $\lambda_{max}^{CH_3OH}$(nm):315(带Ⅰ),并示有 C_5、C_6 游离羟基。

IR ν_{max}^{KBr}(cm^{-1}):3560(—OH),1720(羧基上 C═O),1655(缔合 C═O),1600 和 1565(苯环)。

MS(FAB):m/z 485(M^++K),447(M^++1),由快速原子轰击质谱所示分子量为 446,与黄芩甙一致。

^{1}H NMR(C_5D_5N)(δ/ppm):

4.96	(1H,d,J=9.7Hz,H-1″示为糖的端基碳上质子)
6.95	(1H,d,J=1.5Hz,C_3-H 示为 A 环上 C_3-H)
7.32	(1H,s,C_8-H,示为 A 环上 C_8-H)
7.49～7.57	(3H,m,示为 B 环 C_4'、C_3'、C_5' 上 H)
7.90～7.92	(2H,m,示为 B 环 C_2'、C_6' 上 H)

以上说明黄芩甙 A 环 C_5、C_6 上具有羟基,C_7 上的羟基与糖相连接。

^{13}C NMR(C_5D_5N)(δ/ppm):

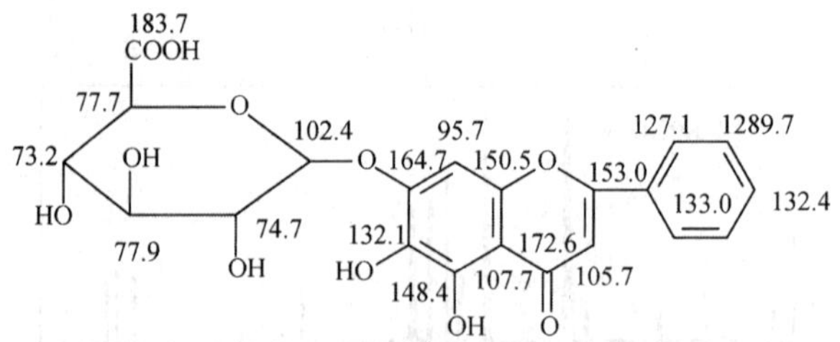

综上,可确定黄芩甙的结构,并可将黄芩甙用 10% 盐酸长时间水解,水解糖部分进行纸色谱和薄层色谱鉴定。黄芩甙中糖的部分为葡萄糖醛酸。水解液中检出葡萄糖醛酸内酯是由于在酸水解过程中葡萄糖醛酸内酯化而形成的。纸色谱和薄层色谱结果见表 6-8。水解所得甙

元自甲醇重结晶，m. p. 268～272 ℃，质谱 m/z 270(M^+，100%)。

表 6-8　黄芩甙水解后糖部分的纸层析和薄层色谱结果

样品	纸色谱①R_f值		薄层色谱②R_f值		
	正丁醇-乙酸-水 (4∶1∶5)	正丁醇-丙酮-水 (2∶7∶1)	氯仿-甲醇 (6∶4)	正丁醇-丙酮-水 (4∶5∶1)	氯仿-甲醇-水 (16∶9∶2)
葡萄糖醛酸	0.11	0.10	0.14	0.19	0.20
葡萄糖醛酸内酯	0.36	0.58	0.56	0.84	0.60
水解产物	0.11　0.36	0.10　0.59	0.14　0.56	0.19　0.84	0.20　0.59

① Whatmann 1 号层析纸；② 硅胶 G 板。

黄芩素

M^+ m/z 270(100)　　m/z 168(24)　　m/z 102(11)

通过 EI-MS 途径Ⅰ(RDA 裂解)得到的碎片离子 $A_1^{+\cdot}$、$B_1^{+\cdot}$，保留着 A 环、B 环的基本骨架，黄芩甙结构鉴定得到了进一步核实。

第七章 醌类化合物

醌是含有共轭环己二烯二酮或环己二烯二亚甲基结构，即含有两个双键的六元环状二酮（含两个羰基）结构的一类有机化合物的总称，包括醌类及容易转变为醌类的化合物。醌为非芳香、有颜色，其芳环族母核中两个氢原子各由一个氧原子代替，大多数是α,β-不饱和酮。因此，醌有共轭不饱和酮的性质：可发生亲电加成、亲核加成、共轭加成、环加成反应；还原生成二元酚；与二元酚构成氧化-还原体系；大多数醌和相应的二元酚可形成分子加合物——醌氢醌。醌是由二元酚、酚和芳胺类氧化制取；芳烃及其衍生物的醌可由对应的芳烃经阳极氧化制取。

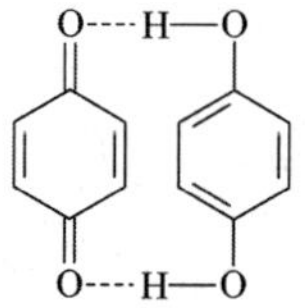

醌氢醌

醌类分子母核的结构类型主要有苯醌、萘醌、蒽醌和菲醌四种类型。

醌类化合物在自然界分布广泛，主要存在于高等植物中的蓼科、茜草科、鼠李科、百合科、豆科等，以及低等植物地衣类和菌类的代谢产物中。它是许多药材的有效成分，如蓼科的大黄、何首乌、虎杖，茜草科的茜草，豆科的决明子、番泻叶，鼠李科的鼠李，百合科的芦荟，唇形科的丹参，紫草科的紫草等。

第一节 醌类化合物的结构类型

一、苯醌类化合物的结构类型

苯醌类（benzoquinones）化合物从结构上可分为邻苯醌、对苯醌和间苯醌三类。间苯醌非常不稳定，一般无法得到，邻苯醌也不稳定，故天然产物中存在的苯醌色素多为对苯醌的衍生物，如2,6-二甲氧基苯醌、信筒子醌和辅酶 Q_{10}（$n=10$）等。

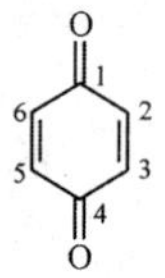

对苯醌 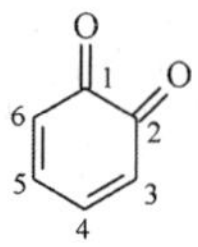　　邻苯醌 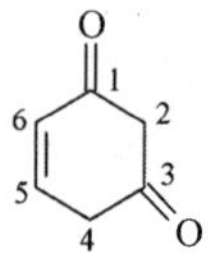　　间苯醌

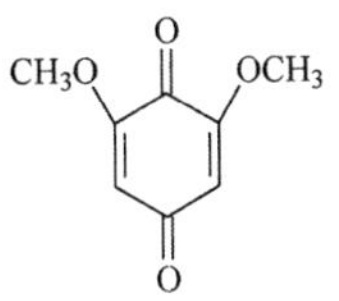

2, 6-二甲氧基苯醌 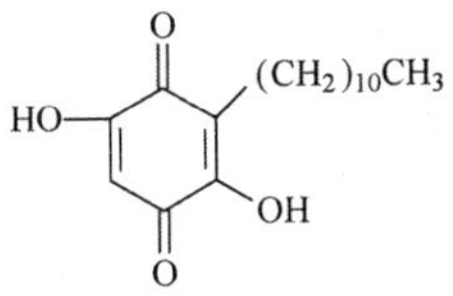　　信筒子醌 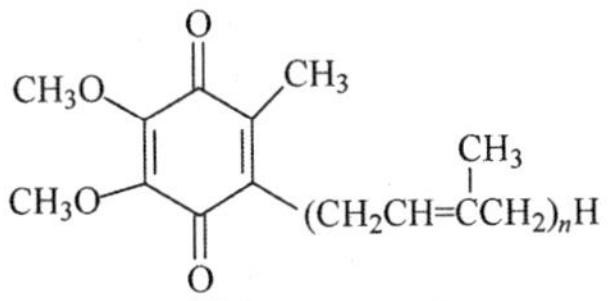　　辅酶 Q_{10} (n=10)

从放线菌 *Str. caespitosus*、放线菌 H_{2760}、放线菌 *Str. strardus* 和 *Str. verticillatus* 中得到一类苯醌类衍生物的抗菌素，如丝裂霉素 A、B、C 和 N-甲基丝裂霉素 A、C 等。

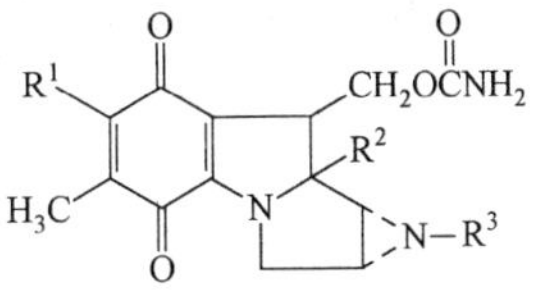

	R^3	R^2	R^1
丝裂霉素 A	—H	$—OCH_3$	$—OCH_3$
丝裂霉素 B	$—CH_3$	—OH	$—OCH_3$
丝裂霉素 C	—H	$—OCH_3$	$—NH_2$
N-甲基丝裂霉素 C	$—CH_3$	$—OCH_3$	$—NH_2$
N-甲基丝裂霉素 A	$—CH_3$	$—OCH_3$	$—OCH_3$

丝裂霉素 A 用甲醇-氨处理，R^2 上的甲氧基可被氨基取代转变为丝裂霉素 C；在弱碱（如 $NaHCO_3$）中用碘甲烷处理，可得 N-甲基丝裂霉素 A，后者再用甲醇-氨处理，可转变为 N-甲基丝裂霉素 C。

丝裂霉素 C 为紫色晶体，溶于水、甲醇和丙酮，略溶于苯，结晶状态稳定。

N-甲基丝裂霉素 C 为暗紫色结晶，略溶于水，干燥结晶稳定。

二、萘醌类化合物的结构类型

萘醌类化合物分为 α(1,4)-萘醌、β(1,2)-萘醌及 amphi(2,6)-萘醌三种类型，其母核结构如下：

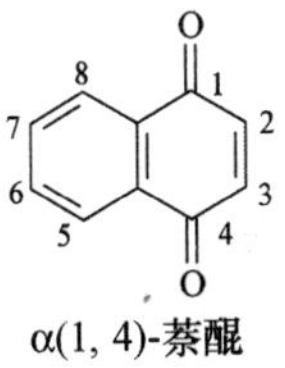

α(1, 4)-萘醌 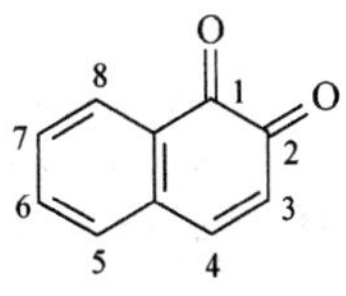　　β(1, 2)-萘醌 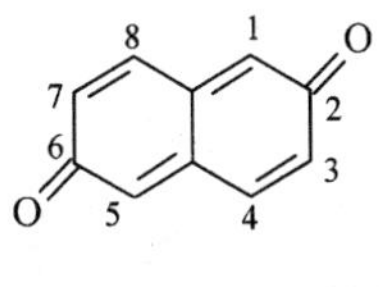　　Amphi(2, 6)-萘醌

天然萘醌类化合物及其衍生物大多为 α-萘醌类，多为橙黄色或橙红色结晶，少数呈紫色，主要存在于高等植物中，如胡桃叶及未成熟果实中的胡桃醌，中草药白雪花和七星剑中的兰雪醌，中草药紫草中的紫草素。丹麦化学家达姆于 1929 年从动物肝和麻子油中发现并提取的维生素 K 等都是 α-萘醌类化合物。维生素 K 是显示抗出血活性的一组化合物，是 2-甲基-1，4-萘醌及其衍生物的总称，包括维生素 K_1、维生素 K_2、维生素 K_3 和维生素 K_4。维生素 K 是黄色晶体，熔点 52～54 ℃，呈油状液体或固体，不溶于水，能溶于油脂及醚等有机溶剂，化学性质较稳定，能耐热耐酸，但易被碱和紫外线分解。

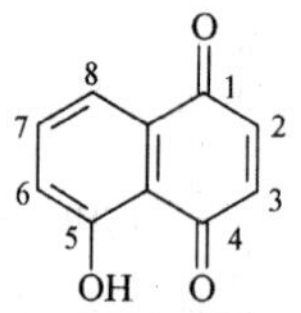

胡桃醌 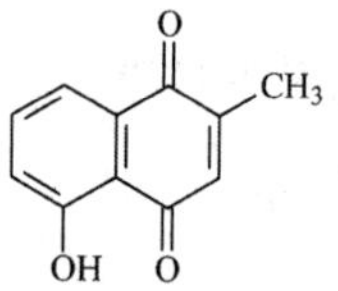　　兰雪醌 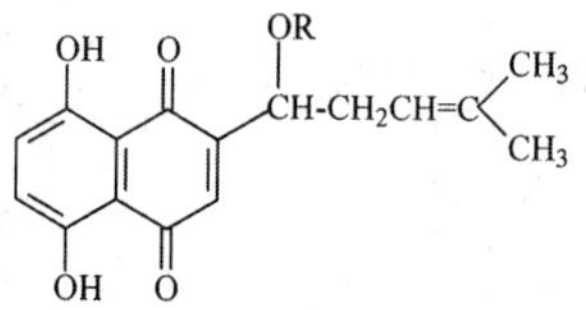　　紫草素 R=H

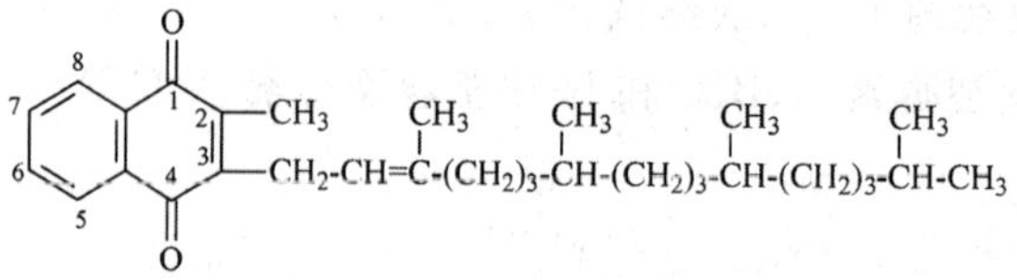

维生素 K_1 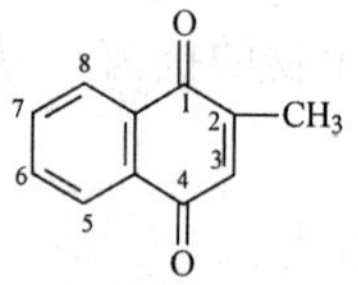　　维生素 K_3

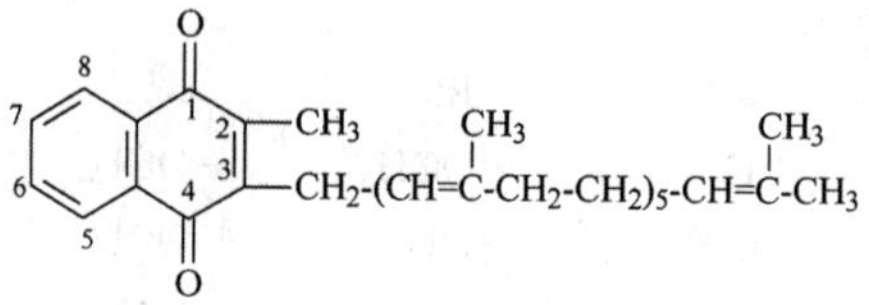

维生素 K_2 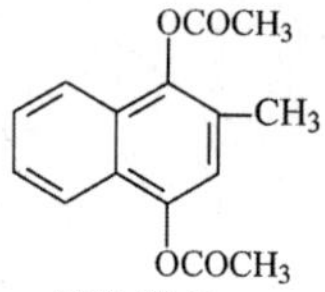　　维生素 K_4

三、蒽醌类化合物的结构类型

蒽醌类(anthraquinones)是广泛存在于植物界的一种色素。目前发现的蒽醌中约有一半存在于高等植物中,另一半存在于霉菌和地衣中,动物中也发现了少量蒽醌。高等植物中含蒽醌最多的是茜草科植物,约占总数的一半;鼠李科、豆科(主要是山扁豆属)、蓼科(特别是大黄属和酸模属)、紫崴科、马鞭草科、玄参科(毛地黄属)及百合科植物中蒽醌亦较多。霉菌中以曲霉属及青霉属中蒽醌最多,少量存在于真菌及地衣类的代谢产物中,是许多中药如大黄、何首乌、虎杖等的有效成分。蚧科节肢动物及海百合纲的海洋动物中也发现蒽醌。目前已经发现的蒽醌类化合物近 200 种。这类化合物具有多方面的生理活性,是醌类化合物中最重要的一类物质。

蒽醌又叫 9,10-蒽二酮,是由三个环构成。蒽醌衍生物具有如下基本母核结构:

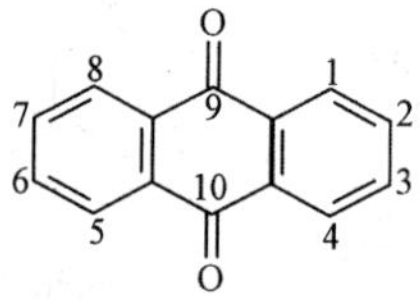

1,4,5,8 位为 α 位
2,3,6,7 位为 β 位
9,10 位为 meso 位,又叫中位

天然蒽醌以 9,10-蒽醌最为常见,由于整个分子形成一共轭体系,C_9、C_{10} 又处于最高氧化水平,因此比较稳定。

天然蒽醌衍生物以游离形式或与糖结合成甙的形式存在于植物体内,蒽醌甙大多为氧甙,但有的化合物为碳甙,如芦荟甙。

蒽醌除了 9,10 位有两个酮基外,环上还可以有各种取代基,最常见的是—OH、—OCH_3 及—CH_3,其次是—CH_2OH,还有—CHO、—COOH、—$CH_2OCH_2CH_3$ 等基团。一般在母核上只有一个碳取代,且处于 β-位。在地衣、霉菌或昆虫的蒽醌中,有的—CH_3 取代在 α-位,有的除—CH_3 取代外还同时有—COOH 取代,有的有—Cl 取代。在 β-位的烷基侧链除甲基外,还有正丙基、正丁基、正己基及它们的氧化型基团,目前发现取代基最多的达七个,如下:

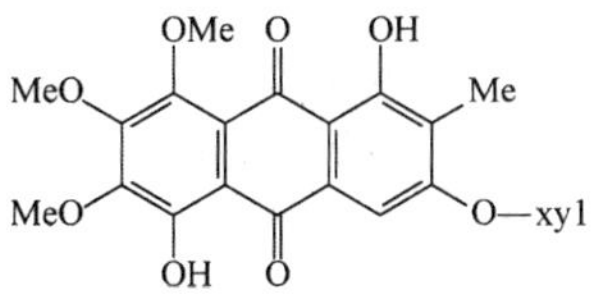

迄今为止还发现了一些特殊的蒽醌。如藤黄科植物的 madagscin 中有异戊烯醚基团，鼠李科植物的 ventinone A 有 β,β'-二甲基取代，豆科植物（豆科素 X）中有乙烯基取代，曲霉中的 aversin 有歧链的四碳取代。此外，还有芳环取代，如紫胶虫分泌的紫胶中的虫漆酸甲（laccaic acid A）、百合科植物的 knipholone 等。

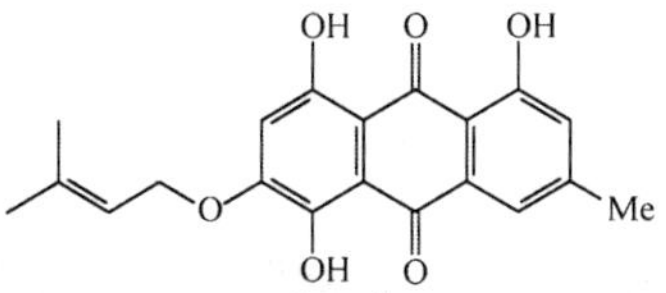

madagscin 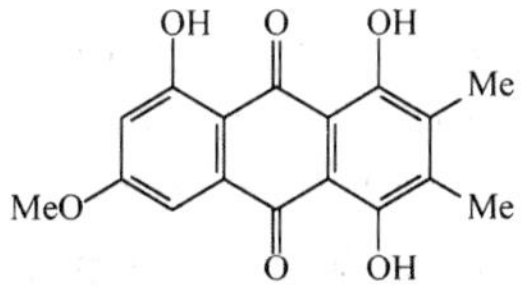　ventinone A

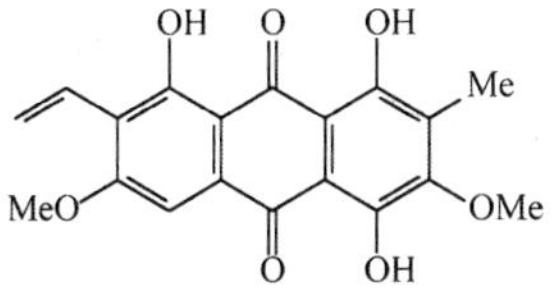

豆科素 X 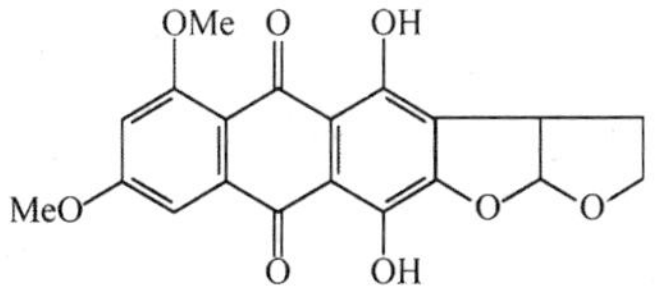　aversin

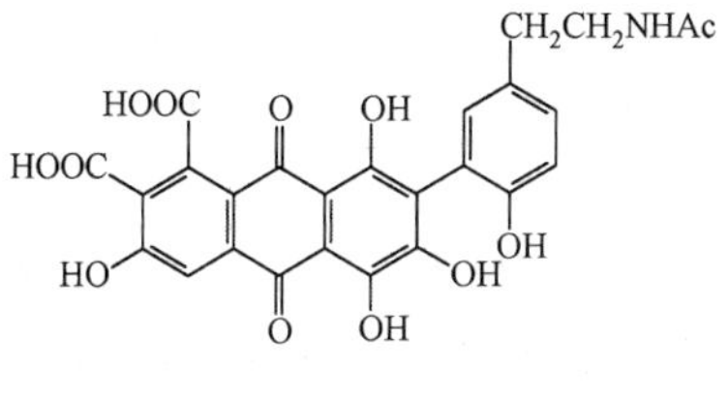

虫漆酸甲 (laccaic acid A) 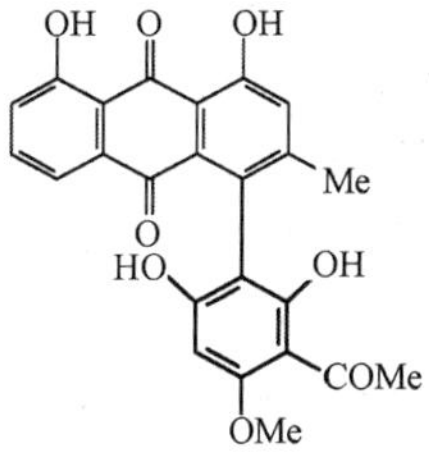　knipholone

天然蒽醌类化合物按母核的结构可分为单蒽核及双蒽核两大类。

1. 单蒽核类

(1) 蒽醌及其甙类

根据羟基在蒽醌母核上的分布情况，可将羟基蒽醌衍生物分为大黄素型和茜草素型两种。

① 大黄素型

这类化合物的羟基分布在两侧的苯环上，多呈黄色，例如大黄中的主要蒽醌成分多属于这一类型。主要存在于蓼科的一些植物中，如大黄、虎杖、牛西西、何首乌等药材中的有效成分均属于这一类型。大黄素是分布最广泛的一种蒽醌，在许多霉菌、地衣、高等植物及昆虫中均有发现。

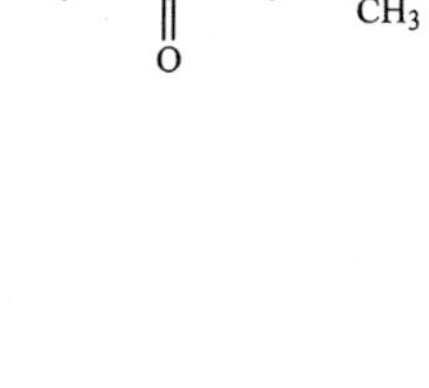

大黄酚葡萄糖甙
(大黄酚-8-O-β-D-葡萄糖甙) R_1=H, R_2=glc
大黄酚-1-O-β-D-葡萄糖甙 R_1=glc, R_2=H

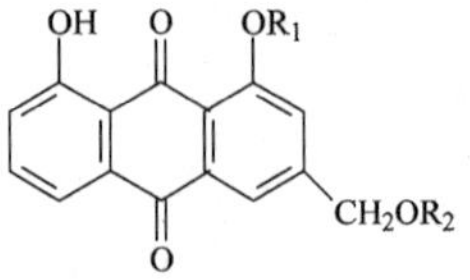

芦荟大黄素葡萄糖甙 R_1=glc，R_2=H
芦荟大黄素-ω-O-β-D-葡萄糖甙 R_1=H，R_2=glc

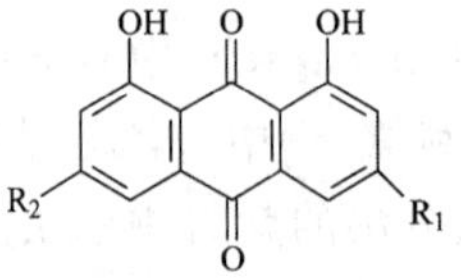

1. 大黄酚 R_1=CH_3，R_2=H
2. 大黄素 R_1=CH_3，R_2=OH
3. 大黄素甲醚 R_1=CH_3，R_2=OCH_3
4. 芦荟大黄素 R_1=CH_2OH，R_2=H
5. 大黄酸 R_1=COOH，R_2=H

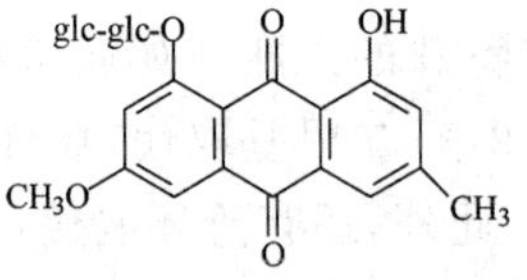

大黄素甲醚-8-O-β-D-龙胆双糖甙

羟基蒽醌衍生物多与葡萄糖、鼠李糖结合成甙而存在，有单糖甙，也有双糖甙。

② 茜草素型

这类化合物的羟基分布在一侧的苯环上，颜色较深，多为橙黄或橙红色。主要存在于茜草科的植物中，中药茜草的有效成分是这类化合物的代表。

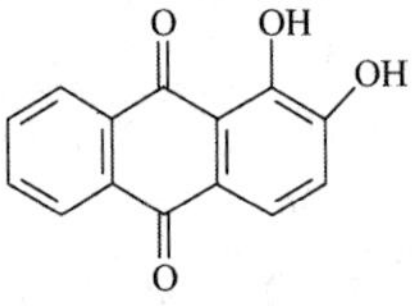

茜草素 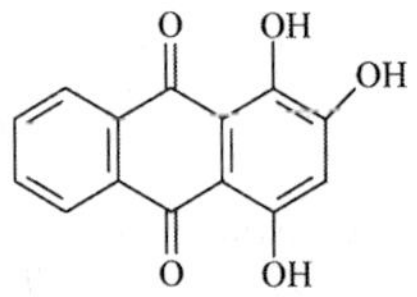　　羟基茜草素 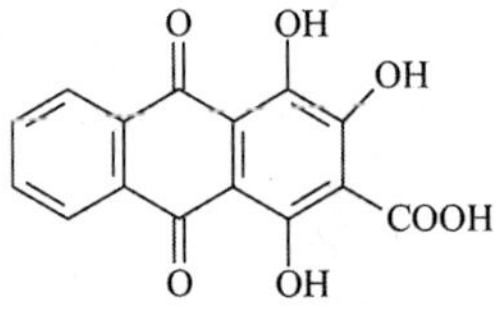　　伪羟基茜草素

(2) 蒽酚或蒽酮衍生物

蒽酚(或蒽酮)的羟基衍生物常以游离或结合状态与相应的羟基蒽醌共存于新鲜植物中。新鲜大黄经两年以上储存则检识不到蒽酚。如果蒽酚衍生物的 meso 位羟基与糖缩合成苷，则性质比较稳定，只有经过水解除去糖才易于被氧化转变成蒽醌衍生物。蒽醌在酸性下易被还原成蒽酚及其互变异构体蒽酮。该氧化还原过程在生物体内也可能发生，故在高等植物中存在的蒽醌类，常常伴随有其还原产物如蒽酚、蒽酮，但这些成分一般仅存在于新鲜植物中，在加工储藏过程中将会缓缓氧化为蒽醌类成分。

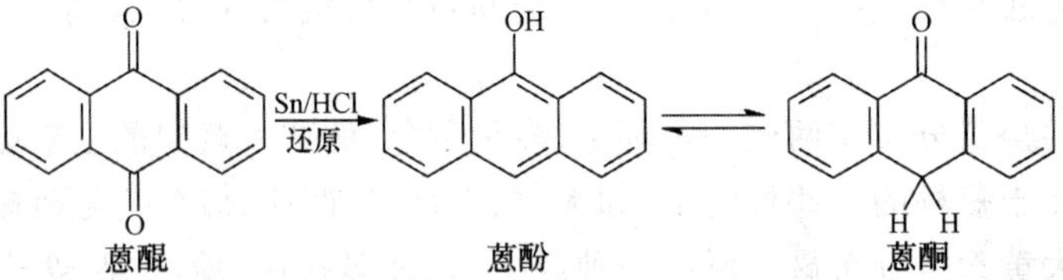

蒽醌 —Sn/HCl 还原→ 蒽酚 ⇌ 蒽酮

(3) 抗生素类

柔红霉素和阿霉素是蒽醌类化合物。二者都为具有蒽醌结构的甙类抗生素，甙元为柔毛霉醌，氨基糖为柔霉糖。区别是柔红霉素 C_{14} 是甲基，阿霉素是羟甲基。

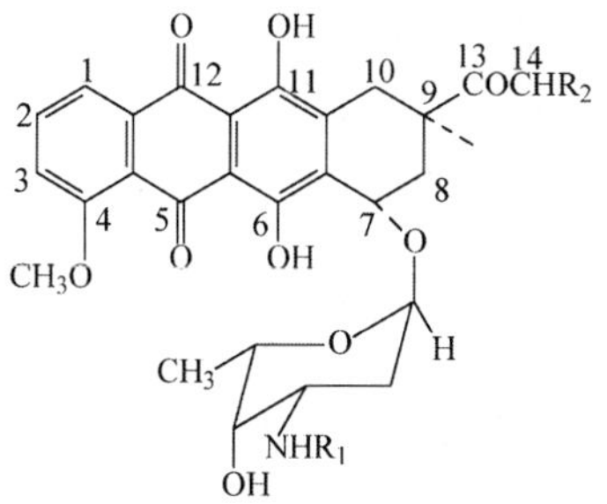

柔红霉素 R_1=H，R_2＝H
阿霉素 R_1=H，R_2＝OH
氟乙阿霉素 R_1=$COCF_3$，R_2＝$OCOC_4H_9$

柔红霉素又名柔毛霉素或红比霉素，为放线菌 *Str. peucetius* 产生的抗生素。我国从放线菌 Hb1482 菌株得到的正定霉素，证明与柔红霉素为同一化合物。临床使用其盐酸盐，为橙红色结晶或结晶形粉末，熔点 181～186 ℃，易溶于水、甲醇，难溶于乙醇。

阿霉素又称亚德里亚霉素，为放线菌 *Str. peucetius var caesius* 产生的抗生素。其盐酸盐为橘红色针状结晶，熔点 204～205 ℃，易溶于水且水溶液稳定。

2. 双蒽核类

(1) 二蒽酮类

二蒽酮类成分可以看成是两分子蒽酮脱去一分子氢、通过碳碳键结合而成的化合物，其结合方式多为 C_{10}—$C_{10'}$，也有其他位置连接。大黄及番泻叶中致泻的主要有效成分番泻苷 A、B、C、D 皆为二蒽酮衍生物。

番泻甙 A 和 C 具有相同的立体结构，水解后产生具有光学活性的甙元。由于 C_{10}—$C_{10'}$ 键的旋转受阻，所以甙元 B、D 是消旋的，而甙 B、D 的旋光性是由糖部分造成。

番泻甙 A(sennoside A)的甙元 A 是两分子的大黄酸蒽酮通过 C_{10}—$C_{10'}$ 相互结合成的二蒽酮类衍生物，其 C_{10}—$C_{10'}$ 为反式连接。

番泻甙 B 是番泻甙 A 的异构体，水解后番泻甙元 B(sennidin B)，其 C_{10}—$C_{10'}$ 为顺式连接。

番泻甙 C 是一分子大黄酸蒽酮与一分子芦荟大黄素蒽酮通过 C_{10}—$C_{10'}$ 反式连接而形成的二蒽酮二葡萄糖甙。

番泻甙 D 为番泻甙 C 的异构体，其 C_{10}—$C_{10'}$ 为顺式连接。

四者水解后均生成两分子葡萄糖。

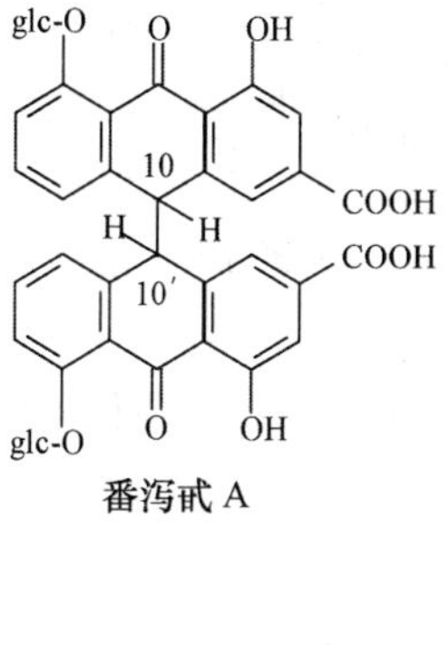

番泻甙 A 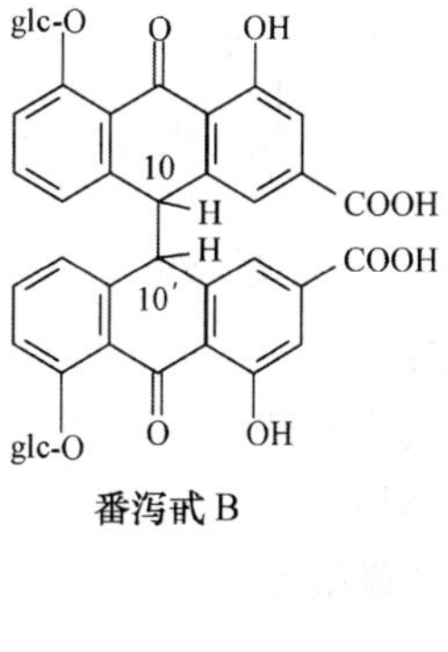　　　　番泻甙 B

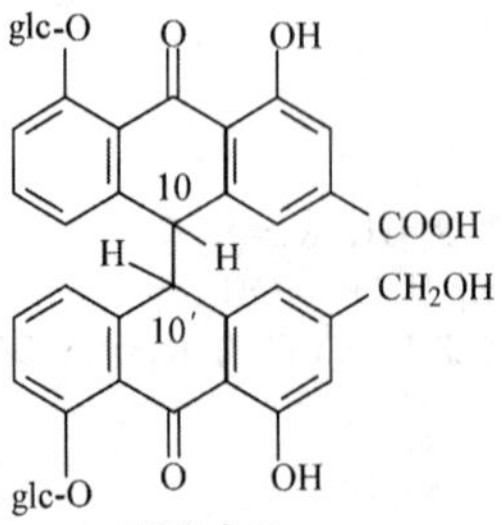

番泻甙 C 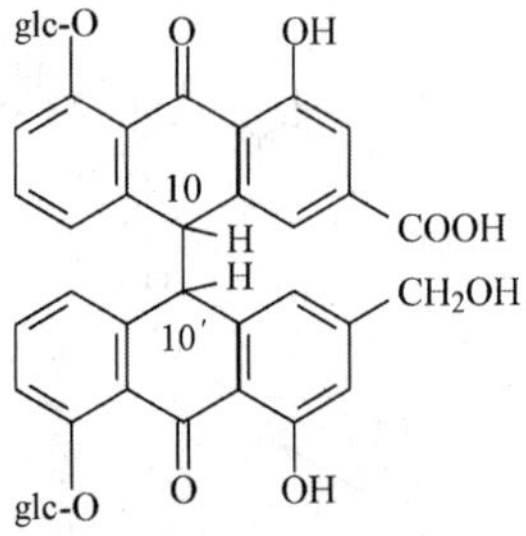　　番泻甙 D

二蒽酮类化合物的 $C_{10}—C_{10'}$ 键与通常 C—C 键不同，易断裂生成相应的蒽酮类化合物。

某些新鲜植物药材(如欧鼠李皮)中，所含二蒽酮甙随着储藏时间的延长而逐渐减少，相应的单蒽酮含量则随之增加。如果储存时间超过一年，单蒽酮甙也变成蒽醌甙及其甙元。

(2) 二蒽醌类

蒽醌类脱氢缩合或二蒽酮类氧化均可形成二蒽醌类。天然二蒽醌类化合物中的两个蒽醌环都是相同且对称的，由于空间位阻的相互排斥，故两个蒽环呈反向排列，如：醌茜素(又叫天精，skyrin)、山扁豆双醌(cassiamine)。

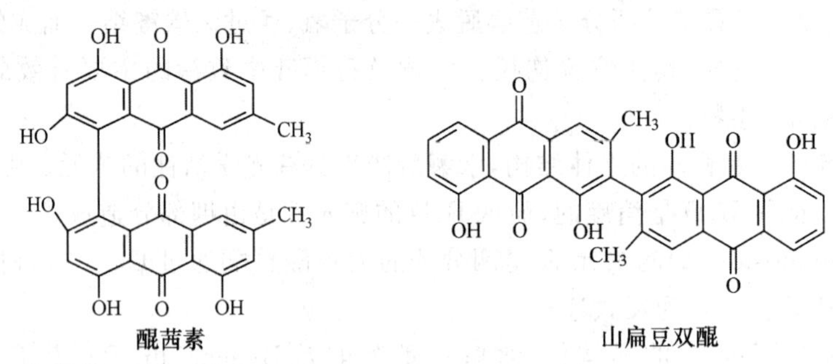

醌茜素　　山扁豆双醌

(3) 去氢二蒽酮类

中位二蒽酮再脱去一分子氢即进一步氧化，两环之间以双键相连者称为去氢二蒽酮。此类化合物颜色多呈暗紫红色。其羟基衍生物存在于自然界中，如二氢二大黄素蒽酚。

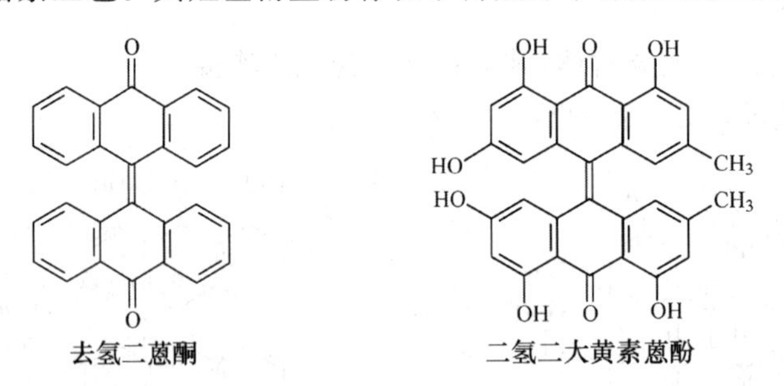

去氢二蒽酮　　二氢二大黄素蒽酚

(4) 日照蒽酮类

去氢二蒽酮进一步氧化，α 与 α′位相连组成一新六元环，其多羟基衍生物也存在于金丝桃属植物中，如原金丝桃素。

(5) 中位萘骈二蒽酮类

这一类化合物是天然蒽衍生物中具有最高氧化水平的结构形式，也是天然产物中高度稠合的多元环系统之一(含 8 个环)。如金丝桃素(hypericin)为萘骈二蒽酮衍生物，存在于金丝桃属某些植物中，具有抑制中枢神经及抗病毒的作用。

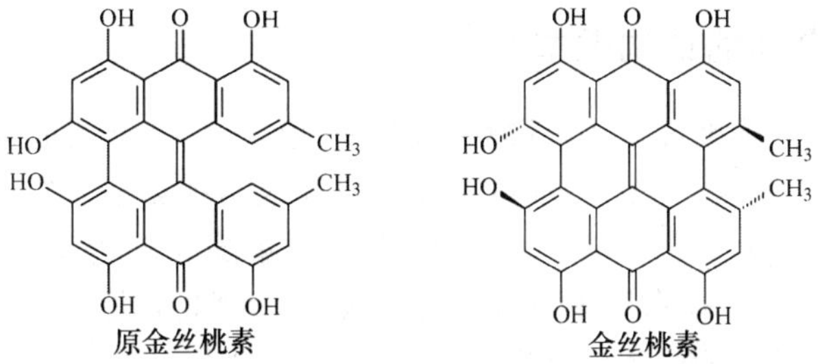

原金丝桃素　　金丝桃素

蒽醌类化合物的生源关系：蒽醌类化合物至少有两类生物合成途径。研究表明，大多数蒽醌是由醋酸-丙二酸的途径合成。

许多蒽醌的β-位有一个碳原子取代。其生物合成过程以大黄素为例，是由8个醋酸单位生物合成而来。从这一基本结构再经O-甲基化、侧链氧化、氯化、二聚化、母核上引入或消除羟基等反应，而产生一系列蒽醌。

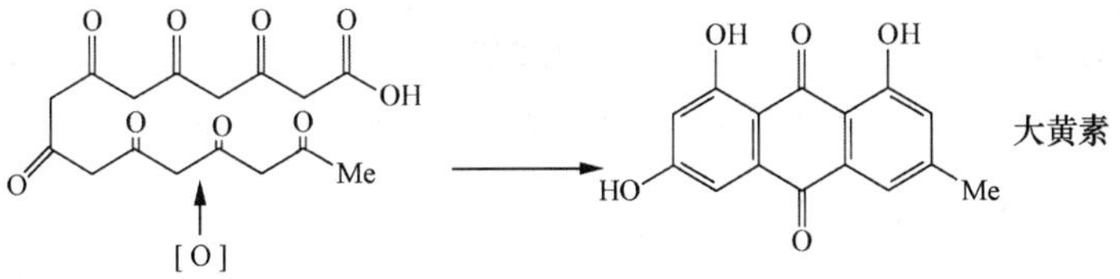

[O]　　大黄素

动物来源的蒽醌有α-侧链，如虫漆酸丁(laccaic acid D)，其环化过程如下：

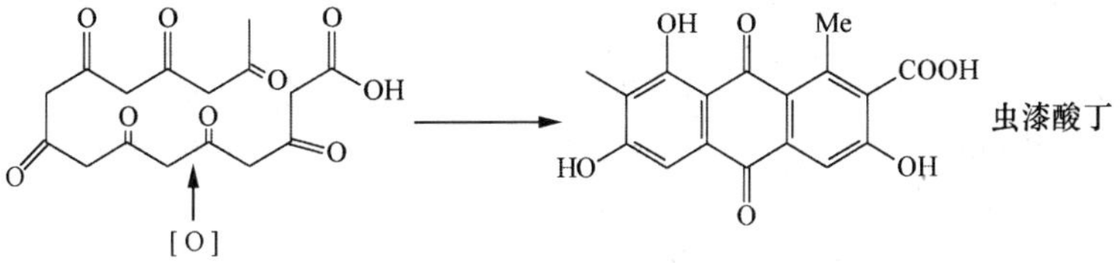

[O]　　虫漆酸丁

许多高等植物的蒽醌分子中只有一个环上有取代基，有的没有侧链，有的没有羟基取代。它们的生物合成过程与上述不同，可能过程如下：

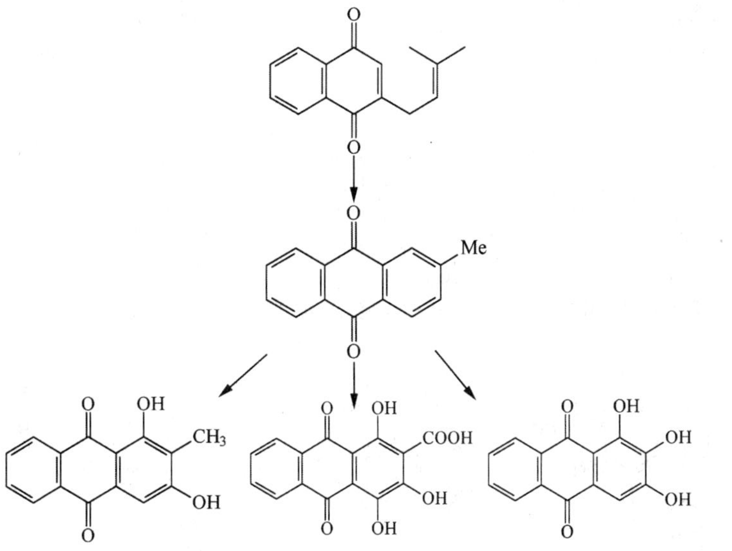

蒽醌部分由五个乙酸单位合成而来，而异戊二烯单位由二羟甲基戊酸(mevalonic acid)而来。

四、菲醌类化合物的结构类型

菲醌包括邻菲醌、对菲醌和 9,10-菲醌三种类型，由于 9,10-菲醌非常不稳定，所以天然菲醌(phenanthraquinone)中至今只找到了邻菲醌和对菲醌两种类型。例如，从中药丹参根中分离得到的多种菲醌衍生物，如丹参酮Ⅰ、丹参酮ⅡA、丹参酮ⅡB、丹参新酮、隐丹参酮、丹参酮酸甲酯、羟基丹参酮ⅡA、羟基隐丹参酮、紫丹参甲素、罗列酮、异丹参酮和丹参新醌甲、乙、丙、丁等，均属于邻菲醌类和对菲醌类化合物。

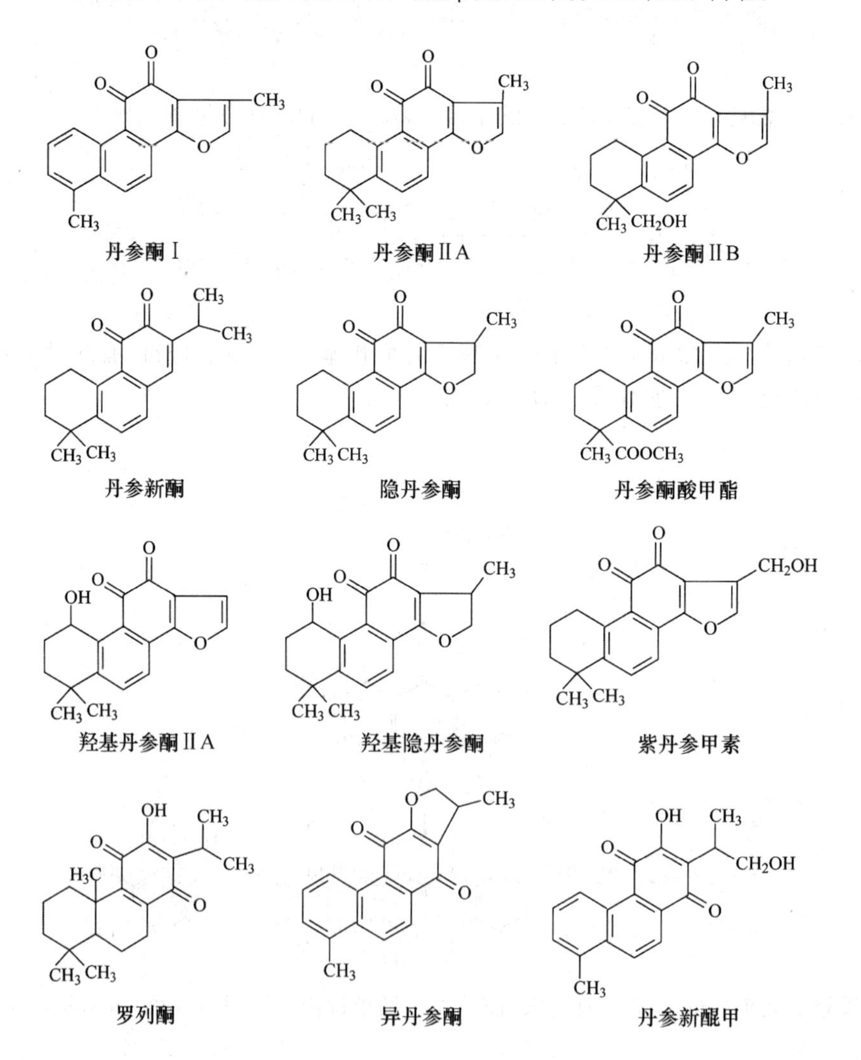

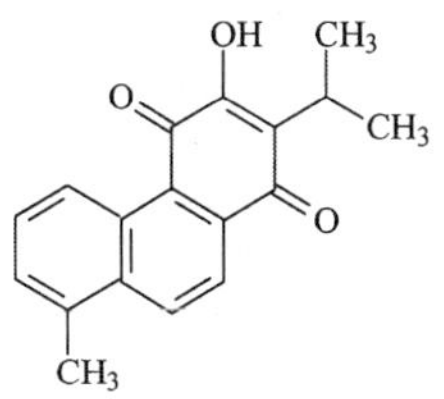

丹参新醌乙 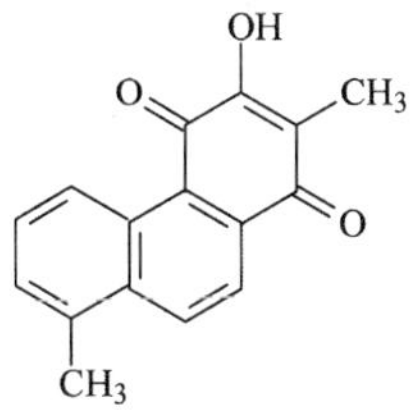　　丹参新醌丙 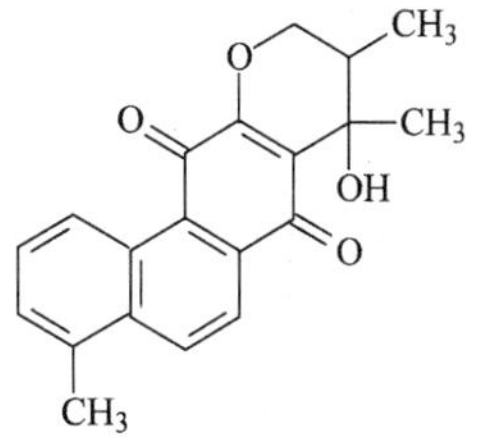　　丹参新醌丁

第二节　醌类化合物的理化性质

一、理化性质

1. 一般性状

天然产物中的醌类衍生物多为有色结晶体，随着分子中酚羟基、甲氧基等助色团的增多，颜色逐渐加深，表现为黄、橙、棕红以至紫红等颜色。

苯醌通常是指对苯醌，常以游离状态存在，天然对苯醌通常为黄色、橙黄色结晶或金黄色棱晶；熔点 115～117 ℃，密度 1.318 g/cm^3（20 ℃），能升华并能随水汽蒸馏；溶于热水、乙醇和乙醚中。邻苯醌为红色片状或棱晶；在 60～70 ℃分解；溶于乙醚、丙酮和苯。对苯醌很容易被还原成对苯二酚。如将对苯醌的乙醇溶液和无色的对苯二酚的乙醇溶液混合，溶液颜色变为棕色，并有深绿色的晶体析出。这是一分子对苯醌和一分子对苯二酚结合而成的分子配合物，叫作醌氢醌。在醌氢醌溶液中插入铂片，即组成醌氢醌电极，这个电极的电位与溶液中的氢离子浓度有关，可用于测定溶液的 pH。

萘醌常以游离状态存在，理论上有 6 种萘醌，其中只有 1,4-、1,2-和 2,6-三种可以稳定制得。萘醌通常指 1,4-萘醌，为亮黄色针状晶体；熔点 128.5 ℃，在 100 ℃以下即可升华并能随水汽蒸馏。

蒽醌类和菲醌类往往以甙的形式存在于植物中，多数难以得到完好的结晶。

2. 升华性

游离的醌类化合物大多具有升华性。小分子的苯醌、萘醌还具挥发性，能随水汽蒸出。

3. 溶解性

游离醌类化合物易溶于乙醇、乙醚、氯仿等有机溶剂，几乎不能溶在水里。但和糖结合成甙类后，极性显著增大，易溶于甲醇、乙醇中，在热水中也可溶解，但在冷水中溶解性能较差。

4. 酸性

醌类化合物由于在结构上多具酚羟基，所以表现出一定的酸性，易溶于碱水液，但加酸酸化又可重新析出。醌类化合物的酸性强弱与分子中是否存在羧基、酚羟基，及其存在的数目及结合位置有关。

(1) 带有羧基的醌类化合物酸性较强。2-羟基苯醌或在萘醌的醌核上有羟基时，会表现出类似羧酸的酸性。这类化合物可溶在 $NaHCO_3$ 水溶液中。

(2) 萘醌及蒽醌苯环上 β-羟基的酸性次之，α-羟基的酸性最弱。因为 β-羟基受羰基吸电子的影响，电子云偏移，使羟基上氧原子的电子密度降低，故质子解离度增高，酸性较强。而 α-羟基与相邻的羰基易形成分子内氢键，降低了质子的解离度，故酸性很弱。前者可溶于

Na_2CO_3水溶液中，后者须用 NaOH 水溶液才能将其溶解。

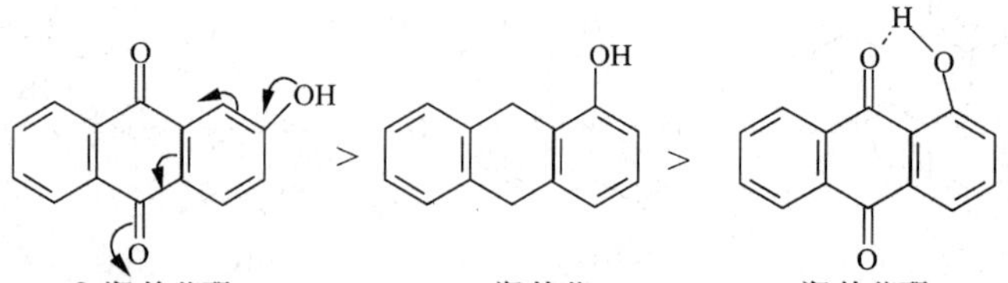

β-羟基蒽醌 > α-羟基蒽 > α-羟基蒽醌

(3) 酚羟基数目增多，则酸性也相应增强。

综上所述，游离醌类化合物酸性强弱排列如下：

含—COOH>含两个以上 β-OH>含一个 β-OH>含两个 α-OH>含一个 α-OH

根据蒽醌衍生物酸性强弱的不同，可用碱梯度萃取法进行提取分离。

二、呈色反应

1. 菲格尔(Feigl)反应

醌类衍生物在碱性下加热能迅速与醛类及邻二硝基苯反应，生成紫色化合物。

醌类在反应前后实际上并无变化，仅起电子传递作用，促进反应迅速进行，故醌类成分含量越高，反应速度也会越快。

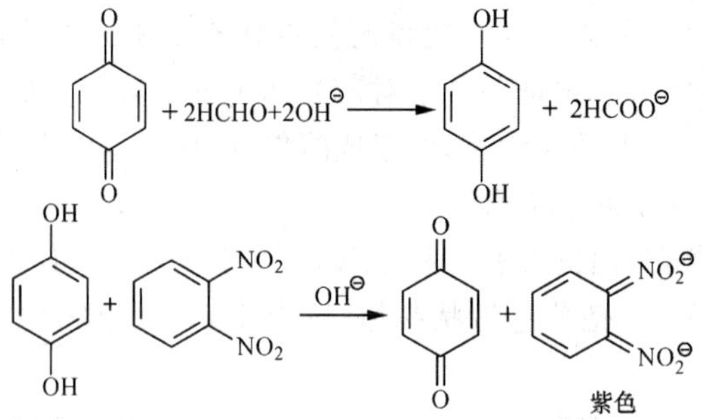

$$\text{对苯醌} + 2HCHO + 2OH^{\ominus} \longrightarrow \text{对苯二酚} + 2HCOO^{\ominus}$$

$$\text{对苯二酚} + \text{邻二硝基苯} \xrightarrow{OH^{\ominus}} \text{对苯醌} + \text{紫色产物}$$

紫色

2. 碱液反应

羟基醌类在碱性溶液中会引起颜色改变。其中羟基蒽醌类化合物遇碱液显红-紫红色的反应称为 Bornträger's 反应，机理如下：

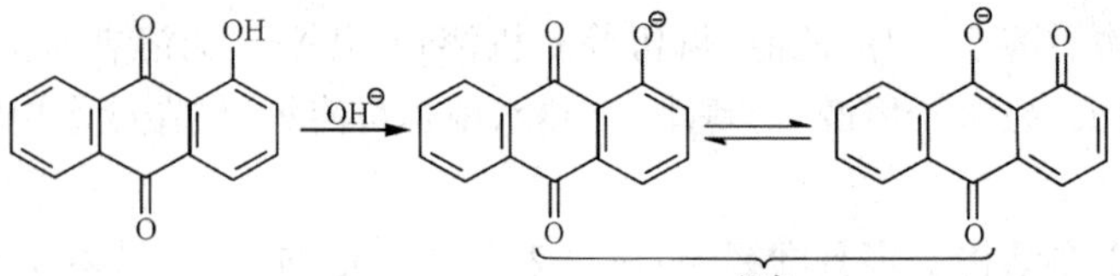

红色

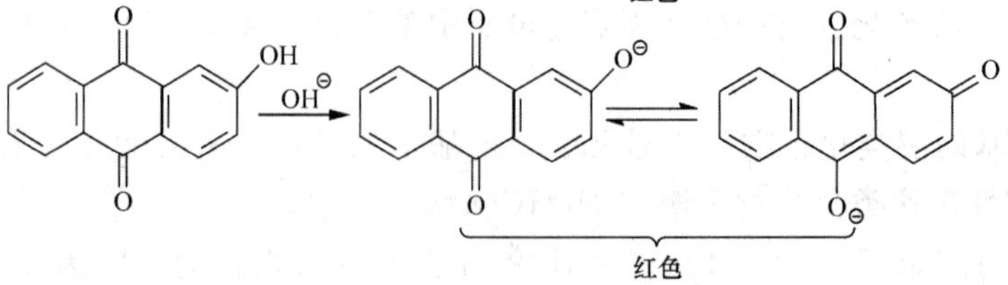

红色

显色反应与形成共轭体系的酚羟基及羰基有关，故羟基蒽醌以及具有游离酚羟基的蒽醌甙均可呈色。这种红色物质不溶于有机溶剂，加酸酸化后则颜色消失，若再加碱液又显红色。

相应的蒽酚、蒽酮和二蒽酮类化合物与碱液不显红色，只能呈黄色，需经氧化成蒽醌后才能由黄色变为红色。

本反应是检识天然产物中羟基蒽醌成分存在的最常用方法之一，对羟基蒽醌结构的判定也有辅助作用。

3. 醋酸镁反应

羟基蒽醌类化合物能和 0.5%醋酸镁($MgAc_2$)的醇溶液生成稳定的橙红色、紫红色或紫色络合物，反应灵敏。由于羟基位置的不同，与 $MgAc_2$反应能生成不同颜色的络合物，利用这一性质不仅可作蒽醌检识，还可初步判断羟基的位置。显色的条件是蒽醌母核上至少要有一个 α-羟基。环上具有单个的 α-羟基，其络合物为橙色；若有邻二酚羟基，则呈蓝紫色；具对二酚羟基者呈紫-红紫色；每个苯环上各有一个 α-羟基或还有间位羟基的为橙红-红色。此类化合物还可与其他金属离子如 Pb^{2+}、Ca^{2+} 形成络合物，在一定的 pH 条件下能沉淀析出，故可用于该类化合物的提取与精制。

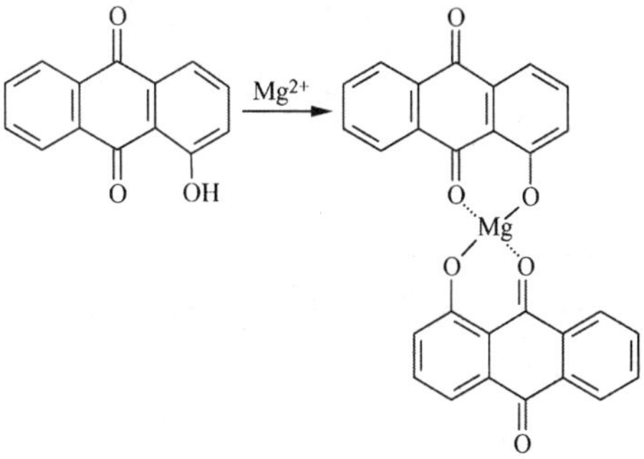

第三节　醌类化合物的生物活性

醌类化合物具有多方面的生理活性，如解痉、镇咳、平喘、祛痰、中枢镇静、驱虫、致泻、利尿、利胆和止血等作用。还有一些醌类具有抗癌、抗氧化、扩冠、降压、抗炎、抗菌、抗病毒和抑菌、杀菌作用。它是一类很有前途的天然药物。醌类对皮肤、黏膜有刺激作用。它可以作为有机合成试剂，及医药和染料的制作原料。不同的醌类具有不同的生物活性，部分醌类的部分生物活性介绍如下。

一、苯醌类化合物的生物活性

苯醌类化合物生物活性多种多样。如存在于中草药凤眼草果实中的 2,6-二甲氧基苯醌有较强的抑菌、抗菌和杀菌作用；白花酸藤果中的信筒子醌具有驱绦病虫作用；广泛存在于生物中的泛醌类(又称为辅酶 Q 类)，如辅酶 Q_{10}，能参与生物体内的氧化还原过程，已用于治疗心脏病、高血压及癌症等；苯醌抗生素类的丝裂霉素 C 和 N-甲基丝裂霉素 C 具有抗肿瘤活性等。

1. 辅酶 Q_{10}的生物活性

Q_{10}又名泛醌 10，其结构类似于维生素 K，因其母核 6 位上的侧链——聚异戊烯基的聚合度为 10 而得名。它是一种广泛分布于生物体中的脂溶性有机醌类化合物，是人类生命不可缺少的重要物质之一，光照易分解，而受温度、湿度影响则较小。它具有重要的生理和药理作用，因此又叫作维生素 Q 或维生素辅酶 Q_{10}。人体能够自行合成辅酶 Q_{10}(其合成量会在 20 岁之后持续减少)。辅酶 Q_{10}在脏器(心脏、肝脏、肾脏)、牛肉、豆油、沙丁鱼、鲭鱼和花生等食物中含量相对较高。

辅酶 Q_{10}最早于 1957 年在美国被发现,同年英国爱丁堡大学彼得·麦克博士因在研究辅酶 Q_{10}与细胞能源关系方面的贡献获得了诺贝尔奖。在药用方面,辅酶 Q_{10}可用于治疗心脏病、坏血病、高血压、十二指肠溃疡、胃溃疡、坏死性牙周炎、病毒性肝炎;它还具有抗肿瘤、治疗圆形脱发和肺气肿的功能;对听觉障碍也有一定治疗效果;对艾滋病和帕金森症有显著的辅助治疗效果。在保健品和化妆品方面,是一种脂溶性抗氧化剂,能激活人体细胞和细胞能量的营养,具有提高人体免疫力、增强抗氧化力、延缓衰老和增强人体活力等功能。应用前景十分广阔。

辅酶 Q_{10}在体内主要有两个作用,一是在营养物质在线粒体内转化为能量的过程中起重要的作用,二是有明显的抗脂质过氧化作用。

辅酶 Q_{10}是有效的抗氧化剂和自由基清除剂,它作为线粒体呼吸链的组成部分包埋在线粒体内膜脂质双分子中,从线粒体复合体Ⅰ或复合体Ⅱ接受 2 个电子后变成醇式,再将电子传递给复合体Ⅲ。体内辅酶 Q_{10}被大量消耗变成醇式,它既是有效的抗氧化剂,同时也是运动的电子载体,它将氢原子从其羟基转给脂质过氧化自由基,因而减少线粒体内膜的脂质过氧化物反应。具体地说,辅酶 Q_{10}的生物活性如下:

(1) 抗衰老及免疫调节作用

辅酶 Q_{10}是细胞线粒体中的能量转换剂,通过转移和传递电子参与"三羧酸循环"产生 ATP(三磷酸腺苷),即能量因子,供细胞代谢使用。在人的身体里面每个细胞都有辅酶 Q_{10},它是一种纯天然的抗氧化物质,有助于抵抗细菌和自由基,促进细胞生长和自我修复,从而减少并抑制皱纹的产生。人类在 20 岁时,自主合成的辅酶 Q_{10}能力达到顶峰,维持至 50 岁左右。以后会逐年下降,这是因为寄存辅酶 Q_{10}的细胞线粒体 DNA 物质被氧自由基破坏,导致自主合成辅酶 Q_{10}减少,结果使人体细胞,特别是心脏细胞的代谢功能下降,"老态龙钟"就显现出来了。

随年龄增长,免疫功能下降,是自由基反应的结果。辅酶 Q_{10}作为一种强抗氧化剂单独使用或与维生素 B_6(吡哆醇)结合使用,可抑制自由基,且对免疫细胞上受体中与细胞分化和活性相关的微管系统起修饰作用,以此增强免疫,延缓衰老。

(2) 保护皮肤

随着年龄的增加,皮肤胶原蛋白抵御紫外线等氧化物的能力下降,而长期使用辅酶 Q_{10}能够有效防止皮肤衰老,减少眼部周围的皱纹,因为辅酶 Q_{10}渗透进入皮肤生长层可以减弱光子的氧化反应,在生育醇的协助下启动特异性的磷酸化酪氨酸激酶,防止 DNA 的氧化损伤,抑制紫外光照射下皮肤成纤维母细胞胶原蛋白酶的表达,保护皮肤免于损伤。广泛的研究还认为,辅酶 Q_{10}抑制脂质过氧化反应,减少自由基的生成,保护 SOD 活性中心及其结构免受自由基氧化损伤,提高体内 SOD 等酶活性,抑制氧化应激反应诱导的细胞凋亡,具有显著的抗氧化、延缓衰老的作用。

(3) 抗疲劳和慢性疲劳综合征

20 世纪 70 年代中期的 Mitchell 化学渗透假说理论,揭示了生物体内能量的转换以及辅酶 Q_{10}在线粒体能量转换体系中的重要作用。辅酶 Q_{10}至少是三种线粒体酶(多酶复合体Ⅰ、Ⅱ和Ⅲ)的辅酶,它的化学结构为 6 位碳上连有一个十单位异戊二烯侧链的 2,3-二甲氧基-5-

甲基-1,4-苯醌衍生物。其醌环在氧化呼吸链中起传递电子和质子的作用,这种作用不仅是所有生命形式必不可少的,而且还是形成 ATP 的关键。而 ATP 是机体能量的主要储存形式,也是所有细胞功能赖以正常发挥的重要基础。辅酶 Q_{10} 的生物活性主要来自于其醌环的氧化还原特性和其侧链的理化性质。它是细胞自身产生的天然抗氧化剂和细胞代谢启动剂,具有保护和恢复生物膜结构的完整性、稳定膜电位的作用,是机体的非特异性免疫增强剂,因此显示出极好的抗疲劳作用。辅酶 Q_{10} 帮助把食物转化为细胞生存必需的能量(如 ATP),使细胞保持最佳状态,使人感觉精力旺盛、脑力充沛。慢性疲劳综合征(CFS)的病因学及病理学原理至今仍然不清,近期研究表明氧化应激是产生该病的一个原因,实验发现 CFS 的病人都出现程度不同的氧化应激,虽然对氧化损伤是该病的原因还是结果需要作进一步观察,但是抗氧化剂辅酶 Q_{10} 已经成功地用于预防和治疗慢性疲劳综合征。

(4) 增强肌肉能量

辅酶 Q_{10} 可大大地促进心脏健康,而且人体内适当含量的辅酶 Q_{10} 对于适当的肌肉功能是必需的。肌细胞提取物生化分析发现,辅酶 Q_{10} 的浓度低于正常 20%时,其细胞线粒体复合体Ⅰ+Ⅱ及复合体Ⅰ+Ⅲ活性严重下降。研究明确显示,100~150 mg/d 的辅酶 Q_{10} 的补充可明显改善肌肉营养失调状况。剧烈的体育锻炼减少了辅酶 Q_{10} 的血液含量,已发现每日补充 60 mg 可改善运动员的技能。许多超重的人辅酶 Q_{10} 的含量很低,而补充可使他们减重,这是由于辅酶 Q_{10} 可加速脂肪的代谢,使肢体和大脑能量供应充裕,精力旺盛。

(5) 保护心脏

辅酶 Q_{10} 有助于为心肌提供充足氧气,预防突发性心脏病,尤其在心肌缺氧治疗过程中辅酶 Q_{10} 发挥关键作用。辅酶 Q_{10} 的抗氧化性使其在动脉粥样硬化的形成和发展过程中具有一定的抑制作用,还在预防冠心病、缓解心绞痛方面有显著效果。

(6) 抗肿瘤及抗高血压作用

近年来的临床研究表明,辅酶 Q_{10} 对于晚期转移性癌症有一定疗效,对缓解牙周炎、治疗十二指肠溃疡及胃溃疡有显著效果。

阿根廷神经科学研究所进行的临床试验已显示,在高血压患者中,在一小时内口服 100 mg 的辅酶 Q_{10} 可增强大脑敏捷度。口服辅酶 Q_{10} 对多种心血管疾病有效,而且基于它的疗效和安全可靠性,即使长时间、口服大剂量辅酶 Q_{10},患者也能很好耐受。

2. 苯醌抗生素类的生物活性

苯醌抗生素类典型的化合物有丝裂霉素 C 和 N-甲基丝裂霉素 C。它们具有抗肿瘤活性,其抗癌活性与分子中的苯醌、氨基甲酸酯和乙撑亚胺三个作用基团有关。苯醌在体内还原为活化型,才呈现与烷化剂相似的作用,其过程可能是:化学(或酶促)还原为氢醌中间体Ⅰ,再在稀酸中失去一分子甲醇形成去氢活化型产物Ⅱ;烷化作用被认为发生在氨基甲酸酯侧链和乙撑亚氨基部位。

H_2N, H_3C, CH_2OCONH_2, OCH_3, NH —H_2→ H_2N, H_3C, OH, OH, CH_2OCONH_2, OCH_3, NH —H^+ / $-CH_3OH$→

Ⅰ

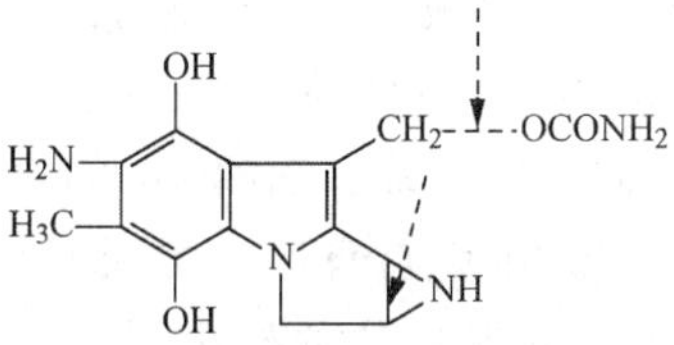

II

丝裂霉素C对乳腺癌、胃癌、慢性粒细胞白血病有较好疗效，对恶性淋巴瘤、肺癌、食道癌和卵巢癌等也有一定疗效，与其他抗肿瘤药物合用可提高疗效。

N-甲基丝裂霉素C的抗肿瘤活性强于丝裂霉素C，用途基本相似。

二、萘醌类化合物的生物活性

萘醌类化合物常见于高等植物中，具有很多明显的生理活性。如存在于胡桃叶及未成熟果实中的胡桃醌，具有抗菌、抗癌及中枢镇静作用，用于染料、颜料、香料原料、pH指示剂，医药上用作止血剂及治疗牛皮癣药物。传统中药紫草中含有多种萘醌色素、紫草素及其衍生物，是中药紫草的有效成分，具有止血、抗炎、抗菌、抗病毒及抗癌等作用；中草药雪花、七星剑中含有的兰雪醌又称白花丹醌、白花丹精、矾松素，有显著的抗菌及抗病毒作用，临床曾用于治疗痤疮和细菌感染引起的疖，还有降血压、抗凝血、抗生育及祛痰等多种生物活性。维生素K具有凝血作用等。萘醌对皮肤、黏膜有刺激作用，并能引起过敏性皮炎。2，3-二氯萘醌是一种重要的农用杀菌剂，用于防治小麦黑穗病、稻瘟病、马铃薯晚疫病和蔬菜幼苗的立枯病等。

1. 紫草素的生物活性

紫草素又叫紫草醌、紫草宁、紫根素，为亮红色结晶，系紫草色素的母体，具有抗癌、抗炎、抗菌等作用。临床用于治疗急性黄疸型或无黄疸型肝炎、慢性肝炎、肝硬化（腹水）等，有较好疗效。皮肤科用于治疗扁平疣、银屑病，治疗局部烧伤和促进伤口愈合。滴眼剂用于治疗单疱病毒性角膜炎，对上皮型树枝状和浅实质层树枝状角膜炎有一定疗效。油剂用于治疗婴儿皮炎、湿疹、阴道炎、子宫颈炎等。含有紫草素的牙膏可防治牙龋和牙龈炎，亦可用于化妆品及食品的着色剂。

2. 维生素K的生物活性

维生素K包括维生素K_1、维生素K_2、维生素K_3和维生素K_4，是肝脏合成活性凝血因子Ⅱ（凝血酶原）、凝血因子Ⅶ（转变加速因子）、凝血因子Ⅺ（抗血友病因子）和凝血因子X（司徒因子）所必需的物质。缺乏维生素K时会使凝血时间延长和引起出血病症，严重者会流血不止，甚至死亡。人的肠中有一种细菌会为人体源源不断地制造维生素K，加上在猪肝、鸡蛋、绿色蔬菜中含量较丰富，因此，人一般不会缺乏。

维生素K均为2-甲基-1，4-萘醌的衍生物，可分为两大类。一类是脂溶性维生素，即从绿色植物中提取的维生素K_1和由微生物（如肠道细菌中的大肠杆菌）合成的维生素K_2，由于脂溶性维生素具有促进凝血的功能，故又称凝血维生素。另一类是水溶性维生素，由人工合成，即维生素K_3和K_4。最重要的是维生素K_1和K_2。脂溶性维生素K吸收需要胆汁协助，水溶性维生素K吸收不需要胆汁。

维生素K_1是黄色油状物，K_2是淡黄色结晶，均有耐热性，但易受紫外线照射而破坏，故要避光保存。人工合成的K_3和K_4可用于口服或注射。临床上使用的抗凝血药双香豆素，其化学结构与维生素 K 相似，能对抗维生素 K 的作用，可用于防治血栓的形成。

此外，人们公认维生素 K 溶于线粒体膜的类脂中，起着电子转移作用。维生素 K 可增加肠道蠕动和分泌功能，缺乏维生素 K 时平滑肌张力及收缩减弱。它还可影响一些激素的代谢，如延缓糖皮质激素在肝中的分解。同时具有类似氢化可的松作用，长期注射维生素 K 可增加甲状腺的内分泌活性等。在临床上维生素 K 缺乏常见于胆道梗阻、脂肪痢、长期服用广谱抗生素以及新生儿中，使用维生素 K 可予纠正。但过大剂量维生素 K 也有一定的毒性，如引起新生儿的高胆红素血症。

维生素 K 的具体生物活性如下：

(1) 为谷氨酸 γ-羧基化酶系统中的必需因素

γ-羧基谷氨酸(γ-carboxyglutamic acid, Gla)的合成在细胞线粒体内进行，需要含有谷氨酸的肽链作为基质，并需要氧、二氧化碳及维生素 K 氢醌(维生素 KH_2)。在这个作用中维生素的变化可用维生素 K——维生素 K-2,3-环氧化合物(维生素 K-2,3-epoxide, VKO)循环来表示。γ-羧基化作用的底物有人工合成的五肽链及天然内源性蛋白(如凝血酶原)，人工合成者以苯丙-亮-谷-谷-亮反应力最强，其他如苯丙-亮-谷-缬及苯丙-亮-谷-谷-异亮也有作用。人工合成者与内源蛋白之间有竞争，当五肽链存在时，内源蛋白的 γ-羧基化的速度降低，内源蛋白存在时推迟五肽链 γ-羧基化的时间。γ-羧基谷氨酸的蛋白质或肽链形成后，与 Gla 相邻的羧基具有与钙及磷脂结合的特性。Gla 蛋白质可以在其他生成场所或输出到靶组织中发生作用。Gla 蛋白分解的最终产物为游离式的 Gla 及含 Gla 的肽链，在尿中排出。有些疾病 Gla 的排出也有变化。例如多数骨质疏松病人，尿中 Gla 的排出比正常人增加 50%，相当于骨的转换率的 3 倍。皮肤炎与硬皮病患者尿中排出也增加。

(2) 凝血作用

血液凝固是从组织损伤和血小板破坏后引起的一系列的酶促链式反应。血液凝固过程中一些酶原(proenzyme)的合成与维生素 K 有关，亦即在它们的合成中需要谷氨酸 γ-羧基化。这些酶原除因子Ⅱ、Ⅶ、Ⅸ及Ⅹ外，最近还发现了蛋白 C、S、M、Z。这四种新发现的蛋白的 1～40 氨基酸排列顺序与凝血酶原同源。蛋白 C 干扰血液凝固，并促进血纤维蛋白的溶解，在体外活化的蛋白 C 可以使因子Ⅴ及Ⅷ灭活；蛋白 S 可以加强蛋白 C 的活力，它有 10 个 Gla；蛋白 M 可以促进凝血酶原转变为凝血酶；蛋白 Z 有 13 个 Gla。凝血酶原的合成，先在肝细胞粗内质网膜上形成新生成肽链，然后再进行一些谷氨酸的 γ-羧基化和糖基化。在凝血酶原的 NH_2 末端的 7,8,15,17,20,21,26,30,33 位置的谷氨酸 γ-羧基化变成 Gla；33 位后的谷氨酸不转变为 Gla。这种 γ-羧基化的特殊选择并不是由氨基酸的排列顺序所致，而是由于蛋白前体在膜上的位置与构型所致。一分子的正常凝血酶原与 10～12 个 Ca^{2+} 相结合，未 γ-羧基化者只能与一分子 Ca^{2+} 结合。

(3) 与骨基质中含 Gla 蛋白的关系

骨基质有几种含 Gla 的蛋白，主要为 BGP(bone gla protein)与 Ca^{2+} 结合者叫作骨钙蛋白，在骨细胞内合成，分泌到血液或组织，然后到骨基质中，占骨中总蛋白质 1%～2%，为非胶原蛋白的 10%～20%。骨钙蛋白出现在骨矿物化之前，随骨密度增加而增加。它有 2 个钙结合点，Ca^{2+} 为 0.8 mmol/L 可以使其半饱和，其他二价正离子如镁、锶、钡也能与之结合，但 Ca^{2+} 结合能力最强，其调节钙在骨基质中沉积，与羧磷灰石(hydroxy apatite)的核心发生作用。在一些骨的疾病中，血浆中 BGP 水平上升，说明可能促进骨的重建及钙的运输。怀孕早期如母亲服用维生素 K 拮抗剂，其胎儿骨骼会发生流血现象，这一现象说明，在胎儿生长过程中，需要维生素 K 的骨骼系统发育比血液凝固系统要早一些，从母体将钙运输至胎儿这一过程对维生素 K 拮抗剂敏感，可能干扰了胎盘中 γ-羧基化蛋白的合成。其他肾小管细胞有含 Gla 的蛋白质，为其总蛋白的 0.2%～0.7%，它是与膜结合的蛋白，也与钙离子结合。钙在肾小管细胞内的再吸收与之有关。其他组织如牙质、胎盘、睾丸、胰、脾、肺、乳腺等都含 Gla 蛋白质，功用不明。有些组织如肌肉、心脏及淋巴细胞中尚未发现。在有些病变如肾结石（尤其是草酸钙及磷灰石结石）中有含 Gla 的蛋白质，正常主动脉及脂肪条纹及纤维斑块中没有含 Gla 的蛋白质，而动脉硬化钙化斑块中有含 Gla 的蛋白质。

维生素 K_1 和维生素 K_2 的吸收与其他脂溶性维生素一样，需要胆汁、胰液，并与乳糜微粒相结合，由淋巴系统运输。人或动物口服生理或药理剂量的维生素 K_1，20 分钟后血浆中已出现维生素 K_1，2 小时达到高峰。在 48～72 小时内血浆浓度按指数下降至 1～5 ng/mL。在这段时间，它从乳糜微粒转移至 β-脂蛋白中，运输至肝内，与 VLDL 相结合，并通过 LDL 运至各组织。肝为维生素 K 的主要靶组织。在人体维生素 K 的侧链可以进行 β-或 ω-氧化形成 6′-羧酸及其 γ-内酯或进一步分解为 4′-羧酸，还有少量的环氧代谢物，这些代谢物与葡糖苷酸相结合，存在于肠肝循环中，或从尿中排出。

维生素 K_3 在动物肝微粒体内转变为 MK_4，但产量很少，仅为摄取量的 0.05%～1.0%。维生素 K_3 主要代谢产物为双氢维生素 K_3 葡糖苷酸的硫酸酯。

原发性维生素 K 缺乏不常见，临床上能见到的由于维生素 K 缺乏所致的表现是继发性出血，如伤口出血、大片皮下出血和中枢神经系统出血等。已知最常见的成人维生素 K 缺乏性出血多发生于摄入含维生素 K 低的膳食并服用抗生素的病人中，维生素 K 不足可见于吸收不良综合征和其他胃肠疾病，如囊性纤维化、口炎性腹泻、溃疡性结肠炎、节段性小肠炎、短肠综合征、胆道梗阻、胰腺功能不全等，以上情况均需常规补充维生素 K 制剂。即使进食大量富含天然维生素 K_1 的膳食也未发现有产生毒性反应者，但服用超过药理剂量的维生素 K_2 能导致新生儿溶血性贫血、高胆红素血症和肝中毒，成人则可诱发心脏病和肺病。

三、蒽醌类化合物的生物活性

蒽醌甙及甙元大多为黄色、橙黄色或橙红色的结晶，蒽醌甙易溶于水、醇，难溶于醚、氯仿等有机溶剂，但甙元不溶于水而易溶于有机溶剂，所以甙和甙元可借溶解度不同而分离。含蒽醌甙类的中草药有大黄、决明子、番泻叶、茜草、何首乌、虎杖等。一些放线菌也会产生蒽醌类抗生素。

蒽醌衍生物类中草药成分的生物活性有泻下作用，蒽甙的致泻作用强于甙元。在甙元中，蒽酚的作用强于相应的蒽醌类，其泻下作用与蒽核上的酚羟基有关，如果酚羟基被酯化，则泻下作用消失。其次，抗菌作用强度是甙元强于甙类，如大黄酸、大黄素、芦荟大黄素等都有一定的抗菌活性。某些蒽醌类成分，也具有较强的抗菌活性，用于治疗皮肤病（疥癣、湿疹），如羟基蒽酚类对霉菌有较强的杀灭作用，是治疗皮肤病较好的外用药；金丝桃素（hypericin）为萘骈二蒽酮衍生物，存在于金丝桃属某些植物中，具有抑制中枢神经及抗病毒的作用。这里主要介绍大黄素类、茜素类及蒽醌类抗生素的生物活性。

1. 大黄素类化合物的生物活性

大黄素的生理活性决定了它不仅可用于医疗，亦可以用于保健和日用化工品中，如有人把它用于护发和护肤品中，亦有人把它编入天然色素中去。国外，人们把它作为轻泻剂。

大黄素纯品主要用于治疗白血病、胃癌等；同时，对很多细菌如各种葡萄球菌、溶血性链球菌、白喉杆菌、霍乱弧菌、大肠杆菌、绿脓杆菌、皮肤真菌、枯草杆菌、草分枝杆菌、淋球菌、炭宜杆菌、草状菌、伤寒杆菌、痢疾杆菌等均有抑制作用，尤对葡萄球菌、淋球菌、链球菌更为有效，对真菌、病毒、原虫也有效；还具有免疫抑制、解痉、止咳、兴奋或抑制心肌、降血压、利尿、利胆和泻下等作用。

临床上，大黄素用于治疗乙型脑炎与腮腺炎、伤寒、痢疾、尿路感染、淋病、肺炎、蜂窝组织炎、化脓性皮肤病、中耳炎、脉管炎等，并和其他药物配合治疗急性及亚急性阑尾炎、烧伤、小儿麻痹、湿疹及若干真菌引起的皮肤感染，另外，可治疗肝炎、蛲虫、口腔炎、口唇溃疡、消化不良、高血压和动脉硬化等。大黄素可以影响角朊细胞体外增殖，可预防冠脉介入性治疗后再狭窄，可抑制人肾成纤维细胞。大黄素虽然毒性小，但孕妇禁用，因为它可以通过血液进入胎儿体内。

大黄素的具体生物活性如下：

抗肿瘤活性：大黄素对小鼠实体肉瘤 S-180、小鼠肝癌、乳腺癌、艾氏腹水癌、淋巴肉瘤、黑色素瘤、大鼠瓦克瘤及肺癌 A-549 均有抑制作用，其抑制率在 30％以上。日剂量在 50 mg/kg 时，对小鼠黑色素瘤生长的抑制率为 73％；日剂量在 75 mg/kg 时，对小鼠乳腺癌的抑制率为 45％。大黄素可延长 P388 白血病小鼠的存活期，延长率在 40％以上。其作用机制之一是，抑制癌细胞的 DNA、RNA 和蛋白质的生物合成，抑制癌细胞的氧化脱氢。

抗菌核抑制微生物生长作用：大黄素对金黄色葡萄球菌 209P、链球菌、白喉杆菌、枯草杆菌、副伤寒杆菌、痢疾杆菌、大肠杆菌、流感杆菌、肺炎球菌、卡他球菌等均有抑制作用；对临床常见厌氧性细菌有较强的抑制作用。大黄素抗菌作用机制与抑制线粒体呼吸链电子传递、抑制呼吸与氨基酸、糖和蛋白质代谢中间产物的氧化和脱氢等有关，达到抑制核酸和蛋白质合成的最终结果，使细菌生长受抑。

免疫抑制作用：大黄素能够抑制大鼠抗体产生、降低白细胞数、降低腹腔巨噬细胞的吞噬功能，对淋巴细胞有明显的抑制作用。

解痉、止咳作用：大黄素对乙酰胆碱所致离体大鼠肠管的痉挛有很强的抑制作用，约为罂粟碱的 4 倍，并有明显的止咳作用。

对心血管系统的作用：小剂量大黄素对离体蟾蜍心脏有兴奋作用，而大剂量则有抑制作用，并具有降压作用。

利尿作用：大黄素可使尿中钠和钾含量增加，促进输尿管蠕动，增加尿量。

对组胺的作用：大黄素在对实验性肠梗阻大鼠灌胃时，可使大鼠肠黏膜组胺含量恢复至正常水平，但对血中组胺含量无影响。

对 LTB4 的合成作用：大黄素是 5-脂氧酶的抑制剂，可抑制人多型核白细胞 LTB4 和全血中 LTB4 的合成，对 PGE2 的合成无抑制作用。

泻下作用：蒽醌类泻药包括大黄、番泻叶和芦荟等含蒽醌甙的植物，它们都含有大黄素类成分。大黄素除游离存在外，尚以还原状态（如蒽酚、蒽酮的衍生物）或与糖结合成甙类存在。例如，在新鲜植物中发现的大黄素蒽酚或大黄素蒽酮（熔点 250～258 ℃），都是大黄素的还原产物，如经长时间储存，往往被氧化成蒽醌类。大黄素-1-O-β-D-葡萄糖甙的熔点为 189～190 ℃，大黄素-8-O-β-D-葡萄糖甙的熔点为 239～241 ℃，二者都是大黄素与葡萄糖结合的甙，同时存在于大黄中。

大黄素有泻下活性，由于在体内易被氧化，实际泻下作用很弱，如与糖结合成甙类，则可发挥泻下作用。这类药物经过回肠、盲肠和结肠时，由于蒽醌甙被肠道中细菌水解和转化，释出大黄酸蒽酮类，即大黄素（3-羟-甲基蒽醌）和大黄酸（2-羟-甲基蒽醌）等，刺激肠肌丛增加结肠运动和减少水、电解质净吸收，排出软化粪便。如潘泻甙类化合物的代谢过程如下：

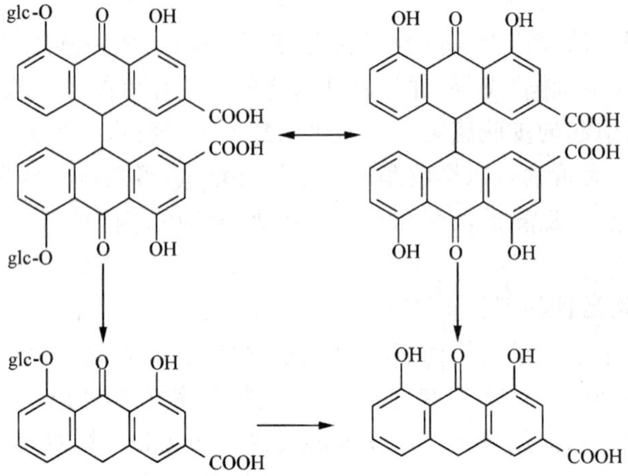

这一过程发生缓慢，服药后 6～10 小时起效，故应于睡前服药。大黄素还可以抑制钠和钾离子从肠腔转运至细胞，使水分滞留在肠腔内，刺激大肠，促进其蠕动，从而起到泻下作用，但作用较弱。蒽醌类可有少量吸收，经尿排出。在碱性尿中呈红色，酸性尿中呈黄色。大黄植物中含有鞣酸，可引起继发性便秘。

2. 茜素类化合物的生物活性

茜素的化学名为 1,2-二羟基-9,10-蒽醌，是一种典型的媒介染料。用于棉的染色和印花，用铝媒染剂时得到鲜艳红色，用铬媒染剂时得到红光棕色，用铁媒染剂时得到紫色，用锡媒染剂时得到黄光红色，也用于羊毛和蚕丝的染色以及制造茜素色淀，是合成与其结构类似化合物的原料。现逐渐被冰染染料所取代。工业上，茜素是以蒽醌-β-磺酸、烧碱和氯酸钾或硝酸钾共同加热而制得，也可由植物茜草的根中获得。茜素作为酸碱指示剂（0.5%溶液），pH 变色范围为 5.5（黄色）～6.8（红色）。也作为铝、铟、汞、锌和锆的点滴试剂，以及神经组织和原生动物活体染色的染色剂。在电镀行业用于沉淀电镀氰化铜溶液中的 Cr^{3+} 离子，由于罗谢尔盐的存在，不能用碱沉淀出 Cr^{3+} 离子，使用茜素才能使 Cr^{3+} 离子沉淀，是一个特效方法。

3. 蒽醌类抗生素的抗癌机制

目前发现，具有抗癌活性的蒽醌类抗生素有柔红霉素、阿霉素、阿克拉霉素 A 等放线菌类抗生素。

柔红霉素和阿霉素均能抑制 DNA 的 RNA 合成，可能是嵌入 DNA 双螺旋链的碱基对之间，形成 DNA 复合物，以阻断依赖 DNA 的 RNA 合成。在体内都可经酶促还原 C_9 上的羰基为仲醇基，再被水解酶脱去氨基糖，最后生成的醇类化合物仍有活性。

柔红霉素主要用于急性白血病，与其他抗肿瘤药物联合使用，可提高疗效。阿霉素抗瘤谱较广，作用强于柔红霉素，毒性较低。除急性白血病外，对乳腺癌、肺癌、神经母细胞瘤和恶性淋巴瘤都有疗效。

二者的毒性主要为骨髓抑制和心脏毒性。近年来致力于研究减少心脏毒性的新蒽环化合物，多是对柔红霉糖的氨基和羟基的改造。

乙酰柔红霉素、氟乙阿霉素都是氨基酰化产物，对心脏毒性有所减小。

表阿霉素是近年发现的阿霉素差向异构体，为柔红霉糖 4′位的 OH 差向异构化合物。对白血病和其他实体瘤的疗效与阿霉素相似，但骨髓抑制和心脏毒性都较轻，现认为是较好的新抗肿瘤药。

吡喃阿霉素为阿霉素 4′-O-α-四氢吡喃衍生物，其抗癌活性强于阿霉素，心脏毒性亦低；临床试用对恶性淋巴瘤、卵巢癌和头颈部肿瘤有疗效。

阿克拉霉素 A，为放线菌 *Str. galilaeus* 产生的一种新的蒽环抗生素，母核 C_7 位羟基与三分子糖连接，其中之一为氨基糖，为弱碱性的黄色粉末，不溶于水。临床使用其盐酸盐，对子宫体癌、胃肠道癌、胰腺癌、肝癌和急性白血病都有效，特点是选择性抑制 RNA 的合成。心脏毒性低于其他蒽环抗生素，对柔红霉素产生耐药性的病例仍有效。

根据某些天然和合成的抗白血病药（如腺嘌呤、阿霉素、三尖杉酯碱和长春新碱等）的构效关系分析，美国中部抗癌研究中心的郑家骏（C. C. Cheng）等提出 N—O—O 三角环状结构为药效基团的设想，三个电负性原子必须有孤对电子。认为三角结构可能与生物大分子的有关受体结合，导致抑制某些酶的活性中心或改变某些生物膜的通透性；也可能与酶共享一个共同的转运体系，使具有这一特定结构的化合物易于进入肿瘤细胞，产生抗肿瘤活性。

鉴于蒽醌类抗生素的心脏毒性与氨基糖有关，郑家骏等设想以蒽酮为母核，用其他有氨基（烃氨基）的侧链代替氨基糖，有可能保持活性而减小对心脏的毒性。氨基或烃氨基侧链对母核应起稳定作用，使化合物保持易于嵌入 DNA 的平面结构。在已合成的一系列氨基蒽醌类化合物中，羟蒽酮胺抗肿瘤作用最强，已用于临床。

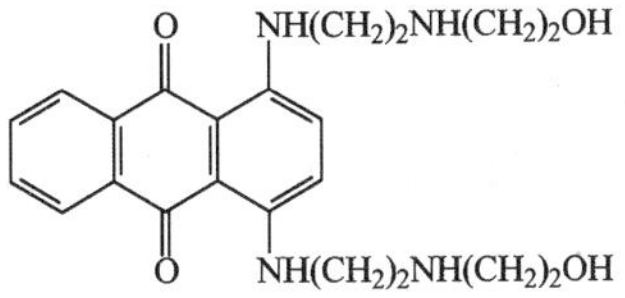

O　$NH(CH_2)_2NH(CH_2)_2OH$

O　$NH(CH_2)_2NH(CH_2)_2OH$

羟蒽酮胺

羟蒽酮胺的化学名为 1，4-二羟基-5，8-双{[2-[(2-羟乙基)氨乙基]氨基}-9，10-蒽二酮，为蓝黑色结晶，熔点 162～164°C，其二盐酸盐有吸湿性，熔点 203～205°C。羟蒽酮胺抗瘤谱较广，能嵌入 DNA，干扰 DNA 和 RNA 的合成，抑制 DNA 转录过程较复制明显，心脏毒性较小，对乳腺癌有显著疗效，对何杰金氏病、黑色素瘤、白血病、前列腺癌等都有疗效。

这类二（取代烃氨基）蒽酮类化合物对动物白血病 P-388 的构效关系表明：

（1）蒽酮胺具有抗癌活性，将侧链上的 NH 以 CH_2 或 S 取代所得的化合物都失去抗白血病活性。

（2）侧链两个 N 原子间增加一个 CH_2 或一个 $NH(CH_2)_2$ 基，活性大为降低，说明侧链增长和碱性中心增多都不适宜。

（3）除去二侧链末端的羟基，仅保持低水平活性，而 C_5、C_8 位引入羟基，则活性大增。如羟蒽酮胺，可能与分子中形成 N—O—O 三角结构有关。说明三角结构影响活性很大，但不是绝对的。C_5、C_6 位引入羟基，或 C_6 位引入甲基、羧基，或 C_6、C_7 位引入二氯，均无活性。

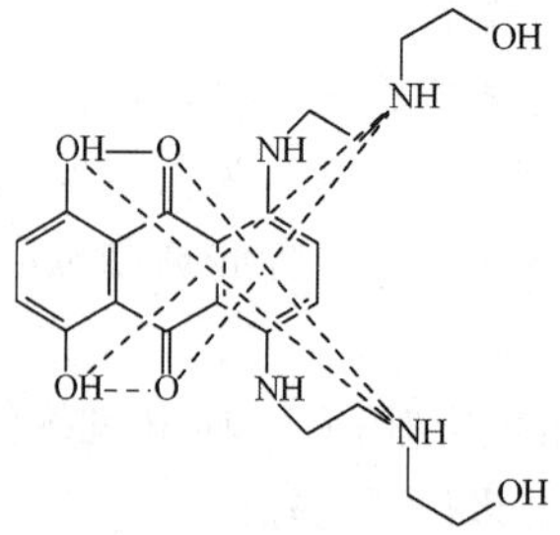

(4) 侧链之一环合为哌嗪衍生物，侧链上的仲胺变为叔胺或酰化、碳链分支都导致活性降低。

(5) 单一侧链的化合物无活性或活性低，说明有两个与 DNA 结合较为有利。

四、非醌类化合物的生物活性

丹参酮Ⅰ、ⅡA、ⅡB，隐丹参酮，异丹参酮Ⅰ、Ⅱ、ⅡB，异隐丹参酮Ⅰ、Ⅱ、Ⅲ，羟基丹参酮ⅡA，丹参酸甲酯，丹参新醌等是丹参中的主要有效成分。其主要生物活性为：可以增加冠脉流量、改善微循环、抗血小板聚集和血栓形成，并能使血液黏稠度下降，这些作用有利于改善血液循环，对心肌缺血性损伤有保护作用；具有活血祛瘀、养血安神、凉血消肿的功效，主治瘀血，头、胸、胁、腹疼痛，积聚，月经不调，痛经经闭，产后瘀滞腹痛，关节痹痛，跌打瘀肿，温病心烦，血虚心悸，疮疡肿毒，丹疹疥癣等。在临床上广泛用于治疗心脑血管疾病，如冠心病、脑中风等。另外，丹参还常用于治疗肺炎、肝炎、慢性肾功能不全、糖尿病周围神经病变、急性乳腺炎、鼻炎以及神经系统疾病等。

1. 对心血管系统的作用

丹参素能对抗心得安引起的离体冠脉收缩，但不能对抗高 K^+ 的去极化作用引起的冠脉效应。急性心肌梗塞时，如用吗啡镇痛同时给予丹参素，以拮抗其潜在收缩冠脉效应可能是有益的。丹参提取物可使室内压下降速率提高、心室主动充盈及心室顺应性提高，改善心脏舒张功能，提高心脏收缩功能；可明显增大冠脉狭窄时的冠脉流量（CBF）；对心肌缺血和重新灌流的心脏具有保护作用；对肺小动脉平滑肌有选择性舒张作用，也可开放肺毛细血管网，加速微血管的流速；能明显缩短去甲肾上腺素诱发的肺动脉高压的维持时间，其作用可能是通过影响 α-受体机制所致。

丹参酮ⅡA 磺酸钠对心肌钙反常损伤具有明显的保护作用，抑制钙内流，减轻钙反常过程中的心组织钙沉积和心肌损伤所致的蛋白（酶）释放。该作用在一定范围内具有剂量依赖关系，由于钙反常中钙的大量内流是在无钙灌流引起膜通透性增强的基础上，由氧自由基引起的脂质过氧化反应所启动，推测丹参酮ⅡA 磺酸钠可能通过膜稳定作用和氧自由基清除剂作用抑制钙离子内流，可能是一种钙拮抗剂。丹参酮ⅡA 磺酸钠对钠通道也有一定的阻断作用；对肌张力亦产生明显抑制作用；能增加冠状动脉血流量，扩张微血管，减慢心率及负性肌力等作用。

2. 对心肌缺血缺氧的保护作用

丹参酮ⅡA 磺酸钠提高缺氧的耐受力，与改善缺氧后的心肌代谢紊乱有关，能减轻缺氧引起的心肌损伤。丹参能减轻间盘受损，维持细胞膜的完整性，这可能是其发挥疗效的一个作用机制；在体缺血模型发挥的抗氧化作用，使膜的损伤减轻，钙内流受阻，是保护心肌、减轻异常电活动的重要机制；抗心肌缺血的机理主要与其开放冠脉间桥式侧支，增加缺血区血液灌注有关；还可增强皮质激素的抗移植排斥作用，使移植心脏的存活明显延长。

3. 对微循环障碍的作用

丹参素具有改善微循环障碍，改善细胞缺血缺氧所致的代谢障碍作用和解除微血管痉挛。局部滴注去甲肾上腺素(NA)造成小鼠肠系膜微循环障碍时，应用丹参素后能扩张收缩状态的肠系膜微动脉，加快血流流速，消除肠系膜的血液瘀滞，对肝脏微循环障碍有良好的纠正作用。

4. 对血小板聚集和凝血功能的影响

丹参酮ⅡA磺酸钠对血栓形成、血小板及凝血功能均有抑制作用，其中抗血小板作用强于抗凝血作用。丹参素具有抗体外血栓形成，抗血小板聚集功能(ADP 诱导)，抗内、外凝血系统功能，减少血小板及促进纤维蛋白(原)降解的作用；可抑制血小板 TXA2 的合成与释放前列腺素类缩血管物质；可抑制 ADD 诱导的血小板聚集，使血小板黏性降低，对抗血栓形成及凝血，也有促进纤维蛋白(原)溶解的作用。丹参中的活性成分与血小板 α-受体不发生交互作用，主要通过抑制环核苷酸磷酸二酯酶的活力，增加血小板中环核苷酸，从而抑制血小板的聚集和5-MT 的释放。

5. 对红细胞膜的作用

丹参素对细胞膜的保护作用是使红细胞肿胀程度减轻，而不是肿胀后不破裂，可能是增强细胞承受切向张力所致。

6. 对呼吸系统的作用

丹参对肺纤维化的保护作用较理想，对放射性肺损伤有预防作用，作用机理可能与丹参具有提高血管内皮细胞对放射线的抵抗力，降低毛细血管通透性，改善微循环的功能有关；具有保护肺毛细血管内皮细胞和肺Ⅱ型上皮细胞作用，可能是一种氧自由基的清除剂；可以减轻或预防呼吸窘迫综合征(RDS)的发生。

7. 对血脂和动脉粥样硬化斑块形成的作用

丹参素具有对内源性胆固醇(Ch)合成的抑制作用。两性霉素 B 可与动物细胞膜上的 Ch 形成复合物，使细胞膜上出现微孔，进而导致细胞死亡。在缺乏外源性 Ch 供给的条件下，若应用 Ch 合成抑制剂抑制内源性 Ch 的合成，则可阻止上述复合物的形成，使细胞免受两性霉素 B 的杀伤作用。丹参素可以影响氧化修饰的低密度脂蛋白(LDL)生成，降低动脉粥样硬化的发生。

8. 抗菌、消炎作用

隐丹参酮、二氢丹参酮Ⅰ、羟基丹参酮ⅡA、丹参酮ⅡB 和丹参酸甲酯有抑菌作用，丹参酮ⅡA、丹参酮Ⅰ及丹参新醌甲、乙和丙无抑菌作用。总丹参酮对临床分离出的 8 株耐青霉素、链霉素和金霉素的金黄色葡萄球菌和 50 株耐红霉素金黄色葡萄球菌均敏感，其最低抑菌浓度(62.5 μg/mL)比小檗碱最大浓度(500 μg/mL)的抑菌力还强。总丹参酮及其单体对人型结核杆菌 H37RV 均有不同程度的抑菌效果，尤以丹参新醌甲的效果为最强。从化学结构与抑制人型结核菌活性关系的研究结果表明，属菲醌类的丹参酮Ⅰ、属邻醌类的隐丹参酮和介于两者之间的丹参酮ⅡA，均有较强的活性。二萜醌类成分具有抑菌作用时，需要有一定的脂溶性，若母核上引入极性基团则活性降低。总丹参酮在 25～50 μg/mL 浓度时，对铁锈色毛发癣菌和红色毛发癣菌有抑制作用；以金霉素的阈下治疗量和 2%总丹参酮悬液 0.5 mL 合并应用，可以加强金霉素对金黄色葡萄球菌感染小鼠的保护作用。

丹参酮有明显地抑制大白鼠蛋清性关节肿的作用，对角叉莱胶引起的大白鼠关节肿、右旋糖酐所致大白鼠关节肿、甲醛所致亚急性关节肿、大白鼠感染性关节肿有较明显的抑制作用，可使水肿明显减轻，肿胀抑制率达51%。丹参酮还对甲醛所致的大白鼠腹膜炎有明显的抗渗出作用，其抗炎作用机制不甚清楚。有报道，丹参对大鼠中性粒细胞趋化性明显减低，并抑制溶酶体酶的释放，可能是丹参抗炎作用环节之一。明显抑制体内白细胞向炎症区的游走，丹参酮血液中的PGF2a和PGE含量明显降低，进一步揭示了丹参的抗炎机制。

9. 对肝细胞损伤的保护作用

丹参具有促进肝再生的作用，其作用机理可能与丹参改善血液循环的作用有关。在全身及局部组织血液循环改善的基础上，使门脉血流增加，改善肝脏供血和营养，可能是促进肝脏再生的重要因素。丹参活血化瘀药物改善血液循环，产生较多的胰岛素和胰高血糖素，在促进肝再生中有一定作用，可明显减轻肝坏死和炎症反应。丹参能明显降低胶原蛋白含量及血清γ-球蛋白含量，羟脯氨酸是胶原降解的产物，经尿排出，因此测定尿羟脯氨酸量可反映肝内胶原降解的速度。丹参促进胶原降解可能是通过增加胶原酶的产生或增强胶原酶的活性而实现的。丹参有促进肝纤维重吸收、抑制纤维增生的作用，这与丹参促进坏死肝细胞的修复和及时再生有关。

丹参对肝损伤大鼠的肝细胞的保护作用，是通过升高大鼠血浆纤维连接蛋白(PFN)水平，从而提高其网状内层系统的吞噬功能及调理素活性，防止肝脏的免疫损伤，达到保护肝细胞和促进肝细胞再生的作用。近年来，许多学者证实血浆PFN是单核-巨噬细胞系统的主要调理素，其主要功能之一是作为网状内皮系统吞噬作用的一种介质，对内毒素及许多损肝因子有调理作用。

10. 促进组织修复和再生

丹参可以从邻近骨组织中调动比生理盐水更多的钙，以更好地满足新骨形成对钙的需要，从而使骨折愈合加速；能促进骨细胞样细胞成熟，分泌胶原性物质和AIP，并使钙盐在胶原基质上沉积，形成骨小结节，但是浓度过高能导致对成骨细胞样细胞生长的抑制。丹参活血化瘀作用可促进组织修复和再生，如加快骨折和皮肤创伤的愈合，都可能与它的改善微循环障碍和血液流变学等作用有关，致使局部血流供应增多和营养增加，促进组织的修复和再生，还可能通过内在调节机制而影响机体的反应性。

11. 抗肿瘤作用

丹参对大鼠Walker256癌细胞血行插散确有促进作用。与环磷酰胺合用对小鼠肉瘤180有治疗作用：当与小剂量环磷酰胺合用，在部分实验中看到了协同作用，使瘤组织内DNA含量明显减少。丹参对Lewis肺癌细胞的自发转移有明显促进作用，但对原发瘤生长没有影响；对血清唾液酸的升高有抑制作用，对Lewis肺癌细胞唾液酸含量有抑制作用。对癌细胞表面有很强的作用，它能阻止植物凝集素与癌细胞表面受体发生作用；用正电荷铁蛋白作为标记物研究细胞表面电荷的变化时，发现丹参除了可增加艾氏腹水癌细胞表面电荷密度外，并可改变电荷的分布。因为细胞表面电荷密度的增加，使细胞间的排斥力增大，细胞间的黏着力降低，结果细胞易于游离而扩散，以此现象来解释丹参促进肿瘤细胞扩散的一个原因。另外，也发现丹参可使癌细胞微绒毛表面积在全部质膜表面中所占比例下降，微绒毛极化现象增加，提示丹参可活化肿瘤细胞增加运动性，也影响肿瘤细胞的扩散和转移。丹参的抗肿瘤机制可能与调整肿瘤宿主凝血-纤溶-血小板系统的功能紊乱及对宿主免疫系统的正性影响有关，并且通过对核酸代谢的影响，对肿瘤细胞具有细胞毒性作用。

12. 对环腺苷酸磷酸二酯酶的作用

丹参具有抑制体外 cAPD 的作用，且对不同组织具有特异性，其作用机制可能部分是通过改变体内 cAPD 的活性，从而改变 cAMP 水平以调节代谢过程。

13. 对中枢神经的作用

丹参和水合氯醛合并使用，中枢抑制作用显著增强，并且这种增强作用与丹参的剂量成正比。丹参抗惊作用不明显，但对苯丙胺的精神运动兴奋作用却有明显的对抗作用。能抑制丘脑后核内脏痛放电，但直接作用于神经干不能阻断其神经兴奋传导，表明其镇痛作用是中枢性的。丹参具有抑制体外试验中各组织的环腺苷酸磷酸二酯酶的活力，尤以大脑和肺的抑制最为敏感，推测大脑皮层的抑制作用，可能是通过抑制环腺苷酸二酯酶的活力，增加环腺苷酸水平而实现的。

14. 性激素样作用

总丹参酮使鼠子宫质量明显高于对照组，每天给药两次比给药一次的效果明显，但其雌激素样活性比雌二醇弱。丹参酮的雌激素样活性与雌二醇的作用有所不同，前者需通过卵巢才起作用。成年雌鼠灌胃给予丹参酮后，阴道残片出现动情期变化，亦证明其具有雌性激素样的活性。丹参酮有抗丙酸睾丸酮的作用。

15. 隐丹参酮的吸收、分布、排泄和代谢

隐丹参酮口服后在组织中的含量以脑、肺、心较高，肝、血浆、肾及脾依次递减；给药后，原形药物自大鼠尿中排出很少。隐丹参酮在动物体内发挥药理作用可能仍以原形药为主，在肠道内或肝脏的脱氢酶可能使隐丹参酮转化成丹参酮ⅡA。多种比隐丹参酮极性大的丹参素代谢物在大鼠口服药物 6 小时后才陆续在胆汁中出现，说明药物经过反复的肝肠循环，在肝脏由肝微粒体药酶催化，逐渐转化成相应的代谢产物。例如，羟基丹参酮ⅡA 可能由羟基化酶所催化，丹参酮ⅡA 与谷氨酸的缩合物则可能由酰基辅酶 A 和谷氨酸 2-N-酰基转移酶参与转化。

隐丹参酮在动物体内的生物转化可能有下列途径：隐丹参酮有部分在肝内可转化为丹参酮ⅡA，此外总酮制剂组的肠吸收较单体丹参酮ⅡA 多，也可能是其中因素之一。从十二指肠给予隐丹参酮后，胆汁中不仅有隐丹参酮，尚出现丹参酮ⅡA 的色谱峰；给丹参酮Ⅰ后，胆汁中所排出的丹参酮Ⅰ较丹参酮ⅡA 及隐丹参酮略有增多，说明不同结构的丹参酮在肝内的排出速度是不相等的。大鼠十二指肠给隐丹参酮后，胆汁中出现丹参酮ⅡA，提示隐丹参酮在肝内可经脱氢反应转化为丹参酮ⅡA，即隐丹参酮在肝匀浆内经脱氢反应转化为丹参酮ⅡA。

第四节　醌类化合物的提取与分离

醌类化合物在结构和性质上的不同，造成极性及溶解度方面差别悬殊，使提取和分离难以用一个模式来表达，但大体上有以下经验可以借鉴。

一、游离醌类的提取方法

1. 有机溶剂提取法

由于游离醌类化合物极性较小，故药材多用氯仿、苯等有机溶剂进行提取，提取液进行浓缩。如果有效成分在提取液中浓度较高,杂质较少,此时往往会有粗晶析出,必要时再进行重结晶等处理。

2. 碱提酸沉法

一些带有酚羟基、显示一定酸性的醌类化合物可用碱液来提取,然后再酸化使其沉淀析出。

3. 水蒸气蒸馏法

分子量较小的游离苯醌及萘醌化合物具有挥发性,故可用此法来提取精制。

二、蒽醌类化合物的提取与分离

1. 提取方法

从天然产物中提取蒽醌类化合物,一般采用乙醇为溶剂。无论是游离状态的或结合成甙的蒽醌类化合物,均可溶在乙醇中被提出。提取液浓缩后再依次进行分离。

对于含脂质较多的干燥材料如种子,往往先用石油醚脱脂,这样可避免提取物的组分过于复杂,但一些低极性的蒽醌化合物也有可能被提出。

一些游离状态的蒽醌成分,可用不同极性的溶剂顺次进行梯度提取,并可得到初步分离。有一些极性较强的多羟基蒽醌或具有羧基的蒽醌,在游离状态也难被低极性溶剂提出,有时还会以盐的形式存在,故在提取时应先用酸转化为游离状态,再用醇提取。

2. 分离方法

蒽醌甙与游离蒽醌化合物主要利用甙和甙元极性、溶解度不同的特点进行分离。可将混合物在氯仿-水、乙醚-水或苯-水之间进行液液萃取,甙元极性小,易溶于有机溶剂层,而甙极性大,则留在水层里。也可将总提取物置于回流提取器中,加氯仿或乙醚等有机溶剂提取游离的蒽醌衍生物,蒽醌甙类则留在残渣中。

(1) 游离蒽醌衍生物的分离

pH 梯度萃取法是分离游离蒽醌衍生物的经典方法,也是最常用的手段。根据羧基的有无及羟基数目和位置不同造成酸性大小不一的性质,使用不同 pH 的碱性水溶液,自有机溶醇中萃取酸性强弱不同的蒽醌衍生物,从而使混合物得到一定程度的分离,如自萱草根乙醇浸膏中分离游离蒽醌(图 7-1)便是一例。但对于性质相似,酸性强弱差别不大的羟基蒽醌混合物的分离则存在局限性。

色谱法对蒽醌类分离效果较好。一般都先用经典方法对其进行初步分离,再结合柱色谱或制备性薄层色谱作进一步的分离。游离蒽醌衍生物多用吸附柱色谱加以分离,但羟基蒽醌能与氧化铝形成牢固的螯合物,难以洗脱,故一般应用硅胶、磷酸氢钙、聚酰胺粉等为吸附剂。但对结构相近的同系物,企图一次分离成功也是极难达到的,往往需要改变吸附剂或溶剂,进行多次色谱处理才能收到较好的效果。

(2) 蒽醌甙的分离

蒽甙水溶性较强,分离与精制均较困难,一般不易得到纯晶,多需配合应用色谱方法进行分离。在采用柱色谱前,需用溶剂法或铅盐法除去提取物中的大部分杂质,制得较纯的总甙后再上柱分离。从大黄提取物中分离蒽甙的过程见图 7-2。

蒽醌甙柱色谱常用的载体有聚酰胺、纤维素和葡聚糖凝胶等。应用聚酰胺为吸附剂的色谱法,对羟基蒽醌衍生物的分离效果较好。羟基数目和位置不同,使聚酰胺对其吸附力强弱有

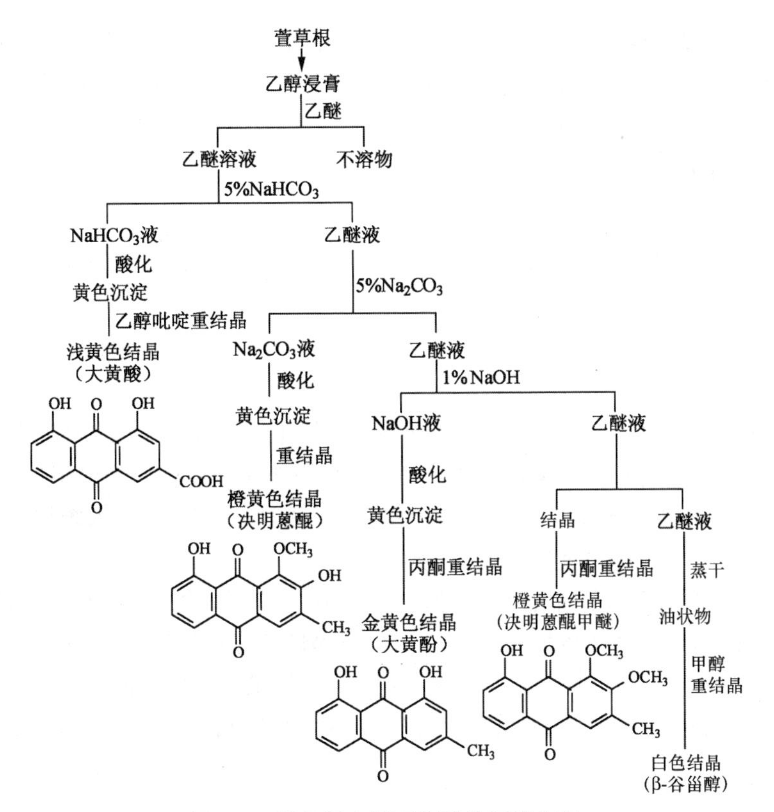

图 7-1　萱草根中游离蒽醌的提取分离

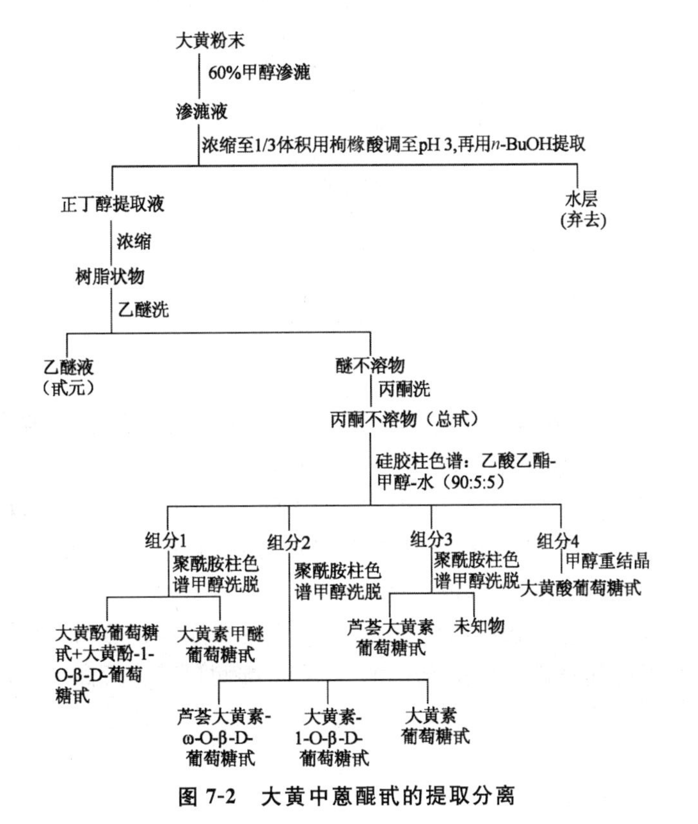

图 7-2　大黄中蒽醌甙的提取分离

差异，借此达到分离的目的。应用葡聚糖凝胶对其分离也能获得满意的结果。如在 Sephadex LH-20 凝胶柱上，曾将大黄中含有的蒽苷按分子量由大到小的顺序分离出来，将大黄 70%甲醇提取液加到凝胶柱上，并用 70%甲醇洗脱，分段收集，将依次得到二蒽酮苷、蒽酮二葡萄糖苷、蒽醌单糖苷、游离苷元。

第五节 醌类化合物的鉴定与结构测定

一、色谱鉴定

1. 薄层色谱

蒽醌及其苷的薄层色谱，多用硅胶作为吸附剂，氧化铝因吸附性太强不适用。对于游离状态的蒽醌因极性弱，可用亲脂性溶剂系统展开，如苯-甲醇(90∶10)、石油醚(40～70℃)-乙酸乙酯(9∶1)等。对蒽醌苷类化合物因极性较强，可用极性较大的溶剂系统展开，如乙酸乙酯-甲醇-冰乙酸(100∶17∶13)、氯仿-95%乙醇(3∶1)。

蒽醌及其苷本身在日光下显黄色，在紫外光下则显黄、红、橙色荧光。在薄层上用氨薰或喷氢氧化钾等碱性溶液，则颜色加深或变色。常用的显色剂有氨气、10%氢氧化钾溶液、3%氢氧化钠溶液或碳酸钠溶液、0.5%醋酸镁溶液(喷后 90℃烘 5 分钟)等。

例 中药大黄的生药粗粉，用甲醇回流提取片刻，冷后滤出滤液，作薄层色谱(图 7-3)分离。

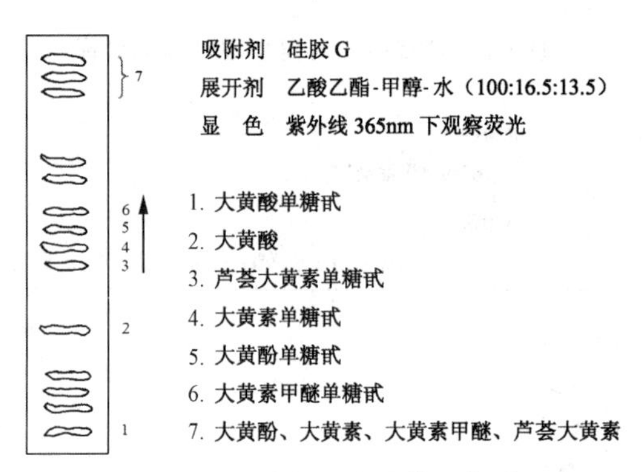

图 7-3 大黄提取物的薄层色谱

2. 纸色谱

羟基蒽醌类的纸色谱一般在中性溶剂系统中进行，可用水、乙醇、丙醇等极性较大的溶剂与石油醚、苯等极性较弱的有机溶剂混合，使其达饱和。分层后，取极性小的有机溶剂层作展开系统。常用的展开系统有石油醚(40～50℃)-丙酮-水(1∶1∶3 上层)、石油醚(60～70℃)以 97%甲醇饱和、正丁醇以 28%氨水饱和等。显色剂一般用 0.5%醋酸镁甲醇(或乙醇)溶液，喷后 90℃烘 5 分钟，可显示不同颜色的斑点。

羟基蒽醌衍生物由于羟基数目和位置的不同，表现出不同的极性，在上述展开系统中 R_f 值随化合物极性的增强而降低。根据 R_f 值的大小，可推测羟基在蒽醌环上的位置或有无其他取代基的存在。

二、波谱法的应用

蒽醌衍生物结构研究的近代方法主要是依据各种波谱数据的分析，并辅以必要的衍生物制备及降解实验等化学方法。下面简要对波谱法在蒽醌衍生物结构测定中的应用作些介绍。

1. 紫外及可见吸收光谱

蒽醌母核可划分为 a、b 两大部分：

a 部分具有苯酰基结构，即 C_6H_4-COR 部分，可给出 252 nm 及 325 nm 的强峰和中强峰。

b 部分为对醌样结构，可给出 272 nm 及 405 nm 的吸收峰。

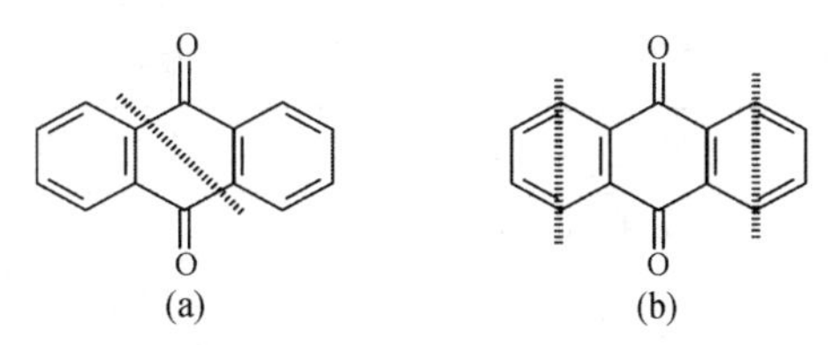

羟基蒽醌衍生物的紫外光谱与蒽醌相似，除具有上述 a 和 b 部分给出的各吸收峰外，多在 230 nm 左右有一强吸收峰。羟基蒽醌衍生物的五个主要吸收谱带大致范围如下：

第一峰　230 nm 附近

第二峰　240～260 nm(由苯酰基结构引起)

第三峰　262～295 nm(由对醌结构引起)

第四峰　305～389 nm(由苯酰基结构引起)

第五峰　400 nm 以上(由对醌结构中的羰基引起)

羟基蒽醌在 300～400 nm 之间有一宽而深的低谷，将图谱分为长波与短波两个区域。各吸收谱带具体的峰位及吸收强度与蒽醌母核上取代基的性质、数量及排列方式有关。各吸收谱带与结构间的关系有如下的规律：

(1) 第一峰与羟基数目的关系：羟基蒽醌母核上羟基数目越多，则波长为 230 nm 左右的第一吸收峰波长越长，第一峰的波长与羟基所在位置 α-、β-无关，吸收强度主要取决于 α-羟基的数目，但上述规律对多羟基取代(如五羟基、六羟基蒽醌)有不少例外。

(2) 第三吸收峰与 β-酚羟基的关系：醌样结构引起的第三峰其具体峰位和吸收强度主要受 β-酚羟基的影响，β-酚羟基能够通过蒽醌母核向羰基供电子，故使该峰红移，吸收强度也增加。蒽醌母核上具有 β-酚羟基，则第三峰吸收强度 $\lg\varepsilon$ 值均在 4.1 以上；若低于 4.1，表示无 β-酚羟基。

(3) 第四吸收峰：受给电子基团影响，一般规律是 α 位有—CH_3、—OH、—OCH_3 时，峰位红移，强度降低，而当取代基处于 β 位时，则吸收峰强度增大。

(4) 第五吸收峰：处于可见光区，为中等强度的吸收峰，主要受 α-酚羟基数目的影响，α-酚羟基数目越多，λ_{max} 红移就越多。

由于多数天然蒽醌化合物具有 4 个以上的取代基，其吸收光谱并不特别规律，在运用资料鉴定蒽醌衍生物时，应与已知标准品对照，若样品与标准品为同一物质，则两者的光谱应完全一致。

2. 红外光谱

在羟基蒽醌的 IR 光谱图上，能够看到羟基、羰基以及它们相互影响的吸收频率。在 1678

～1653 cm^{-1}区间有羰基的伸缩振动，在 3600～3150 cm^{-1}区间有羟基的伸缩振动，在 1600～1480 cm^{-1}区间有苯核的骨架振动。

(1) 羰基的频率

未取代的蒽醌羰基因其两个羰基化学环境相同，只给出一个羰基吸收，为 1675 cm^{-1} (nujol)。当蒽醌上引入其他取代基(α-羟基除外)后，羰基的伸缩频率及吸收强度都会改变，一般吸电子基团使频率变高，波数增加；给电子基团使频率变低，波数减少。若蒽醌衍生物上引入 α-羟基，因与羰基形成氢键缔合，则使羰基的伸缩振动频率显著降低。Briggs 根据 59 种蒽醌衍生物的研究结果总结出的规律见表 7-1。

表 7-1　羟基蒽醌衍生物羰基红外伸缩振动频率

α-羟基数	蒽醌类型	游离 C═O 频率/cm^{-1}	综合 C═O 频率/cm^{-1}	C═O 频率差 $\Delta_{C=O}$
0	无 α-OH	1678～1653	—	—
1	1-OH	1675～1647	1637～1621	24～28
2	1,4-或 1,5-二羟基	—	1645～1608	—
2	1,8-二羟基	1678～1661	1626～1616	40～57
3	1,4,5-三羟基	—	1616～1592	—
4	1,4,5,8-四羟基	—	1592～1572	—

(2) 羟基的频率

各种羟基蒽醌的羟基伸缩振动的谱带，随取代位置不同而有很大变化。

① α-羟基因与相邻的羰基缔合，吸收频率移至 3150 cm^{-1}以下，多与不饱和 C—H 伸缩振动频率相重叠。

② β-羟基振动频率较 α-羟基高得多，在 3600～3150 cm^{-1}区间，若只有一个 β-羟基(包括一个—CH_2OH)，则大多数在 3300～3390 cm^{-1}之间有一个吸收峰；若在 3600～3150 cm^{-1}之间有几个峰，表明蒽醌母核上可能有两个或多个 β-羟基。

3. ^1H 核磁共振谱

(1) 蒽醌母核芳氢的核磁共振信号

蒽醌母核共有八个芳氢，可分为 α-与 β-芳氢两类，即 A_2B_2 系统。α-芳氢处于 C═O 负屏蔽区，受 C═O 影响较大，处于较低的磁场(峰中心位置在 δ 8.07 ppm 左右)，而 β-芳氢受 C═O 影响较小，共振发生在较高磁场(峰中心位置在 δ 6.67 ppm 左右)。

在取代蒽醌中，如有孤立芳氢，则氢谱中应出现芳氢单峰；如有相邻芳氢，则出现相互邻耦的两个重峰($J_{邻}$=6～9.4 Hz)；如有间位二芳氢，则为远程耦合 $J_{间}$=0.8～3.1 Hz 的二重峰；若两个间位芳氢之间有甲基取代，则为丙烯耦合，两个芳氢表现为两个宽峰。

(2) 取代基的化学位移及对芳氢的影响

蒽醌衍生物中取代基的性质、数目和位置不同，对芳氢的化学位移、峰的微结构均产生一定的影响，这有利于结构的分析。

① 甲基：蒽醌核上—CH_3质子的化学位移约为 δ 2.1～2.9 ppm，为单峰或宽单峰，具体峰位与甲基在母核上的位置(α 或 β)有关，并受其他取代基的影响。

② 甲氧基：芳环上—OCH_3化学位移约为 δ 4.0～4.5 ppm 左右，单峰。甲氧基可向芳环供电子，使邻位及对位芳氢向高场位移约 0.45 ppm。

③ 羟甲基(—CH_2OH):与苯环相连的—CH_2OH,其—CH_2—质子的 δ 值约 4.6 ppm 左右(2H,双峰,此点与—OCH_3不同),其—OH 质子的 δ 值约 5.6 ppm 左右(1H)。

④ 酚羟基及羧基:α-酚羟基受 C=O 影响大,质子共振发生在很低磁场区,δ 值约 11~12 ppm,单峰。β-酚羟基 δ 值多小于 11 ppm。—COOH 质子的 δ 值也在此范围内,但酚羟基为给电子基可使邻位及对位芳氢的共振信号向高场移动约 0.45 ppm,而—COOH 则使邻位芳氢向低场移动约 0.8 ppm。

4. 质谱

蒽醌质谱的特征是其分子离子峰 m/z 208 多为基峰,裂解时均相继失去两分子 CO,形成 m/z 180 (M-CO)及 152(M-2CO)的强峰,并在 m/z 90 及 76 出现较强的双电荷离子峰。至于蒽醌衍生物,也将得到与之相应的碎片峰。蒽醌的质谱如图 7-4 所示。

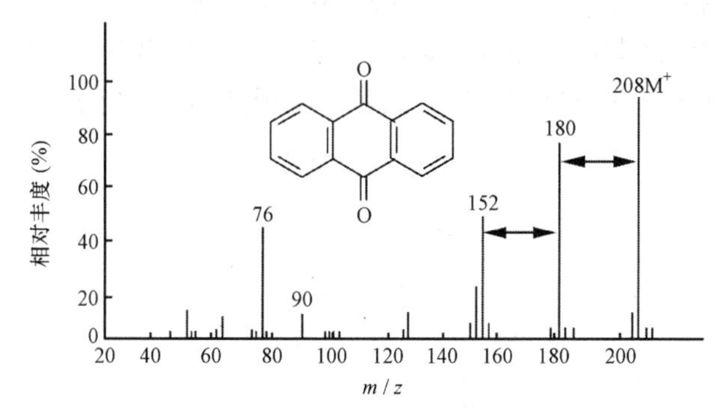

图 7-4　蒽醌的质谱图

蒽醌衍生物与蒽醌母核的裂解过程相似,羟基蒽醌可连续失去多个 CO,如单羟基蒽醌与双羟基蒽醌分别失去 3 个 CO 和 4 个 CO 分子,而具有 m/z 140 与 m/z 128 的强峰。蒽醌甲基取代物在裂解时,常伴随分子重排与环扩张,形成具有很高稳定性的 m/z 139 峰。其裂解过程如下:

-2CO　扩环　重排
m/z 166

-H·　-C_2H_2　或
m/z 166　m/z 165　m/z 139

蒽醌裂解过程如下:

-CO　-CO
m/z 208　m/z 180　m/z 152

第八章　苯丙素酚类

凡由一个或几个 C_6-C_3 单位构成，苯核上有酚羟基或烷氧基取代的天然芳香族成分都归属为苯丙素酚类，包括苯丙烯、苯丙醇、苯丙酸及其缩酯、香豆素、黄酮类、木脂素和本质素类等。它们都源于莽草酸，经苯丙氨酸或酪氨酸，脱氨氧化生成多种 C_6-C_3 型化合物的前体——对羟基桂皮酸，然后逐步形成各类衍生物。其生源途径如图 8-1 所示。

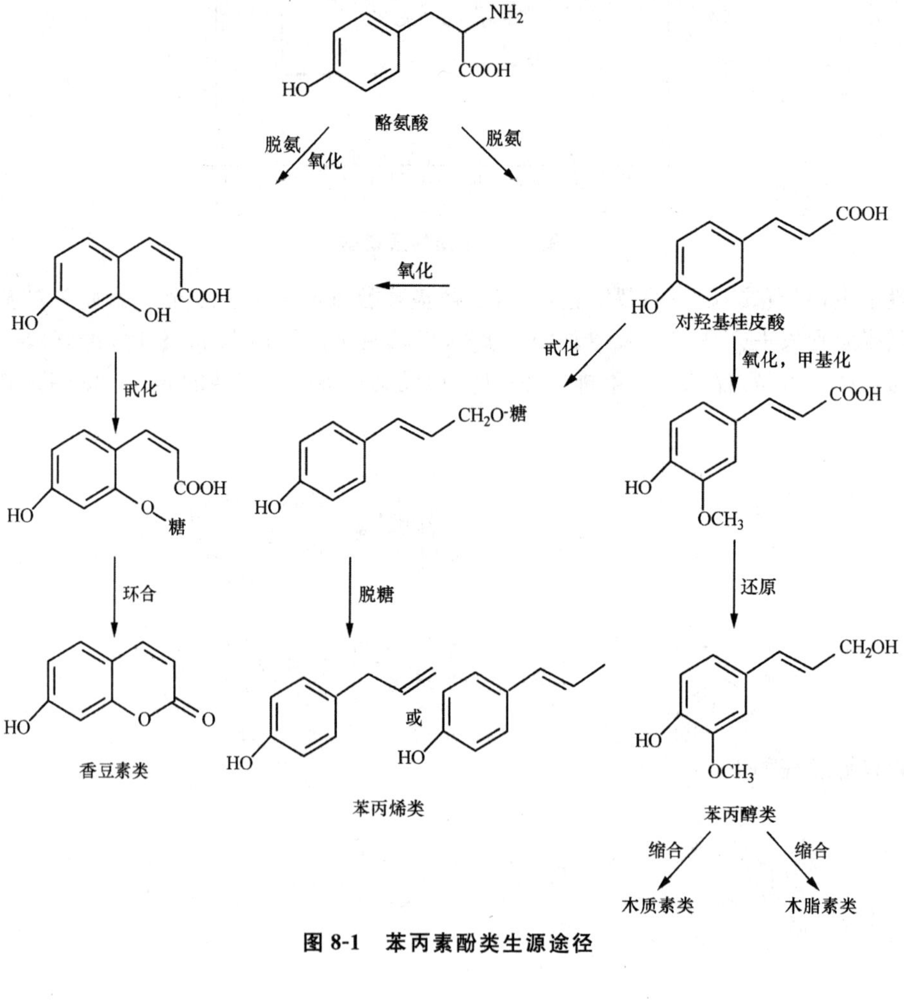

图 8-1　苯丙素酚类生源途径

第一节　苯丙烯及其衍生物

一、苯丙烯及其衍生物的结构类型

苯丙烯类基本母核有烯丙基苯类和丙烯基苯类两种，其母核结构如右图所示。

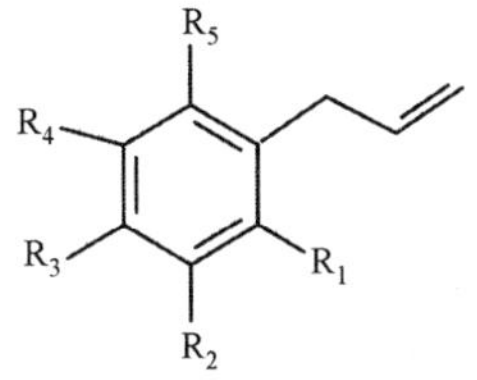

分子式中：R_1、R_2、R_3、R_4、R_5 分别可以是—H、—OH、—OCH_3 或其他取代基，但这些取代基中至少要有一个—OH 或—OCH_3。

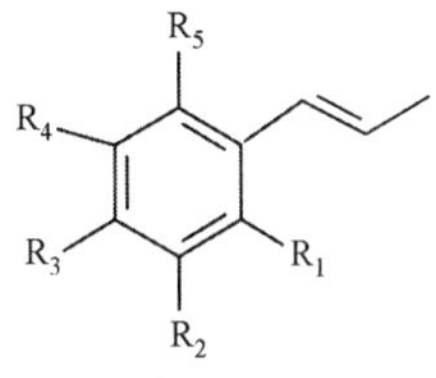

(烯丙基苯类)　　(丙烯基苯类)

苯丙烯类的衍生物有相应的醇类（如苯丙醇）、酸类（如苯丙酸）及其甙类，包括 C_3 部分全部为饱和键的化合物。

苯丙烯类成分分子量较小，具挥发性，如苯丙烯常与低萜类共存。天然产物中烯丙基苯多于丙烯基苯，也常见两异构体共存于同一植物中，如爱草醚和大茴香醚、丁香油酚和异丁香油酚。具有丙烯基的结构，尚有顺反异构体共存在同一植物中，如石菖蒲挥发油的主成分 α-细辛醚和 β-细辛醚，顺式-甲基异丁香油酚和反式-甲基异丁香油酚。丁香酚（eugenol）即 4-烯丙基-2-甲氧基苯酚，是一种无色芳香的液体酚，广泛存在于丁香油、肉桂叶油、肉桂皮油、樟脑油、肉豆蔻油等芳香油中。具有止血作用的丁香甙在丁香、女贞、黄瑞香树皮中均有分布。植物地上部分富含苯丙素甙类，如毛蕊花糖甙、leonoside A、leonoside B 等均具镇静和降压活性。羟基桂皮酸常以结合成酯的形式出现。咖啡酸和奎宁酸形成的酯分布较广。茵陈的利胆成分之一绿原酸是 3-咖啡酰奎宁酸。

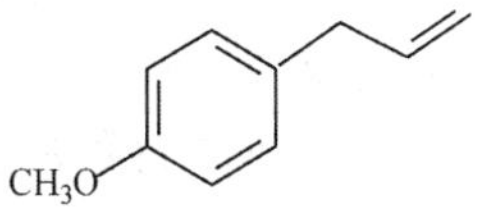

爱草醚 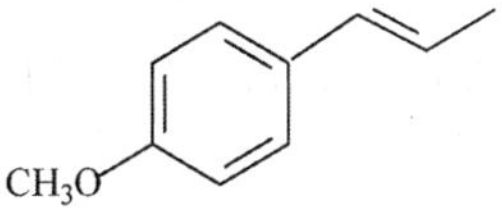　　大茴香醚 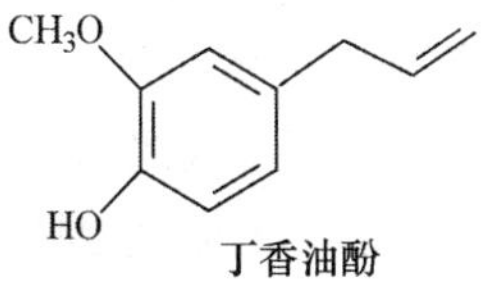　　丁香油酚

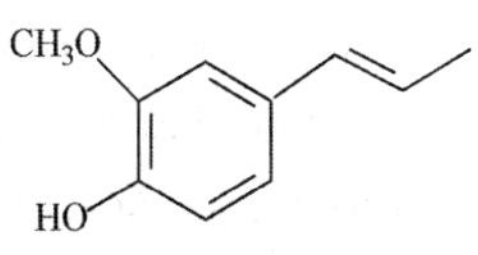

异丁香油酚 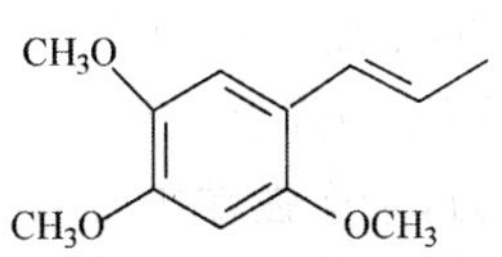　　α-细辛醚 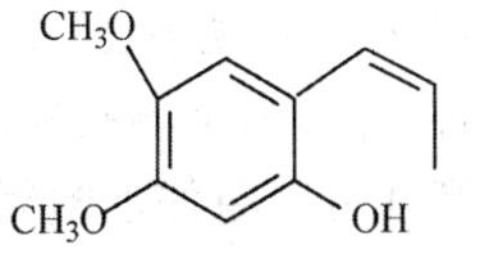　　β-细辛醚

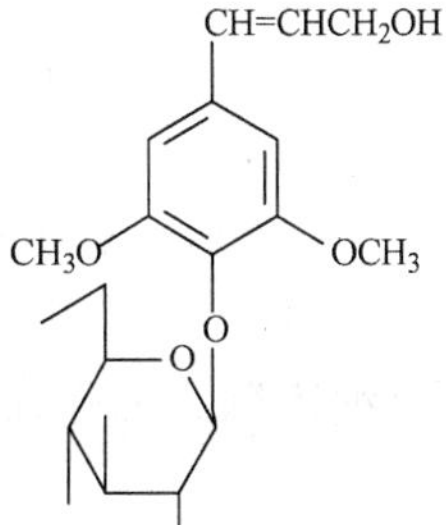

丁香甙 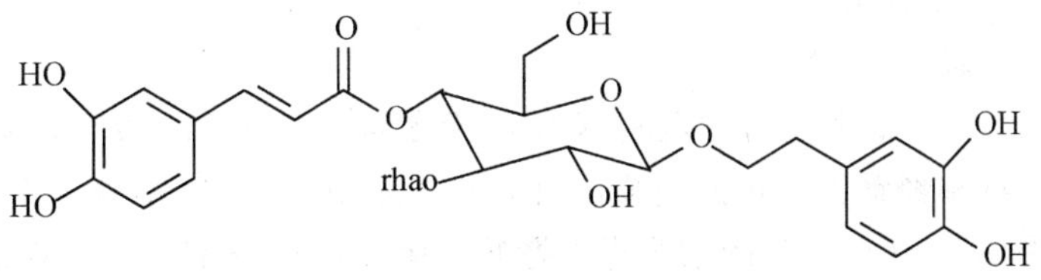　　毛蕊花糖甙

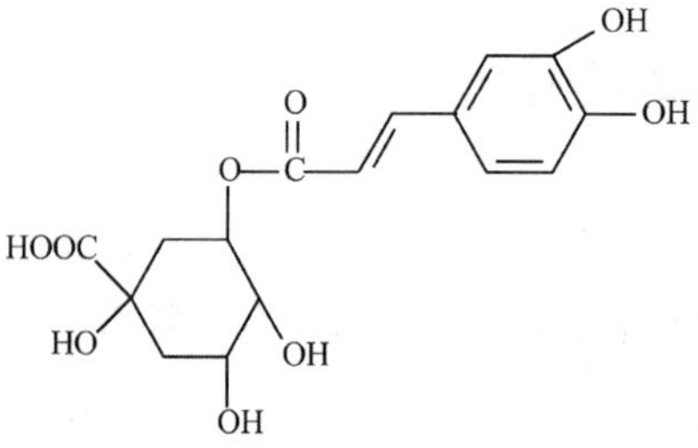

绿原酸

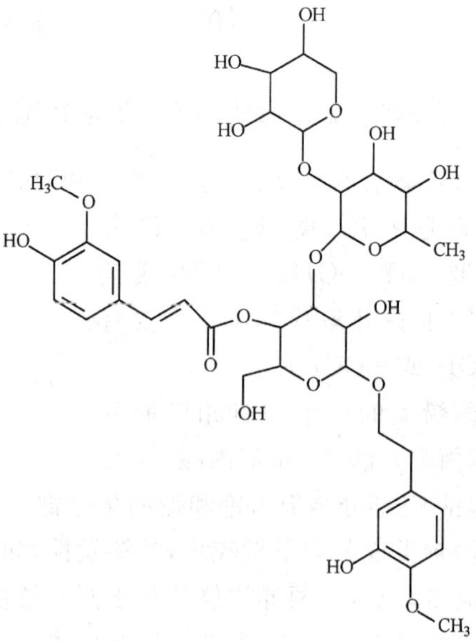

leonosidc A ($C_{35}H_{46}O_{19}$)

leonoside B ($C_{36}H_{48}O_{19}$)

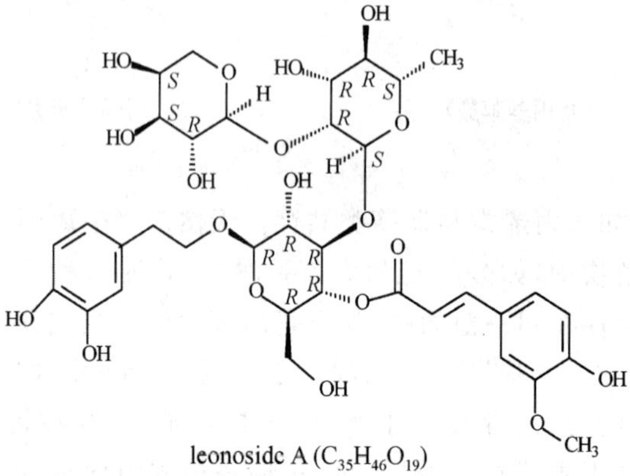

二、苯丙烯及其衍生物的生物活性

1. 丁香油酚

丁香油酚的生物活性非常广泛。可捕获和清除羟自由基和氧自由基，抑制黄嘌呤氧化酶活性和抑制化学产生超氧化物，并可直接捕获超氧化物，对核黄素-甲硫氨酸光照还原生成的活性氧亦有明显的清除作用。可使胃酸排出量和胃蛋白酶活力显著增加，还使胃黏液分泌显著增加，而酸度不增强，达到健胃、缓解腹部气胀、增强消化能力、减轻恶心呕吐等作用。可以降低皮肤对蚊咬的过敏症状而达到驱蚊作用，且对蚊虫叮咬的局部皮肤有杀菌止痒的效果。通过影响PO/AH(视前区/下丘脑前部)温度敏感神经元的放电活动，从而参与体温调节，即抑制冷敏神经元，兴奋热敏神经元，从而达到降温效果。丁香油酚不是通过减慢耗氧速度，而是通过提高在低氧条件下的氧利用能力，来增强常压密闭下抗缺氧的能力。丁香油酚为原生质毒，故有防腐作用，防腐力与酚相等；而刺激性和腐蚀性较小，可消毒龋齿腔，破坏其神经，从而减轻牙痛，镇痛作用较好。丁香提取物可能是与氨基糖甙类竞争性抑制蛋白质的合成过程而达到抑菌和抗菌作用。

2. 细辛醚

α,β-细辛醚通过阻断N-甲基天冬氨酸(NMDA)受体功能来抑制NMDA或Glu引起的兴奋性神经毒性。可透过血脑屏障进入脑组织，直接作用于中枢神经系统。可使PC-12细胞免受Abeta(1～40)的细胞毒性影响。阻止Ca^{2+}内流，达到抑制脑皮质神经细胞凋亡的作用；能提高幼鼠电刺激反应性和电致惊厥阈，有较好的抗癫痫作用。

α-细辛醚抑制肝HMG-CoA还原酶活性，降低血清低密度脂蛋白水平和胆汁胆固醇饱和指数(CSI)，达到降血脂和溶解胆石的作用机制。通过抑制T细胞增殖活化抑制气道嗜酸性粒细胞炎症，达到抑制气管痉挛收缩，消除速发哮喘反应。能抑制离体家兔肠管自发性收缩，拮抗由乙酰胆碱（Ach）、组织胺（Hist）及氯化钡（$BaCl_2$）引起的肠管痉挛，增强大鼠在体肠管蠕动及小鼠肠道推进功能，还可促进大鼠胆汁分泌。对 SGC-7901、Detroit-6、Hela 等人体癌细胞株有抗癌活性，可选择性抑制及杀伤人体癌细胞。

国外对 α-细辛醚、β-细辛醚的毒性研究主要集中在致癌、致畸、致突变的“三致”实验及细胞、基因毒性方面，尤其对 α-细辛醚研究较多。R. W. Wiseman 等报道，α-，β-细辛醚对断奶前雄性小鼠有致肝癌性。S. Kevekordes 等观察到，在来自大鼠肝脏 S 9-mix 马兜铃酸Ⅰ的外生代谢作用系统存在的情况下，β-细辛醚使沙门氏菌株基因突变。G. Hasheminejad 等报道 α-，β-细辛醚可引起大鼠肝细胞非常规 DNA 合成（UDS），且可被细胞色素 P-450 抑制剂甲氰咪呱抑制；认为烯烃中对芳香环 2-甲氧基基团结构选择性异常激活的存在，是细辛醚具有基因毒性的结构性原因。可见，在长期大剂量使用的情况下，细辛醚可导致一定毒性。Salazar 等给妊娠小鼠灌胃不同剂量的 α-细辛醚，结果 60 mg/kg 剂量组呈明显母体毒性作用，体重增加幅度减小，且出现多例胎儿畸形，主要包括脑积水、多肋骨、畸形足和唇裂。G. Chamorro 等用 α-细辛醚以每天 0、10、30 mg/kg 剂量灌胃雄性小鼠，5 天后交配，发现精子着床失败率增加，精子聚集和活动能力减弱，提示 α-细辛醚对精子有直接的毒性作用。国内现已将 α-细辛醚制成注射液，用于治疗支气管哮喘、支气管肺炎等。而目前尚无 β-细辛醚制剂用于治疗人类疾病的例子，主要用作调味剂、食品配料、酒饮料中的成分和杀虫剂。

3. 绿原酸

绿原酸是一种重要的生物活性物质，具有抗菌、抗病毒、增高白血球、保肝利胆、抗肿瘤、降血压、降血脂、清除自由基和兴奋中枢神经系统等作用。

绿原酸对有效地清除体内自由基、维持机体细胞正常的结构和功能、防止和延缓肿瘤突变和衰老等现象的发生具有重要作用。绿原酸及其衍生物具有比抗坏血酸、咖啡酸和生育酚（维生素 E）更强的自由基清除效果，可有效清除 DPPH（1，1-二苯基-2-三硝基苯肼）自由基、羟基自由基和超氧阴离子自由基，还可抑制低密度脂蛋白的氧化。杜仲绿原酸无论在体内还是体外，均有明显抗自由基作用；它含有一种可促进人体皮肤、骨骼、肌肉中胶蛋白的合成与分解的特殊成分；同时发现，杜仲绿原酸具有促进代谢、防止衰退的功能，可用来预防宇航员因太空失重而引起的骨骼和肌肉衰退。绿原酸具有清热解毒、养颜润肤、解除烟酒过多等功效。

绿原酸、咖啡酸等可通过抑制活化酶来抑制致癌物黄曲霉毒素 B_1 和苯并[a]芘的变异特性；绿原酸还可通过降低致癌物的利用率及其在肝脏中的运输，来达到防癌、抗癌的效果。绿原酸对大肠癌、肝癌和喉癌具有显著的抑制作用，被认为是癌症的有效化学防护剂。

由于绿原酸对透明质酸酶（HAase）及葡萄糖-6-磷酸酶（G-6-Pase）有特殊的抑制作用，所以绿原酸对于创伤的治愈、皮肤健康湿润、润滑关节、防止炎症以及体内血糖的平衡调控等都有一定的疗效。

绿原酸能够显著地刺激胆汁的分泌，具有利胆保肝的功效；它还可有效抑制 H_2O_2 引起的大鼠红细胞溶血作用。

绿原酸是一种新型高效的酚型抗氧化剂。如在猪油中加入少量绿原酸，可提高猪油的抗氧化稳定性，增长保质期。绿原酸具有增香和护色作用，可用于食品和果品的保鲜。它可在某些食品中取代或部分取代目前常用的人工合成的抗氧化剂。绿原酸还被用于果汁的保鲜，可有效防止饮料和食品的腐败变质，可大大提高草莓等新鲜果汁色泽的稳定性。

异绿原酸 B 对大鼠具有较强促进前列腺环素(PGI2)的释放和抗血小板凝集作用,还对血小板血栓素的生物合成和氢过氧化物诱发的内皮素损伤有极强的抑制作用;抑制豚鼠肺碎片感应的抗体诱导的 SRS-A 释放。

第二节 香 豆 素

香豆素最早是由豆科植物香豆中提得,具芳香气味而得名香豆素。从结构上看,它是顺式邻羟基桂皮酸分子内脱水而成的内酯。广泛分布于高等植物中,特别在被子植物如伞形科、芸香科、豆科、菊科、茄科、瑞香科、木犀科等科中多见。在某些真菌中也发现有香豆素类成分存在。经常与和其生源密切的桂皮酸、黄酮类、木脂素等伴生。在植物中,它往往以游离状态或与糖结合成甙的形式存在,且大多数存在于植物的花、叶、茎、果中,并且以幼嫩的叶芽中含量较高。

一、香豆素的结构类型

香豆素母核为苯骈 α-吡喃酮,环上常有羟基、烷氧基、苯基、异戊烯基等。根据香豆素母核上的取代基和骈环的情况,可分为简单香豆素、呋喃香豆素、吡喃香豆素、异香豆素和其他香豆素五类。

1. 简单香豆素类

仅在苯核上具有取代基的香豆素属简单香豆素。常见取代基为羟基、甲氧基、亚甲二氧基和异戊烯氧基等。大多数天然香豆素成分在 7 位有含氧基团,故伞形花内酯常视为香豆素成分的母体;5,6,8 位都可能有含氧基团取代;6 或 8 位也常直接连有异戊烯基。

七叶内酯 R=H

七叶内酯甙 R=glc

当归内酯

2. 呋喃香豆素类

呋喃香豆素是香豆素核上的异戊烯基与邻位酚羟基环合而成。成环后有时还伴随着降解,失去 3 个碳原子。根据并合的位置分为线性与角形。线性分子由 C_6-异戊烯基与 C_7-羟基可能是通过双键、环氧、邻二羟基结构变化合成环,三个环连成直线。此型以补骨脂内酯为代表,又称补骨酯内酯型。角形分子由 C_5,C_6 或 C_7,C_8 环合,三个环不在一条直线上,又称白芷内酯型。而 C_3、C_4 并合的极少。

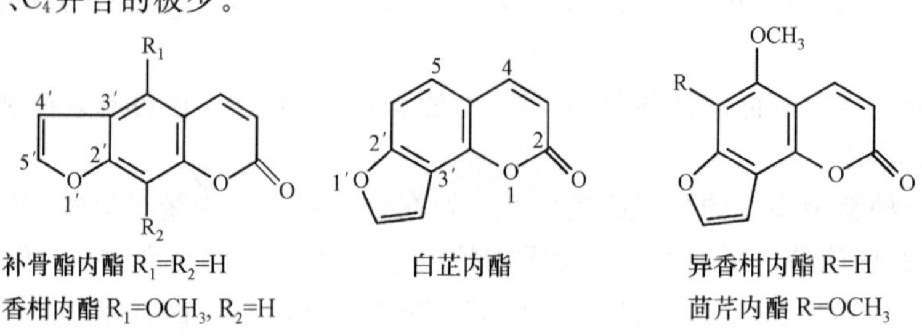

补骨酯内酯 R_1=R_2=H

香柑内酯 R_1=OCH_3, R_2=H

花椒毒内酯 R_1=H, R_2=OCH_3

白芷内酯

异香柑内酯 R=H

茴芹内酯 R=OCH_3

3. 吡喃香豆素类

吡喃香豆素是由香豆素苯环上异戊烯基和邻位羟基环合形成 2,2-二甲基-α-吡喃环结构。同呋喃香豆素一样也分线性,即 6,7-吡喃香豆素;角形,即 7,8-吡喃香豆素和 5,6-吡喃香豆素。

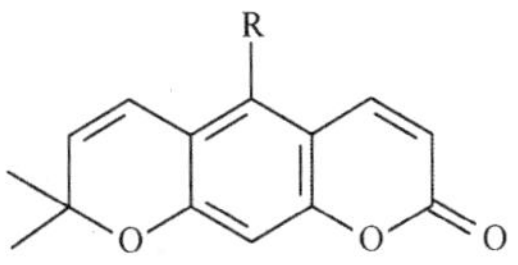

花椒内酯 R=H
美花椒内酯 R=OCH_3　　别美花椒内酯 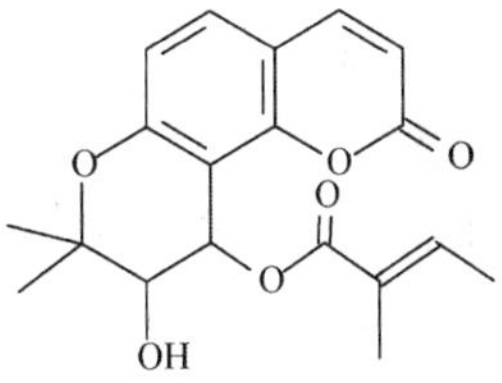　　前胡香豆素 A

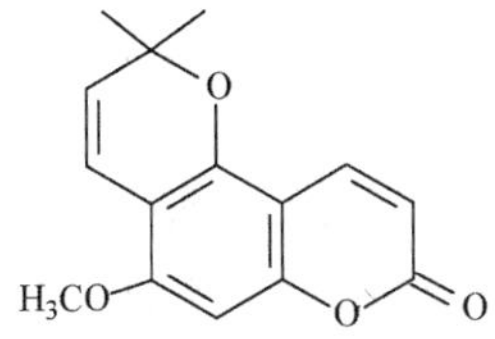

4. 异香豆素类

异香豆素可以认为是邻羧基苯乙烯醇的内酯。

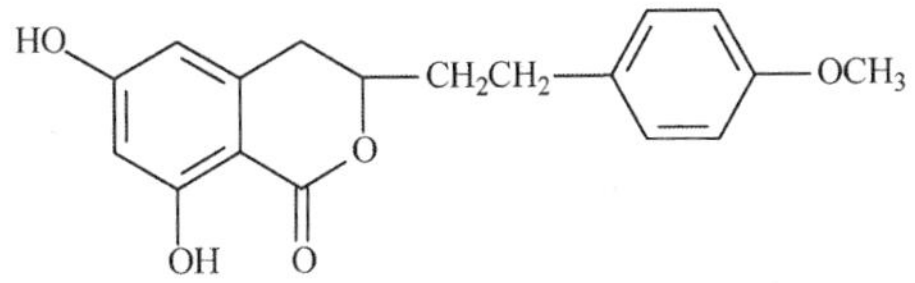

仙鹤草内酯 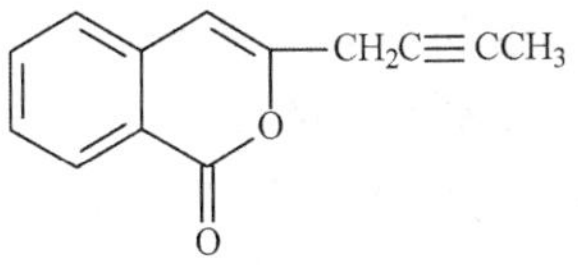　　茵陈炔内酯

5. 其他香豆素类

指不属于以上四类的香豆素成分。α-吡喃酮环上常有苯基、羟基、异戊烯基等的取代,如蟛蜞菊内酯。也有碳碳相连、醚键相连的香豆素二聚体、三聚体。

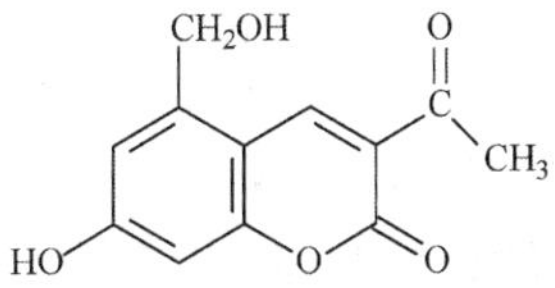

亮菌甲素 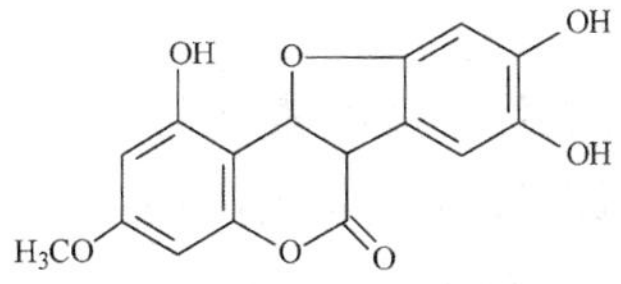　　蟛蜞菊内酯 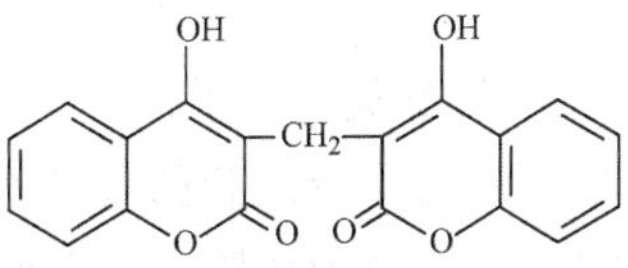　　紫苜蓿酚

二、香豆素的理化性质

1. 性状

天然游离的香豆素多有完好的结晶,大多具有香味。小分子的有挥发性,能随水汽蒸出,并能升华;而甙则多数无香味和挥发性,也不能升华。

游离香豆素一般不溶或难溶于冷水,可溶于沸水,易溶于苯、乙醚、氯仿和乙醇。香豆素甙能溶于水、甲醇、乙醇,难溶于乙醚、苯等极性小的有机溶剂。

2. 内酯的性质

香豆素及其甙类因分子中具有内酯结构,与稀碱溶液作用可水解开环,形成水溶性的顺式邻羟基桂皮酸盐。在碱性醇溶液中更容易开环。酸化又可立即环合,形成脂溶性香豆素而沉淀析出。这一性质常用于内酯类化合物的鉴别和提取分离。长时间在碱液中或紫外光下照射,顺式邻羟基桂皮酸盐可转变为稳定的反式邻羟基桂皮酸盐,酸化后不再环合(图 8-2)。

香豆素与浓碱液共沸,往往得到的是裂解产物——酚类或酚酸,因此在用碱液提取时,必须注意碱液的浓度,并避免长时间加热,以防破坏。

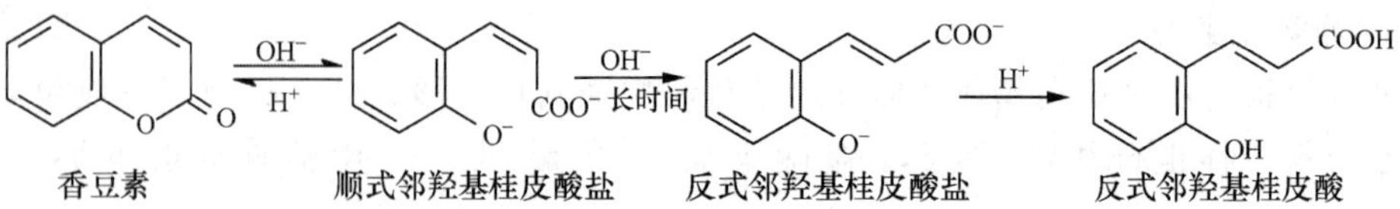

香豆素 顺式邻羟基桂皮酸盐 反式邻羟基桂皮酸盐 反式邻羟基桂皮酸

图 8-2 香豆素水解反应

3. 显色反应

(1) 荧光

香豆素衍生物在紫外光下大多具有荧光，在碱溶液中荧光增强，荧光的有无和强弱与分子中取代基的种类和结合位置有关。香豆素母核本无荧光，但其羟基衍生物，如 C_7 位上引入羟基即呈强烈的蓝色荧光，甚至在可见光下也可辨认；而 6，7-二羟基香豆素的荧光则较弱，7，8-二羟基香豆素（瑞香内酯）荧光消失。羟基香豆素若醚化则荧光减弱，色调变紫，如七叶内酯二甲醚，但白蜡树内酯（7，8-二羟基-6-甲氧基香豆素）则特殊地呈现强绿色荧光。呋喃香豆素的荧光较弱，难以辨认，一般呈蓝或棕色荧光。荧光和结构之间的关系目前尚不清楚，但这一性质在提取和检识香豆素成分时是很有用处的。

(2) 香豆素的显色反应

① 异羟肟酸铁反应：香豆素类具有内酯结构，在碱性条件下，其内酯开环与盐酸羟胺缩合成异羟肟酸，在酸性条件下与三价铁离子络合成盐而显红色。

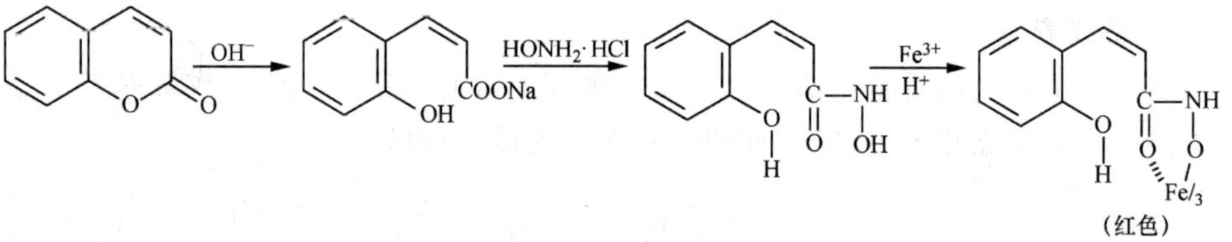

(红色)

② 与酚类试剂反应：具有酚羟基取代的香豆素能与许多酚类试剂反应，如与三氯化铁试剂产生颜色反应。若酚羟基的邻位或对位未被取代，则能与重氮化试剂反应生成红色或紫红色的偶氮染料衍生物。如酚羟基对位未被取代，或 C_6 位上没有取代的香豆素，其内酯环碱化开环后，可与 Gibb's 试剂、Emerson 试剂反应。反应机制如下：

Gibb's 反应是将香豆素样品溶于乙醇中，在弱碱性条件下，2，6-二氯（溴）苯醌氯亚胺试剂与酚羟基对位活泼氢缩合成蓝色化合物。

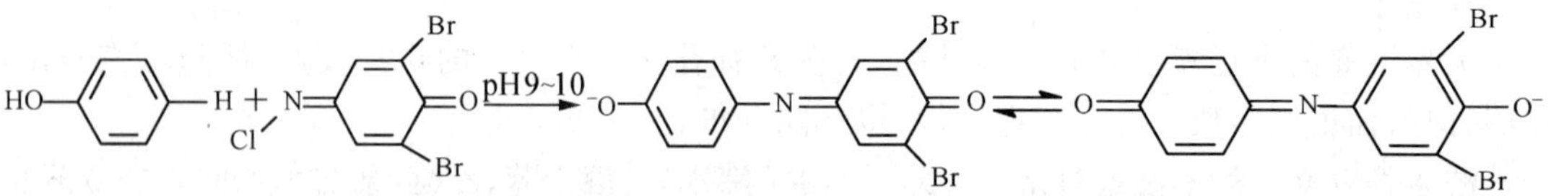

Emerson 反应是将香豆素样品溶于碱性溶液中，加入 2% 的 4-氨基安替比林和 8% 的铁氰化钾试剂，与酚羟基对位的活泼氢生成红色缩合物。

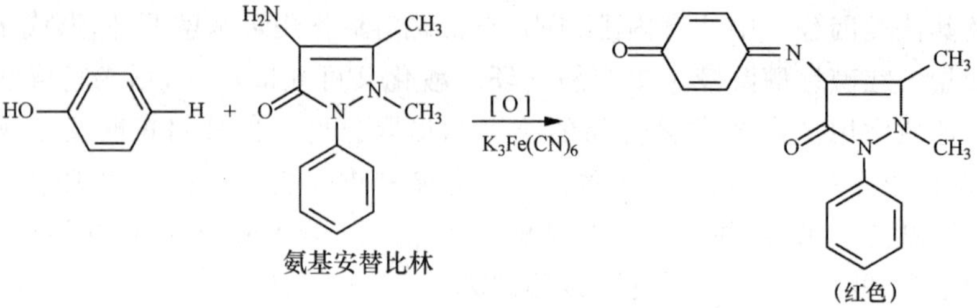

氨基安替比林 (红色)

三、香豆素的生物活性

香豆素类成分具有多方面的生物活性，如祖师麻中分得的瑞香素、伞形花内酯具有扩张冠状血管，增加冠脉血流量，减少心肌耗氧量，改善心肌代谢，促进心功能恢复，扩张末梢血管以及抗动脉血栓形成和抑制血小板凝集等作用，并有兴奋垂体-肾上腺皮质系统的抗炎作用。从假密环菌的代谢物中分离出的亮菌甲素可用于治疗胆囊炎。从蛇床子中分离出的蛇床素能治疗脚癣、湿疹、阴道滴虫等。白芷根中的白芷素有较显著的扩冠作用。岩白菜、矮地茶、鬼灯檠等中所含的矮茶素对治疗慢性支气管炎有较好的镇咳效果。豆科植物补骨脂中分离出具光敏作用的花椒毒内酯在光化学疗法治疗银屑病上取得良好的效果。泽兰内酯、7-甲氧基香豆素、蟛蜞菊内酯均显止血作用。海棠果内酯、双香豆素却具抗凝血作用。伞形花内酯、佛手内酯、补骨脂素等还有吸收紫外线和抗辐射作用。胡桐中香豆素(+)-calanolide A 是强大的 HIV-1 逆转录酶抑制剂，作为艾滋病药物研制，美国 FDA 已经批准进入三期临床。

香豆素类药物是一类口服抗凝药物，它们的共同结构是 4-羟基香豆素。同时，双香豆素还可以用于对付鼠害。当初人们在牧场牲畜因抗凝作用导致内出血致死的过程中发现了双香豆素，意识到这一类物质的抗凝作用，从而成为了一种重要的抗凝血药物。常见的香豆素类药物有双香豆素、华法林(苄丙酮香豆素)和醋硝香豆素(新抗凝)。香豆素类药物与维生素 K 的结构相似，能抑制凝血因子在肝脏的合成，是维生素 K 拮抗剂。其作用机制是：药物在肝脏与维生素 K 环氧化物还原酶结合，抑制维生素 K 由环氧化物向氢醌型转化，维生素 K 的循环被抑制。即含有谷氨酸残基的凝血因子Ⅱ、Ⅶ、Ⅸ、Ⅹ的羧化作用被抑制，而其前体是没有凝血活性的，因此凝血过程受到抑制，但它对已形成的凝血因子无效。

双香豆素体外能抑制艾氏腹水癌(EAC)细胞的增殖，主要通过抑制核酸的合成。双香豆素口服吸收慢且不规则，吸收入血后几乎全部与血浆蛋白结合，这种高比例的结合是双香豆素经肾排泄极微的部分理由，主要积聚在肺、肝、脾和肾，很少或完全不进入脑脊液中。最后经肝细胞微粒体的酶系统羟基化，成为无活性的化合物自尿中排出。用于静脉血栓、肺栓塞、心肌梗塞及心房纤颤的栓塞。个别病人用双香豆素后可能会出现头痛、恶心、腹泻、皮肤过敏等副作用。口服过量易引起出血，最常见的出血部位在皮肤黏膜，特别易见于原受损部位如心肌梗塞后心内出血或心包出血。胃肠道和泌尿生殖道最常遇到的是无症状的血尿，也有瘀斑、鼻血、齿龈出血和咯血。所以，具有出血倾向的病症忌用双香豆素，如血液恶病质、胃肠道溃疡、恶急性细菌性心内膜炎、妊娠、严重肝肾功能不全、严重高血压等患者。

瑞香素对蛋黄乳引起的高胆固醇血症有明显降低胆固醇作用；还通过抑制前列腺素和白三烯合成，抑制环氧化酶和 5-脂氧化酶活性，产生抗炎和抗变态反应。瑞香素并非作为单纯的螯合剂剥夺或降低宿主红细胞或疟原虫体内的铁储备，而很可能是作为酶抑制剂定向结合于以铁为活性中心的生物大分子，从而抑制这些与疟原虫生命攸关的酶活力，最终导致疟原虫的死亡，达到抗疟作用，在体内外均有效。瑞香素是通过抑制细菌线粒体中琥珀酸氧化酶产生抗菌作用，此种抗菌机理也表现在对肿瘤 L1210 的细胞毒活性上，其对肿瘤细胞毒活性与瑞香素的氧化程度有关。瑞香素能减慢异常情况下的机体耗氧速度达到抗缺氧作用。瑞香素在体外能抑制酪氨酸特异性蛋白激酶、EGF 受体、丝氨酸/苏氨酸特异性蛋白激酶，包括 cAMP 依赖性蛋白激酶(PKA)和蛋白激酶 C(PKC)的活性，并作为Ⅱ型蛋白激酶 A 的较特异抑制剂。通过比较瑞香素与其他香豆素衍生物的结构，发现 C_8 羟化可能是瑞香素作为蛋白激酶抑制剂所必需的。瑞香素及其铜、锌配合物具有较强的抑制 O_2^- 生成的能力，且能抑制由 O_2^- 诱导的 Hb 氧化及膜脂质过氧化，具有 SOD 样活性。瑞香素可通过血脑屏障进入脑，可被血、肝、肾、肺等组织代谢，在脏器中浓度由高到低的顺序依次为肝、肾、肺、脾、血浆、脑、肌肉、睾丸、心。

伞形花内酯又叫伞形酮、7-羟香豆素。针状结晶（水），熔点 225～228℃，能升华，1g 溶于约 100 mL 沸水，易溶于乙醇、氯仿、醋酸，溶于稀碱，略微溶于乙醚。存在于伞形科植物胡萝卜（*Daucus carota* L. var. *sativa* DC）的根、豆科植物多变小冠花（*Coronilla varia* L.）的种子、芸香科植物芸香（*Ruta graveolens* L.）全草中。有抗菌、降压、抗癌作用，可用于酸碱指示剂及测定钙铜的荧光指示剂。

亮菌甲素是黄色或橙黄色结晶粉末，无臭。本品在稀碱溶液中溶解，在乙醇或甲醇中极微溶，在水中几乎不溶。亮菌甲素能促进胆汁分泌，对胆道口括约肌有明显的解痉作用，调节胆道系统压力和降低十二指肠紧张度，促进胆道内容物排泄；调节并促进免疫功能及增强吞噬细胞的作用而产生抑菌作用，并能改善蛋白质代谢，调节肝功能；具有消炎、利胆、止痛及降低转氨酶、消除腹胀和腹痛等作用。用于急性胆囊炎、慢性胆囊炎急性发作及慢性浅表性胃炎和慢性浅表性萎缩胃炎等；严重胆道梗阻者禁用。

蛇床子素具有杀虫止痒、温肾壮阳之功，同时有抗衰老、抗骨质疏松、抗过敏等作用，既可外用，亦可内服。在临床上广泛用于解痉、降血压、抗心律失常、增强免疫功能及广谱抗菌方面；温肾壮阳，燥湿，祛风，杀虫；用于阳痿、宫冷、不孕、寒湿带下、湿鼻腰痛；外治外阴湿疹、妇人阴痒、滴虫性阴道炎。蛇床子素有阻断 Na^+、Ca^{2+} 内流的作用，从而减少真菌对纤维素（细胞壁成分）的附着能力，同时能抑制对葡萄糖的吸收，造成了真菌菌体糖饥饿，引起相关细胞壁水解酶活性升高，可溶性蛋白含量增加，菌丝大量断裂；对心肌细胞膜 Na^+ 和 Ca^{2+} 内流有明显的抑制作用，从而发挥抗心律失常作用。由于抑菌机制与常规杀菌剂不同，所以有独特的防菌效果；对小麦赤霉病、棉花立枯病、油菜菌核病、大蒜叶斑病、梨轮纹病、辣椒疫霉病、瓜类白粉病也有很好的抑菌作用，有较广谱的抑菌活性，并能杀灭卵菌纲真菌。蛇床子提取物有雄性激素样作用，并对精子有杀灭作用，能成为一种阴道避孕药。蛇床子素有较强的抗组胺作用，对被动皮肤过敏反应有较强的抑制作用。蛇床子素能选择性地兴奋支气管平滑肌上的 β_2 受体，有较强的支气管扩张、祛痰、解痉和平喘作用。蛇床子素对诱癌剂黄曲霉素 B_1 有较强的抗诱变作用；能使正定霉素和环磷酰胺诱发的 SCE（离体细胞姐妹染色体互换）频率下降；对环磷酰胺诱发的小鼠骨髓细胞染色体畸变和微核发生有对抗作用，并随剂量的增加，其畸变率和微核细胞率逐渐降低。

蟛蜞菊内酯能明显刺激肝细胞再生，有抗肝毒作用；为 5-脂氧化酶的选择性抑制剂；用作蛇咬解毒剂；有止血作用。

补骨脂素对白血病细胞有较强的杀伤作用，主要作用于急性淋巴细胞型白血病细胞与急性粒细胞。补骨脂素为光敏性化合物，需辅以日光或紫外线照射。用药后作用于受损细胞邻近尚未完全破坏或正常的黑素细胞，使酪氨酸酶活性增加，促进黑素合成。补骨脂素与 DNA 形成复合物产生交联作用，抑制 DNA 合成，使细胞微绒毛变短、减少，有的细胞表面出现鼓泡或裂孔，使细胞中的大多数线粒体变性、空泡化，游离核糖体减少，可见核溶解等现象，达到抗癌作用。补骨脂素存在于豆科植物补骨脂 *Psoralea corylifolia* L. 果实、伞形科植物珊瑚菜 *Glehnia littoralis* Fr.，*Schmidr ex* Miq. 根茎、软毛独活 *Heracleum lanatum*

Michx. 叶、芸香科植物芸香(臭草)*Ruta graveolens* L. 全草、桑科植物无花果 *Ficus carica* L. 的叶和根中。

四、香豆素的提取与分离

一般利用香豆素的溶解性、挥发性及具有内酯结构的性质进行提取分离。游离香豆素大多极性较低、亲脂性强,其甙的极性较高,因此系统溶剂法是较适用的方法。但须注意,香豆素类成分并不都很稳定,酸、碱、热、色谱分离时的吸附剂,甚至重结晶的溶剂都有致次生物质产生的可能。

1. 系统溶剂法

常用石油醚、苯、乙醚、乙酸乙酯、丙酮和甲醇顺次萃取。一些具有含氧基团的香豆素,由于杂质助溶作用,而溶于热的石油醚中,待浓缩和冷却后,游离香豆素即可结晶析出。乙醚是多数香豆素的良好溶剂。一些极性较大的游离香豆素及香豆素甙,则在乙酸乙酯、甲醇等溶剂中提出。

2. 水蒸气蒸馏法

小分子的香豆素具有挥发性,可采用水蒸气蒸馏法进行提取和分离。

3. 碱溶酸沉法

香豆素类化合物多呈中性或弱酸性,所以常与中性、弱酸性杂质混在一起。可利用内酯遇碱能开环溶解,加酸又环合沉淀的特性加以分离,具体做法大致如下:原料用 0.5%氢氧化钠水溶液稍加热提取,提取液冷却后再用乙醚除去杂质,然后加酸调节 pH 到中性,适当浓缩,再酸化,则香豆素类或其甙即可析出。但此法不大理想,因在碱化加热过程中香豆素很可能被破坏。

4. 色谱分离法

除了上述的经典方法外,目前色谱技术也是分离、精制香豆素类成分的常用手段。结构相似的香豆素混合物往往须用色谱方法才能有效地分离。常用硅胶、聚酰胺、中性或酸性氧化铝作为柱色谱的吸附剂。洗脱剂常用石油醚、正己烷与乙酸乙酯等混合溶剂依次增加极性以达分离目的。离子交换树脂、大孔吸附树脂也常用来配合富集、分离或纯化香豆素。除了柱色谱外,其他色谱方法诸如制备薄层色谱、气相色谱、高效液相色谱、逆流分溶法等都可用于香豆素的分离和纯化。

独活是常用的祛风湿中药,具有祛风、除湿、止痛之功效。化学成分主要是香豆素类化合物。实验结果表明,独活水提液可较好地拮抗钙通道阻滞剂受体的活性,能调节心律失常。提取分离方法是:将独活干燥根用 50%甲醇液温提 3 次,减压回收甲醇。水液用乙酸乙酯萃取 4 次,水溶液部分流经 732(H)型阳离子交换树脂除去碱性成分。流出的水溶液上 DA-201 大孔吸附树脂柱。依次用 50%乙醇和 95%乙醇洗脱,UV 365 nm 检测荧光,收集紫蓝色荧光带,得水溶性独活总香豆素。总香豆素以硅胶分配柱分离,依次用水饱和氯仿、氯仿(水饱和)-甲醇-1%甲酸(8∶2∶1～4∶2∶1)进行梯度洗脱,TLC 荧光检测,得到纯晶Ⅰ(二氢欧山芹醇-β-葡萄糖甙)和粗品Ⅱ。粗品Ⅱ先后经 Sephadex LH-20 柱和硅胶制备薄层色谱分离得单体Ⅱ(2′-(1″,2″,3″-三羟基)异戊基-白芷内酯醇)。

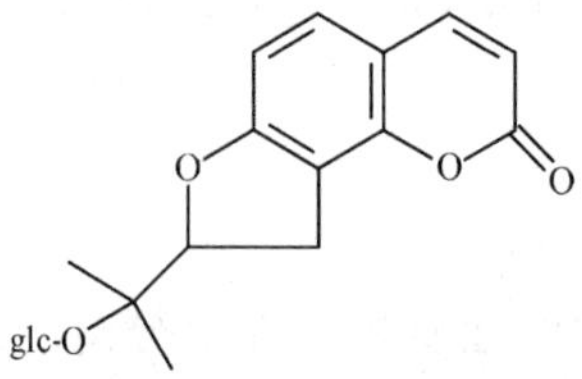

二氢欧山芹醇-β-葡萄糖甙 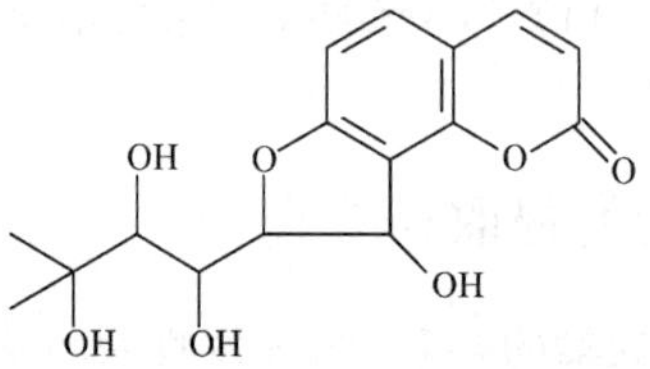　　2′-（1″，2″，3″-三羟基）异戊基-白芷内酯醇

五、香豆素类化合物的鉴定与结构测定

香豆素类化合物目前主要用 UV 光谱、IR 光谱、NMR 谱和 MS 谱结合化合物的理化特性进行鉴定与结构测定。必要时进一步作降解、制备衍生物及合成，以求结构的最后确认。色谱法在有标准品对照时，也是一种简便和有价值的鉴定方法。

1. 色谱鉴定

(1) 纸色谱法

简单香豆素类常用展开剂：① 水饱和正丁醇；② 水饱和氯仿；③ 0.5%硼砂溶液预处理，以水饱和的正丁醇或乙酸乙酯展开。后者与有邻二酚羟基或 1,2-二元醇羟基结构（如糖部分的结构）的香豆素能络合成硼酸酯，R_f值显著低于没有这种结构的香豆素类。呋喃香豆素类亲脂性较简单香豆素强，采用以二甲基甲酰胺为固定相，用己烷-苯（8∶2）为流动相分离效果较理想。

由于香豆素衍生物的内酯母核、羟基取代基的多寡及结合的位置和成甙结构不同，在分离时受溶剂系统酸、碱性的影响，会使 R_f值改变，影响分离效果。一元和二元羟基香豆素衍生物在碱性溶剂系统中分离时，其 R_f值可随化合物酸性强弱而有显著改变。酸性弱，R_f值则大；酸性强，R_f值则小。香豆素甙类化合物和其甙元在酸性和中性溶剂系统中，其甙的 R_f值大于其甙元；在碱性溶剂中则相反。

(2) 薄层色谱法

香豆素类的薄层色谱用得最多的吸附剂是硅胶，其次是纤维素和氧化铝。一般来说，凡香豆素母核上的羟基取代数目愈多，则 R_f值愈小；当羟基为甲氧基时，则 R_f值相应增大。简单香豆素常用展开剂：① 甲苯-甲酸乙酯-甲酸（5∶4∶1）；② 苯-丙酮（9∶1）。呋喃香豆素类常用展开剂：① 氯仿；② 正己烷-乙酸乙酯（7∶3）；③ 石油醚-二氧六环（5∶1）。

羟基香豆素在紫外光下一般有强的荧光，容易辨认；呋喃香豆素则较弱，但也能在紫外光下显蓝、棕、绿、黄等荧光。必要时可借氨蒸气薰或 10%KOH 醇液、20%$SbCl_2$氯仿液显色。此外，常用显色剂还有：① 重氮化试剂；② 碘-碘化钾试剂；③ Emerson 试剂、Gibb's 试剂（可确定 C_6是否有取代基存在）；④ 异羟肟酸铁试剂；⑤ 三氧化铁试剂等。

2. 波谱鉴定

(1) 紫外光谱

未取代的香豆素呈现三个紫外吸收峰，分别为 λ_{max} 275 nm、λ_{max} 284 nm 和 λ_{max} 310 nm，它们分别为苯环 B 带，α，β-不饱和内酯的 K 带和 R 带的位移峰。如母核上引入取代基后，其紫外吸收峰一般发生红移，取代基对红移影响的顺序如下：—OH＞—OCH_3＞—CH_3。例如，香豆素的最大吸收峰为 275 nm，7-甲基香豆素为 284 nm，7-甲氧基香豆素为 322 nm，7-羟基香豆素为 325 nm。若有呋喃或吡喃骈环，香豆素的最大吸收峰稍向紫移。

在碱性溶液中，多数香豆素类化合物的吸收峰比在中性或酸性溶液中更显著地发生红移，且吸收系数值增大。这一性质有助于结构的确定。

有些香豆素在近中性溶液中，实际上处于闭环的内脂型和开环型的动态平衡中，此时所表现出的紫外吸收峰实际上是二者的总和。当加入酸后，平衡移向闭环的内酯型，此时所表现出的紫外吸收峰才是真正的香豆素的吸收峰。加入碱后，平衡移向开环型，所表现出的紫外吸收峰是邻羟基桂皮酸衍生物的吸收峰。例如，从亮菌甲素的紫外吸收值可以看出这些规律(表 8-1)。

表 8-1 亮菌甲素的紫外吸收值

试剂	50%EtOH λ/nm(lg ε)			
加 HCl	254(3.9)	283(3.65)	370(4.23)	427(4.21)
加 KOH	254(3.95)	284(3.79)	370(4.38)	427(4.70)

(2) 红外吸收光谱

香豆素的红外吸收和 α-吡喃酮相似。与芳环共轭的 α-吡喃酮的羰基多位于 ν 1695～1725 cm^{-1}，与羰基共轭的 3,4 位烯键峰多位于 1625～1640 cm^{-1}。C_1 位氧原子所形成的 C—O 键的吸收峰多位于 1260～1280 cm^{-1} 间。由于香豆素具有芳环结构，故在 1500～1600 cm^{-1} 和 700～900 cm^{-1} 之间有苯环的特征吸收峰。如有羟基取代，则在 3200～3600 cm^{-1} 有羟基的特征吸收峰。

(3) 质谱

香豆素母核有较强的分子离子峰，基峰常是失去 CO 的苯骈呋喃离子。香豆素类化合物的质谱图中都有连续脱去 CO 的碎片离子峰，含氧取代基越多，脱 CO 的峰越多。7-甲氧基香豆素的分子离子峰是基峰，由于具有甲氧基，因此形成$[M\text{-}CO\text{-}CH_3]^+$峰。

$M^{+\cdot}$ m/z 176(100) —(−CO)→ m/z 148(82) —(−CO)→ $C_8H_8O^{+\cdot}$ m/z 120(8)

m/z 148(82) —($-\dot{C}H_3$)→ m/z 133(83) —(−CO)→ m/z 105(12) —(−CO)→ $C_6H_5^{+\cdot}$ m/z 77(27)

(4) 核磁共振谱

无取代基香豆素共有六个质子，受内酯羰基吸电子共轭效应的影响，C_3、C_6 和 C_8 的质子信号在较高场，C_4、C_5 和 C_7 上的在较低场。它们化学位移在 6～8 ppm 之间。C_3—H 位于羰基的邻位，δ=6.25 ppm，C_4—H 为 7.91 ppm。两者发生邻耦，$J_{3,4}$=9.5 Hz。苯环上四个氢相互耦合，位于 7.02～7.52 之间，呈多重峰。若苯环上有取代基，则氢谱较简单。如 7,8-二甲氧基香豆素的 ^{1}H NMR 谱两个甲氧基峰 δ 分别为 3.84 ppm 和 3.91 ppm。C_3，C_4 两个质子产生典型的 AB 系统四重峰，化学位移分别在 6.13 ppm 和 7.8 ppm，J=9.2 Hz。C_5，C_6 两个质子亦组成 AB 系统四重峰，δ 分别为 7.25 ppm 和 6.95 ppm，J=7.8 Hz。

第三节　木　脂　素

木脂素(lignans)是一类由苯丙素氧化聚合而成的天然产物。多数是游离的,也有少数是以甙的形式存在。由于较广泛地存在于植物的木质部和树脂中,或在开始析出时呈树脂状,故称为木脂素。最早对木脂素的认识是由两分子苯丙素以β-碳原子相连而成的化合物。随着新的天然木脂素成分不断发现,对木脂素提出了新的定义。由桂皮酸或桂皮醇氧化聚合而成的化合物称为木脂素,而由丙烯苯或烯丙苯氧化聚合而成的化合物称为新木脂素。前者主要广泛存在于双子叶植物中,后者只存在于樟科、木兰科、蒺藜科等少数科属中。它们的结构中多具有醇羟基、酚羟基、甲氧基或亚甲二氧基、羧基、内酯基等。

一、木脂素的结构类型

已知的木脂素按其基本碳架及缩合情况,可分为简单木脂素、单环氧木脂素、木脂内酯、双环氧木脂素、环木脂素、环木脂内酯、联苯环辛烯型和其他木脂素类八种。

1. 简单木脂素

愈创木树脂中的愈创木脂酸和从珠子草中分得的叶下珠脂素属简单木脂素。

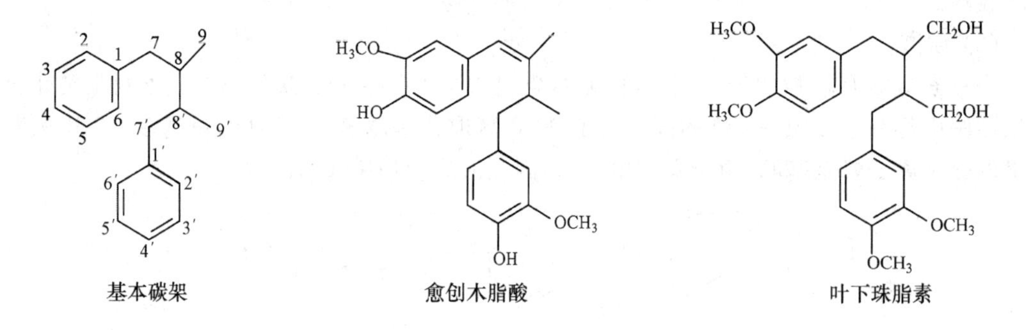

基本碳架　　愈创木脂酸　　叶下珠脂素

2. 单环氧木脂素

按氧环环合位置分 7-7′、9-9′、7-9′三种形式的四氢呋喃结构。

7-7′ 环合　　9-9′ 环合　　7-9′ 环合

翼梗五味子中分离得到的恩施脂素是 7-7′环合成的四氢呋喃环。从毕澄茄果实中分得 9-9′环合的毕澄茄脂素。1-落叶松脂素是从矮陀陀分得的 7-9′环合的化合物。

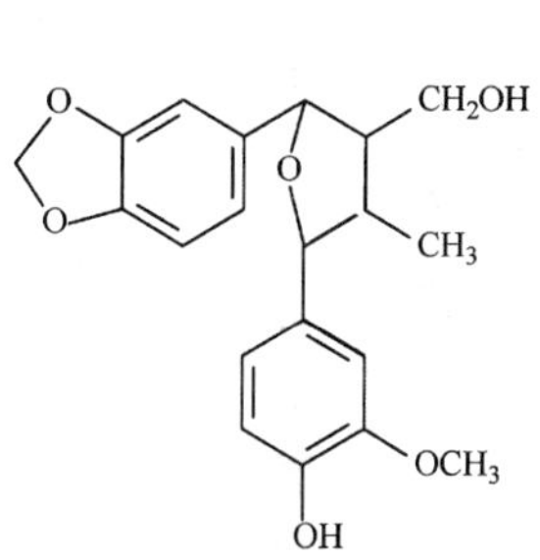

恩施脂素 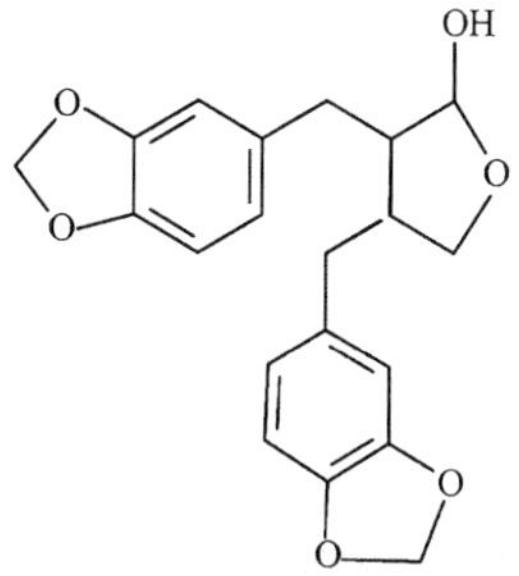　　毕澄茄脂素 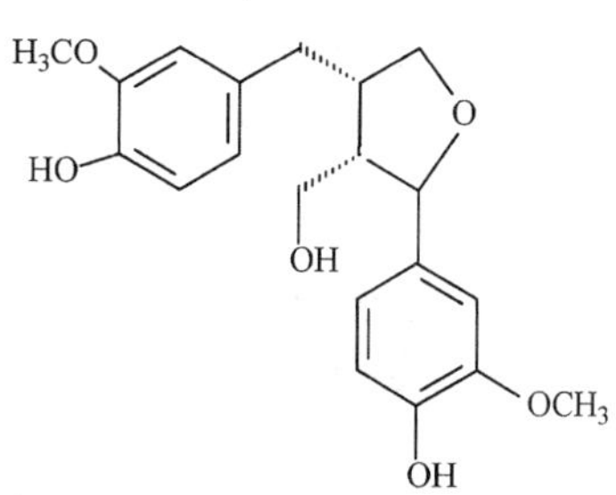　　1-落叶松脂素

3. 木脂内酯

木脂内酯是单环氧木脂素的氧化物，其中包括一些单去氢和双去氢化合物。在生物体内它们是环木脂内酯的前体，常共存于同一植物体内。

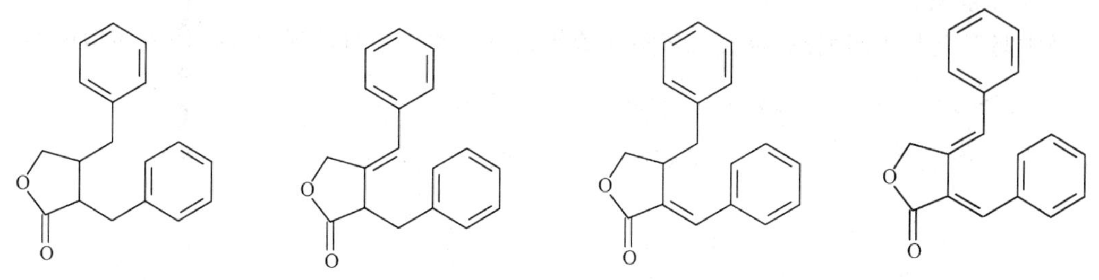

从日本扁柏的心材和叶中分得扁柏脂素，从桧柏和台杉的心材分得其单去氢体桧脂素，又称台湾脂素 B。台湾脂素 A 则是扁柏脂素的双去氢体。

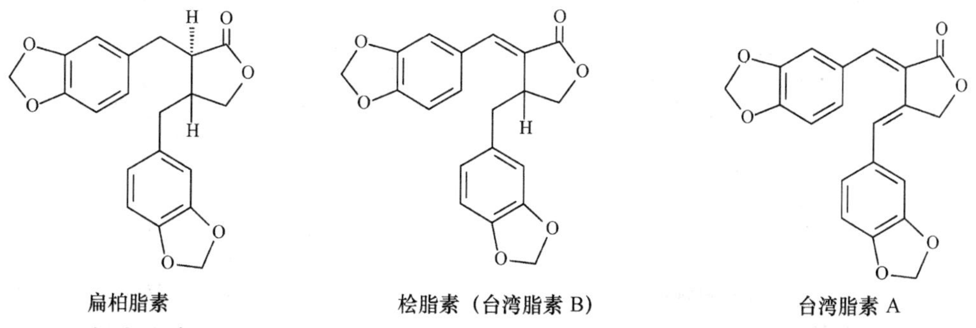

扁柏脂素　　桧脂素（台湾脂素 B）　　台湾脂素 A

4. 双环氧木脂素

天然存在的双环氧木脂素的结构中都具有顺式连接的双并四氢呋喃环，容易异构化，常见的有以下四种光学异构体：

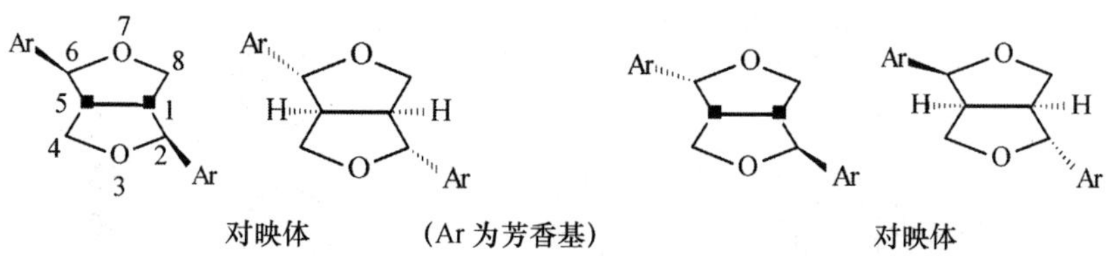

对映体　　(Ar 为芳香基)　　对映体

芝麻油、刺五加根等中的芝麻素，细辛中的 L-细辛脂素，刺五加根中的 L-丁香脂素和从连翘中分离出的连翘甙及其甙元均属此类木脂素。

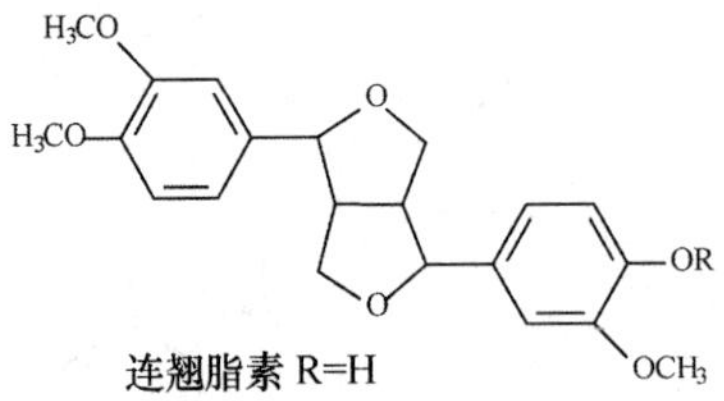

H_3CO H_3CO O OR OCH_3

连翘脂素 R=H

连翘甙 R=glc

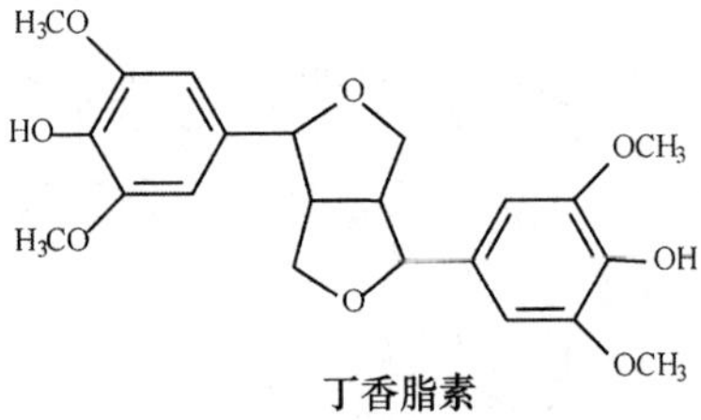

H_3CO HO H_3CO O OCH_3 OH OCH_3

丁香脂素

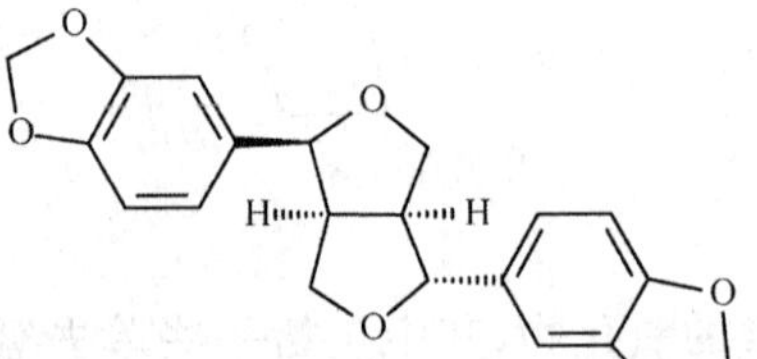

O O O H H O O O

L-细辛脂素

5. 环木脂素

环木脂素有苯代四氢萘、苯代二氢萘和苯代萘三种类型。自然界以苯代四氢萘型居多。

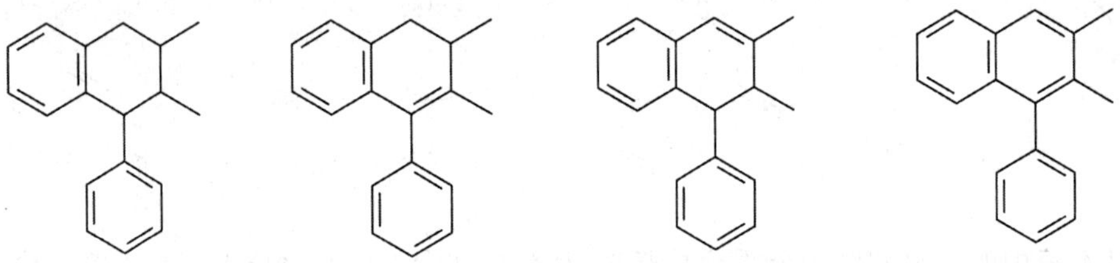

中国紫杉中的异紫杉脂素和可能是鬼臼毒素类前体的去氧鬼臼毒脂素葡萄糖酯甙都具苯代四氢萘的基本结构。

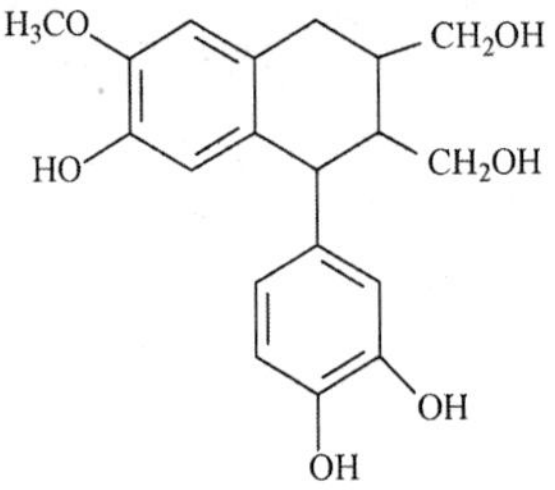

H_3CO HO CH_2OH CH_2OH OH OH

异紫杉脂素

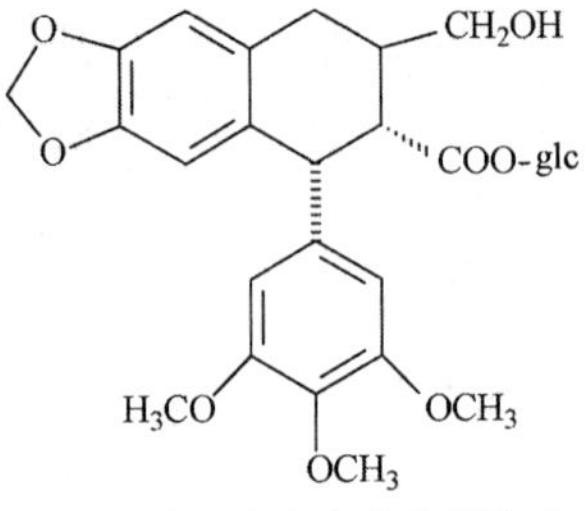

O O CH_2OH COO-glc H_3CO OCH_3 OCH_3

去氧鬼臼毒脂素葡萄糖酯甙

6. 环木脂内酯

环木脂内酯结构中除内酯环外，还有萘或氢化萘的结构。内酯环合方向分上向和下向。以苯代萘为例，下向的称 1-苯代-2，3-萘酞，上向的称 4-苯代-2，3-萘酞。

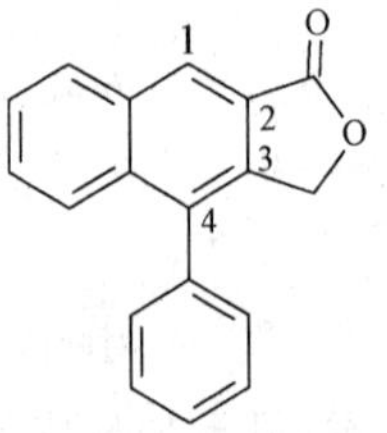

1 O 2 O 3 4

4-苯代萘酞型

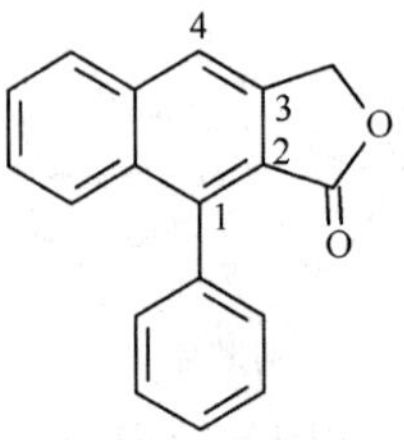

4 3 O 2 1 O

1-苯代萘酞型

鬼臼属植物含有一群木脂素，具有 1-苯代萘酞结构，如 L-鬼臼毒脂素。鬼臼毒素类木脂素由于毒性限制了临床使用，经结构改造成甙（Vpl 6～213），降低了毒性。对小细胞肺癌、淋巴癌、白血病、睾丸肿瘤等均有很好疗效而且已应用于临床。从远志中分得的赛菊芋脂素具上向的结构。

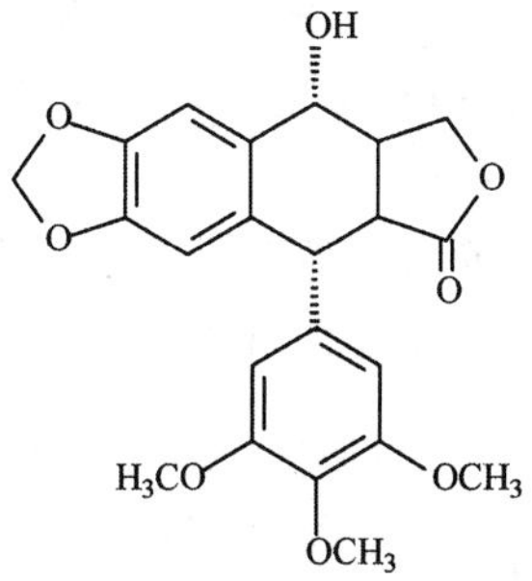

1-鬼臼毒脂素 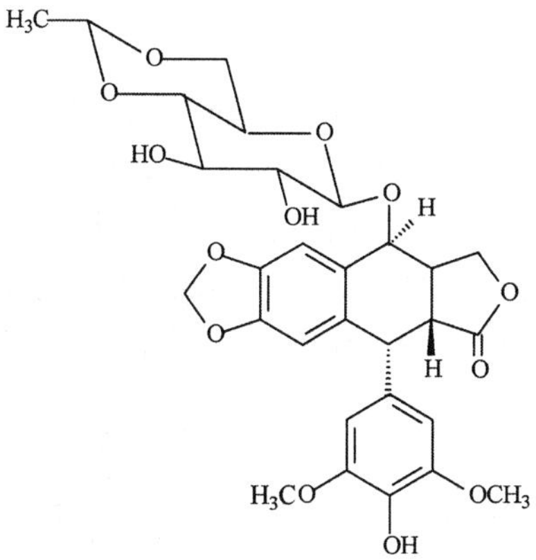　　鬼臼乙叉甙 (Vpl 6~213) 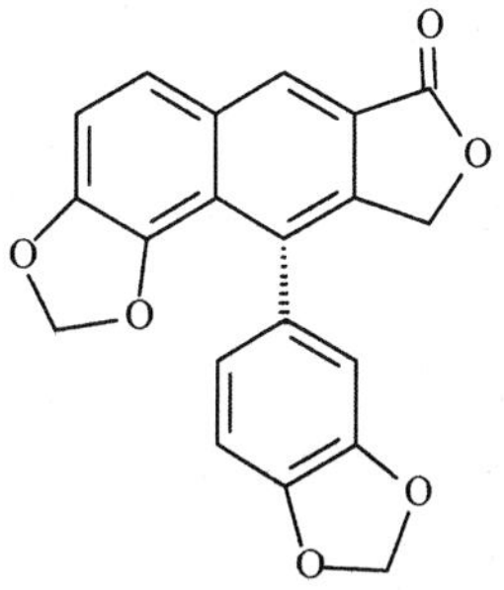　　赛菊芋脂素

7. **联苯环辛烯型**

本类结构中既具有联苯的结构，又具有环辛烯的八元环。五味子果实中的五味子素、戈米辛 A 等均具联苯环辛烯型母核。我国科学家根据五味子木脂素的基本骨架，成功地经过结构修饰合成了抗肝炎新药——联苯双酯。

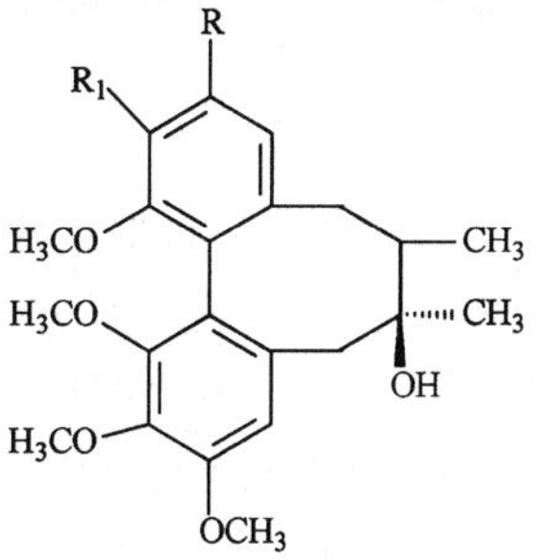

五味子素 $R=R_1=OCH_3$

戈米辛 A $R=R_1=OCH_2O$

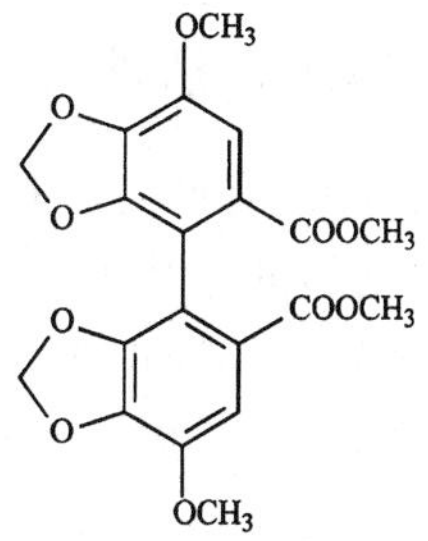

α-联苯双酯

8. **其他木脂素类**

其他木脂素是不属于以上七类结构类型的木脂素。水飞蓟中促进胆汁分泌的水飞蓟素是一个黄酮木脂素。自厚朴中分得的厚朴酚对预防龋齿有较好的作用。

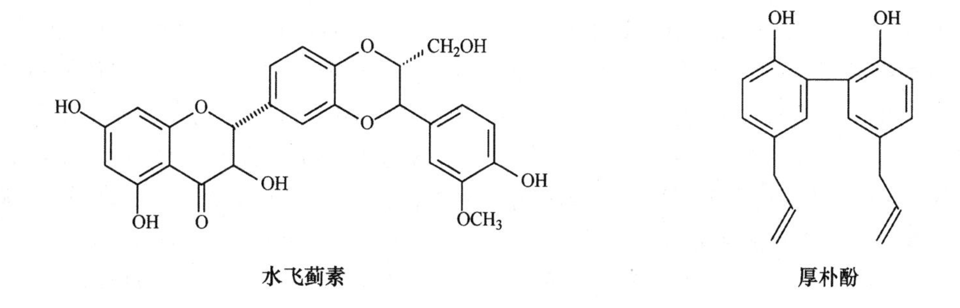

水飞蓟素　　厚朴酚

二、木脂素的理化性质

木脂素多数呈无色晶形，少数能升华。游离木脂素具亲脂性，难溶于水，能溶于苯、氯仿、乙醚、乙醇等；成甙后则水溶性增强。

木脂素分子结构中常见酚羟基、醇羟基、甲氧基、亚甲二氧基、羧基和内酯环等结构。可利用重氮化试剂、Gibb's 试剂等酚性试剂检出酚羟基的存在；利用 Labat 反应（没食子酸硫酸试剂）或 Eegrine 反应（变色酸硫酸试剂）呈色检验亚甲二氧基的存在；利用酸碱指示剂如溴酚蓝试剂鉴别羧基的存在；利用异羟肟酸铁试剂鉴别内酯环的结构。

木脂素分子中常有多个不对称碳原子，除少数去氢化合物外，大多数木脂素具光学活性。遇酸或碱容易发生异构化，从而改变了生理活性。如鬼臼毒脂素在碱性溶液中很易转变为失去抗癌活性的苦鬼臼脂素。

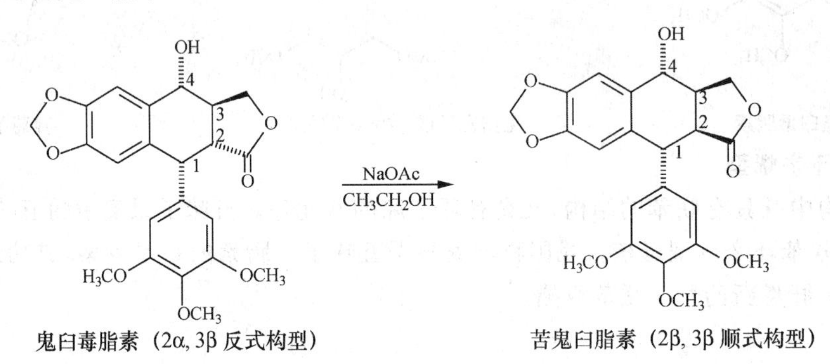

鬼臼毒脂素（2α, 3β 反式构型）　　苦鬼臼脂素（2β, 3β 顺式构型）

三、木脂素的生物活性

木脂素类化合物已有两百多种，广泛存在于超过 70 种植物中，所在部位各异，甚至在植物的分泌物、人类和动物的尿液中也有发现。木脂素的结构多变，所表现出来的生物活性也呈多样性。如鬼臼属植物在美洲用于治疗毒蛇咬伤。从小檗科鬼臼、八角莲和山荷叶等属植物中分得芳基四氢萘类木脂素，用于抗癌。从北五味子果实中提得的戈米辛 H、J、N 和 G 有钙拮抗作用，用于治疗高血压。五味子中的五味子酯丙等有效成分用于保肝和治疗肝炎等。从海风藤藤茎中分得的(－)-denudatin B 对血小板活化因子（PAF）受体结合有抑制作用。1-芝麻素、helioxanthin、savinin、taiwanin C 和 2-(3,4-亚甲二氧基苄基)-3-(3,4-二甲氧基苄基)丁内酯等对血浆前列腺素 E2 (PGE2)具有抑制作用。

联苯环辛烯类木脂素主要来源于五味子属植物。五味子属 Schisandra 传统被用来镇静、止咳和提高肝功能。从五味子 *Schisandra chlnensis* 提取出的 5 个联苯环辛烯型木脂素：achisandrin A(18a)、gomisin A(18b)、gomisin N(18c)、schisandrin(18d)和五味子素 C(18e)能够减弱谷氨酸盐对小鼠的神经毒性的影响，18a、18c 和 18e 的作用更强。构效关系研究提示，7 位羟基的存在降低了神经保护活性，可能是因为极性增大而降低化合物对细胞膜的通透性。有 2 个亚甲二氧基的 18e 比起只有 1 个亚甲二氧基的 18b 活性好，而后者又比没有亚甲二氧基的 18a 活性好，这表明亚甲二氧基在神经保护活性中具有重要地位。也有报道，从此种植物中提取的另外 5 个木脂素 18a、18b、schisandrin B (18c)、schisantherin A(18f)和 schisandrol A(18g)对 P-糖蛋白参与的抗癌药物耐受性有抑制作用，其中 18a、18c 和 18f 的活性最强，而 18g 和 18b 仅显示了较弱的活性。其原因在于环辛烯环上的羟基。此类化合物的极低毒副作用是其非常有潜力进入临床研究的另一个原因。同样，从该种植物中也提取到了一种含有亚甲基的 schisandrene(19)，其抗氧化性与维生素 C 相当，说明亚甲基的重要作用。gomisin C(20)也是其中主要成分之一，它对由细胞色素 P450 3A4 (CYP3A4)调节的在 N-脱甲基过程的抑制活性优于酮康唑，并可使 CYP3A4 失活。此外，*Steganotaenia araliacea* 提取的 steganone(21)对卵巢癌细胞系 OVCAR-3 有抗增殖活性。7 位羟基存在引起的极性增大会降低细胞通透性。此类化合物对抗癌药物的耐受性也有一定作用。因此，联苯环辛烯类是最有潜力的一类化合物，活性高，毒性小，在开发免疫调节和抗癌药物方面具有前景。

从胡椒属 *Piper regnellii* 提取出的新木脂素类化合物，如 22a 和 22b 对金黄色葡萄球菌的 MIC 分别是 1.56 μg/mL、3.12 μg/mL，对芽孢杆菌的 MIC 均为 3.12 μg/mL。而化合物 conocarpan (23a)对这两种菌的 MIC 都是 6.25 μg/mL，而同时提取的其他几种没有羟基的同类化合物对这两种菌都没有活性。构效关系分析表明，4′位的羟基是非常重要的，如 4′位是甲氧基的 22c 和 23b 就没有活性了。23a 在 6.3～12.5 μg/mL 对酵母菌有很好的抑制作用，但是 23b 对酵母菌则没有活性，进一步证明了羟基的重要性。23a 是非常好的广谱抗菌化合物，而 22a 对皮肤真菌则有更强的选择性，因此可以推断 2,3 键是否饱和影响其活性的专一性。

另外，从三白草 *Saururus chinensis* (Lour.) Baill. 的根部提取的 24a 和 24b 对低密度脂蛋白(LDL)的氧化有抑制活性，其 IC_{50} 分别为 2.9 μmol/mL、4.3 μmol/mL，而阳性对照物普洛布(probucol)仅为 1.3 μmol/mL。

新木脂素类的化合物主要集中在广谱抗菌活性的研究，结果表明 4′的羟基起非常关键的作用，而 2,3 位是否饱和对抗菌活性的选择性非常关键。木脂素类的化合物具有多样的结构和生物活性，因此在活性筛选的基础上深入研究其药理活性，有助于此类化合物的进一步开发。

芳基萘一类化合物主要表现出抗肿瘤活性，同时也有抗炎和神经保护功能。二苄基丁内酯类化合物的生物活性较为广泛，包括抗肿瘤、神经保护、抗 HIV 感染、抗炎和镇痛等多种作用。

木质素是一类高分子化合物，它是由几十个 C_6-C_3 单体聚合而成的化合物，与纤维素共同组成木本植物的基本组织，分子量在 2800～6700 之间。其基本结构还不太清楚，未见有何生物活性。

四、木脂素的提取与分离

游离的木脂素是亲脂性的，易溶于三氯甲烷、乙醚等溶剂，但在石油醚中溶解度极小。一般的提取方法是：采用甲醇或丙酮提取，浓缩成浸膏后，依次用石油醚、乙醚、乙酸乙酯等萃取，各萃取部分可采用氧化铝、硅胶柱色谱进一步分离纯化。木脂素甙类可按甙类的方法进行分离。具有内酯结构的木脂素可根据内酯环遇碱开环成钠盐溶于水，而与其他脂溶性成分分离。但要考虑，具有旋光活性的木脂素可能由此而异构化失去活性作用。随着色谱技术的发展，现常用溶剂如二氯甲烷粗提后，浓缩液直接柱色谱分离得单体。

菊科植物牛蒡子的果实具有钙拮抗作用，其中主要含木脂素化合物。取其粗粉依次用环己烷、三氯甲烷、乙酸乙酯、甲醇、水分步提取，经人的血小板活化因子引起的血小板聚集实验筛选，乙酸乙酯部分及甲醇部分有抑制活性。将这两部分分别用低压柱色谱分离，以二氧甲烷-乙酸乙酯梯度洗脱。自乙酸乙酯部分分得牛蒡子甙元，自甲醇部分分得牛蒡子甙、拉帕醇 A

和拉帕醇 C。四成分中除了牛蒡子甙外，三者均有抑制活性。

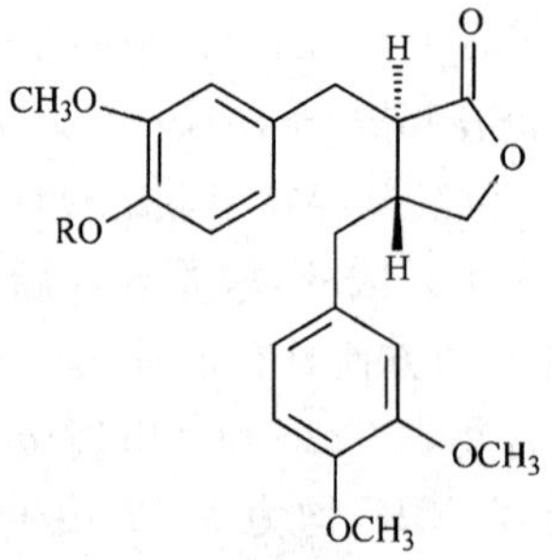

牛蒡子甙元 R=H

牛蒡子甙 R=

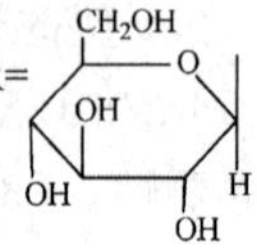

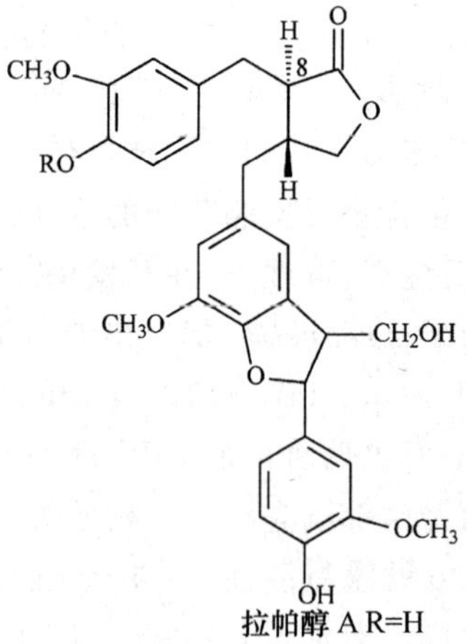

拉帕醇 A R=H

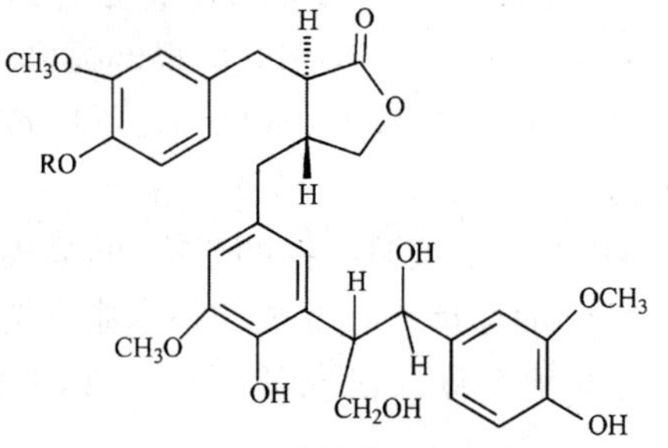

拉帕醇 C R=H

五、木脂素的鉴定

木脂素的结构鉴定是波谱分析(UV、IR、NMR、MS 和 CD)、衍生物制备和氧化分解法综合解析的结果。其中 NMR 对木脂素的测定已积累了较多数据。

分离过程中木脂素的鉴定可用纸色谱和薄层色谱，现最常用的是硅胶薄层色谱。常用的展开剂为氯仿-甲醇(9∶1)、氯仿-二氯甲烷(1∶1)、氯仿-乙酸乙酯(9∶1)和乙酸乙酯-甲醇(95∶5)等。

木脂素在紫外光下呈暗斑。常用的显色剂有：① 茴香醚浓硫酸试剂(110 ℃加热 5 分钟)；② 5%磷钼酸乙醇溶液(120 ℃加热至斑点明显出现)；③ 10%硫酸乙醇(110 ℃加热 5 分钟)；④ 三氯化锑试剂(100 ℃加热 10 分钟，在紫外灯下观察)。

第九章　萜类化合物

萜类化合物（terpenes）是一类天然烃类化合物，由两个或两个以上异戊二烯分子聚合衍生而成，符合$(C_5H_8)_n$通式。通常按异戊二烯分子的聚合度进行分类，分子中含两个异戊二烯单位的称为单萜；含有三个异戊二烯单位的称为倍半萜；含有四个异戊二烯单位的称为二萜；含有五个异戊二烯单位的称为二倍半萜；含有六个异戊二烯单位的称为三萜，以此类推。有些化合物的分子式不符合$(C_5H_8)_n$通式，但生源上为同源的衍生物（如甾体化合物），也统称为萜源衍生物（terpenoids）。萜类化合物之间分子量相差较大，其分子中绝大多数具有双键、共轭双键、碳甲基（$-C-CH_3$）、偕碳二甲基（$>C(CH_3)_2$）、异丙叉基（$=C(CH_3)_2$）。它们除了以萜的形式存在外，还有许多以含氧、氮和硫的衍生物的形式存在，如醇、酮、醛、酸、酯、萜类生物碱、含硫萜类及其甙衍生物等。萜类化合物广泛存在于自然界，是构成某些植物的香精、树脂、色素等的主要成分，如玫瑰油、桉叶油、松脂等都含有多种萜类化合物。此外，某些动物的激素、维生素等也属于萜类化合物。

一、萜类化合物的生源关系

早年在研究萜类化学的过程中，将异戊二烯加热到 280 ℃，每两个分子能因 Diels-Alder 加成反应而聚合成二聚戊烯，而两个二聚戊烯是柠檬烯的外消旋体，存在于许多挥发油中。此外，通过对许多萜类化合物结构的研究发现，绝大多数萜类化合物都可看成是异戊二烯单位聚合而成。例如：

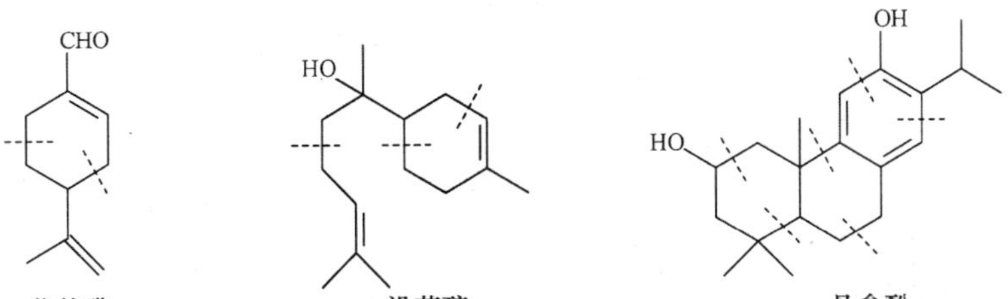

CHO　　HO　　OH　HO

紫苏醛　　　没药醇　　　丹参酚

根据这些事实，Wallach 提出了异戊二烯法则：认为自然界存在的萜类化合物都是异戊二烯的聚合体或其衍生物；游离的异戊二烯也广泛存在于植物叶中，但其含量极微。随着研究的深入，发现有许多萜类化合物的碳架结构无法被划分成异戊二烯的单元。如：

土青木香酮　　扁柏酚　　苍耳醇

把萜类化合物的碳架结构看成是异戊二烯聚合物或划分成由若干异戊二烯构成的方法，只能作为对萜类化合物的结构和分类的一种认识方法，不能代表萜类的生源途径。因此，Ruzicka 将此法则称为经验的异戊二烯法则，并提出了生源的异戊二烯法则：假设所有萜类化合物的前体是活性的异戊二烯。这一假说终被 Lynen 和 Folkers 证实，萜类化合物的真正基本单元是甲戊二羟酸。用同位素标记实验证明，萜类的生源途径是由乙酸与辅酶 A 结合形成甲戊二羟酸，进而形成焦磷酸异戊烯酯(IPP)，由它及其异构体聚合成焦磷酸牻牛儿酯(GPP)，继续衍化或聚合，生成各种类型的萜类化合物，这就是生源的异戊二烯法则。焦磷酸异戊烯酯则是活性的异戊二烯。萜类化合物生源途径见图 9-1。

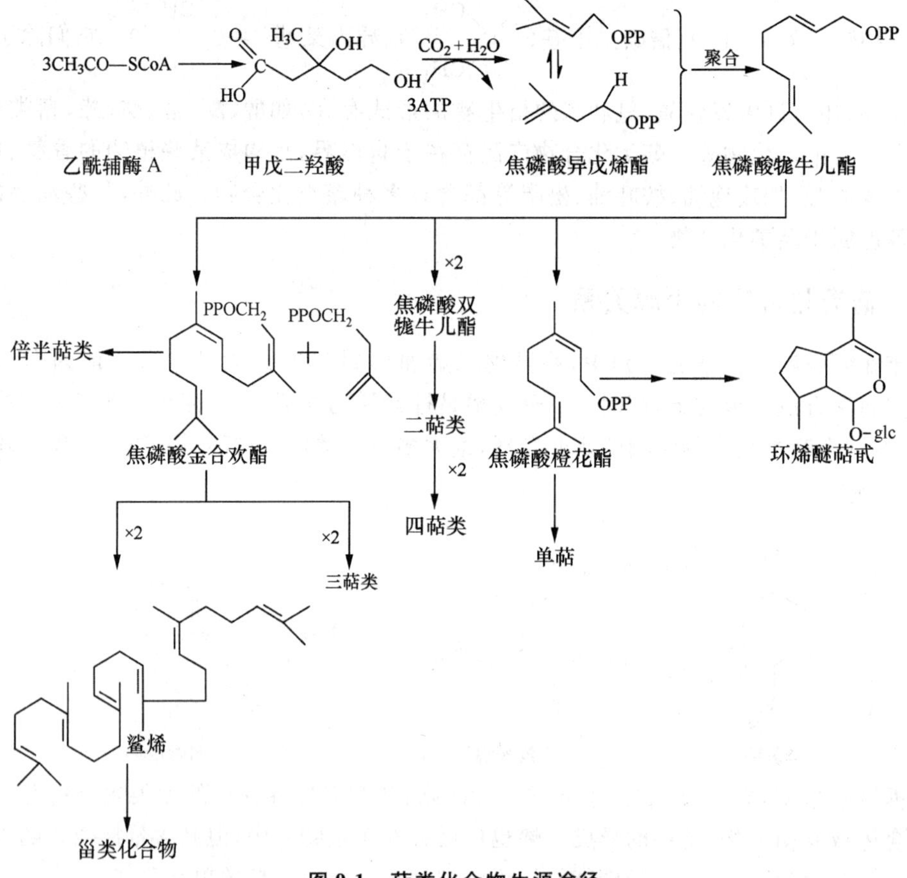

图 9-1　萜类化合物生源途径

二、萜类化合物的主要理化性质

萜类化合物（甙类除外）一般难溶或不溶于水，易溶或可溶于有机溶剂，如乙醚、氯仿、丙酮、甲醇、乙醇等。低分子量和含官能团少的萜类如单萜、部分倍半萜，常温下多为液体或为低熔点的固体，具有挥发性，能随水汽蒸馏。部分倍半萜、二萜、三萜等随着分子量的增加、官能团的增多，大多呈固态，熔点相应增高，不具挥发性，不随水汽蒸馏。

1. 加成反应

萜类化合物分子中的不饱和双键可同卤素、卤化氢以及亚硝酰氯发生加成反应，其加成物往往是结晶形的，这不但可供鉴定萜类成分中不饱和键的存在和不饱和的程度，还可以利用生成的结晶形加成物进行鉴别并同其他饱和成分分离。

例如，柠檬烯的冰乙酸溶液与氯化氢的冰乙酸溶液反应后，加入冰水稀释即有柠檬烯二氢二氯化物晶体析出。

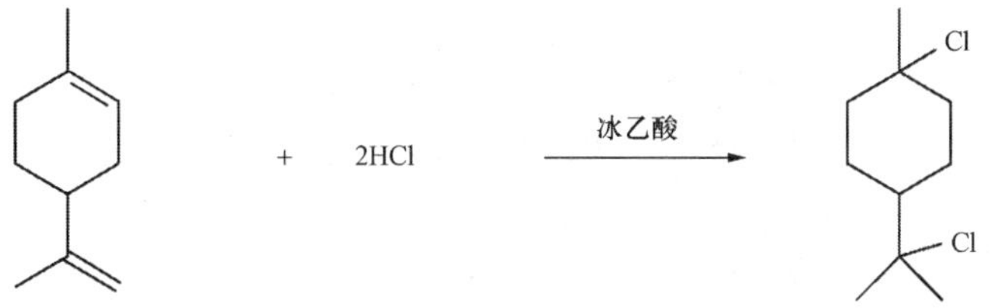

+ 2HCl —冰乙酸→

柠檬烯 柠檬烯二氢二氯化物

不饱和萜类常用荧光素-溴试剂在薄层上进行微加成反应来鉴别。

如果萜类成分中带有共轭双键，则能与顺丁烯二酸酐进行 Diels-Alder 反应，生成结晶形加成物，可证明共轭双键的存在。

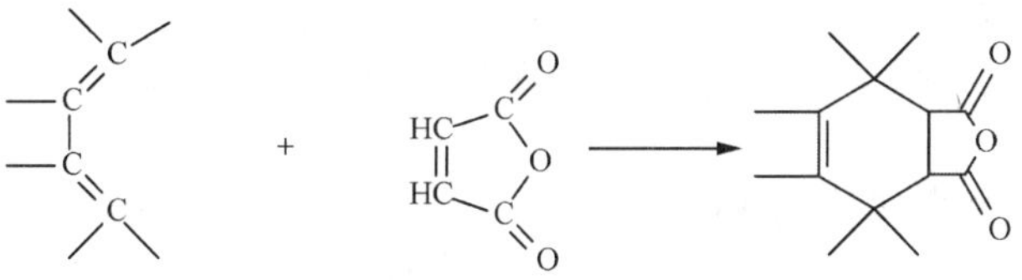

顺丁烯二酸酐

但某些萜类成分的双键并非处于共轭状态，也能形成加成产物。这种现象可能是由于反应中双键移位的原因。实际上，采用紫外吸收光谱，基于吸收峰的位置就可了解萜类是否处于共轭状态。

2. 氧化反应

氧化反应是用化学方法研究萜类成分结构的经典手段之一。不同的氧化剂在不同的条件下，可将萜类成分中各种基团氧化降解，生成一系列降解产物。据此可推知原萜类成分的双键所处的地位，从而推断该成分的碳架结构。常用的氧化剂有臭氧、铬酐、四醋酸铅、高锰酸钾和二氧化硒等，其中以臭氧的应用最为广泛。臭氧的氧化过程首先是形成中间体臭氧化物，有时还能得到固体结晶。用水分解或用催化氢化法还原后，臭氧化物发生裂解，原双键的两个碳形成羰基，所得羰基化合物易于鉴定，可据此推定原萜化合物结构。例如：

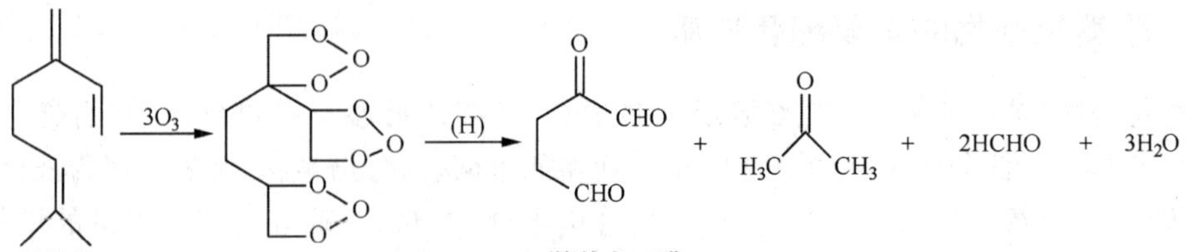

$3O_3$ (H) CHO CHO + H_3C CH_3 + 2HCHO + $3H_2O$

月桂烯 α-羰基戊二醛

3. 脱氢反应

脱氢反应也是研究萜类化学结构有价值的反应。通常在惰性气流中,用铂黑或钯作催化剂,在200～300 ℃间将萜类成分与硫或硒共热,使萜类成分的环状结构脱氢转变成芳香烃类衍生物。通过对反应产物的鉴定可推断萜类化合物的母核。例如,从桉叶油中得到的桉叶醇经脱氢反应得到少一个碳原子的产物,即1-甲基-7-异丙基萘。说明桉叶醇结构中的角甲基,在脱氢转变成萘的同时失去甲烷,同时,证实了β-桉叶醇具有萘形的母核。

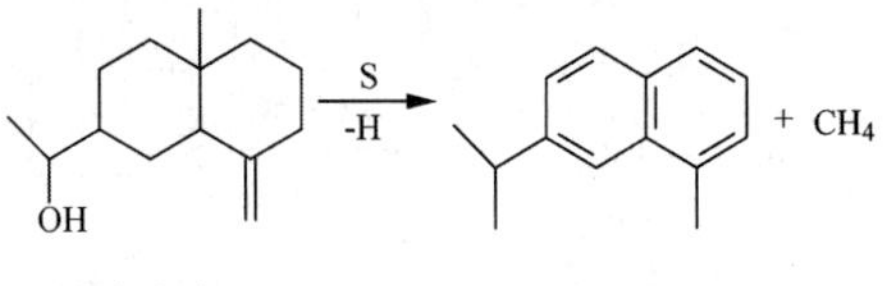

S -H + CH_4

β-桉叶醇 芫

但有些情况下,脱氢反应可致环裂解或环合发生。例如:

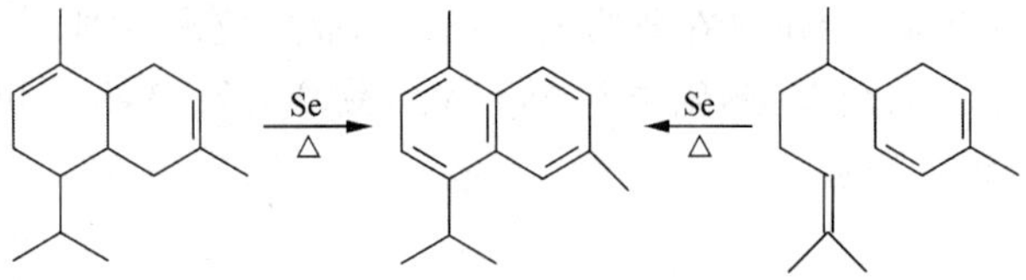

Se △ Se △

杜松烯 卡达烯 姜烯

三、萜类化合物的波谱分析

许多萜类化合物分子中具有共轭双键或α,β-不饱和羰基的结构。在紫外光谱中,一般共轭双烯的λ_{max}=215～220 nm,而α,β-不饱和羰基的λ_{max}=220～250 nm,具体化合物的最大吸收峰位和吸收强度还将取决于这些共轭体系在分子结构中的结构环境(表9-1)。

红外光谱现已普遍用于萜类化合物的结构测定中。例如,在无环单萜中经常出现的端基结构异丙烯基($CH_2{=}C(CH_3){-}$)或异丙叉基($CH_3{-}C(CH_3){=}$),可根据异丙烯基的末端亚甲烯基在ν 1420～1410 cm^{-1}的特征吸收峰而区分,而异丙叉基基团的红外吸收特征为弱或甚至见不到的$\nu_{C=C}$。强度近似相等的偕碳二甲基裂分的双峰在ν 1370 cm^{-1}和1385 cm^{-1}。萜类成分中常见基团饱和环酮中,羰基吸收峰的峰位在一定程度上取决于环的大小。五元环酮的$\nu_{C=O}$为1740～1750 cm^{-1},六元或六元以上环酮的$\nu_{C=O}$为1705～1725 cm^{-1}。而α,β-不饱和环酮羰基的波数比相应的饱和环酮低30～40 cm^{-1}。

表 9-1　一些萜类成分的紫外最大吸收波长和吸收系数

萜类成分	结构式	共轭类型	λ_{max}/nm	lgε
月桂烯	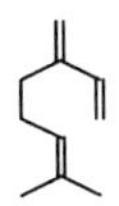	链状共轭反式双烯	224.5	4.16
α-水芹烯	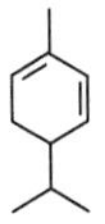	同环共轭双烯	263	3.35
β-水芹烯	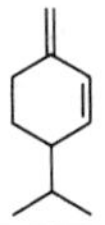	环外共轭双烯	232	3.96
胡椒酮	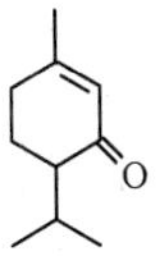	α,β-不饱和酮	235.5	3.25
牻牛儿酮	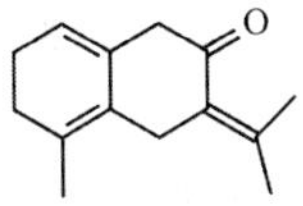	环外 α,β-不饱和酮	242.5 312.5	3.45 2.68
莪术二酮	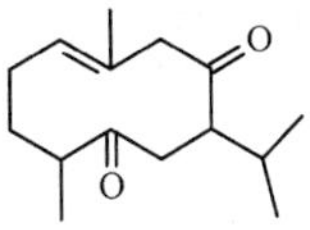	β,γ-不饱和二酮	299	2.40

萜类化合物结构测定中，综合利用各种波谱所提供的信息互相印证，分析推断结构是最有效也是最常用的方法。现以芳樟醇为例，介绍波谱综合解析的应用。

例　从云南樟叶的精油中分得已除去酸性、酚性成分和醛、酮类成分后的中性油。收集沸程 97～108 ℃/2.67 kPa 馏分，得无色液体。其 d_{23}^{28} 为 0.8987，n_D^{28} 为 1.4668；与丹尼格试剂呈正反应，经 Beckmann 试剂氧化生成柠檬醛。

元素分析分子式为 $C_{10}H_{18}O$

UV $\lambda_{max}^{环己烷}$(nm)(ε)：191(11220)

IR：ν_{max}^{KBr}(cm^{-1})：3200～3400，1675，1633，1450，1408，1370～1380，1108，977，925，830，730。

MS m/z：154($M^{+\cdot}$，2)，121(27)，93(77)，81(31)，80(34)，71(100)，69(65)，68(24)，67(26)，55(58)，41(70)。

解　计算不饱和度为 2，提示为脂肪族化合物。紫外光谱 λ 200 nm 以上无吸收，表示分子中无共轭体系，无羰基，可能为两个孤立双键或一个环一个双键，而双键上有多个烷基取代，致使吸收峰向长波移动，吸光系数增高。红外光谱 ν 1750 cm^{-1}、2200 cm^{-1}附近无吸收，证实无羰基、炔烃的存在；ν 3200～3400 cm^{-1}归属羟基的吸收，ν 1370～1380 cm^{-1}为偕二甲基的吸收；ν 1675 cm^{-1}为烯键的特征吸收，ν 1633 cm^{-1}、997 cm^{-1}、925 cm^{-1}为末端双键的相关吸收峰；ν 1108 cm^{-1}、1408 cm^{-1}为 ν_{C-OH}和 δ_{OH}的吸收。质谱的分子离子峰很弱，并具 m/z 121(M^+ —

18－15)碎片离子，表示化合物为具有高度分支结构的醇类；基峰 m/z 71 为 α-裂解的产物($C_4H_7O^+$)，m/z 69 为烯丙裂解的产物，m/z 93、80、41 是重排裂解产生的结果，m/z 55 是烯式裂解的结果$\left\{ \begin{matrix} CH_3 \\ \quad \rangle C{=}CH^+ \\ CH_3 \end{matrix} \right\}$。综上分析，推测为芳樟醇。

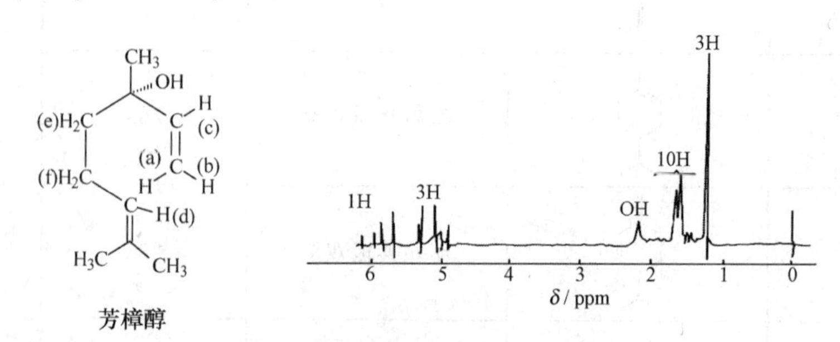

图 9-2　芳樟醇的核磁共振谱(CCl_4)

以其氢谱(图 9-2)复核，其三个双键氢 H_a、H_b、H_c 的化学位移分别为 δ5.16、4.98 和 5.90 ppm，构成 ABX 系统；$J_{ab}=2$ Hz 为双键同碳耦合，$J_{bc}=10$ Hz 为顺式耦合，$J_{ac}=20$ Hz 为反式耦合。顺式甲基 δ 1.60 ppm，反式甲基 δ 1.66 ppm。鉴于丙烯和异丙烯基远程耦合，使峰形变宽。δ1.22(s)为羟基同碳上的甲基。H_d 的 δ 5.08 ppm(t，$J=7$ Hz)。(e)位的次甲基因位于手性中心相邻，故与(f)位的次甲基互相耦合而处于高场，两个次甲基的 δ 在 1.30～2.10 ppm 之间。羟基峰则出现在 δ 2.15 ppm 处，加重水后被交换而消失。

四、萜类化合物的生物活性

萜类化合物之间分子量相差较大，因此分子的物化性质和生物活性也多种多样，其中有许多化合物具有显著的生物活性，有的已用于临床并具有较好的疗效。如从植物的花、果、叶、茎、根中提取得到的有挥发性和香味的油状物是低分子的萜类化合物，具有许多生物活性，如祛痰、止咳、驱风、发汗、驱虫、镇痛等；又如从黄花蒿中提取的倍半萜内酯青蒿素是优于氯喹的抗疟新药；从芫花根茎中分得的芫花酯甲素是有效的引产剂，穿心莲内酯是穿心莲清热解毒、消炎止痛的有效成分；在葫芦科数十种植物中广泛分布的葫芦素类化合物，用于治疗迁延性肝炎和原发性肝癌具有一定的疗效；中药泽泻中降低血清胆固醇的主成分泽泻萜醇 A 属四环三萜类化合物，许多新的二萜衍生物如冬凌草素、雷公藤内酯等作为抗肿瘤药物已越来越引起人们研究的兴趣。

总之，为了更好地阐述各类具体的萜类化合物的生物活性，以下每节中会更加详细地介绍。

第一节　单萜及其重要化合物

单萜类化合物广泛存在于高等植物中，常分布于唇形科、伞形科、松科等植物的分泌组织(腺体、树脂道)里，多半是植物挥发油中沸点较低部分的主要组成部分，其含氧衍生物多具有较强的生物活性及香气。按分子中成环数目的不同，可分为链状单萜、单环单萜、双环单萜和三环单萜。其中单环单萜和双环单萜化合物最多，并比较集中地存在于挥发油中。环烯醚萜类属于萜源单萜衍生物，且具有多方面的生理活性，近年来发展较为迅速。

一、链状单萜

月桂烯存在于月桂油、马鞭草油、蛇麻油及松节油中，罗勒烯存在于罗勒油、吴茱萸油中，两者互为同分异构体。牻牛儿醇存在于玫瑰油、香叶天竺葵油中，橙花醇存在于橙花油、香柠檬油、橙叶油中，在自然界中往往与牻牛儿醇同时存在，互为顺反异构体，均具玫瑰香气。柠檬醛存在于许多植物的挥发油中，其中以柠檬草油和香茅油含量较高，具有扩冠、止腹痛和驱蚊作用。

月桂烯　罗勒烯　牻牛儿醇　橙花醇　柠檬醛

二、单环单萜

单环单萜可看成是由链状单萜环合衍变而成，在植物体中有多种形式。常见的有对薄荷烷型、环香叶烷型和䓬酚酮类。

1. 对薄荷烷型

以对薄荷烷为碳架的单萜自然界存在数量很多。柠檬烯和松油烯是同分异构体，均属于薄荷二烯。理论上薄荷二烯应有 14 种双键位置的异构体，但自然界到目前为止只发现 9 种，它们的名称和结构式如下：

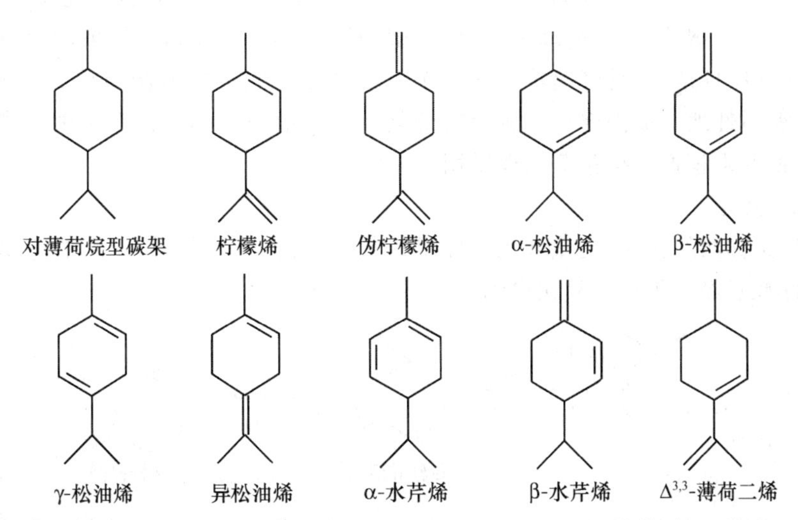

柠檬烯为无色油状液体，有柠檬香味，b. p. 176～178 ℃。右旋体广泛分布于植物挥发油中，特别是柑属（柠檬、柑、橘、佛手）果皮的挥发油中含量达 90％以上。L-柠檬烯在薄荷、土荆芥、缬草的挥发油中存在。DL-柠檬烯存在于松节油中。常用中药砂仁、香附、薄荷、荆芥、紫苏等的挥发油中也含有柠檬烯。柠檬烯具有良好的镇咳、祛痰、抑菌、抗癌和防癌作用，临床上用于治疗胆囊炎、胆管炎、胆结石、胆道术后综合征、气管炎、消化不良等，还用于促进消化液分泌和排除肠内积气，可抑制胆固醇合成的限速酶——HMG-CoA 还原酶活性从而抑制胆固醇

合成，可有效溶解术后结石遗留病人的胆固醇结石。

α-松油烯在中药大叶香薷、芫荽子、茴香根等的挥发油中均有存在。天然来源的α-松油烯中通常都夹杂着少量的β-及γ-松油烯，主要用于制造精油和香料。松油烯的一些衍生物如松油烯-4-醇对黏虫具有杀伤力，可用于生物农药等。

自然界萜醛发现甚少。水芹醛存在于水芹油、檀香油、茴香油、姜油和多种桉叶油中。L-薄荷酮常与L-薄荷醇共存于薄荷挥发油中，b. p. 209～210 ℃，右旋薄荷酮含量很少，都具有浓郁的薄荷香气。

辣薄荷酮存在于多种中药的挥发油中，有松弛平滑肌的作用，对支气管哮喘及哮喘型慢性支气管炎有效。芸香提取的挥发油——芸香油含辣薄荷酮35%以上，是其平喘的主要成分。

桉油精是桉叶挥发油中的主成分，具有解热、抗菌消炎的作用。也存在于其他一些挥发油中，其分子中具有一个环醚结构，可视作1,8-松油二醇的脱水产物。

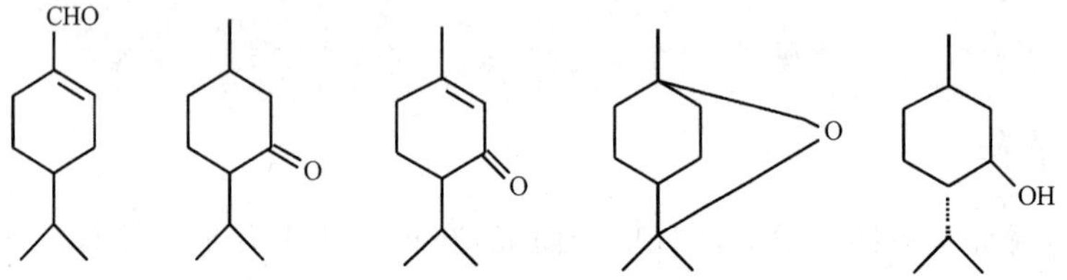

CHO O O O OH

水芹醛　薄荷酮　辣薄荷酮　桉油精　L-薄荷醇

薄荷油主要含L-薄荷醇、L-薄荷酮及薄荷酯类等，内服后通过兴奋中枢神经系统，使皮肤毛细血管扩张，促进汗腺分泌，增加散热，而起到发汗解热作用。能抑制胃肠平滑肌收缩，能对抗乙酸胆碱而呈现解痉作用。能促进呼吸道腺体分泌而对呼吸道炎症有治疗作用。体外试验薄荷煎剂对单纯性疱疹病毒、森林病毒、流行性腮腺炎病毒有抑制作用，对金黄色葡萄球菌、白色葡萄球菌、甲型链球菌、乙型链球菌、卡他球菌、肠炎球菌、福氏痢疾杆菌、炭疽杆菌、白喉杆菌、伤寒杆菌、绿脓杆菌、大肠杆菌等有抑菌作用。薄荷油外用，能刺激神经末梢的冷感受器而产生冷感，并反射性地造成深部组织血管的变化而起到消炎、止痛、止痒作用。薄荷油还具有利胆、中枢麻痹和末梢血管扩张等药理作用。

2. 环香叶烷型

藏红花醛又称西红花醛，是藏红花中提得的藏红花甙（苦藏花素）水解的产物。藏红花醛也可用β-环柠檬醛经二氧化硒氧化得到。

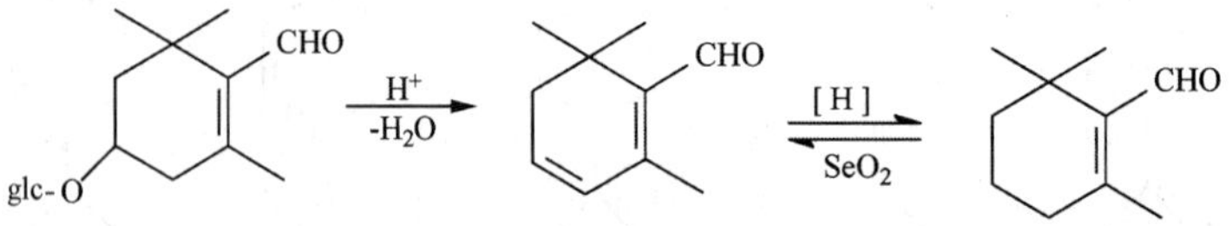

CHO $\xrightarrow[-H_2O]{H^+}$ CHO $\underset{SeO_2}{\overset{[H]}{\rightleftharpoons}}$ CHO

glc-O

苦藏花素　藏红花醛　β-环柠檬醛

西红花又名番红花或藏红花属鸢尾科植物，其有效成分是藏红花醛、类胡萝卜素类及其糖甙类物质（即藏红花酸二甲酯）。西红花水溶液具有亮丽的黄色和香味，是一种非常昂贵的香料，常用于高档食品添加剂和食用色素，也可以作为丝绸、棉和羊毛制品的高级染料。在我国药典中，西红花可活血化瘀、凉血解毒、解郁安神，用于闭经、产后瘀阻、湿毒发斑、忧郁、惊悸等的治疗。具有治疗心血管疾病及预防动脉粥样化、治疗慢性病毒性肝炎及肝硬化、抗癌活性、抗氧化作用、改善乙醇诱发的学习及记忆障碍和提高机体免疫功能等诸多疗效，素有“植物黄金”之称。

3. 革酚酮类

革酚酮类是一类变形的单萜，其碳架不符合异戊二烯法则。较简单的革酚酮类化合物是一些霉菌类的代谢产物，在柏科植物的心材中存在，多具抗菌活性，但有毒性。扁柏素为台湾扁柏、罗汉柏等心材的挥发油成分。

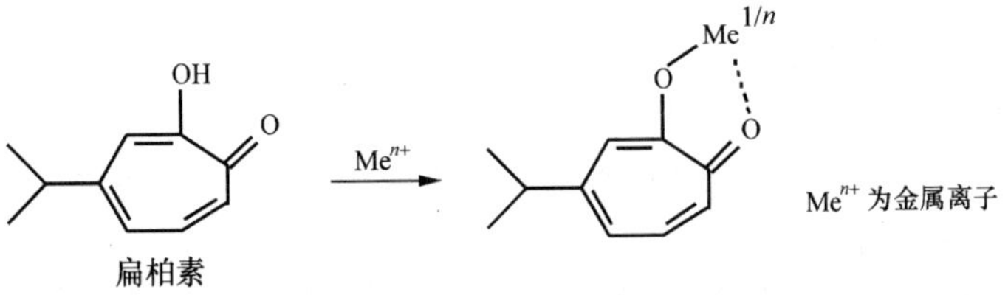

OH　O　Me^{n+}　$Me^{1/n}$　O　O

扁柏素　　Me^{n+} 为金属离子

革酚酮类由于酮基的存在使七元环呈一定的芳香化性质，分子中的酚羟基由于邻位吸电子的酮基存在使其酸性介于酚类和羧酸之间，故常存在于挥发油的酸性部分。革酚酮类化合物能与多种金属离子形成配合物而呈现特殊颜色，如铜配合物为绿色结晶，铁配合物呈赤色结晶，故常用作鉴别。

三、双环单萜

双环单萜的结构类型较多，比较常见的四种可视为由薄荷烷在不同位置间环合形成的产物。其中以蒎烷型和莰烷型结构最稳定，形成的衍生物数量最多。另外两种结构类型是异莰烷型和苧烷型。

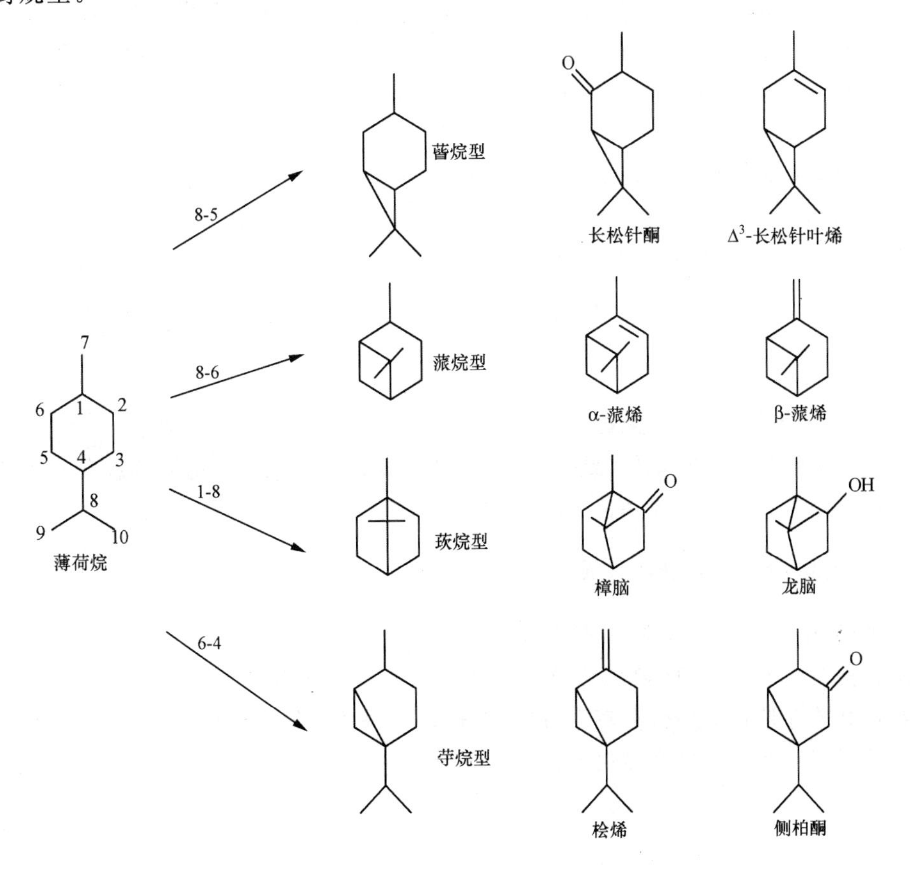

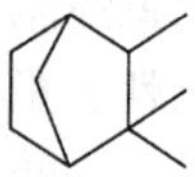
异莰烷型

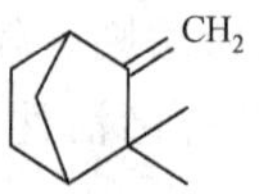
樟烯

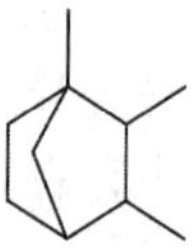
葑烷型

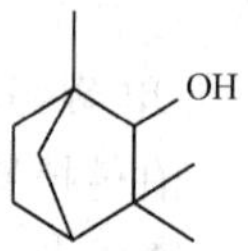
小茴香醇

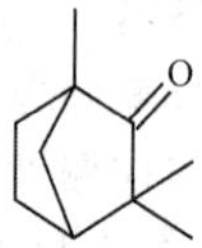
小茴香酮

蒎烯有多种双键位置异构体，松节油的主成分中有 α-蒎烯、β-蒎烯和 δ-蒎烯。其中 α-蒎烯含量最高，可达 60％以上，β-蒎烯在松节油中含量较少，δ-蒎烯的含量甚少。

α-蒎烯的 1-6 键不稳定，利用其亲电加成和分子重排的特性，作为合成樟脑、龙脑、罗勒烯和（－）-薄荷醇的重要原料。

樟脑是莰烷型的含氧衍生物，主要存在于樟树的挥发油中。自然界存在的樟脑是右旋体，人工合成的是消旋体。临床上用的樟脑擦剂有镇痛、止痒作用；口服有驱风作用以及轻微的祛痰作用；兴奋中枢神经系统，对呼吸中枢无选择性，对于高级中枢尤为显著，大量作用于大脑皮层运动区及脑干，中毒剂量时引起癫痫样惊厥；在皮肤上揉擦可引起发红，具有轻微的局麻作用，涂于皮肤具有麻木感；对循环性虚脱或急性心功能衰竭者有效；能完全解除氨甲酰胆碱对离体兔肠的痉挛，和防止烟碱引起的痉挛作用；能加剧槟榔碱所致的震颤。樟脑经黏膜、皮下、肌肉皆易吸收，口服吸收也快；在肝中解毒颇迅速，氧化成樟脑醇，再与葡萄糖醛酸结合而由尿中排出。

龙脑俗名冰片，可看作樟脑的还原产物，其右旋体存在于龙脑香树的挥发油及其他多种挥发油中；一般以游离态或结合成酯而存在，左旋体存在于艾纳香的叶子和野菊花的花蕾挥发油中。有升华性，m. p. 204～208 ℃。合成品为外消旋混合物。冰片具有发汗、镇痉、止痛、兴奋等作用，是人丹、冰硼散、苏合香等成药的主要成分之一。此外，它也是香料工业的重要原料。

尚有其他结构形式的双环单萜衍生物。在中药赤芍和白芍中所含的芍药甙也是蒎烷的衍生物。在土荆芥挥发油中存在的土荆芥酮，可看成是蒎烯的二聚体。

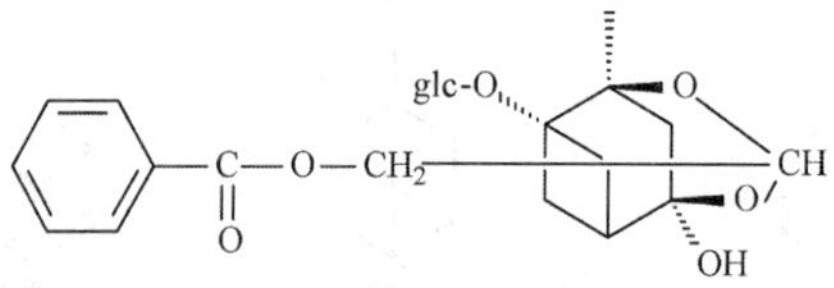
芍药甙

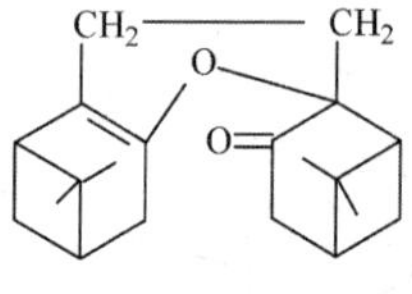
土荆芥酮

芍药甙具有解痉、镇痛、镇静、抗炎、抗应激性溃疡、扩张冠状血管、对抗急性心肌缺血以及抑制血小板聚集等多种药理作用。

四、环烯醚萜和环烯醚萜甙

环烯醚萜（iridoides）为臭蚁二醛的缩醛衍生物。臭蚁二醛原是从臭蚁的防卫分泌物中分得的物质。按其生源关系，环烯醚萜类化合物是活性焦磷酸牻牛儿酯经羟醛缩合而构成的。环烯醚萜及其甙在植物界中分布较广，以玄参科、茜草科、唇形科、龙胆科分布最为普遍。天然多数以甙的形式存在。结构类型可分：

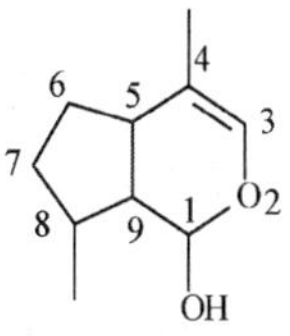

环烯醚萜醇 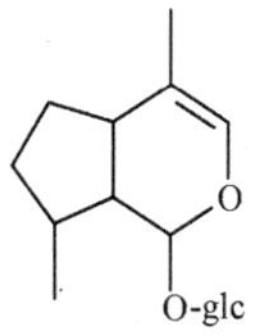　　环烯醚萜苷 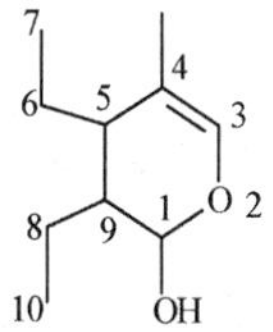　　裂环环烯醚萜醇 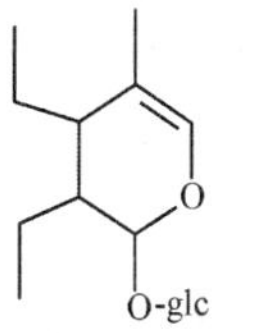　　裂环环烯醚萜苷

环烯醚萜分子中，C_1-OH 易与糖结合成苷，且常见的为 β-D-葡萄糖苷。C_4-甲基易被氧化成—CH_2OH、—CHO、—COOH、—COOR 等。若为—COOH，脱羧后可形成降解环烯醚萜类化合物，C_8-甲基也易被氧化成—CH_2OH、—COOH 等。此外，分子中的环戊烷部分呈现不同的氧化状态，$C_{5(6)}$、$C_{6(7)}$、$C_{8(9)}$间均可形成双键，C_{7-8}可存在环氧结构，C_6或 C_7可形成环酮结构。在 C_5、C_6、C_7等位上可连接羟基等。

1. 环烯醚萜类

目前发现的环烯醚萜苷主要有环烯醚萜葡萄糖苷和 4-去甲基环烯醚萜葡萄糖苷。例如，桃叶珊瑚苷是车前草清热、利尿的有效成分，梓醇是中药地黄降低血糖、利尿和迟发性缓泻的有效成分，均属 4-去甲基环烯醚萜葡萄糖苷。

中药栀子、鸡矢藤、马钱子、金银花、肉苁蓉等均含 4-位有取代的环烯醚萜苷成分，栀子苷是栀子中清热泻火的主成分之一。车叶草苷是从鸡矢藤中分得，具泻下作用。

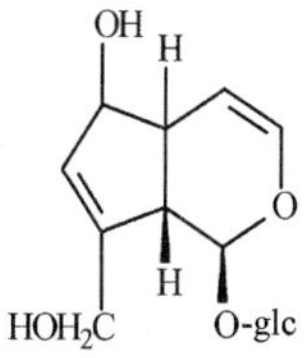

桃叶珊瑚苷 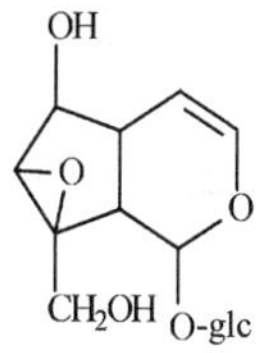　　梓醇 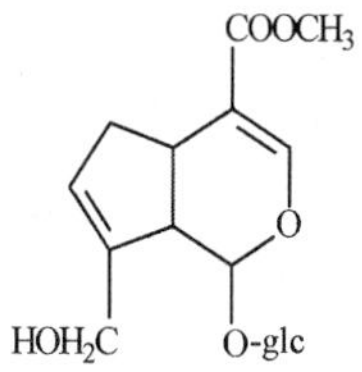　　栀子苷 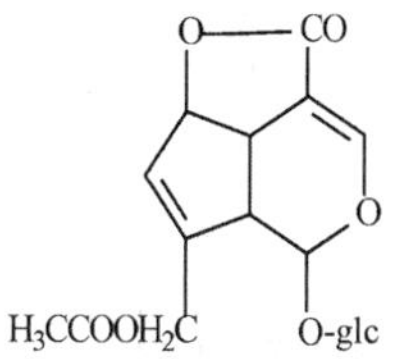　　车叶草苷

2. 裂环环烯醚萜苷

裂环环烯醚萜苷可看成是由环烯醚萜苷在 C_7、C_8处开环衍变而来，如番木鳖苷在 C_7、C_8处开环即形成龙胆苦苷。这一类型化合物主要存在于龙胆属和獐牙菜属植物中。龙胆苦苷是龙胆草中促进胃液分泌、增加胃酸的有效成分。

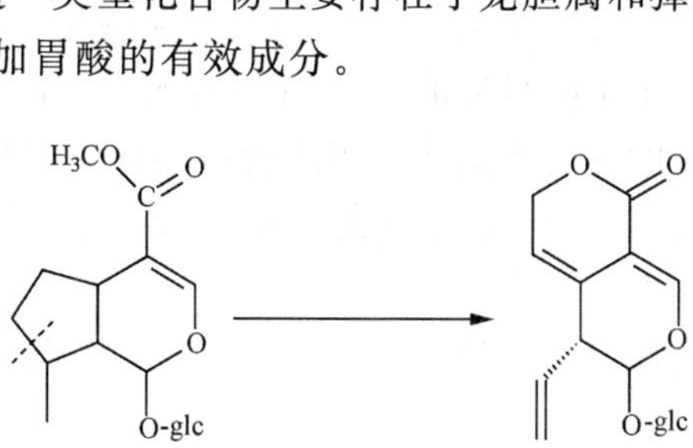

番木鳖苷　　龙胆苦苷

3. 理化性质

环烯醚萜类化合物大多为白色结晶或无定形粉末，味苦。其苷类易溶于水、甲醇，可溶于乙醇、丙酮、正丁醇等溶剂，难溶于氯仿、乙醚、苯等亲脂性溶剂。分子中 C_1、C_5、C_9多为手性碳原子而具旋光活性。

甙类易被酸水解，生成的甙元因具有半缩醛结构，性质活泼，容易进一步氧化或聚合而显深色。甚至随水解条件的不同（温度、酸的浓度等）产生各种不同颜色的沉淀，可供甙的鉴别。中药地黄、玄参、梓实等经过干燥制备或受潮可变黑色，皆因甙类水解的产物氧化聚合所致。

环烯醚萜甙由于甙元结构特点与酚类和胺类呈现各种颜色，可用于识别。如京尼平甙与氨基酸（甘氨酸、亮氨酸、谷氨酸）共热显红色至蓝色。检识桃叶珊瑚甙，可用 Ehrlich 试剂（对二甲氨基苯甲醛-盐酸试剂）显蓝色。Shear 试剂（浓盐酸与苯胺按体积比 1∶15 的混合溶液）与哌喃衍生物常产生特殊的颜色反应，也可供本类化合物鉴别使用。

环烯醚萜及其甙类分子中的双键受其邻位氧原子的影响，性质活泼，容易发生加成反应，亦可供成分鉴别用。如车前草甙四乙酰化物在冷甲醇溶液中易与溴反应，生成溴甲氧基加成物。

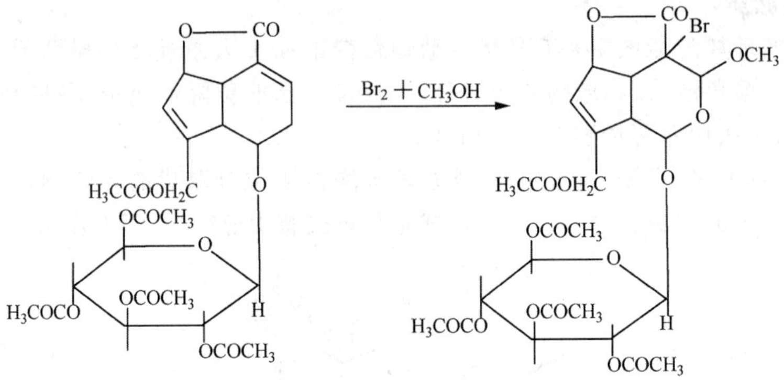

车前草甙四乙酰化物

4. 提取分离和鉴定

环烯醚萜甙类或裂环烯醚萜甙类成分亲水性较强，性质不太稳定，所以一般在室温下或较低温度下（50 ℃以下）提取及处理提取液。提取时为了抑制酶的活性和中和植物酸，常在植物材料粗粉中拌入碳酸钙或氢氧化钡。常选用水、甲醇、乙醇、稀丙酮溶液等作为提取溶剂。提取液经减压浓缩后可转溶于水中以除去水不溶性杂质，再用乙醚或石油醚萃取除去脂溶性杂质。水层中存在的酚性物质、鞣质以及黄酮类等，可加入醋酸铅生成沉淀除去。然后再用正丁醇萃取环烯醚萜甙，减压回收正丁醇得粗甙；也可用活性炭、大孔吸附树脂吸附水层中的甙，与水溶性杂质分离后，再选适宜的有机溶剂如稀醇洗脱得粗甙。多种结构类似的环烯醚萜甙共存时，必须采用硅胶柱色谱或高效液相色谱法进一步分离纯化。甚至有的需制成衍生物，如乙酰化合物，才能达到有效的分离。

例如，从马缨丹根中分离环烯醚萜葡萄糖甙的提取分离流程见图 9-3。

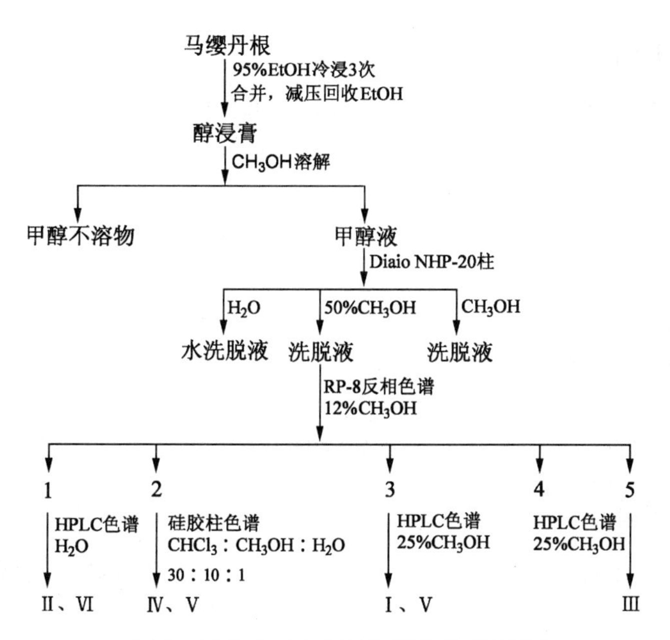

图 9-3　马缨丹根中分离环烯醚萜甙流程图

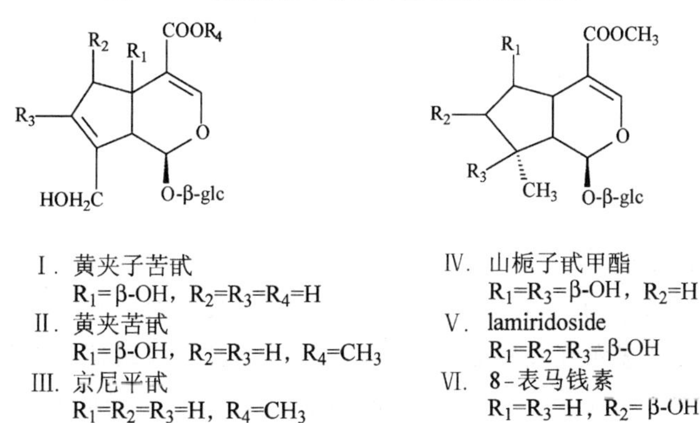

第二节　倍　半　萜

倍半萜类的通式是$(C_5H_8)_3$，少数不符合异戊二烯法则。它们主要来源于植物、霉菌和海洋生物。如木兰目、芸香目及菊目植物中广有分布。海洋倍半萜化合物主要存在于海藻、海绵和腔肠动物中。以烃、醇、酮、内酯的形式与单萜类化合物常共存于植物挥发油中，沸点较高，一般在 250～280 ℃，有的为低熔点的固体。倍半萜的含氧衍生物多有较强的香气和生物活性。

倍半萜的结构类型有几十种，可归为开链、单环、双环、三环和四环等几大类，从生源而言，均由金合欢醇衍生而来。薁类虽可能由愈创木烷和岩兰烷衍生而来，因常存在于挥发油高沸点馏分中，故一并在本节讨论。

一、开链倍半萜

α-金合欢烯存在于啤酒花中，其β-异构体存在于中药藿香、蛇麻等挥发油中。二者共存于枇杷叶的挥发油中。金合欢醇广泛分布于各种花中，如玫瑰花、金合欢花、兔耳草花的油中，具有特殊佳适的香气，是一种重要的香料。

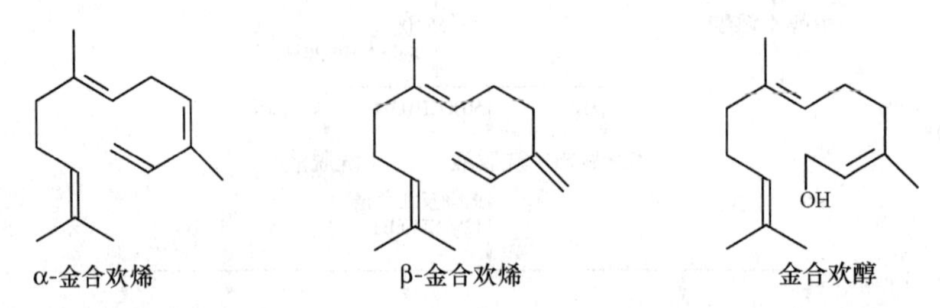

α-金合欢烯　　β-金合欢烯　　金合欢醇

二、单环倍半萜

单环倍半萜是由焦磷酸金合欢酯脱除焦磷酸环合衍生的化合物，环合位置不同形成多种不同的结构类型。其中以没药烷型、牻牛儿烷型和蛇麻烷型衍生物的种类最多，分布亦较广泛，其生物活性也较引人注目。

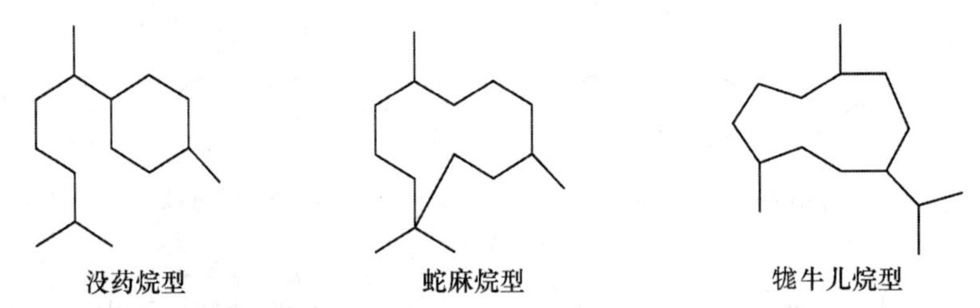

没药烷型　　蛇麻烷型　　牻牛儿烷型

属于没药烷型的衍生物，如在没药油、各种柠檬油、八角油、松叶油、檀香油等多种挥发油中含有的没药烯。姜科姜黄属植物是重要的药用植物类群，该属植物的挥发油中富含单萜和倍半萜类成分。如用于活血化瘀、舒肝解郁的郁金挥发油中，主要成分为α-姜黄烯、β-姜黄烯。具行气、破瘀、通经功用的中药姜黄的根茎挥发油含量达4%～5%，其主要成分为姜黄酮、芳姜黄酮、桉油精和水芹烯等。其中姜黄酮为利胆的有效成分。

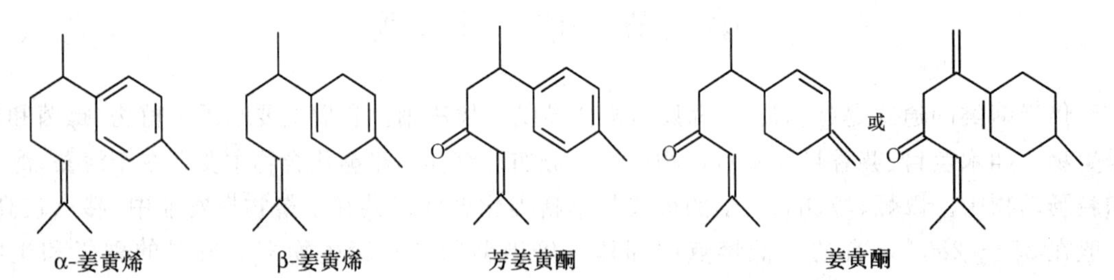

α-姜黄烯　　β-姜黄烯　　芳姜黄酮　　姜黄酮

蛇麻烷型乃是十一元碳大环的倍半萜类，主要存在于蛇麻花（啤酒花）的挥发油中。蛇麻的球果具有苦补健胃和抗结核的作用，其挥发油中含有α-及β-蛇麻烯、蛇麻二烯酮和蛇麻二烯醇等。

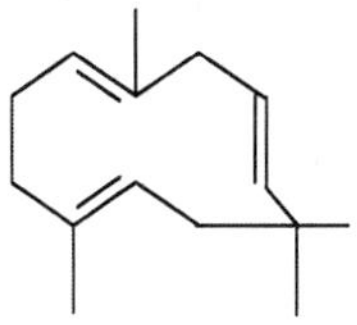

α-蛇麻烯 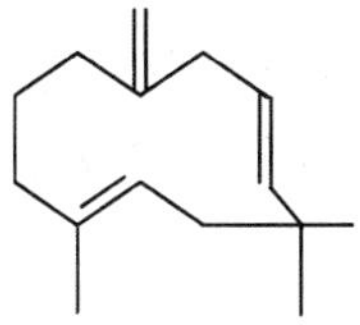　β-蛇麻烯 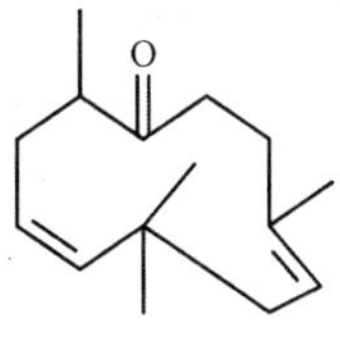　蛇麻二烯酮 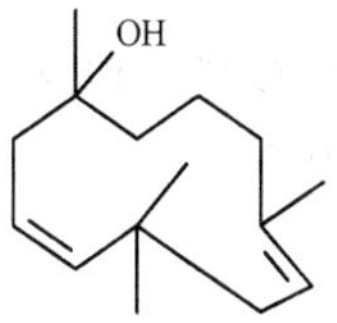　蛇麻二烯醇

具有十元碳大环的牻牛儿烷环系因为分布较广，已发现的化合物较多，而且具有多种生物活性，深受重视。这类化合物主要存在于杜鹃花科、菊科、姜科等植物中。如兴安杜鹃叶中含的挥发油有止咳平喘的作用，其有效成分证明是大牻牛儿酮（吉马酮）。经药理试验及临床观察结果表明，温莪术抗肿瘤有效成分存在于挥发油中。而莪术二酮正是治疗早期宫颈癌的有效成分之一。菊科地胆属植物分得的牻牛儿烷型内酯，如苦地胆素、去氧苦地胆素等都被证实具抑制肿瘤生长的作用。

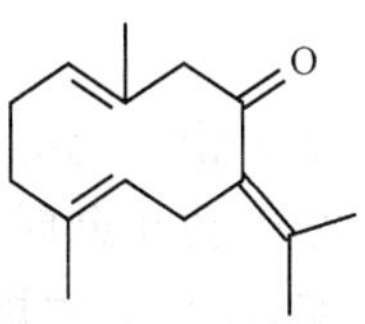

大牻牛儿酮 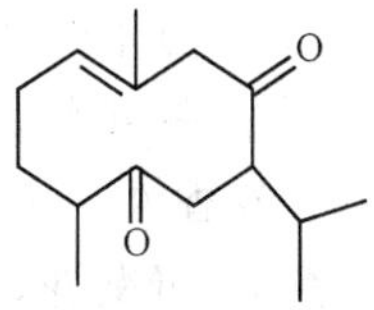　莪术二酮 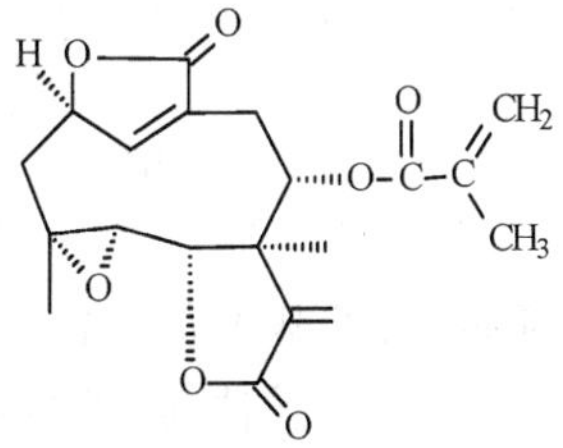　苦地胆素 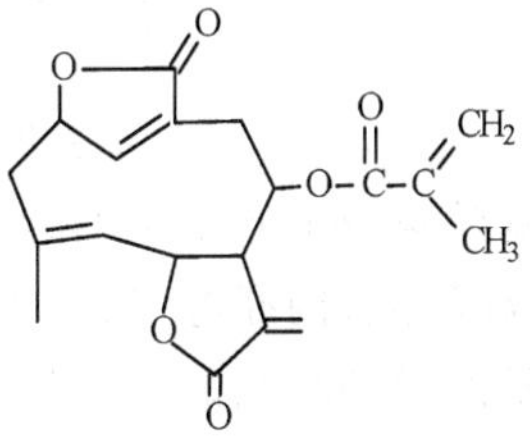　去氧苦地胆素

三、双环倍半萜

双环倍半萜的结构类型近 20 种，以桉烷型、杜松烷型和愈创木烷型为代表。

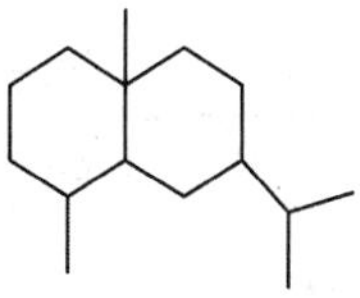

桉烷型 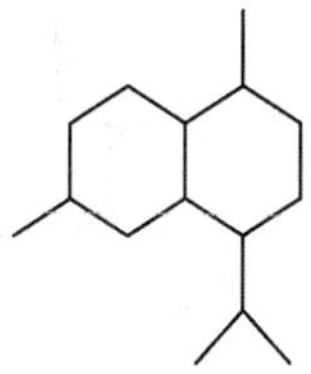　杜松烷型 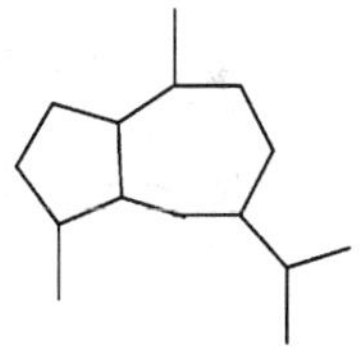　愈创木烷型

双环的杜松烯广泛存在于艾叶、罗汉松叶、茵陈蒿、高良姜、毕澄茄等许多植物的挥发油中。棉酚为杜松烷型二聚倍半萜，它存在于锦葵科陆地棉成熟的种子或根皮中，具有抗菌、抗病毒、抗肿瘤、抗生育作用，我国已试用作男性计划生育药。

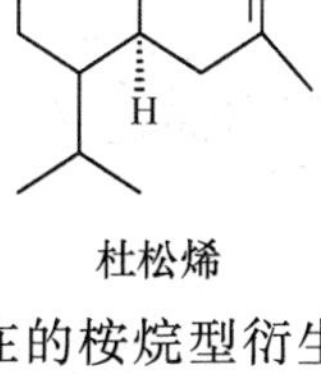

杜松烯 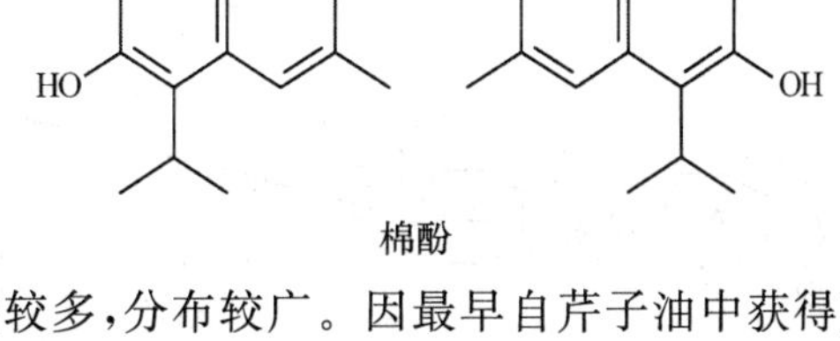　棉酚

自然界存在的桉烷型衍生物种类较多，分布较广。因最早自芹子油中获得芹子烯，故又有芹子烷型之称。本型衍生物结构中的两个环通常以反式稠合。桉叶醇存在于各种桉叶油中，

由于双键位置不同，有 α 和 β 两种异构体，均为低熔点的固体。β-桉叶醇也存在于菊科苍术属和木兰科植物的挥发油，以及豆科紫檀、银杏心材等植物中。苍术酮其分子中有一个呋喃环，与 β-桉叶醇、苍术素及苍术螺醇等挥发油成分作为区分苍术属的分类特征。

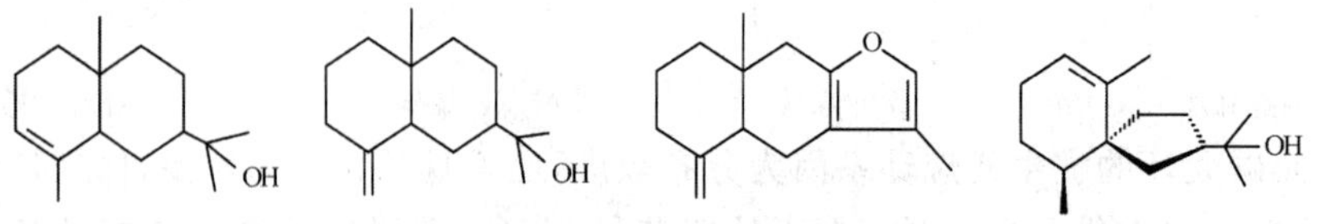

α-桉叶醇　　β-桉叶醇　　苍术酮　　苍术螺醇

α-香附酮是具有理气止痛作用的香附挥发油成分之一，其分子的双键在酸的作用下能发生转位，异构化而形成 β-香附酮。土木香内酯为菊科土木香根的驱虫成分。

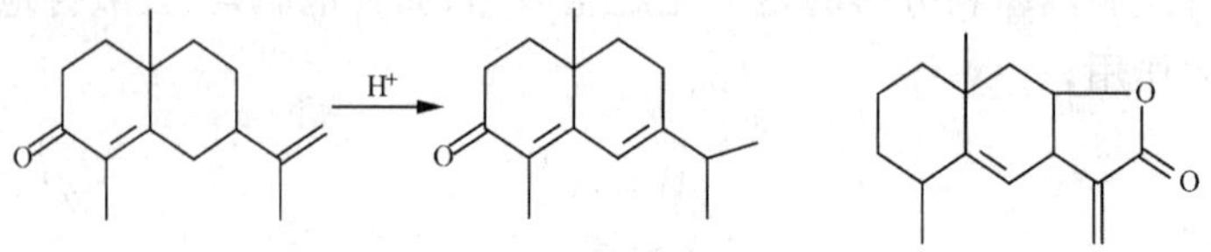

α-香附酮　　β-香附酮　　土木香内酯

薁烃是一个非苯型的芳烃类化合物，具有一定的芳香性。在植物中多数是由氢化薁类（可能是以醇、酮、内酯等形式）脱氢而来，其基本母核已失去了芳香性。薁类衍生物在愈创木油、香附子油、桉叶油、胡萝卜油、苍耳子油、洋甘菊、天名精、蓍草、野菊花、苦艾、泽兰等的挥发油中均有存在。多具有抑菌、抗肿瘤、杀虫等活性。

具有 1,4-二甲基-7-异丙基的五元与七元环并合的结构骨架称为愈创木烷型。愈创木醇与硫在 200～220 ℃下加热，脱氢，形成深蓝色的愈创木薁；与硒高温下脱氢生成 2,4-二甲基-7-异丙基薁，在激烈情况下也能转化成 1,5-二甲基-7-异丙基薁。

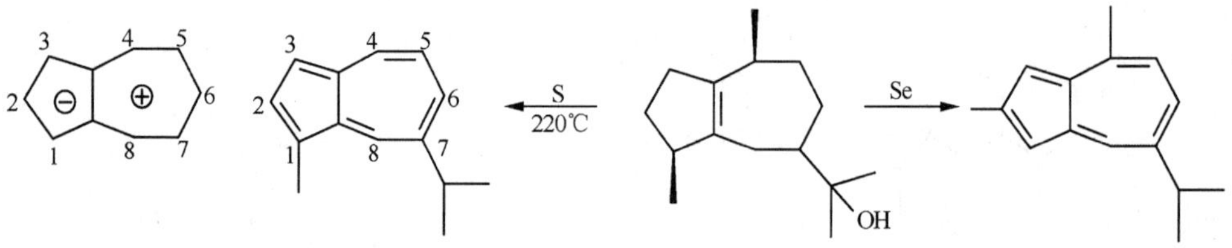

薁烃　　愈创木薁　　愈创木醇　　2，4-二甲基-7-异丙基薁

薁类成分存在于挥发油的高沸点部分（b. p. 250～300 ℃）中。呈现美丽的蓝色、紫色或绿色，能溶于石油醚、乙醚、乙醇及强酸中，不溶于水。故可用 60%～65%的硫酸或磷酸提取，稀释后薁类成分即成沉淀析出。也能与苦味酸或三硝基苯等试剂生成 π 络合物结晶，有敏锐的熔点可测定。

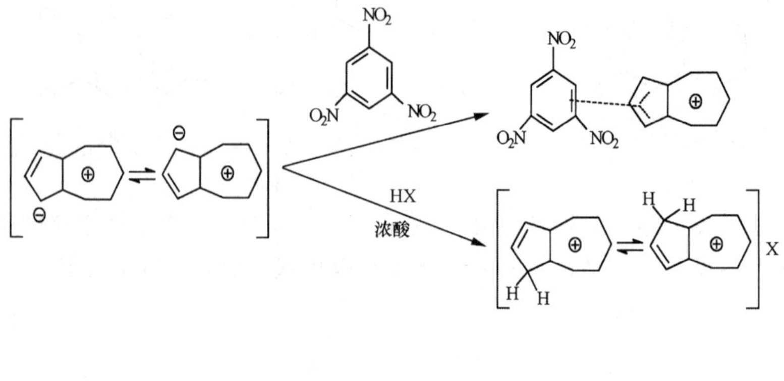

预试挥发油中薁类化合物时，多用溴化反应（Sabaty 反应）。方法是取挥发油 1 滴溶于 1 mL 氯仿中，加入 5%溴的氯仿溶液数滴，如产生蓝色、紫色或绿色时，表明含有薁类衍生物。用 Ehrlich 试剂（对二甲氨基苯甲醛-浓硫酸）与含薁类成分的挥发油反应，则产生紫色或红色。

愈创木薁存在于桑科无花果根皮、兴安杜鹃的叶、母菊等挥发油中，具有抗炎和兴奋子宫的作用。从姜科中药莪术、郁金的根茎中分离得莪术醇具有抗肿瘤活性，临床用于宫颈癌的治疗。二者均属愈创木烷型衍生物。

莪术醇　　愈创木薁

香附烯和广藿香酮均为中药香附挥发油中的成分。而在日本产的香附中则含香附烯和香附薁酮。它们均属于愈创木烷型的变化形式，其 7 位异丙基与 9 位碳原子间结成碳桥。

香附烯　　广藿香酮　　香附薁酮

四、倍半萜内酯类

倍半萜内酯类化合物在菊科、芸香科、木兰科植物中较常见，是一类生物活性较强的成分。从马桑和马桑寄生中分得马桑毒素和羟基马桑毒素，经临床实践证明对精神分裂症有效，尤其后者疗效较好，副作用小且在植物体中含量较高。

泽兰苦内酯和泽兰氯内酯是从圆叶泽兰中分得薁类倍半萜内酯，它们与天人菊中的天人菊内酯都有一定的抗癌活性，因而引起人们的注意。

鹰爪甲素是从鹰爪根中提得，青蒿素是从中药青蒿（黄花蒿）中分离得到，二者均属倍半萜过氧化物，均有抗疟作用。青蒿素尤具高效低毒特点，因不溶于水，在油中溶解度亦不大，将其制成二氢青蒿素的半琥珀酸酯钠（青蒿琥酯），具有抗疟效价高、原虫转阴快、速效、低毒、水溶性等特点。经临床应用证实，对间日疟、恶性疟、脑型疟和其他危重疟疾有效。近年发现，它能兼用于治疗血吸虫疾病。

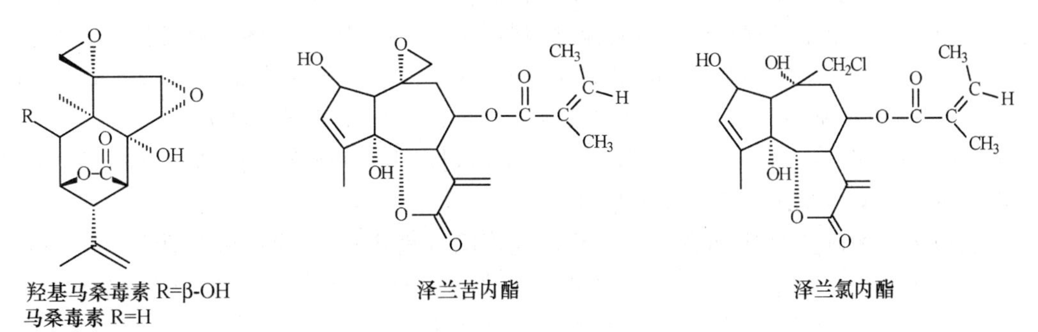

羟基马桑毒素 R=β-OH
马桑毒素 R=H　　泽兰苦内酯　　泽兰氯内酯

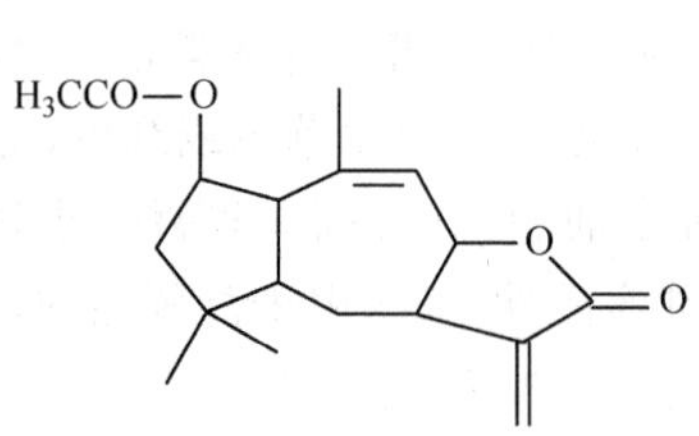

天人菊内酯 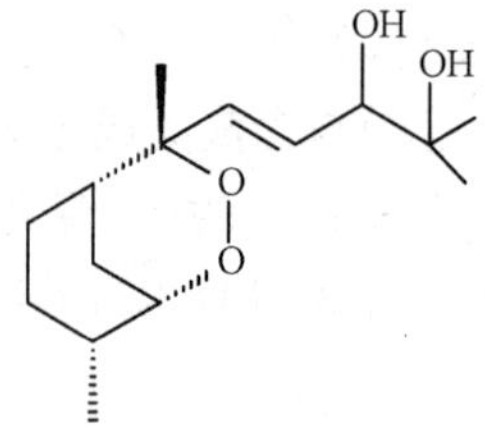　　鹰爪甲素 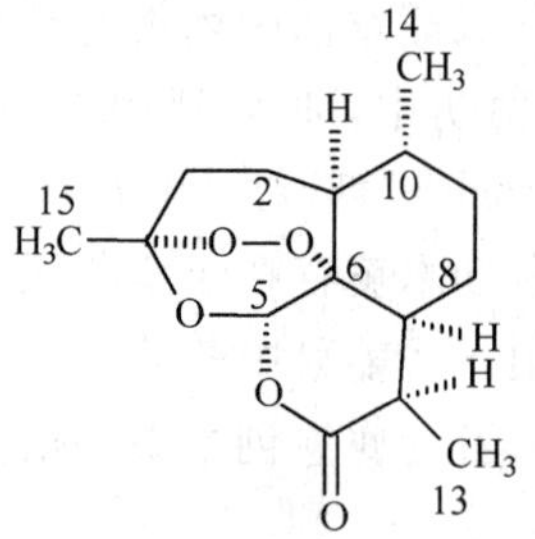　　青蒿素

例　青蒿素的提取分离(图 9-4)和结构测定实例。

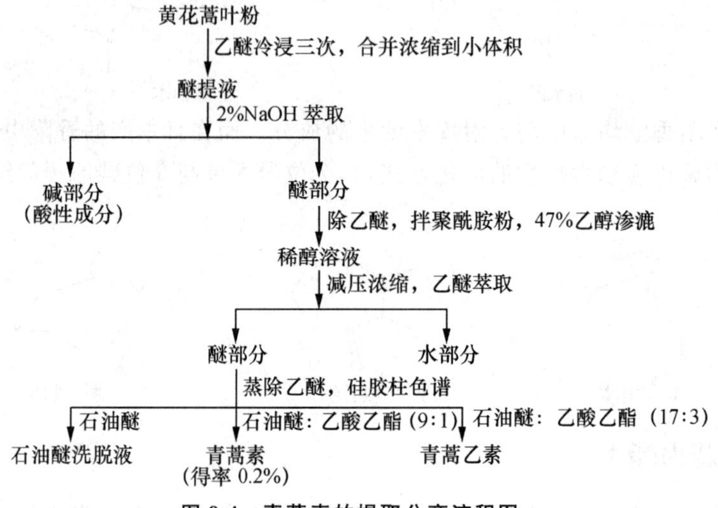

图 9-4　青蒿素的提取分离流程图

青蒿素是自菊科植物黄花蒿中分离得到的抗疟有效成分，为无色针晶，m. p. 156～157 ℃，$[\alpha]_D^{17}$ +66.3°(C=1.64，氯仿)。高分辨质谱示分子量为 282.1472，分子式为 $C_{15}H_{22}O_5$。

青蒿素对热不稳定，可与盐酸羟胺呈饱和内酯环的颜色反应，并借此可进行定量；其遇对二甲氨基苯甲醛试剂显蓝紫色。

IR ν_{max}^{KBr}(cm^{-1})：1745(六元内酯)，831，881，1115(过氧基团)。

紫外吸收光谱结果表明不含双键。

^{1}H NMR(CCl_4) δ：0.93(d，3H，J=6 Hz，14-CH_3)；1.06(d，3H，J=6 Hz，13-CH_3)；1.36(s，3H，15-CH_3)；3.08～3.44(m，1H，11-H)；5.68(s，1H，5-H)。

δ 1.36 ppm 是甲基单峰，化学位移表明它是β-氧取代甲基。δ 0.93 ppm 和 1.06 ppm 都是和次甲基相连的甲基二重峰。去耦实验时辐照 δ 3.08～3.44 ppm 多重峰可使 δ 1.06 ppm 变为单峰。反之，辐照 δ 1.06 ppm 的甲基，δ 3.08～3.44 ppm 简化为 J=4.5 Hz 的二重峰，因此，说明其为与甲基同碳的 11-H，受内酯羰基去屏蔽效应而处于低场处，此结构片段可能为 CH_3—CH—CH。δ 5.68 ppm 是一个质子的尖峰，按 Shoorely 公式推断(0.23+3.13+2.38=5.74 ppm)，它应是次甲基 5-H 的信号。

构效关系的研究发现，青蒿素经催化氢化消除过氧基团后，抗疟活性消失。C_{12} 位羰基经硼氢化钠还原成还原青蒿素，活性可增强 1 倍；如烷基化后，则活性增强 14 倍；烷氧甲酰化还原青蒿素，则活性增强 28 倍；酰化还原青蒿素，则活性增强 31 倍。

五、倍半萜类的生理作用

植物中存在的一切成分，广义地说都有其存在的意义，有营养成分及有关生物合成的基础物质，有生长发育的调节和控制物质（促进生长和抑制生长的物质），有生长过程中的代谢物质。其中有些有强烈毒性、苦味或辛辣味，以防止昆虫吃食以及用于生物的生存竞争。倍半萜是植物中的常见成分，在生物活性及植物生理方面具有广泛的意义，其主要生理作用如下：

1. 植物生长发育的控制物质

脱落酸（abscisic acid，ABA），系最早从脱落的棉铃中分得，从 225 kg 中仅分得 9 mg，但其生理作用极强，以后发现它广泛存在于植物的种子、果实、叶、根和茎中。脱落酸及其类似物黄质素（xanthoxin）等主要控制植物的落叶以及生长抑制、休眠、发芽等生理现象。

Strigol 是从棉花根的渗出液中抽提而得，系使玄参科植物（*Striga lutea*）的种子发芽的兴奋物质。

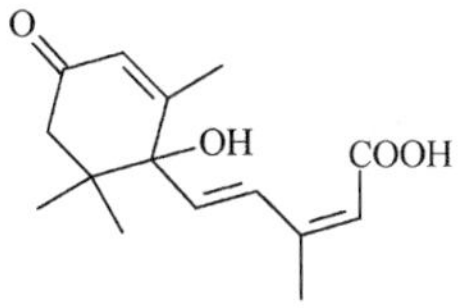

脱落酸 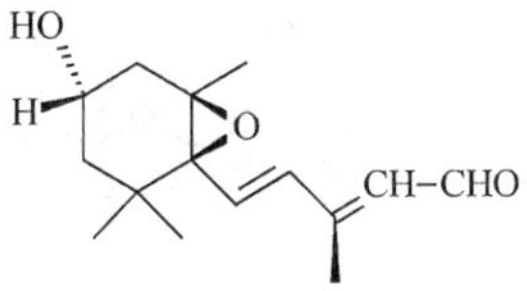　　黄质素 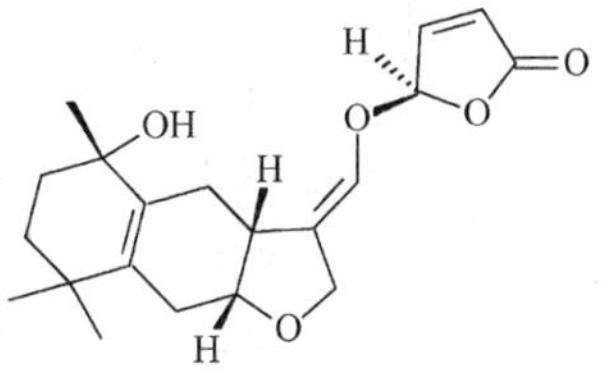　　Strigol

2. 昆虫保幼激素

昆虫保幼激素与脱皮激素支配昆虫与甲壳类动物的生活循环，最早发现的是天蚕蛾保幼激素 C_{18}-cecropia。以后发现在植物中也存在保幼激素类似物。如保幼酮（juvabione）系从冷杉、枞木树胶中分得，同样也存在于以此作为原料的纸浆或有关纸制品中，因而最初曾被称作"纸因子"。它对无翅红椿（*Pyrrhocoris apterus*）具有很强的保幼作用。

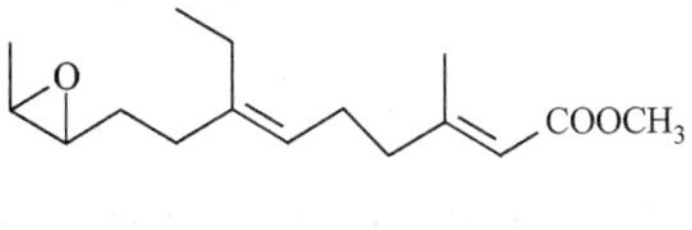

天蚕蛾保幼激素 C_{18}-cecropia 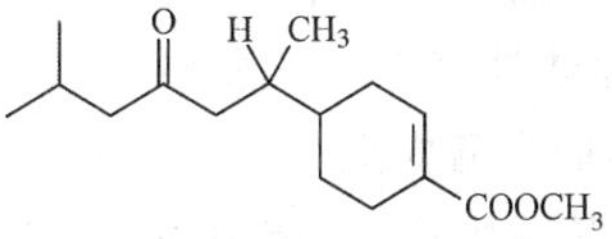　　保幼酮

3. 昆虫性引诱剂及昆虫驱避物质

一些倍半萜类是昆虫及低等动物的性引诱剂，雌诱素（sirenin）系从 *Allomyces sabviscula* 中分得的性引诱剂，其生理作用很强。倍半萜丙二烯酮（allenicketone）是从蚱蜢（*R. microptera*）中分得的天然丙二烯酮萜类化合物，对蚂蚁及其他昆虫有驱避作用。

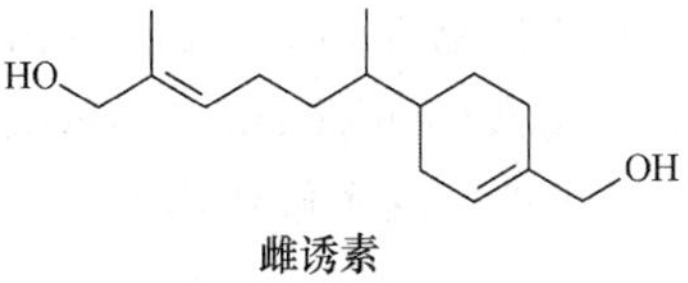

雌诱素 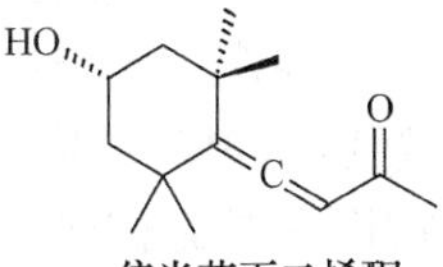　　倍半萜丙二烯酮

4. 抗菌素类和细菌代谢产物

Llludin S(lampterol)是从夜光（*Clitocybe illudens*）中分得的抗菌活性物质，以前被报道具有抗癌活性。烟曲霉素又叫夫马菌素（Fumagillin），是从 *Aspergillus fumiga* 中分得的抗

菌寄生虫及抗肿瘤的活性物质。

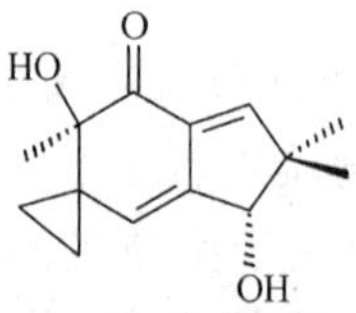

Lludin S

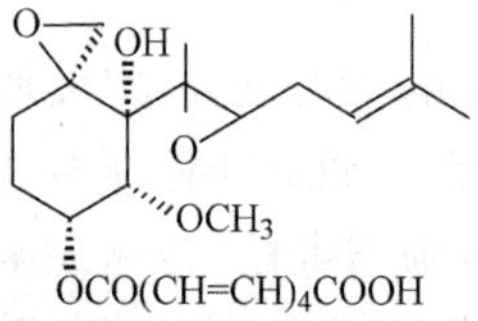

烟曲霉素（又叫夫马菌素）

单端孢菌素(Trichothecin)最早是从疣孢漆斑菌(*Myrothecium*)以及从 *Trichothecium*、*Trichoderma* 等属的细菌产物提取所得，具有抗菌、抗霉菌和抗肿瘤活性，形成了萜类中具有重要生理作用的一类；从菊科植物中也能分离得到，如从紫菀族 *Asteraceae* 的 *Baccharis megapotamica* 中分得其一系列酯类中主要有邻磺酰苯甲酰亚胺(baccharin)、isobaccharin、baccharinol 和 isobaccharinol。

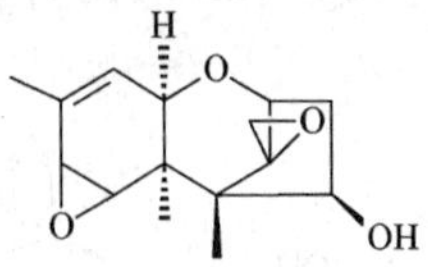

单端孢菌素

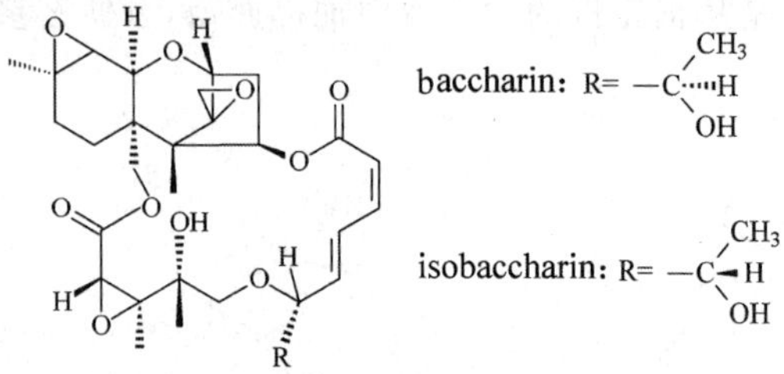

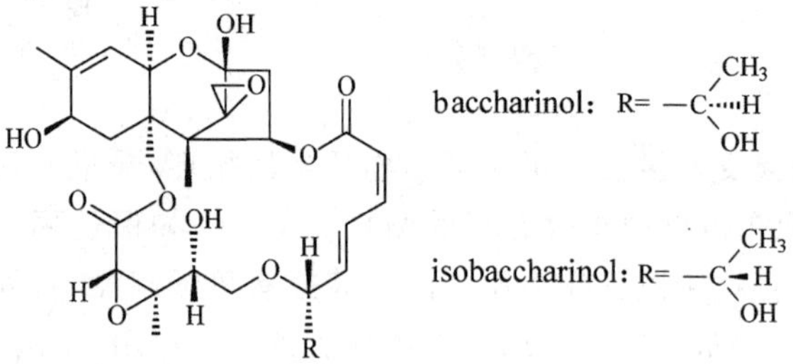

baccharin：R= —C(CH3)(H)(OH)

isobaccharin：R= —C(CH3)(H)(OH)

baccharinol：R= —C(CH3)(H)(OH)

isobaccharinol：R= —C(CH3)(H)(OH)

单端孢菌素的大环内酯类化合物均有强烈的细胞毒性作用，能抗白血病，对小白鼠 P-388、KB 细菌体外培养均有极强的抑制作用。

5. 细胞毒倍半萜内酯

具有细胞毒活性的倍半萜内酯目前已有 120 多种，它们分别对 KB 细胞体外培养、P-388 淋巴白血病、L-1210 白血病、B-16 黑色素瘤、瓦克肉瘤 256 等模型有效。本类型化合物的细胞毒作用与结构的关系已清楚，α-亚甲基-γ-内酯是细胞毒作用主要有效基团，α，β-不饱和酮也有较强的作用，如二者并存则作用更强；具有酯侧链能增加亲酯性，细胞毒作用也增强。以丙二酸酯化连接两分子锦鸡菌素(helenalin)或双分子的锦鸡菌素型倍半萜 microlenin，细胞毒作用并无质的变化。本类型化合物迄今尚无一例进入临床，主要原因是动物疗效并不超过其他类型的抗肿瘤药，而且能产生皮肤过敏。前人发现，繖形科植物 *Thapsia gerganica* 被古阿拉伯人用作皮肤刺激剂，从中分得倍半萜类化合物苏格兰蒿素(arteglasin)和 thapsigarin，二者均具有强细胞毒作用，并具有强烈的组织胺释放作用，这可能与其致敏作用有关。

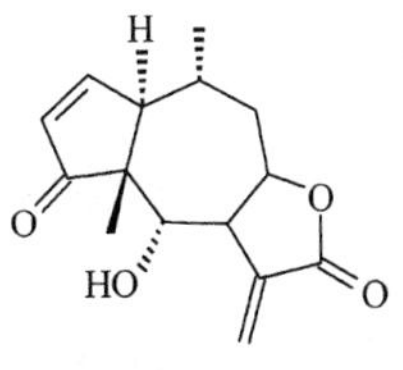

锦鸡菌素 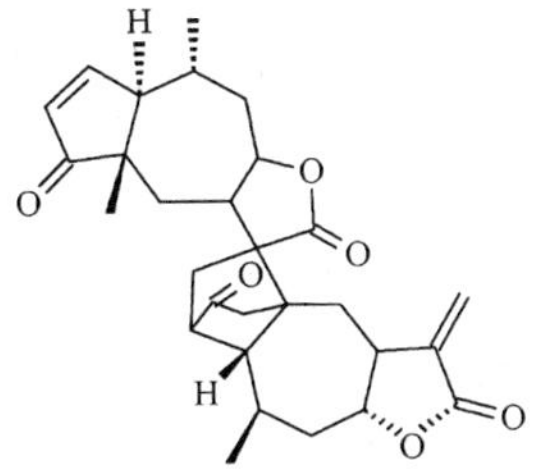　　microlenin 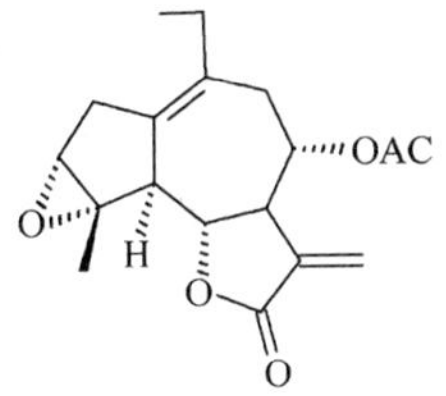　　arteglasin

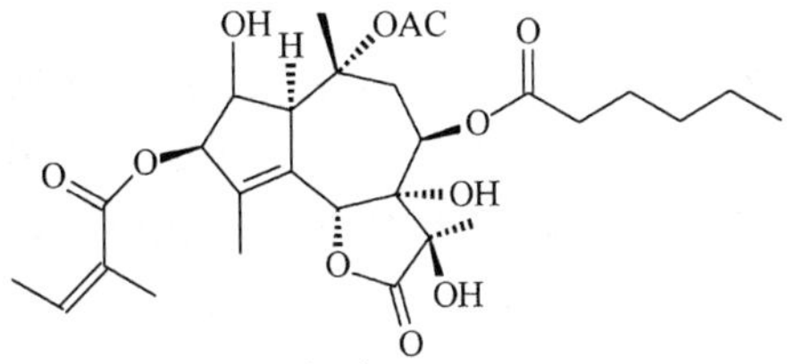

thapsigarin

6. 驱虫杀虫作用

很多倍半萜类有驱虫杀虫作用，诸如山道年蛔蒿素(santonin)是过去长期用作驱蛔虫的药物。土木香内酯(costunolide)、eremanthine 等均有杀虫作用。青蒿素是我国发现的抗疟新药，具有速效和低毒的特点并具有抗血吸虫作用，是近年来倍半萜类生理作用方面的重大发现。青蒿素的过氧键如经还原或重排，均不再有抗疟疾作用。

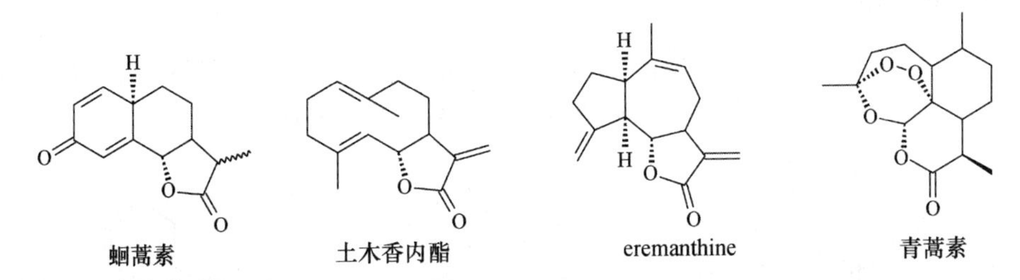

蛔蒿素　　土木香内酯　　eremanthine　　青蒿素

7. 神经系统的作用

苦味毒(picrotoxin)、马桑内酯 (tutin)及从莽草中分得的剧毒成分莽草毒素(anisatin) 均有中枢神经兴奋作用，与番木鳖碱一样有很强的致惊厥作用。苦味毒一般在临床用于巴比妥类安眠药中毒急救，马桑内酯曾用于治疗精神分裂症。此外，曾有报道称 amarilin 有镇痛作用。

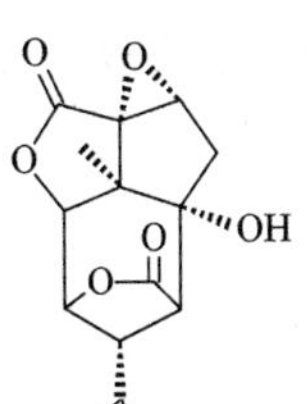

苦味毒 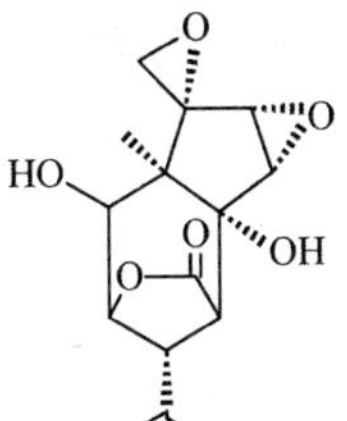　　马桑内酯 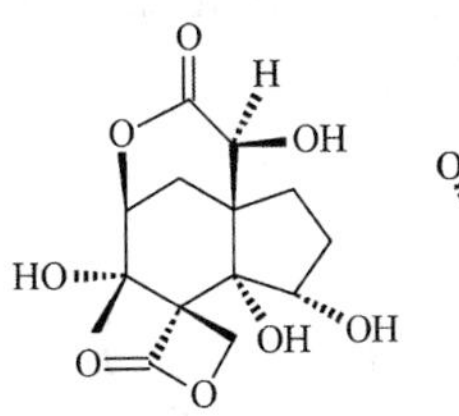　　莽草毒素 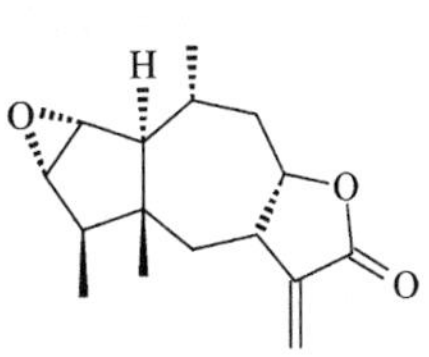　　amarilin

第三节　二萜类及二倍半萜

二萜类化合物的通式为$(C_5H_8)_4$，大多以树脂、内酯、甙的形式存在于生物体内。因分子量大，多数不具挥发性，即使在个别挥发油中存在，亦多在高沸点的馏分中。

近年来，发现药用植物（如苦木科鸦胆子属、唇形科茶菜属）中的许多二萜的含氧衍生物具有多方面显著的生物活性，尤其是抗肿瘤活性。

一、单环二萜

单环二萜类化合物在自然界存在的数目不多，存在于樟油高沸点馏分中的樟二萜烯可通过月桂烯加热发生聚合反应得到，可看成是由两分子月桂烯发生环聚合反应形成的产物。存在于鱼肝油中的维生素A类属于单环二萜衍生物，这是在动物中存在的萜衍生物。

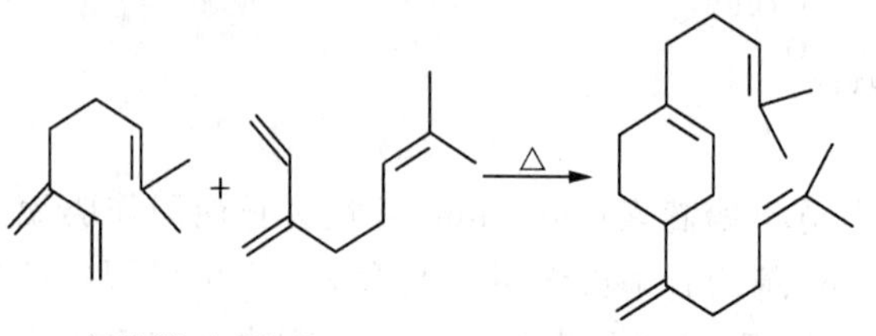

月桂烯（两分子）　　樟二萜烯 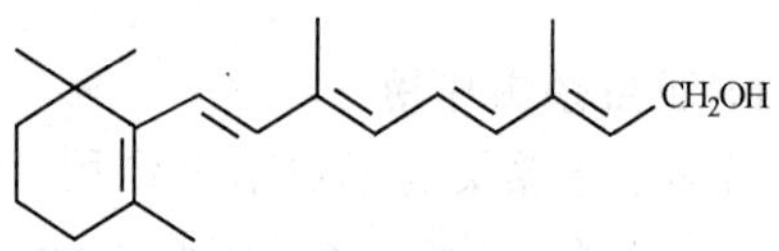　　维生素A_1

二、双环二萜

双环二萜多数属于半日花烷型，并以含氧衍生物为主。如香紫苏醇存在于香紫苏叶中。紫背金牛酸是草药紫背金牛治疗膀胱炎、乳腺炎、睾丸炎的主要成分。

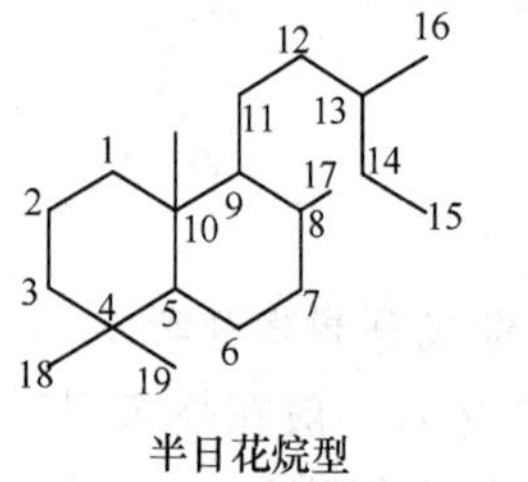

半日花烷型 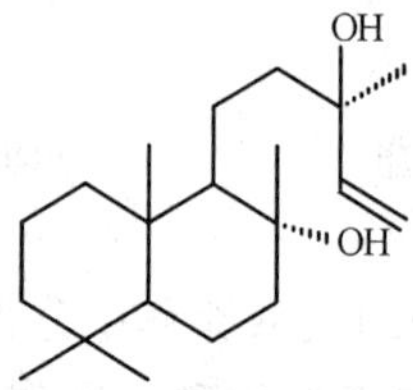　　香紫苏醇 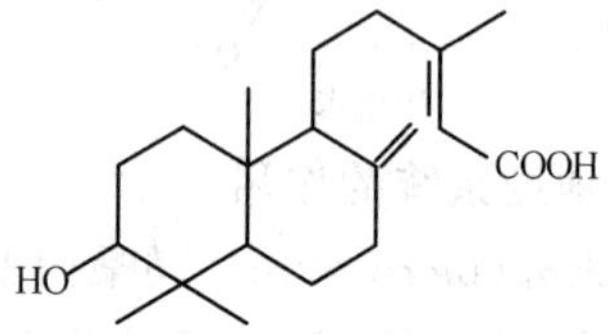　　紫背金牛酸

银杏内酯是银杏树根皮及叶中的强苦味成分，已分离出银杏内酯A、B、C、M、J。它们的基本结构中有三个内酯环，但碳环只有两个。尤为引人注目的是银杏内酯B，它是一种血小板活化因子(PAF)拮抗剂，对多发性硬化症、肾移植及革兰氏阴性的脓毒症有效，并可配合细胞毒化疗药用于转移性癌症的治疗。

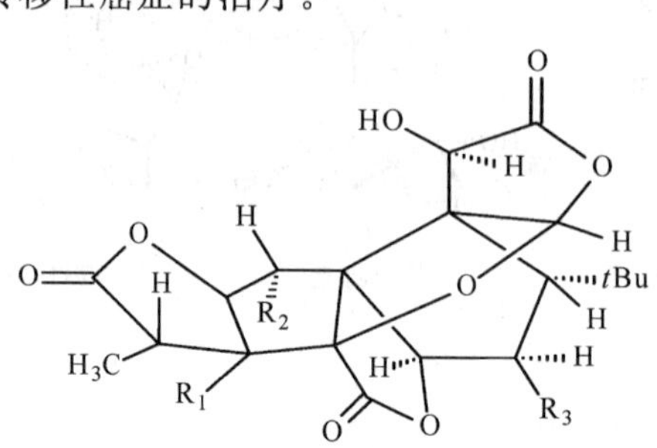

	R_1	R_2	R_3
银杏内酯A	OH	H	H
银杏内酯B	OH	OH	H
银杏内酯C	OH	OH	OH
银杏内酯M	H	OH	OH
银杏内酯J	OH	H	OH

穿心莲内酯是从爵床科穿心莲属植物一见喜中提得的二萜内酯类抗炎成分之一，现已广泛用于临床治疗急性菌痢、胃肠炎、咽喉炎和感冒等。其提取分离流程见图 9-5。

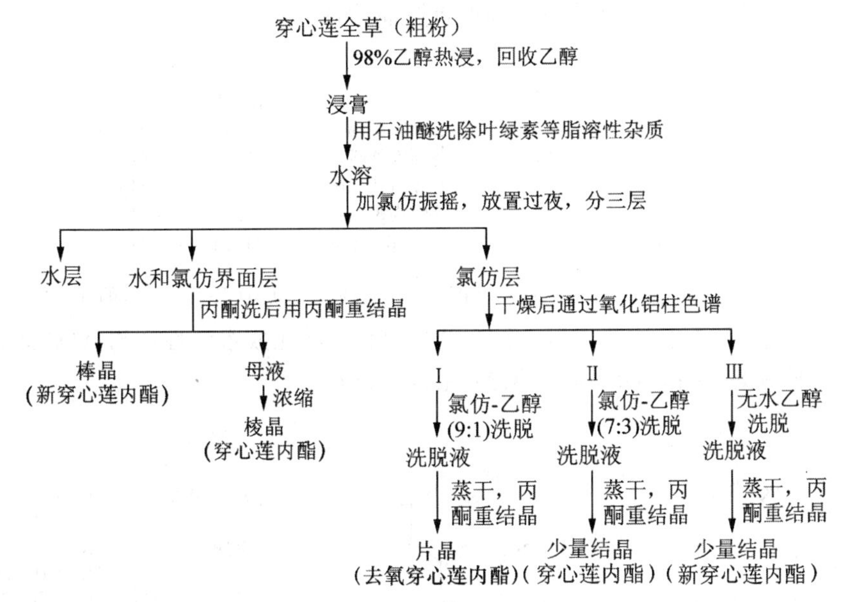

图 9-5 穿心莲内酯提取流程图

穿心莲内酯　　新穿心莲内酯　　去氧穿心莲内酯

三、三环二萜

三环二萜可视为由半日花烷型闭环衍化而来。左松脂酸性质稳定、无挥发性，与挥发性的松节油共存于松脂中。在水蒸气蒸馏提取松节油时，在松脂中其他伴存成分的影响下，经酸、热或空气的催化，左松脂酸发生异构化，转变成性质更为稳定的松香酸。松香酸是重要的工业原料，如松香酸甲（乙）酯是不干性液体，可作增塑剂，也是合成聚酯或聚酰胺类塑料的原料。

左松脂酸　　松香酸

雷公藤内酯酮、雷公藤内酯醇（雷公藤素甲）、雷公藤内酯二醇（雷公藤素乙）、雷公醇内酯及16-羟基雷公藤内酯醇等一系列的三环氧二萜化合物是从卫矛科雷公藤中分离出的具有抗炎、免疫抑制活性成分，前三者还具有较强的抗肿瘤活性。

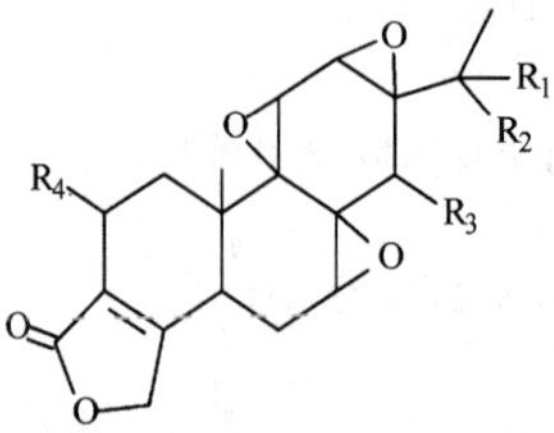

	R_1	R_2	R_3	R_4
雷公藤内酯酮	H	CH_3	O	H
雷公藤内酯醇	H	CH_3	OH	H
雷公藤内酯二醇	H	CH_3	OH	OH
雷公醇内酯	OH	CH_3	OH	H
16-羟基雷公藤内酯醇	H	CH_2OH	OH	H

丹参酮类化合物是活血化瘀中药丹参根中有效成分，从中分得丹参酮Ⅰ、丹参酮ⅡA等20种脂溶性化合物，均有强抑菌作用。其中丹参酮ⅡA磺化成水溶性产物，经临床试用，证明治疗心绞痛效果显著，副作用小，为一治疗冠心病的新药。

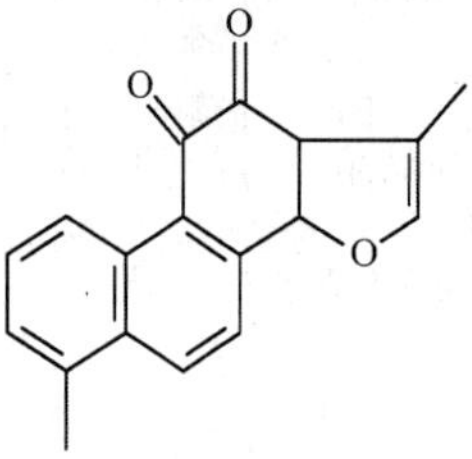

丹参酮Ⅰ

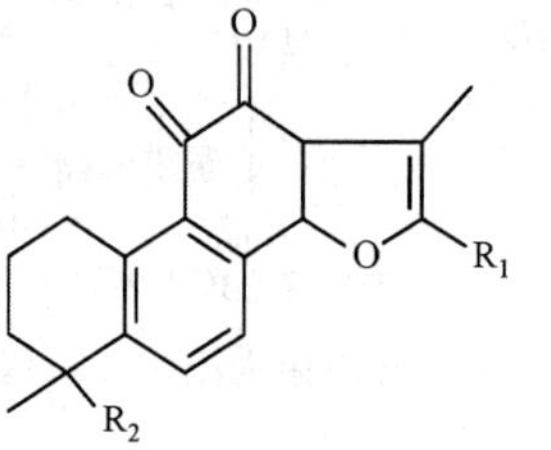

丹参酮ⅡA	R_1=H R_2=CH_3
丹参酮ⅡB	R_1=H R_2=CH_2OH
丹参酮ⅡA磺酸钠	R_1=$-SO_3Na$ R_2=CH_3

紫杉醇是红豆杉树皮的含有八元环的二萜成分。它是新一代紫杉烷类抗癌药物，为晚期转移性卵巢癌的二线治疗药。

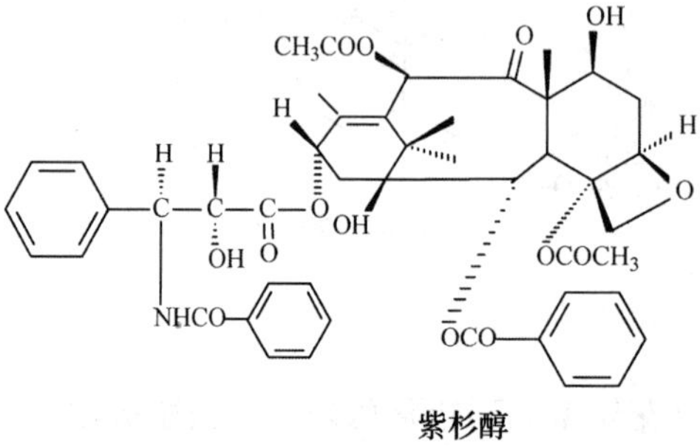

紫杉醇

四、四环二萜

四环二萜类化合物有多种基本骨架，其中最多的是贝壳杉烷型，次之为木藜芦毒烷和大戟二萜醇型。

甜菊甙属于贝壳杉烷型四环二萜的三糖甙，是从甜叶菊分得的比蔗糖甜300倍的甜味剂，可供医药和食品工业使用，无不良副作用。

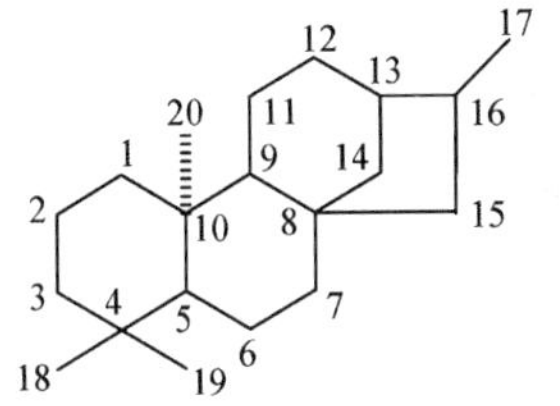

贝壳杉烷 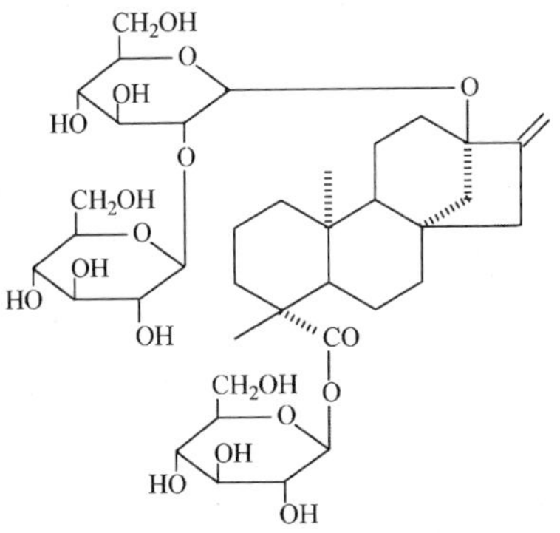　　　　甜菊甙

贝壳杉烯类化合物主要见于唇形科香茶菜属和 *Englrastrum scandens* 植物，而以前者为主。香茶菜属植物中二萜成分有抗菌消炎、抗肿瘤、昆虫拒食等活性。多年来，从该属 40 余种植物中已分得了近 300 个新二萜成分。如冬凌草素是从冬凌草分得的抗癌成分，香茶菜甲素是从香茶菜叶中分得的具有抗肿瘤和抑制金黄色葡萄球菌作用的成分。通过构效关系的研究发现，这些类型成分要具有抗肿瘤活性时，必须具备的条件为：① 分子中有 α-亚甲基环戊酮作为活性中心；② 14 位上的 β-羟基和/或 7 位上的羰基存在有利于与特异性亲核基团的酶结合；③ 在 6 位上的羟基和 15 位上的羰基之间有一氢键可增加 17 位上碳的亲电性。在结构改造研究中发现，14 位接上高级脂肪酸，随着酰基碳链的增加而活性增强。

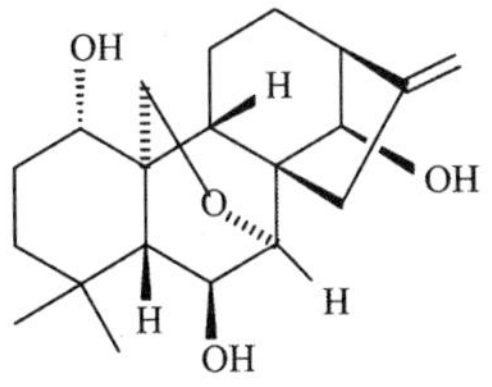

冬凌草素 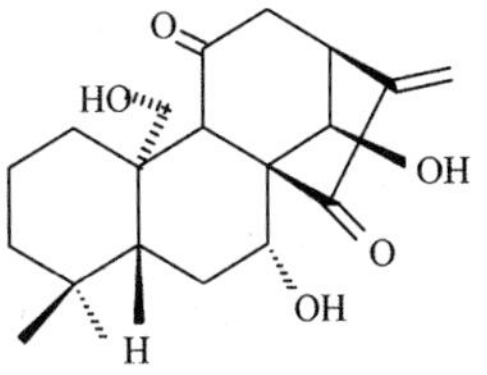　　　　香茶菜甲素

木藜芦毒烷型可看成是贝壳杉烷型的变形碳架结构，这类成分常见生物活性与毒性共存。如从兴安杜鹃叶中所得的杜鹃毒素、从中药羊踯躅果实中分得的八厘麻毒素对重症高血压有紧急降压及对室上性心动过速有减慢心率作用，但毒性皆较大，宜慎用。

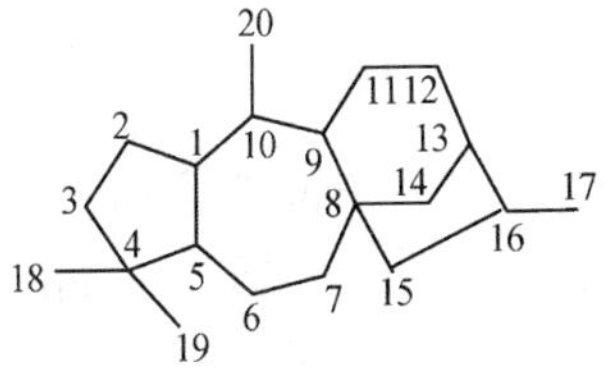

木藜芦毒烷 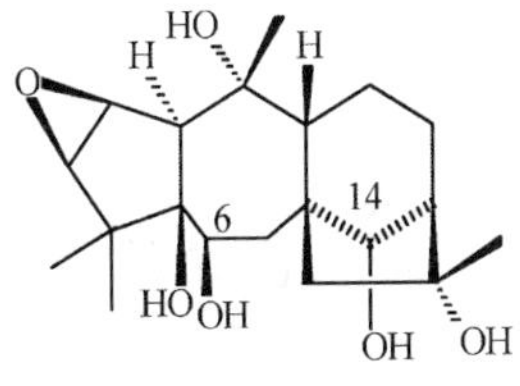　　　　八厘麻毒素 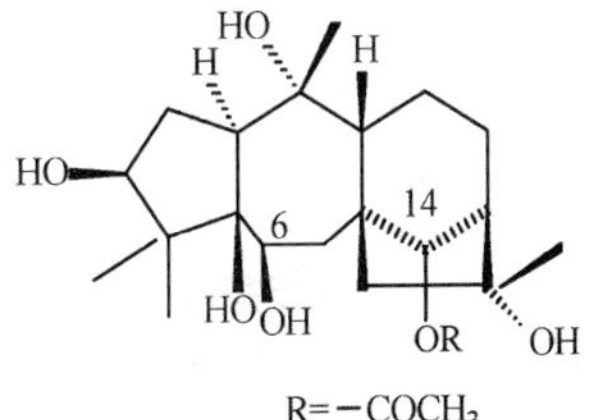　　　　R=$-COCH_3$ 杜鹃毒素

另一类四环二萜类植物成分是提自大戟科和瑞香科的一些大戟二萜醇（巴豆二萜醇）型衍生物，其母核不具辅致癌活性。当分子中有 5 个羟基，C_{12} 和 C_{13} 上的 2 个羟基被酯化生成二元酯，且其中一个酯键由长链脂肪酸形成，而另一个酯键由短链脂肪酸形成时，所得化合物具有辅致癌作用。

当大戟二萜醇碳架上的 C_{14} 和 C_{15} 之间的键断裂开环后，则形成瑞香烷型化合物。这类化合物不但无辅致癌活性，相反有的还具有抗癌作用或其他特殊的生物活性，同时也具有一定毒性。如瑞香属的一些植物皮中，含有一种称为瑞香毒素的毒性成分，具有抗白血病活性。存在于中药芫花中的类似成分芫花酯甲、芫花酯乙都为有效的引产剂，已应用于临床。

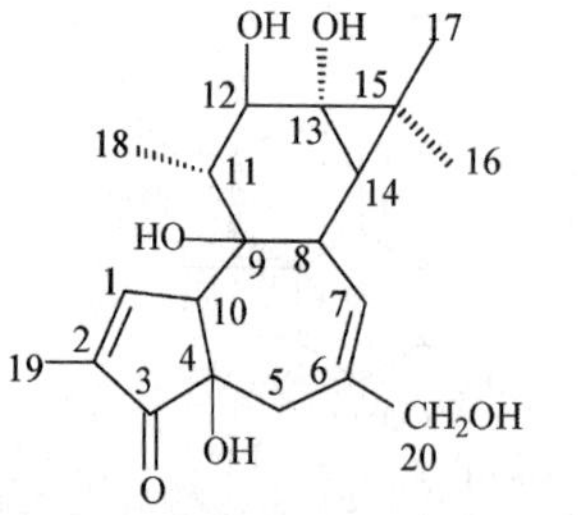

大戟二萜醇

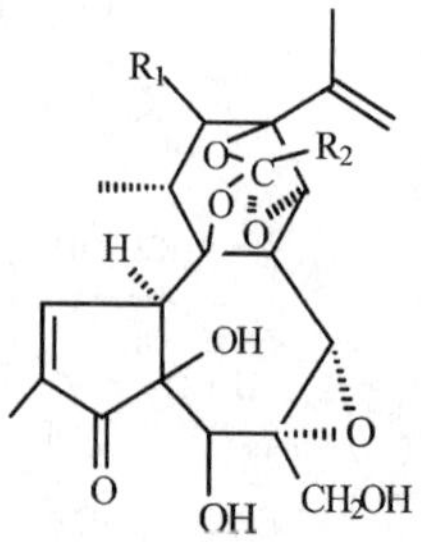

	R_1	R_2
瑞香毒素	$-C_6H_5$	$-C_6H_5$
芫花酯甲	$-OCOC_6H_5$	$-(CH{=}CH)_2-(CH_2)_4-CH_3$
芫花酯乙	$-OCOCH_3$	$-(CH{=}CH)_2-(CH_2)_4-CH_3$

五、二倍半萜

二倍半萜类是萜类家族中最新的一员，其分子式可用$(C_5H_8)_5$通式表示。1965 年，Arigoni 首次报道了从昆虫 *Gascardia madagascaricnsis* 的分泌物中分离到第一个二倍半萜 gascardic acid。本类成分来源于陆地的真菌、低等植物、昆虫以及海洋生物中的海绵和裸鳃类动物。其中海绵是二倍半萜的主要来源，约占目前已知二倍半萜的 70%。如从海绵 *Prianos* sp. 分得的 prianicin A 和 B 对革兰氏阳性菌的生长有显著的抑制作用，其抑制 β-溶血性链球菌的有效率是四环素的 4～10 倍。

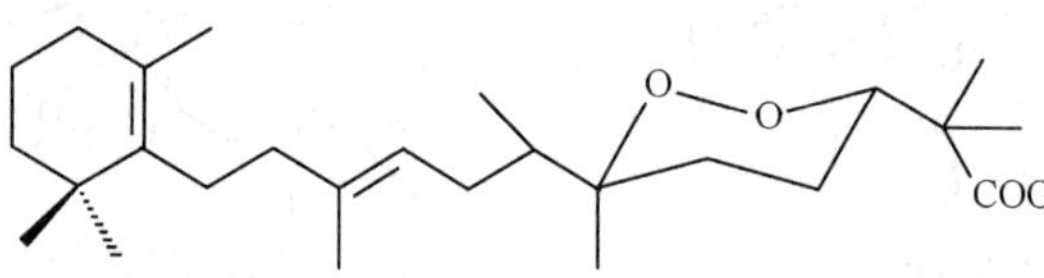

prianicin A 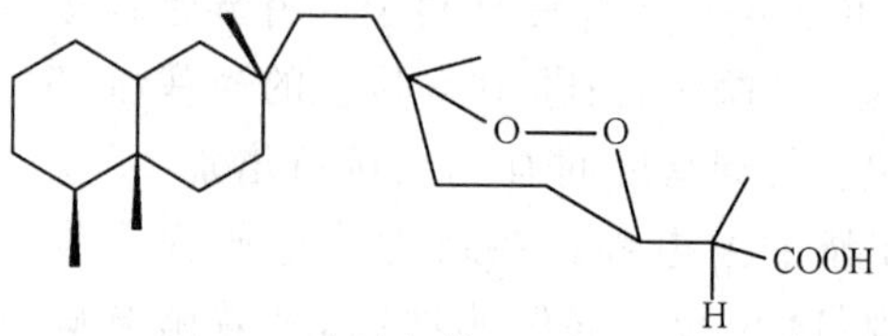　　prianicin B

从海绵 *Luffariella variabilis* 中提取的一无定形固体 manoalide 是目前少有的能直接灭活磷脂酶 A_2(PLA_2)的抗炎药物，抗炎能力介于氢化可的松和吲哚美辛之间。现作为肿瘤抑制剂和银屑病等皮肤增生性疾病的治疗药物试用于临床。

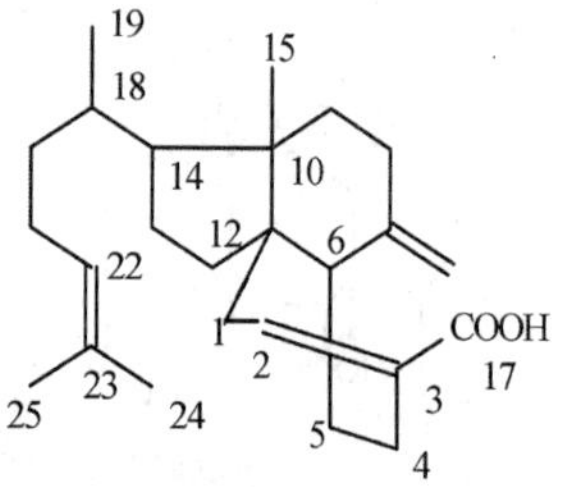

gascardic acid 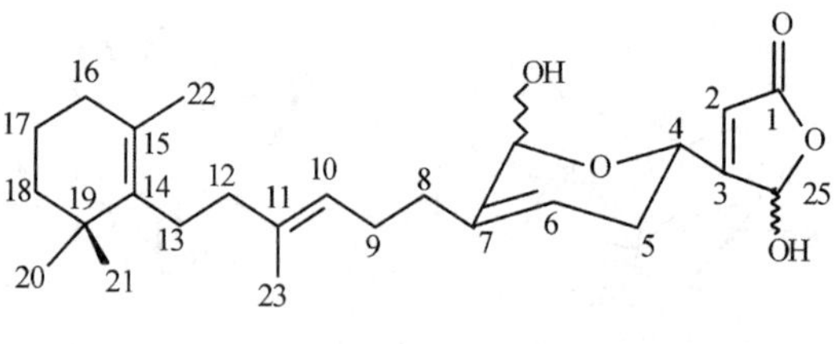　　manoalide

第四节 三 萜

三萜类化合物的通式为$(C_5H_8)_6$，由 30 个碳原子组成，大多数三萜化合物均可看作由 6 个异戊二烯单位连接而成。三萜类化合物在自然界分布很广泛，多数是以游离态、甙及酯的形式存在于植物的树脂或树液中。许多常见的中药如人参、甘草、柴胡、黄芪、桔梗、川樟皮、泽泻等中均含三萜化合物。真菌灵芝、茯苓中亦分离出许多三萜成分。少数的三萜化合物存在于动物体中，如从羊毛脂中分离出羊毛脂醇，从鲨鱼肝脏中分离出鲨烯。近年来，不少海洋生物

(如软珊瑚、海绵等)中也分离出各种类型的三萜化合物。目前已发现的三萜化合物,除个别是无环三萜(如角鲨烯)、二环三萜(如榔色酸)及三环三萜(如龙涎香醇)外,主要是以四环三萜和五环三萜的形式存在。它的前体物质是由两分子焦磷酸金合欢酯缩合成链状鲨烯,同时闭环转位成各类三萜衍生物。它是萜类化合物中最大的一类,大多在 C_3 位有羟基。

三萜皂甙(triterpenoid saponins)是由三萜皂甙元和糖、糖醛酸、可能还有其他有机酸组成。组成三萜皂甙的糖常见的有葡萄糖、半乳糖、鼠李糖、阿拉伯糖、木糖等。常见的糖醛酸有葡萄糖醛酸、半乳糖醛酸。近年还发现有三糖链皂甙存在,例如黄芪皂甙Ⅶ。糖基大多数是和皂甙元中 C_3—OH 相连,还常和羧基相结合,形成酯甙键。这种带有酯键的皂甙称为酯皂甙(ester saponins),如积雪草甙。皂甙元也有只和有机酸结合成酯的形式,例如从线叶旋复花中曾分离到蒲公英醇棕榈酸酯。游离三萜类化合物通常多不溶于水,而与糖结合成甙后,则大多可溶于水,振摇后可生成胶体溶液,并有持久性似肥皂溶液的泡沫,故有皂甙(saponins)之称,有溶血作用。

近年来由于分离纯化及结构测定方法的进展,使一些复杂三萜类的分离、结构鉴定能较为顺利地进行。因而三萜类的研究进展很快,发现了不少新的化合物。例如,人参皂甙能促进RNA蛋白质的生物合成,调节机体代谢,增强免疫功能。柴胡皂甙有抑制中枢神经系统和抗炎症作用,并能降低血浆中胆固醇和甘油三酯的浓度。七叶皂甙具有明显抗渗出、抗炎、抗瘀血的作用,能恢复毛细血管正常渗透性、提高毛细血管张力、控制炎症、改善循环,对脑外伤及心血管疾病有较好的治疗作用。大豆皂甙类有抑制脂质氧化的作用,可抑制肝功能受损的发生并改善血清脂质,实验还证实大豆皂甙类有抗凝血的作用。三萜被认为是许多中药的有效成分,得到了国内外学者的普遍重视,成为天然药物化学较为活跃的一个研究领域。

一、三萜类化合物的结构与分类

三萜类化合物结构类型很多,已发现达 30 余种,除了个别是直链三萜(鲨烯)、二环三萜(榔色酸)及三环三萜(龙涎香醇)外,主要是四环三萜和五环三萜两大类。

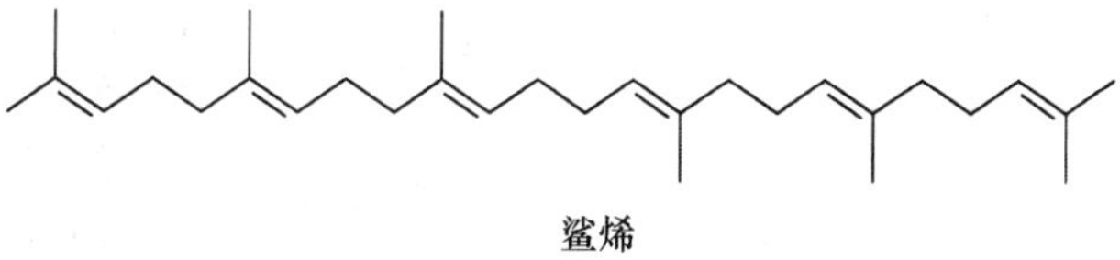

鲨烯

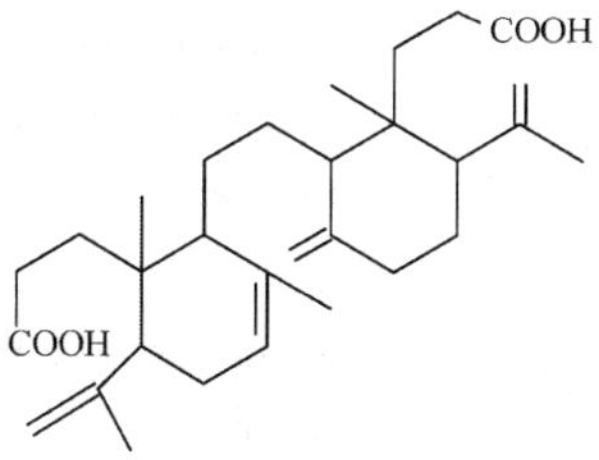

榔色酸 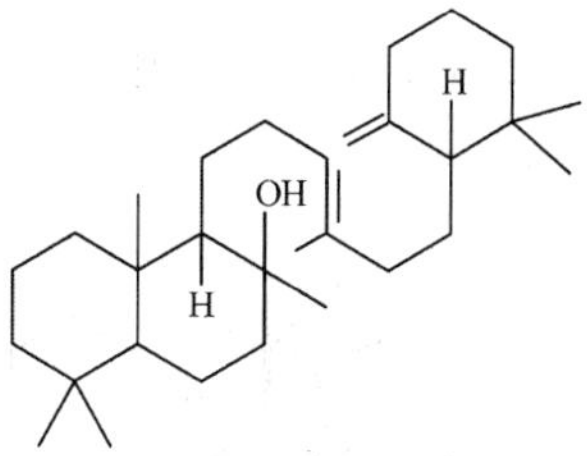　　　　龙涎香醇

1. 四环三萜的结构类型

四环三萜主要有羊毛甾烷型、达玛甾烷型、原萜烷型和葫芦烷型。

(1) 羊毛甾烷型

羊毛甾烷型四环三萜的结构特点是 A/B、B/C、C/D 环均为反式,C_{10}、C_{13} 位均有 β-CH_3,C_{14} 位有 α-CH_3,C_{17} 为 β 侧链,C_{20} 为 R 构型(即 C_{20}β-H)。

豆科植物黄芪具有止汗、利尿、强壮、强心等作用，其中含有多种三萜类化学成分。近年从膜荚黄芪中分得 12 个皂苷成分，如黄芪皂苷Ⅶ是有三个羟基同时接有糖的皂苷，其苷元属羊毛甾烷型。

羊毛甾烷

黄芪皂苷 VII（xyl 为木糖，下同）

(2) 达玛甾烷型

达玛甾烷型四环三萜的结构特点是 C_8 位有角甲基，且为 β-构型，此外尚有 C_{13} β-H、C_{10} β-CH_3、C_{14} α-CH_3，C_{17} 位有 β-侧链，C_{20} 构型为 *R* 或 *S*。

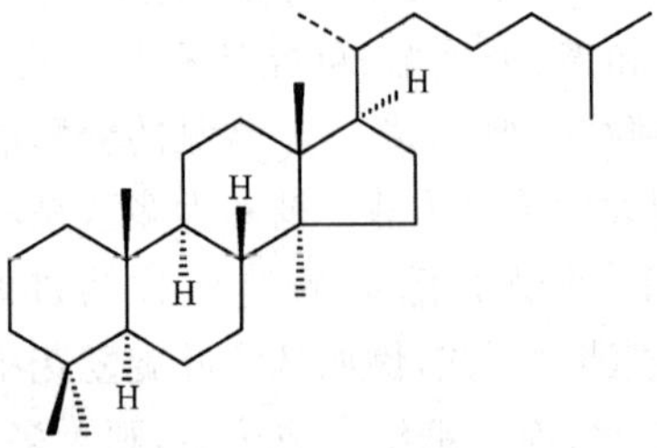

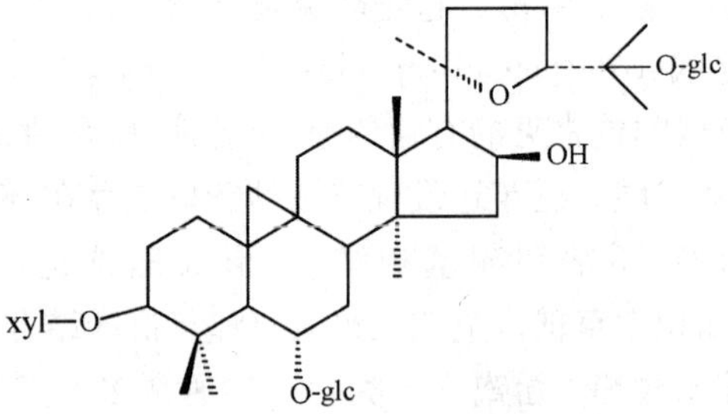

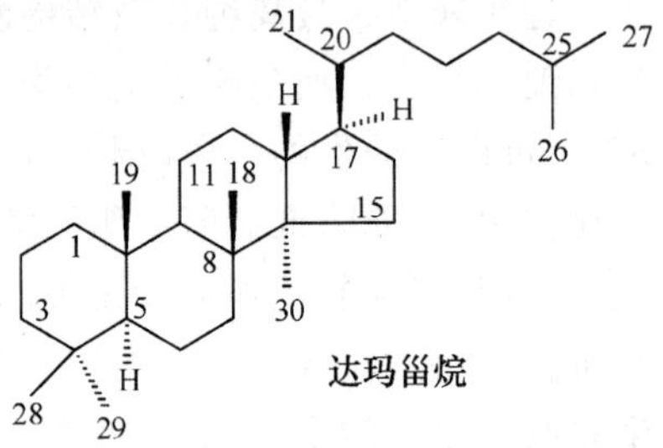

达玛甾烷

人参是传统的滋补中药，含有多种化学成分，人参皂苷是其主要有效成分，含量约 3%。这些皂苷根据其苷元的不同，可分为 A、B、C 三种类型（除 C 型外均属达玛甾烷型）。举例如下：

20(*S*)-原人参二醇-A型

人参皂苷 Rb_1	R_1=葡萄糖 $\xrightarrow{2}$ 葡萄糖 R_2=葡萄糖 $\xrightarrow{6}$ 葡萄糖
人参皂苷 Rb_2	R_1=葡萄糖 $\xrightarrow{2}$ 葡萄糖 R_2=葡萄糖 $\xrightarrow{6}$ 阿拉伯吡喃糖
人参皂苷 Rc	R_1=葡萄糖 $\xrightarrow{2}$ 葡萄糖 R_2=葡萄糖 $\xrightarrow{6}$ 阿拉伯吡喃糖
人参皂苷 Rd	R_1=葡萄糖 $\xrightarrow{2}$ 葡萄糖 R_2=葡萄糖

20(*S*)-原人参三醇-B型

人参皂苷 Re	R_1=葡萄糖 $\xrightarrow{2}$ 鼠李糖 R_2=葡萄糖
人参皂苷 Rf	R_1=葡萄糖 $\xrightarrow{2}$ 葡萄糖 R_2=H
人参皂苷 Rg_1	R_1=葡萄糖 R_2=葡萄糖
人参皂苷 Rg_2	R_1=葡萄糖 $\xrightarrow{2}$ 鼠李糖 R_2=H

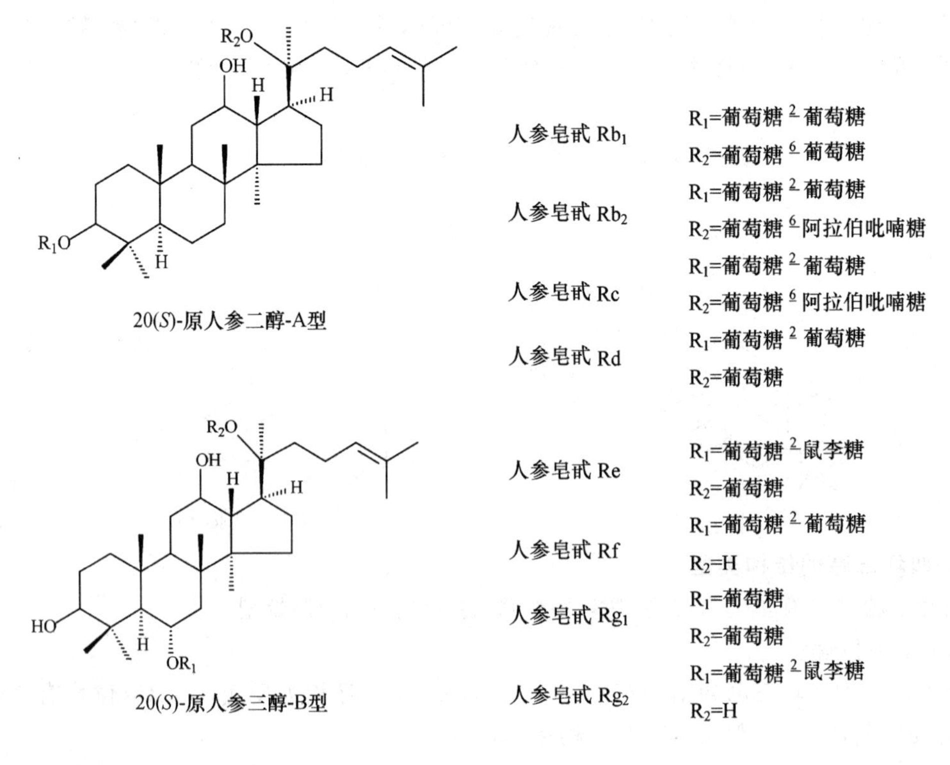

从葫芦科植物绞股蓝中分得50多种皂甙，其中6种与人参皂甙相同，绞股蓝皂甙3、4、8、12分别与人参皂甙Rb_1、Rb_3、Rd、Rf在化学结构上完全相同，绞股蓝皂甙的基本化学结构是达玛甾烷型结构。例如以下化合物：

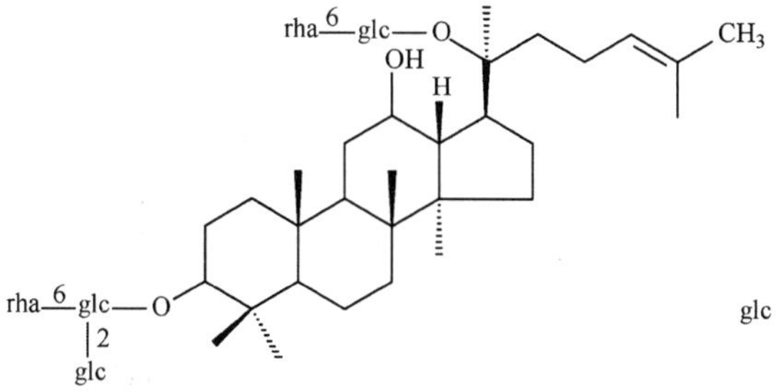

绞股蓝皂甙2
(rha为鼠李糖，下同)

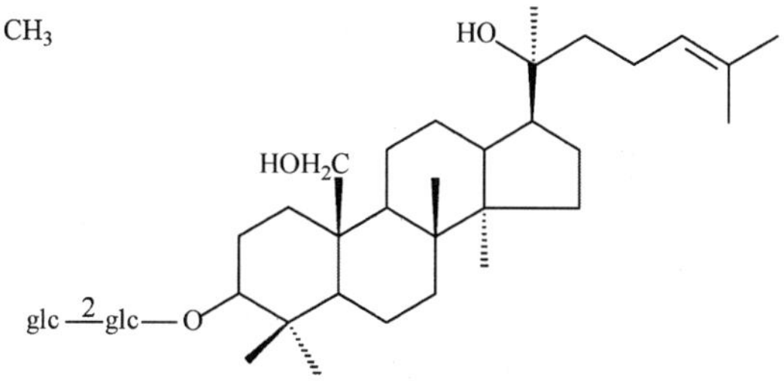

绞股蓝皂甙27

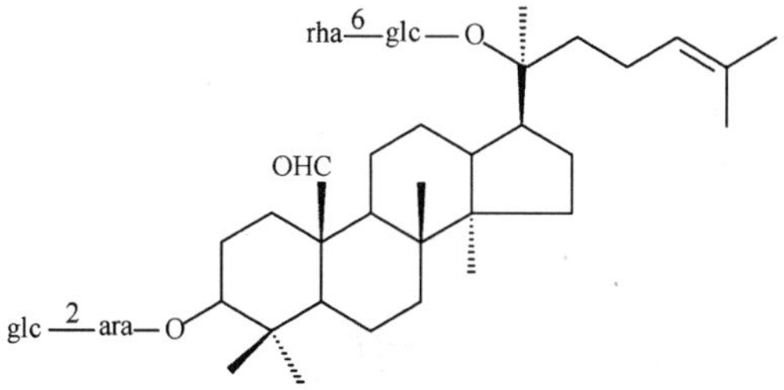

绞股蓝皂甙36
(ara为阿拉伯糖，下同)

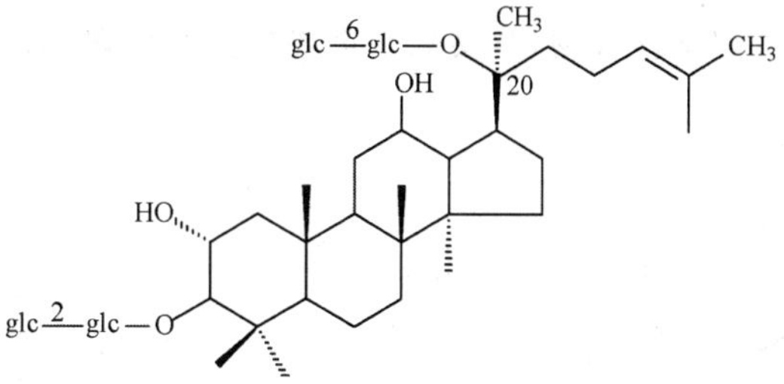

绞股蓝皂甙42

(3) 原萜烷型

原萜烷型四环三萜的结构特点是C_8 α-CH_3、C_9 β-H、C_{13} α-H、C_{14} β-CH_3，C_{17}为α-侧链，是达玛甾烷的立体异构体，基本碳骨架相同，只是C_8、C_9、C_{13}、C_{14}、C_{17}的构型互异。

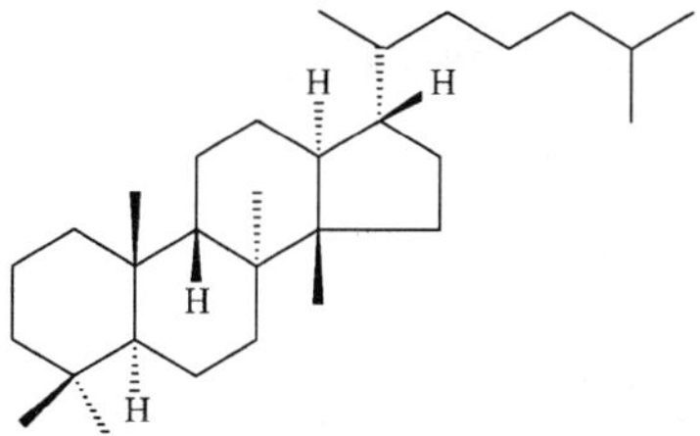

中药泽泻经研究证明，有利尿、降低血压、试管内抑制结核杆菌生长和抗脂肪肝等作用。从其中已分离出泽泻醇A、B和C等原萜烷型四环三萜酮醇衍生物。

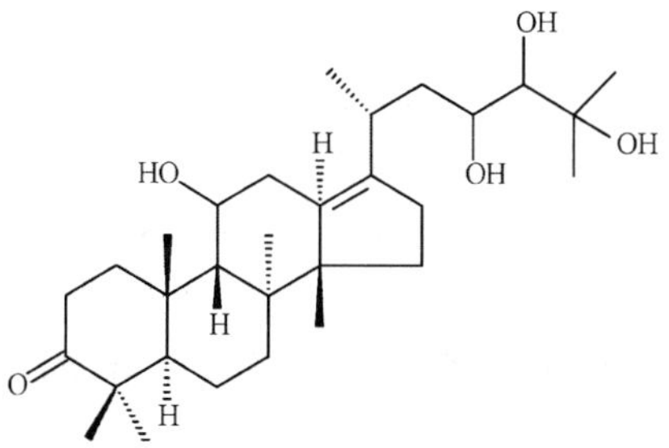

泽泻醇A

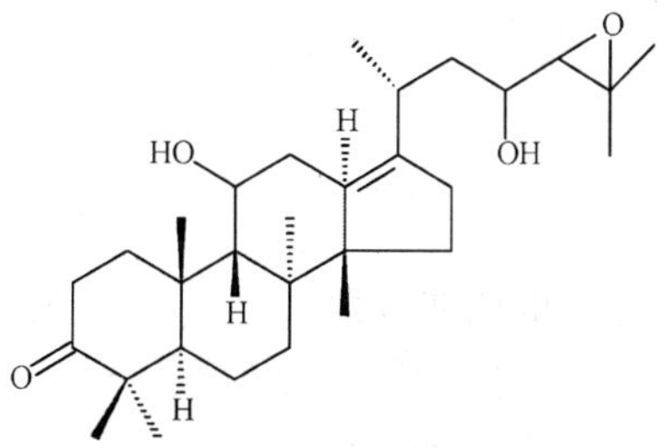

泽泻醇B

(4) 葫芦烷型

此类四环三萜基本骨架,可认为是由羊毛甾烯 Δ^8 进行质子化,在 C_8 位产生碳正离子,然后 C_{10}-CH_3 转位到 C_9 位,C_9-H 转位到 C_8 位,其反应可用下式表示:

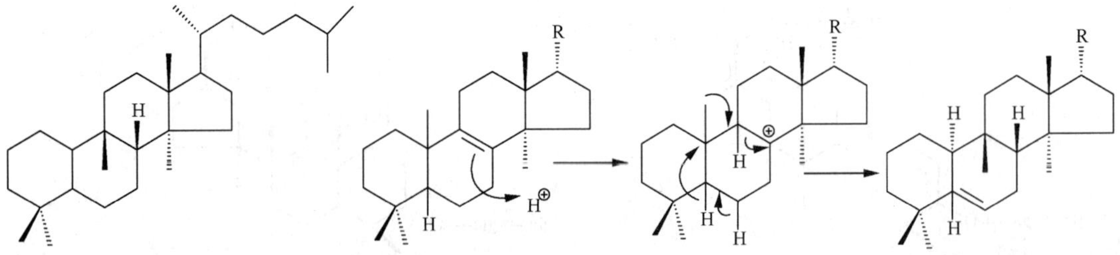

葫芦烷　　　　羊毛甾烯　　　　葫芦甾烯

葫芦苦素类化合物有葫芦苦素 A、B、C、D、E 等,为葫芦科数十种植物中广泛分布的一类成分,葫芦苦素 E 等为抗肝炎药物。罗汉果甜素系葫芦科植物罗汉果果实中的三萜成分,属葫芦烷型化合物,罗汉果是重要的镇咳清热药。

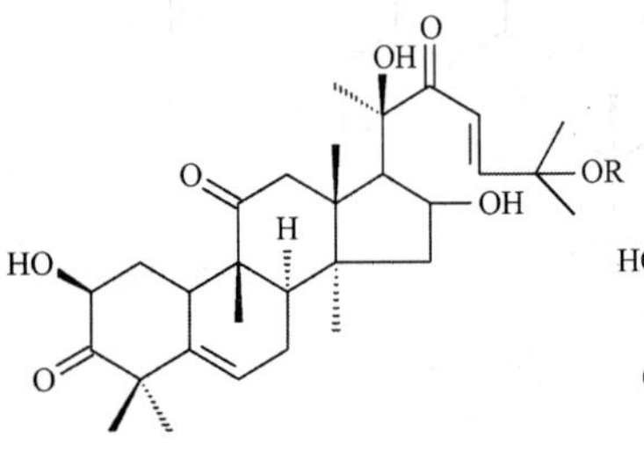

葫芦苦素 B R=$COCH_3$

葫芦苦素 D R=H

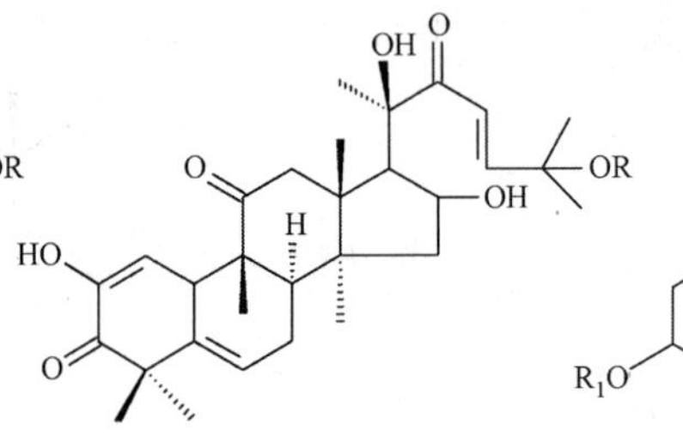

葫芦苦素 E R=$COCH_3$

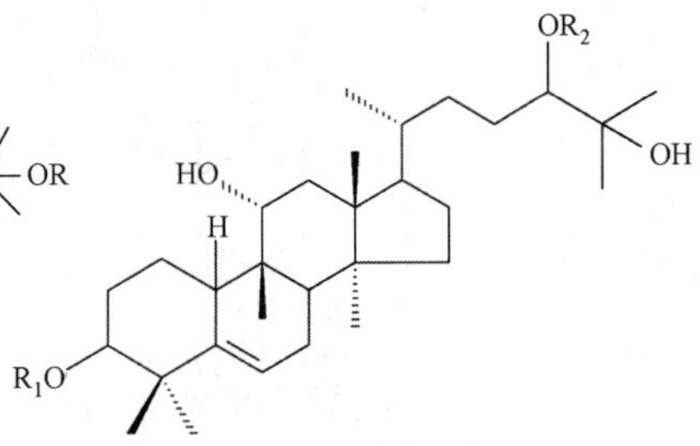

罗汉果甜素甙元 V　R_1=R_2=H

罗汉果甜素 V　R_1=—O–glc$\overset{6}{—}$glc

R_2=—O–glc(6)glc, (2)glc

四环三萜类化合物除羊毛甾烷型、达玛甾烷型、原萜烷型、葫芦烷型外,还有楝苦素类(如川楝素)及苦木素类(如鸦胆子素 D、E)。

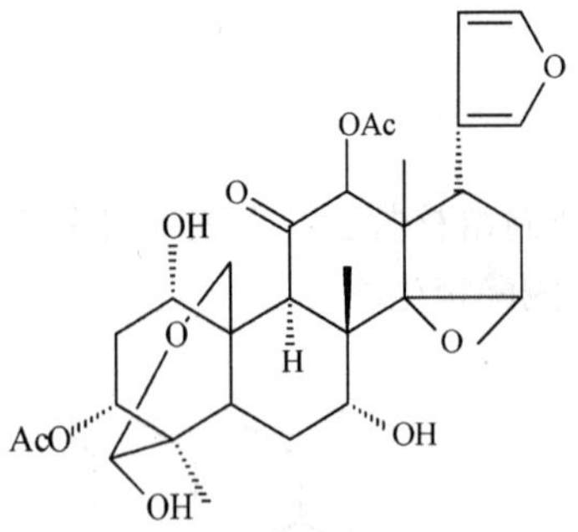

川楝素

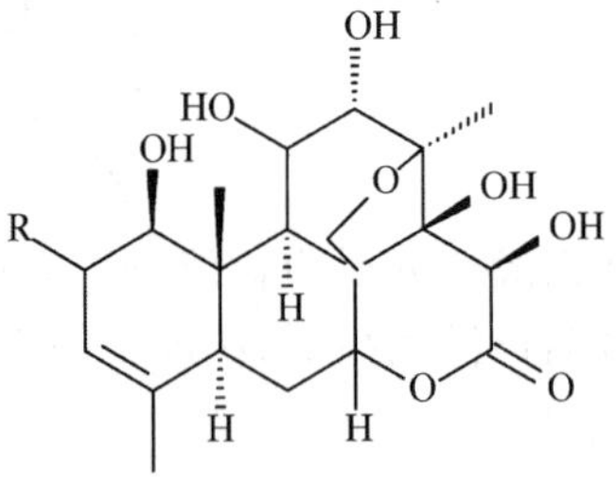

鸦胆子素 D　R=O

鸦胆子素 E　R=α-OH

鸦胆子素 E_2-葡萄糖甙　R=α-O-glc

2. 五环三萜的结构类型

五环三萜类型数目较多,已发现的有 15 种以上,这里介绍齐墩果烷型、乌苏烷型、羽扇豆烷型、何伯烷和异何伯烷型。

(1) 齐墩果烷型(β-香树脂烷型)

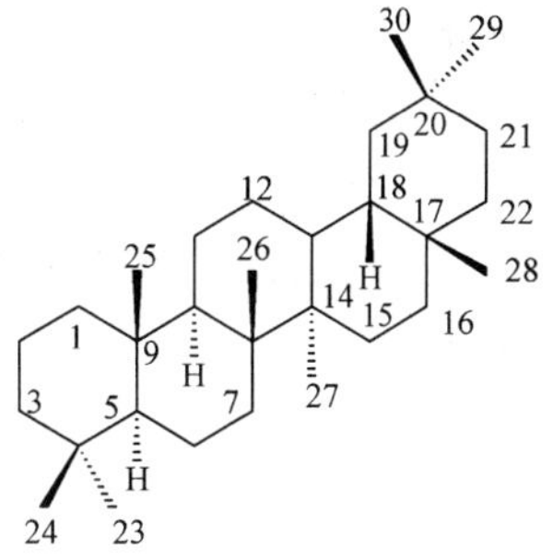

齐墩果烷型基本碳架为多氢蒎的五环母核，环的构型为 A/B 环反式，B/C 环反式，C/D 环反式，而 D/E 环为顺式。母核上有 8 个甲基，C_{10}、C_{8}、C_{17} 的甲基均为 β-型，C_{14} 甲基为 α-型。

齐墩果烷型

属于齐墩果烷衍生物的皂甙类植物成分数目比较多。例如，甘草具有广泛药理作用，包括抗溃疡、抗炎、镇咳、镇静等。甘草中主要有效成分是甘草酸(甘草皂甙)，甘草酸经酸水解，生成两分子 D-葡萄糖醛酸和一分子甘草次酸。甘草酸和甘草次酸都有促肾上腺皮质激素(ACTH)样的生物活性，临床上用作抗炎药，并用于胃溃疡病的治疗。

C 型人参皂甙属齐墩果烷型，如人参皂甙 R_O。

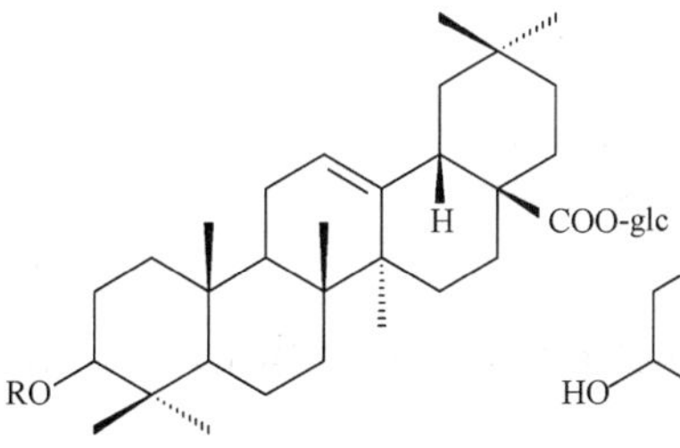

人参皂甙 R_O

R=葡萄糖醛酸 $\xrightarrow{2}$ 葡萄糖

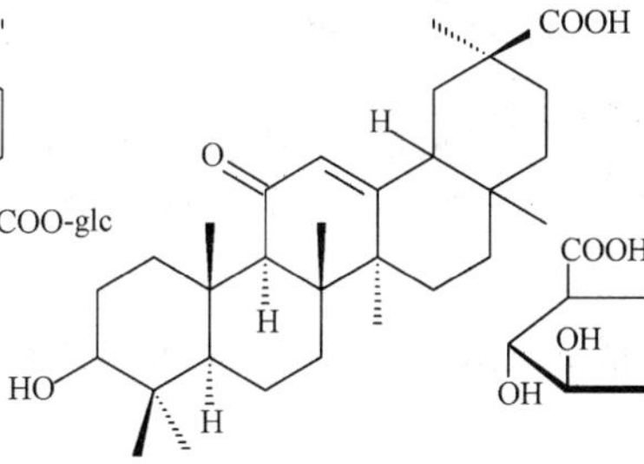

甘草次酸

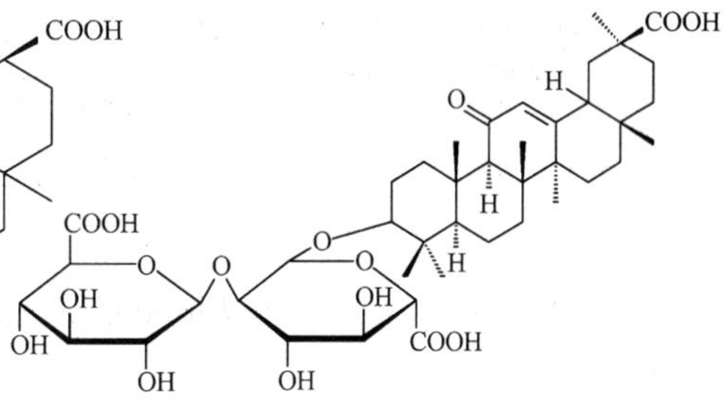

甘草皂甙

从柴胡的干燥根中提得柴胡总皂甙(约 1.6%～3.8%)也属齐墩果烷型，已证明其具有镇静、止痛、解热、镇咳和抗炎等作用，是柴胡的主要有效成分。

从三岛柴胡根中提到八种皂甙元，其中柴胡皂甙元 A、B、C、D 均为在提制过程中得到的次生物，而 E、F、G 和长刺皂甙元为柴胡皂甙的原生甙元。至今由柴胡属植物中已分离出 50 余种三萜皂甙成分。

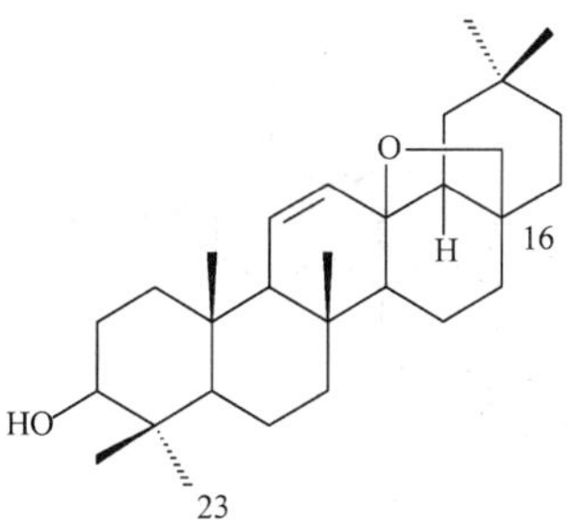

	C_{23}	C_{16}
柴胡皂甙元 F	OH	β-OH
柴胡皂甙元 G	OH	α-OH
柴胡皂甙元 E		β-OH

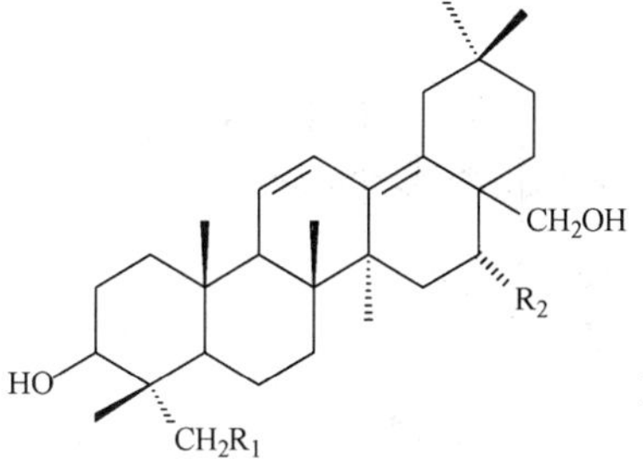

	R_1	R_2
柴胡皂甙元 A	OH	β-OH
柴胡皂甙元 D	OH	α-OH
柴胡皂甙元 C	H	β-OH

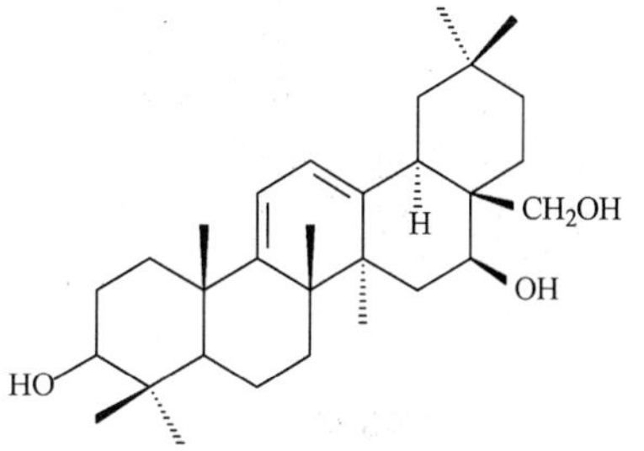

柴胡皂甙元 B

由上述结构可知，柴胡皂甙元 A 是甙元 F 的酸水解产物，甙元 B、C 是 E 的分解产物，甙元 D 是甙元 G 的分解产物。

柴胡皂甙 a，m. p. 225～232 ℃，水解后生成一分子柴胡皂甙元 F 和 D-葡萄糖及 D-夫糖各一分子。

柴胡皂甙 d,m. p. 213～218 ℃,经酸水解后生成一分子柴胡皂甙元 G 和 D-葡萄糖及 D-夫糖各一分子。

柴胡皂甙 b 是提取过程中的人工产物,是一个混合物,由其中已分离出柴胡皂甙 b_1、b_2、b_3、b_4。

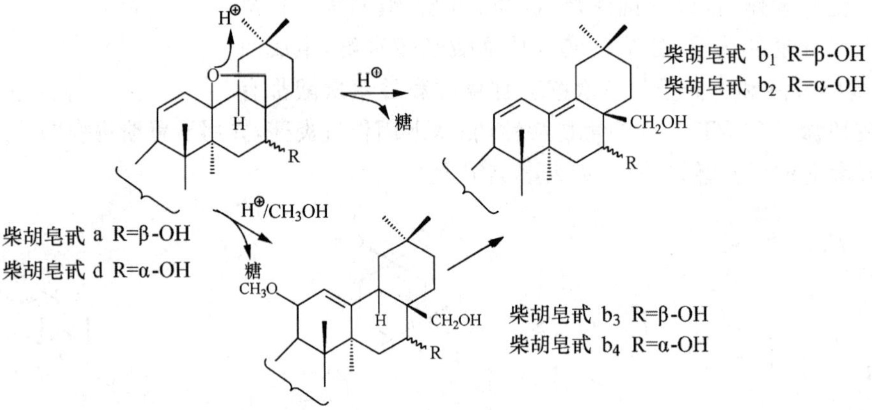

柴胡皂甙 b_1 R=β-OH
柴胡皂甙 b_2 R=α-OH

柴胡皂甙 a R=β-OH
柴胡皂甙 d R=α-OH

柴胡皂甙 b_3 R=β-OH
柴胡皂甙 b_4 R=α-OH

从三岛柴胡中最先获得柴胡皂甙 a、c、d 三种,其中 a 和 d 具有明显的抗炎作用,而 c 无此活性。

(2) 乌苏烷型(α-香树脂烷型)

乌苏烷型的结构与齐墩果烷型的不同点是,E 环上两个甲基位置不同,即 C_{20} 位一个甲基转位到 C_{19} 位上。乌苏烷型的衍生物在植物界分布也比较广泛,如熊果酸存在于桑皮、柿蒂、车前、槲寄生等中草药中。

冬青科植物毛冬青用于治疗脉管炎和冠心病等,从中已分离出四种三萜皂甙,其中毛冬青皂甙 B 属乌苏烷型。

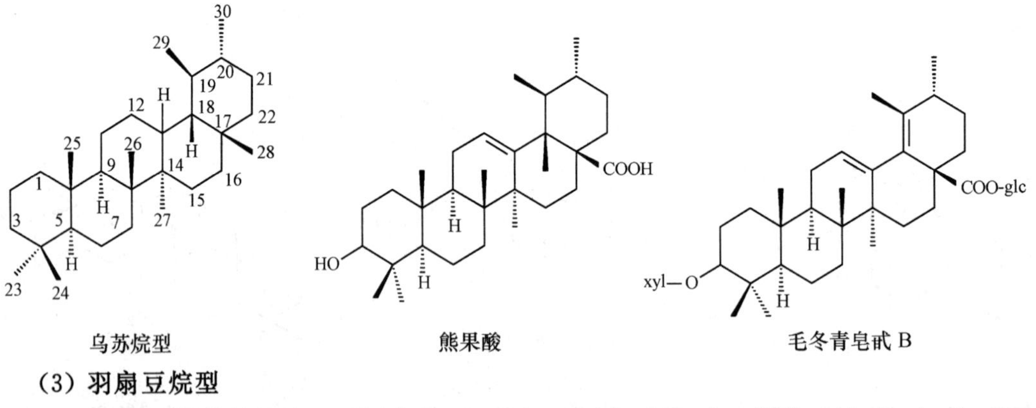

乌苏烷型　　熊果酸　　毛冬青皂甙 B

(3) 羽扇豆烷型

羽扇豆烷型与齐墩果烷型不同点是,D 环和 E 环为反式,有 $\Delta^{20(29)}$ 双键,C_{21} 与 C_{19} 相连形成五元的 E 环。此类成分发现不多,如桦皮酸存在于桦树皮、酸枣仁、柿蒂、天门冬、石榴树皮及叶、睡菜叶等中。中药白头翁的根中所含的皂甙元为 23-羟基桦皮酸。

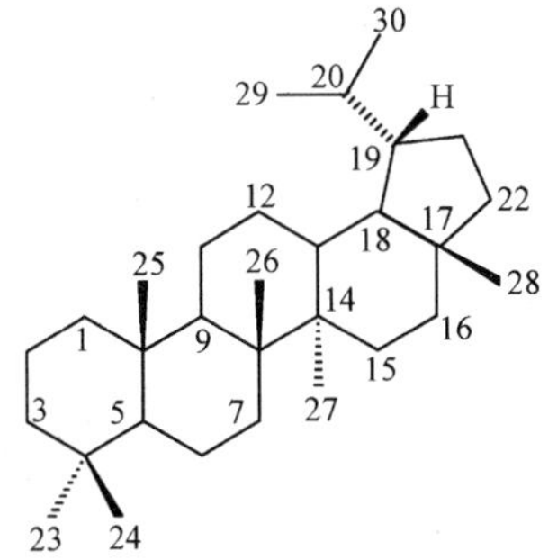

羽扇豆烷型

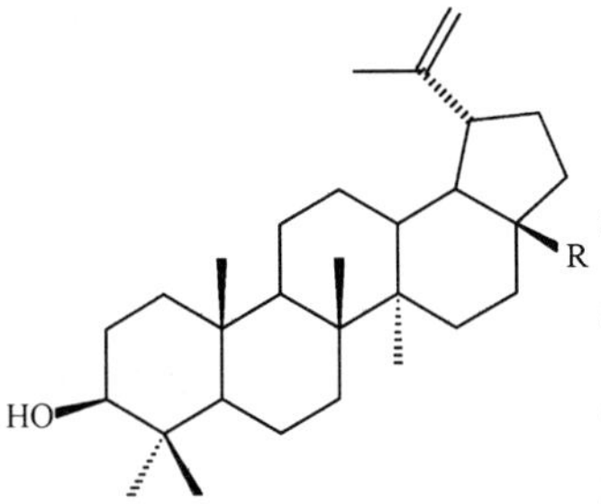

桦皮酸 R=COOH

桦皮醛 R=CHO

桦皮醇 $R=CH_2OH$

羽扇豆醇 $R=CH_3$

(4) 何伯烷和异何伯烷型

何伯烷和异何伯烷的区别在于 C_{21}-异丙基的构型不同，前者为 α-构型，后者为 β-构型，此类成分为数不多。例如，由粟米草属植物星毛粟米草中分离出的皂甙，水解得到的皂甙元是异何伯烷的三羟基衍生物，称 mollugogenol F。

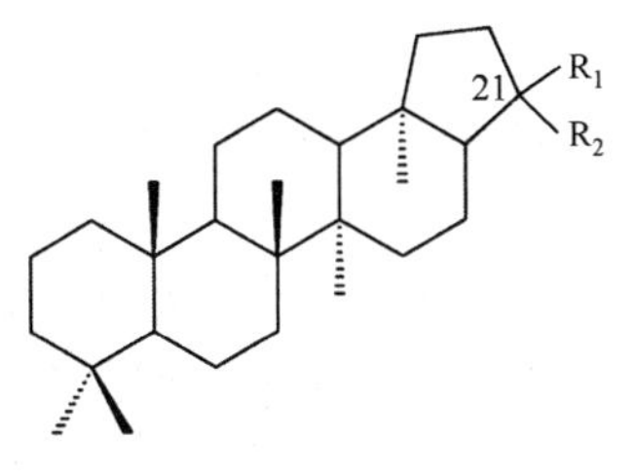

何伯烷 R_1=β-H，R_2=α-$CH(CH_3)_2$
异何伯烷 R_1=α-H，R_2=β-$CH(CH_3)_2$

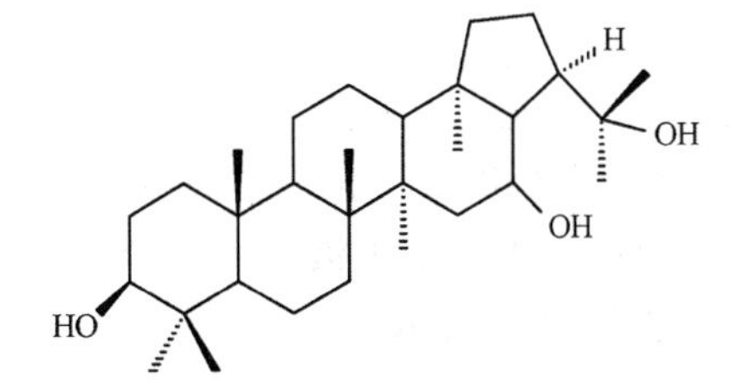

mollugogenol F

二、三萜类化合物的理化性质

三萜化合物多有较好结晶形，能溶于石油醚、苯、乙醚、氯仿等有机溶剂，不溶于水。三萜化合物若与糖结合成为甙类，尤其是与寡糖结合成为甙后，由于糖分子的引入，使羟基数目增多。极性加大，可溶于水，易溶于热水、稀醇、热甲醇和热乙醇中，几乎不溶或难溶于乙醚、苯等极性小的有机溶剂。含水丁醇或戊醇对皂甙的溶解较好，因此是提取皂甙时常采用的溶剂。

三萜化合物结构常有羟基、酮基、醛基、双键和羧基等官能团。由于官能团的种类、数目、位置的不同，导致三萜类化合物具有各种不同的化学性质。例如，有些双键很难加氢，而另一些双键则对酸敏感，即使在温和条件下也容易异构化；一些羧基空间位阻大，生成酯很难用常法水解。某些三萜还会发生甲基转移及骨架的重排等。

三萜化合物在无水条件下，与强酸(硫酸、磷酸、高氯酸)、中强酸(三氯乙酸)或 Lewis 酸(氧化锌、三氯化铝、三氯化锑)作用，会出现颜色变化或呈荧光。其作用原理还不清楚，主要是使羟基脱水，增加双键结构，再经双键移位、双分子缩合等反应生成共轭多烯系统，又在酸作用下形成碳正离子而呈色。这种颜色变化，放久后因分子间互相缩合而褪色。全饱和且 C_3 位无羟基(酮基)的三萜化合物呈阴性。本来就有共轭双键的化合物呈色很快，孤立双键的呈色较慢，常见呈色反应有：

（1）醋酐-浓硫酸反应（Liebermann-Burchard 反应）：将样品溶于醋酐中，加浓硫酸-醋酐（1∶20），可产生黄→红→紫→蓝等颜色变化，最后褪色。

（2）五氯化锑反应（Kahlenberg 反应）：将样品氯仿或醇溶液点于滤纸上，喷以 20%五氯化锑的氯仿溶液（不应含乙醇和水），干燥后 60～70 ℃加热，显蓝色、灰蓝色、灰紫色斑点。

（3）氯仿-浓硫酸反应（Salkowski 反应）：样品溶于氯仿，加入浓硫酸后，在氯仿层呈现红或蓝色，硫酸层有绿色荧光出现。

（4）三氯乙酸反应（Rosen-Heimer 反应）：将样品溶液滴在滤纸上，喷 25%三氯乙酸乙醇溶液，加热至 100 ℃，生成红色且渐变为紫色。

（5）冰乙酸-乙酰氧反应（Tschugaeff 反应）：样品溶于冰乙酸中，加乙酰氯数滴及氯化锌结晶数粒，稍加热，则呈现淡红色或紫红色。

皂甙为三萜衍生物，除具有上述三萜化合物的显色反应外，尚有下列特性：

（1）性状：皂甙多数具有苦而辛辣味，其粉末对人体黏膜有强烈刺激性，尤其鼻内黏膜的敏感性最大，吸入鼻内能引起喷嚏。因此某些皂甙内服，能刺激消化道黏膜，产生反射性黏液腺分泌，而用于祛痰止咳。但有的皂甙无这种性质，例如甘草皂甙有显著的甜味，对黏膜刺激性弱。皂甙多具有吸湿性。

（2）表面活性：皂甙水溶液经强烈振摇能产生持久性的泡沫，且不因加热而消失，这是由于皂甙具有降低水溶液表面张力的缘故。

（3）溶血性：皂甙的水溶液大多数能破坏红血球而有溶血作用。各种皂甙的溶血作用强弱不同，可用溶血指数表示。溶血指数即指在一定条件下能使血液中红细胞完全溶解的最低溶液浓度。例如，薯蓣皂甙的溶血指数为 1∶400 000，甘草皂甙的溶血指数为 1∶4000。

皂甙能溶血，是因为多数皂甙能与胆甾醇结合生成水不溶性的分子复合物。当皂甙水溶液与血红细胞接触时，血红细胞壁上的胆甾醇与皂甙结合，生成不溶于水的复合物沉淀，破坏了血红细胞的正常渗透，使血红细胞内渗透压增加而发生崩解，从而导致溶血现象。但并不是所有皂甙都能破坏血红细胞而产生溶血作用。例如，人参总皂甙就没有溶血现象，但经过分离后，其中以人参三醇及齐墩果酸为甙元的人参皂甙则具有显著的溶血作用，而以人参二醇为甙元的人参皂甙，则有抗溶血作用。

（4）皂甙的水溶液可以和一些金属盐类如铅盐、钡盐、铜盐等产生沉淀。酸性皂甙（通常指三萜皂甙）的水溶液加入硫酸铵、醋酸铅或其他中性盐类即生成沉淀。中性皂甙（通常指甾体皂甙）的水溶液则需加入碱式醋酸铅或氢氧化钡等碱性盐类才能生成沉淀。

（5）皂甙的水解性：皂甙在不同条件下水解产物不同，可以一次彻底水解生成甙元及糖，也可以分步水解，如双糖链皂甙中先水解一条糖链，生成次生甙。一般情况下用 2～4mol/L 矿酸水解，若酸的浓度过高或酸性过强（如高氯酸），由于水解条件剧烈，在水解过程中使皂甙元发生脱水、环合、双键位移、取代基位移、构型转化等变化，使水解产物不是真正的皂甙元，从而导致研究工作复杂化，有时会产生错误的结论。例如，人参皂甙原以为原始皂甙元为人参二醇及人参三醇，在 20 世纪 70 年代才阐明人参皂甙的原皂甙元为 20(*S*)-原人参二醇和 20(*S*)-原人参三醇，而人参二醇及人参三醇是原皂甙元在酸水解过程中异构化的产物。因此应选择水解条件，采用温和的水解方法（如氧化降解法、土壤微生物培养法、光解法等）以得到真正的皂甙元。近年来有人报道，在适宜条件下所有甙类均能被碱水解，碱水解法与酸水解法相比具有反应温和、容易控制的特点，特别适用于甙元遇酸不稳定的甙的水解。例如，柴胡皂甙的甙元中烯丙醚环结构对酸很不稳定，酸解时易转变成同环二烯及异环二烯两种类型的次生结构，但用碱法水解时，则得到了原型甙元及其相应的前皂甙元。

有时为了获得原始皂甙元，避免次生物质的产生，也可将皂甙中的甙元部分先进行适当的化学改变（化学修饰），然后进行水解。

例如人参皂甙的水解，将人参皂甙先进行催化还原，使 C_{17} 位侧链中双键饱和，然后进行水解，侧链就不会产生环合，而得到二氢原人参二醇，即皂甙元的二氢衍生物。如果人参皂甙直接酸水解，则侧链可环合，而得到人参二醇，不是原始皂甙元。

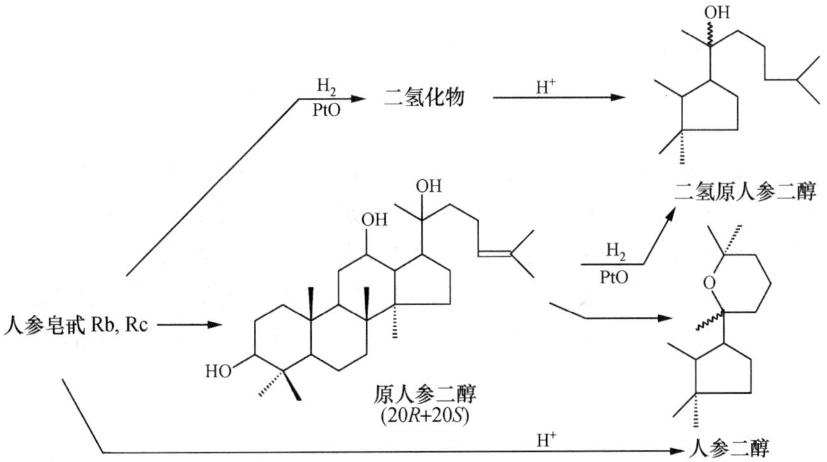

人参皂甙 Rb, Rc → 原人参二醇 (20R+20S)；$\xrightarrow{H_2/PtO}$ 二氢化物 $\xrightarrow{H^+}$ 二氢原人参二醇；人参皂甙 Rb, Rc $\xrightarrow{H^+}$ 人参二醇

三、三萜类化合物的提取与分离

1. 三萜化合物的提取与分离

游离三萜化合物的提取方法有以下几种：

（1）用乙醇或甲醇提取，提取物直接进行分离。

（2）用醇类溶剂提取后，提取物依次用石油醚、氯仿、乙酸乙酯进行分步提取，然后进一步分离，三萜甙元成分主要由氯仿部位中获得。

（3）制备成衍生物再作分离，即将提取物先用乙醚提取，用重氮甲烷甲基化，制成甲酯和甲醚衍生物，或将提取物按常法进行乙酰化制成乙酰衍生物，然后进行分离。

（4）由三萜皂甙水解后获得，即将三萜皂甙进行水解，水解产物用氯仿萃取，然后进行分离。

三萜化合物的分离通常是采用反复硅胶吸附柱色谱分离。先经常压或低压硅胶柱进行初步分离，样品纯度有所提高，再经中压柱色谱分离、薄层制备、高效液相色谱制备等方法分离。硅胶柱色谱常用溶剂系统为石油醚-氯仿、苯-乙酸乙酯、氯仿-乙酸乙酯、氯仿-甲醇、乙酸乙酯-丙酮等。

2. 三萜皂甙的提取与分离

（1）提取

三萜皂甙常用醇类溶剂提取，若皂甙含羟基、羧基等极性基团较多，亲水性强，宜用稀醇提取，效果较好。提取液减压浓缩后，加适量水，必要时先用石油醚等亲脂性溶剂萃取，除去亲脂性杂质，然后用正丁醇萃取，减压蒸干，得粗制总皂甙。此法被认为是皂甙提取的通法。

也可以先用石油醚等亲脂性溶剂处理植物原料，溶除非皂苷类的亲脂性杂质（如油脂、叶绿素），然后再用乙醇为溶剂加热提取，放冷提取液，由于多数皂苷难溶于冷乙醇，就可能析出沉淀。

(2) 分离、精制

由上述提取方法得到粗皂苷，尚需要进一步精制、分离，常用的方法有如下几种：

① 溶剂沉淀法

由于皂苷难溶于乙醚、丙酮等溶剂，故可利用此性质。将粗皂苷先溶于少量甲醇或乙醇中，然后逐滴加入乙醚、丙酮或乙醚-丙酮（1∶1）的混合溶剂（加入乙醚量以能使皂苷从醇溶液中析出为限），混合均匀，皂苷即行析出。如此处理数次，并逐渐降低溶剂极性，皂苷即可分批析出。

② 重金属盐沉淀法

皂苷可以与铅盐、钡盐或铜盐产生沉淀，利用此性质可以提纯皂苷，也可以将酸性皂苷和中性皂苷进行分离。其中以铅盐沉淀法较为常用。如将粗皂苷溶于稀乙醇中，加入过量20%～30%中性醋酸铅溶液搅拌，使酸性皂苷沉淀完全，滤出沉淀，于滤液中再加入20%～30%碱式醋酸铅溶液，中性皂苷又可沉淀析出，滤出沉淀，然后将所得沉淀分别溶于水或稀醇中，进行脱铅处理，脱铅后将滤液减压浓缩，残渣溶于乙醇，加入乙醚，析出沉淀，即得酸性和中性两部分皂苷。

③ 吸附法

粗皂苷中往往含有糖、鞣质、色素等杂质，这些杂质可被氧化镁或硅藻土、大孔吸附树脂吸附。如向粗皂苷的水溶液或稀醇溶液中加入新鲜煅制的氧化镁粉末，拌匀，水浴上蒸干，研碎，转入连续回流提取器中，用甲醇或乙醇提取，被吸附在氧化镁上的皂苷能被热醇提取出来，杂质仍留在氧化镁上，浓缩提取液，即可得到较纯的皂苷。

④ 色谱分离法

三萜皂苷的分离，采用分配柱色谱法要比吸附柱色谱法好。常用水饱和的硅胶为支持剂，以 $CHCl_3$-CH_3OH-H_2O、CH_2Cl_2-CH_3OH-H_2O、EtOAc-EtOH-H_2O、水饱和 EtOAc-CH_3OH 等溶剂系统进行梯度洗脱。除用硅胶为支持剂以外，也可用活性炭、Al_2O_3、葡聚糖凝胶、硅藻土等。此外，反相色谱方法，也用于分离极性大的化合物。通常以反相键合相，如RP-18、RP-8为填充剂（固定相），用 CH_3OH-H_2O（9∶1，7∶3等比例）为洗脱剂。一般RP-18吸附力最强，可用水比例较小的溶剂系统（如 CH_3OH-H_2O 9∶1，8∶2）。

液滴逆流色谱法（DCCC）是一种分离皂苷较为有效的方法，其分离效能高，有时可将结构极为近似的成分分开。例如柴胡皂苷a、c、d的分离，柴胡皂苷c系三糖苷，通过柱色谱可以较容易地从含二糖的柴胡皂苷中分离出来。但柴胡皂苷a和d，结构极为相似，只是 C_{16}—OH 构型不同（前者为 $C_{16}\beta$-OH，后者为 $C_{16}\alpha$-OH），一般柱色谱分离很难分开，采用DCCC法可获得满意的分离效果。

3. 三萜皂苷提取分离实例

例1 黄芪皂苷的提取、分离

黄芪根的甲醇提取物经正丁醇和水分配，正丁醇部分经硅胶柱色谱初步分离得到单一成分，继续用正相和反相硅胶柱色谱分离上述部分，共得12个纯皂苷。提取、分离的流程见图9-6。

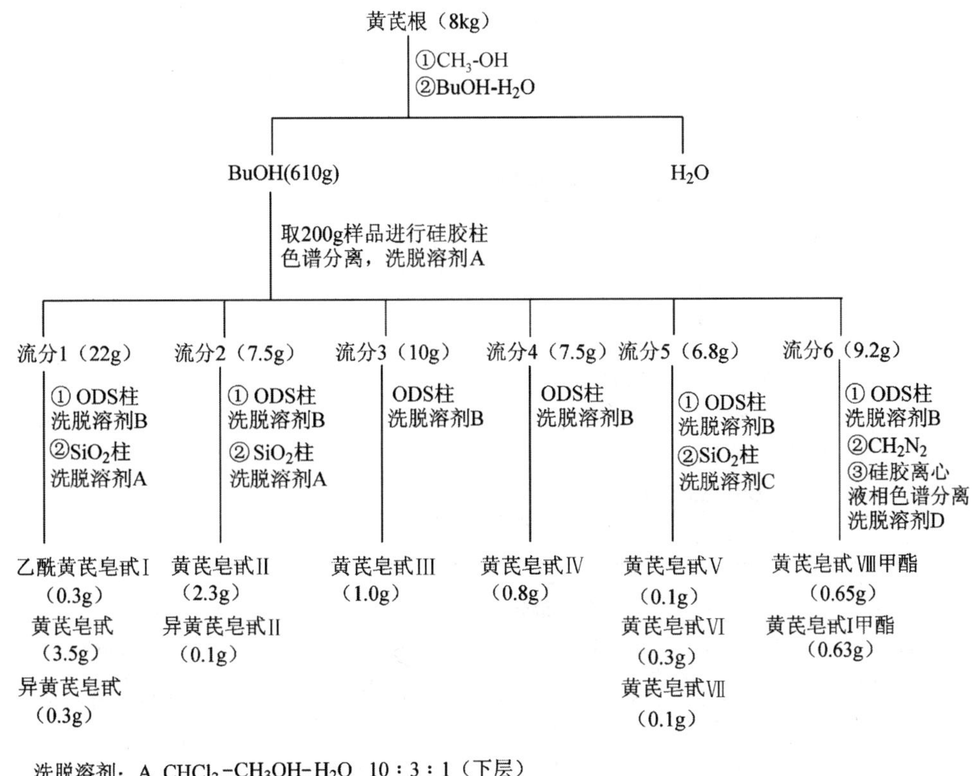

图 9-6 黄芪皂甙的提取与分离

例 2 人参皂甙的提取、分离

由人参中提取总皂甙可按通法，但由总皂甙中分离单一成分，则比较困难，一般需反复进行色谱分离。例如，提取、分离几种含量较多的人参皂甙类的流程见图 9-7。

例 3 甘草皂甙的提取、分离

① 甘草酸单钾盐的制备：甘草酸虽经重结晶但不易得到结晶，需要制备成钾盐进一步精制，才能得到精制品，其制备过程见图 9-8。

重结晶后的甘草酸单钾盐纯晶含有 5 分子结晶水，呈针状结晶，m. p. 212～217 ℃(分解)，$[\alpha]_D^{20}$ +46.9°(40%乙醇)，易溶于稀碱溶液，可溶于冷水(1∶50)，难溶于甲醇、乙醇、丙酮、乙酸。

② 甘草次酸的制备(图 9-9)。

四、三萜类化合物的鉴定与结构测定

1. 色谱鉴定

(1) 薄层色谱法

用于分离三萜皂甙或三萜甙元的吸附剂有氧化铝、硅胶、硅藻土、纤维素、离子交换剂、硅酸镁、聚酰胺、葡聚糖凝胶，最常用的是硅胶和氧化铝。

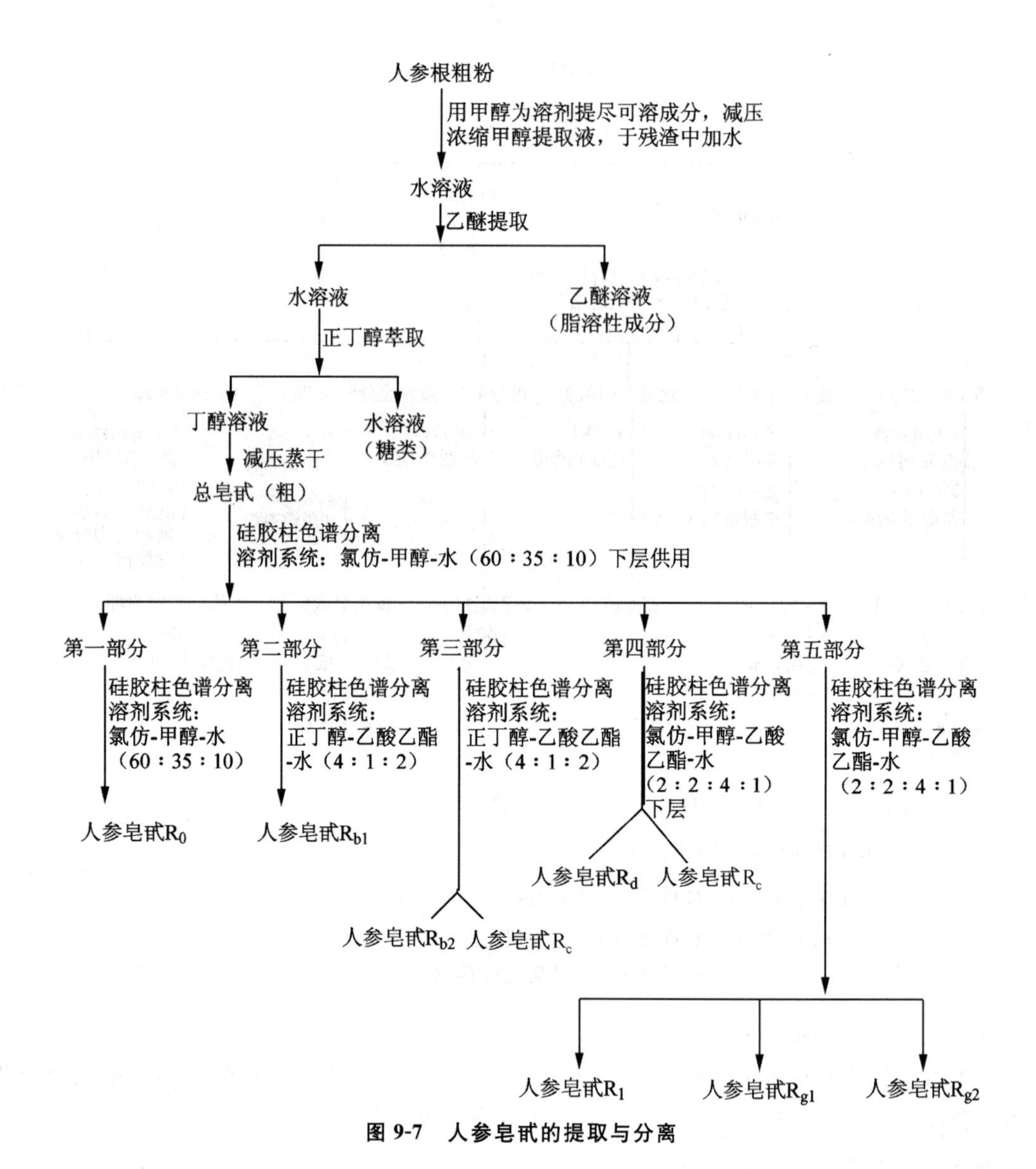

图 9-7 人参皂甙的提取与分离

皂甙的极性较大,用分配薄层效果较好。亲水性强的皂甙一般要求硅胶的吸附活性较弱一些,展开剂的极性要大些,才能得到较好的效果。常用的溶剂系统有:① 氯仿-甲醇-水(65∶35∶10)(下层);② 水饱和的正丁醇;③ 丁醇-乙酸乙酯-水(4∶1∶5)(上层);④ 乙酸乙酯-吡啶-水(3∶1∶3);⑤ 乙酸乙酯-乙酸-水(8∶2∶1)(上层);⑥ 氯仿-甲醇(7∶3)。

亲脂性三萜皂甙和三萜皂甙元的极性较小,用吸附薄层或分配薄层均可。以硅胶为吸附剂,展开剂的亲脂性要求强些,才能适应三萜皂甙元等的强亲脂性。常用的溶剂系统有:① 环己烷-乙酸乙酯(1∶1);② 苯-乙酸乙酯(1∶1);③ 氯仿-乙酸乙酯(1∶1);④ 苯-丙酮(1∶1);⑤ 氯仿-丙酮(95∶5)。

三萜类薄层色谱鉴定常用的显色剂有:0.5%茴香醛硫酸-乙醇(30∶70)溶液、三氯化锑浓盐酸溶液(或氯仿溶液)、三氯乙酸试剂、10%硫酸乙醇溶液等。

R_f值与三萜皂甙分子中的糖数目、种类及甙元羟基的数目有关,羟基数目越多,R_f值就越小。

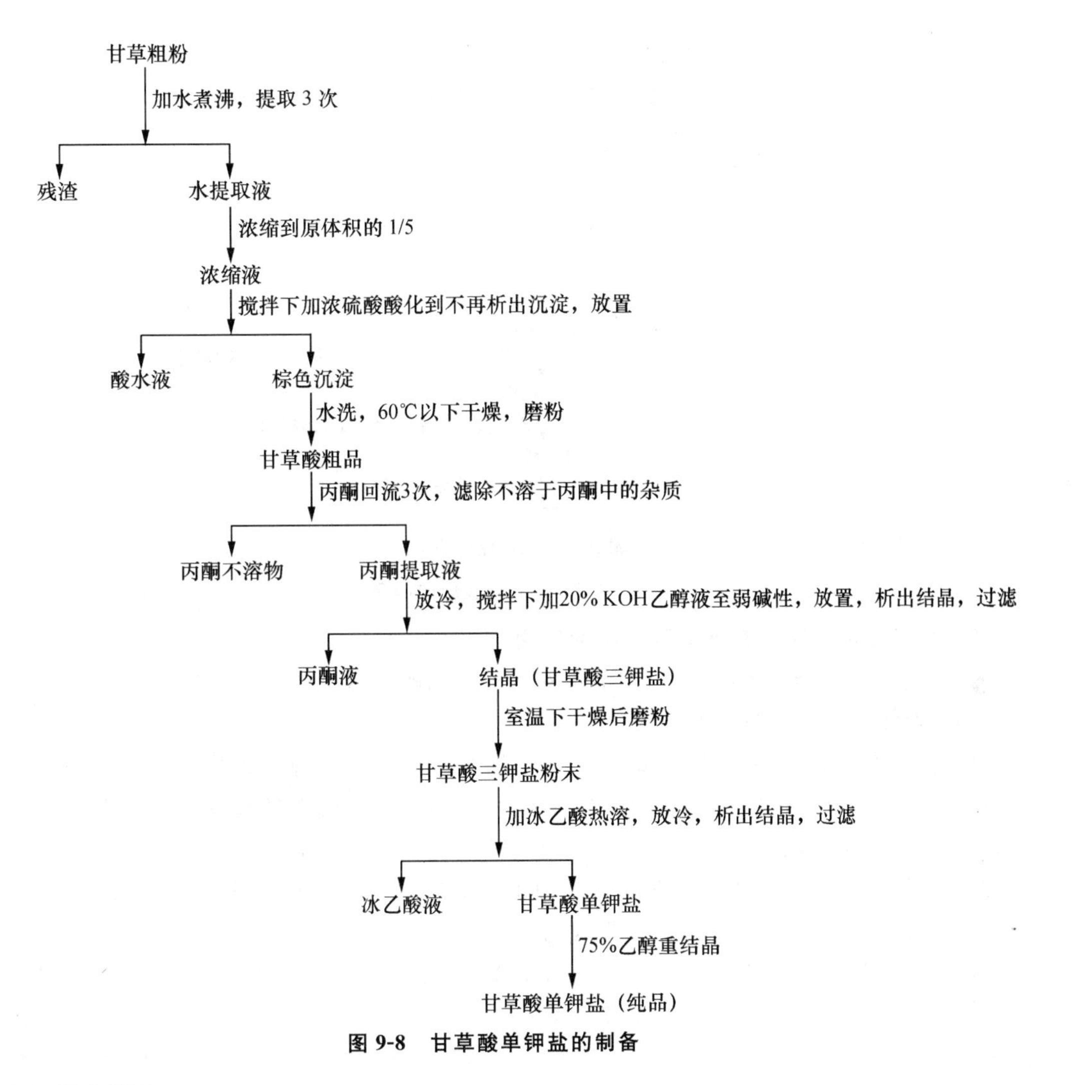

图 9-8 甘草酸单钾盐的制备

(2) 纸色谱法

用纸色谱鉴定三萜皂甙元和亲脂性三萜皂甙，一般多用甲酰胺加到纸上作为固定相，氯仿、苯或它们的混合溶液预先被甲酰胺饱和作为流动相。

三萜皂甙的亲脂性如果比较弱，则需要相应地减弱流动相的亲脂性。常用的流动相有：氯仿-四氢呋喃-吡啶（10∶10∶2）（下层）、氯仿-二氧六环-吡啶（10∶10∶3）（下层）（均将下层用甲酰胺饱和以后使用）等。

对于亲水性强的皂甙可用水为固定相的纸色谱法，但要求溶剂系统的亲水性亦大。例如：

乙酸乙酯-吡啶-水（3∶1∶3）

丁醇-乙醇-25%氨水（10∶2∶5）

丁醇-乙醇-15%氨水（9∶2∶9）

后两种溶剂系统适用于酸性皂甙的纸色谱分离。这种以水为固定相的纸色谱法，其缺点是不易得到集中的色点，因此对亲水性强的皂甙，硅胶薄层色谱法较纸色谱法的效果好。

三萜类纸色谱鉴定常用的显色剂有三氯化锑、荧光素溴、三氯乙酸-氯胺 T 等。

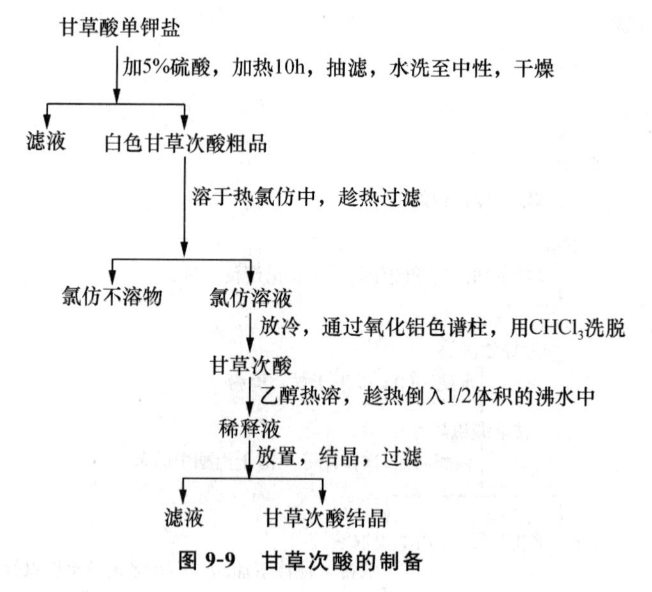

图 9-9 甘草次酸的制备

2. 波谱法在三萜皂甙结构测定中的应用

三萜皂甙元的结构类型较多，本节仅对五环三萜的波谱特征作扼要介绍。

(1) 紫外光谱和红外光谱

紫外光谱可用于判断齐墩果烷三萜化合物结构中双糖类型。如结构中只有一个孤立双键，仅在 205～250 nm 处有微弱吸收；若有 α,β-不饱和羰基，最大吸收在 242～250 nm；如有异环共轭双烯，最大吸收在 240、250、260 nm；同环共轭双烯最大吸收则在 285 nm。此外，11-氧代，Δ^{12}-齐墩果烷型化合物，可用紫外光谱判断 C_{18}-H 的构型，当 C_{18}-H 为 β 构型，最大吸收为 248～249 nm；C_{18}-H 为 α 构型，最大吸收为 242～243 nm。

红外光谱根据区域 A(ν 1355～1392 cm^{-1})和区域 B(ν l245～1330 cm^{-1})的碳氢吸收来区别骨架类型。齐墩果烷型的 A 区有两个峰(ν 1392～1379 cm^{-1}、ν 1370～1355 cm^{-1})，B 区有三个峰(ν 1330～1315 cm^{-1}、ν 1306～1299 cm^{-1}、ν 1269～1250 cm^{-1})。乌苏烷型的 A 区有三个峰(ν 1392～1386 cm^{-1}、ν 1383～1370 cm^{-1}、ν 1364～1359 cm^{-1})，B 区亦有三个峰(ν 1312～1308 cm^{-1}、ν 1276～1270 cm^{-1}、ν 1250～1245 cm^{-1})。四环三萜的 A 与 B 区均只有一个峰。

(2) 质谱(MS)

五环三萜类化合物质谱裂解的共同规律是：① 当有环内双键时，一般都有较特殊的 RDA 裂解；② 如无环内双键时，常从 C 环断裂为两个碎片；③ 在有些情况下，可以同时产生 RDA 断裂和 C 环断裂。

HO　　C 环断裂　　HO　$CH_2^{\oplus}$　+

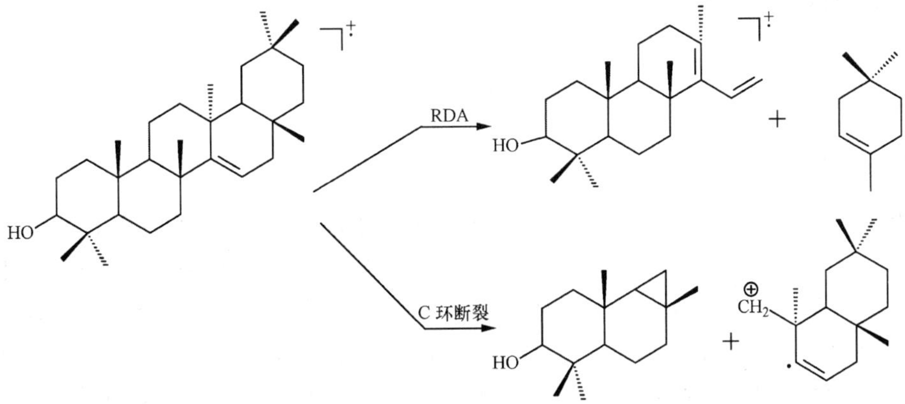

RDA

C 环断裂

根据裂解所产生的碎片的质量数，可以初步推断取代基所在的部位。四环三萜类质谱的裂解特征是先失去边链。例如，人参二醇裂解，同时失水，产生 m/z 341、189、175 碎片峰。

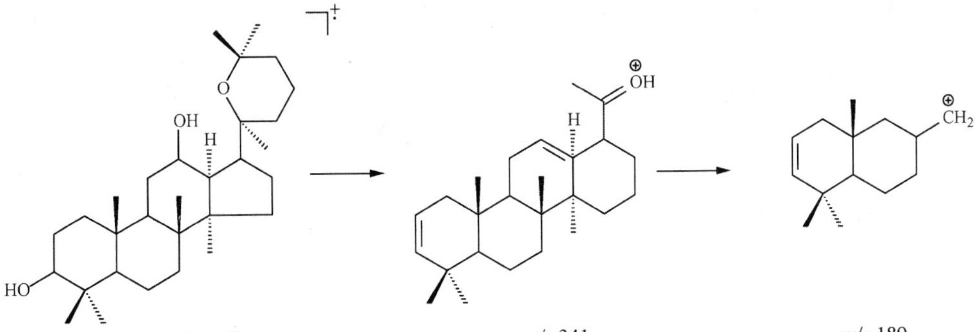

人参二醇　　　m/z 341　　　m/z 189

（3）核磁共振氢谱

三萜化合物中甲基质子、与氧同碳质子、双键上烯氢质子等在氢谱中可获得重要信息。一般甲基质子信号在 0.625～1.50 ppm 间。齐墩果烷型与乌苏烷型三萜其最高场甲基的 δ 值与 C_{28} 位的取代基有关，当 C_{28} 的取代基为 $COOCH_3$ 时，最高场甲基的 δ 值小于 0.775 ppm；C_{28} 的取代基如为 CH_2OH、CH_3 或内酯，则 δ 值大于 0.775 ppm。最低场甲基的 δ 值若小于 1.0 ppm，示 C_{27} 位有含氧基团。羽扇豆烯型三萜的 C_{30}-CH_3，因与双键相连，具有烯丙耦合，δ 值在 1.63～1.80 ppm 间，呈宽单峰。烯氢信号可用来判断双键取代情况，环内双键质子的 δ 值一般大于 5 ppm，环外烯氢的 δ 值一般小于 5 ppm。如三萜中 C_{12} 烯氢在 δ 4.93～5.50 ppm 处出现一宽峰或分辨度不好的多重峰；若 C_{11} 位引入羰基，和双键共轭，则烯氢可因去屏蔽而向低场位移，在 δ 5.55 ppm 处出现一单峰。

三萜化合物常有 C_3-OH 取代，其乙酰化合物的 C_3-H 若为竖键（α-H，β-OAc），δ 值在 4.00～4.75 ppm；C_3-H 若为横键（β-H，α-OAc），δ 值在 5.00～5.48 ppm，二者均为宽的低峰。

（4）核磁共振碳谱

在三萜化合物中碳谱可用于解决结构类型、某些取代基位置和构型等问题。通常齐墩果烷五环三萜有八个角甲基，取代在 C_4、C_8、C_{10}、C_{14}、C_{17} 和 C_{20} 位六个季碳上。六个季碳化学位移在 30～42 ppm 范围。如果角甲基被含氧基团取代，相连的季碳信号产生相应的位移。乌苏烷型和羽扇豆烷型三萜在该 δ 值范围内只有五个季碳信号（C_4、C_8、C_{10}、C_{14} 和 C_{17}），而羽扇豆烷型结构中有异丙烯基取代，在碳谱中一般有 δ 19.3(q)、109.2(t)和 150.6(s)信号。因此，根据季碳信号数目以及异丙烯基信号，可区别上述五环三萜结构类型。

第五节　四萜和多萜

一、四萜类

四萜类化合物多指胡萝卜烃类而言，主要是胡萝卜的黄红色素，通式为$(C_5H_8)_8$。此类色素多为链状化合物，是脂溶性色素。由于分子中存在一系列共轭双键，故具有颜色，称为多烯烃类。它几乎存在于整个植物界，同样亦存在于某些昆虫、鸟类和其他动物体内。在高等植物中，重要的胡萝卜烃类的化合物有胡萝卜烯类，及具有醇、酮等含氧基团的叶黄素类。在已知结构的600种天然类胡萝卜素中，结构最大的种类来自海洋生物，细菌、海藻、软体动物、节肢动物、棘皮动物、鱼类等中均发现含有许多结构新颖的类胡萝卜素。炔属类胡萝卜素几乎完全局限于水生环境，通常以甙、酯类存在，少数以游离方式存在。

胡萝卜烃类在空气中缓慢氧化而成无色物质。天然的胡萝卜素类顺式结构多不稳定，经白光照射转变成稳定的反式结构。此类物质溶于氯仿，遇硫酸反应显蓝色。

胡萝卜素类中的有些化合物除可成为维生素A原、天然色素添加剂外，近年来也发现其新的生物活性，如抗氧化作用、防治肿瘤、免疫增强作用等。

胡萝卜素在胡萝卜根、南瓜、橘属植物果皮及油棕油中存在，一般绿叶中也广泛分布。α、β、γ三种异构体共存，但β-胡萝卜素占90%以上。β-胡萝卜素也是软体动物中主成分之一。

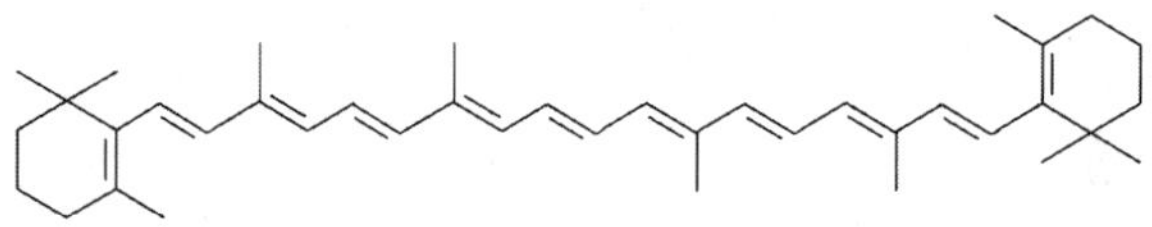

β-胡萝卜烯

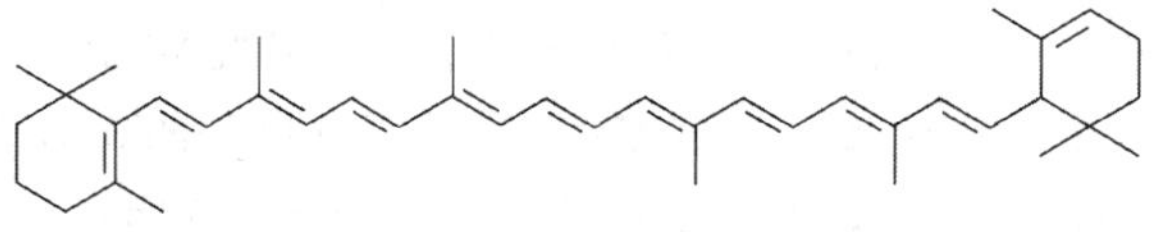

α-胡萝卜烯

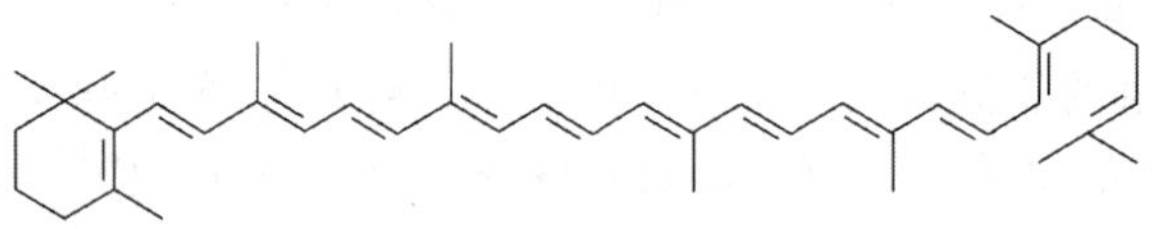

γ-胡萝卜烯

玉米黄素为橙红色结晶，含于玉米种子、辣椒果皮、柿的果肉、酸橙果皮、褐藻、软体动物中。玉米黄素清除自由基作用的强度仅为β-胡萝卜素的2/5，而β-胡萝卜素清除自由基作用的强度为维生素E的1/3。

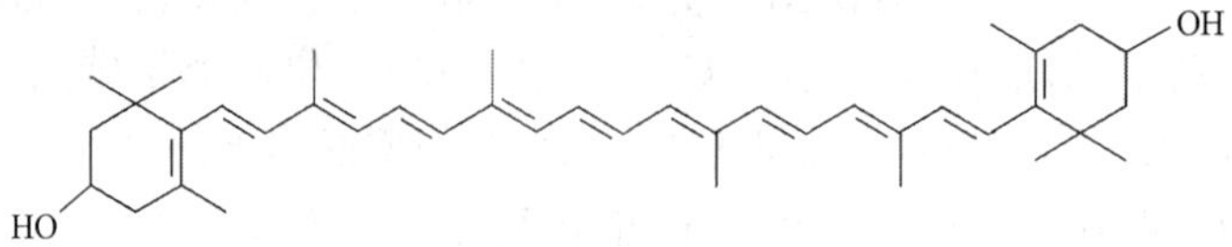

OH

HO

玉米黄素（3, 3′-二羟基-β-胡萝卜烯）

西红花素是西红花酯甙的甙元。西红花酯甙是山栀子和藏红花柱头中的水溶性黄色色素。菌红素是一种五萜胡萝卜素类成分。

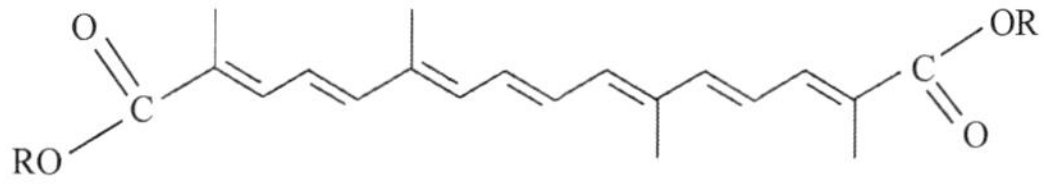

西红花酯甙 R=龙胆二糖基

西红花烯烃 R=H

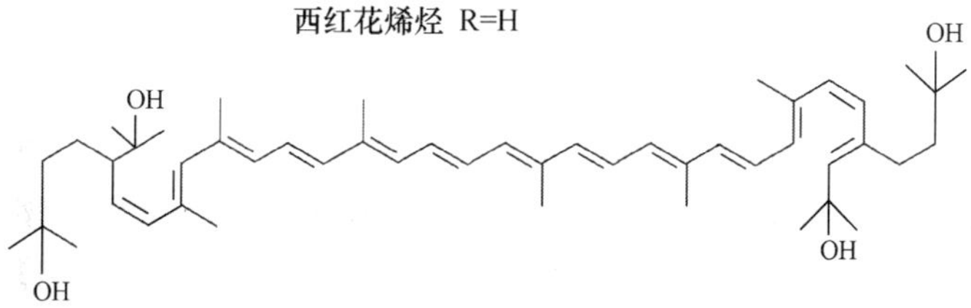

菌红素

二、多萜

一般分子结构中具有 6 个单位异戊烯基的就可称多萜或复萜，其生源合成途径与胡萝卜烃类稍有不同，即异戊烯多为头接尾缩合。弹性橡胶(cautchuc)及杜仲胶属于多萜类。弹性橡胶以乳剂含于大戟科、桑科无花果属等乳液中。提取生橡胶后，加硫处理得硫化橡胶，在汽车轮胎、橡皮管等方面用途颇广。杜仲胶含于山榄科植物的乳液中，具有可塑性，被用于齿科填封剂、医疗外科用具、绝缘材料等。中药杜仲的叶含杜仲胶约 2%。

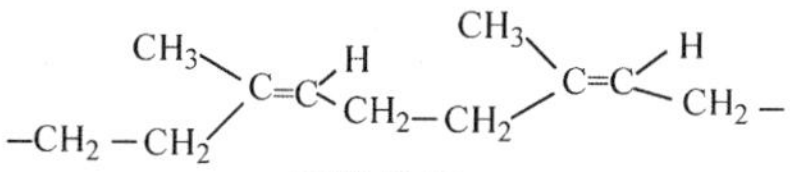

弹性橡胶

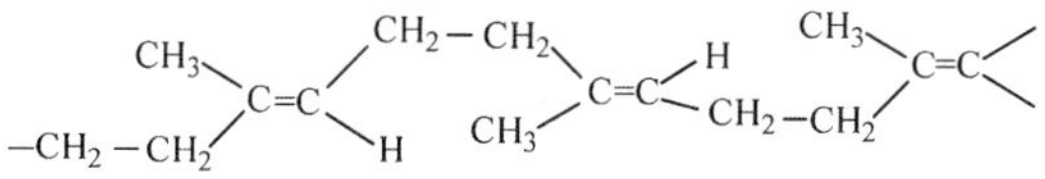

杜仲胶（反式）

第十章 | 挥发油

挥发油(volatile oils)也称精油(essential oils),是存在于植物体中一类可随水蒸气蒸馏得到的与水不相混溶的挥发性油状成分。

许多植物中或多或少都含有挥发油,在我国野生与栽培的芳香植物约有 56 科、136 属、300 多种,如松科的油松、马尾松,柏科的侧柏叶,木兰科的厚朴、辛夷、五味子、八角茴香,樟科的肉桂、樟木、山苍子,芸香科的陈皮、橙皮、枳实、花椒、吴茱萸、代代花、香橼,桃金娘科的桉叶、丁香,伞形科的当归、小茴香、川芎、藁木、蛇床子、阿魏、防风,唇形科的薄荷、留兰香、紫苏、广藿香、荆芥、香薷,败酱科的甘松、缬草、蜘蛛香,菊科的茵陈、白术、苍术、木香,姜科的砂仁、豆蔻、草果、莪术、姜、草豆蔻、高良姜、益智等植物中均含有挥发油。此外,在马鞭草科、胡椒科、牻牛儿苗科、三白草科、毛茛科、蔷薇科、瑞香科、杜鹃花科、木犀科、萝藦科、禾本科、莎草科、天南星科等植物中也含有较丰富的挥发油成分。植物中挥发油含量一般在 1%以下,少数含油量在 10%左右,如丁香中的挥发油含量可达 16.0%。

挥发油类成分不仅分布随科属品种而异,而且在同一植物中因药用部位不同,所含成分和含量也会不同,如沈阳产的菖蒲其根茎和叶的挥发油主成分为顺式异甲基丁香酚,含量分别为 17.7%和 36.4%,根茎中尚有较高含量的异菖蒲二醇,根的挥发油主成分为倍半萜酮——表水菖蒲酮和菖蒲素,而叶中无此类成分;又如樟科樟属植物的树皮挥发油多含桂皮醛,叶中多含丁香酚,根与木部主含樟脑。有的植物在同一药用部位因采集时间不同,所含挥发油也有差异,如胡荽子在果实未成熟时,其挥发油主含桂醛和异桂醛,而在成熟时,主含芳樟醇和杨梅叶烯;欧薄荷挥发油中的 L-薄荷醇随植物生长而增加,而 L-薄荷酮相对减少。同科不同种的植物常含有不同的挥发油,如桃金娘科的丁香主含丁香酚,而桉叶主含桉油精。相反,亲缘关系较远的植物有时含相同主成分的挥发油,如木兰科的八角茴香与伞形科的小茴香果实中的挥发油均含茴香醚。通常气候温热地区含挥发油植物中油的含量较高。根据药用部位不同,采集季节也不相同,一般花宜在花蕾未开时采集,果实多在成熟期收集,根茎类宜秋末或冬初采掘,全草类药材一般宜花期前收集。各种植物挥发油的药用部位各有所别,如荆芥的全草,紫苏和薄荷的叶,檀香的树干,桂树的皮,当归的根,丁香的果实,白豆蔻的种子等。挥发油在植物体内的分布多种多样。有的全株植物都含有(如荆芥、紫苏);有的则在根(如当归)、根茎(如姜)、花(如丁香)、果(如柑橘)、种子(如豆蔻)等部分器官中含量较多。

挥发油常存于表皮的腺毛、油室、油细胞或油管中,大多数成油滴状态存在,有时挥发油与树脂共存于树脂道内(如松茎),少数以甙的形式存在(如冬绿甙,其水解后的产物水杨酸甲酯为冬绿油的主成分)。

第一节　挥发油的组成

挥发油为多种类型成分的混合物，一种挥发油往往含有几十种到一二百种成分，其中以某种或数种成分占较大的分量。其基本组成为脂肪族、芳香族、萜类化合物以及它们的含氧衍生物（如醇、酚、醛、醚、酮、羧酸和内酯等）；此外，有少数挥发油中还存在含硫或含氮的化合物。挥发油中存在的萜类主要是单萜和倍半萜，通常含量较高，但无香气，不是挥发油的芳香成分；而某些萜类的含氧衍生物及芳香族化合物含量虽少，但它们具有挥发油的特异芳香气味和显著的生物活性。

一、脂肪族化合物

一些小分子脂肪族化合物，包括烃、醇、醛、酮和酯等，在各种挥发油中常有存在。例如，存在于松属植物旧金山松等的松节油中的正庚烷、存在于广陈皮中的正辛醛、存在于当归种子油中的正十四醇，以及存在于鱼腥草和芸香中的挥发油甲基正壬酮等。

$CH_3(CH_2)_5CH_3$	$CH_3(CH_2)_8CH_3$	$CH_3CO(CH_2)_8CH_3$
正庚烷	正癸烷	甲基正壬酮

小分子的醛、酸及酯类化合物也存在于挥发油中。如异戊醛存在于桉叶、柑橘、柠檬、薄荷等的挥发油中，异戊酸存在于啤酒花、桉叶、香茅、迷迭香等的挥发油中，乙酸乙酯、丁酸己酯存在于桂花头香成分中。

二、萜类化合物

萜类化合物中的单萜、倍半萜以及它们的含氧衍生物是组成挥发油的主要成分，尤其后者往往为生物活性较强或具有芳香气味的主要组成成分。如柠檬烯、α-蒎烯、芳樟醇等，几乎在许多挥发油中均有存在。

三、芳香族化合物

挥发油中的芳香族化合物大多为苯的含氧或不含氧的衍生物，有的是萜源衍生物。例如，苏合香油中的苏合香烯（苯乙烯）、丁香油中的丁香酚、八角茴香油中的茴香醚及肉桂中的桂皮醛、百里香酚、对-伞花烃、姜黄烯等。还有一些是苯丙素酚类衍生物，如石菖蒲油中含有顺式甲基异丁香酚、榄香素、α-及β-细辛醚及欧细辛醚等，桂皮醛存在于桂皮油中，茴香脑为八角茴香油及茴香油的主成分。具 C_6-C_2 骨架的，如苯乙烯存在于苏合香油中，苯乙醇存在于玫瑰油、香叶天竺葵油、依兰花油中，牡丹酚存在于丹皮、徐长卿中；具有 C_6-C_1 骨架的，如水杨酸甲酯存在于冬绿油中，茴香醛存在于茴香油及藿香油中。

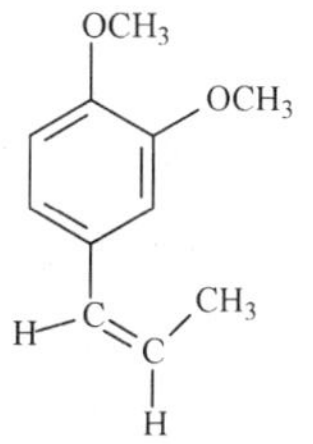

顺式甲基异丁香酚 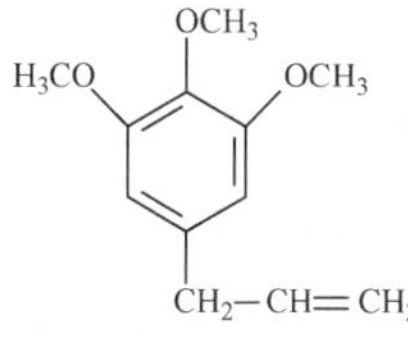　　榄香素 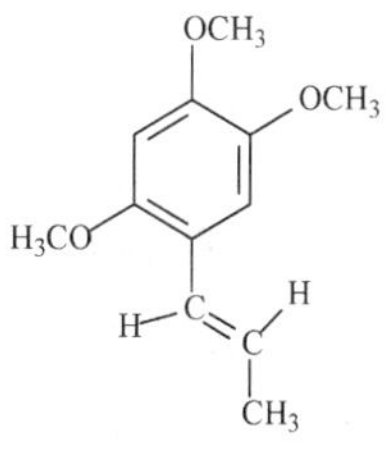　　α-细辛醚

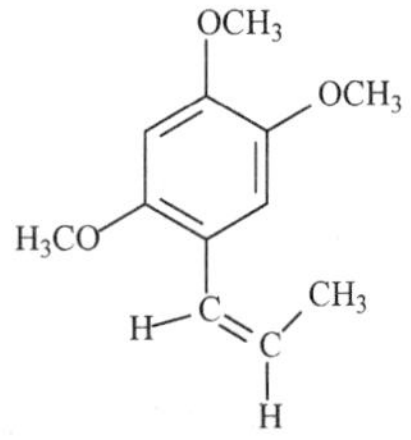

β-细辛醚 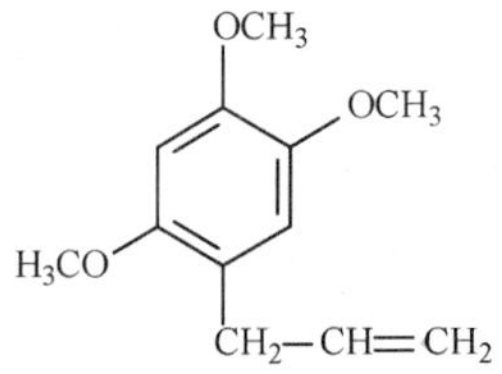　　欧细辛醚 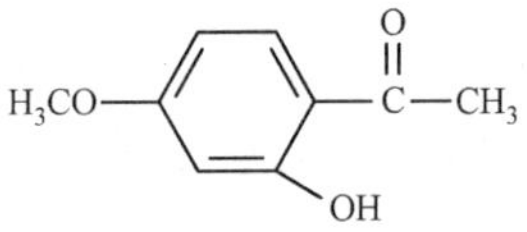　　牡丹酚

第二节　挥发油的理化性质

挥发油大多数为无色或淡黄色油状透明液体，少数呈棕色、黄棕色，个别的呈蓝色、红色、绿色。少数挥发油中含有薁类化合物或溶有色素而具有颜色，如桂皮油呈棕色或黄棕色，麝香油呈红色，洋甘菊油呈蓝色，苦艾油呈蓝绿色，佛手油呈绿色。

挥发油大多具有特殊而浓烈的香气或其他气味，多具刺激性的灼热或辛辣味；挥发油的气味是其品质的重要标志之一。在常温下涂在纸片上经挥发后不留下持久性的油斑，这一特点可与一般脂肪油相区别。挥发油对空气、光线和温度的影响均较敏感，在空气中久置或光线照射，会逐渐氧化变质，使其比重增加，颜色变深，并失去原有的香气，产生异味，形成树脂样物质，也不能随水汽蒸馏了。因此，挥发油应装满于棕色瓶中，密塞，并低温储藏。

挥发油几乎不溶于水而易溶于各种有机溶剂，如醚、氯仿、石油醚、乙醚、二硫化碳、油脂等有机溶剂中。在高浓度的乙醇中能全部溶解，而在低浓度乙醇中只能部分溶解。当挥发油中掺有脂肪油或萜烯类成分时，在一定浓度乙醇中的溶解度就会减少。因此，药典规定了挥发油在醇中的溶解度可以检查挥发油的纯度。挥发油在水中的溶解度很小，但能使水具有挥发油的特殊气味和生物活性，因此可用来制造芳香水或注射剂，如薄荷水与柴胡注射液等。

每种挥发油都有它自身的物理常数，如比重、沸点、折光率和旋光度等，这些常数可用于挥发油检识和质量控制。多数挥发油比水轻，少数比水重，一般相对密度在 0.7～1.07 之间。挥发油通常为混合物，无确定的沸点，不同成分的沸点在 70～300 ℃之间，借此性质可用分馏法来分离挥发油。

由于大多数挥发油分子中含有不对称碳原子，故具有光学活性，挥发油中主成分的含量和旋光度有一定的比例关系。挥发油的比旋光度在＋97°～－117°之间，如天然薄荷脑的比旋光度为－49°～－50°，而合成薄荷脑没有旋光性。有些多来源的挥发油，其组成不完全一致，因而没有一定的比旋光度。

折光率是挥发油的品质标志的重要数据。挥发油都具有强的折光性，折光率一般在 1.430～1.610 之间。折光率常因储藏日久或不当而增高。当有杂质时，折光率就会改变。

挥发油在常温下大多为液体，少数为固体。多数挥发油无确定的凝固点。有的挥发油在低温（－20～0 ℃）下放置可析出固体成分，俗称“脑”，如薄荷油中的薄荷脑，樟油中的樟脑等。滤去“脑”的油称为“脱脑油”，如薄荷的脱脑油习称“薄荷素油”，其中含 50％的薄荷脑，薄荷油中薄荷脑的含量与其凝固点也成正比关系。药典规定八角茴香油的凝固点不低于 15 ℃，这是因为挥发油中有效成分的含量常与其凝固点的高低成正比关系，即八角茴香油中茴香醚的含量与凝固点成正比。

常见挥发油的一些物理常数如表 10-1 所示。

表 10-1　常见挥发油的物理常数

名称	相对密度(15 ℃)	比旋度(20 ℃)	折光率(20 ℃)
桂皮油	1.045～1.072	−1°～+1°	1.602～1.614
丁香油	1.038～1.060	−130°以下	1.530～1.535
香附油	0.960～0.992	−74.5°	1.418～1.528
桉叶油	0.904～0.924	−5°～+5°	1.458～1.470
姜油	0.827～0.895	−25°～+50°	1.480～1.499
藿香油	0.962～0.967	+5°～+6°	1.506～1.516
薄荷油	0.890～0.910	−18°～−32°(25 ℃)	1.458～1.471

第三节　挥发油的生物活性

挥发油是一类重要的活性成分，生物活性多种多样，临床上除直接应用主要含挥发油的生药外，还可应用从中精制的挥发油，如桉叶油、薄荷油等。挥发油具有发散解表、芳香开窍、理气止痛、祛风除湿、活血化瘀、祛寒温里、清热解毒、解暑祛秽、杀虫抗菌等作用。例如，柴胡挥发油有较好的退热效果，当归油镇痛，土荆芥油驱肠虫，茵陈蒿油抗霉菌，薄荷油有清凉、驱风、健胃、消炎、局麻作用，丁香油和麝香草脑配伍已是龋齿及根骨消毒、去痛的常规川药，大蒜油可治疗肺结核、支气管炎、肺炎和霉菌感染，生姜油对中枢神经系统有镇静催眠、解热、镇痛、抗惊厥、抗氧化和保护肝细胞的作用等。有些挥发油具抑制肿瘤作用，如莪术油。此外，挥发油还是香料、食品、化妆品和化学工业等的重要原料。

正庚烷属低毒，有麻醉和刺激性作用，吸入其蒸气可引起眩晕、恶心、厌食、欣快感和步态蹒跚，甚至出现意识丧失和木僵状态，对皮肤有轻度刺激性；长期接触可引起神经衰弱综合征，少数人有轻度中性白细胞减少、消化不良的症状。

柠檬烯别名苧烯，单萜类化合物，无色油状液体，有类似柠檬的香味，具有良好的镇咳、祛痰、抗癌、抑菌作用。复方柠檬烯在临床上用于利胆、溶石、促进消化液分泌和排除肠内积气；柠檬烯能与臭氧反应，消除臭氧引起的持久性的气管炎，达到预防和治疗哮喘的作用；柠檬烯可灭失胆固醇合成的限速酶——HMG-CoA 还原酶活性，抑制胆固醇的合成，溶解术后结石遗留病人的胆固醇结石。柠檬烯还可以有效去除粘胶、不干胶等高分子树脂类物质，是高效工业清洗剂。

D-柠檬烯使 ERK 活化促使 *ras* 基因 mRNA 的表达，上调 ras p21 蛋白水平，干扰细胞周期来抑制肿瘤细胞增殖。D-柠檬烯使胞浆细胞色素 c 表达、caspase-9 表达和 caspase-3 分裂明显增高，导致线粒体凋亡途径激活，而诱导人白血病细胞凋亡。

牡丹酚具有镇痛、抗炎、解热和抑制变态反应的作用。对压尾、醋酸等物理或化学因素所致的疼痛，具有明显的镇痛作用。对由角叉菜胶、蛋清、甲醛、组胺、5-羟色胺、缓激肽、二甲苯及内毒素等所致的炎症反应，具有明显的抑制作用。对伤寒菌苗、三联疫苗等引起的体温升高，具有明显的解热作用。对Ⅱ、Ⅲ、Ⅳ型变态反应均具有抑制作用。牡丹酚能对抗咖啡因所致小鼠的运动亢进，延长环己巴比妥钠所致小鼠睡眠时间；能明显对抗戊四氮、士的宁、烟碱和电休克所致的惊厥；能降低正常小鼠体温，对伤寒、副伤寒菌苗引起发热的小鼠有明显的解热作用。牡丹酚对金黄色葡萄球菌和粪链球菌的抑制浓度为 500 μg/mL，对大肠杆菌和枯草杆菌的抑制浓度为 200 μg/mL，对趾间发癣菌的抑制浓度为 250 μg/mL。牡丹酚能抑制醋酸或 5-HT 引起的小鼠腹腔或豚鼠肾毛细血管通透性的增高，对由角叉菜胶、蛋清、甲醛、组胺、5-羟色胺和缓激肽所致的大鼠足跖肿胀，对二甲苯致小鼠耳壳肿胀和内毒素致腹腔毛细血管通透性升高均有显著的抑制作用，摘除大鼠双侧肾上腺后其抗炎作用还存在；其抗炎作用机制是抑制炎性组织中 PGE2 的生物合成，抑制角叉菜胶胸膜炎多形核白细胞的移行。牡丹酚对麻醉的正常动物和不麻醉的高血压动物模型者呈现短暂降血压的作用；肾型高血压犬和大鼠，由牡丹酚 0.5～1.0 g/kg 灌胃，也出现一定的降压效果；麻醉犬静脉注射 80～120 mg/kg，降压 41%～61%，持续时间 10～12 分钟。牡丹酚对大鼠后肢足浮肿有抑制作用，并能降低血管通透性。牡丹酚对小鼠及豚鼠的离体回肠有抗乙酰胆碱及抗组织胺的作用，能防止应激所致的小鼠溃疡病，抑制大鼠胃液分泌和在体子宫的自发运动，对小鼠有抗早孕作用。牡丹酚对游离大鼠子宫还有微弱的抗催产作用。牡丹酚能抑制细胞内 O^{2-} 自由基的产生。牡丹酚对苯并[a]芘{B[a]P}在大鼠肝微粒体代谢的作用表明，牡丹酚用极少剂量(25 μm)就能显著地抑制 B[a]P 代谢产物 9,10-diol-B[a]P 和 9-OH-B[a]P，这与改变酶区域选择性有关，从而抑制了最终致癌物的形成。牡丹酚能抑制心肌细胞的 Ca^{2+} 内流，可能与阻滞慢钙通道有关，表明牡丹酚减轻钙反常损伤与阻止 Ca^{2+} 内流及抗氧化有关。牡丹酚及其代谢产物二羟基苯乙酮、2,5-二羟基-4-甲氧苯乙酮在尿中分别占 11.4%、21.0%及 67.6%，表明牡丹酚能迅速吸收、代谢和排泄。牡丹酚的毒性小，对小鼠的半数致死量(观察 48 小时)，静脉注射为 96 mg/kg，腹腔注射为 781 mg/kg，灌胃为 3430 mg/kg。牡丹酚溶于 50%花生油中，小鼠 1 次灌胃，观察 3 天，其半数致死量为 4.9±0.47g/kg；用于治疗实验性高血压犬，未见肝功能、血象、血液非蛋白氮、心电图等异常，仅有眼分泌物增加，眼黏膜有充血现象。

第四节　挥发油的提取与分离

一、提取方法

1. 水蒸气蒸馏法

水蒸气蒸馏法有共水蒸馏法、水上蒸馏法、直接蒸汽蒸馏法、水扩散蒸汽蒸馏法。

共水蒸馏法：是将药材切碎后直接放入蒸馏锅内，向锅内加水，浸过料层，在锅底进行加热，产生蒸汽，蒸汽将挥发物带出，冷凝，收集蒸出冷凝物，油水分层，将水层除去，收集油层，得挥发物粗品。此法简单，但受热时间长和温度较高，可能使挥发油中的某些成分分解和中药焦化，影响挥发油质量。

水上蒸馏法：又叫隔水蒸馏法，是将原料置于筛板上，向锅内加入水，水量要满足蒸馏的要求，但水面不得高于筛板，并能保证水在沸腾时溅湿原料层；蒸汽通过原料层，将原料中的挥发成分带出，经冷凝，收集蒸出冷凝物，油水分层，将水层除去，收集油层，得挥发物粗品。一般情况下，收集的水又流入锅内进行回流，重复使用，保持锅内水量恒定，以满足蒸馏操作所需的足够的蒸馏水，因此可在锅底安装窥视镜，观察水面高度。

直接蒸汽蒸馏法：在筛板下安装一根带孔的环形管，外来蒸汽从环形管进入，通过环形管上的小孔直接喷出，然后进入筛板上的原料层，将原料中的挥发成分带出，经冷凝，收集蒸出冷凝物，油水分层，将水层除去，收集油层，得挥发物粗品。其特点是蒸馏速度快，且易于改为加压蒸馏。

水扩散蒸汽蒸馏法：这是近年来国外应用的一种新颖的蒸馏技术。蒸汽由锅顶进入，蒸汽从上而下逐渐向料层渗透，同时将料层内的空气推出，蒸出的精油无须全部气化即可进入锅底冷凝器，冷凝，收集蒸出冷凝物，油水分层，将水层除去，收集油层，得挥发物粗品。蒸汽为渗滤型，蒸馏均匀、一致、完全，而且水油冷凝液较快进入冷凝器，因此所得精油质量较好、得率较高、能耗较低、蒸馏时间短。

从乳浊的水蒸气蒸馏液中分离挥发油，通常采用盐析法促使挥发油自水中析出；或盐析后再用低沸点有机溶剂萃取挥发油。由蒸馏法得到的挥发油中，还可能含有在蒸馏过程中产生的挥发性分解产物。挥发油的提取通常是采用水蒸气蒸馏法。

2. 溶剂提取法

采用低沸点的有机溶剂，如石油醚（30～60 ℃），用冷浸法或连续回流提取的方法进行提取。此法所得的挥发油黏度很大，因药材中的其他脂溶性杂质，如树脂、油脂、蜡等也同时被提出，可将残留物再次水蒸气蒸馏，得较纯的挥发油；也可将粗品加适量的浓乙醇浸渍，放置冷冻（一般－20 ℃左右），滤除析出物，蒸出乙醇即可得较纯的挥发油。

3. 压榨法

含挥发油较高的材料，如鲜橘皮、柠檬皮等，可用机械压榨的方法把挥发油压出。此法因在常温下进行，成分不致受热分解，但所得产品因水分、黏液质及细胞组织碎片等杂质混入，而常呈浑浊状态，榨出液可静置后分出挥发油。此法不易将挥发油榨尽，因此常将压榨后的残渣再进行水蒸气蒸馏。

上述各提取方法有提取效率不高和对热不稳定、成分易被氧化和降解等不足之处。从发展来看，超声技术和超临界流体萃取技术可以缩短提取流程，提高提出率且适于含热敏性成分的提取。

二、分离方法

从植物材料中提取得到的挥发油是一个混合物，还需进一步分离才能得到单一成分，目前常用的分离方法有冷冻法、分馏法、化学分离法和色谱法。在实际工作中往往几种方法配合使用，才能达到分离的目的。

1. 冷冻法

将挥发油置于 0 ℃以下使析出结晶，取出结晶再经重结晶可得纯品。例如，薄荷油冷至－10 ℃，12 小时后析出第一批粗脑，油再在－20 ℃冷冻 24 小时可析出第二批粗脑，合并粗脑加热熔融，在 0 ℃冷冻结晶得精制薄荷脑。

本法虽操作简单，但分离不完全，析出薄荷醇后的精油内仍含 50%的薄荷醇。

2. 分馏法

本法是利用挥发油中各成分沸点不同进行分离。挥发油的组成，大多属单萜和倍半萜类化合物，因化合物的碳原子数、双键数目和含氧官能团的不同，各类成分间的沸程差异存有一定的规律性（表 10-2）。

表 10-2 各类萜的沸程

萜类	常压沸程(℃)
半萜类	~130
单萜烯烃(双环,一个双键)	150~170
单萜烯烃(单环,两个双键)	170~180
单萜烯烃(链状,三个双键)	180~200
含氧单萜	200~230
倍半萜及其含氧衍生物	230~300

一般在单萜中,沸点随着双键的减少而降低,三烯>二烯>一烯。在含氧单萜中,沸点随着官能团极性的增加而升高,醚<酮<醛<醇<羧酸。酯比相应醇的沸点高,含氧倍半萜的沸点更高。

分馏时为了防止挥发油受热破坏,故常在减压下分馏。对于未知成分,则要预先测试沸程再进行分馏。经分馏所得各馏分,仍然可能是一混合物,须结合薄层色谱及气相色谱检查,再进一步纯化。如薄荷油的分离流程见图 10-1。

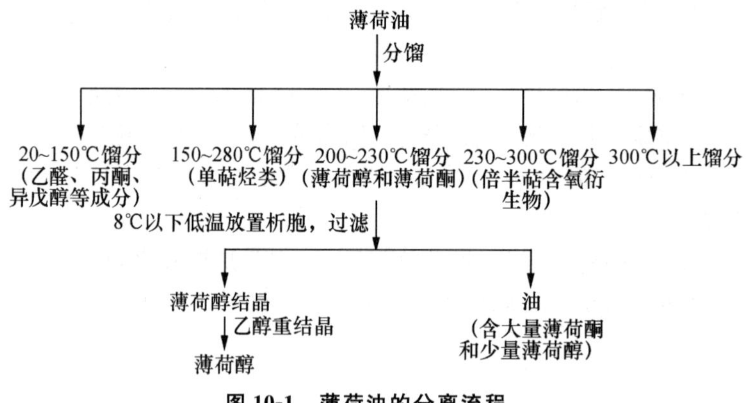

图 10-1 薄荷油的分离流程

3. 化学分离法

依据挥发油中各成分的结构或官能团的不同,可采用化学方法进行分离。

(1) 碱性成分的分离

分离挥发油中的碱性成分时,可将挥发油溶于乙醚中,加 1%的盐酸或硫酸萃取数次,分取酸水层后碱化,再用乙醚萃取,回收乙醚可得脂溶性碱性成分。

(2) 酚、酸成分的分离

先后分别以 5%的碳酸氢钠溶液、2%的氢氧化钠溶液自挥发油乙醚液中萃取数次,碳酸氢钠萃取液加酸酸化后,用乙醚萃取酸性成分;氢氧化钠萃取液加酸酸化后,用乙醚萃取酚类或其他弱酸性成分。

(3) 羰基化合物的分离

挥发油中的醛、酮类化合物能与多种羰基试剂形成加成物,如与缩氨脲、肟、2,4-二硝基苯腙、Girard 腙、亚硫酸氢钠等形成加成物而分离。最常用的是亚硫酸氢钠和 Girard 试剂,前者能与醛类和部分酮类形成加成物,而后者能对所有羰基化合物迅速而定量地发生缩合反应,生成的腙能溶于水或乙醇,微溶于乙醚或其他不含羟基的有机溶剂中。

① 亚硫酸氢钠法：分除酸、酚成分的挥发油母液，经水洗至中性，以无水硫酸钠干燥后，加入30%亚硫酸氢钠溶液，在低温下短时间振摇提取，一般即有加成物析出。分出加成物，加酸或碱处理、使加成物水解，以乙醚萃取，可得醛或酮类成分。因亚硫酸氢钠有可能与双键加成形成不可逆的双键加成物，因此本法应避免提取时间过长或温度过高。例如从柠檬草挥发油中分离柠檬醛时，条件不同，加成产物各异。

柠檬醛 $\underset{H^+ 或 HO^-}{\overset{NaHSO_3}{\rightleftharpoons}}$ 醛加成物（$C(OH)(H)-SO_3^-Na^+$）

过量的$NaHSO_3$长时间接触 →（不可逆加成物）

柠檬醛 $\xrightarrow{NaHSO_3}$ 双$SO_3^-Na^+$加成物，含CHO（不可逆加成物）

柠檬醛 $\xrightarrow{NaHSO_3}$ 单$SO_3^-Na^+$加成物，含CHO 或 单$SO_3^-Na^+$加成物，含CHO

（不可逆加成物）

② Girard试剂法：提除酸、酚成分后的挥发油中性部分，加入Girard试剂（Girard T和Girard P）的乙醇液和10%的乙酸以促进反应的进行，加热回流约1.5小时，使生成水溶性的缩合物，以乙醚除去不含羰基的挥发油后，以酸处理，又可获得羰基化合物，经精制可得纯品。

$$RR'C{=}O + H_2NNHCOCH_2\overset{+}{N}(CH_3)_3X^- \rightleftharpoons RR'C{=}NNHCOCH_2\overset{+}{N}(CH_3)_3X^-$$

羰基化合物　Girard T　Girard 腙

$$RR'C{=}O + H_2NNHCOCH_2-\overset{+}{N}C_5H_5\ X^- \rightleftharpoons RR'C{=}NNHCOCH_2-\overset{+}{N}C_5H_5\ X^-$$

羰基化合物　Girard P　Girard 腙

(4) 醇类的分离

常用的方法是以过量的邻苯二甲酸酐或丙二酰氯等试剂使醇反应生成酯，将生成物溶于碳酸氢钠溶液，用乙醚洗去未作用的挥发油，水层用20%硫酸酸化，再以乙醚提取所生成的酯，蒸去乙醚、残留物经皂化后用乙醚提取原有的醇成分。伯醇容易形成定量的酯，仲醇只能在无溶剂下于120～130 ℃才直接反应，而叔醇则较难作用。

$$R-OH + 邻苯二甲酸酐 \longrightarrow C_6H_4(COOH)(COOR) \xrightarrow[NaOH]{皂化} C_6H_4(COONa)_2 + R-OH$$

萜醇　邻苯二甲酸酐　酸性邻苯二甲酸萜醇酯　萜醇

(5) **其他成分的分离**

大多数萜烃是不饱和的，可以通过形成结晶加成物而达分离，酯类成分除采用精密分馏和色谱分离外，尚无合适的化学分离方法，薁类和醚类可用浓酸提出，经稀释后可得到原来成分，醚类成分如桉油精与浓磷酸生成白色的磷酸盐结晶达分离目的。

4. 色谱法

应用柱色谱分离挥发油成分是常用的手段，其中以硅胶、氧化铝吸附色谱最为多用。若挥发油中成分复杂时，宜先进行分馏或冷冻析脑粗分后，再分别进行色谱分离。柱色谱常用洗脱剂为己烷或石油醚，将不含氧的萜类化合物洗脱后，再在石油醚中逐渐增加乙酸乙酯或其他极性溶剂，分段收集，将含氧的萜类化合物各成分逐一分开。例如柠檬烯和牻牛儿醇的分离，在氧化铝色谱柱上，用石油醚洗脱下柠檬烯后，再用甲醇-石油醚混合溶剂将牻牛儿醇洗脱。

萜类成分的异构体较多，许多仅是双键的数目和位置不同，分离这类混合物，必须采用硝酸银硅胶柱色谱，才能收到满意的分离效果。硝酸银硅胶柱色谱是利用双键和硝酸银形成π络合物的难易来分离的。一般规律是：双键数目增加，吸附牢，难被洗脱；末端有双键，较难被洗脱；顺式较反式难洗脱，如α-细辛醚、β-细辛醚和欧细辛醚的混合物，用硝酸银硅胶柱分离，苯-乙醚(5∶1)洗脱，洗脱顺序为：α-细辛醚先流出，然后是β-细辛醚，最后洗脱下来的是欧细辛醚。

一些挥发性较大的成分，可先制成挥发性低的衍生物后再进行柱色谱分离，如分子量较小的羰基化合物，可制备成2,4-二硝基苯腙的衍生物后再进行分离。

第五节 挥发油的鉴定

挥发油的化学组成虽较复杂，但可利用各成分结构中官能团的化学特性进行定性。随着色谱技术的发展，采用气质联用技术对挥发油成分的分析现已成为有效和常规的手段。

一、官能团的鉴定

挥发油含有不同类别的成分，因具有不同的官能团而显示不同的化学特性，可通过对官能团的鉴别了解挥发油的组成情况。

1. 酸碱性

测定挥发油的pH，如呈酸性，表示含有游离的酸或酚类化合物；如呈碱性，则表示含有碱性化合物，如挥发性生物碱类等。

2. 酚类

将挥发油溶于乙醇中，加入三氯化铁的乙醇溶液，如产生蓝、蓝紫或绿色，表示挥发油中有酚性成分存在。

3. 羰基化合物

挥发油样品与氨性硝酸银试剂产生银镜反应，表示醛类(或其他还原性化合物)存在。若挥发油的乙醇溶液与2,4-二硝基苯肼，或氨基脲、羟胺等试剂反应，能产生晶形沉淀，则表明有醛或酮类化合物存在。

4. 不饱和化合物和薁类衍生物

于挥发油的氯仿溶液中滴加5%溴的氯仿溶液，如红色褪色，表示有不饱和化合物；继续滴加溴的氯仿溶液，如出现蓝色、紫色或绿色，则表明有薁类衍生物存在。此外，向挥发油的无水甲醇溶液中加入浓硫酸时，如产生蓝色或紫色，亦表示有薁类存在。

5. 内酯类化合物

于挥发油的吡啶溶液中加入亚硝酰铁氰化钠试剂及氢氧化钠溶液，如出现红色逐渐消失，则表明有 α,β-不饱和内酯存在。

二、色谱检识

1. 薄层色谱

常用吸附剂为硅胶 G 和中性氧化铝。分离烃类化合物的展开剂可用石油醚(30～60 ℃)或正己烷；分离含氧萜类化合物的展开剂可选石油醚-乙酸乙酯(85∶15)。

检识挥发油成分的薄层显色剂有：

(1) **1%香草醛-浓硫酸试剂**：喷后 105 ℃烘烤，挥发油中各成分显不同颜色。

(2) **2%高锰酸钾水溶液**：在粉红色背景上产生黄色斑点，表明含不饱和化合物。

(3) **荧光素-溴试剂**：在长波长紫外灯下观察，如果斑点显黄色荧光，则表明含乙烯基化合物。

(4) **碘化钾-冰乙酸-淀粉试剂**：斑点显蓝色，则为过氧化物。

(5) **对二甲氨基苯甲醛试剂**：薁类在室温显深蓝色，其前体在 80 ℃烤 10 分钟才显蓝色。

(6) **异羟肟酸铁试剂**：斑点显淡红色，可能是酯或内酯。

(7) **2,4-二硝基苯肼试剂**：如产生黄红色斑点，则表明有醛或酮类化合物。

(8) **0.3%邻联二茴香胺-冰乙酸溶液**：醛和酮化合物显各种颜色。

(9) **三氯化铁试剂**：斑点显绿色或蓝色，可能是酚性成分。

(10) **4-氨基安替比林-铁氰化钾试剂**：斑点显橙红色至深红色，表明含酚性成分。

(11) **硝酸铈铵试剂**：在黄色背景上显棕色斑点，可能是醇。

(12) **钒酸铵(钠)-8-羟基喹啉试剂**：在蓝灰色背景上显淡红色(有时需微微加热)，可能是醇。

(13) **溴甲酚绿试剂**：斑点显黄色，表明含有机酸。

薄层色谱上的微化学反应是指将化学反应或衍生物的制备在薄层上进行，经展开后便可提供化合物所存在的官能团、碳架等情况。反应完全、迅速、微量。在鉴定挥发油成分、辅助官能团测定上有实际的指导意义。较常用的为醇类的乙酰化反应、硼氢化钠还原羰基化合物、制备羰基衍生物等。微化学反应可在展层之前进行，其后再展层；可以在展层后喷以试剂，待其反应后再作第二次展层；也可以将试剂加于样品位置的上方，使反应在样品穿过试剂带时起反应等。

2. 气相色谱

气相色谱已成为挥发油成分分离检测有效、简便的方法之一。特别，气相色谱-质谱-微机数据处理系统(GC-MS-DS)联用仪的使用促进了挥发油成分检测的速度和准确度，已成为目前挥发油研究工作常用的手段。

石英毛细管色谱柱(空心管或开管柱)是当前气相色谱广泛应用的色谱柱，适合于分离和鉴定的是微型(0.1 mm)和标准型(0.2～0.3 mm)两种。最常用的固定液主要有三大类：① 聚乙醇类，如 PEG；② 聚酯类，如 FFAP；③ 聚硅氧烷类，如 SE-30、SE-52、SE-54、OV-17 等。第三类耐温性能比前二类都好，而且极性范围广，对一些含氟和氰基的固定液都有较好的选择性，因此更普遍地被采用。近年来，空心柱又从直接涂渍固定液进而发展到交联或键合相的固定化柱，使柱温提高 30 ℃左右，并可用溶剂洗涤恢复柱效和分离能力，延长了柱的寿命，且基线较稳定。氢焰离子化检测器(FID)因灵敏度高、最小检测量为 10^{-12}级、响应快、线性范围宽及对操作参数要求不严格等优点，成为目前挥发油分析中应用最多的检测器。

在挥发油气相色谱中，单萜烃类可选择在 130 ℃或低于 130 ℃的柱温下进行分析，倍半萜烃类需在 170～180 ℃或更高的温度下才能得到较好的分离，而含氧萜烃类一般要求柱温在 130～190 ℃。目前，通常采用线性程序升温气相色谱，可将挥发油中的单萜、倍半萜及含氧衍生物一次分离成功。

挥发油样品可不经纯化直接注入气相色谱仪内，经分离后的组分依次进入分离器，分去载气，浓缩样品，同时减压。被浓缩的组分又依次被导入质谱仪，根据所得各组分的质谱图进行解析，结合使用标准品作对照，帮助鉴定已知组分。其工作流程见图 10-2。

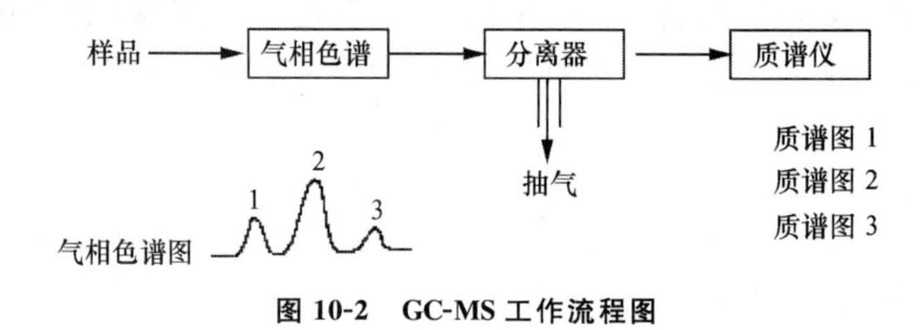

图 10-2　GC-MS 工作流程图

实际上，单凭质谱数据来定性并不稳妥。因为许多萜类化合物的质谱基本是相同的，这可能是由于结构的类似性或电离后产生多种裂解过程和重排；再则，使用标准品也局限了分析能力。微机数据处理系统如 Sadtler 的 GCRE(保留指数)数据库弥补了上述质谱的不足，因此，GC-MS-DS 联合仪是分析挥发油成分的得力手段。如用 GC-MS-DS 联合仪测定中药金钗石斛鲜茎的精油成分，发现其主要成分为泪柏醇，占精油总量的 50.46%，是其赋香成分之一。另外，还有紫罗兰酮等 53 个成分，且已鉴定的成分占精油总量的 98.79%。

OH

泪柏醇

再如土香薷系唇形科牛至属植物。土香薷挥发油经微生物实验证实，其对痢疾杆菌、葡萄球菌、绿脓杆菌、伤寒杆菌、变形杆菌、大肠杆菌等都具抑菌作用。挥发油按前述的流程分离得到酸性、碱性和中性部分，经微生物实验表明，酸性部分为有效抑菌部位。酸性部位经硅胶柱色谱分离，得到与 1%香兰醛-硫酸试剂呈鲜红色的单一斑点流分。经微生物实验表明，其具显著抑菌活性，而其他流分则无抑菌作用。经 GC-MS 检测，为 A、B 两个保留值极为相近的峰(t_R值分别为 23′135″和 23′892″，各自百分含量为 39.67%和 60.33%)。在不同展开剂(苯，石油醚-乙酸乙酯 9∶1，氯仿)中均呈一个斑点；IR 光谱和质谱均不见差别。最后，采用标准品叠加试验，以麝香草酚标准品做叠加，A、B 峰的百分含量分别为 52.39%和 47.61%；用香荆芥酚标准品做叠加，A、B 峰的百分含量分别为 24.56%和 75.44%，证明 A 峰为麝香草酚，B 峰为香荆芥酚。土香薷成分的提取与分离鉴定过程分别见图 10-3 和图 10-4。

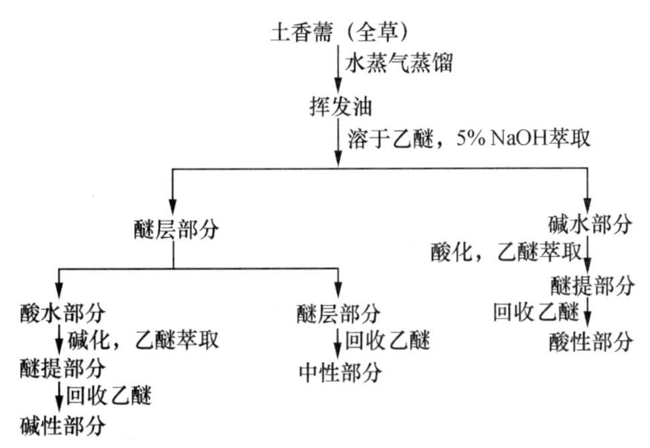

图 10-3　土香薷挥发油提取分离流程图

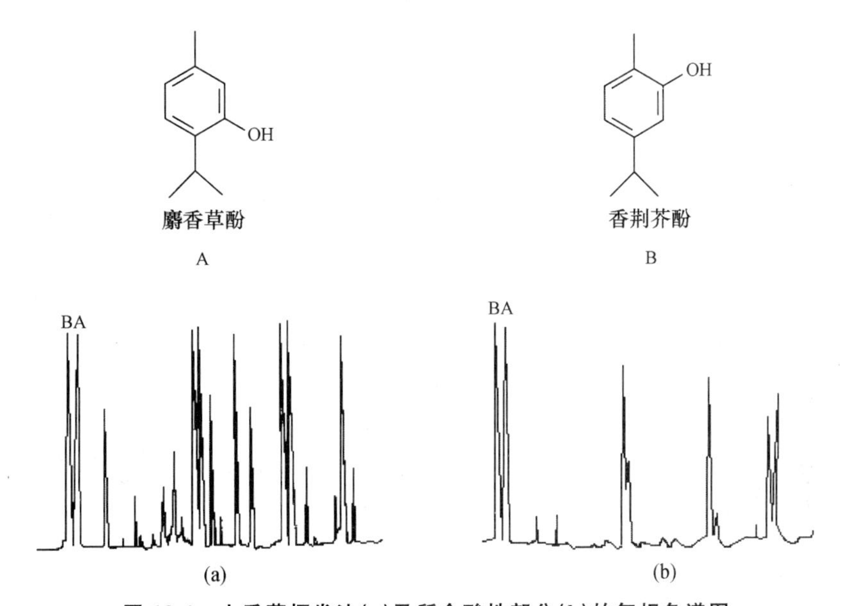

图 10-4　土香薷挥发油(a)及所含酸性部分(b)的气相色谱图

第十一章 甾体及其甙类

甾体类化合物是广泛存在于自然界中的一类天然化学成分，种类繁多，但其结构中都具有环戊烷并多氢菲的甾体母核。其母核结构如下：

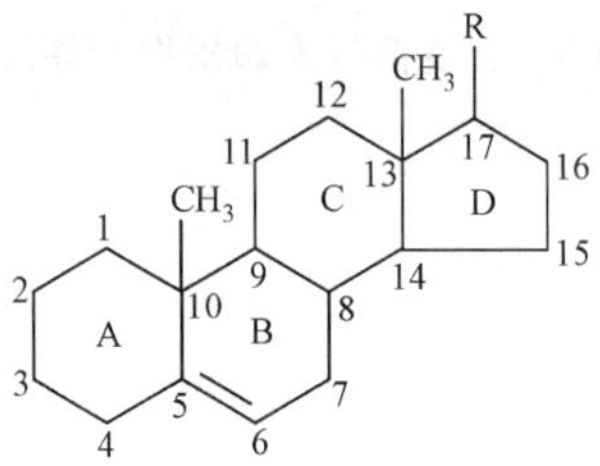

甾体化合物具有一个由 A、B、C、D 四个环组成的母核，这个母核像“田”字，并且在 C_{10} 和 C_{13} 处各有一个甲基(角甲基)，在 C_{17} 处有一侧链，这样在母核上的三个侧链像“巛”字，“甾”字十分形象地表示了这类化合物的基本碳架。

天然甾类成分的甾核为四个环的稠合方式，A/B 环有顺式或反式稠合，B/C 为反式(少数例外)，C/D 环有顺式、反式两种稠合方式。C_3 位有羟基取代，可与糖结合成甙而存在。C_{10} 和 C_{13} 位有角甲基取代，C_{17} 位有侧链。

根据 C_{17} 位侧链结构不同，天然甾类成分可分为下列几种类型：① C_{17} 侧链为羰甲基衍生物的 C_{21} 甾类化合物；② C_{17} 侧链为不饱和内酯环的强心甙和蟾酥强心成分以及醉茄内酯抗癌成分；③ C_{17} 侧链为具有螺原子的含氧杂环的甾体皂甙以及甾体生物碱类；④ C_{17} 侧链为戊酸的胆酸类；⑤ C_{17} 侧链为由 8～10 个碳原子组成的脂肪烃衍生物的甾醇类和昆虫变态激素。

根据生物活性的不同，甾体化合物可分为甾体激素类、甾醇类、胆汁酸类、蜕皮激素类、甾体皂甙、强心甙、甾体生物碱和蟾毒配基等。甾类激素类按药理作用可分为甾体性激素和肾上腺皮质激素类。甾体性激素类又可分为雌激素类、雄激素类、孕激素类和抗孕激素类；肾上腺皮质激素又可分为盐皮质激素类和糖皮质激素类。它们广泛分布于动植物中，来源不同，生物活性也各种各样。

自然界存在的甾类成分 C_{10}、C_{13}、C_{17} 侧链大都是 β-构型，C_3-OH 多为 β-构型，少数为 α-构型，称 α-型或表-(epi)型。甾体母核的其他位置还可以有羟基、双键、羰基、环氧醚键等官能团取代。

甾类成分在无水条件下，遇强酸能产生一系列呈色变化，与三萜化合物类似。

(1) Liebermann-Burehard 反应：将样品溶于冰乙酸，加硫酸-醋酐(1∶20)，产生红→紫→蓝→绿→污绿等颜色变化，最后褪色。

(2) Salkowski 反应：样品溶于氯仿，沿管壁滴加浓磷酸，氯仿层显血红色或青色，硫酸层显绿色荧光。

(3) **三氯化锑(或五氯化锑)反应**:将样品醇溶液点于滤纸上,喷以 20%三氯化锑(或五氯化锑)氯仿溶液(不含乙醇或水),干燥后,60～70 ℃加热,显蓝色、灰蓝色、灰紫色斑点。

甾类成分与浓硫酸显色的机制与三萜化合物类似。

甾体的生物合成,已推测胆固醇可由角鲨烯,即三十碳六烯环化而成。胆固醇和其他甾醇的侧链是作为异戊二烯类化合物出现的,角鲨烯在体内可由乙酸酯形成,并转化为胆固醇,而甲戊二羟酸(MVA)是胆固醇的前体,它们的关系见图 11-1。

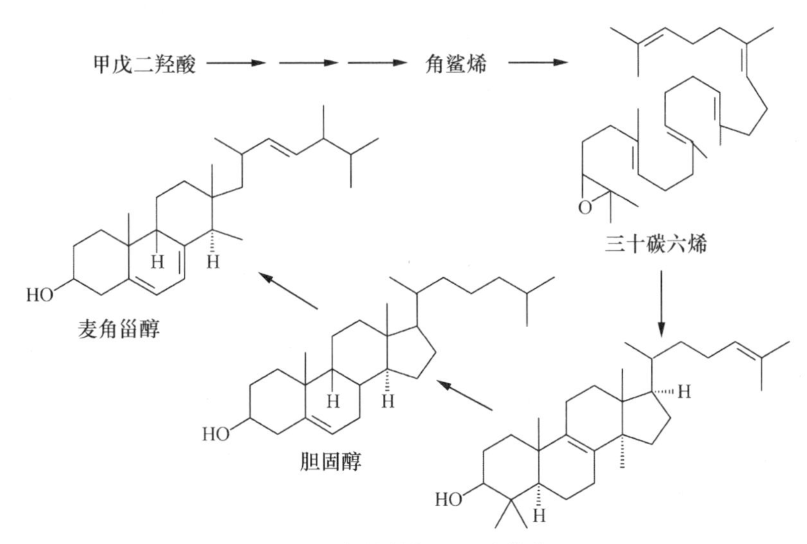

图 11-1　角鲨烯与胆固醇的关系

第一节　C_{21}甾类化合物

C_{21}甾(C_{21}-steroids)是一类含有 21 个碳原子的甾体衍生物。由植物中分离出的 C_{21} 甾类成分的种类很多,它们都是以孕甾烷或其异构体为基本骨架的羟基衍生物,分子中还可能有羰基,A/B 环反式排列,C/D 环多为顺式排列,以往认为 B/C 环均为反式排列,但由萝摩科植物通光藤中分到的通光素,则是首次发现的 B/C 环顺式排列的 C_{21} 甾类化合物。

孕甾烷　　　　通光素

在植物体中,C_{21} 甾类成分少数游离,多数以甙的形式存在。甙类分子中除有 2-羟基糖外,也有 2-去氧糖,因此也能显 Keller-Kiliani 颜色反应。糖链多和 C_3-OH 相连,也发现有连在 C_{20} 位的羟基上。C_{21} 甾甙大都与强心甙共存于同种植物中。例如洋地黄的叶和种子中,既含有强心甙,也含有 C_{21} 甾甙,一般称为洋地黄醇甙类,它们没有强心作用,水解后能生成糖和甙元。如存在于紫花洋地黄叶中的地芰普苷、地芰帕尔普苷等。

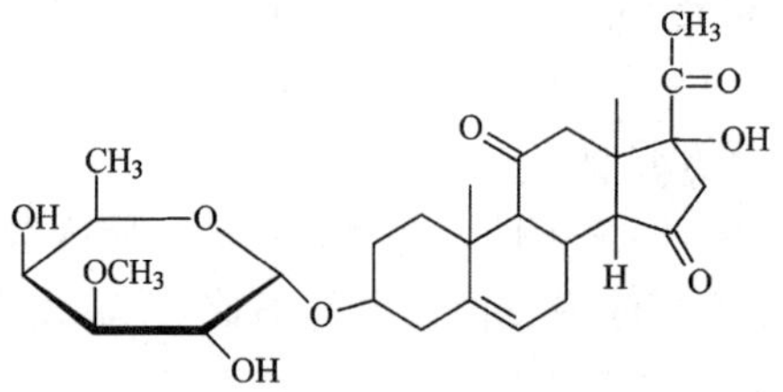

地芰普苷 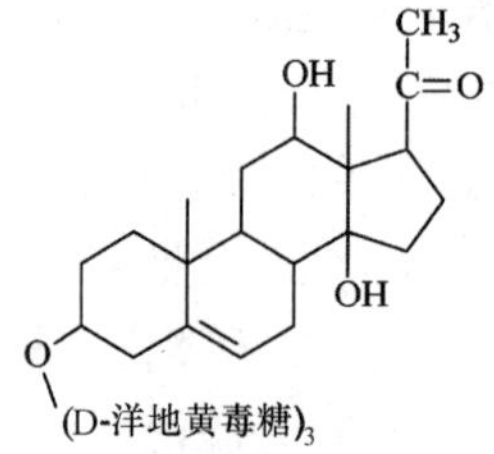　　地芰帕尔普苷

还有一些植物，不含强心苷，但含有 C_{21} 甾苷，在萝摩科植物中较常见。例如，萝摩科鹅绒藤属植物断节参，民间用其根治风湿性关节炎及跌打损伤，从根中分离得到断节参苷。从其同属植物青阳参的根茎中分离得到青阳参苷Ⅰ和苷Ⅱ，二者均具有抗惊厥的作用，是青阳参治疗癫痫的有效成分。

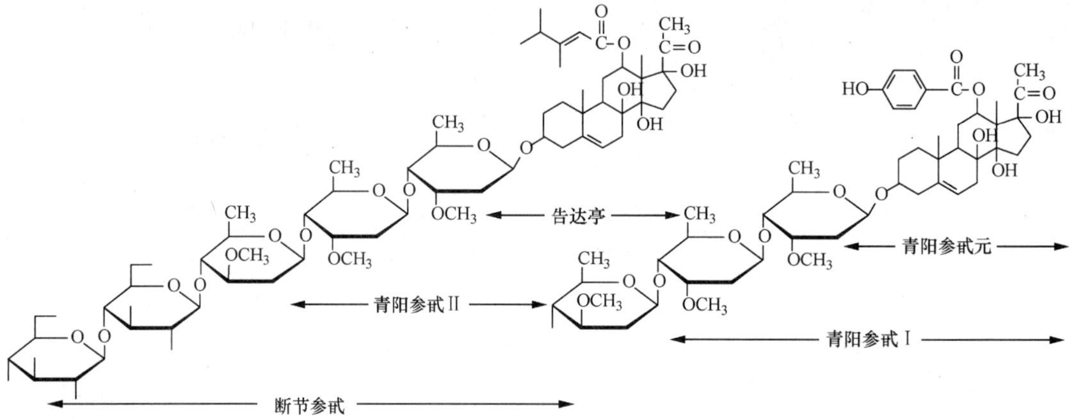

告达亭　青阳参苷元　青阳参苷Ⅱ　青阳参苷Ⅰ　断节参苷

近年还发现一些变形 C_{21} 甾类化合物，例如脱水何拉得苷元和白薇新苷，分别得自华北白前及蔓生白薇的根。

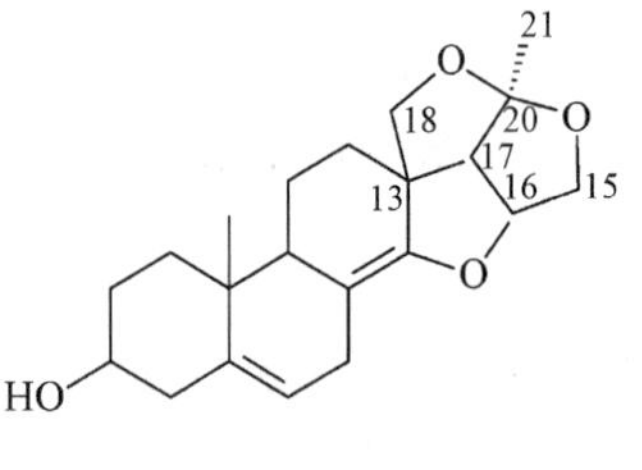

脱水何拉得苷元 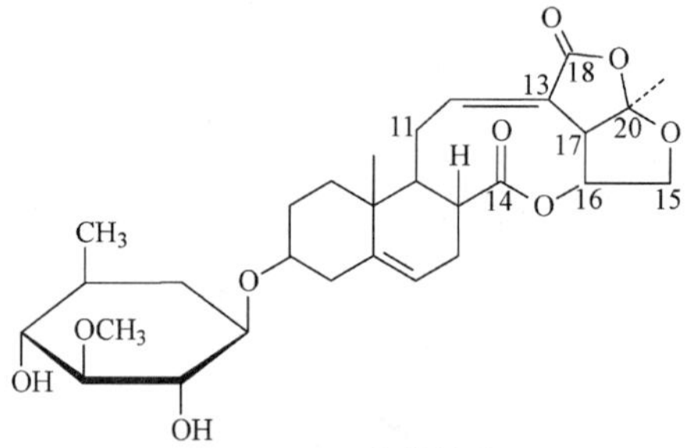　　白薇新苷

第二节 强 心 苷

强心苷(cardiac glycosides)是指自然界存在的一类对心肌有兴奋作用的甾体苷类。

已知主要有十几个科的数百种植物中含有强心苷，特别以玄参科、夹竹桃科植物较为普遍，其他如百合科、萝摩科、十字花科、卫矛科、豆科、桑科、毛茛科、大戟科等植物中均有存在。强心苷可以存在于植物体的叶、花、种子、根、茎等不同部位。

到目前为止，尚未发现动物体内有强心甙类存在。蟾蜍皮下腺分泌的强心成分为蟾毒配基及其酯类，而非甙类成分。

临床上常用的强心甙有去乙酰毛花洋地黄甙C、异羟基洋地黄甙、K-毒毛旋花子甙β、铃兰毒甙、黄夹甙等多种，我国除K-毒毛旋花子甙外均能生产。它们常用以治疗急、慢性充血性心力衰竭与节律障碍。用得最多的是洋地黄类强心药物去乙酰毛花洋地黄甙C与异羟基洋地黄甙。

一、强心甙的结构与分类

1. 甙元部分

强心甙具有下列特征：

(1) 甾体母核部分B/C环为反式结构，C/D环为顺式结构，而A/B环大多为顺式(如洋地黄毒甙元)，个别为反式(如乌沙甙元)，近年也有发现C/D环为反式的。

(2) 均有C_3-OH，大多为β型，个别为α型，此种α型的C_3-OH，则冠以表(epi)字，如3-表洋地黄毒甙元；C_{14}位上羟基都是β型，C_{10}上多为甲基，也可为羟甲基、醛基或羧基等，C_{13}上都为甲基。

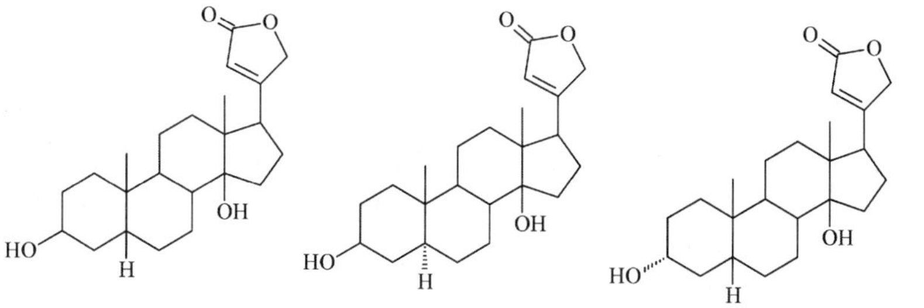

洋地黄毒甙元　　乌沙甙元　　3-表洋地黄毒甙元

(3) 母核上除C_3、C_{14}上有羟基外，在其他位置上亦可有羟基存在，如C_1、C_5、C_{11}、C_{12}、C_{15}、C_{16}可有β-羟基，C_2、C_5、C_{11}、C_{12}可有α-羟基，有的C_{16}羟基可与甲酸、乙酸或异戊酸形成酯。

(4) 母核上如有双键，一般位于4(5)、5(6)和16(17)位；如有环氧基，一般位于7、8β，8、14β或11、12β位。

(5) C_{17}位侧链为不饱和内酯，都属于β构型(个别为α构型)。根据内酯环的不同，将强心甙元分为两类：含有五元不饱和内萜环($\Delta^{\alpha,\beta}$-γ内酯)的称为甲型强心甙元，天然强心甙类大多属于此种类型；含有六元不饱和内酯环($\Delta^{\alpha\beta,\gamma\delta}$-δ内酯)的称为乙型强心甙元，此类型数目较少。甲型强心甙元以强心甾为母核命名，乙型强心甙元则以海葱甾或蟾酥甾为母核，两类强心甙元的基本母核为：

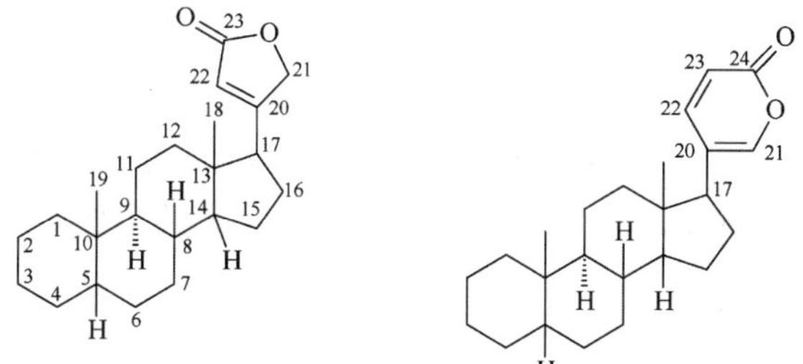

强心甾烯（甲型）　　海葱甾二烯（乙型）

自然界存在的一些强心甙元的化学名称和主要物理常数见表 11-1。

表 11-1　一些强心甙元的化学名称和主要物理常数

一般名称	化学名称	分子式	m. p. /℃	$[\alpha]_D$/(°)
洋地黄毒甙元	3β,14-二羟基 $\Delta^{20(22)}$强心甾烯	$C_{23}H_{34}O_4$	253	+19.1 (CH_3OH)
羟基洋地黄毒甙元	3β,14,16β-三羟基 $\Delta^{20(22)}$强心甾烯	$C_{23}H_{34}O_5$	234～235	+38.6 (CH_3OH)
异羟基洋地黄毒甙元	3β,12β,14-三羟基 $\Delta^{20(22)}$强心甾烯	$C_{23}H_{34}O_5$	222	+27.0 (CH_3OH)
毒毛旋花子甙元	3β,5,14-三羟基-19-醛基 $\Delta^{20(22)}$强心甾烯	$C_{23}H_{32}O_6$	177～178/230～232	+44.0 (CH_3OH)
夹竹桃甙元	3β,14-二羟基-16β-乙酰氧基 $\Delta^{20(22)}$强心甾烯	$C_{23}H_{36}O_6$	223～225	−8.5 (CH_3OH)
乌本甙元	1β,3β,5,11α,14,19-六羟基 $\Delta^{20(22)}$强心甾烯	$C_{23}H_{34}O_8$	253～238 (水合物)	+11.3 (H_2O)
海葱甙元	3β,14-二羟基 $\Delta^{4,20,22}$海葱甾三烯	$C_{24}H_{22}O_4$	232～238	−16.8 (CH_3OH)

2. 糖部分

构成强心甙的糖有 20 多种，除常见的六碳醛糖、6-去氧糖、6-去氧糖甲醚和五碳醛糖外，还有存在于强心甙中的特殊的 2,6-去氧糖（如 D-洋地黄毒糖）、2,6-去氧糖甲醚（如 D-加拿大麻糖），有些强心甙中尚有带乙酰基的糖。

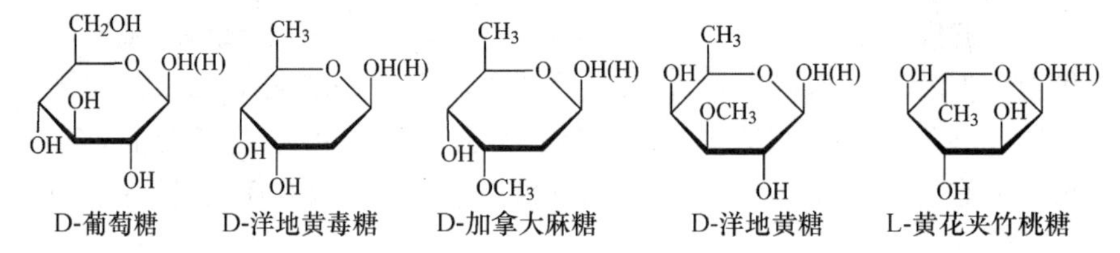

3. 甙元和糖的连接方式

强心甙中糖部分通常由糖链与甙元部分的 C_3-OH 缩合成甙，糖链中如有 2,6-去氧糖存在时，则 2,6-去氧糖和甙元的 C_3-OH 缩合，其他糖再和 2,6-去氧糖缩合。甙元和糖的连接方式有三种类型：

Ⅰ：　甙元-(2,6-去氧糖)$_X$-(α-羟基糖)$_Y$

Ⅱ：　甙元-(6-去氧糖)$_X$-(α-羟基糖)$_Y$

Ⅲ：　甙元-(α-羟基糖)$_Y$

植物界存在的强心甙种类很多，至今已达数百种，但用于临床和曾用于临床的不过二三十种，常用的不过六七种，且以Ⅰ、Ⅱ型较多，Ⅲ型较少。例如，紫花洋地黄甙 A 为Ⅰ型强心甙，真地吉他林为Ⅱ型甙，铃兰毒甙为Ⅲ型甙。常见的强心甙及其主要物理常数见表 11-2。

表 11-2　一些强心甙及其物理常数

强心甙	分子式	m. p. /℃	$[\alpha]_D$/(°)	甙元	糖
紫花洋地黄甙 A	$C_{47}H_{74}O_{18}$	280	10.8 (75%EtOH)	洋地黄毒甙元	(D-洋地黄毒糖)$_3$-D-葡萄糖
紫花洋地黄甙 B	$C_{47}H_{74}O_{19}$	242	15.6 (75%EtOH)	羟基洋地黄毒甙元	(D-洋地黄毒糖)$_3$-D-葡萄糖
毛花洋地黄甙 A	$C_{49}H_{76}O_{20}$	248	31.3 (95%EtOH)	洋地黄毒甙元	(D-洋地黄毒糖)$_2$-乙酰洋地黄毒糖-D-葡萄糖
毛花洋地黄甙 B	$C_{49}H_{76}O_{20}$	248	36.7 (95%EtOH)	羟基洋地黄毒甙元	(D-洋地黄毒糖)$_2$-乙酰洋地黄毒糖-D-葡萄糖
毛花洋地黄甙 C	$C_{49}H_{76}O_{20}$	248	33.4 (95%EtOH)	异羟基洋地黄毒甙元	(D-洋地黄毒糖)$_2$-乙酰洋地黄毒糖-D-葡萄糖
去乙酰毛花洋地黄甙 C(西地兰)	$C_{47}H_{74}O_{19}$	268	12.0 (75%EtOH)	异羟基洋地黄毒甙元	(D-洋地黄毒糖)$_3$-D-葡萄糖
异羟基洋地黄甙(铁戈辛)	$C_{41}H_{64}O_{14}$	265	13.3 (吡啶)	异羟基洋地黄毒甙元	(D-洋地黄毒糖)$_3$
K-毒毛旋花子甙	$C_{42}H_{64}O_{19}$	220	13.9 (CH_3OH)	毒毛旋花子甙元	D-加拿大麻糖-(D-葡萄糖)$_2$
铃兰毒甙	$C_{29}H_{42}O_{10}$	242	−15.0 (吡啶)	毒毛旋花子甙元	L-鼠李糖
夹竹桃甙	$C_{32}H_{48}O_9$	250	−52.1 (CH_3OH)	夹竹桃甙元	L-夹竹桃糖
黄花夹竹桃甙 B	$C_{42}H_{66}O_{18}$	201	−61.4 (CH_3OH)	洋地黄毒甙元	L-黄花夹竹桃糖-(D-葡萄糖)$_2$
海葱甙甲	$C_{36}H_{52}O_{13}$	270	−71.9 (CH_3OH)	海葱甙元	L-鼠李糖-D-葡萄糖

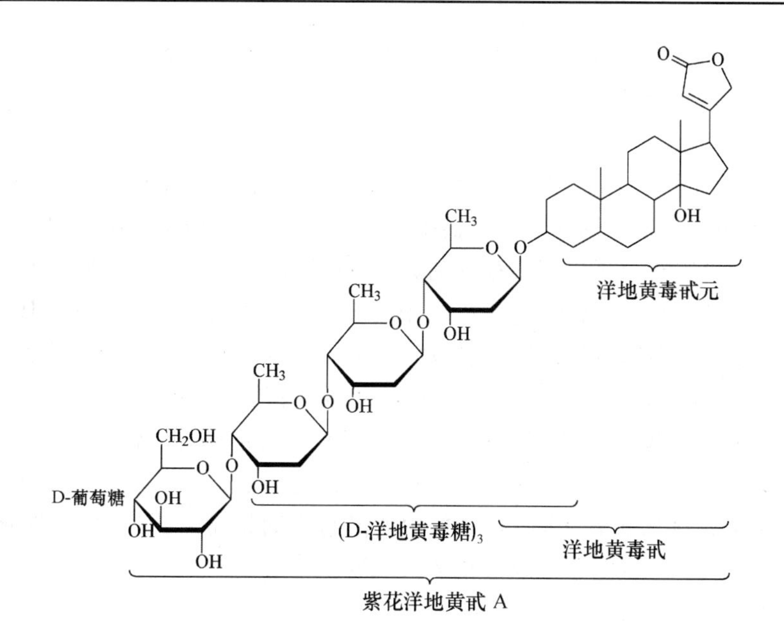

紫花洋地黄甙 A

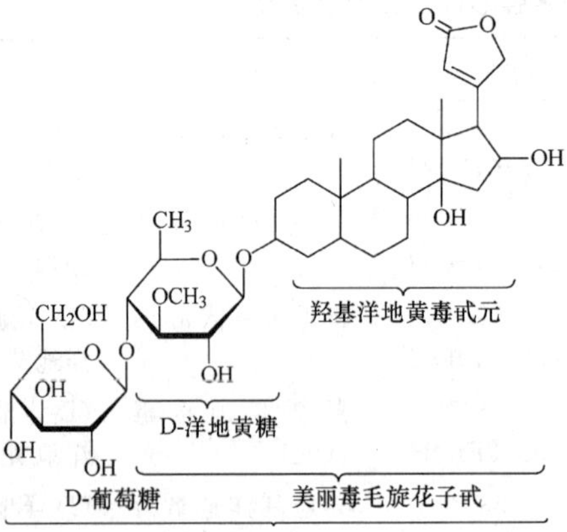

羟基洋地黄毒甙元　D-洋地黄糖　D-葡萄糖　美丽毒毛旋花子甙　真地吉他林

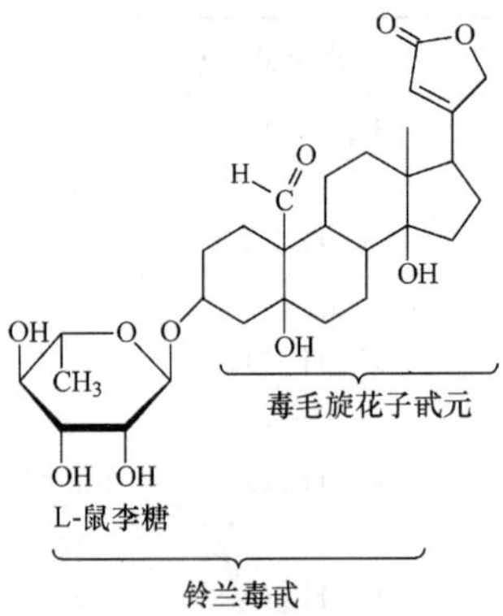

毒毛旋花子甙元　L-鼠李糖　铃兰毒甙

此外，还发现一些新类型结构的强心甙，如从夹竹桃新鲜叶中分离得到 neriaside 和 oleaside A，它们的甙元是变形甾体。

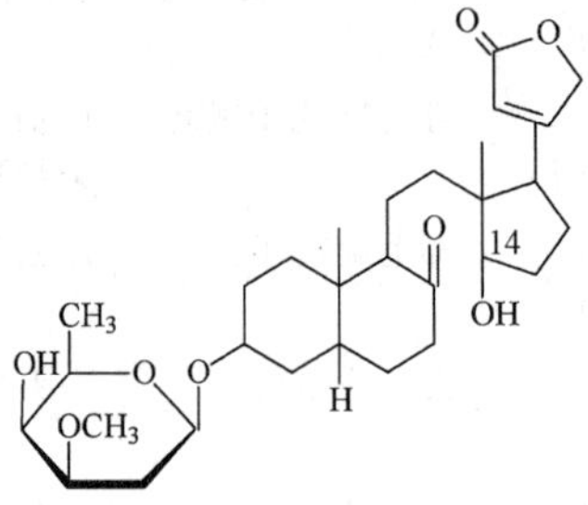

neriaside 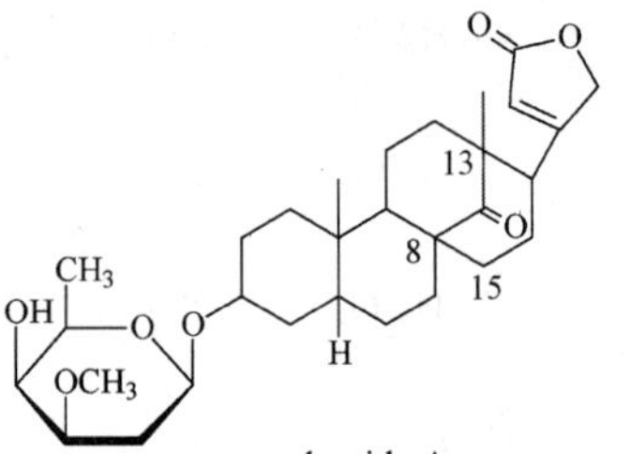　oleaside A

二、强心甙的理化性质

1. 性状

强心甙类多是无色结晶或无定形粉末，中性物质，有旋光活性。味苦；C_{17}侧链为 α 构型时，味不苦。对黏膜有刺激性。

2. 溶解性

强心甙一般可溶于水、醇、丙酮等极性溶剂，微溶于乙酸乙酯、含醇氯仿，不溶于乙醚、苯、己烷、石油醚等非极性溶剂。水解后形成的甙元难溶于水，而易溶于有机溶剂。

强心甙的溶解度随着分子中所含糖基的数目、糖的种类，以及甙元中所含的羟基多少和位置不同而异。例如，乌本甙（乌本甙元-L-鼠李糖）虽是单糖甙，却有 8 个羟基，水溶性很大（1∶75），难溶于氯仿，而洋地黄毒甙虽是三糖甙，但整个分子只有 5 个羟基，故在水中溶解度小（1∶100 000），易溶于氯仿（1∶40）。另外，羟基数目相同时，能形成分子内氢键的水溶性小。如毛花洋地黄甙 B 和甙 C，糖链相同，甙元上羟基位置不同，前者是 C_{14}、C_{16}二羟基，其中 C_{16}-羟基能和 C_{17}-β-内酯环的羰基形成分子内氢键，而后者是 C_{14}、C_{12}二羟基，不能形成氢键，所以甙 C 在水中溶解度比甙 B 大，而在氯仿中的溶解度则相反。此外，分子中有无更多的双键、羰基、甲氧基、酯键等，也能影响强心甙的溶解度。

3. 脱水反应

强心甙与强酸加热水解时，甙元往往发生脱水反应，C_{14}-OH、C_5-β-OH 为叔醇羟基，极易脱水生成脱水甙元。若将 C_3-OH 氧化成酮基，则使 C_5-OH 更加活化，通常在温热下就能脱水而形成烯酮；在 C_{16}-OH 被氧化成酮基时，C_{14}-OH 也能产生同样效果。如果甙元的 C_4 位有双键，如海葱甙元，也能影响 C_3 上的羟基，促其与 C_4-H 脱水，生成共轭双键。

4. 甙键水解

强心甙的甙键可被酸、酶水解，分子中具有酯链结构的还能被碱水解。

(1) 酸催化水解

① **温和的酸水解**：用稀酸如 0.02～0.05 mol/L 的盐酸或硫酸在含水醇中经短时间加热回流，可使Ⅰ型强心甙水解成甙元和糖。因甙元和 2-去氧糖之间的甙键或 2-去氧糖之间的糖甙键极易被酸水解，对甙元影响小，不致引起脱水反应。但葡萄糖和 2-去氧糖之间的糖甙键在此条件下不易断裂，故常得到双糖或三糖。例如：

紫花洋地黄甙 A $\xrightarrow{\text{稀酸}}$ 洋地黄毒甙元＋2 分子 D-洋地黄毒糖＋洋地黄双糖(D-洋地黄毒糖-β-D-葡萄糖)

温和酸水解不能使Ⅱ、Ⅲ型甙水解，也不适用于 16 位有甲酰基的洋地黄强心甙类水解，因为在此条件下，甲酰基易水解，得不到原来的甙元。

② **强烈的酸水解**：Ⅱ型和 Ⅲ 型强心甙中的糖，均非 2-去氧糖，由于 2 位羟基阻挠了甙的质子化，使水解反应较为困难，必须增高酸的浓度(3%～5%)，增加作用时间或同时加压，才能得到定量的葡萄糖。但此水解条件常引起甙元的变化，发生脱水反应，得不到原来的甙元。例如：

黄花夹竹桃甙 B $\xrightarrow{HCl}$ 双脱水甙元＋L-黄花夹竹桃糖＋2 分子 D-葡萄糖

③ **盐酸丙酮法(Mannich 水解)**：强心甙在含 1%氯化氢的丙酮溶液中，在 20 ℃条件下放置约 2 周，糖分子中 C_2-OH 和 C_3-OH 与丙酮反应，生成丙酮化物，进而水解，可得到原来的甙元和糖的衍生物。

如果甙元分子中亦有两个相邻羟基，也能被缩酮化而生成甙元丙酮化物，如乌本甙的水解，需再用稀酸加热水解而得乌本甙元。

乌本甙 $\xrightarrow[CH_3COCH_3]{HCl}$ 乌本甙单丙酮物（可溶） → 乌本甙元单丙酮物 ＋ 氯代L-鼠李糖丙酮化合物

乌本甙元单丙酮物 $\xrightarrow{0.6\%H_2SO_4\text{加热}}$ 乌本甙元

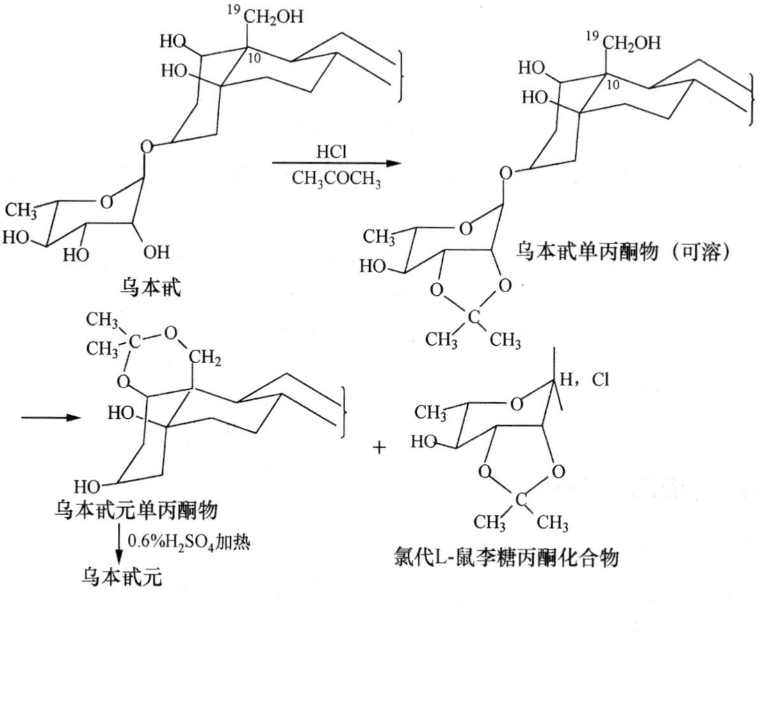

此法对铃兰毒甙等多数Ⅲ型甙进行水解，证明它是得到原来甙元的有效方法。

(2) 酶催化水解

在含强心甙的植物中均有水解强心甙的酶共存。酶的水解部位主要是酶解掉末位的葡萄糖。因无水解去氧糖的酶存在，所以不能使甙元与2，6-去氧糖之间的甙键水解。例如：

紫花洋地黄甙A $\xrightarrow{\text{紫花甙酶}}$ 洋地黄毒甙＋D-葡萄糖

K-毒毛旋花子甙 $\xrightarrow{\text{毒毛旋花子双糖酶}}$ 加拿大麻甙＋龙胆双糖（D-葡萄糖 $\underline{6\rightarrow1}$ D-葡萄糖）

如果强心甙含鼠李糖或黄夹糖时，则需选择其他酶（如纤维素酶、蜗牛酶等）。由于许多酶对酶解的糖有选择性，因此可用于确定糖的构型。

在分离强心甙时，常可得到一系列的同一甙元的甙类，它们的区别在于D-葡萄糖的个数不同，可能是由于水解酶的作用所致。

糖基上有乙酰基的强心甙对酶水解作用阻力大。甙元类型不同，水解的难易也有区别，一般讲，乙型强心甙较甲型强心甙易被酶水解。

5. 与碱作用

强心甙分子中有些结构，如酰基、内酯环会受碱作用而水解或裂解。在强心甙的甙元或糖基上常有酰基存在，一般可用碱处理使酯键水解脱去酰基。常用来水解酰基的碱有碳酸氢钠、碳酸氢钾、氢氧化钙、氢氧化钡，它们可以选择性地水解糖基或甙元上的酰基而不影响内酯环。

强心甙的内酯环，在碱水（NaOH）作用下内酯开环，加酸后又闭环，但如用醇碱开环，则加酸后不能还原，而重排成异构体，甲型和乙型强心甙生成不同的异构化甙。甲型强心甙在醇性氢氧化钠溶液中，内酯环上的双键先从 $\Delta^{20(22)}$ 移位至 $\Delta^{20(21)}$，再与 Δ_{14}-OH 连成环醚，生成 C_{22} 活性亚甲基，许多呈色反应均利用此性质作为检识。

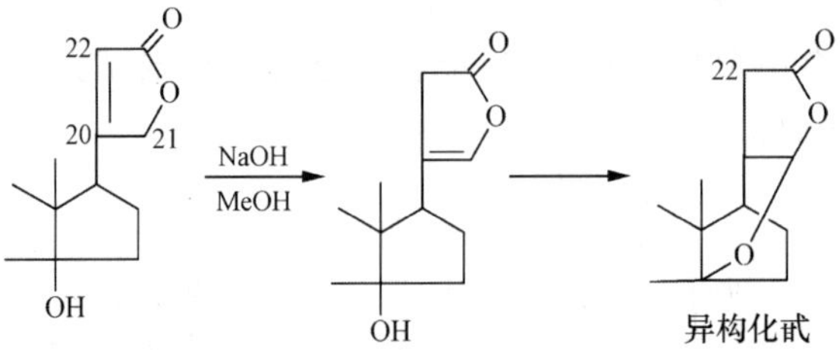

乙型强心甙在醇性氢氧化钠作用下，内酯环开裂生成酯（如用甲醇，则生成甲酯），游离出来的烯醇再脱水并与 C_{14}-OH 环合成氧环化物的异构体，同时失去生理活性。例如：

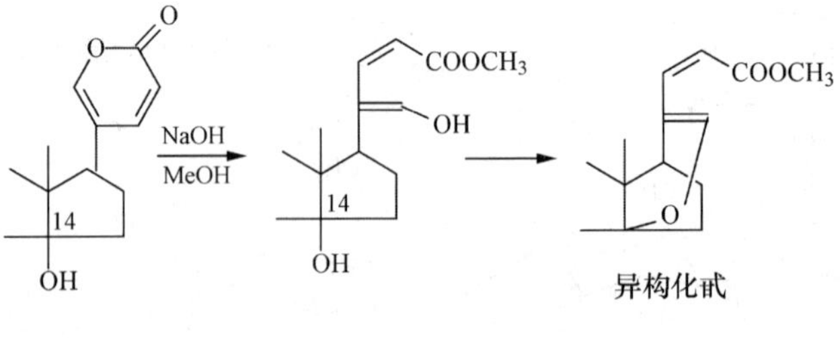

三、强心甙的提取与分离

植物中存在的强心甙类成分比较复杂，大多含量较低（1%以下），又常与糖类、色素、皂甙、鞣质等共存。这些成分的存在往往会影响或改变强心甙在许多溶剂中的溶解度，而且同一药材中又常含几个乃至几十个性质近似的强心甙，每个强心甙又有原生甙、次生甙或甙元之分，这些都增加了分离提纯工作的困难。为了得到原生甙，在提取之前要注意抑制酶的活性，以防酶解。原料须新鲜，采集后要低温快速干燥，最好趁新鲜时加上 70%乙醇提取，抑制酶解。如果提取的是次生甙，可利用酶活性进行酶解(25～40 ℃)。此外，提取分离过程还要注意酸、碱对强心甙结构的影响。

1. 原生甙的提取

用新鲜药材为原料提取原生甙时，首先要抑制酶的作用，可用乙醇破坏酶的活性或用硫酸铵等无机盐使酶沉淀除去。药材可直接用 70%～80%的乙醇加热提取，若原料为种子或含脂类杂质较多时，须先脱脂后再提取；含叶绿素多时，可用稀碱液皂化除去，或用稀醇提取时使叶绿素留在残渣中而不被稀醇提出。将醇提液减压浓缩后，加水过滤，滤液进一步通过铅盐法、氧化镁或活性炭吸附法、溶剂法提纯，得原生甙的总甙。

铃兰毒甙为百合科植物铃兰(C. *keiskei* miq.)全草中提得的一种强心甙，可溶于甲醇、乙醇及丙酮中，微溶于氯仿及乙酸乙酯或水，其提取分离工艺如图 11-2 所示。

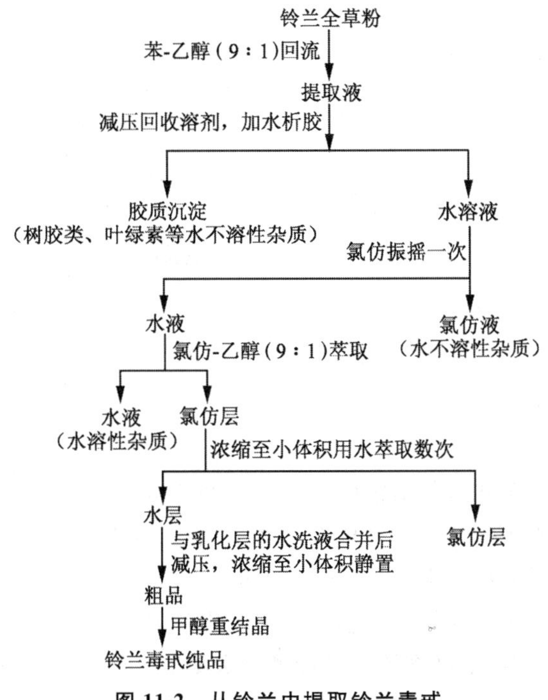

图 11-2　从铃兰中提取铃兰毒甙

2. 次生甙的提取

次生甙的提取通常先利用药材中的酶自行水解，脱去葡萄糖成次生甙后再进行提取，具体方法如下：将药材粉末加等量水拌匀湿润后，在 30～40 ℃保持 6～12 小时以上进行酶解，后用乙酸乙酯或乙醇按上述原生甙提取的方法进行提取和纯化；亦可提取原生甙再进行酶解，酶解完全后再用有机溶剂提取，如从毛花洋地黄(*Digitalis lanata* Ehrh.)叶中提取狄戈辛的工艺(图 11-3)便是一例。

3. 强心甙的分离纯化

按以上方法所得的强心甙可能是几个结构极为相似的混合物，需进一步分离和提纯，对于含量高的组分，可采用反复重结晶的方法得到单体，但在多数情况下往往需配合其他方法反复

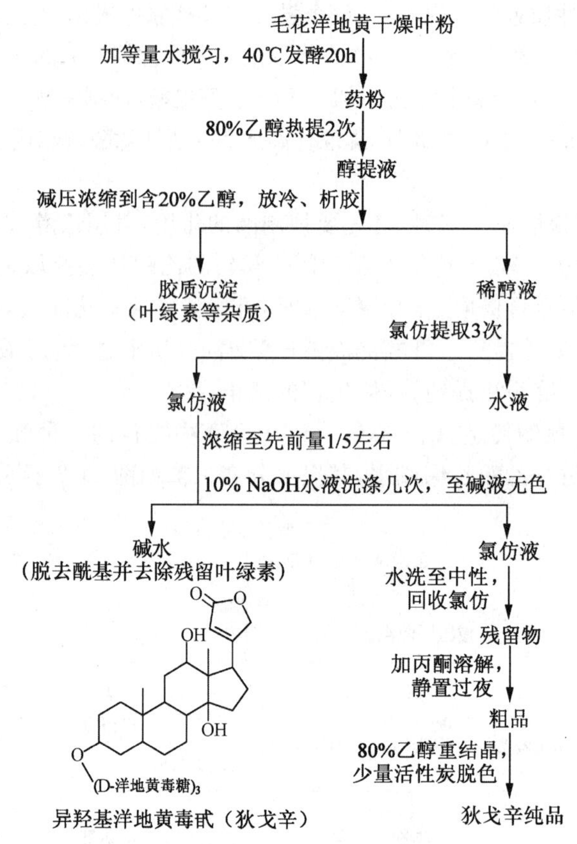

图 11-3　从毛花洋地黄叶中提取狄戈辛

分离，才能得到单一成分。

(1) 溶剂萃取法

利用强心甙在两种互不相溶的溶剂中的溶解系数不同而达到分离，如毛花洋地黄总甙中甙 A、B、C 的分离，由于在氯仿中溶解度甙 C 比甙 A 及甙 B 小得多，而三者在甲醇中溶解度都较大，在水中几乎不溶。用氯仿-甲醇-水(5∶1∶5)为溶剂系统进行二相溶剂萃取，溶剂用量为总甙的 1000 倍，甙 A 和 B 分配到氯仿层，甙 C 集中在水层，分出水层，浓缩到原体积的 1/50，放置，收集结晶，用相同溶剂系统再进行第二次萃取，可得到纯的甙 C。

(2) 逆流分配法

此法亦是根据分配系数不同，使混合甙得到分离。如黄花夹竹桃甙 A 和 B 的分离，以氯仿-乙醇(2∶1)750 mL 与 150 mL 水为二相溶剂，氯仿为流动相，水为固定相，经 9 次逆流分配(0～8 管)后，最后由氯仿层 6～7 管中获得甙 B，水层 2～5 管中获得甙 A。

R
OH
H
黄夹糖-(D-葡萄糖)$_2$

	R
黄花夹竹桃甙 A	-CHO
黄花夹竹桃甙 B	$-CH_3$

(3) **色谱法**

分离亲脂性强心甙和甙元，一般选用硅胶吸附层析，对于极性较大的强心甙，可用分配色谱法分离。液滴逆流色谱法亦是分离强心甙的一种有效方法。F. Abe 等曾用氯仿-甲醇-水(5∶6∶4)为溶剂系统，成功地自夹竹桃科植物 *Anodendron affine* 中分离出多种强心甙。此外，高效液相色谱法也是强心甙分离纯化的很有效的手段。朱霁虹采用反相高效液相系统分离 13 种强心甙化合物，获得满意效果。靳宝峰等用高效液相色谱法分离制备了黄夹甙中两种低含量的强心甙。

四、强心甙的鉴定

1. 呈色反应

强心甙除甾体母核所产生的显色反应外，还可因结构中含有不饱和内酯环和 2-去氧糖而产生显色反应。

(1) **碱性 3,5-二硝基苯甲酸试剂(Kedde 反应)**：取样品乙醇液 1 mL，加入碱性 3,5-二硝基苯甲酸试剂 3～4 滴，如产生红色或紫色反应，示可能含有强心甙。此反应亦可在纸片上进行。

(2) **碱性苦味酸试剂(Baljet 反应)**：取样品乙醇提取液 1 mL，加入碱性苦味酸试剂 1～2 滴，放置 15 分钟，如显橙色或橙红色，示可能含强心甙。

(3) **碱性亚硝酰铁氰化钠试剂(Legal 反应)**：取样品乙醇提取液 1 mL，水浴上蒸干。残渣用 1 mL 吡啶溶解，加入 3%亚硝酰铁氰化钠溶液和 10%氢氧化钠溶液各 2 滴，如呈红色反应，且颜色逐渐消失，即示可能含强心甙。

此反应机制可能是由于活性亚甲基与活性亚硝基缩合生成异亚硝酰衍生物的盐而呈色，凡分子中有活性亚甲基者均有此呈色反应。

$$[Fe(CN)_5NO]^{2-} + H_2C\langle + 2OH^- \longrightarrow [Fe(CN)_5OH=C\langle]^{4-} + 2H_2O$$

上述三个反应可用于检测具有不饱和五元内酯环的强心甙类，因此种内酯环在碱性醇溶液中产生活性亚甲基，与活性亚甲基试剂结合成有色物质。具有不饱和六元内酯环的乙型强心甙类则无此显色反应，因其不能产生活性亚甲基。另外，由于上述三个反应均在强碱性条件下进行，如被检溶液中有蒽醌类存在，亦呈红色，干扰强心甙的检测，故应先将蒽醌类除去。

(4) **三氯化铁-冰乙酸试剂(Keller-Kiliani 反应)**：取样品乙醇提取液 1 mL，置试管中，水浴上蒸去乙醇，余物用 0.5 mL 含有少量三氯化铁的冰乙酸溶解，沿管壁加浓硫酸 1 mL，界面处呈红棕色或其他颜色(随甙元而异)，而上层冰乙酸层逐渐由绿色变为蓝色。

这一反应是 2-去氧糖的特征反应，对游离的 2-去氧糖或 2-去氧糖与甙元连接的甙都能呈色。但 2-去氧糖与葡萄糖或其他羟基糖相连接的双糖、三糖，因在此条件下不会水解出 2-去氧糖，故不呈色。例如，葡萄糖吉托甙(羟基洋地黄毒甙元-O-洋地黄毒糖-O-葡萄糖)对此反应为阴性，并非分子中没有 2-去氧糖的组成，而只是由于 2-去氧糖与葡萄糖相连。另外，乙酰化的 2-去氧糖对本反应也呈阴性。

(5) **呫吨氢醇(xanthydrol)反应**：取强心甙固体样品少许，加呫吨氢醇试剂(10 mg 呫吨氢醇溶于 100 mL 冰乙酸，加入 1 mL 浓硫酸)，置水浴上加热 3 分钟，只要分子中有 2-去氧糖都能显红色。

2. 色谱法

色谱法是分离鉴定强心苷的一种重要手段，最早使用的是纸色谱法，1961 年后薄层色谱法开始用于强心苷的分离鉴定。

强心苷的纸色谱常用的溶剂系统有氯仿、乙酸乙酯、苯、甲苯等有机溶剂与水组成的混合溶剂。因为水在这些有机溶剂中溶解度小，故可加入乙醇以调节溶剂系统中水的含量。对于亲脂性强心苷，宜用甲酰胺（20%～50%的甲酰胺丙酮溶液）预处理滤纸作为固定相，甲酰胺饱和的苯或甲苯作为流动相，分离效果较为满意。亲脂性较弱的强心苷也可用甲酰胺作为固定相，只是流动相的极性增大，如二甲苯和丁酮的混合液，氯仿、苯和乙醇的混合液，或用氯仿-四氢呋喃-甲酰胺（50∶50∶6.5）。亲水性更强的强心苷，宜用水代替甲酰胺预处理滤纸作固定相，水饱和的丁酮或丁醇-甲苯-水（4∶6∶1）为流动相，可得到较满意的结果。

强心苷的薄层色谱以分配薄层的分离效果较好，常用硅胶 G、硅藻土或纤维素粉为支持剂制成薄层，溶剂系统与纸色谱相似，常用的有：二氯甲烷-甲醇-甲酰胺（80∶19∶1）、丁酮-氯仿-甲酰胺（50∶20∶10）。对于亲脂性强的苷，也能用硅胶 G、中性氧化铝吸附薄层。

强心苷纸色谱或薄层色谱，常用的显色剂有：碱性 3,5-二硝基苯甲酸试剂，喷洒后显紫红色，几分钟后褪色；碱性苦味酸试剂，喷洒后于 90～100 ℃烘 4～5 分钟，在浅橙色背景上显橙红色；25%三氯乙酸乙醇溶液，喷洒后于 100 ℃烘 2 分钟显红色。

3. 波谱法

(1) 强心苷的 UV 光谱

具有 $\Delta^{\alpha\beta}$-γ 内酯的强心苷在 λ=218 nm（lgε≈4.34）处呈现最大吸收。具有 $\delta^{\alpha\beta,\gamma\beta}$-δ 内酯的强心苷在 300 nm（lgε≈3.93）处有特征吸收，故借此可区别两类强心苷。分子中如引入非共轭双键，在紫外区无吸收。若引入 $\Delta^{16(17)}$ 与 $\Delta^{\alpha\beta}$-γ 内酯共轭，则另外在 270 nm 左右处产生强的共轭吸收。若引入 $\delta^{8(9),14(15)}$ 双烯和内酯环不共轭，一般在 244 nm 左右有吸收，引入 $\delta^{14(15),16(17)}$ 双烯和内酯环共轭时，则在 330 nm 左右出现强吸收。苷元中孤立羰基在 300 nm 附近有低吸收（lgε≈1.8）。如在 C_{11} 或 C_{12} 位上有酮基，这种酮基因受空间位阻较大，不易为化学反应检出，但在紫外下可显示出 290 nm（lgε≈1.90）的低峰。

(2) 强心苷元的 IR 光谱

强心苷所有官能团在红外光谱中都有相应吸收，其中最特征吸收来自 $\Delta^{\alpha,\beta}$-γ 内酯，一般在 ν 1800～1700 cm^{-1} 间有两个羰基吸收峰，较低波数者为 α,β-不饱和羰基产生的正常吸收，较高波数者是不正常吸收，能随溶剂性质而改变。在极性大的溶剂中，吸收强度减弱甚至消失；而正常吸收在极性溶剂中，吸收强度不变或略加强。如 3-乙酰洋地黄毒苷元在二硫化碳溶液中的红外光谱有三个羰基峰：ν 1738、1756、1783 cm^{-1}（图 11-4）。其中 ν 1738 cm^{-1} 是乙酰基上的羰基吸收；ν 1756、1783 cm^{-1} 都是来自 $\Delta^{\alpha,\beta}$-γ 内酯环上的羰基，ν 1756 cm^{-1} 是正常吸收，ν 1783 cm^{-1} 是非正常吸收，溶剂极性增大时（如在氯仿中），非正常峰吸收强度显著减弱，但峰位不变。

含有 $\Delta^{\alpha\beta,\gamma\delta}$-δ 内酯环的强心苷，其羰基也有两个吸收峰，但由于环内共轭程度增高，导致峰位向低波数移动约 40 cm^{-1}，一般位于 ν 1718、1740 cm^{-1} 左右。前者为正常峰，后者为非正常峰。

利用红外光谱不但可区别甲型和乙型强心苷，且可根据其中非正常峰因溶剂的极性增强而吸收强度削弱甚至消失的现象，用来指示不饱和内酯环的存在与否。

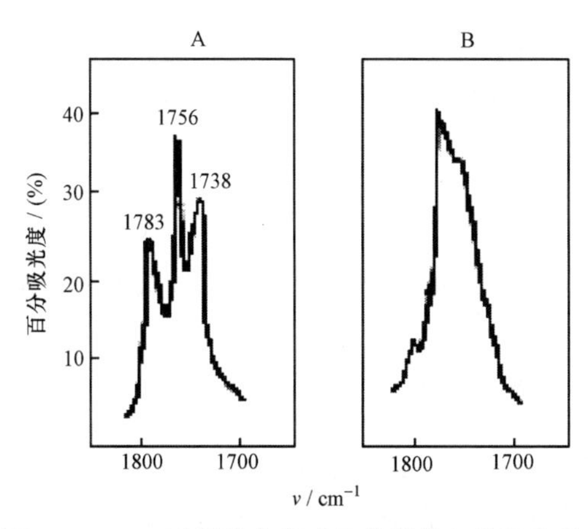

图 11-4　3-乙酰洋地黄毒甙元的羰基红外吸收情况

A：CS_2溶液中；B：$CHCl_3$溶液中

第三节　甾　醇　类

自从 1970 年发表 24-失碳-22-脱氢胆甾醇及柳珊瑚甾醇(gorgosterol)以来，海洋甾醇的发展十分迅速。相继发现了植物中的谷甾醇、豆甾醇、菠菜甾醇、脱皮甾醇等植物甾醇，以及动物油脂中的胆甾醇等。

HO

24-失碳-22-脱氢胆甾醇

H

HO

柳珊瑚甾醇

HO

β-谷甾醇

OH O O HO OH OH

胡萝卜甙

现已发现了大量结构独特的甾醇，大致可以分为以下几种类型：

一、侧链失碳甾醇

24-失碳-22-脱氢胆甾醇是 24-失碳甾醇，它最初是从扇贝中分得，并用气相色谱法检查发现在红藻及其他软体动物中也有。后来发现它还存在于硅藻、海绵、腔肠动物、棘皮动物、被囊类动物及环节动物等中。还有 27-失碳甾醇，如海星(*Leiaster leachii*)中的 amuresterol、环节动物 *Pseudopotamilla occelata* 中的 occelasterol 等。

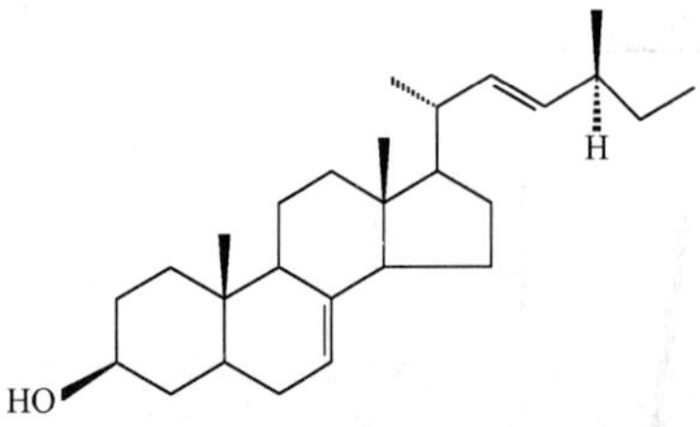

amuresterol

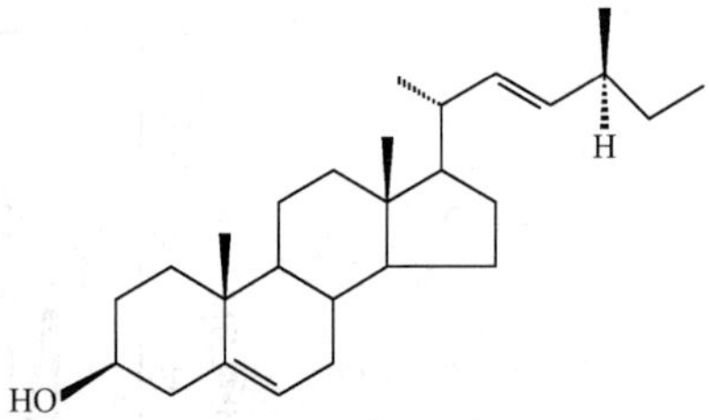

occelasterol

二、侧链不同位置上的烷基化

如扇贝中的(Z)-24-丙叉胆甾醇((Z)-24-propylidenechole-sterol)、海绵中的 xestosterol 及 mutasterol、褐藻中的新褐藻甾醇(分子式为 $C_{27}H_{44}O_2$,熔点 127~130 ℃),质谱中有胆甾醇母核的特征离子 m/z 271 及 314;200 MHz,^{1}H NMR 表明有四个烯质子,其中三个为叔乙烯基 ABX 信号:5.16(dd,1H,$J_{27A,27B}=2$,$J_{27A,26}=11$,H-27A),5.28 (dd,1H,$J_{27B,26}=17$,H-27B),5.75(dd,1H,H-26),另一个烯质子在 δ 5.36 为 H-6。当照射 δ 2.3 区域丙烯位质子信号时,δ 3.50 的 H-3 多重峰变为宽的双峰,证实双键在 5,6 位。另外,在 δ 0.65 及 1.00 有两个叔甲基信号,在 δ 0.84(d,$J=5$,CH_3-24),0.88(d,$J=5$,CH_3-25)及 0.96(d,$J=6$ Hz,CH_3-21)有三个仲甲基信号。因此可以推论,这个新甾醇具有与胆固醇相同的母核,含八个碳的侧链,其中包括一个仲甲基、一个异丙基、一个丙烯基,还有一个叔羟基)。

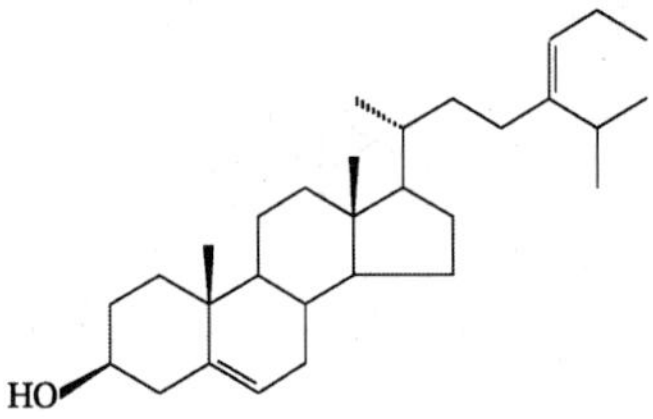

(Z)-24-丙叉胆甾醇

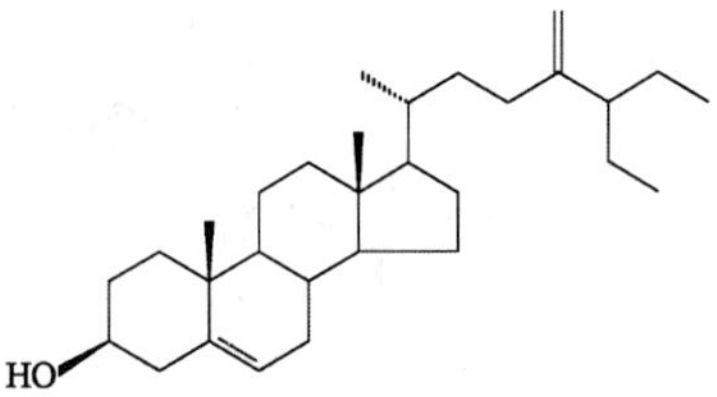

xestosterol

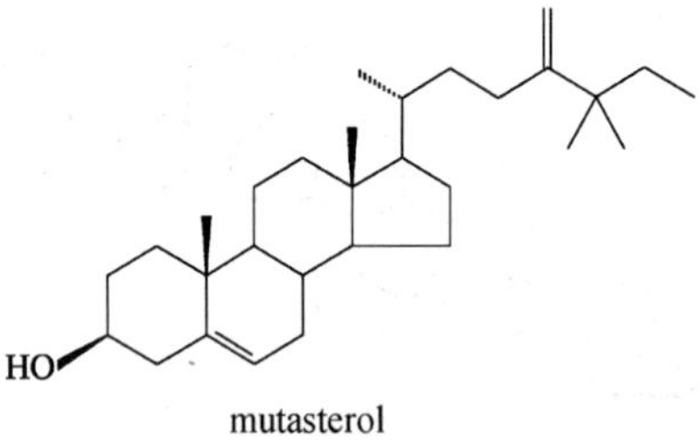

mutasterol

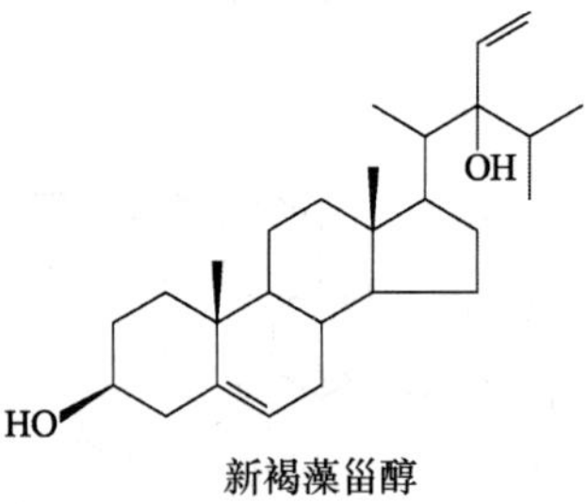

新褐藻甾醇

三、侧链上带有环丙烷或环丙烯环

柳珊瑚甾醇(gorgosterol)是自然界发现的第一个带有环丙烷侧链的甾醇。海绵中的 petrosterol 亦带有环丙烷环。而海绵中的 calysterol 是第一个侧链上带有环丙烷的甾醇。

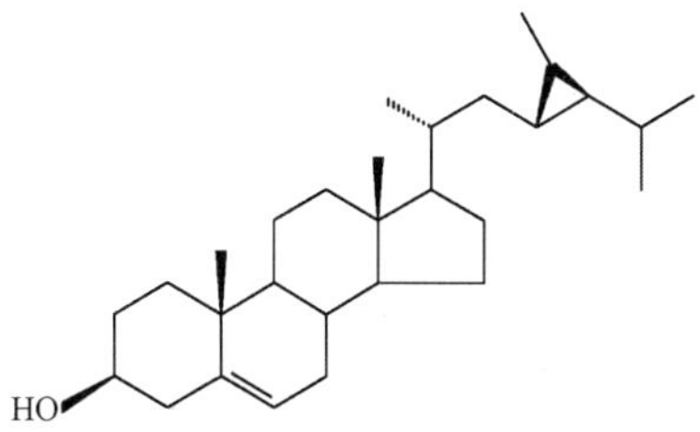

petrosterol 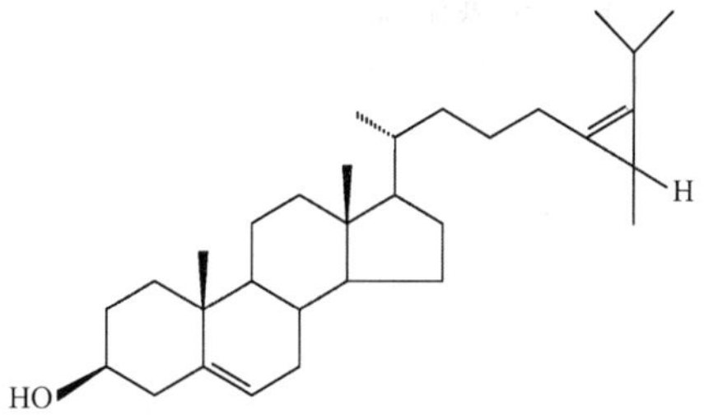　　　　calysterol

四、侧链上含有炔键

如海绵中的胆甾-5-烯-23-炔-3β-醇(cholest-5-en-23-yn-3β-ol)及26,27-双去甲胆甾-5-烯-23-炔-3β-醇(26,27-dinorcholest-5-en-23-yn-3β-ol)。

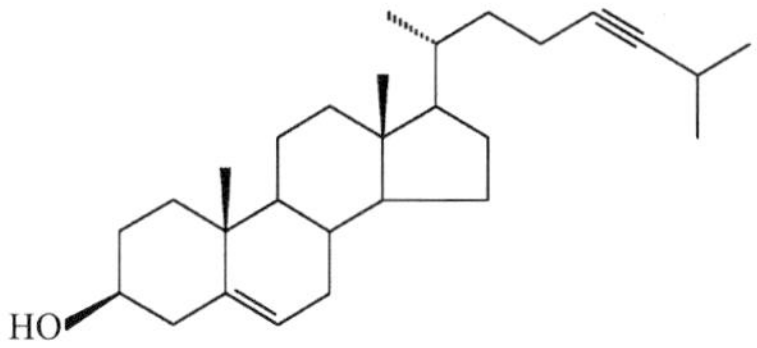

胆甾-5-烯-23-炔-3β-醇 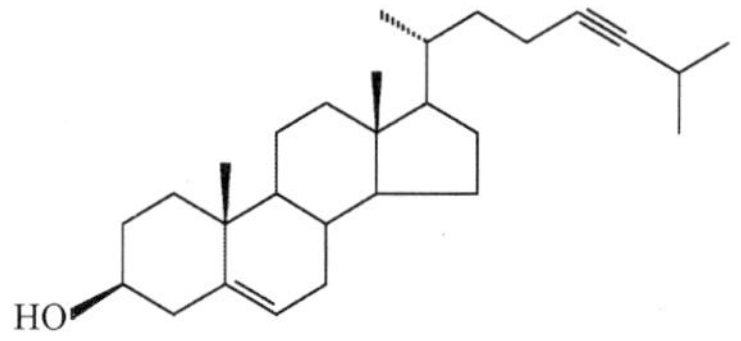　　　　26，27-双去甲胆甾-5-烯-23-炔-3β-醇

五、侧链上有螺环结构

如柳珊瑚中的hippurin-1。

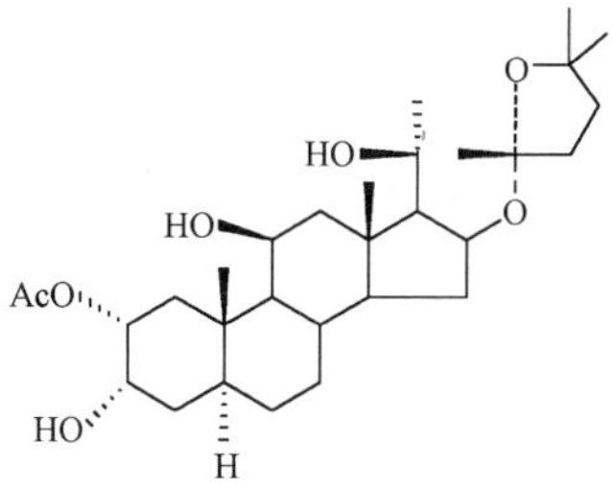

hippurin-1

六、母核骨架的变化

上述化合物均具有胆甾烷母核,但还发现了大量母核变异的甾醇,主要有以下四种类型:

1. C环裂环

如海绵中的9-酮-9,11-裂环柳珊瑚甾-5-烯-3β,11-二醇(9-oxo-9,11-secogorgost-5-ene-3β,11-diol)。

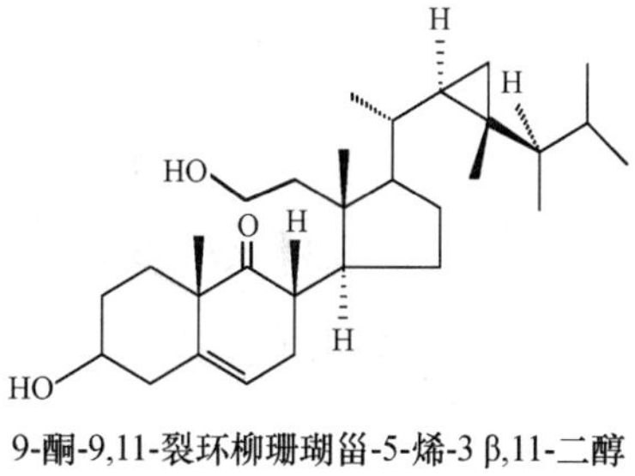

9-酮-9,11-裂环柳珊瑚甾-5-烯-3 β,11-二醇

2. A环失碳甾烷

如海绵中的新海绵甾醇。

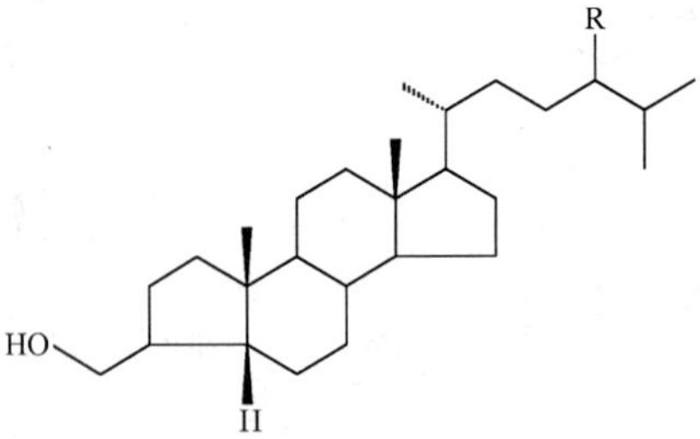

R

HO

H

R = H，Me，Et

新海绵甾醇

3. 19-去甲甾烷

如海绵中的19-去甲-5α,10β-麦角甾-22*E*-烯-3β-醇(19-nor-5α,10β-ergost-22*E*-en-3β-ol)。

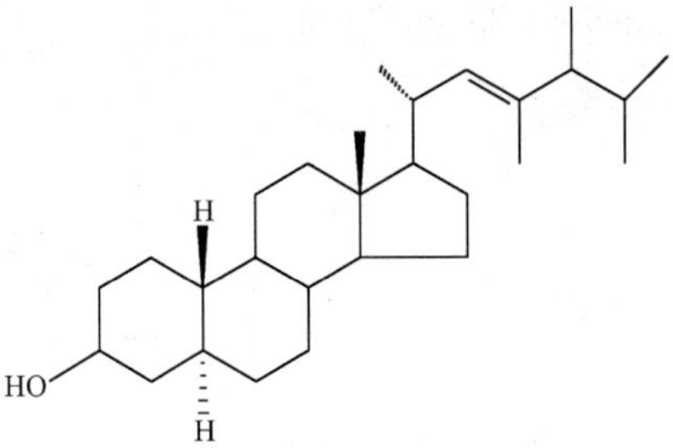

H

HO

H

9-去甲-5α，10β-麦角甾-22*E*-烯-3β-醇

4. 4α-甲基甾烷

如鞭毛虫中的peridinosterol。

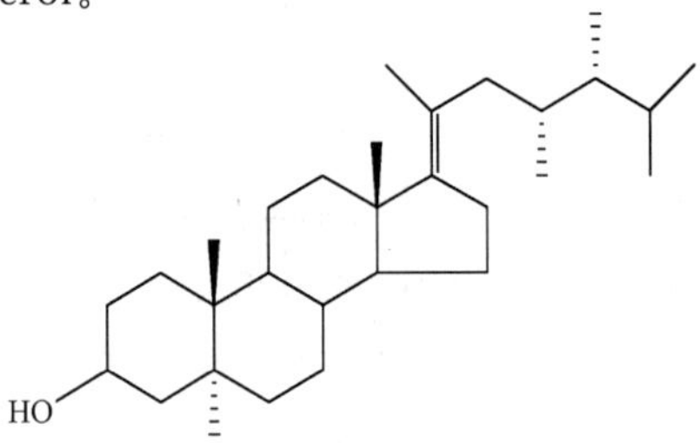

HO

peridinosterol

七、多羟基甾醇

从海洋生物中获得的第一个二羟基甾醇是海藻中的saringosterol。从柳珊瑚中分得一系列少见的18-羟基甾醇，如24-甲基胆甾-1,4,22*E*-三烯-16β,18,20ξ-三醇-3-酮(24-methylcholesta-1,4,22*E*-trien-16β,18,20ξ-trien-3-one)。而海星中的新海星甾醇竟有八个羟基。

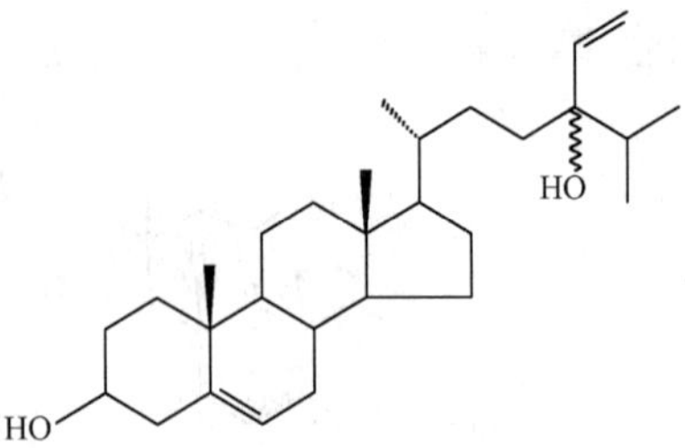

HO

HO

saringosterol

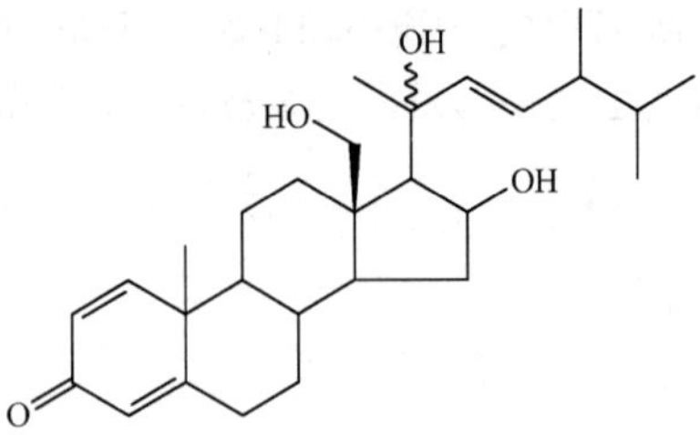

OH

HO

OH

O

24-甲基胆甾-1,4,22*E*-三烯-16β,18,20ξ-三醇-3-酮

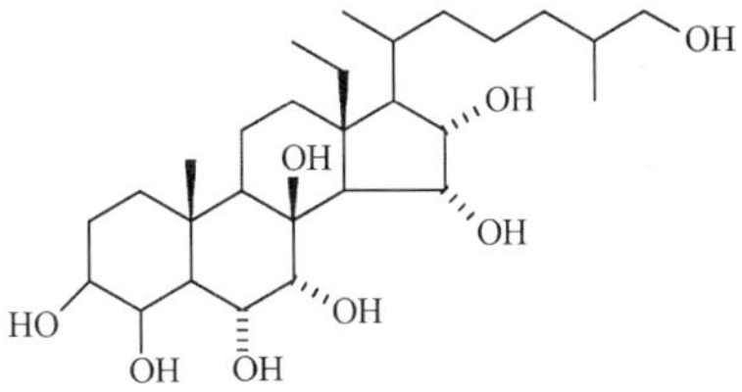

新海星甾醇

此外，尚发现在母核上有酮基和过氧基团的甾醇。与陆地甾醇相似，许多海洋甾醇以甙的形式存在。甾醇的分离与结构研究中最常用的方法是气相色谱-质谱联用。海洋生物中甾醇常常以混合物形式存在，最多组分达二三十种，用一般层析法较难分离。将甾醇制成三甲基硅醚衍生物作气相色谱分析，通过与质谱联用，可直接获得侧链上取代的信息。常用合成方法加以确证。对结构较为特殊的甾醇，尚需分得一定数量的单体，用各种物理方法及化学方法进行研究。

植物甾醇一般多以游离状态或与糖形成甙而存在。游离的植物甾醇都有较好的结晶形状和熔点，易溶于氯仿、乙醚等有机溶剂，难溶于水，其甙则能溶于醇。

到 1976 年为止，已发现 120 种海洋甾醇，而从 1976 年到 1981 年仅从鞭毛虫中就发现了 35 个新甾醇。为了搞清甾醇的功能、代谢、生物合成过程，以及甾醇与分类学的关系，为了寻找甾体药物的原料，人们还在不断寻找新的海洋甾醇。

第四节 甾体皂甙

甾体皂甙(steroidal saponins)是一类由螺甾烷类化合物衍生的寡糖甙。甾体皂甙在植物界分布广泛，已从植物中得到约 400 种这类成分，大多存在于百合科、石蒜科和薯蓣科。菠萝科、棕榈科、茄科、玄参科、蒺藜科、豆科等植物中也有存在。甾体皂甙以作为合成甾体激素及其有关药物的原料而著名，比直接作为药用更为重要。某些甾体皂甙也具有降血糖、降胆固醇、抗菌、杀灭钉螺、细胞毒等活性。如欧铃兰次皂甙有显著的抗霉菌作用，对细菌也有抑制作用；蜘蛛抱蛋皂甙具有较强的杀螺活性；由云南白药重楼中分得两个有细胞毒活性的化合物，称皂甙Ⅰ和皂甙Ⅳ，对 P_{368}、L-1210、KB 细胞均有抑制作用。

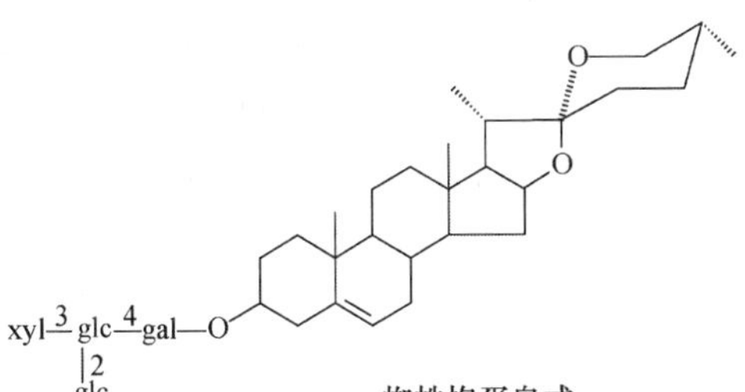

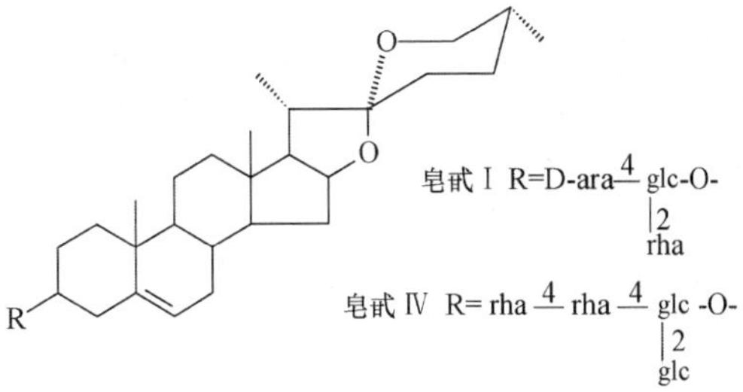

xyl-3-glc-4-gal—O (glc 2-linked)

蜘蛛抱蛋皂甙

皂甙Ⅰ R=D-ara-4-glc-O- (2-rha)

皂甙Ⅳ R= rha-4-rha-4-glc-O- (2-glc)

(gal为半乳糖，ara为阿拉伯糖，rha为鼠李糖，下同)

随着分离技术、结构研究手段的飞速发展，促使极性较大、糖链较长的皂甙研究有了突破性进展。尤其是二维核磁共振谱的应用，使得对含有较长糖链的皂甙结构的研究更为方便。

一、甾体皂甙的结构与分类

甾体皂甙元是由 27 个碳原子组成，共有 A、B、C、D、E、F 六个环，E 环和 F 环以螺缩酮形式连接，共同组成螺旋甾烷。A/B 环有顺、反两种稠合方式，也有 $\Delta^{5(6)}$ 及 A 为苯环的情况，B/C、C/D 环常反式稠合；侧链有 3 个不对称碳原子，C_{20}-CH_3 几乎都在 E 环背面，为 α 取向；C_{22} 的氧原子常为 α 取向；C_{25} 位有 *R* 和 *S* 两种构型，以 *R* 型较为稳定。除羰基碳和季碳外，各位置均有羟基取代的例子，双键多在 $\Delta^{5(6)}$、$\Delta^{9(11)}$ 和 $\Delta^{25(27)}$ 位，羰基取代大多发生在 C_3、C_6、C_7、C_{11}、C_{12} 和 C_{15} 位。依照螺甾烷结构中 C_{25} 的构型和 F 环的环合状态，可将其分为四种类型。

（1）螺甾烷醇类：C_{25} 为 *S* 构型，又称 L 型；

（2）异螺甾烷醇类：C_{25} 为 *R* 型，又称 D 型；

（3）呋甾烷醇类：F 环为开链衍生物；

（4）变形螺甾烷醇类：F 环为五元四氢呋喃环。

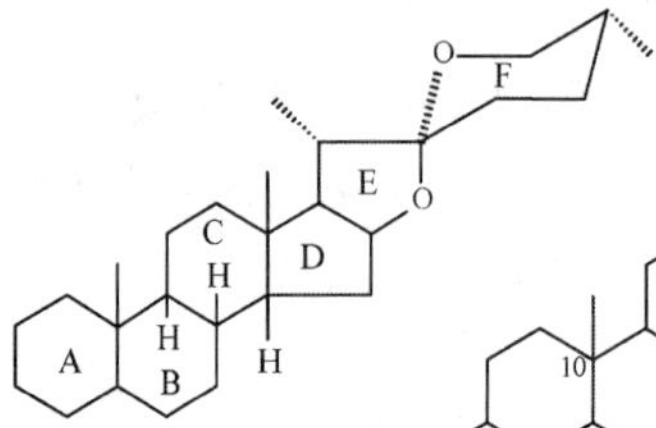

螺旋甾烷 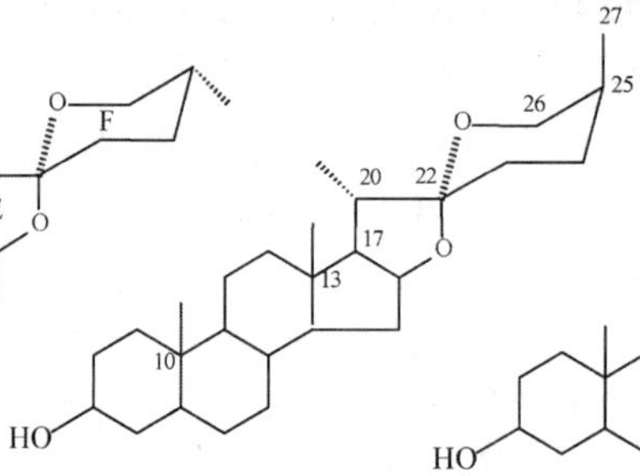　　螺甾烷醇 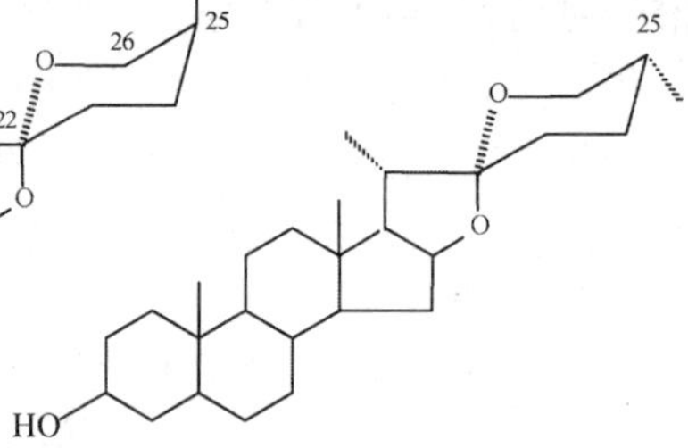　　异螺甾烷醇

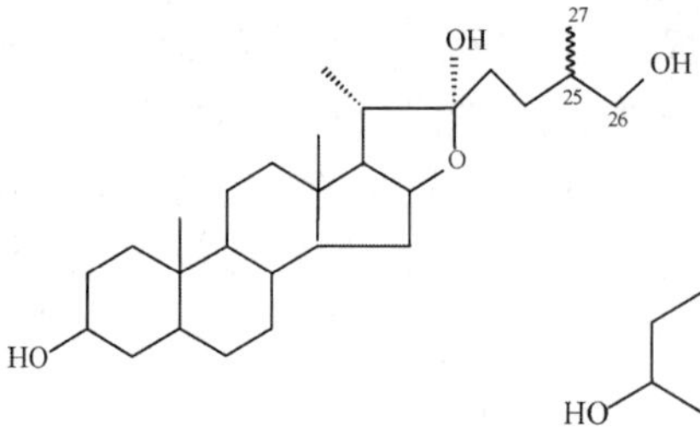

呋甾烷醇 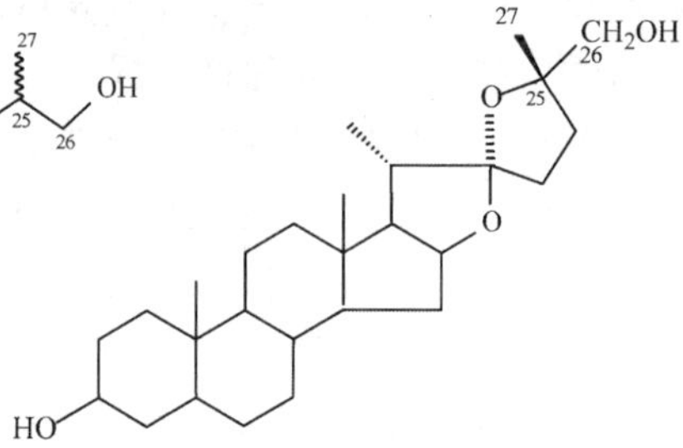　　变形螺甾烷醇

例如薯蓣皂甙元，俗称薯蓣皂素，是异螺甾烷醇的衍生物，化学名为 Δ^5-异螺旋甾烯-3β-醇，为薯蓣科薯蓣属植物根茎中薯蓣皂甙的水解产物，是制药工业的重要原料。剑麻皂甙元是螺甾烷醇的衍生物，化学名为 3β-羟基-5α-螺旋甾-12-酮，得自剑麻，是合成激素的有用原料。

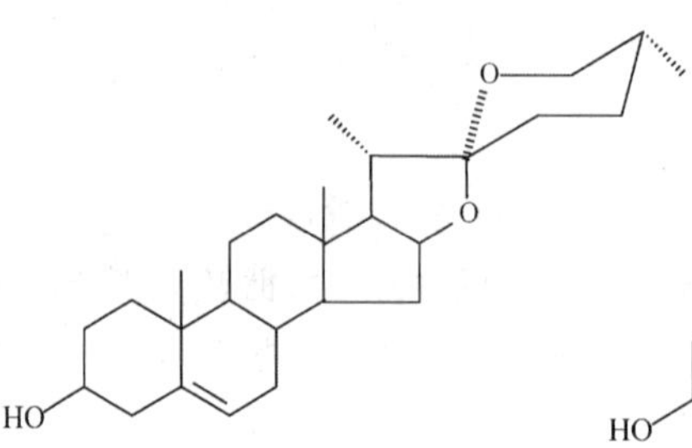

薯蓣皂甙元 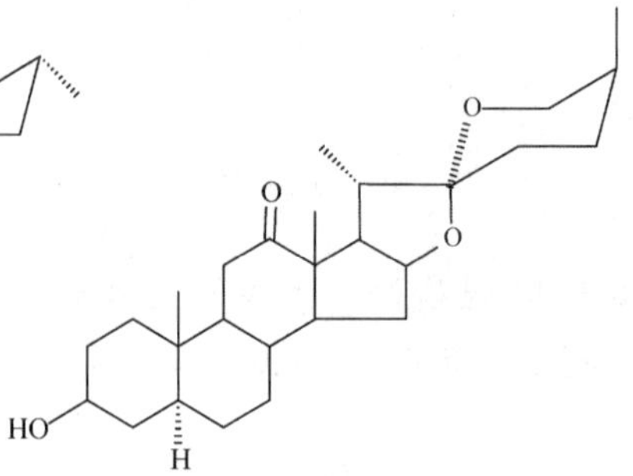　　剑麻皂甙元

近年来发现，属于F环开链的呋甾烷醇类的皂甙数目在不断增加，这类衍生物C_{22}位有α-OH或α-OCH_3，C_{25}位有β-OH和β-D-葡萄糖形成的甙，因此这类皂甙都为双糖链皂甙。其C_{26}位甙键易被酶解，成为单糖链皂甙，F环随之环合转为具有正常螺甾烷或异螺甾烷侧链的皂甙。

例如，与菝葜皂甙共存于菝葜根中的原菝葜皂甙，是呋甾烷类化合物。它易被酶解失去C_{26}位的葡萄糖，同时F环重新环合，转为螺甾烷型的菝葜皂甙。

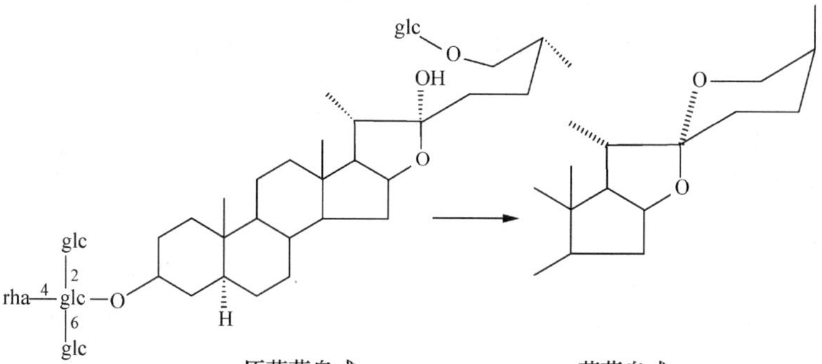

原菝葜皂甙　　菝葜皂甙

变形螺甾烷醇类皂甙，天然产物中尚不多见，从新鲜茄属植物颠茄中分得颠茄皂甙A和B，是纽阿替皂甙元的双糖链甙。

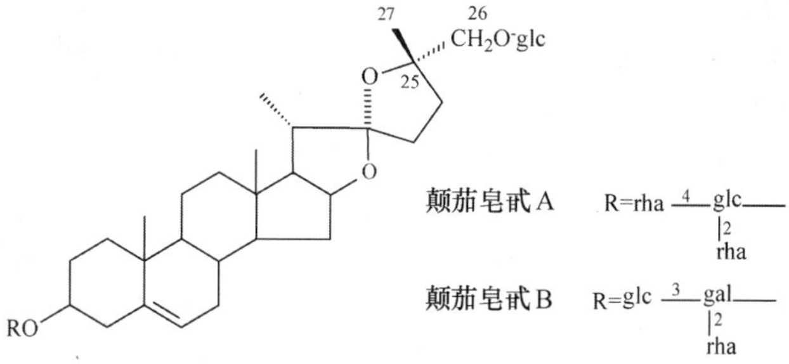

颠茄皂甙A　R=rha —4— glc—（2-rha）

颠茄皂甙B　R=glc —3— gal—（2-rha）

另外，研究发现了一批结构新颖的甾体皂甙，其甙元的结构骨架已远远超出了传统概念，有18-去甲基的衍生物，如L-dehydrotrillenogenin，为18-去甲异螺甾烷醇的衍生物。

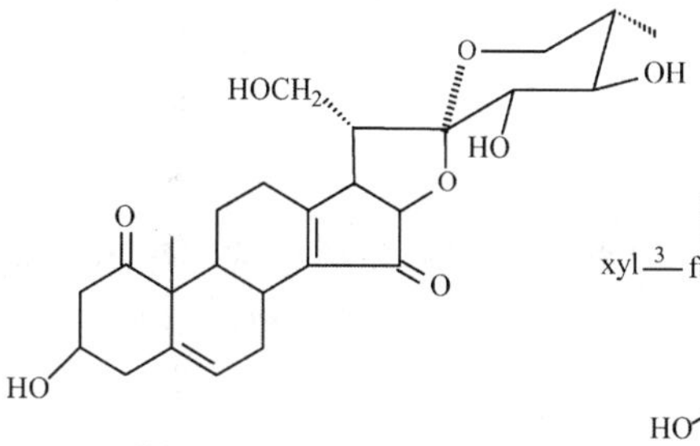

L-dehydrotrillenogenin

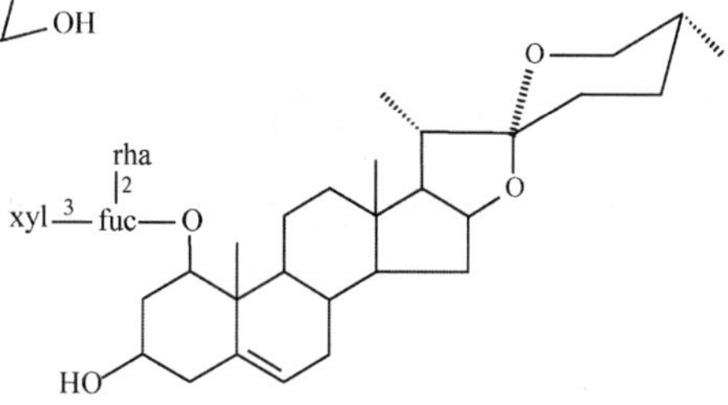

沿阶草皂甙D
(fuc为L-夫糖)

甾体皂甙中所含糖的种类较多，包括己糖、戊糖、去氧糖、酮糖、糖醛酸等。这一点显著区别于三萜皂甙。糖链多在甙元的C_3-OH上成甙，但少数情况下C_3-OH游离，糖和其他位置的羟基相连，如沿阶草皂甙D，而呋甾烷醇衍生物和变形螺甾烷醇衍生物中C_{26}-OH则与β-D-葡萄糖相连。在连接方式上，当甙中糖单元超过3个时，糖链多呈分支状态，这点与C_{21}甾甙的直接连接方式明显不同。也发现有些皂甙元分子中羟基与有机酸结合成酯的形式，如薯蓣皂甙元棕榈酸酯。

二、甾体皂甙的理化性质

(1) 甾体皂甙分子量较大，不易结晶，多为白色无定形粉末，具有吸湿性，而甾体皂甙元多有较好结晶形状。

甾体皂甙的熔点较高，一般在熔融前就分解，因此无明显的熔点，测得的大多是分解点。甾体皂甙元的熔点常随着羟基数目增加而升高，单羟基物都在 208 ℃以下，三羟基物都在 242 ℃以上，多数双羟基或单羟酮介于二者之间。

甾体皂甙及其甙元的旋光度几乎都是左旋，旋光度与双键之间有密切关系，未饱和的甙元或乙酰化物较相应的饱和化合物为负。

(2) 甾体皂甙极性较大，一般可溶于水，易溶于热水、稀醇，几乎不溶于或难溶于石油醚、苯、乙醚等亲脂性溶剂，皂甙在含水丁醇和戊醇中溶解度较好，因此丁醇常作为皂甙的提取溶剂；次级甙在水中溶解度降低，易溶于醇、丙酮、乙酸乙酯；甾体皂甙元能溶于石油醚、苯、乙醚、氯仿、醇等亲脂性溶剂中，而不溶于水。皂甙有助溶性，可以促进其他成分在水中的溶解性。

(3) 甾体皂甙除具有表面活性、溶血作用等与三萜皂甙相似的性质外，其水溶液可与碱式醋酸铅或氢氧化钡等碱性盐类生成沉淀。

F 环开环的双糖链皂甙不具有某些皂甙的通性，如没有溶血作用，不能和胆甾醇形成复合物，也没有抗菌活性等。例如，原菝葜皂甙既无溶血作用，也不能和胆甾醇结合生成不溶性复合物，更没有抗菌活性；而菝葜皂甙则有强抗霉菌作用，也有一定的抗细菌活性。

(4) 甾体皂甙在不同条件下水解产物不同，可以全水解生成甙元和糖，也可以部分水解。一般情况下在 2 mol/L $HCl-CH_3OH$(1∶1)或 5%～8% H_2SO_4-EtOH(1∶1)中水浴回流 2～3 小时，即可完全水解成甙元。由于水解条件剧烈，甙元可能发生一系列结构变化，因此选用温和的水解方法，如氧化降解法、土壤微生物培养法、光解法等，以得到真正的皂甙元。对于 F 环开裂的呋甾皂甙，C_{26}位甙键通常采用酶解方法来研究。对螺甾皂甙 C_{24}位甙键，也可采用酶解方法进行研究。有些皂甙分子中糖上羟基与有机酸形成酯甙键，可用碱水解。

有时为了获得原始皂甙元，避免次生物质的产生，也可将皂甙中的甙元部分先进行适当的化学改变(化学修饰)，然后进行水解。

三、甾体皂甙的提取与分离

甾体皂甙的提取与分离方法基本与三萜皂甙相似。只是甾体皂甙一般不含羧基，呈中性，亲水性较弱，而三萜皂甙分子中常有羧基取代，亲水性较强，提取分离时应加以注意。

1. 提取

这类成分在植物中多以甙的形式存在，游离甙元极少，甾体皂甙元如薯皂甙元、海可皂甙元、剑麻皂甙元是合成甾体激素和甾体避孕药物的原料。因此将皂甙水解，提取其皂甙元较为实用。早年研究皂甙时，多采用先提取皂甙再水解提取甙元的方法；在寻找甙元的植物资源和工业生产中，多采用直接水解提取皂甙元的方法。

例如，将薯蓣属植物用 3 mol/L 盐酸加热水解，水解物滤出水洗，干燥后用汽油提取，提取液适当浓缩，放置即析出薯蓣皂甙元。

东一号剑麻(*Ayave sisalana perrine*)是一种龙舌兰麻，因含硬质纤维多和亩产量高，成为国内生产纤维的重要麻类。刮去纤维的残渣水解后，可得到以替告皂甙元为主(70%以上)的5种甾体皂甙元。提取皂甙元时多采用先发酵再水解的方法，提高产率，缩短水解时间，具体方法如下：剑麻叶片刮去纤维，残渣压出汁液，将汁液自然发酵2周，布袋过滤收集沉淀，晒干，得干渣，按图11-5流程提取分离皂甙元。

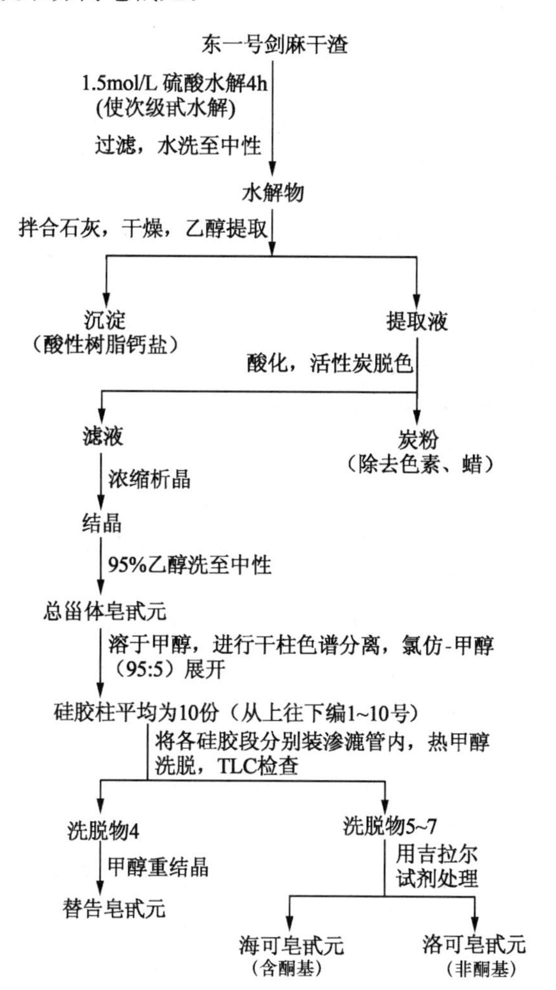

图 11-5　从东一号剑麻中提取甾体皂甙元

替告皂甙元　　海可皂甙元　　洛可皂甙元

此外，也可根据甾体皂甙元难溶或不溶于水，而易溶于低极性有机溶剂的性质，自原料中先提取粗皂甙，将粗皂甙加酸加热水解，然后用苯、氯仿等有机溶剂自水解液中提取皂甙元。

2. 分离、精制

由上述提取方法得到的粗皂甙或皂甙元，尚需进一步分离、精制，常用的方法有：

(1) **分步结晶法**：利用甾体皂甙元极性基团的多少，采用合适的溶剂或混合溶剂，进行分步结晶。此法分离效果不好，也较复杂。即使如此，工业上仍多沿用此法。例如，分离海可皂甙元和替告皂甙元的混合物时，用石油醚溶解，放置时先析出海可皂甙元，母液再放置时才析出替告皂甙元。

(2) **胆甾醇沉淀法**：由于甾体皂甙可与胆甾醇生成难溶性分子复合物，利用此性质可与其他水溶性成分分离，达到精制的目的。可先将粗皂甙溶于少量乙醇中，再加入胆甾醇的饱和水溶液，至不再析出沉淀为止，滤集沉淀，用水、乙醇、乙醚顺次洗涤，以除去糖类、色素、油脂和游离的胆甾醇，然后将沉淀干燥后，放入连续回流提取器中，用乙醚连续提取，胆甾醇溶于醚中，残留物即为较纯的皂甙。

(3) **吉拉尔腙法**：分离含有羰基的甾体皂甙元，常用吉拉尔T或P(Girard T and P)两种试剂。

吉拉尔试剂在一定条件下与含羰基的甾体皂甙元生成腙，而与不含羰基的皂甙元分离。通常将样品与试剂于乙醇溶液中反应，并加乙酸使达10%的浓度，室温放置或水浴上加热，然后加水稀释，用乙醚振摇除去非羰基的皂甙元，水液加盐酸稍加热，由羰基皂甙元形成的酰腙即可分解，可以得到原来的皂甙元。

(4) **色谱分离法**：色谱分离法适用于甾体皂甙及皂甙元的分离。

通常吸附色谱法(以 Al_2O_3 或硅胶为吸附剂)适于分离皂甙元。例如，将甾体皂甙元溶于苯-氯仿(98∶2)中，上柱后继续用此溶剂，采用不同比例，可分别得到不同的皂甙元。

由于皂甙极性较大，采用分配柱色谱法分离的效果更好些。常用含水硅胶为支持剂，以不同比例的氯仿-甲醇-水为溶剂系统进行洗脱。必要时还可结合凝胶 Sephadex LH-20 柱色谱、大孔树脂柱色谱或液滴逆流色谱法(DCCC)进行分离。有时对极性较大的皂甙成分在上述分离的基础上，尚需用反相中低压 Lobar 柱、反相制备性 HPLC 或制备性薄层色谱等手段进行分离。

例 盾叶薯蓣地上部分甾体皂甙的提取分离

盾叶薯蓣地上部分约2 kg，加80%乙醇冷浸3次，醇浸液减压浓缩至无醇味，加适量水稀释，用大孔树脂色谱柱去除叶绿素杂质，收集50%～70%乙醇洗脱部分，浓缩至干，然后干法上柱进行多次硅胶柱色谱，氯仿-甲醇-水梯度洗脱，分得皂甙C及D，再将其中 R_f 值较大的部分进行反相大孔树脂柱色谱(MCI gel CHP-20P)，含水甲醇洗脱得甙A和B，分别用甲醇重

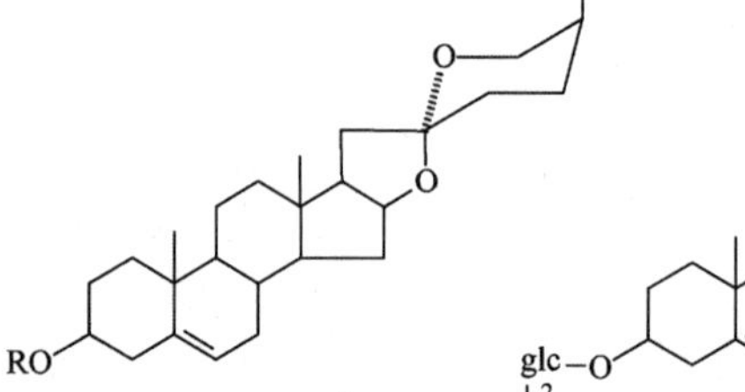

薯蓣皂甙A_1 R=—glc$\overset{2}{—}$rha

薯蓣皂甙A_3 R=—glc$\overset{2}{—}$rha (|4 glc)

薯蓣皂甙D R=—glc$\overset{2}{—}$rha (|3 glc)

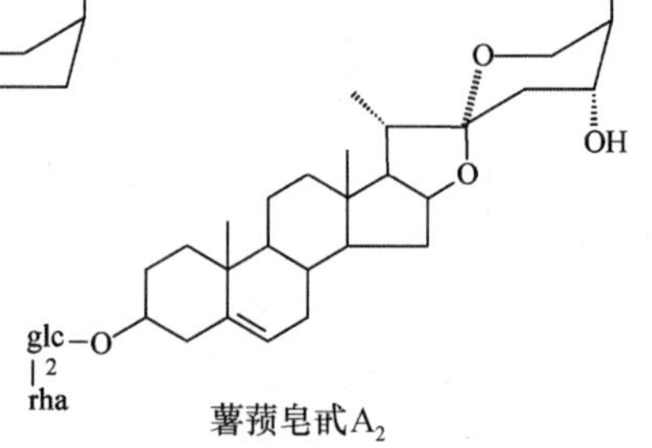

薯蓣皂甙A_2

结晶，得到甙 A、B、C 和 D，经鉴定，分别为薯蓣皂甙 A_1、A_2、A_3和 D。

湖北山麦冬块根粗粉的甲醇提取物加水悬浮，用乙醚、乙酸乙酯和正丁醇萃取，正丁醇液通过微晶纤维素柱，以 $CHCl_3$-CH_3OH-H_2O(7∶2∶0.5)洗脱，获得粗甙，再用硅胶柱色谱分到 5 个组分，然后进行制备薄层色谱分离，从中分得 2 种甾体皂甙，借助 HPLC 反相柱(μ-Bondpak C_{18})对其进行纯化。

四、甾体皂甙的鉴定与结构测定

1. 显色反应

甾体皂甙在无水条件下，遇某些酸类亦可产生与三萜皂甙相类似的显色反应。只是甾体皂甙与醋酐-硫酸反应，在颜色变化中最后出现绿色，三萜皂甙不出现绿色反应。与三氯乙酸反应时，三萜皂甙须加热到 100 ℃才能显色，而甾体皂甙加热到 60 ℃，即发生颜色变化。

F 环裂解的双糖链皂甙对盐酸二甲氨基苯甲醛试剂(Ehrlish 试剂，简称 E 试剂)能显红色反应，对茴香醛试剂(简称 A 试剂)则显黄色；而 F 环闭环的单糖链皂甙和螺旋甾烷衍生的皂甙元，只对 A 试剂显黄色，对 E 试剂不显色。

2. 色谱鉴定

(1) 薄层色谱

薄层色谱法已成为鉴定皂甙元的常用定性方法，常用吸附剂有中性氧化铝或硅胶，溶剂系统有环己烷-乙酸乙酯(1∶1)、苯(或氯仿)-乙酸乙酯(1∶1)、氯仿-丙酮(95∶5)等。

皂甙极性较大，用分配薄层效果较好，常用溶剂系统有：氯仿-甲醇-水(65∶35∶10)(下层)、水饱和的正丁醇、丁醇-乙酸乙酯-水(4∶1∶5)、氯仿-甲醇(7∶3)等。

常用的显色剂有：饱和三氧化锑氯仿液、20%磷钼酸乙醇液、三氯乙酸或香草醛-磷酸等。

(2) 纸色谱法

用纸色谱鉴定甾体皂甙元或亲脂性皂甙时，多用甲酰胺为固定相，甲酰胺饱和过的氯仿或苯为流动相。

对于亲水性强的甾体皂甙，可用水为固定相，要求流动相的亲水性亦大，如乙酸乙酯-吡啶-水(3∶1∶3)。

显色剂有三氯化锑、三氯乙酸-氯胺 T 等。

3. 波谱分析

(1) 紫外光谱

饱和的甾体化合物在 200～400 nm 间没有吸收。具 α,β-不饱和酮基则在 240 nm 有特征吸收(ε 为 11000)。只含酮基的甙元在 285 nm 有一弱吸收(ε 500)。含孤立双键的甙元在 205～225 nm 有吸收峰(ε 900 左右)，含共轭双键在 235 nm 有吸收。

如将甾体皂甙元溶于浓硫酸，40 ℃加热 1 小时，于 220～600 nm 间测定吸收峰和 $\lg\varepsilon$ 值，并和标准品光谱进行对照，可借以鉴别不同的甾体皂甙元。

(2) 红外光谱

螺甾皂甙及其甙元，由于分子中含有螺缩酮结构的侧链，在红外光谱 ν 800～1000 cm^{-1} 区间均有 4 个特征吸收谱带，分别在 980 cm^{-1}(A)、920 cm^{-1}(B)、900 cm^{-1}(C)和 860 cm^{-1}(D)附近。根据 B 带与 C 带的相对强度，可以确定 F 环上 C_{25}位的构型，若 B 带>C 带，则 C_{25} 为 S 构型；相反，则为 R 构型。例如，以菝葜皂甙元代表 25S 型化合物，丝兰皂甙元代表 25R 型化合物，比较它们的光谱（图 11-6）。

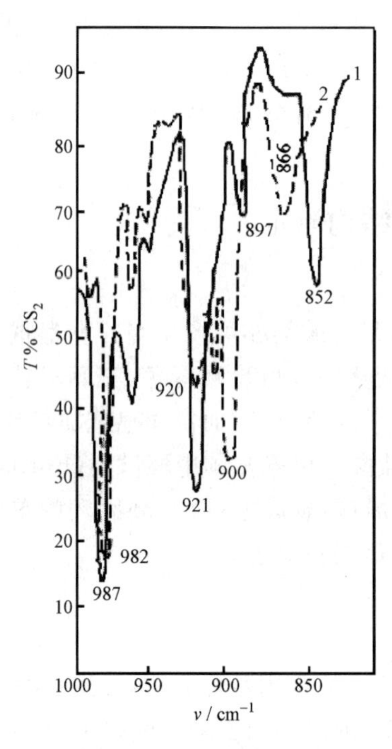

图 11-6 两种甾体皂苷元螺缩酮结构的红外吸收特征

1. 乙酰基菝葜皂苷元（25*S*）——

2. 乙酰基丝兰皂苷元（25*R*）……

当 F 环上存在 C_{25}-CH_2OH 或 C_{25}-OH 时，情况有所不同，F 环开裂后亦无这种螺缩酮的特征吸收。

甾体皂苷元的羟基其红外伸展频率约为 3625 cm^{-1}，弯曲频率 1030～1080 cm^{-1}，C_3-OH 的红外与 A/B 环的构型有一定关系。

含酮苷元，在 ν 1650～1800 cm^{-1} 有羰基吸收峰，C_{12} 位有羰基时吸收峰在 1705～1715 cm^{-1}。α，β-不饱和酮的体系，则有 1600～1605 cm^{-1}（双键）及 1673～1679 cm^{-1}（羰基）两个吸收峰。

（3）质谱

甾体皂苷元质谱裂解方式很典型，由于分子中有螺缩酮侧链，在质谱中均出现很强的 *m/z* 139 基峰、中等强度的 *m/z* 115 碎片及一个弱的 *m/z* 126 离子峰。这些峰来自 F 环和部分 E 环（表 11-3，图 11-7）。这对于鉴定皂苷元，尤其是 F 环上的取代情况十分有用。

表 11-3 F 环不同取代质谱特征碎片（*m/z*）

无取代	OH	OAc	OMe	$\Delta^{25(27)}$	C_{17} α-OH
139（基峰）	155（基峰）	197（基峰）	169（基峰）	137（基峰）	139
126	142			124	126（基峰）
115	131			113	155、153

甾体皂苷元的 EI-MS 中除 F 环的碎片离子峰 *m/z* 139（a）和 *m/z* 115（b）外，同时尚伴有

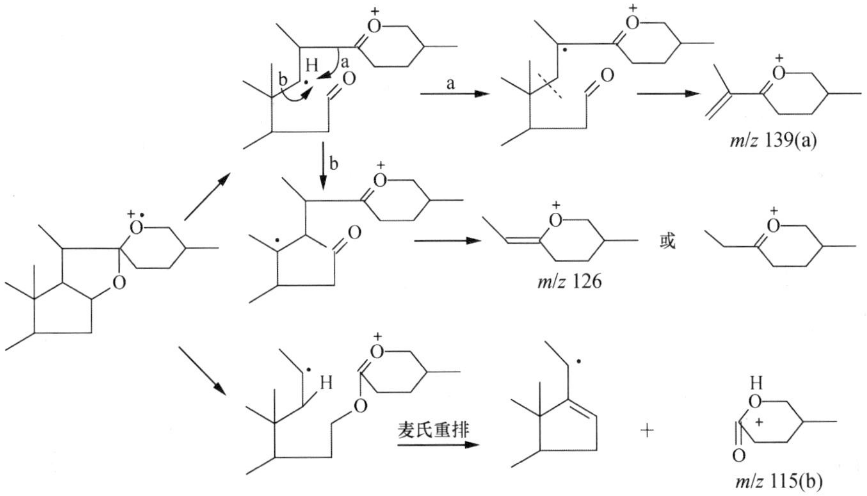

图 11-7　甾体皂甙元 F 环质谱裂解规律

c～h 的系列碎片，这是其甾体母核部分的特征碎片峰(图 11-8)，由此可以推测取代基的性质、数目以及取代位置等，进而对于判断甾体皂甙元的种类很有意义。

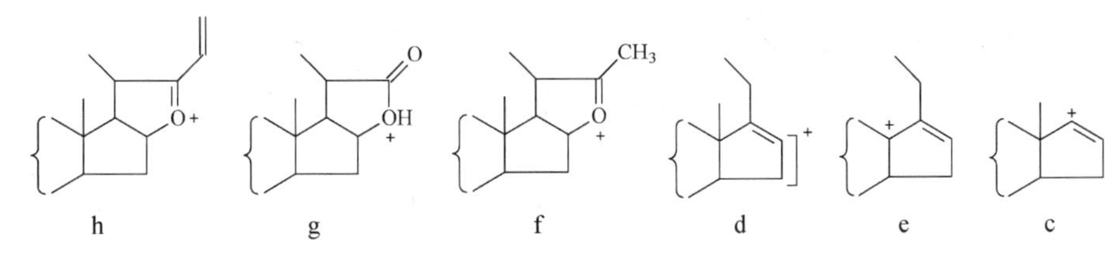

图 11-8　甙元母核部分质谱碎片

五、甾体化合物的生物转化

生物转化是一种生物工程方法，依靠微生物或酶进行有机化学反应。由于生物转化反应在温和条件下进行，选择性高，立体专一性强，方法简便，越来越受到化学工作者的重视。

全世界约 2/3 的甾体药物是从中国及墨西哥产的薯蓣皂甙元做起始原料进行生产的。近年来随着新甾体药物的发现，原料需要量也逐年增加；另一方面由于不合理的采掘，造成资源逐年短缺，皂甙含量下降。自然界存在着极为丰富的甾体化合物，如胆固醇、β-谷甾醇等，一些学者研究生物转化的方法，希望能使侧链降解以利用这些甾体资源。由于胆固醇、植物甾醇不溶于水，实际工作中，常将甾体化合物磨成细粉，并加入适量植物油及种子蛋白，使雄甾-1，4-二烯-3，17-二酮(ADD)的转化率大大提高。所获得的 ADD 可以化学方法生产各种甾体药物。甾体化合物的生物转化见图 11-9。

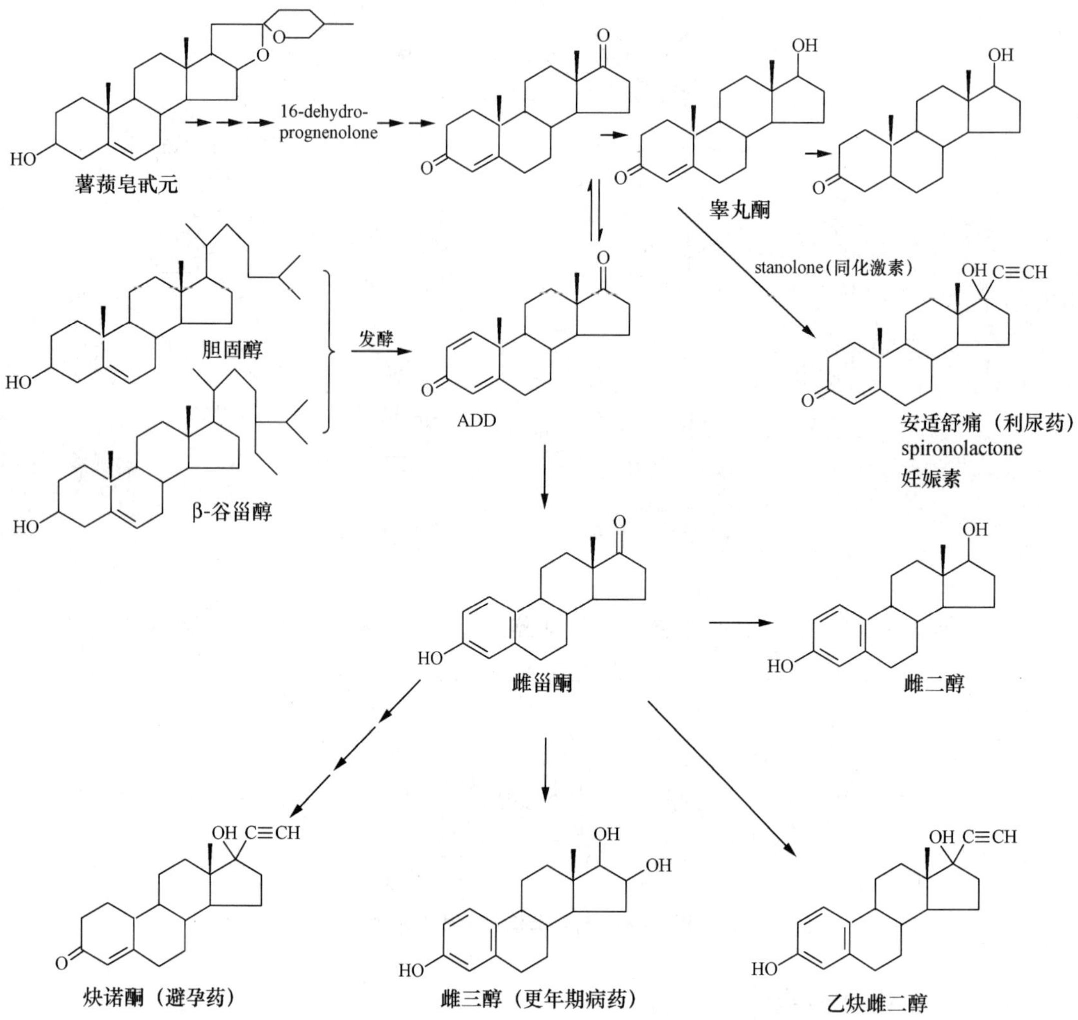

图 11-9　由薯蓣皂甙元及 ADD 出发生产的甾体激素

第五节　甾体化合物及其甙的生物活性

甾体及其甙类化合物的生物活性多种多样，如 C_{21} 甾体衍生物是一类重要的药物，黄体激素、肾上腺皮质激素等都属于此类。最初在昆虫体内发现的昆虫变态激素，如蜕皮甾酮有促进细胞生长的作用，能刺激真皮细胞分裂，对人体也有促进蛋白质合成的作用，20 世纪 60 年代后在植物界也发现这类激素。从蟾酥中分离出二十余种蟾毒配基，其中脂蟾毒配基(甾体类物质)有升压、强心、兴奋呼吸等作用，可用于呼吸循环衰竭和失血性低血压休克；从胆汁中发现的胆汁酸不下百种，其中甾体类成分鹅去氧胆酸、熊去氧胆酸有溶解胆结石作用。

胆固醇是最早发现的甾体，胆结石几乎完全是由胆固醇构成。胆固醇主要存在于动物的血液、脂肪、脑髓及神经组织中。许多动物激素都属于固醇类，例如性激素中的孕甾酮、睾丸甾酮、雌二醇及肾上腺激素中的皮质甾酮等。

总之，甾体是人体维持正常生理现象所需的物质，如性激素类物质——荷尔蒙，每人每天都会于肾上腺皮质分泌一定量的甾体供人体正常的生理作用，分泌量的多寡由脑部的下视丘、脑下垂体及肾上腺皮质共同控制，而且分泌有一定的规律，在我们每天早上睡醒时最高，之后在白天的时间会慢慢下降，到了晚上零点时达到最低。身体遭受意外伤害、压力、疾病影响导致的身体免疫力改变（包括：各种发炎、过敏、分泌不协调等），皆可由甾体来治疗改善。

根据生物活性的不同，甾体化合物可分为甾体激素类、甾醇类、胆汁酸类、蜕皮激素类、甾体皂甙、强心甙、甾体生物碱和蟾毒配基等。甾体激素类按药理作用，可分为甾体性激素和肾上腺皮质激素类。甾体性激素类又可分为雌激素类、雄激素类、孕激素类和抗孕激素类；肾上腺皮质激素又可分为盐皮质激素和糖皮质激素类。

一、甾体激素类

甾体激素主要包括性激素和肾上腺皮质激素，它们是在研究哺乳动物内分泌系统时发现的内源性物质，在维持生命、调节性功能、机体发育、免疫调节、皮肤疾病治疗及生育控制方面具有明确的作用。1932—1939 年，从腺体中获得雌酮、雌二醇、睾酮及皮质酮等的纯品结晶，之后阐明了其化学结构，从此开创了甾体药物的新领域。随后，又发现了肾上腺皮质激素治疗风湿性关节炎及在免疫调节上的重要价值。近年来，还发现了甾体激素，包括神经甾体以及新的植物激素——油菜素内酯等。

甾体性激素类药物按化学结构，可分为雌甾烷类、雄甾烷类和孕甾烷类三类。当仅 C_{13} 位有角甲基时，为雌甾烷类；当 C_{10} 和 C_{13} 位均有角甲基时，为雄甾烷类；当 C_{10} 和 C_{13} 均有角甲基、C_{17} 位含有乙基时，则为孕甾烷类。

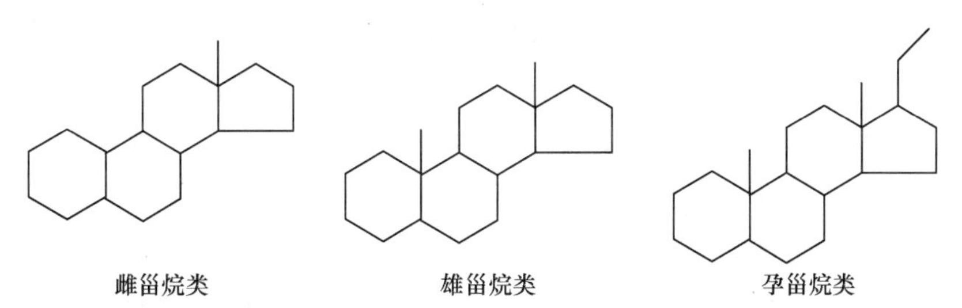

雌甾烷类　　雄甾烷类　　孕甾烷类

甾类性激素类药物按药理作用，可分为雌激素类药物、雄激素类药物、孕激素类药物、抗孕激素类药物。

甾体激素类分子是化学结构相似的亲脂性小分子，也就是常说的类固醇类物质，分子量为 300 左右，可以通过简单扩散跨越质膜进入细胞内。每种类型的甾体激素与细胞质内各自的受体蛋白结合，形成激素-受体复合物，并能穿过核孔进入细胞核内，激素和受体的结合导致受体蛋白构象的改变，提高了受体与 DNA 的结合能力，激活的受体通过结合于特异的 DNA 序列调节基因表达。受体与 DNA 序列的结合已得到实验证实，结合序列是受体依赖的转录增强子，这种结合可增加某些相邻基因的转录水平。

甾体激素诱导的基因活化分为两个阶段：① 直接活化少数特殊基因转录的初级反应阶段，发生迅速；② 初级反应的基因产物再活化其他基因产生延迟的次级反应，对初级反应起放大作用。例如，果蝇注射蜕皮激素后，仅 5～10 分钟便可诱导唾腺染色体上 6 个部位的 RNA 转录，再过一段时间至少有 100 个部位合成 RNA，致使大量合成次级反应所特有的蛋白质产物。这类激素作用通常表现为如影响细胞分化等长期的生物学效应。

1. 雌激素类药物

雌甾类药物主要为雌激素。雌激素由卵巢分泌,其作用是促进女性性器官发育成熟及维持第二性征,与孕激素一起完成女性性周期、妊娠、哺乳等方面的作用;此外,还有降低血胆固醇作用。临床用于雌激素缺乏症、性周期障碍等,即用于治疗女性性功能疾病、更年期综合征、绝经症状和骨质疏松、乳腺癌和前列腺癌,对预防放射线、脂质的代谢都有十分重要的作用,并常与孕激素组成复方避孕药。

20 世纪 30 年代,先后从孕妇尿中分离得到雌酚酮(estrone)、雌三醇(estriol),从卵巢分离得到雌二醇(estrodiol)。在体内,雌二醇与雌酚酮可以相互转变,经代谢最后形成雌三醇。三者的生理活性(注射给药)是:雌二醇>雌酚酮>雌三醇。

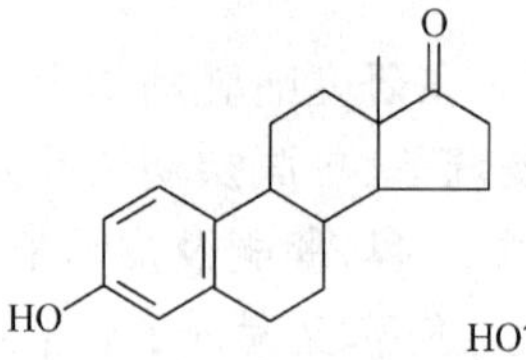

雌酚酮 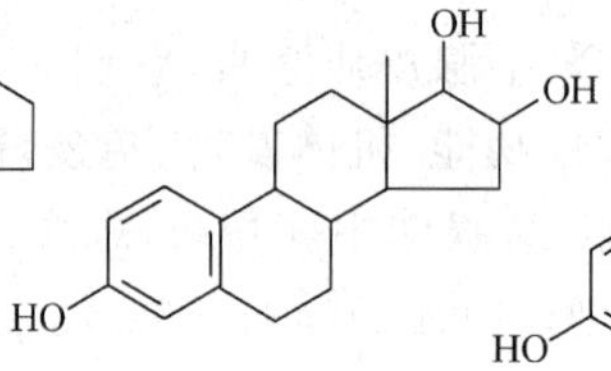　　雌三醇 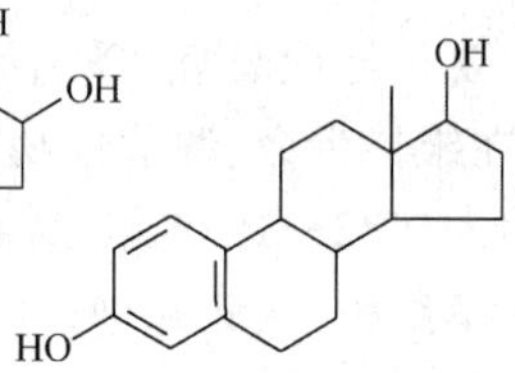　　雌二醇

天然雌激素在消化道迅速被破坏,所以口服几乎无效。对雌二醇进行结构改造,研究人员研制出一些时效长、活性高、更稳定和能够口服的衍生物。

对雌二醇的两个羟基酯化,如戊酸雌二醇和苯甲酸酯雌二醇等,其酯在体内缓慢水解释放出雌二醇而延长疗效。此外,在雌二醇 17α 位引入乙炔基,炔雌醇因空间位阻增大,减少了代谢,而成为口服有效药物。在 3 位引入环戊基得到的炔雌醇环戊醚,为长效口服避孕药。

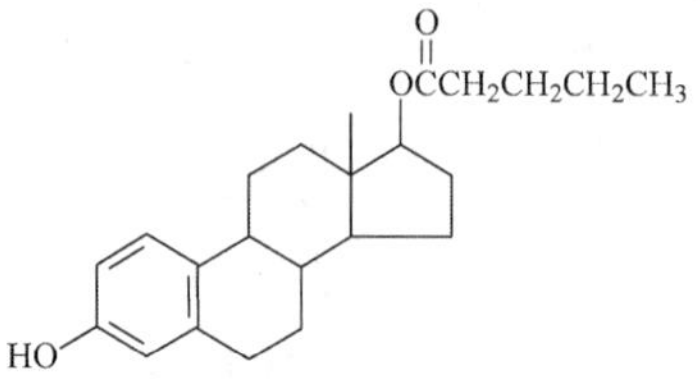

戊酸雌二醇 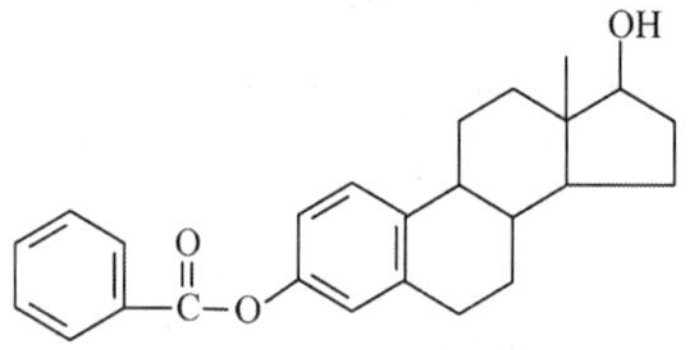　　苯甲酸酯雌二醇

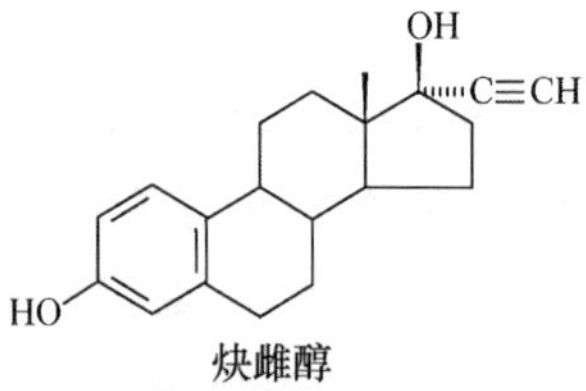

炔雌醇 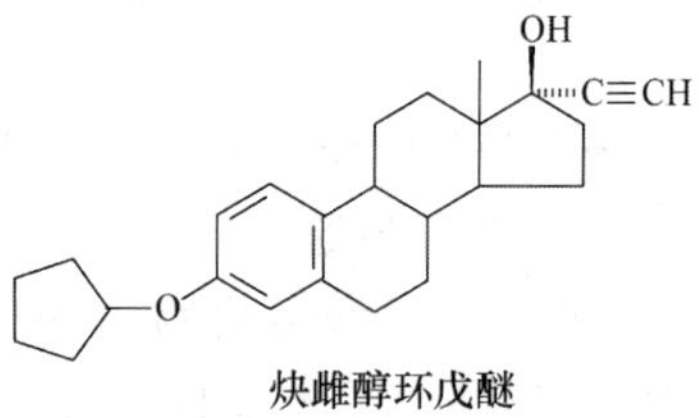　　炔雌醇环戊醚

雌二醇的氢氧化钠溶液与苯甲酰氯反应,生成苯甲酸酯雌二醇。

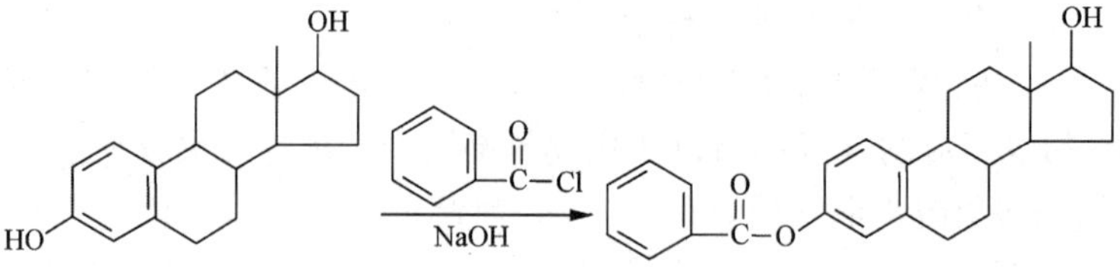

雌二醇临床上用于治疗卵巢功能不全所引起的病症,如更年期障碍、子宫发育不全及月经失调等。在体内,雌二醇经代谢羟化或氧化后,与葡萄糖醛酸或硫酸酯结合成为水溶性化合物

从尿中排出。雌二醇有极强的生物活性，10^{-8}～10^{-10} mol/L 的浓度对靶器官即能表现出活性。因而，以雌二醇为先导物的结构改造的主要目的往往不是为了提高活性，而是为了使用方便，如能够口服，或长效，或其他的专一用途。

炔雌醇是一种口服有效的化合物，其口服活性是雌二醇的10～20倍，这可能是由于17α位引入乙炔基之后，在肝中17β-羟基的硫酸酯化代谢受阻，在胃肠道中也可抵御微生物的降解作用所致。现已成为口服甾体避孕药中最常用的雌激素组分。

进一步将它的3-羟基醚化如甲醚化，特别是环戊醚化后的产物炔雌醇-3-环戊醚（炔雌醚），不但保持了口服活性，而且醚化产物的脂溶性增大，能在体内脂肪小球中储存，慢慢降解后离解出3-羟基化合物而起作用。由于醚键在体内的代谢更加复杂及缓慢，因而它是一种口服及注射长效雌激素。我国开发的一种长效口服雌激素尼尔雌醇，它是乙炔雌三醇的环戊醚，雌激素活性小于炔雌醇，口服一片5 mg可延效一个月。该药物进入体内后缓慢地进行脱烷基化，生成3-羟基化合物后发挥作用。

雌二醇的3或17β位羟基的各种各样的酯化产物是最常见的衍生物，它们能在植物油中溶解制成长效针剂。苯甲酸雌二醇是3位酯，戊酸雌二醇是17β位酯化衍生物，在合成时先生成双酯，由于3位酯相对易水解，可部分只保留17β-酯。从药效的观点，3位或17β位酯化产物都需要在体内转化成雌二醇后才能发生作用，因而选择3位或17β位酯的依据可能主要是考虑合成上的方便。

雌二醇及马烯雌酮均是弱雌激素物质，作为激素替补治疗用药是比较理想的。它们进入体内经硫酸酯化成钠盐后成为水溶性物质，而从尿中排泄。因而，该产品实际上是一类代谢产物，是用代谢产物作为药物使用的一种典型实例。

结合雌激素在胃肠道吸收进入体内后再释放出雌酚酮及马烯雌酮而发挥作用，因而在体内是一平衡反应。

2. 雄激素类药物

雄激素能促进男性性器官及副性征的发育、成熟，对抗雌激素抑制，抑制子宫内膜生长及卵巢、垂体功能；同时，还具有蛋白同化作用，即促进蛋白质合成和骨质形成，刺激骨髓造血功能，以及蛋白质代谢，从而使肌肉增长、体重增加。对雄性激素的化学结构修饰的结果导致得到一些雄性活性很微弱，而蛋白同化活性增强的新化合物。它们常被称作蛋白同化激素，对雄激素的化学结构修饰的主要目的就是为了获得蛋白同化激素。雄激素的结构专一性很强，对睾丸酮的结构稍加变动（如19位去甲基、A环取代、A环骈环等修饰），就可使雄性活性降低及蛋白同化活性增加。但要做到完全没有雄性活性是十分困难的，因此，雄性活性仍是蛋白同化激素的主要副作用。

雄激素的代表药物，如丙酸睾酮，又名丙酸睾丸素，结构式如下：

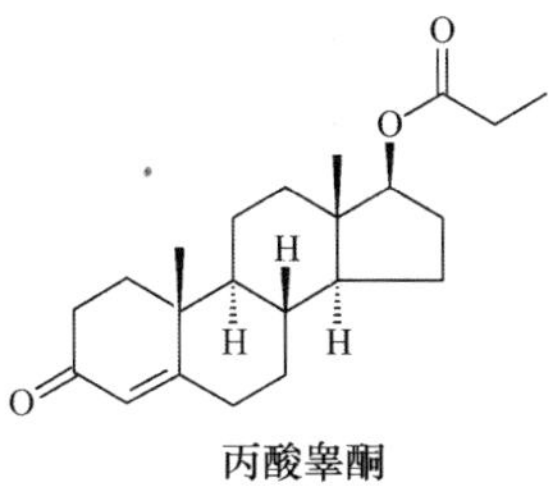

丙酸睾酮

睾丸酮是天然雄性激素,1935 年从雄仔牛睾丸中提取制得纯品,后经结构阐明为雄甾烷衍生物,在母核上取代有 Δ^4-3-酮及 17β-羟基,结构式如下:

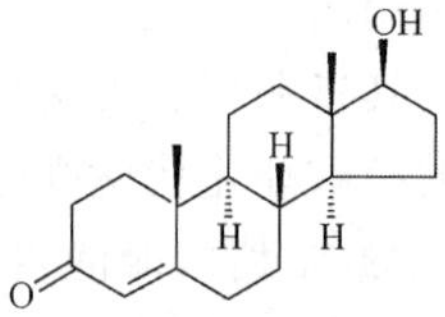

睾丸酮

对睾丸酮进行结构修饰的目的主要是为了使用方便和达到长效。如睾丸酮的结构修饰物除有丙酸酯之外,尚有戊酸酯和十一烯酸酯等,是临床使用的长效药物,可每周或每月使用一次。睾丸酮的 17α-甲基衍生物甲睾酮口服吸收很快,生物利用度好,也不易在肝内被破坏。甲睾酮现已作为常用的口服雄激素的主要药物,对肝的毒性是其主要的副作用。

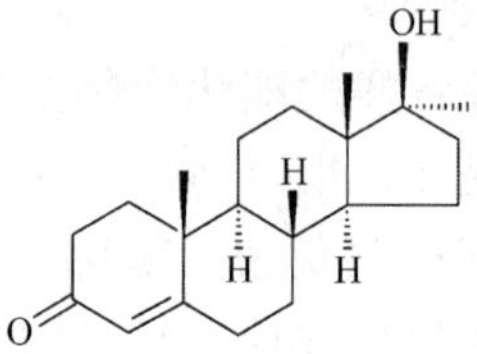

甲睾酮

3. 孕激素类药物

孕酮即黄体酮及 17α-羟基黄体酮是天然来源的孕激素,为具有 21 个碳原子的甾体衍生物,故又称 C_{21} 甾类,多以甙的形式存在。它们与雌激素共同维持女性生殖周期及女性生理特征。目前孕激素主要用于保护妊娠,它与雌激素配伍用作口服避孕药,也用在雌激素替补治疗中,作为抵消副作用的用药;该类成分还具有抗衰老、抗肿瘤、保肝、降脂等活性。

孕酮是最早发现的天然孕激素,1934 年首先从孕妇尿中分离出来,一年后确定其化学结构是 Δ^4-3-酮的 C_{21} 甾体。从化学结构来看,孕酮与睾酮甾核的 Δ^4-3-酮几乎完全一样,仅 17β 位前者是乙酰基,后者是羟基。

孕酮口服无效,在寻找口服孕激素的研究中,第一个成为口服有效药物的不是孕酮衍生物,而是睾酮衍生物——炔孕酮,17α 位引入乙炔基后,雄激素活性减弱而显示出孕激素活性,且口服有效。不久以后,在研究皮质激素生物合成过程中,发现 17α-羟基孕酮,它无口服活性,经乙酰化后口服活性增加,虽其口服活性仅有炔诺酮的 1/100,但从此开辟出一类黄体酮类口服孕激素。若用己酸酐进行酰化,得己酸羟孕酮(17α-羟基孕酮己酸盐),为长效孕激素,其油剂注射一次延效 1 个月。

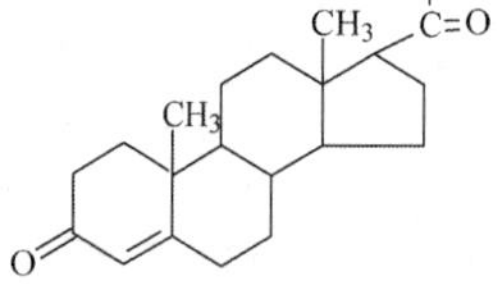

孕酮 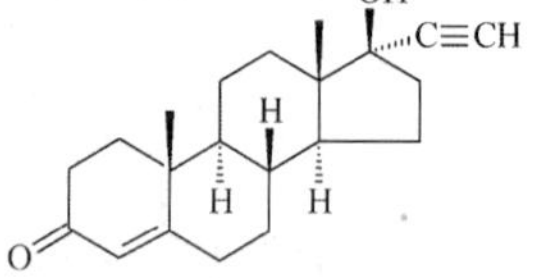　　炔孕酮 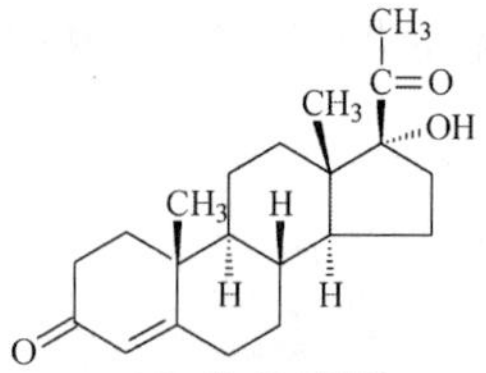　　17α-羟基孕酮

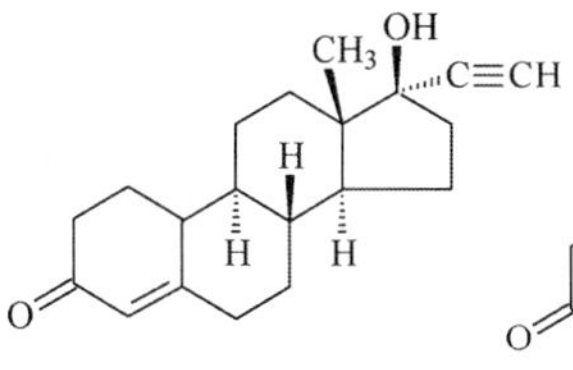

炔诺酮 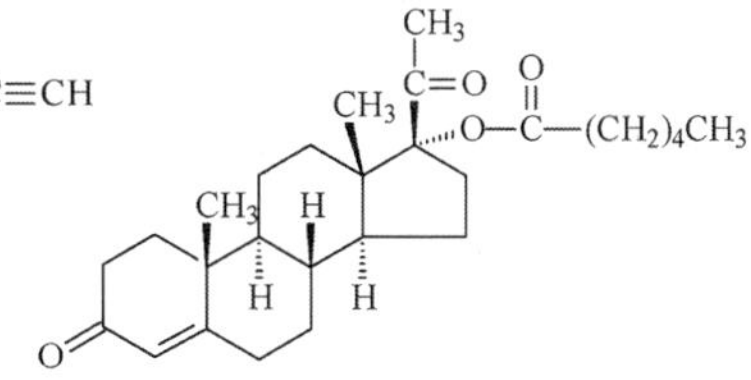　　17α-羟基孕酮己酸酯 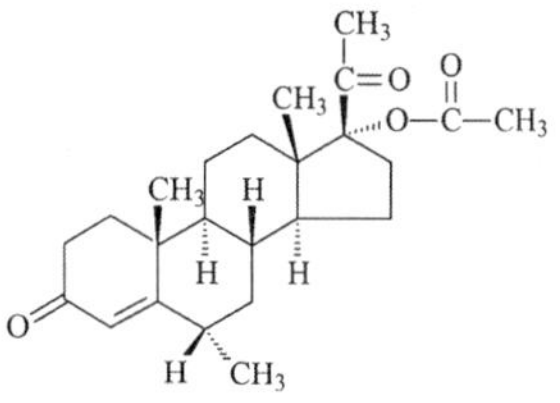　　6α-甲基-17α-羟基孕酮醋酸酯(醋酸甲羟孕酮)

孕激素类的代表药物有 6α-甲基-17α-羟基孕酮醋酸酯(醋酸甲羟孕酮)。醋酸甲羟孕酮是 17α-乙酰氧基黄体酮的 6α-甲基取代物。孕酮类化合物失活的主要途径是 6 位羟基化，16 位和 17 位氧化，或 3，20-二酮被还原成二醇。因而结构修饰主要是在 C_6 及 C_{16} 位上进行，如用烷基、卤素、双键等进行取代，结果是满意的。17α-乙酰氧基黄体酮的 6α-甲基衍生物，即醋酸甲羟孕酮；和 Δ^6-6-甲基衍生物，即醋酸甲地孕酮；及 Δ^6-6-氯衍生物，即醋酸氯地孕酮，都是强效口服孕激素，其活性分别是炔诺酮的 20、12 及 50 倍，也是目前常用的孕激素药物。

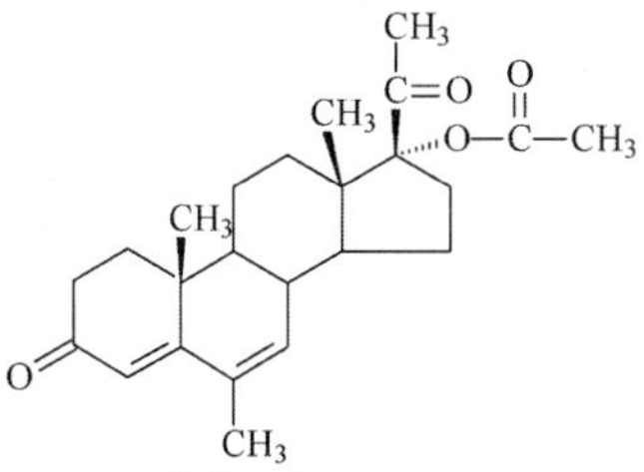

醋酸甲地孕酮 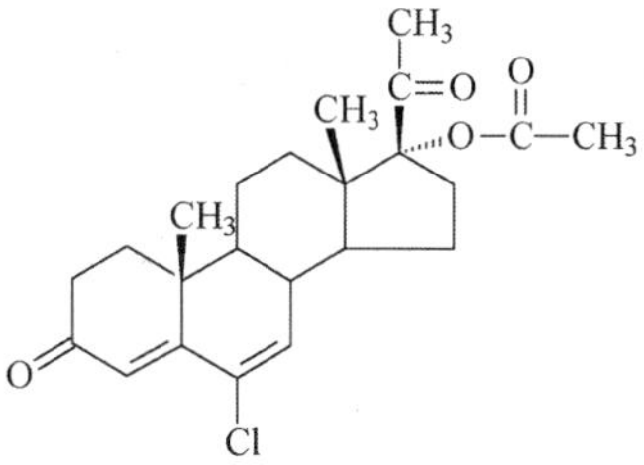　　醋酸氯地孕酮

4. 抗孕激素

孕激素拮抗剂指与孕激素竞争受体并拮抗其活性的化合物，也称抗孕激素(antiprogestins)。其发现过程：在 20 世纪 80 年代之前抗孕激素尚未成为药物，尽管对抗孕激素的活性及构效关系有许多研究，终因没有找到恰当的适应症，研究工作停滞不前。1982 年法国 Roussel-Uclaf 公司推出米非司酮作为抗早孕药物，不但促进了抗孕激素及抗皮质激素药的发展，而且在甾体药物研究历史上起着里程碑的作用。它使得已经变得不甚活跃的甾体药物研究领域重新燃起了新的期望。

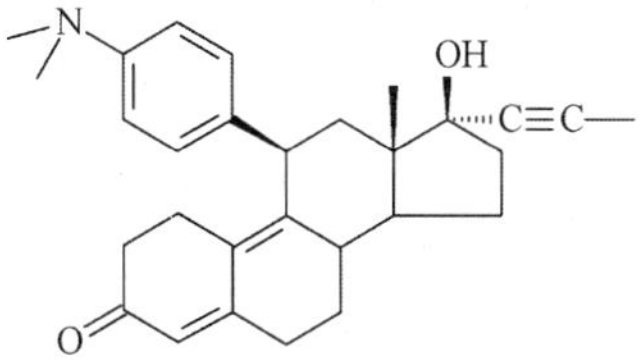

米非司酮

抗孕激素作用的靶部位是孕激素受体。目前主要用于抗早孕，也有些抗孕激素药物用于乳腺癌的治疗。

甾体避孕药的代表药物左炔诺孕酮的结构式如下：

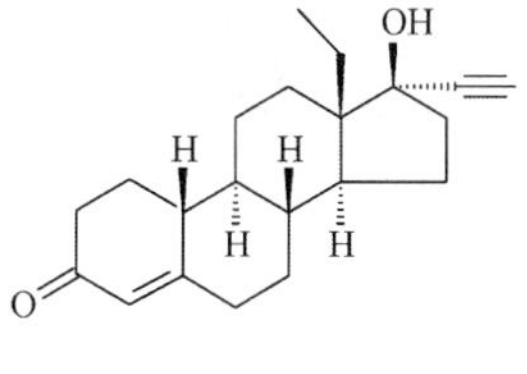

左炔诺孕酮(levonorgestrel)是在炔诺酮(norethisterone)的基础上发展起来的,炔诺酮是第一个上市的19-去甲(19nor-)型甾体孕激素。前面已有介绍炔孕酮是睾酮的乙炔化物,具有口服孕激素活性,但它们仍保留有睾丸酮的1/10雄性活性,难以被妇女接受。经过进一步结构修饰,将炔孕酮的19位甲基除去后即得炔诺酮,发现其孕激素活性增大了5倍而雄性活性又小了1倍,可为妇女接受而上市。

左炔诺孕酮的作用及用途与炔诺酮一样,能抑制垂体释放LH(促黄体生成激素)和SH(性激素),抑制排卵作用强于孕酮,但口服后吸收完全,生物利用度极好(87%~99%),比炔诺酮(70%)大。其孕激素活性亦比炔诺酮强,而抗雌激素活性亦增加,也有一定的雄激素及同化激素化作用。因而,该品的药效、药代总体评价比炔诺酮有更多优点及更小的副作用,在世界上被较广泛地使用。

5. 肾上腺皮质激素类药物

肾上腺皮质激素按其生理作用特点,可分为盐皮质激素(mineral corticoids)及糖皮质激素(glucocorticoids)。

盐皮质激素的代表药物有氢化可的松(hydrocortisone),结构式如下:

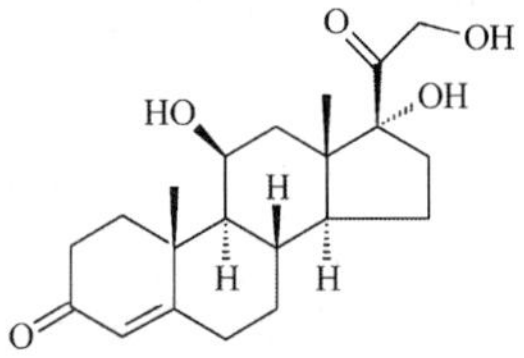

(1) C_{21}位的修饰:氢化可的松分子中的三个羟基,用常规方法进行酯化时,如与酸酐或酰氯反应时,只有21位羟基能被酯化,11位羟基、17位羟基因侧链的位阻均不能形成酯。氢化可的松与醋酐反应,可得21位羟基被酯化的前体药物——醋酸氢化可的松(hydrocortisone acetate),其作用时间延长,稳定性增加。之后,有一系列酯类衍生物问世。其中,长碳链脂肪酸酯及二元有机酸的单酯钠及磷酸酯盐,它们均为前药,前者水溶性小,常以口服或局部给药,可延长作用时间;后者可制成水溶液供注射用,如氢化可的松琥珀酸钠、氢化可的松磷酸酯钠盐,水溶性大。C_{21}位的修饰不改变糖皮质激素的活性。

(2) C_1 位的修饰:以醋酸氢化可的松为先导化合物,经1~2位脱氢在A环引入双键后得到醋酸泼尼松龙(hydroprednisone acetate),其抗炎活性比其先导物大4倍,而钠潴留作用不变。对这种活性改变的解释是,认为A环构型从半椅式变成船式,能提高与受体的亲和力。C_1 位的修饰是对皮质激素甾环母核结构改变的起点,之后,一些强效皮质激素都采用了这一结构修饰手段。

糖皮质激素的代表药物有醋酸地塞米松(dexamethasone acetate),结构式如下:

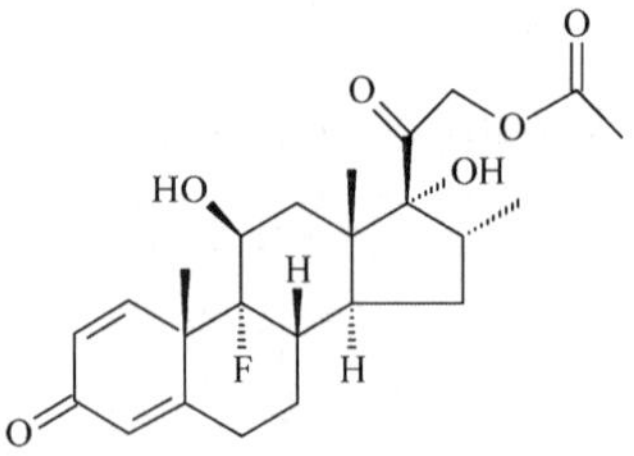

结构特点:醋酸地塞米松有明显的化学结构特点,在孕甾烷的母核上,几乎在可能被取代

的位置上都引入了取代基。如1,2位及4,5位的双键,3位的酮基,9位的氟、11β、17α及21位羟基取代,而且16位有16α-甲基取代(16β-甲基取代也是皮质激素药物——倍他米松)。

构效关系:糖皮质激素是具有下面基本结构的21个碳甾体激素。糖皮质激素的17位有一羟基成酯,11位有一氧原子以羟基或羰基氧的形式存在,6、9、16位可发生取代。修饰糖皮质激素的母核将影响药理活性,而且多个部位的修饰比单个部位的修饰更具作用。

(1) C_9 位的修饰:对皮质激素类药物9位结构的修饰是提高作用强度不可缺乏的手段,现在强效皮质激素几乎都有9位F取代。9α-氟代氢化可的松是最早引人注意的合成皮质激素,它的发现是偶然的。在氢化可的松的合成过程中,引入11-羟基时,同时产生α和β异构体(现在11位羟基已用具有立体选择性的微生物法,引入的都是β-羟基),为了使无效的α体转为有效的β体,当时设计了几步路线。中间体9-卤化物经药理筛选发现,它们的药理活性比母体化合物大有增加,其中以9α-氟化物作用最强,抗炎活性和糖原沉积活性比氢化可的松大10倍。可惜,由于钠潴留作用增加更多(50倍),最终它未能成为内用药物,只能作为外用皮肤病治疗药,然而却鼓励人们去寻找只增加抗炎活性而不增加钠潴留作用的新药。

(2) C_{16} 位的修饰:后来发现在9位引入氟的同时再在16位上引入基团,可消除钠潴留的作用。在患肾上腺癌病人的尿中发现了hydrocortisone的16α-羟基代谢产物,它的糖皮质激素活性依旧保留,而钠潴留的副作用明显降低。从代谢产物中寻找新的药物是人们一贯常用的手段,这里也不例外。因而,在9位氟甾体中对引入甲基进行了研究。发现16位甲基的引入使17α-羟基及20位羰基在血浆中的稳定性增加,其抗炎活性比hydrocortisone大20倍、抗风湿性大30倍。

(3) C_6 位的修饰:在6位引入氟原子后可阻滞6位氧化失活,如醋酸氟轻松(fluocinonide acetate),其抗炎及钠潴留活性均大幅增加,而后者增加得更多,因而只能外用于治疗皮肤过敏症。

甲状腺素和雌激素也是亲脂性小分子,其受体位于细胞核内,作用机理与甾类激素相同。也有个别的亲脂性小分子,如前列腺素,其受体在细胞膜上。

二、甾醇类

甾醇是一类广泛存在于自然界的甾体化合物,它是饱和或不饱和的仲醇。甾醇存在于动物或植物的脂肪与油类中,它或以较为高级的脂肪酸酯的形式存在于动物体内,或以甙的形式存在于植物的组织中。甾醇一般可根据其来源分类:来自动物的甾醇称为动物甾醇;来自植物的甾醇称为植物甾醇。前者如胆甾醇、胆甾烷醇、粪甾烷醇等;后者如谷甾醇类、麦角甾醇、豆甾醇类和菠甾醇类等,是植物细胞的重要组分。胆甾醇不仅是细胞原生质膜的重要结构成分,并且具有重要的生理功能;豆甾醇可起到预防和治疗高血压、冠心病等心血管疾病及抗氧化的作用;维生素D是一类具有抗佝偻病价值的维生素,对骨骼的形成有着重要意义。甾醇类成分亲脂性较强。

三、胆汁酸类

胆汁酸类是一类具有甾核和羧基的化合物,存在于动物胆汁中,统称为胆汁酸。游离或结合型胆汁酸均呈酸性,难溶于水,易溶于有机溶剂,能与碱成盐而溶于水。结合型胆汁酸可被皂化,生成游离胆汁酸及氨基酸。甾核上羟基可氧化为酮基,再用还原法除去酮基。可利用这种反应，以胆酸为原料，选择适宜的氧化剂，制备某些去氧胆酸。

胆汁酸具有重要的生理作用。它在胆汁中以胆盐的形式存在，这类胆酸盐为乳化剂，它可减小水与脂肪的表面张力，使脂肪乳化成微粒分散在水中，从而增加脂肪与消化液中脂肪酶的接触面，促进消化作用的进行。部分中药中所含胆酸及其生物活性见表 11-4。

表 11-4 部分中药中所含胆酸

中药	化学成分	生物活性
熊胆	胆酸，鹅去养胆酸，熊去氧胆酸	利胆，溶解胆石，降压，降血脂，解痉，抗惊厥，解毒，抑菌
牛黄	胆酸，去氧胆酸，鹅去氧胆酸	解痉，抗菌，抗病毒，祛痰

四、蜕皮激素类

植物蜕皮素为植物中与昆虫变态激素相类似的成分。部分中药中所含蜕皮素见表 11-5。

表 11-5 部分中药中所含蜕皮素

中药	化学成分	生物活性
牛膝	蜕皮甾酮，牛膝甾酮	促蛋白合成
桑叶	川牛膝甾酮、蜕皮甾酮	降血糖
祁州漏芦	漏芦甾酮	增强免疫

五、甾体皂甙

甾体皂苷以作为合成甾体激素及其有关药物的原料而著名。例如，薯蓣皂甙存在于薯蓣属的多种植物中，其皂甙元是合成甾体激素类药物和甾体避孕药的重要原料；知母的主要成分为知母皂甙，其甙元为菝契皂甙元。

甾体皂甙在防治心血管系统疾病和抗肿瘤方面起重要作用，另外，还具有滋补强壮、提高免疫力、降低血糖、抗生育、杀虫、溶血、抗真菌等作用。

甾体皂甙的水溶液大多能破坏红细胞而有溶血作用，故如将皂甙的水溶液注射人静脉中，毒性极大，肌内注射也易引起组织坏死，口服则无溶血作用，这点可能与在胃肠道不被吸收有关。皂甙能溶血，是因为多数皂甙可与胆甾醇结合生成不溶于水的分子复合物。红细胞壁上的胆甾醇与皂甙结合，破坏了血红细胞的正常渗透，使血细胞内渗透压增加而发生崩解，发生溶血。

天然甾体皂甙的生物活性研究及其临床应用，最早为法国的专利，报道薯蓣皂甙元及其甙有抗关节炎作用。前苏联的科研人员发现，高加索薯蓣中的皂甙提取物有降胆固醇的作用，临床实验也有证明。20 世纪 80 年代 Ravikumer 等发现云南白药中的薯蓣皂甙有抗癌活性。从龙舌兰科的植物（*Dracaena afromontan*）中分离出的新甾体皂甙（afromontoside）具有抑制 KB 细胞的活性。另外，美国 Pfizer 制药公司用替告皂甙元（tigogenin）和海柯皂甙元（hecogenin）为甾体母核所合成的纤维双糖甙有很强的降血脂作用。我国也有很多有关甾体皂甙生物活性的报道。例如，从重楼属植物中分离出的甾体皂甙，具有止血、免疫调节、抗肿瘤及对心血管系统的作用；从叉蕊薯蓣（*Dioscorea collettii*）中分离得到的叉蕊皂甙Ⅱ有很明显的降胆固醇活性;从穿龙薯蓣(*D. nipponica*)中分得的薯蓣皂甙(dioscin)有明显的止咳、祛痰、平喘活性。

六、强心甙

强心甙是一类能增强心肌收缩能力、具有强心生物活性的甾体甙类。其甙元可分为甲型和乙型,甲型占大多数。强心甙大都是中性化合物,无定形粉末或无色结晶,味苦,对黏膜有刺激性。甙元亲脂性较强,难溶于水;甙可溶于水及乙醇、甲醇、丙酮等极性有机溶剂,几乎不溶于乙醚等亲脂性有机溶剂。甙分子中,去氧多糖的甙在极性溶剂中溶解度小;甙上的羟基数目少,其甙在极性溶剂中的溶解性也小。

强心甙多来自于植物,尤其在夹竹桃科、玄参科、百合科、毛茛科、萝藦科、十字花科、桑科以及卫矛科等植物中较为普遍。强心甙的主要生理作用是,选择性作用于心脏,增强心肌收缩性,使心输出量增加,从而改善动脉系统供血状况,因而具有强心作用。部分中药中所含强心甙成分如表 11-6 所示。

表 11-6　部分中药中所含强心甙

中药	化学成分
紫花洋地黄叶	洋地黄毒甙
毛花洋地黄叶	毛花洋地黄甙丙,去乙酰毛花洋地黄甙丙(西地蓝),异羟基洋地黄毒甙(狄戈辛)
康毗毒毛旋花种子	K-毒毛旋花子甙
香加皮(杠柳根皮)	杠柳甙,杠柳次甙
黄花夹竹桃果仁	黄夹甙(强心灵)
铃蓝全草	铃蓝毒甙
罗布麻(红麻根)	加拿大麻甙
福寿草	福寿草甙
羊角拗种子	羊角拗甙,辛诺甙

强心甙是治疗心力衰竭的重要药物,但在临床应用中发现其易致中毒,不易控制。因此,寻找正性肌力作用强、安全范围大的强心甙是强心甙研究的重要目的之一。

和强心作用有关的强心甙的化学结构大体有以下几部分:① 不饱和内酯环;② 甾体母核的立体结构;③ C_{14}的羟基;④ C_3的糖基。

强心甙甾核的C_{17}位必须有一个不饱和内酯环,而且为β-构型。如异构化为α-构型或开环,强心作用将变得很弱甚至消失。内酯环中双键被饱和后,强心活性虽减弱,但毒性亦减弱,较为安全,有一定价值。甾体母核要有一定的立体结构,A/B 环可以是顺式或反式,但 C/D 环必须是顺式才有强心的作用。C_{14}位上不管是羟基还是氢原子,只要是β-构型的均有效,C_{14}β-构型是保证 C/D 环顺式稠合的重要因素。C/D 环反式或C_{14}-羟基脱水生成脱水甙元,强心作用消失。在甲型强心甙元中,A/B 顺式稠合,C_3-羟基为β-构型时,强心作用大于其α-构型的异构体;而在 A/B 反式甙元中,C_3-羟基构型对强心作用无明显的影响。其他位置引入取代基,对强心作用的影响不完全相同。

糖部分没有强心作用,但在强心甙中,糖的性质和数目很可能影响到强心甙在水/油中的分配系数,从而影响到强心甙的活性和毒性。一般来说,2,6-去氧糖衍生的甙对心肌和中枢神经系统的亲和力比葡萄糖甙强，这类甙的强心活性、毒性和亲脂性成平衡关系。而葡萄糖甙虽然强心作用不及 2,6-去氧糖甙类强，但毒性较弱，认为有可能发展成为一类更安全的药物。

例如在表 11-7 中，洋地黄毒甙元和葡萄糖结合成甙，如化合物Ⅱ、Ⅲ、Ⅳ。它们的强活性和毒性均随分子中糖的数目增加而减弱。但与洋地黄毒糖结合成甙（如化合物Ⅴ、Ⅵ、Ⅶ）时，糖分子数目的增加对活性无明显的影响，而毒性却增大。比较双糖甙和三糖甙，洋地黄毒糖（Ⅵ、Ⅶ）的甙均比相应的葡萄糖甙（Ⅲ、Ⅳ）有较强的强心作用和毒性。比较化合物Ⅱ和Ⅴ两个单糖甙，前者为葡萄糖甙，后者为 2,6-去氧糖的甙，它们分配系数近似，所显示强心作用的有效浓度和毒性比较接近。

表 11-7　洋地黄毒甙元及其甙类的强心活性及毒性与分配系数之间的关系

化合物	强心活性/(mol·L^{-1})*				LD_{50} (mmol/10g 体重)	分配系数 (37℃, H_2O : n-BuOH)
	2×10^{-8}	2×10^{-7}	2×10^{-6}	2×10^{-5}		
Ⅰ. 洋地黄毒甙元(ROH)	−	+	+	+	36	0
Ⅱ. R-O-glc	−	+	+	+	>310	4.65×10^{-2}
Ⅲ. R-O-glc $\xrightarrow{6-1}$ glc	−	−	±	+	>380	25.20×10^{-2}
Ⅳ. R-O-glc $\xrightarrow{6-1}$ glc $\xrightarrow{6-1}$ glc	−	−	−	+	>730	128.00×10^{-2}
Ⅴ. R-O-dig	−	+	+	+	208	2.61×10^{-2}
Ⅵ. R-O-dig $\xrightarrow{4-1}$ dig	−	+	+	+	126	1.82×10^{-2}
Ⅶ. R-O-dig $\xrightarrow{4-1}$ dig $\xrightarrow{4-1}$ dig	−	+	+	+	85	1.37×10^{-2}

glc=glucose, dig=digitoxose

* 心肌收缩效应

七、甾体生物碱和蟾毒配基等

甾体生物碱主要具有抗肿瘤作用，另外还有解热、局部麻醉及抗菌作用。

蟾酥强心成分：蟾酥是蟾蜍耳后腺及皮肤腺分泌的白色浆状物加工干燥而成的，其成分较复杂，主要为甾类和生物碱。其药理作用有强心、升压、抗肿瘤、抗炎镇痛、抗辐射、利尿、增强免疫和改善微循环等。其强心成分以蟾酥甾烯为主。它们都具有乙型强心甙元的结构，成分较多，主要有脂蟾毒配基、华蟾毒精和蟾毒灵。

第十二章 | 生物碱

生物碱(alkaloids)是存在于生物界的一类含氮有机化合物,多数具有复杂的氮杂环结构、碱性和显著的生物活性。但也有一些例外,如麻黄碱和秋水仙碱的氮原子不在环上,又不呈碱性,但因其均来源于植物体,又都有显著的生物活性,故仍列为生物碱类化合物。生物碱在植物界的分布较广,在双子叶植物中尤为普遍,如防己科、罂粟科、夹竹桃科、毛茛科、豆科、马钱科、茄科的植物中多数含有生物碱;单子叶植物中的百合科、石蒜科、兰科,裸子植物中的红豆杉科、三尖杉科、麻黄科,及羊齿植物中的石松科、本贼科、卷柏科等的一些植物中也有生物碱;甚至少数菌类植物亦含有生物碱。目前,仅在地衣类和苔藓类植物中尚未发现生物碱存在。

植物界亲缘关系相近的植物,尤其同属的植物中往往含有结构相似的生物碱,如茄科的莨菪属、颠茄属、曼陀罗属、东莨菪属及华山参属等中均含有莨菪碱和东莨菪碱。但在亲缘关系较远的植物中,有时也发现相同或者相类似的生物碱,如小檗碱不仅存在于小檗科植物中,在毛茛科、罂粟科、芸香科、防己科等植物中都有分布。

生物碱也存在于动物中,如中药蟾酥中的蟾酥碱(此碱也分布于植物中),麝香中的麝香吡啶和羟基麝香吡啶 A、B,加拿大海狸香腺中的海狸碱等。

生物碱多数具有明显的生物活性。黄连中的小檗碱(黄连素)具有抗菌消炎作用;萝芙木中的利血平具有降压的作用;长春花中的长春新碱具有抗癌活性;罂粟中的吗啡具有镇痛的作用;延胡索中的去氢紫堇碱具有抗血栓的作用;包公藤中的包公藤素具有缩小瞳孔、降低眼压的作用,可用于治疗青光眼;海洋生物海绵(*Plakina* sp.)中的甾体生物碱 plakinamine A、B 具有抗菌的作用。

生物碱化学的研究,为合成药物提供了重要线索。例如,古柯碱化学的研究导致了局部麻醉药普鲁卡因的合成;美登木中微量成分美登木碱结构的阐明导致了美登木碱的全合成。

第一节 生物碱的结构类型和生物活性

生物碱是一类结构复杂、基本母核类型较多的天然产物。一般按生物碱化学结构的基本母核进行分类。这里仅选择一些重要的类型介绍如下:

一、吡咯类生物碱

由吡咯及四氢吡咯衍生的生物碱,包括简单吡咯烷类及双稠吡咯烷类。双稠吡咯烷类是由两个吡咯烷共用一个氮原子的稠环衍生物。

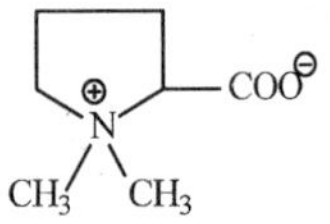

水苏碱 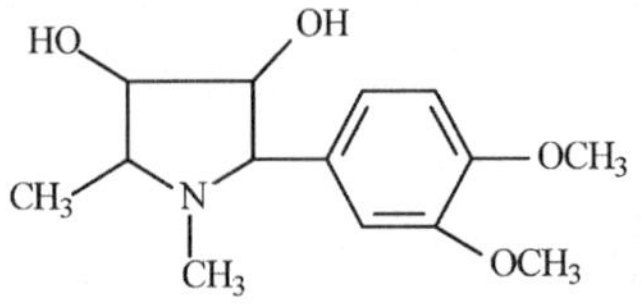　　党参碱 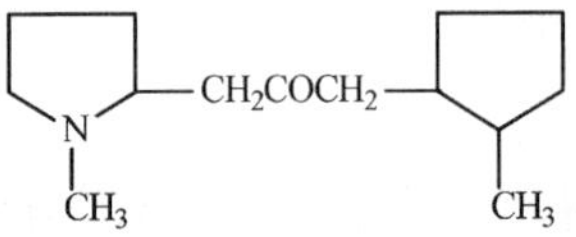　　红古豆碱

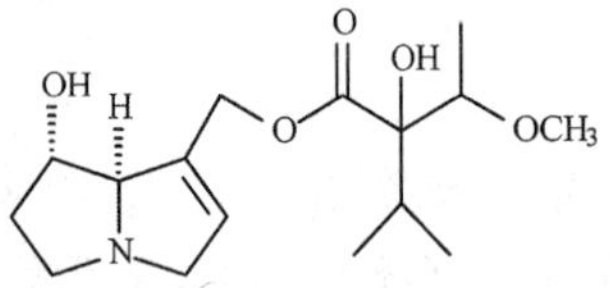

天芥菜碱 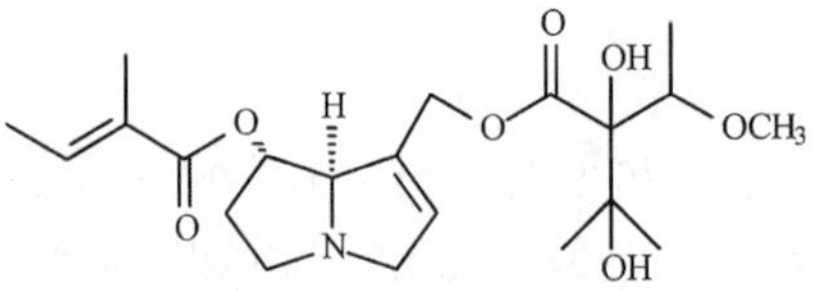　　毛果天芥菜碱 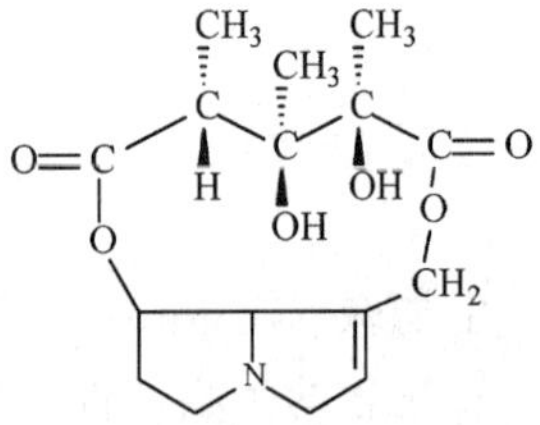　　一野百合碱

部分吡咯类生物碱的生物活性如下：

水苏碱：来源于益母草 *Leonurus sibiricus* 的叶、四川清风藤 *Sabiaschaumanniana diels* 的根，拓木 *Cudrania tricuspidate* (Carr.) Bur. 的根、块茎，水苏 *Stachys tuberifera*、刺山柑 *Capparis spinosa* L. 的根，苜蓿 *Medicago sativa* L. 的全草等。白色蜡状固体，超过 50 ℃熔化成液状，熔点(m. p.) 238～240 ℃，$[\alpha]_D$ −44.3°(C=4.175，水)。易溶于水、醇和稀酸，不溶于乙醚、氯仿。药理药效作用：对肾上腺素所引起的心肌缺血有提高冠状动脉和心肌营养性血流量、减少心肌细胞坏死量、降低血黏度、降低血管阻力、改善微循环、减慢心率、减少心输出量及抗血小板凝聚等作用，有望成为心血管系统疾病的治疗药物；还可改善和增加肾脏的血流量，使肾小球和肾小管得到修良、恢复肾功能；有引起子宫节律性收缩和兴奋子宫的作用，能抑制乳腺癌和子宫肌腺病的发生；具有祛痰、镇咳、松弛支气管平滑肌的作用；还具有减慢蛙心的收缩频率，对犬、兔能降低出血率和出血时间。

党参碱：存在于桔梗科植物铁线莲状党参(新疆党参)[*Codonopsis clematicea* (Schrenk) Clarke]的地上部分。熔点 150～151 ℃，旋光度$[\alpha]_D^{20℃}$ −16°(甲醇)。党参碱的药理作用：党参碱具有明显的降压、减慢心率、改善心脏功能的作用；可以提高心排血量而不增加心率，并能增加脑、下肢和内脏的血液量；静脉注射剂量大于 20 mg/kg 时，对猫有降压作用，对神经中枢无影响。

红古豆碱：以前红古豆碱被认为无生物活性，因而在从天然物中提取托品类生物碱的过程中被废弃。我国西南地区盛产的野生唐古特山莨菪[*Anisodns tanguti* CUS (Maxim) Pascher]中红古豆碱含量很高，其根中红古豆碱含量甚至可超过托品类生物碱含量的总和。红古豆碱具有中枢镇静作用和外周抗胆碱作用，其活性较阿托品弱，但抑制胃肠道蠕动和胃液分泌的作用相对较强，用于治疗胃溃疡及各种胃肠道疾病所致的痉挛性疼痛；还有扩张外周血管、增加冠脉流量及一定的平喘作用。红古豆碱的不良反应是口干、嗜睡、视力模糊、眩晕甚至昏倒，低血压和青光眼患者忌用和慎用。

PAs：天芥菜碱、毛果天芥菜碱、一野百合碱等都是双稠吡咯啶生物碱(pyrrolizidine alkaloids，PAs)。世界上有 6000 余种有花植物含有 PAs，已在 13 个科的植物中检出，多数属于紫草科(聚合草属和天芥菜属)、菊科(千里光属、狗舌草属、槖吾属及泽兰属)和豆科(野百合属)。PAs 是植物的次生代谢产物，对植物来说具有化学防卫的功能，在一定程度上可抵御草食动物、昆虫和植物病原的侵害。家畜如采食含有 PAs 的牧草会导致中毒,给畜牧业造成相当大的损失。在动物产品如奶、蜂蜜和肝脏等中有残留而不安全。另外,一些 PAs 还有致癌、致突变和致畸胎的毒性,以及抗菌、解痉和抗肿瘤活性。

PAs 又称为吡咯里西啶生物碱,它们大多数是由具有双稠吡咯啶环的氨基醇和不同的有机酸两部分缩合形成,其醇部分叫裂碱(necine),酸部分叫裂酸(necic acid)。以裂碱的结构来划分,PAs 有两种类型,一种是倒千里光裂碱型(retronecine-type),另一种是奥索千里光裂碱型(otonecine-type)。在双稠吡咯啶环的 1,2 位可是双键(即可形成烯丙酯结构),该类型的 PAs 具有肝脏毒性,称为肝毒双稠吡咯啶生物碱(hepatotoxic pyrrlizidine,HPAs)。目前已从近 200 种植物中分离得到约 300 个 PAs,其中约有 120 余个属于 HPAs。在 HPAs 分子中,具有环状双内酯的 PAs 毒性最强,其内酯环含有 11～13 个原子,如倒千里光碱;只有单酯键的 PAs 毒性最弱,如天芥菜碱;而虽具有两个酯键却不成环者毒性居中,如毛果天芥菜碱;在 1,2 位不是双键的 PAs 毒性较弱或无毒,如阔叶千里光碱。这些都充分说明了 PAs 的毒性与结构非常相关。

含 PAs 的植物中毒现象是以引起肝细胞出血性坏死、肝巨细胞症(hepatic meglocytosis)、静脉闭塞症(veno-occusive diseases)、胆管增生、肺动脉高压和右心肥大为特征。

各种动物对 PAs 的敏感性有明显差异:牛和马摄入 5%体重的臭狗舌草就可致命,而山羊和绵羊则需要累积摄入百分之几百体重的量才可致死。实验动物中,大鼠和小鼠非常敏感,而兔、豚鼠、沙鼠和仓鼠抵抗力较强。对家禽而言,小鸡和火鸡对 PAs 敏感,但日本鹌鹑能承受累积摄入百分之几百体重的臭狗舌草。另外,牦牛对 PAs 也很敏感。

PAs 在体内的代谢过程及致病机理:PAs 及其氮氧化物自身对机体并不会造成损害,但两者均可在体内被代谢,形成代谢吡咯,而发挥致病作用。

目前发现,PAs 只在肝脏内发生转化,特别是在 3 区(中央小叶区)的肝实质细胞。在细胞色素 P450 的催化下,PAs 首先被氧化为半衰期仅几秒但毒理活性很强的脱氢 PA(dehydro-pyrroizidine alkaloid)。脱氢 PA 很不稳定,可进一步与谷胱甘肽(GSH)形成毒性较弱的 GSDHP(7-gluathionyl-6,7-dihydro-l-hydroxyyethyl-5H-pyrrolzlll),或水解为基本无毒的 DHP(6,7-dihydro-7-hydroxyl-l-hydroxymethyl-SH-pyrroizine)。脱氢 PA、GSDHP 与 DHP 通称代谢吡咯。PAs 的肝脏和肝外毒性是通过形成脱氢 PA 而实现的。脱氢 PA、GSDHP 与 DHP 的形成与 GSH 和含硫氨基酸非常相关,当 GSH 含量降低时,低毒的 GSDHP 形成减少,高毒的脱氢 PA 形成增加。用含硫氨基酸牛黄酸(taurine)可保护大鼠免受单猪屎豆碱引起的右心肥大或死亡。比较四种 PAs 在大鼠肝脏内的代谢发现,毒性最大的毛囊草碱被肝脏清除的速率以及 GSDHP 和 DHP 从肝脏的释放量明显低于其他 PAs,而从肝脏释放的脱氢 PA 量却较高。含硫氨基酸半胱氨酸的添加,可保护怀孕大鼠自身免受单猪屎豆碱的侵害,但对胎儿没有保护能力。脱氢 PA 是很强的烷基化剂,它能连接 DNA 双链而破坏蛋白质合成和抑制细胞有丝分裂,结果导致细胞核巨大,即所谓肝巨细胞症,对肝脏造成不可逆的损害。除了肝脏毒性,PAs 还有肺脏和中枢神经毒性,由于脱氢 PA 半衰期很短,所以,肝外毒性的发挥可能有 GSDHP 的参与,但机制尚不清。PAs 氮氧化物不能直接氧化代谢吡咯,需首先被还原为游离的 PAs,PAs 再被氧化为代谢吡咯啶而发挥毒性。PAs 氮氧化物的还原通常发生在肠道内。绵羊对 PAs 的抵抗能力高于其他动物的原因,一般认为是:① 绵羊体内代谢吡咯形成数量低于其他动物;② 活性较高的脱毒酶和微生物的存在,促使 PAs 在体内的水解和排泄。

PAs 中毒症状：中毒动物的特征表现是肝营养不良或肝硬变及顽固性腹泻。慢性中毒可见动物食欲下降、精神沉郁、结膜微黄、异嗜、腹泻、贫血、消瘦、皮肤黑斑；急性发作可见呼吸加快、脉搏增速、腹痛、共济失调、虚弱、昏迷，有时兴奋、不顾障碍或迟钝、转圈、空嚼、流涎，出现视力障碍、瘫痪而死。病程数月至 2 年，一些动物还有感光过敏和皮肤损害症状。剖检变化：肝表面有灰白色绿豆至蚕豆大小的结节；肺心叶、间叶和膈叶萎缩，胆囊肿大，后腔静脉露张，心脏体积增大，小肠黏膜出血，直肠黏膜脱落；在牛中可见皱胃水肿。组织病变：中毒猪肝出现巨肝细胞，肾近曲小管上皮细胞肿大，胞浆内陷，大脑神经细胞出现卫星化和噬神经现象，小脑浦肯野氏细胞肿胀，尼氏小体不清，心肌纤维颗粒变性；电镜检查肝细胞染色质数量增加，异染色质边集，胞质内充满嵴溶解的线粒体，内质网及高尔基体消失，Ⅰ型肺泡上皮细胞核膜破裂，Ⅱ型肺泡上皮细胞游离端微绒毛增多，嗜饿酸板层小体减少。

治疗：目前尚无特效解毒药，但有一些有益的尝试，如提前饲喂含 25000 U/kg 维生素 A 的饲料对 PAs 中毒动物有保护作用。饲料中加入含硫氨基酸可能提高家畜对 PAs 的抵抗力。

很少有关于人食入含 PAs 的动物产品而中毒的报道，但由于 PAs 中毒是呈慢性经过，不易引起人们的注意，且其侵害是不可逆的，故对含 PA 植物的动物生产出的产品的安全性投入更多的关注是很有必要的。

另外，PA 植物作为药物开发利用上有很大的潜力和价值。已证实，一些 PAs 有抗肿瘤细胞（如 N-氧-去甲天芥菜碱）和解除平滑肌痉挛（如阔叶狗舌草碱）的活性，但 PAs 毒性太大，筛选和改造出高效、低毒的抗肿瘤 PAs，是其研究的重点和难点。

总之，由于 PA 植物分布广泛，危害严重，对 PA 植物系统的调查、其所含 PAs 成分系统的分析、PA 植物毒性和动物产品安全性的评价以及 PA 植物的控制和利用等方面都还有大量的、艰苦的工作要做。

二、吡啶类生物碱

由吡啶或哌啶衍生的生物碱，包括简单吡啶类及双稠哌啶类。双稠哌啶类是由两个哌啶共用一个氮原子的稠环化合物。

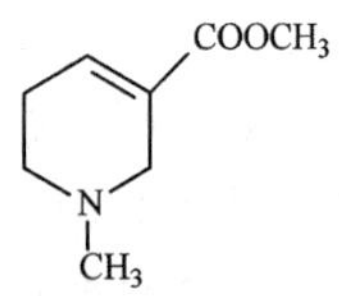

槟榔碱　　烟碱 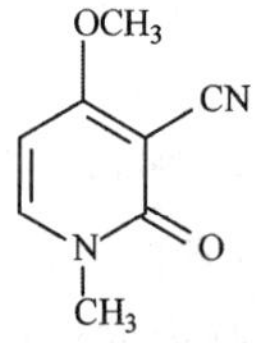　　蓖麻碱 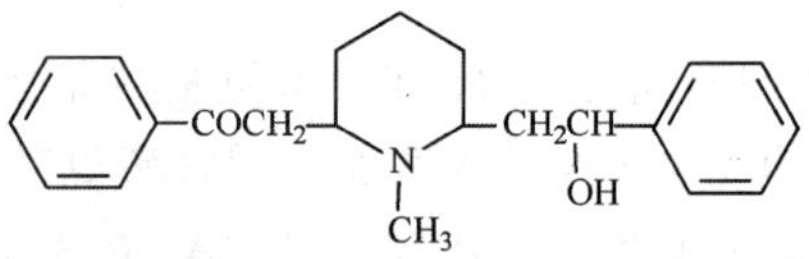　　半边莲碱

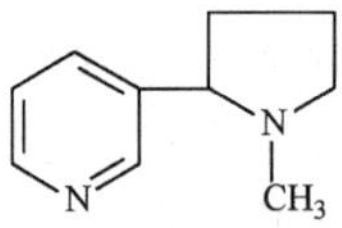

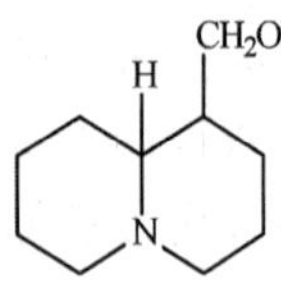

羽扇豆碱 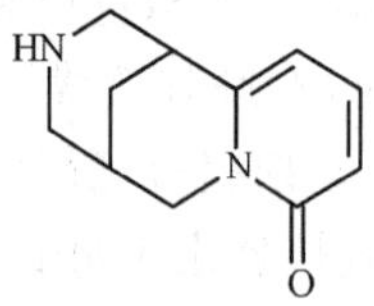　　金雀花碱 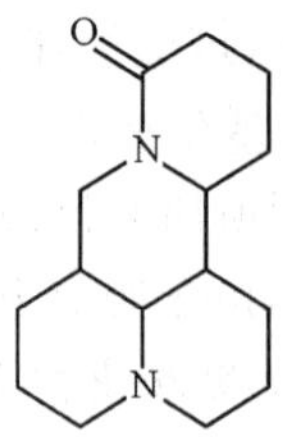　　苦参碱 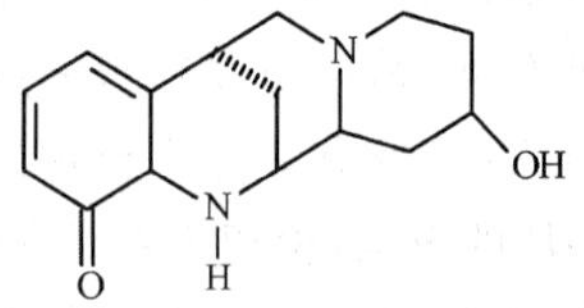　　巴普叶碱

部分吡啶类生物碱的生物活性如下：

槟榔碱：油状液体，沸点 209 ℃，可与水、乙醇或乙醚以任何比例混合。生物活性：为拟胆

碱药,能2分钟出现缩瞳,持续20分钟,适用于解除急性绿内障症状之用,用于治疗青光眼;能使绦虫瘫痪,用作驱绦虫药,效果好于南瓜;临床还用于治疗产后子宫出血、子宫复旧不良、月经过多等;能直接作用于子宫平滑肌,大剂量时可使子宫强直性收缩,而能达到止血目的。

菸碱:中性溶液呈左旋光性,酸性溶液呈右旋光性,多数左旋体呈显著生理活性。目前主要用作杀虫剂和杀虫卵剂。

蓖麻碱:白色针状或棱柱状结晶性生物碱,熔点201～205℃,在170～180℃、2.667 kPa时升华。易溶于热水和热的氯仿中,在热乙醇中有一定的溶解度,难溶于乙醚、石油醚和苯。是一种中性生物碱,水溶液呈中性,与酸不易形成盐。蓖麻碱属于剧毒生物碱,因分子中含有氰基,毒性很大,对人可引起恶心、呕吐,严重时呼吸抑制死亡。在饲料中蓖麻碱含量超过0.01%,能抑制鸡的生长;含量超过0.1%时,鸡麻痹中毒死亡。和菸碱一样毒性较大,通常用作杀虫剂。

金雀花碱:别称野靛碱、金雀花酮碱、乌乐碱,斜方棱柱黄白色粉末,熔点152～156℃。具有呼吸兴奋和对大脑循环的增压作用等生物活性,可用于生产戒烟药、急救药、止咳药。目前临床上用金雀花碱0.15%水溶液供肌肉或静脉注射,抢救因手术和各种创伤引起的反射性呼吸暂停、休克和新生儿窒息等。近期研究表明,它还具有抗心率失常、抗微生物感染、抗溃疡、升高白细胞等多方面的药理作用,具有较强的抗癌活性。

苦参碱:别名母菊碱,商品名称绿宝清、百草一号、绿宝灵、维绿特、碧绿等。苦参碱纯品为白色粉末。是天然植物性农药,对人畜低毒,是广谱杀虫剂,具有胃毒和触杀作用,对各种作物上的黏虫、菜青虫、蚜虫、红蜘蛛有明显的防治效果。害虫一旦触及本药,即麻痹神经中枢,继而使虫体蛋白质凝固,堵死虫体气孔,使害虫窒息而死。原药大鼠急性毒性经口、皮,LD_{50}均大于5000 mg/kg;苦参碱注射于家兔,发现中枢神经麻痹现象,发生痉挛,致呼吸停止而死,对家兔的最小致死量为0.4 g/kg;注射于青蛙,初呈兴奋,继则麻痹,呼吸变为缓慢而不规则,最后发生痉挛,以致呼吸停止而死。其痉挛的发作,可能起因于脊髓反射。对鱼类安全。

三、莨菪烷类生物碱

莨菪烷是由四氢吡咯和六氢吡啶并合而成的杂环。莨菪碱是由莨菪醇和莨菪酸缩合而生成的酯。

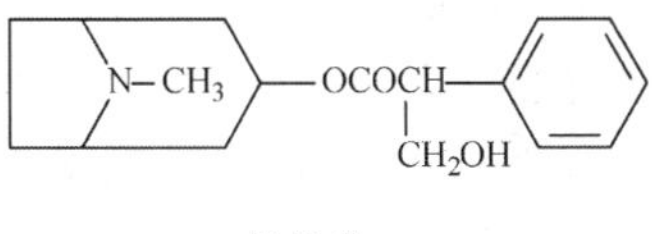

莨菪碱 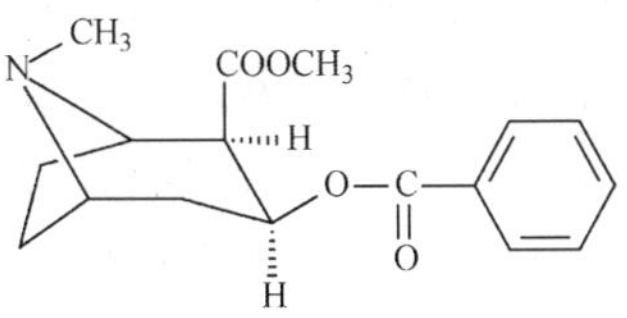　　　　古柯碱

部分莨菪烷类生物碱的生物活性如下:

莨菪碱:又称天仙子碱,无色针状晶体,熔点108.5℃,比旋光度$[\alpha]_D^{20}$ $-21°$(乙醇),难溶于水,可溶于沸水和乙醇、氯仿;将丁二醛、甲胺和丙酮共混于碱性溶液,经长时间放置可合成莨菪酮。莨菪碱存在于许多重要中草药中,如颠茄、北洋金花和曼陀罗。莨菪碱为左旋体,在溶液中易渐渐失去旋光变为消旋体,即颠茄碱,又称为阿托品。在提取过程中,植物中的大半莨菪碱也能消旋化为颠茄碱。莨菪碱是副交感神经抑制剂,药理作用似阿托品,但毒性较大,临床应用较少。莨菪碱有止痛解痉功能,对坐骨神经痛有较好疗效,有时也用于治疗癫痫、晕

船等。

古柯碱：又叫可卡因，是人类发现的第一种具有局麻作用的天然生物碱，为长效酯类局麻药，脂溶性高，穿透力强，对神经组织亲和性良好，产生良好的表面麻醉作用。其收缩血管的作用，可能与阻滞神经末梢对去甲肾上腺素的再摄取有关。小剂量时能兴奋大脑皮层，产生欣快感，随着剂量增大，使呼吸、血管运动和呕吐，中枢兴奋，严重者可发生惊厥；大剂量可引起大脑皮层下行异化作用的抑制，出现中枢性呼吸抑制，并抑制心肌而引起心力衰竭甚至死亡。可卡因从所应用部位（黏膜和胃肠道）吸收，在肝和血浆经酯酶水解代谢，代谢物经肾脏排出，部分还可通过乳汁排泄。本品可通过血脑屏障，并在中枢神经系统蓄积，急性中毒时脑中的药物浓度高于血药浓度，本品还可通过胎盘屏障。因其毒性大并易于成瘾，不宜注入体内，近来已被其他局麻药所取代，临床上常用其盐酸盐制剂。适应症：作为表面麻醉剂，用于各种手术的局部麻醉，常用于口、鼻、咽、耳、尿道、阴道等手术麻醉。严重心血管疾病、高血压、甲亢患者慎用，青光眼患者禁用。可引起典型的变态反应。对组织有一定刺激性，可致角膜浑浊或溃疡、眼压增高。遇热分解失效，不宜煮沸消毒；不宜与肾上腺素合用，有增加心律失常和高血压危象的可能；对角膜有很强的损害作用，已不再于眼科使用；有较强药物滥用潜力，可产生依赖性；是按麻醉药品进行管理。

四、喹啉类生物碱

具有喹啉母核及其衍生物的生物碱均为喹啉类生物碱。

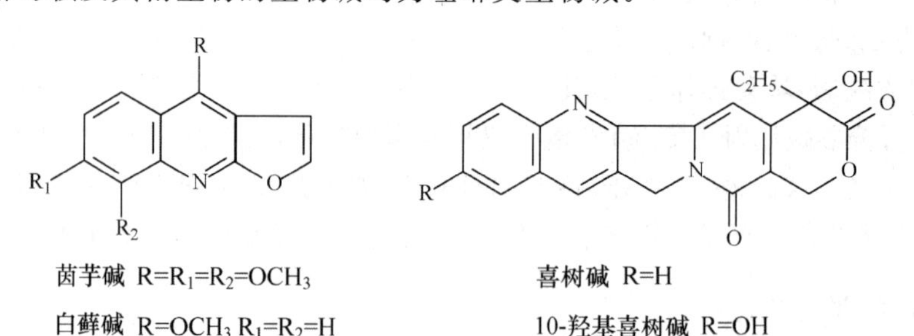

茵芋碱 $R=R_1=R_2=OCH_3$　　喜树碱 R=H

白藓碱 $R=OCH_3$ $R_1=R_2=H$　　10-羟基喜树碱 R=OH

部分喹啉类生物碱的生物活性如下：

茵芋碱：为棱柱状、八面棒状结晶（乙醇），熔点 178 ℃，对石蕊显中性；溶于乙醇、氯仿，微溶于乙醚、戊醇和二硫化碳，几乎不溶于水和石油醚。它具有麻黄碱样作用，可升高麻醉猫血压，增强瞬膜收缩，加强肾上腺素对血压及子宫的作用，加强猫或兔的在位子宫收缩，抑制小肠收缩及扩张冠状血管等；还能提高横纹肌张力，加强脊髓反射兴奋性；剂量较大，可抑制心脏肌肉，如静脉注射于兔，可引起心肌抑制，甚至麻痹，血压逐渐降低，最终动物发生痉挛而死亡；它还具有镇静止痛作用。主要存在于芸香科植物茵芋（*Skimmia reevesiana* Fortune）的叶中，香茵芋（*S. japonica* Thunb.）、樗叶花椒（*Zanthoxylum ailanthoides* Sieb. et Zucc.）的树皮、木质等中。

白藓碱：又称白鲜胺。呈棱柱结晶（乙醇中），熔点 133 ℃；溶于热乙醇和氯仿，微溶于乙醚，难溶于水。其盐酸盐为针状结晶（由乙醇中结晶），熔点 170 ℃（分解）；其苦味酸盐为黄色棱晶（由乙醇中结晶），熔点 1.63 ℃。生物活性有：抗真菌、松弛血管、抗血小板聚集、强心和对平滑肌作用，还具有 DNA 光毒性、皮肤光损害、昆虫拒食等作用。主要用作抗菌和皮肤湿疹、皮肤瘙痒的治疗药物。存在于芸香科植物白鲜（*Dictamnus dasycarpus* Turcz.）的根、松风草

[*Boenninghausenia albiflord*(Hook.)Meissn.]的地上部分;也可由合成法制得。

喜树碱:是从我国中南、西南分布的喜树中提取得到的,为浅黄色针状结晶(甲醇-乙腈),分解点 264~267 ℃,$[\alpha]_D^{25}$ +31.3°(氯仿-甲醇),在紫外光下表现强烈的蓝色荧光,与酸不能生成稳定的盐。生物活性或药理作用有:抗肿瘤,免疫抑制,抗病毒,抗早孕,改变皮肤表皮的角化过程等作用。临床用于恶性肿瘤、银屑病、疣、急慢性白血病以及血吸虫病引起的肝脾肿大等的治疗。喜树碱是通过稳定拓扑异构酶Ⅰ-DNA 的复合物而影响 DNA 的复制来达到抗肿瘤的作用。不良反应有:用量在 100 mg 以上,可引起食欲不振、恶心、呕吐、胃肠炎;可抑制骨髓,还可引起出血性膀胱炎,出现尿频、尿痛及血尿;还可引起口腔黏膜感染和脱发。

10-羟基喜树碱(10-HCPT):为淡黄色结晶性粉末或黄色棱状水合物结晶,熔点 268~270(266~270)℃(分解),熔点 258~263 ℃(在氯仿甲醇中结晶),$[\alpha]$ −147°(*C*=0.674,在吡啶中);溶于稀碱溶液,微溶于乙醇、甲醇、氯仿、吡啶等有机溶剂,不溶于水,微有引湿性,见光不稳定,易变质;与酸不能成盐,与氢氧化钠反应开环成钠盐;在氯仿-甲醇(8∶2)的溶液中有右旋性。来源于珙桐科植物喜树(*Camptotheca acuminata* Decne)的果实、叶。10-羟基喜树碱的抗癌活性超过喜树碱,对肝癌和头颈部癌也有明显疗效,而且副作用较少。适应症:用于胃癌、肝癌、头颈部癌及白血病的治疗。用量用法:静注,注射用羟基喜树碱每支 2 mg,每次 4~8 mg,用 10~20 mL 等渗盐水稀释,每日或隔日 1 次,1 疗程 60~120 mg。毒副作用:① 胃肠道反应有恶心、呕吐;② 骨髓抑制,主要使白细胞下降;③ 少数病人有脱发、心电图改变及泌尿道刺激症状,但远较喜树碱为轻。生物活性:具有显著的抗癌作用,对小鼠白血病 L1210 有良好的活性,0.044 mg/kg 可延长小鼠生存时间 129%,7.4 mg/kg 可抑制瓦克癌瘤 84%;对 PS 和 LE 也显示高的活性;临床治疗各种恶性肿瘤 253 例,有效率 49.8%,其中原发性肝癌有效率 46.7%、胃癌 47%、头颈部肿瘤 64.3%;对白血病、膀胱癌也有一定疗效;毒副作用小,是比较安全有效的抗癌药物。其作用机制为:在动物实验中对小鼠腹水瘤有很好的抗癌活性及抑制腹水生成的作用,属细胞周期特异性药物,主要作用在细胞 S 期;是作用于拓扑异构酶Ⅰ的药物,干扰 DNA 复制,从而杀伤肿瘤细胞;腔内注射 10-HCPT 可使化疗药物与肿瘤细胞直接接触,达到抗癌目的;许多肿瘤细胞对化疗药物存在原发性耐药或与化疗药接触后产生获得性耐药,与其拓扑异构酶的高表达有关,该药的独特作用位点使其具有专一性强、抗癌谱广、对正常组织影响小、药性与其他常用抗癌药物无交叉耐药性的特点;临床观察组中未发现明显毒副作用,其中 10 例病人既往曾接受过胸(腹)腔内顺铂或 IL-2 治疗无效,用 10-HCPT 后仍有 7 例有效。10-HCPT 除对肿瘤细胞存在直接杀伤作用外,胸膜腔内给药还能产生化学性胸膜炎,使胸膜肥厚粘连,从而抑制胸水产生;大多数患者经胸片或/和胸部 B 超检查证明胸水明显减少或消失,伴有明显胸膜肥厚、粘连及纤维包裹形成。10-HCPT 还可治疗恶性胸、腹腔积液,疗效确切,无发热、胸痛反应,临床动态观察中无肝、肾、肺、骨髓等重要脏器的影响。

五、异喹啉类生物碱

异喹啉类生物碱,包括简单异喹啉类和苄基异喹啉类的衍生物。

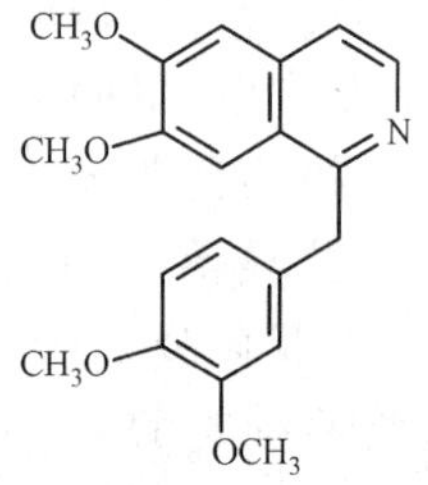

罂粟碱 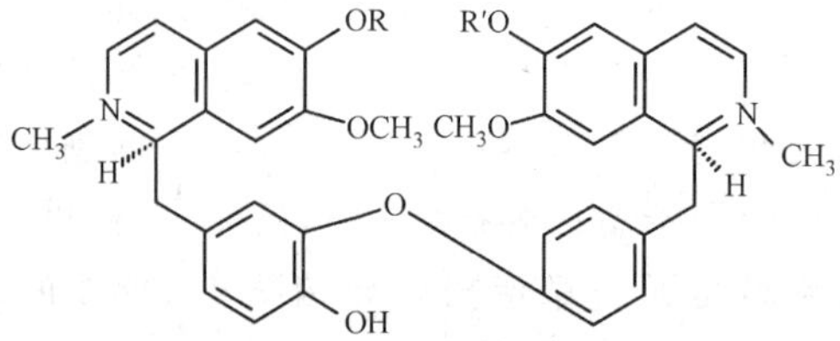　　山豆根碱 R=R′=CH_3　　小檗碱

去甲山豆根碱 R=CH_3 R′=H

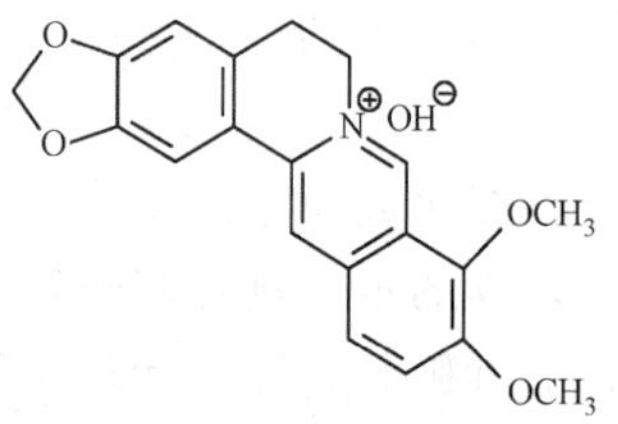

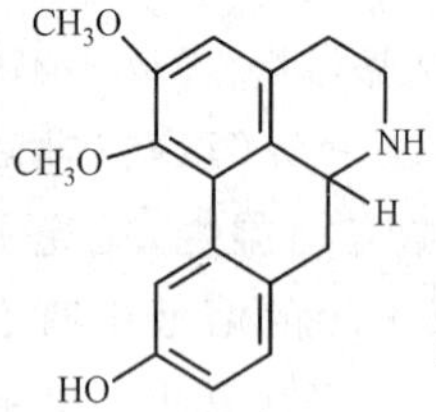

青藤碱 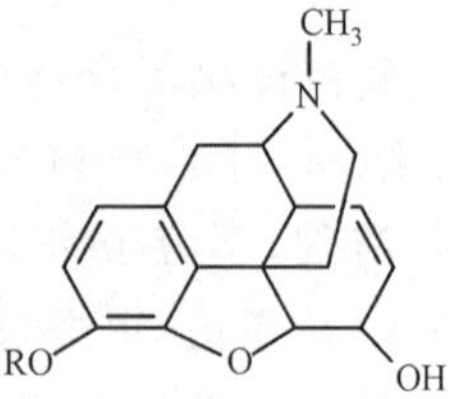　　吗啡 R=H　　两面针碱 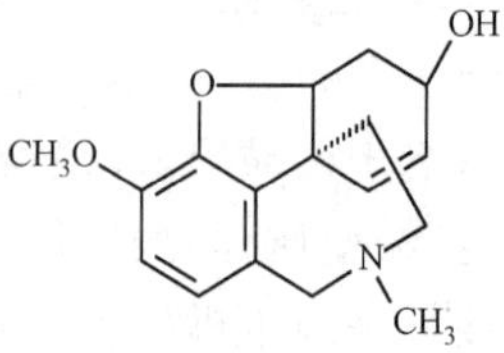　　加兰他明

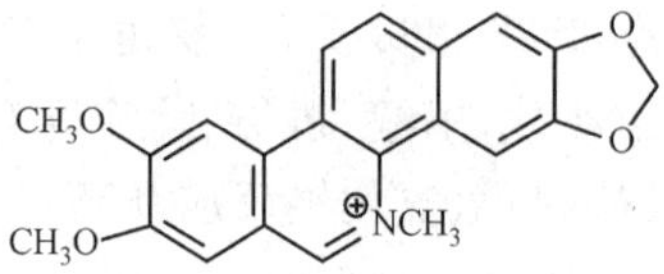

可待因 R=CH_3

部分异喹啉类生物碱的生物活性如下：

罂粟碱：常用其盐酸盐，为白色结晶性粉末、无色棱柱状或针状晶体，无臭；易溶于苯、丙酮、热乙醇、冰醋酸，微溶于乙醚、氯仿，不溶于水，溶于浓硫酸；熔点 146～148 ℃，相对密度 1.337 (20/4 ℃)，加热到 110 ℃变为玫瑰红色，至 200 ℃则变为紫色；它与多种无机酸和有机酸生成结晶盐，其盐酸盐的熔点 224～225 ℃。氢碘酸盐的熔点 200 ℃(分解)，苦味酸盐熔点 183 ℃，苦酮酸盐熔点 221 ℃，水杨酸盐熔点 130 ℃。罂粟碱的药理作用介于吗啡和可待因之间，能解除平滑肌，特别是血管平滑肌的痉挛，并可抑制心肌的兴奋性；对血管、支气管、胃肠道、胆管等平滑肌都有松弛作用，通过松弛血管平滑肌，使冠脉扩张、外周阻力及脑血管阻力降低；主要用于治疗脑、心及外周血管痉挛所致的缺血，肾、胆或胃肠道等内脏痉挛；防止脑血栓形成、肺栓塞、肢端动脉痉挛症及动脉栓塞性疼痛等，亦可用于治疗肠道、输尿管及胆道痉挛疼痛和痛经等。罂粟碱的作用机制可能是抑制环核苷酸磷酸二酯酶而引起对血管、心脏或其他平滑肌的直接非特异性松弛作用；外用罂粟碱霜剂能够抑制自体游离植皮片术后挛缩，其作用机理在于盐酸罂粟碱可以明显减少皮片下肌成纤维细胞(myofibroblast，MFB)的数量并降低Ⅲ/Ⅰ型胶原比值，从而抑制植皮片的挛缩。应特别注意：静注过量或速度过快可导致房室传导阻滞、心室颤动，甚至死亡，应充分稀释后缓缓推入；有恶心、呕吐、食欲不振、嗜睡、头痛、便秘等不良反应；过敏性肝反应(黄疸、嗜酸细胞增多、肝功能失常等)；本品属麻醉药品，久服可成瘾。药代动力学：口服易吸收，但差异大，生物利用度约 54%，蛋白结合率近 90%，$t_{1/2}$ 为 0.5～2 小时，但有时也长达 24 小时；主要在肝内代谢为 4-羟基罂粟碱葡萄糖醛酸盐，一般以代谢产物形式经肾排泄，还可经透析被清除。

山豆根碱：山豆根碱具有舒张冠脉平滑肌，增加冠状动脉的血流量，降低心肌收缩力，减慢心律的作用，其可能机制与抑制钙内流有关，或是减少心肌细胞去甲肾上腺素(NE)释放等多因素有关；山豆根碱可以消除体内儿茶酚胺水平增高所引起的高血压，和消除心肌儿茶酚胺水平增高(尤其是 NE 含量的增高)所引起的心肌细胞钙内流增加，降低心肌室颤阈值，促发恶性心律失常等现象。山豆根碱具有浓度依赖性阻断钙电流的作用，并对钾离子通道有影响。在对冠心病病人的研究中发现，冠心病病人的血小板上膜糖蛋白Ⅳ(GPⅣ)和凝血细胞反应素(TSP)的含量明显高于正常健康人，山豆根碱可明显降低凝血酶的活性，抑制冠心病人的血小板细胞膜上GPⅣ和TSP的含量，还可以抑制血栓素A2(TXA2)的形成，这揭示了山豆根碱具有抗血小板聚集和血栓形成的作用。山豆根碱抗动脉粥样硬化(AS)的作用是，抑制内皮素增长和减低培养平滑肌细胞氘标胸腺嘧啶核苷掺入量，来抑制内皮素诱导的平滑肌细胞增殖，使平滑肌细胞增殖受阻。内皮素(ET)是由心血管内皮细胞、心肌、平滑肌等合成及分泌的一种含有21个氨基酸的活性多肽，有三个异构体ET-1、ET-2、ET-3，ET具有强大的缩血管效应，是一种平滑肌细胞促有丝分裂原，能促进平滑肌细胞的增殖和脱氧核糖核酸合成，并且在动脉粥样硬化的早期，ET-1对单核细胞和巨噬细胞是极强的化学趋化因子，引起内皮细胞和血管的运动功能失调，在动脉粥样硬化晚期，ET-1还可引起粥样斑块纤维化部分性质。山豆根碱可减少主动脉斑块面积，降低冠状动脉病变程度，与山豆根碱明显增强NO活性，抑制PDGF的表达，而对AS形成有关的活性物质的影响有关。豆根碱的抗氧化作用：大鼠脑出血再灌注时，海马组织中MAD含量明显增高，SOD活力和GSH-PX活力则明显降低，SOD/MAD比值和GSH-PX/MAD比值亦大幅度下降，表明机体氧化和抗氧化平衡紊乱，脂质过氧化速率加快，机体自身抗氧化酶系的保护功能减弱，继而加重脂质过氧化性损伤；山豆根碱能使海马组织MAD含量显著下降，SOD活力和GSH-PX活力明显升高，SOD/MAD比值和GSH-PX/MAD比值也显著升高，提示山豆根碱提高SOD活力和GSH-PX活力，提高脂质过氧化速率减慢，体内氧化与抗氧化平衡紊乱有所改善。山豆根碱的抗氧化作用表明，在心血管疾病的过程中，山豆根碱的存在可以在一定程度上保护心脑组织。山豆根碱可通过阻滞牵张活化的阳离子通道，发挥抗牵张性心律失常。综上所述，山豆根碱在心血管系统的疾病中作用机制复杂，能够多途径地作用于心血管系统的不同环节，发挥综合优势，有很好的应用前景。山豆根碱还可用于止痛剂、抗氧化、抗衰老、抗肿瘤、保肝、提高免疫力、抗炎抑菌、清热解毒、消肿利咽、抗高血压、血小板聚集抑制剂(由ADP、肾上腺素、胶原和花生四烯酸引起的血小板聚集)、抑制小肠收缩、抗高血脂(减少血清中的胆固醇)等。

小檗碱：又称黄连素、小蘖(niè)碱、小檗硷，为一种季铵生物碱。存在于小檗科等四个科十个属的许多植物中，1826年M.-E. 夏瓦利埃和G. 佩尔坦从Xanthoxylonclava树皮中首次获得。从乙醚中可析出黄色针状晶体，熔点145°C，溶于水，难溶于苯、乙醚和氯仿，其盐类在水中的溶解度都比较小，例如盐酸盐为1∶500，硫酸盐为1∶30。小檗碱对溶血性链球菌、金黄色葡萄球菌、淋球菌和弗氏、志贺氏痢疾杆菌等均有抗菌作用，并有增强白血球吞噬作用，对结核杆菌、鼠疫菌也有不同程度的抑制作用，对大鼠的阿米巴菌也有抑制效用；小檗碱在动物身上有抗箭毒作用，并具有末梢性的降压及解热作用。小檗碱的盐酸盐(俗称盐酸黄连素)已广泛用于治疗胃肠炎、细菌性痢疾等，对肺结核、猩红热、急性扁桃腺炎和呼吸道感染也有一定疗效。药代动力学过程：口服吸收差，注射后迅速进入各器官与组织中，血药浓度维持不久；肌注后的血药浓度低于最低抑菌浓度；药物分布广，以心、骨、肺、肝中为多；在组织中滞留的时间短暂，24小时后仅剩微量，绝大部分药物在体内代谢清除，48小时内以原形排出仅占给药量的5%以下。它能使菌体表面的菌毛数量减少，使细菌不能附着在人体细胞上，而起治疗作用；对螺旋杆菌也有作用，因而能使胃炎、胃及十二指肠溃疡减轻。主要用于有效治疗胃肠炎、细菌性痢疾等肠道感染、眼结膜炎、化脓性中耳炎等，近来还发现它有阻断α-受体，抗心律失常作用。不良反应：① 口服不良反应较少，偶有恶心、呕吐、皮疹和药热，停药后即消失；② 静脉注射或滴注可引起血管扩张、血压下降、心脏抑制等反应，严重时发生阿斯综合征，甚至死亡；少数人有轻度腹或胃部不适，便秘或腹泻；我国已宣布淘汰盐酸小檗碱的各种注射剂。虽然儿童可以应用，但遗传性6-磷酸葡萄糖脱氢酶缺乏的儿童属禁忌，因它可引起溶血性贫血以致黄疸。它的各种药理作用机制为：① 降血脂作用：蒋建东等从基因序列、细胞、动物实验以及临床治疗等多个层面和角度，对小檗碱降低血中胆固醇和甘油三酯的药理作用、药效和分子机理进行了系统研究。他们发现，小檗碱是在基因转录后水平上，通过作用于3′UTR区域稳定低密度脂蛋白受体的mRNA（信使核糖核酸）来降低血脂的，与目前使用的他汀类降血脂药物的作用机理完全不同，这在理论上为寻找新型降血脂药物提供了新的分子靶点。临床研究表明，口服小檗碱（三个月，每日1 g）可以使高血脂病人的胆固醇、低密度脂蛋白和甘油三酯下降20%～35%，这一结果进一步被高血脂金色仓鼠模型动物实验所证实。魏静和刘敬文等认为，小檗碱可能成为他汀类药物的替代药，并有望用于与他汀类药物联合治疗心血管疾病。② 治疗糖尿病：韩国汉城国立大学的JaeB. Kim博士等认为，小檗碱可能通过刺激一磷酸腺苷（AMP）活化蛋白激酶活性来减少体重，改善葡萄糖耐量，对肥胖和糖尿病有正面作用。他们给肥胖和糖尿病小鼠服用小檗碱，结果，在不改变饮食的情况下，小鼠体重减少，葡萄糖耐量显著改善。此外，小檗碱还可减少高脂肪饮食的Wistar鼠的体重和血浆甘油三酯，并改善胰岛素活性。总之，小檗碱可有效增加脂肪燃烧，减少脂肪合成。

青藤碱：为针状结晶（由苯中结晶），熔点161 ℃，熔化后熔点又升至182 ℃，旋光度－71°（*C*=2.1，乙醇）；溶于乙醇、丙酮、氯仿和稀碱，微溶于水、乙醚和苯。其盐酸盐，结晶（水或乙醇），278 ℃分解；其氢碘酸盐，针晶（由水中结晶），272 ℃分解；其苦味酸盐，黄色针晶，176 ℃分解；来源于防己科植物青藤（*Sinomenium actum* Rehd. et wils.）的根和茎，蝙蝠葛（*Menispermun dauricum* DC.）的叶等。青藤碱具有镇痛、镇静、镇咳、局麻、催吐、降温、降血压、抗炎作用，为植物中很强的组织胺释放剂。临床上用于治疗风湿性关节炎和神经痛。其镇痛作用的部位在中枢神经系统，其镇痛作用与组胺释放无关。其镇静作用是通过抑制高级神经活动的兴奋过程所致，虽对中枢神经系统主要表现为镇静作用，但对中枢某些部位，特别是脊髓呈现兴奋作用。青藤碱有神经节阻断作用，对大鼠离体膈神经标本能可逆性阻滞神经肌肉的传递，呈浓度依赖性抑制作用，Ca^{2+}溶液可拮抗青藤碱对神经肌肉的阻滞作用。新斯的明不能拮抗青藤碱对神经肌肉传递的阻滞作用，且有加强作用，说明青藤碱有去极化型肌松药的某些作用特点。青藤碱有抑制Na^{+}、K^{+}跨膜电流的作用，而对Ca^{2+}电流无明显影响。青藤碱对肾上腺素和去甲肾上腺素的升压反应有显著的对抗作用。能抑制和消除闭塞两侧颈总动脉、刺激坐骨神经向中端所致的加压反射。在连神经离体兔耳灌流的实验中，青藤碱具有反射性血管扩张作用。另外，青藤碱能减弱甚至完全取消刺激迷走神经高中端所致血压下降和山梗菜所致的升压反应，表明其对血管运动中枢有抑制。青藤碱也不增强或减弱乙酰胆碱的降压作用，因而其降压作用与M-胆碱受体无关。其降压作用与其强大的释放组胺作用有关。青藤碱对血管无直接作用，对心脏亦无抑制作用，其降压原理主要与其抗肾上腺作用以及抑制加压反射机制有关。青藤碱对实验性关节炎大鼠可以降低全血黏度，且随剂量增加，作用也显著增加，但对血浆黏度无明显影响，它主要通过提高红细胞变形能力及降低红细胞聚集程度以达到降低全血黏度。青藤碱在兴奋肠管时，还能使血浆组胺含量和淋巴液形成增加，皮肤组胺含量下降，故认为其胃肠道兴奋作用可能与其释放组胺的作用有一定关系。青藤碱的抗炎原理可能是通过下丘脑影响垂体-肾上腺系统所致，与释放组织胺无关；对滴虫、疟原虫也有抑制作用。青藤碱可降低小鼠炭廓清率和脾脏及胸腺的质量，并显著抑制小鼠腹腔巨噬细胞的吞噬功能，引起血浆中 cGMP/cAMP 比值的下降；对以溶血反应为指标的体液免疫和以心脏植入以及肿瘤相伴免疫为指标的细胞免疫有明显的抑制作用；50 mg/kg 的青藤碱可使移植心肌的存活时间延长，对静息及活化增殖的 T、B 细胞的 DNA 代谢均有抑制作用，且作用强度随药物浓度的升高而增强。青藤碱是目前所知的植物成分中最强的组织胺释放剂之一，其组胺释放率依组织不同而异；但是，高浓度青藤碱会阻止组织胺，特别是组织内释放的组织胺对豚鼠小肠的收缩，此作用能被抗组胺制剂部分对抗。

吗啡：为白色有丝光的针状结晶或结晶性粉末，味苦有毒，无臭，遇光易变质，易溶于水，微溶于乙醇；由于其遇光易变质和易溶于水，故一般用赛璐珞或聚乙烯纸包装。常用其盐酸盐或硫酸盐，为阿片受体激动剂。药理作用：通过模拟内源性抗痛物质脑啡肽的作用，激动中枢神经阿片受体而产生强大的镇痛作用，对一切疼痛均有效，对持续性钝痛效果强于间断性锐痛和内脏绞痛；在镇痛的同时有明显的镇静作用，改善疼痛病人的紧张情绪；可抑制呼吸中枢，降低呼吸中枢对二氧化碳的敏感性，对呼吸中枢抑制程度为剂量依赖性，过大剂量可导致呼吸衰竭而死亡；可抑制咳嗽中枢，产生镇咳作用；可兴奋平滑肌，使肠道平滑肌张力增加而导致便秘，可使胆道、输尿管、支气管平滑肌张力增加；可促进内源性组织胺释放而导致外周血管扩张、血压下降，脑血管扩张、颅内压增高；有镇吐、缩瞳等作用，口服后自胃肠道吸收，单次给药镇痛作用时间可持续 4～6 小时；皮下及肌肉注射后吸收迅速，皮下注射 30 分钟后即可吸收 60%，血浆蛋白结合率为 26%～36%，吸收后可分布于肺、肝、脾、肾等组织，并可通过胎盘，仅少量通过血脑屏障，但已能产生镇痛作用。本药主要经肝脏代谢，60%～70%在肝内与葡萄糖醛酸结合，10%脱甲基为去甲基吗啡，20%为游离型。主要经肾脏排泄，少量经胆汁和乳汁排泄。普通片剂清除半衰期为 1.7～3 小时，缓释片和控释片达峰效应的时间较长，2～3 小时，峰浓度较低，达稳态时血药浓度波动较小，清除半衰期为 3.5～5 小时。毒副作用：心血管系统：可使外周血管扩张，产生直立性低血压，鞘内和硬膜外给药可致血压下降；呼吸系统：直接抑制呼吸中枢、抑制咳嗽反射，严重呼吸抑制可致呼吸停止，偶有支气管痉挛和喉头水肿；肠道：恶心、呕吐、便秘、腹部不适、腹痛、胆绞痛；泌尿系统：少尿、尿频、尿急、排尿困难、尿潴留；神经系统：一过性黑朦、嗜睡、注意力分散、思维力减弱、淡漠、抑郁、烦躁不安、惊恐、畏惧、视力减退、视物模糊或复视、妄想、幻觉；内分泌系统：长期用药可致男性第二性征退化，女性闭经、泌乳抑制；眼：瞳孔缩小如针尖状；皮肤：荨麻疹、瘙痒和皮肤水肿。戒断反应：对本药有依赖或成瘾者，突然停用或给予阿片受体拮抗药可出现戒断综合征，表现为流泪、流涕、出汗、瞳孔散大、血压升高、心率加快、体温升高、呕吐、腹痛、腹泻、肌肉关节疼痛及神经、精神兴奋性增高，表现为惊恐、不安、打呵欠、震颤和失眠。

可待因：目前临床使用的可待因是由阿片提取或者由吗啡经甲基化制成，为白色细小结晶，可溶于沸水或乙醚，易溶于乙醇，0.5%的水溶液 pH>9，需遮光、密闭保存。可待因的盐类包括磷酸盐、盐酸盐、硫酸盐、樟脑磺酸盐、氢溴酸盐等。盐酸可待因为细微的结晶或白色结晶性粉末，可溶于水，微溶于无水乙醇，不溶于环乙烷中，避光保存。临床常用的磷酸可待因复方制剂通常由磷酸可待因与对乙酰氨基酚或阿司匹林复合制成，其半水化合物和倍半水化合物为白色结晶性粉末或细微的无色结晶，在干燥的空气内可逐渐风化，溶于水，微溶于乙醇、氯仿及乙醚，4%水溶液的 pH 为 4.0～5.0，避光保存。当磷酸可待因与阿司匹林制成固体复方制剂时，即使在较低的湿度下，磷酸可待因也会在阿司匹林作用下发生乙酰化。硫酸可待因为白色针状结晶或白色结晶粉末，溶于水，微溶于乙醇，不溶于氯仿和乙醚，在密闭容器中避光保存，硫酸可待因溶液较磷酸可待因溶液稳定性强。药代动力学特性：可待因在阿片中的含量约为0.5%～1%，口服后吸收快而完全，生物利用度为40%～70%，易于通过血脑屏障，又能通过胎盘屏障，血浆蛋白结合率一般在25%左右；口服后约1小时血药浓度达高峰，$t_{1/2}$约为3～4小时，主要在肝脏与葡萄糖醛酸结合，约15%去甲基后代谢为吗啡而发挥作用，主要以葡萄糖醛酸结合物的形式经肾排出；肌注和皮下注射镇痛起效时间为10～30分钟，镇痛最强作用时间，肌注为30～60分钟；作用持续时间：镇痛为4小时，镇咳为4～6小时。可待因具有镇咳、镇痛和镇静作用，其镇咳作用为吗啡的1/4；镇痛作用仅为吗啡的1/12～1/7，但强于一般解热镇痛药，作用持续时间与吗啡相似；镇静作用不明显；药物成瘾性弱于吗啡。可待因是强效中枢性镇咳药，镇咳作用起效快，直接抑制延脑的咳嗽中枢而产生较强的镇咳作用，抑制支气管腺体分泌，可使痰液黏稠，难以咳出，故不宜用于多痰的患者，多用于无痰干咳及剧烈、频繁的咳嗽；有少量痰液的患者，宜与祛痰药合用；镇咳剂量时，对呼吸中枢抑制轻微，且无明显便秘、尿潴留及体位性低血压等副作用，耐受性及成瘾性等作用均较吗啡弱。可待因为弱效阿片类药物，能与脑中的阿片受体结合，模拟内阿片肽，并产生激动作用；激活脑内抗痛系统，阻断痛觉传导，产生中枢镇痛作用；多用于中度疼痛的治疗，与解热镇痛药并用有协同作用；其镇痛效果部分源于代谢产物吗啡，与吗啡有交叉耐受性。

两面针碱：为淡黄色针状结晶（甲醇），溶于甲醇、乙醇和水，室温下每毫升水能溶解0.2 mg，熔点275～276 ℃。药用两面针碱通常为氯化两面针碱，具有抗炎、镇痛、抗肿瘤、心血管系统等方面的作用，抗真菌，对钙调素的作用，还有强心、降血压等药理作用。其抗肿瘤活性主要通过抑制拓扑异构酶活性、阻滞细胞周期、诱导肿瘤细胞凋亡、逆转肿瘤细胞多药耐药等几种作用机制达到抗肿瘤作用。作为传统中药的新用法，氯化两面针碱抗肿瘤作用具有很大的开发应用价值。

加兰他明（敏）：又叫尼瓦林、强肌宁，密度为1.28 g/cm^3，熔点119～121 ℃，最早是从snowdrops的球茎中提取分离获得。其抗胆碱酯酶作用较弱，易透过血脑屏障，故中枢作用较强。主要用于重症肌无力、进行性肌营养不良、脊髓灰质炎后遗症、儿童脑型麻痹、因神经系统疾患所致感觉或运动障碍、多发性神经炎等，还可以用于沙林毒气中毒的解救。超量时，有流涎、心动过缓、头晕、腹痛等不良反应。

六、吲哚类生物碱

吲哚类生物碱，包括简单吲哚类和二吲哚类衍生物。

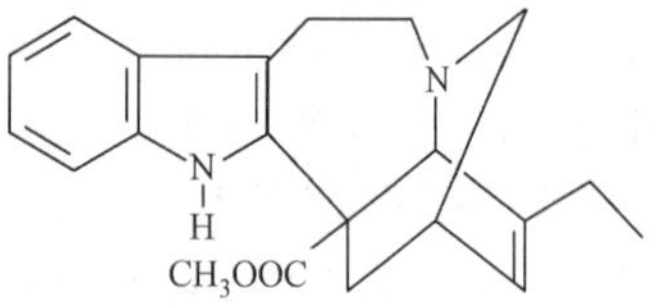

长春花碱

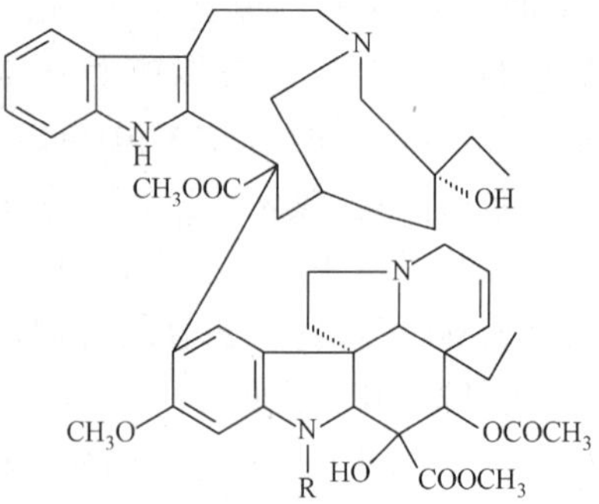

长春碱 R=CH_3
长春新碱 R=CHO

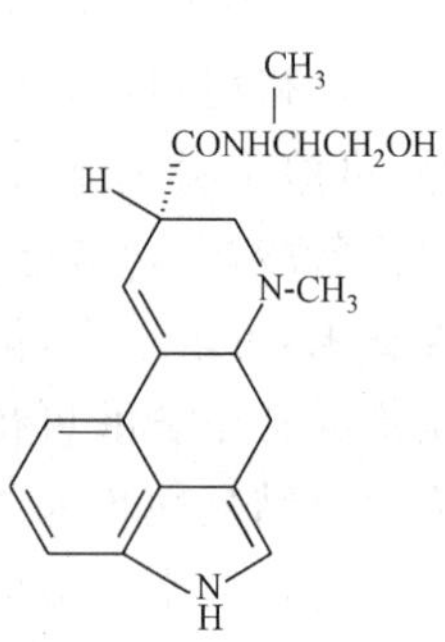

麦角新碱

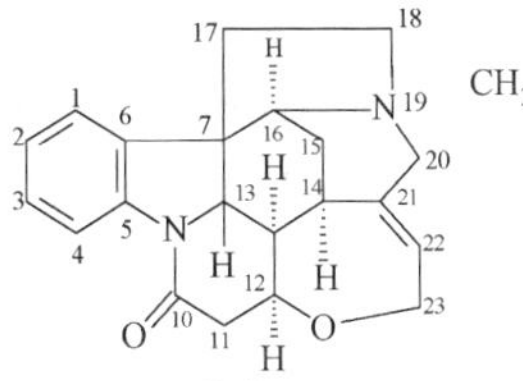

士的宁 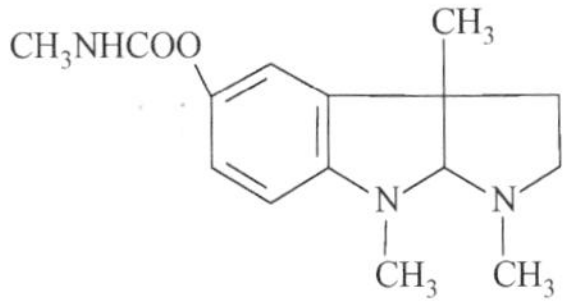　　毒扁豆碱 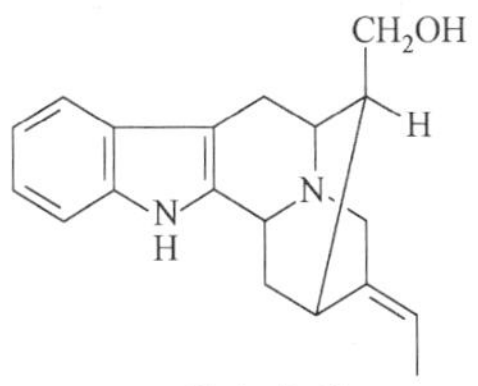　　钩吻戊碱 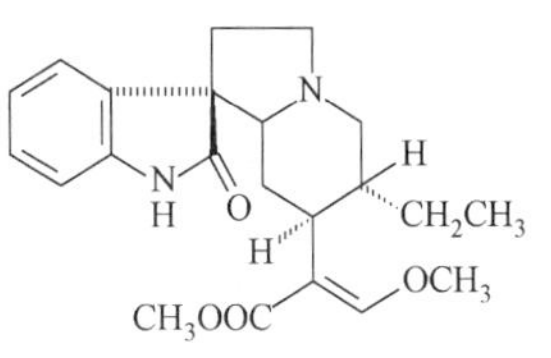　　和钩藤碱（钩藤碱）

部分吲哚类生物碱的生物活性如下：

长春碱：来源于夹竹桃科植物长春花，为针状结晶（甲醇中），熔点 211～216 ℃，比旋光度 +42°（氯仿），溶于氯仿、丙酮和乙醇。其硫酸盐熔点 284～285 ℃，比旋光度 −28°（甲醇），为白色或类白色结晶性粉末，无臭，有引湿性，遇光或热变黄，易溶于水。盐酸盐熔点 244～246 ℃（分解）。长春碱硫酸盐对何杰金氏病和绒毛膜上皮癌治疗效果较好，对淋巴肉瘤、网状细胞肉瘤、急性白血病、单核细胞白血病、乳腺癌、圣母细胞瘤、卵巢癌、睾丸癌、头颈部癌、口咽部癌、神经母细胞瘤和恶性黑色素瘤等均有一定疗效。长春花碱主要抑制微管蛋白的聚合，干扰增殖细胞纺锤体的形成，使有丝分裂停止于中期，与秋水仙碱相似，可引起核崩溃、呈空泡状式固缩，并有免疫抑制作用；但它也作用于细胞膜，干扰细胞膜对氨基酸的运转，使蛋白质的合成受抑制；它可通过抑制 RNA 综合酶的活力而抑制 RNA 的合成，作用于 G_1、S 及 M 期，并对 M 期有延缓作用，多将细胞杀灭于 G_1 期。口服吸收差，需静脉给药；静注长春碱后迅速分布于各组织，很少透过血脑屏障，蛋白结合率 75％；血将药物的清除呈双向型，$t_{1/2}$ α 为 4.5 分钟，$t_{1/2}$ β 为 190 分钟，末梢消除相 $t_{1/2}$ γ 为 24 小时左右；在肝内代谢，大部分随胆汁排出，用药后 3 日内 33％随粪便排出，其中主要为代谢物，21％以原型随尿排出。毒副作用：用药后会出现食欲下降、恶心、呕吐、腹泻、腹痛、口腔炎、指（趾）尖麻木、四肢疼痛、肌肉震颤、腱反射消失，注射血管可出现血栓性静脉炎，漏于血管外可引起局部组织坏死，少数病人可出现体位性低血压、脱发、失眠、头痛等。特别注意：静脉注射，冲入静脉时避免日光直接照射，漏于血管外必须及时处理（参考氮芥外漏的处理），否则可发生局部组织坏死。长春花碱和长春新碱的生物活性与长春碱相似。

麦角新碱：又叫麦角新碱、马来酸甲麦角新碱、马来酸麦角新碱、苹果酸麦角新碱、顺丁烯二酸麦角新碱。白色结晶，易溶于低级醇类、乙酸乙酯和丙酮，见光后分解变黑，其酸盐大多为晶体，熔点 162 ℃。主要作用于子宫平滑肌，使子宫强直性收缩，作用强而持久，大剂量可使子宫肌强直收缩，能使胎盘种植处子宫肌内血管受到压迫而止血，在妊娠后期子宫对缩宫药的敏感性增加；临床用于治疗产后子宫出血、子宫复旧不良、月经过多等。麦角新碱口服吸收快而完全，10 分钟内即见子宫紧张度增加，60～90 分钟达血药浓度高峰；肌注为口服剂量的 1/10，静脉注射剂量为肌注的 1/2，5 分钟内即现子宫兴奋效应；静注 0.2 mg 后，药物迅速从血浆分布到外周组织，其 α 相 $t_{1/2}$ 为 20～30 分钟，β 相消除 $t_{1/2}$ 20～30 分钟以上，临床作用可持续约 3 小时；肌注 0.2 mg，t_{max} 为 0.5 小时，达峰浓度 3 mg/mL，2 小时总血浆清除率为 120～240 mL/min；分娩时静脉或肌内注射，生物利用度可增加至 78％；排泄迅速，由肝肾排出。毒副作用：静脉给药时，可出现头痛、头晕、耳鸣、腹痛、恶心、呕吐、胸痛、心悸、呼吸困难、心率过缓；也有可能突然发生严重高血压，在用氯丙嗪后可以有所改善甚至消失；如使用不当，可能发生麦角中毒，表现为持久腹泻、手足和下肢皮肤苍白发冷、心跳弱、持续呕吐、惊厥。药物相互作用：避免与其他麦角碱同用；不得与血管收缩药（包括局麻药液中含有的）同用；与升压药同用，有出现严重高血压甚至脑血管破裂的危险；吸烟过多可致血管收缩或挛缩。

士的宁：又叫番木鳖碱、马钱子碱、士的年。无色柱状晶体或白色粉末，无臭，味极苦；溶于沸水，不溶于乙醚，微溶于水和乙醇。是由马钱子中提取的一种生物碱，能选择性兴奋脊髓，增强骨骼肌的紧张度，临床用于轻瘫或弱视的治疗，作为中枢兴奋药已很少应用。注意事项：本品排泄缓慢，有蓄积作用，使用时间不宜太长；过量易产生惊厥，出现惊厥应立即静注戊巴比妥0.3～0.4 g，或用较大量的水合氯醛灌肠；吗啡中毒而使脊髓处于兴奋状态，禁用本品解救；高血压、动脉硬化和肝肾功能不全、癫痫、破伤风、突眼性甲状腺肿病人忌用。士的宁易自消化道及注射部位吸收，进入体内后主要在肝脏解毒；部分积蓄在肝脏及肌肉组织中的毒物，可再次释放入血，导致二次中毒；士的宁一部分以原形从尿中排出，一般在10小时内即排出绝大部分；能选择性地对抗甘氨酸，解除中枢神经系统突触后抑制过程，取消神经元之间的抑制；兴奋中枢神经系统所有部位，但对脊髓的兴奋作用最为突出，能提高其反射功能，增加肌肉紧张度，引起强直性、反射性及泛化性惊厥；大剂量士的宁直接抑制心肌。

毒扁豆碱：又叫依色林、卡拉巴豆碱。片状结晶（乙醚），熔点102～104 ℃，但该晶体不稳定，易变为熔点86～87 ℃的结晶，比旋光度−120°（苯）/−76°（氯仿），微溶于水，可溶于乙醇、苯、氯仿或脂肪油中。为胆碱酯酶抑制药，有兴奋平滑肌及横纹肌的作用，能缩小瞳孔、降低眼内压，用于催醒、治疗青光眼等。常用其水杨酸盐，它并不破坏胆碱酯酶，只是与酶结合形成易解离的复合物，而使酶的活性暂时丧失，是一种可逆性胆酯酶抑制剂；它与中枢神经系统的作用概括为小剂量时兴奋，大剂量抑制，故已较少做全身给药，只用于眼科；能特异性地解除抗胆碱能神经药物的毒性，如眼科使用强力抗胆碱能神经药物（阿托品、东莨菪碱等）可能引起中枢神经毒性，表现为谵妄、精神错乱、幻觉、嗜睡等；皮下或静脉注射本品，数分钟内即可消除抗胆碱能神经药物的毒性。它能加重支气管哮喘、心血管病、糖尿病、坏疽、肠道或尿路梗阻，以及帕金森病的症状，应禁用；角膜溃疡和活性眼色素膜炎（葡萄膜炎）患者也禁用。

和钩藤碱（钩藤碱）：熔点216 ℃（208～209 ℃），比旋光度−14.7°（C=2.5，氯仿），溶于氯仿、丙酮、乙醇、苯，微溶于乙醚和醋酸乙酯，几乎不溶于石油醚。来源于茜草科植物钩藤的带钩枝条提取物。钩藤碱能够抑制外周血管收缩，使血管阻力降低，血压降低，同时有抗血小板聚集和抗血栓的作用，临床上用于降血压。其生物活性如下：

对循环系统的影响：① 降压作用。钩藤碱无论对麻醉动物或不麻醉动物、正常动物或高血压动物，也不论静注或灌胃给药，均有降压作用。降压机制：钩藤碱能抑制双侧颈总动脉所致的加压反射，对乙酰胆碱的降压作用不明显，但能显著抑制甚至阻断电刺激迷走神经高中端所致的血压下降，不能对抗肾上腺素、去甲肾上腺素的苯丙胺的升压作用，却能明显增强肾上腺素和去甲肾上腺素的升压作用。现在认为，钩藤碱产生降压作用的原理主要是直接和反射性地抑制了血管运动中枢以及阻滞交感神经和神经节，使外周血管扩张，阻力降低所致。其直接扩张血管的作用比较强。② 钩藤碱有抑制心肌收缩性的作用，并能减少心肌耗O_2量。负性肌力作用是其降压因素之一。③ 对血小板聚集和血栓形成的影响：钩藤碱明显抑制AA、胶原及ADP诱导的大鼠血小板聚集。钩藤碱不影响血小板利用外源性AA合成TXA2，但抑制胶原诱导的TXA2生成；在抗血小板聚集有效剂量时，对PGI2的生成无影响。钩藤碱有显著降低血栓形成诱导剂ADP及胶原加肾上腺素静脉注射所致小鼠死亡率。④ 钩藤碱对心肌电生理作用随着剂量的增加而增强。

对平滑肌的影响，钩藤碱能抑制家兔离体肠管：钩藤碱呈非竞争性拮抗$CaCl_2$作用，在无钙液中钩藤碱能抑制乙酰胆碱诱发的结肠带收缩，表明对结肠带依赖细胞内 Ca^{2+} 的收缩有抑制作用。当恢复细胞外液 Ca^{2+} 浓度后，较大剂量的钩藤碱产生明显抑制作用。钩藤碱能兴奋大鼠离体子宫，对催产素和高 K^{+} 去极化后 Ca^{2+} 引起的大鼠离体子宫收缩均有抑制作用。钩藤碱阻滞外 Ca^{2+} 内流和内 Ca^{2+} 释放。

钩藤碱能抑制离体和在位蛙心、兔心：有实验证明钩藤碱能抑制离体和在位蛙心、兔心，并能抑制蛙和小鼠的呼吸和缩小瞳孔。

七、萜类生物碱

其氮原子在萜的环状结构中或在萜结构的侧链上，以前者常见。

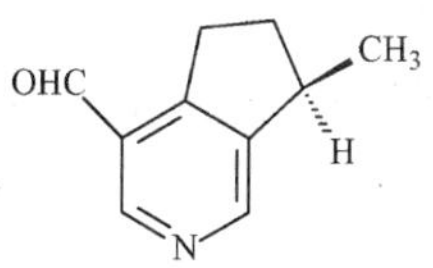

肉苁蓉碱 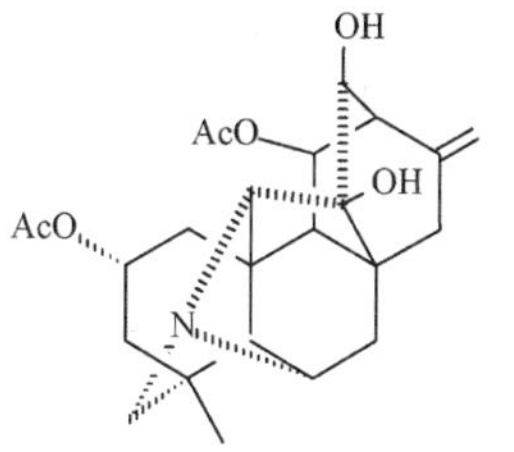　　关附甲素 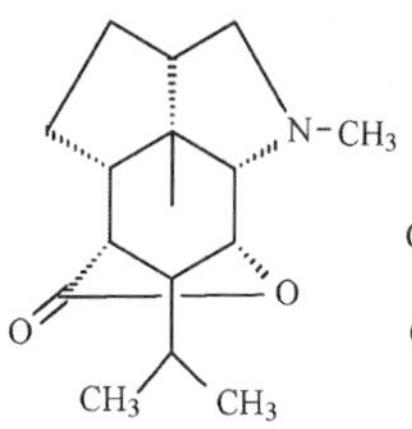　　石斛碱 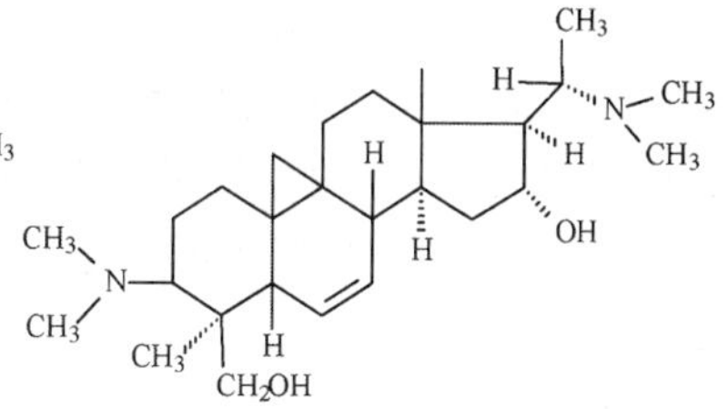　　小叶黄杨碱 A

部分萜类生物碱的生物活性如下：

关附甲素：是从中药关白附的根块中提取分离得到的，其盐酸关附甲素为白色结晶粉末。具有抗心律失常作用，表现为减慢心率、延长心动周期和舒张期，但对收缩压、舒张压、左心室收缩压、左心室内压最大变化速率、左心室舒张末期压均没有影响。可以有效治疗阵发性室上性心动过速和室性早搏，无严重不良反应。对窦房结优势起搏细胞电活动具有直接的抑制作用。当细胞外低 Ca^{2+} 时，可增强关附甲素，减慢窦性频率效应；高 K^{+} 时，减慢窦性频率的作用被减弱。关附甲素对心室肌细胞延迟整流钾电流有明显的抑制作用，这种抑制作用与去极化持续时间无关，对内向整流钾电流无影响。关附甲素可能是减少心肌耗氧量而显著延长舒张期，从而改善心肌血液供应。关附甲素的减慢心率效应可能是通过直接作用于窦房结优势细胞，这种作用可能与抑制延迟整流钾电流有关。其盐酸盐人体静注的药代动力学参数：中心室分布容积（V_c）为 17.5 ± 2.8L，血药浓度－时间曲线下面积（$AUC_{0\sim t}$）为 980.6 ± 163.9 mg·L^{-1}·min，药物总清除率（CL）为 0.2±0.1 L·min^{-1}，分布半衰期（$T_{1/2pi}$）为 2.6±1.2 min，分布半衰期（$T_{1/2\alpha}$）为 18.1±20.4 min，消除半衰期（$T_{1/2\beta}$）为 480.4±134.4 min。

石斛碱：熔点 134.5～136 ℃，$[\alpha]_D$ －48.4°（氯仿），来源于兰科植物金钗石斛、茎芬莱石斛。与非那西汀相似，但较弱。对血压和呼吸有抑制作用，中毒剂量可引起惊厥。此外，还有兴奋子宫作用。石斛碱为目前所知的石斛的主要药用成分，具有止痛、解热作用，可降低心率、血压，减慢呼吸，具强壮作用并可解巴比妥中毒。

八、甾类生物碱

此类生物碱包括甾类生物碱和异甾类生物碱，氮原子大多数在甾环中，有的以与低聚糖结合的形式存在。

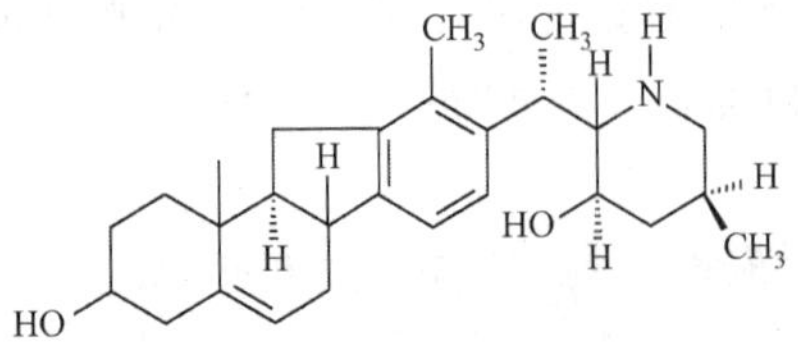

藜芦碱 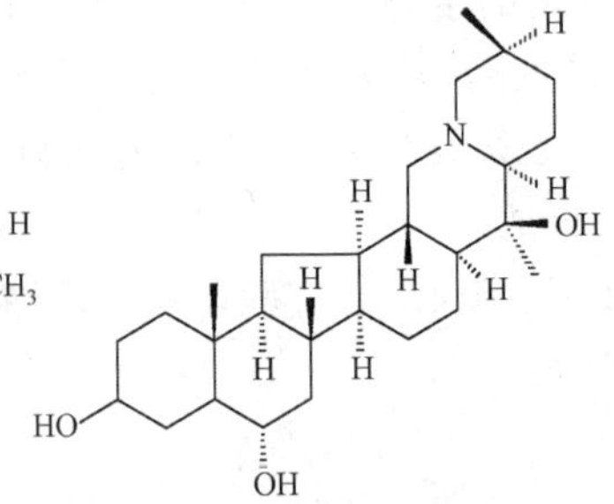　　贝母碱（浙贝甲素） 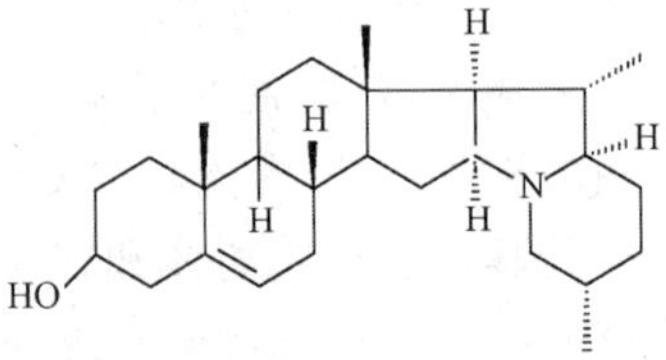　　茄啶（龙葵胺）

部分甾类生物碱的生物活性如下：

藜芦碱：来源于中药藜芦，能有效地防治多种作物蚜虫、茶树茶小绿叶蝉、稻飞虱、棉蚜、蔬菜白粉虱等刺吸式害虫及菜青虫，棉铃虫等鳞翅目害虫，主要作为生物农药。其作用机理是，经虫体表面或吸食进入消化系统，造成局部刺激，引起反射性虫体兴奋，继之抑制虫体感觉神经末梢，经传导和抑制中枢神经而致害虫死亡。它是广谱、高效、无有害残留、无污染、无抗药性、持效期长的杀虫剂。

贝母碱：又叫浙贝甲素或贝母素甲，存在于我国所产浙贝母中。白色针状晶体，熔点 223～224 ℃，比旋光度 $-19.4°$（乙醇）/$-20°$（氯仿），溶于多种有机溶剂，与各种无机酸如盐酸、硝酸、氢溴酸、氢碘酸、高氯酸等生成结晶盐。生理作用有：① 镇咳作用。二氧化硫引咳法证明，豚鼠皮下注射浙贝母碱 4 mg/kg 有镇咳作用。② 对循环系统的影响。离体蛙心实验灌流表明，浙贝母碱在 1∶(5000～10 000)浓度可使心率减慢、房室传导阻滞，浙贝母碱给麻醉犬(5～10 mg/kg)、猫(1～3 mg/kg)、兔(10 mg/kg)静注，可见血压下降。③ 对平滑肌的作用。猫和家兔离体肺脏灌流表明，浙贝母碱低浓度(1∶500 万)时，使支气管平滑肌扩张，高浓度(1∶10 000～1∶1000)时则收缩之，此作用与阿托品类似。10^{-5}～2.5×10^{-4} 的浙贝母碱可使兔离体子宫收缩加强及张力加大，及至处于痉挛状态，已孕子宫比未孕子宫敏感；同样剂量对大鼠子宫，则主要出现振幅加大和频率加快；浙贝母碱 0.5 mg 引起兔子宫收缩的强度与 1 单位的垂体后叶素或 0.04 mg 的麦角新碱相似；用阿托品阻断乙酰胆碱对子宫的收缩作用后，浙贝母碱仍有兴奋子宫的作用；但应用双苯胺阻断肾上腺素兴奋子宫的作用后，再应用浙贝母碱，却不出现子宫兴奋作用或兴奋作用减弱，故认为其作用可能与兴奋肾上腺素能受体有关；浙贝母碱 2×10^{-5} 时，可使兔离体小肠收缩加强、蠕动增加；浙贝母碱溶液给犬、猫和家兔滴眼，可使其瞳孔扩大，并使其对光反应消失。④ 其他作用。浙贝母碱静脉注射，使麻醉犬唾液分泌暂时停止。

茄啶(龙葵胺)：长针状结晶(氯仿-甲醇)，熔点 218～219 ℃，接近熔点时升华并微有分解，$[\alpha]_D^{21}$ $-29°$($C=0.5$，氯仿)，易溶于苯、氯仿，微溶于乙醇、甲醇，几乎不溶于乙醚和水等。盐酸盐为棱柱状结晶(80%乙醇)，熔点 345 ℃(分解)。茄啶广泛存在于茄科植物马铃薯芽、辣椒种子、百合科植物蒜藜芦、黑百合鳞茎、番茄及茄子等茄科植物中。龙葵碱对胃肠道黏膜有较强的刺激性和腐蚀性，对中枢神经有麻痹作用，尤其对呼吸和运动中枢作用显著。对红细胞有溶血作用，可引起急性脑水肿、胃肠炎等。中毒的主要症状为胃痛加剧、恶心、呕吐、呼吸困难、急促，伴随全身虚弱和衰竭，严重者可导致死亡。龙葵碱主要是通过抑制胆碱酯酶的活性造成乙酰胆碱不能被清除而引起中毒的。

九、大环类生物碱

大环类生物碱大多数具有内酯结构，故亦称大环内酯类生物碱。

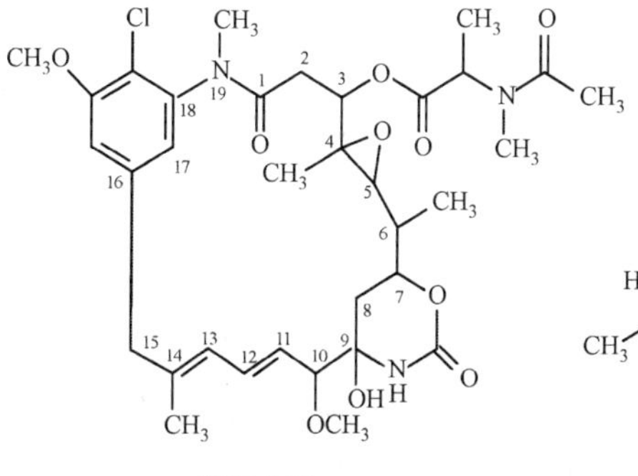

美登木碱 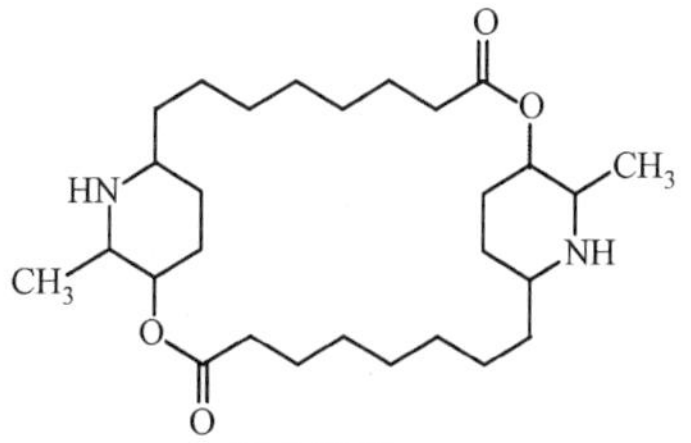　　番木瓜碱 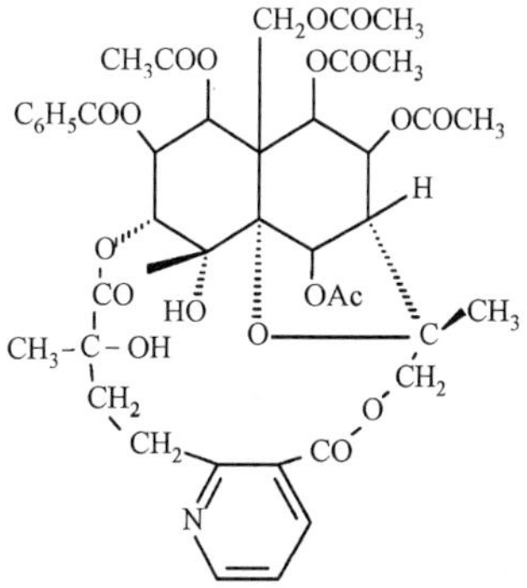　　雷公藤碱

部分大环类生物碱的生物活性如下：

美登木碱：是从卫矛科植物卵叶美登木（*Maytanus ovatus* Loes）或称齿叶美登木（*Maytanus serrata*）的根茎和果实中分离出来的一种生物碱，熔点为 171～172 ℃。其结构与利福霉素、曲张链丝菌素（streptovaricine）、颗粒霉素（tolypomycine）及格尔德霉素（geldanamycin）等相似，具有柄型（ansa）大环结构。其生物活性与长春碱类似，均抑制有丝分裂中期，对 DNA 的合成抑制强于对 RNA 或蛋白质的合成抑制；对实验动物肿瘤 P388、S-180、Lewis 肺癌、L1210 及 W256 都有显著的抑制作用；可用于治疗乳腺癌、消化道癌、淋巴肉癌、骨髓癌、慢性烂细胞白血病等恶性肿瘤，临床上还有消炎、止痛、解毒、增进食欲的作用。会引起恶心、呕吐、腹泻、肝功能受损等不良反应。

番木瓜碱：来源于豆科植物胡卢巴 *Trigonella foenum-graecum* L. 种子、番木瓜科植物番木瓜 *Carica papaya* L. 的果实和叶。为单斜棱柱结晶（丙酮），熔点 119～120 ℃，$[\alpha]_D^{12}$ +24.7°（C=1.07，乙醇），微溶于水，除石油醚外，溶于绝大多数有机溶剂。具有抗肿瘤、抗菌、抗寄生虫等生物活性；对淋巴样白血病 L1210（LE）有显著抗癌活性，对淋巴细胞白血病 P388（PS）等有一定活性；对结核杆菌（H37RV）稍有抑制作用，并能杀灭阿米巴原虫；可引起家兔血压下降，对离体蛙心、兔心停止于舒张期，使蛙后肢血管收缩，使兔耳壳、肾脏、小肠及冠状血舒张；能抑制猫、兔及豚鼠的肠管和豚鼠气管的平滑肌；对妊娠子宫（兔及豚鼠）及正常子宫（豚鼠），少量使之兴奋，大量使之麻痹，还能麻痹骨骼肌。

雷公藤碱：是卫矛科雷公藤根木部的杀虫有效成分。在农业上对昆虫有强胃毒和触杀效能，对于防治菜青虫、猿叶虫和松毛虫非常有效。试验虫的中毒症状主要为，幼虫表皮出现黑斑，形成黑斑部分不能脱去旧表皮，最终死亡。也可用于清洁卫生杀蛆、灭蝇，对毒鼠昏迷率达到 97%，7 天后死亡率约 50%。此外，雷公藤根木部提取物可使雄性大鼠附睾精子成活率明显下降、畸形率上升，灌服抗生育剂量并不影响大鼠垂体-睾丸轴的内分泌功能，可能是直接作用于睾丸与附睾中精子，使其变态与成熟；对日本血吸虫小鼠肝脏虫卵肉芽肿形成有明显抑制作用；还具有抗肿瘤、抗风湿关节炎、治皮肤发痒和腰带疮等作用。

十、有机胺类生物碱

结构特点是氮原子在环外侧链上。

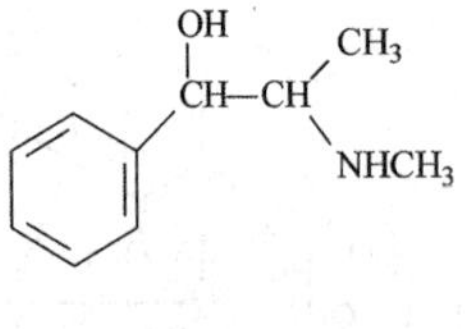

麻黄碱 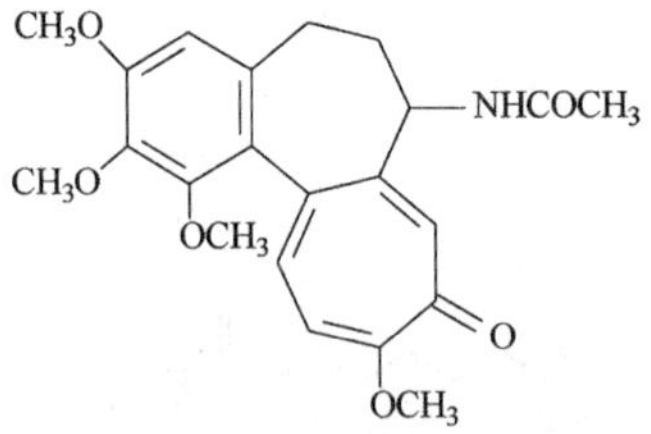　　秋水仙碱 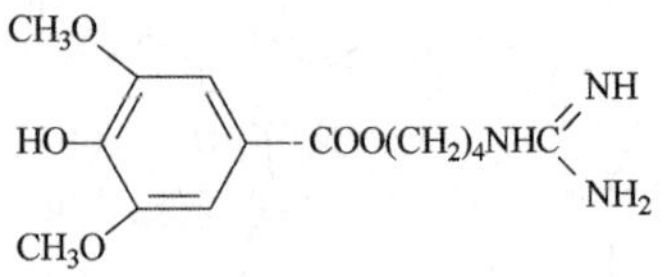　　益母草碱

部分有机胺类生物碱的生物活性如下：

麻黄碱：亦称麻黄素，来源于多种麻黄属植物，是中草药麻黄的主要成分，无色、挥发性液体，可以水蒸气蒸馏获得；为白色针状结晶或结晶性粉末，无臭、味苦，易溶于水，溶于乙醇，不溶于氯仿和乙醚，熔点为 217～220 ℃。常用其盐酸盐，其盐酸盐为斜方针状结晶，$[\alpha]_{D}^{25}-33°$～35.5°(C=5)，1 g 溶于 3 mL 水、14 mL 乙醇，几乎不溶于乙醚及氯仿。麻黄碱为拟肾上腺素药，兼具 α 与 β 受体兴奋作用，作用较温和；有松弛支气管平滑肌、收缩血管、兴奋中枢等作用；升压作用较弱，但较持久，使血管收缩，但无后扩张作用；临床应用其盐酸盐，用于治疗支气管哮喘和各种原因引起的低血压状态；兴奋中枢，用于吗啡、巴比妥中毒；亦用于滴鼻消除黏膜充血。麻黄碱可用于支气管哮喘、百日咳、枯草热及其他过敏性疾病，还能对抗脊椎麻醉引起的血压降低、扩大瞳孔，也用于重症肌无力、痛经等疾患，还可作中枢神经系统兴奋剂。服用麻黄碱后可以明显增加运动员的兴奋程度，对运动员本人有极大的副作用。因此，这类药品属于国际奥委会严格禁止的兴奋剂。麻黄碱是合成苯丙胺类毒品也就是冰毒最主要的原料；由于大部分感冒药中含有麻黄碱成分，可能被不法分子大量购买用于提炼制造毒品。各药店对含麻黄碱成分的新康泰克、白加黑、日夜百服宁等数十种常用感冒、止咳平喘药限量销售，每人每次购买量不得超过 5 个最小零售包装。

秋水仙碱：又叫秋水仙素，因最初从百合科植物秋水仙中提取获得，因而称秋水仙碱。纯秋水仙素呈黄色针状结晶，熔点 157 ℃，易溶于水、乙醇和氯仿，味苦，有毒。秋水仙碱能抑制有丝分裂，破坏纺锤体，使染色体停滞在分裂中期。这种由秋水仙素引起的不正常分裂，称为秋水仙素有丝分裂。在这样的有丝分裂中，染色体虽然纵裂，但细胞不分裂，不能形成两个子细胞，因而使染色体加倍。自 1937 年美国学者布莱克斯利(A. F. Blakeslee)等，用秋水仙素加倍曼陀罗等植物的染色体数获得成功以后，秋水仙素就被广泛应用于细胞学、遗传学的研究和植物育种。秋水仙碱的药理作用有：① 抑制纺锤体的形成：秋水仙碱可与微管蛋白二聚体结合，阻止微管蛋白转换，使细胞停止于有丝分裂中期，从而导致细胞死亡。② 抗炎作用：秋水仙碱通过干扰溶酶体脱颗粒，降低中性粒细胞的活性、黏附性及趋化性，抑制粒细胞向炎症区域的游走，从而发挥抗炎作用。另外，它干扰细胞间黏附分子及选择素的表达，从而阻碍 T 淋巴细胞活化及对内皮细胞的黏附，抑制炎症反应；秋水仙碱还可通过减少 E-选择素、L-选择素及内皮素的表达，发挥其抗炎作用。③ 抑制纤维组织形成的作用：秋水仙碱能够明显抑制成纤维细胞增生，抑制胶原(Ⅰ、Ⅲ型)mRNA 表达及蛋白合成分泌，促进胶原酶活性，促进基质金属蛋白酶(MMP)-1、MMP-9 活性增强，从而减少胶原的产生和沉积，促进胶原分解，起到抗纤维化的作用。④ 抑制肥大细胞释放组胺颗粒，抑制胰岛β细胞释放胰岛素，并抑制黑色素细胞内黑色素颗粒的移动。⑤ 其他作用：秋水仙碱可以降低体温，抑制呼吸中枢、增强拟交感药物的作用，收缩血管、升高血压，还可通过神经元刺激增强胃肠道功能以及改变神经肌接头的功能。由于秋水仙碱可抑制细胞分裂，同时还可以干扰肿瘤细胞的蛋白质代谢，抑制 RNA 多聚酶活力以及细胞膜类脂质的合成和氨基酸在细胞膜上的转运，从而诱导多种实体肿瘤细胞凋亡。最近研究发现，秋水仙碱在体外对胶质瘤细胞生长有明显的抑制和诱导凋亡作用，但体内的效果尚待临床研究。秋水仙碱可能是通过减低白细胞活动和吞噬作用及减少乳酸形成，从而减少尿酸结晶的沉积，减轻炎性反应，而起止痛作用，主要用于急性痛风，对一般疼痛、炎症和慢性痛风无效。秋水仙碱可抑制细胞的有丝分裂，有抗肿瘤作用，但毒性大，现已少用；对乳腺癌疗效显著，对子宫颈癌、食管癌、肺癌可能也有一定疗效，使部分病人的肿瘤缩小，有利于手术切除。秋水仙碱有剧毒，常见恶心、呕吐、腹泻、腹痛、胃肠反应是严重中毒的前驱症状，症状出现时即行停药，肾脏损害可见血尿、少尿、对骨髓有直接抑制作用、引起粒细胞缺乏、再生障碍性贫血。为减轻秋水仙碱的副作用，也可以在急性期使用芬必得、双氯芬酸钠等止痛片；如果有肝肾功能损害，就只能使用天然的消炎药物如天然虾青素(asta)、二甲基砜(DSM)等。

益母草碱：来源于唇形科植物细叶益母草(*Leonurus sibiricus* L.)的叶，益母草(*L. heterophyllus* Sweet)、艾蒿益母草(*L. artemisia*)全草；熔点 238 ℃(分解)，溶于戊醇；亚硝酸盐熔点 229～230 ℃，含一结晶水的盐酸盐熔点 193～194 ℃，溶于冷水，热水溶解 1%～2%。益母草碱具有活血化淤、利水消肿的作用。其药理作用有：① 对子宫的作用：对兔、猫、犬、豚鼠等多种动物的子宫均呈兴奋作用，对动情前期或卵巢切除后肌注雌二醇 50 mg 的大鼠离体子宫，益母草碱均可使其振幅增加，益母草碱的作用与剂量相关，在浓度为 0.2～1.0 mg/mL 时，剂量-张力呈线性关系，至 2 mg/mL 以上时达最大张力；高浓度(大于 20 mg/mL)对子宫肌膜的局部麻醉作用而呈抑制作用；益母草碱的子宫收缩作用可持续几小时，但冲洗后可恢复。② 对循环系统的作用：小剂量益母草碱对离体蛙心有增强收缩作用，大量使用时反呈抑制现象。这种抑制现象可能由于迷走神经末梢兴奋所致。用益母草碱进行蛙血管灌流，呈血管收缩现象，其收缩程度与所用试液浓度成正比例。益母草碱的降低血压作用不在迷走神经中枢，而可能由对迷走神经末梢兴奋作用所致。益母草碱对温血动物的血管呈明显的扩张现象，有抗肾上腺素的作用。③ 对呼吸中枢的作用：麻醉猫静注益母草碱后，呼吸频率及振幅均呈显著增加，但在大剂量时，呼吸则由兴奋转入抑制，且变为微弱而不规则；在切断两侧迷走神经后，仍有呼吸兴奋作用，故认为本品可能对呼吸中枢有直接兴奋作用。④ 其他作用：小量益母草碱能使兔离体肠管紧张性弛缓，振幅扩大，多量则振幅变小，而频率增加。兔静注益母草碱 1 mg/kg，可见尿量显著增加；益母草碱对蛙神经肌肉标本呈箭毒样作用。益母草碱在较高浓度时能使兔血悬液发生溶血作用。益母草碱毒性较小，大鼠腹腔注射益母草碱，每次 2 mg，连贯 4 天，无明显不良反应。

十一、其他

不属于上述类型的生物碱均可归入其他类生物碱。

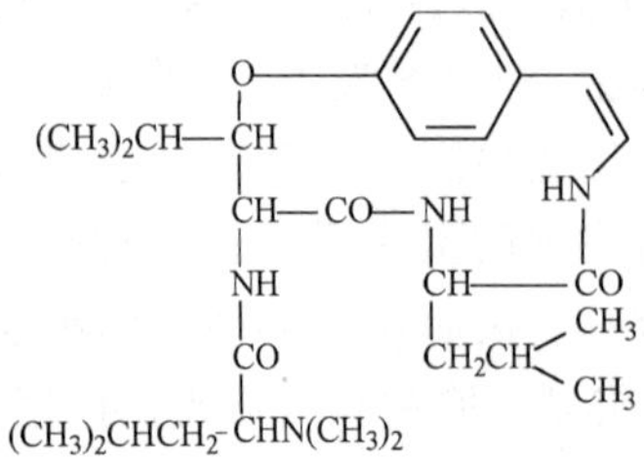

欧鼠李碱 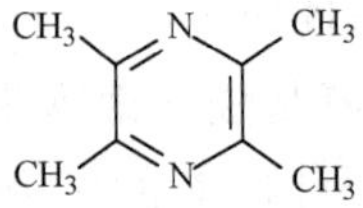　　四甲基吡嗪（川弓嗪） 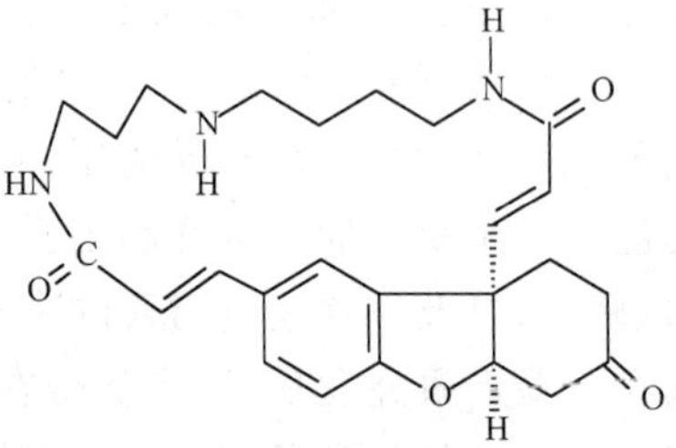　　劳纳灵

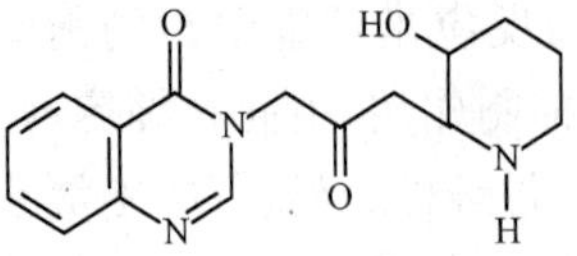

常山碱 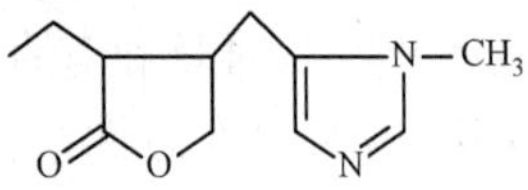　　毛果芸香碱 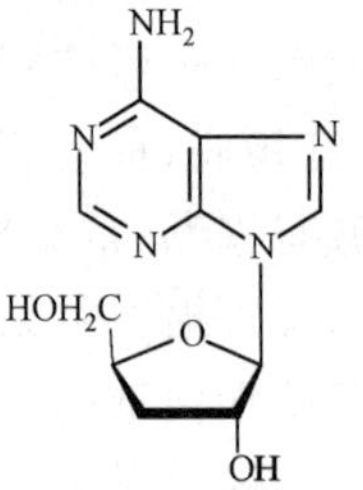　　虫草素 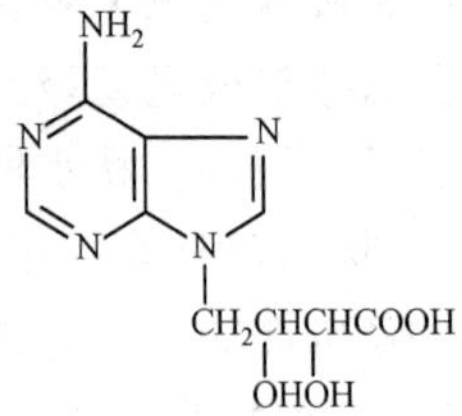　　香菇嘌呤

部分其他类型的生物碱活性如下：

四甲基吡嗪：又叫川弓嗪，熔点 77～80 ℃，沸点 190 ℃。四甲基吡嗪对抗肾上腺素和氯化钾引起家兔离体动脉收缩的作用；能明显增加冠脉流量，降低动脉压及冠脉阻力；可通过血脑屏障，家兔静注可观察到肠系膜微循环血流速度和微血管开放数目增加，故有增进微循环的作用。能抑制 ADP 诱导的家兔体外血小板聚集，当 1 mg/mL 时，其抑制率可达 94.3%；大鼠静脉注射 60 mg/kg 时，对静脉分路血栓有抑制作用，而对家兔耳缘静脉中由凝血引起的血栓则无抑制作用。因此，川芎嗪可能通过抑制血小板聚集而阻止动脉血栓的形成。TMPZ 的抗血小板功能通过诱导抑制细胞内 Ca^{2+} 动员，通过抑制磷酸二酯酶活性来增强细胞内 cAMP，同时减少在激活的血小板表面的 GP Ⅱb/Ⅲa 的暴露；在 CPB，TMPZ 有维护血小板的形态的完整，以及数量和功能的作用，在高切应力下，血小板血栓形成被认为是由 von willebrand factor (vWF)与血小板受体蛋白 GP Ⅰba 和 GP Ⅱb/Ⅲa 相互作用发生的；TMPZ 发挥抗血小板效应，可能是通过抑制 vWF 介导的血小板血栓形成过程；此外，通过定量流式细胞仪检测到 P-selection 表面表达和微粒释放可被 TMPZ 抑制。TMP 有直接扩血管作用，针对 SKCa(small conductance calcium-activated potassium channel)的 K 通道特异的阻断剂或 KATP(ATP-sensitive potassium channel)可以阻断 TMP 的作用。此外，TMP 诱导的血管舒张可被可溶性鸟苷酸环化酶抑制剂逆转，与 K 通道阻断剂相似，结果提示 TMP 诱导血管扩张与 SKCa 和 KATP 通道开放有关。我国白酒中的四甲基吡嗪由美拉德反应生成，在制曲和堆积发酵中产生，经蒸馏带入酒中，具有扩张血管、改善微循环及抑制血小板积聚作用，赋予中国白酒以健康功能。

(β-)常山碱：是中医治疟药常山中的有效成分，常山碱有 α、β 和 γ 三种。β-常山碱又称退热碱，为常山根中的主要生物碱，熔点 139～140 ℃，难溶于水、乙醇，易溶于氯仿、甲醇或氯仿和稀乙醇的混合液中。α-常山碱又称异退热碱，熔点 129～130 ℃，性质与 β-常山碱相似，但在氯仿或丙酮中溶解度较大。γ-常山碱熔点 161 ℃。常山碱药理作用：① 抗疟作用：常山碱对间日疟或恶性疟疾有疗效，α-、β-和 γ-常山碱对鸡疟的疗效分别为奎宁的 1、100 和 150 倍。

② 抗阿米巴原虫作用：常山碱乙在体外对溶组织阿米巴原虫有抑制作用，效力较盐酸依米丁强一倍。③ 抗钩端螺旋体作用：本品煎剂对钩端螺旋体有抑制作用。④ 解热作用：其退热作用较柴胡显著，降温程度和维持时间都超过氨替比林。⑤ 对心血管系统的作用：常山碱 α、β 和 γ 对麻醉狗有明显的降压作用，降压程度和持续时间与剂量有关，还有减少心收缩振幅和增加脾、肾容积的作用；对离体兔心，3 种常山碱都有明显抑制作用；常山碱 α 对离体蛙心，低浓度多呈现兴奋，高浓度则常呈现抑制作用。以上结果表明，常山碱的降压作用是由于心脏抑制和内脏血管扩张所致。⑥ 对平滑肌的作用：对离体兔小肠，3 种常山碱均引起运动抑制；常山碱 α 对离体狗小肠也有抑制作用；常山碱 α、β 对离体豚鼠小肠低浓度时抑制，高浓度时兴奋，或在短暂抑制后继以兴奋。常山碱对离体子宫的作用比较复杂，常山碱 α、β 对离体未孕兔与豚鼠子宫的作用一般不明显。对大鼠离体子宫，未孕者多为抑制，已孕者则常呈兴奋作用。三种常山碱对离体已孕兔子宫与在位未孕犬子宫均有兴奋作用。⑦ 催吐作用：常山碱有使人恶心、呕吐等副作用，在临床应用中受到限制，常山碱乙的催吐作用与刺激胃肠道的反射作用有关。⑧ 抗病毒作用：常山水提液在试管内对流感病毒 PR8 有抑制作用，对感染此病毒的小鼠也有一定的治疗效果。⑨ 抗肿瘤作用：常山总碱对小鼠艾氏腹水癌、肉瘤 S180 及腹水型肝癌有抑制作用。常山碱 β 对小鼠艾氏腹水癌的抑瘤率为 50%～100%，对艾氏腹水癌实体型为 45%，对肉瘤 S180 为 45%，对小鼠黑色素瘤为 75%，对大鼠腹水肝癌为 55%，对大鼠肉瘤 45 为 30%，对大鼠瓦克癌为 45%。常山碱 γ 体外试验对艾氏腹水癌细胞也有一定杀伤作用。⑩ 其他作用：我国用常山的复方常山饮治疗疟疾，可减低副作用。

毛果芸香碱：又称皮鲁卡品，是从毛果芸香属植物叶中提出的生物碱，无色澄清液体，熔点 34 ℃，沸点 260 ℃(5 mmHg)(部分转化为异毛果芸香碱)，比旋光度＋100.5°(水)，溶于水、乙醇和氯仿，难溶于乙醚、苯。毛果芸香碱直接地选择兴奋 M 胆碱受体，产生与节后胆碱能神经兴奋时相似的效应。在毛果芸香碱影响下机体的机能增强，尤其表现在唾液腺、泪腺和支气管腺，其次为胃肠腺体、胰腺和汗腺；它对眼部作用明显，无论是局部点眼还是注射，都能使瞳孔缩小，这是兴奋虹膜括约肌上的 M 胆碱受体，使虹膜括约肌收缩；如事先给予 N_2 受体阻断药，则产生升压作用。为拟胆碱药，可缩瞳、降低眼压、调节痉挛，临床作为缩瞳剂用于眼科，治疗青光眼以降低眼压。

虫草素：又称虫草菌素、蛹虫草菌素、冬虫夏草素、冬虫夏草菌素。针状或片状结晶，熔点 230～231 ℃，最大吸收波长为 259.0 nm。1951 年，德国的 Cunningham 等从蛹虫草的培养滤液中分离发现虫草素，是蛹虫草(尤其是核苷类)中主要活性成分，也是第一个从真菌中分离出来的核苷类抗生素。具有抗肿瘤、抗菌抗病毒、调节免疫、清除自由基等多种药理作用外，有良好的临床应用前景。虫草素的生物活性：① 免疫调节作用：虫草素能够极大地提高人外周血液单核细胞 IL-10 的分泌和 IL-10 mRNA 的表达。同时，虫草素对诱导产生 IL-2 的植物血球凝集素和外周血液单核细胞扩增都有抑制作用，抗 IL-10 中性抗体也不能完全阻止虫草素对 IL-2 产生的抑制作用；在虫草素作用下，成熟树突状细胞能诱导调节性 T 细胞增殖，而且还能抑制细胞分裂，促进细胞的分化，改变胞膜上物质结构分布，对 T 淋巴细胞转化有促进作用，它还可以提高机体单核巨噬细胞系统的吞噬功能，激活巨噬细胞产生细胞毒素直接杀伤癌细胞。此外，虫草素还能抑制蛋白质激酶活性，抗核苷磷酸化酶糖基的裂解，对体液免疫有调节作用；虫草素还可通过其他免疫调节作用对迟发型超敏反应引起的小鼠接触性皮炎发挥明显的抑制效应，该效应与药剂量有关，同时对脾脏组织未见明显毒副作用。② 抗肿瘤作用：虫草素对小鼠艾氏腹水癌有明显的抑制作用,能明显延长接种艾氏腹水癌小鼠的存活时间。虫草素对人鼻咽癌 KB 细胞和人宫颈癌 HeLa 细胞等皆具有明显的抑制作用,可能有三种抑制肿瘤的机制:一是虫草素的游离羟基可以渗入瘤细胞 DNA 中而发生作用;二是抑制核苷或核苷酸的磷酸化而生成二磷酸盐和三磷酸盐的衍生物,从而抑制瘤细胞的核酸的合成;三是阻断黄苷酸胺化形成鸟苷酸的过程。③ 抗菌抗病毒作用:虫草素具有广谱抗菌的作用,它能抑制链球菌、鼻疽杆菌、炭疽杆菌、猪出血性败血症杆菌及葡萄球菌等病原菌的生长。此外,对石膏样小芽孢癣菌、羊毛状小芽孢癣菌、须疮癣菌等皮肤致病性真菌以及枯草杆菌也有抑制作用;虫草素有抗疱疹病毒 DeJulian-Ortiz 和抑制脑炎病毒的功能,对人体免疫缺陷型病毒 HIV-Ⅰ型的侵染及其反转录酶的活性亦有抑制作用;虫草素可抑制 C 型 RNA 致肿瘤病毒的复制,还可以有效抑制病毒的 mRNA 和多聚腺苷酸的合成,可以阻碍由 5-I-2′-脱氧尿苷诱导的 BALB/3T3 和 BALB/K-3T3 细胞产生的鼠白血病病毒。④ 虫草素的抗炎作用:虫草素可以拮抗 NO 产物的生成,这一机制是通过对 NO 合酶和 COX-2 基因表达负调控以及对 NF-κB 活性、AKT 和 p38 磷酸化的抑制来实现的。虫草素很可能成为一种治疗由炎症引起的相关紊乱的药物。⑤ 虫草素的抗白血病作用:虫草素作为一种腺苷脱氨酶抑制剂,对末端脱氧核苷酸阳性白血病细胞(TdT+)的抑制大于对末端脱氧核苷酸阴性白血病细胞(TdT-)的抑制。其抗 TdT+白血病的机理:3′-dATP 不是 3′-dA 抗白血病的主要原因,TdT 的活性才是主要原因;虫草素对 TdT+的白血病细胞的凋亡诱导与提高蛋白激酶 A(PK-A)活性密切相关,并且经虫草素处理 L1210 白血病细胞,可显著抑制 RNA 的甲基化。

香菇嘌呤:来源于担子菌依德香蕈 *Lentinus edodes*(Berk.)Sing. 菌盖,为针状结晶(热水),熔点 270℃(分解),$[\alpha]_D$ +50°(氢氧化钠),+16°(盐酸)。生物活性:① 降血脂:大鼠口服,能降低各种血脂,降脂作用比安妥明强 10 倍,且口服比注射有效;② 降胆甾醇:香菇有促进胆甾醇代谢排泄的作用,香菇嘌呤亦明显地降低胆甾醇的生物活性,以 0.005%和 0.01%掺和在饲料中喂鼠,7 天后能降低鼠血清中胆甾醇的含量分别达到 25%和 28%。在外科胆总管造口术的病人中,能降低胆汁中胆固醇而增加去氧胆酸的含量。

第二节 生物碱的理化性质

一、性状

大部分生物碱是由 C、H、N、O 等元素组成,少数生物碱不含氧原子,仅由 C、H、N 组成。无色,味苦,呈结晶状,有一定的熔点,有的生物碱为无定形固体,具有一定的分解点,多为液体,有一定的沸点,有的还具有挥发性,如菸碱、槟榔碱,某些小分子固体生物碱也具有挥发性,如麻黄碱。有些生物碱的分子结构中具有共轭体系,且有较长的共轭系统,并有助色团等官能团,在可见光下呈现颜色,如小檗碱(黄色)、小檗红碱(红色)、尼泊尔碱(宝石红色)、南天竹灵(深蓝色)、甜菜花色甙碱(红至紫色)等。有的生物碱是无色结晶,但其盐为有色结晶,如血根碱和白屈菜红碱。

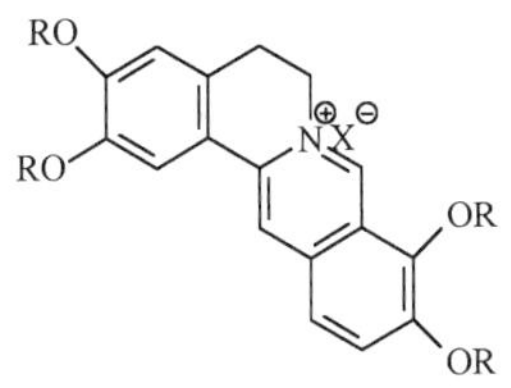

小檗碱类（鲜红色） 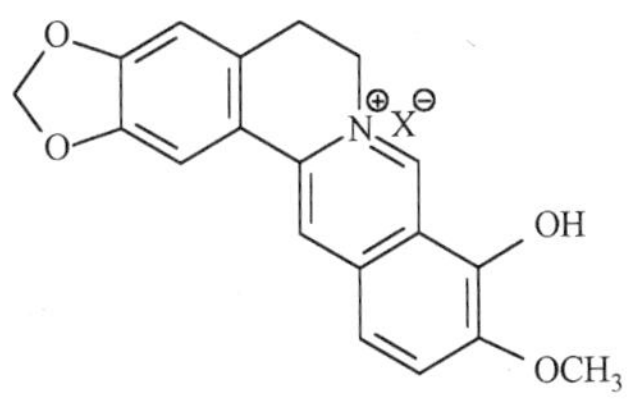　小檗红碱（深红色） 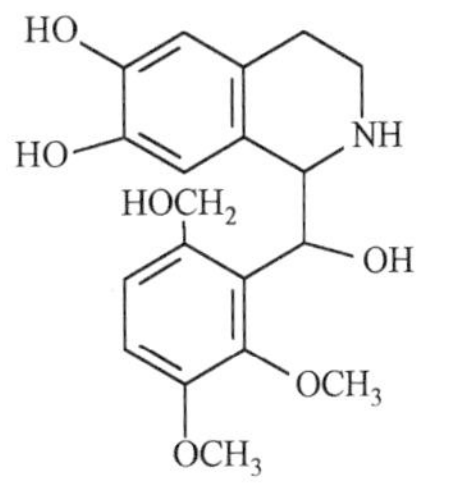　尼泊尔碱（宝石红色）

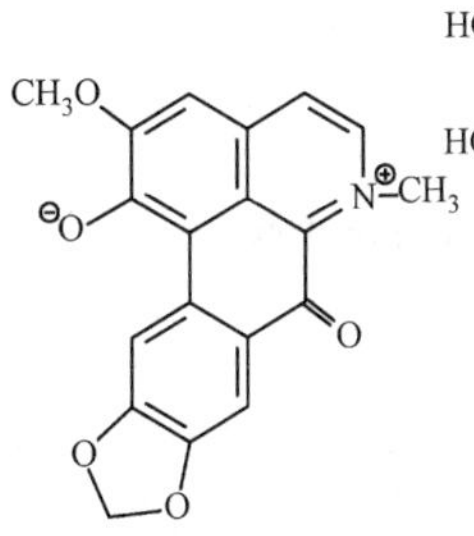

南天竹灵（深蓝色）　甜菜花色甙碱（红色-紫色）　血根碱 R-R=CH_2无色 白屈菜红碱 R=CH_3无色　盐类，红色（氰化物无色） 盐类，黄色或金黄色 X=Cl^-，NO_3^-，SO_4^{2-}

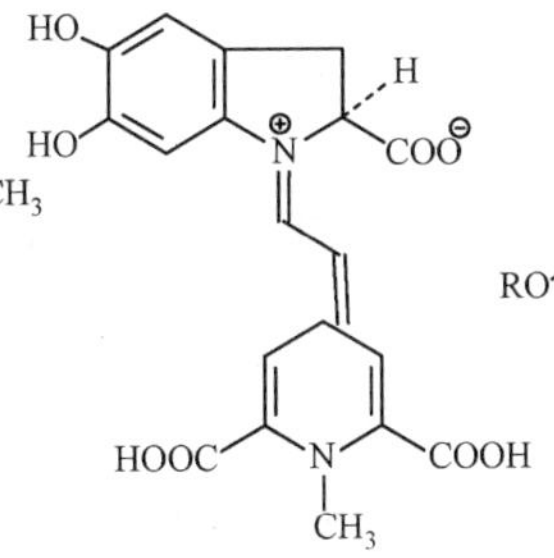

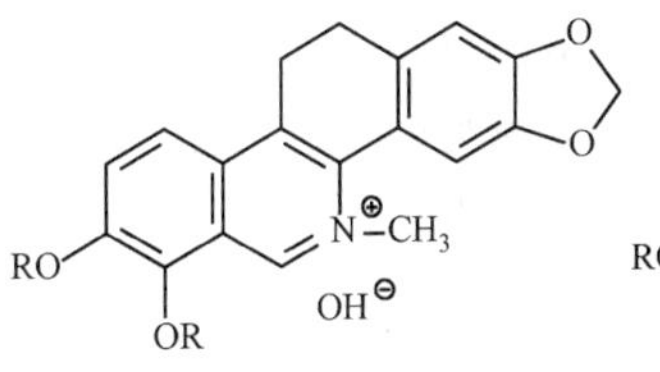

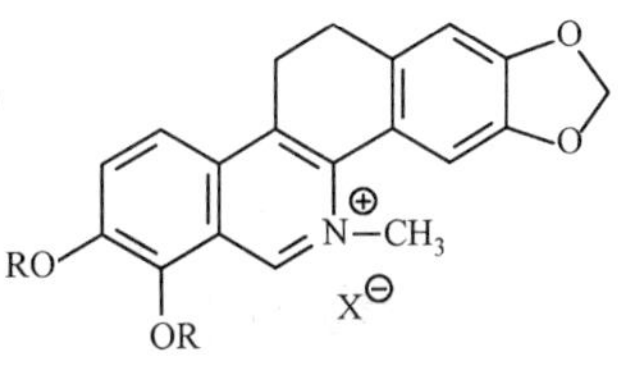

二、旋光性

大多数生物碱结构中具手性碳原子，所以有旋光性，且多数呈左旋性。同一种生物碱由于测定溶剂不同，旋光度不同，所以利用其比旋度时，须注意测定时的溶剂。生物碱的光学异构与生物活性有密切的关系。例如，L-麻黄碱收缩子宫的效果比 D-麻黄碱大 1 倍，L-莨菪碱的散瞳效果比 D-莨菪碱约大 100 倍，D-古柯碱的局部麻醉效果比 L-古柯碱大 2.6～3 倍。

三、碱性

由于生物碱分子中的氮原子具有孤对电子，在大多数情况下，可作为质子的接受体。当其与酸作用时，质子即由酸转移到氮原子上而生成盐，所以生物碱一般都呈碱性反应。

$$\equiv N: + HCl \longrightarrow [\equiv N:H]^+ + Cl^-$$

生物碱　　　　　　生物碱盐

衡量生物碱碱性的强度，可用共轭酸的解离常数 pK_a 表示，pK_a 值越大，碱性越强。生物碱的碱性强弱和氮原子孤对电子的杂化方式、诱导效应、共轭效应、空间效应以及分子内氢键形成等有关。

1. 氮原子的杂化方式

生物碱结构中氮原子孤对电子的杂化方式有三种形式，即 sp^3、sp^2、sp，其碱性强弱为 $sp^3>sp^2>sp$。生物碱按其基本母核划分，以季铵碱类碱性最强（$pK_a>11$），以下依次为脂胺类、脂氮杂环类（pK_a 8～11）、芳胺类、芳氮杂环类（pK_a 3～7），及含两个以上杂原子的氮杂环类（$pK_a<3$）。有机碱的 pK_a 大小顺序一般是：胍＞季铵碱＞烷胺类（脂叔胺碱）＞吡啶（芳叔胺碱）＞酰胺。

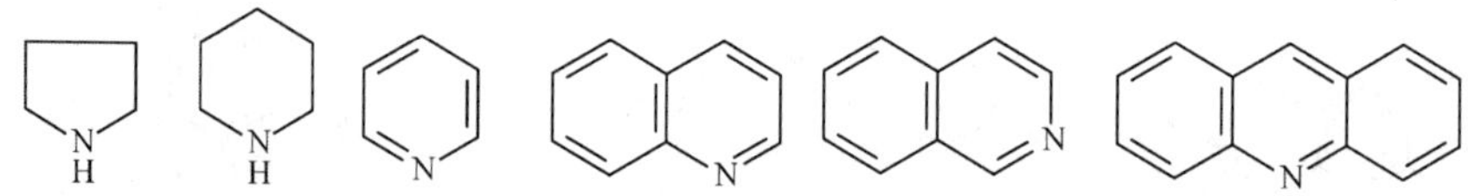

	吡咯啶	胡椒啶	吡啶	喹啉	异喹啉	acridine
pK_a	11.27	11.2	5.19	4.94	5.14	5.6

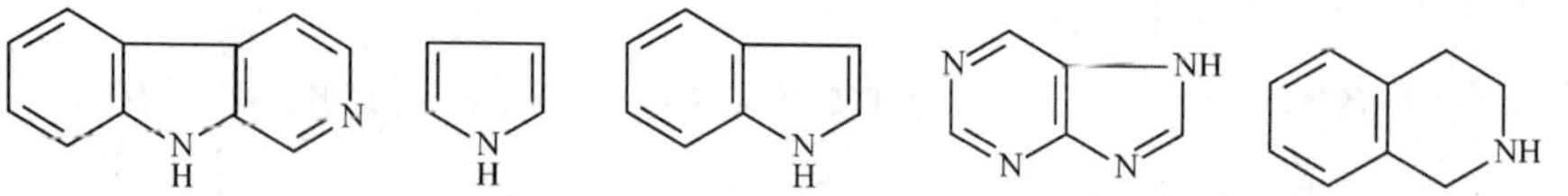

	harman	吡咯	吲哚	嘌呤	四氢异喹啉
pK_a	6.1	−0.27(得质子) 16.5(失质子)	−2.4(得质子) 15.5(16.97)(失质子)	2.39	9.5

2. 诱导效应

在生物碱分子中氮原子附近引入给电子基团，则使氮原子的电子云密度增加而使生物碱的碱性增强，生物碱分子中常见的给电子基团是烷基。若在生物碱的氮原子附近引入吸电子基团或原子，则产生吸电子诱导效应使生物碱的碱性降低。生物碱分子中存在的吸电子基团，常见的有苯基、羰基、酯基、醚基、羟基、双键等。如去甲麻黄碱的碱性小于苯异丙胺，是因为前者分子中N原子附近有吸电子的羟基存在；又如托哌古柯碱的碱性强于古柯碱，是因为古柯碱氮原子β位上有一个竖键酯基，产生了吸电子诱导效应。

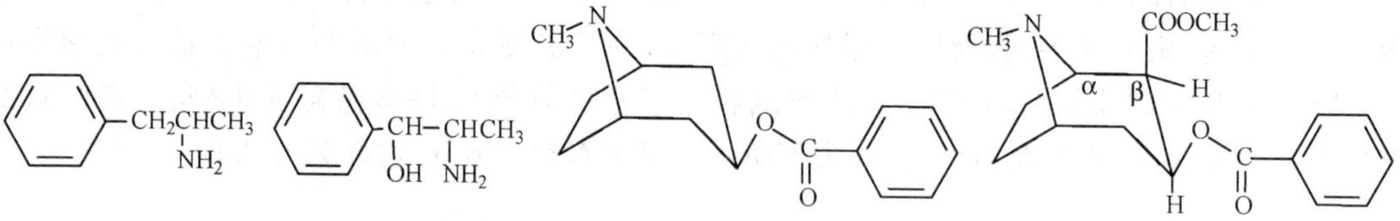

pK_a 9.80 苯异丙胺　　pK_a 9.00 L-去甲麻黄碱　　pK_a 9.88 托哌古柯碱　　pK_a 8.31 古柯碱

双键和羟基的吸电子诱导效应，可使生物碱的碱性减小。但是在环叔胺分子中，氮原子的邻位如果有α，β-双键或α-羟基，且在立体条件许可的情况下，则氮原子上的孤对电子可与双键的π电子或碳氧单键的α电子发生转位，而使环叔胺变为季铵型而呈强碱性。如季铵型的小檗碱是由醇胺型小檗碱异构化而来的，因为季铵碱型稳定，故小檗碱呈强碱性。

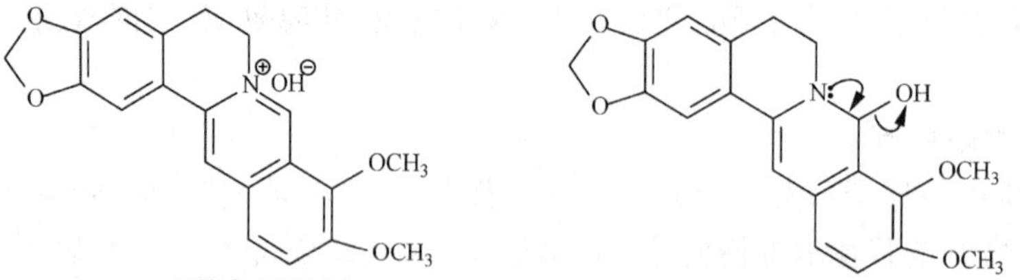

季铵式（红棕色）　　醇式（黄色）

小檗碱

又如萝芙木中的蛇根碱分子中，N_4的α，β-位有双键，N_4上的孤对电子参与了共轭体系，当双键转位时，N_4可形成季铵型，而N_1成为N_4季铵的电子接受体，所以它的碱性强。

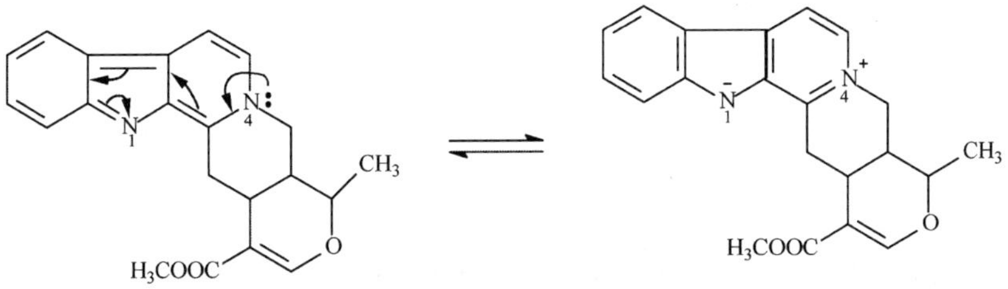

蛇根碱 pK_a 10.8

但有些氮原子处于稠环桥头的生物碱，虽有 α，β-双键或 α-羟基，但由于分子刚化而不能使环叔胺氮转变成季铵型，故此时只显双键或羟基的诱导作用，使碱性降低。如萝芙木中的另一生物碱阿马林，虽有 α-羟胺结构，但因分子刚化，氮上孤对电子不能转位，难异构化成季铵型，故碱性为中等强度。

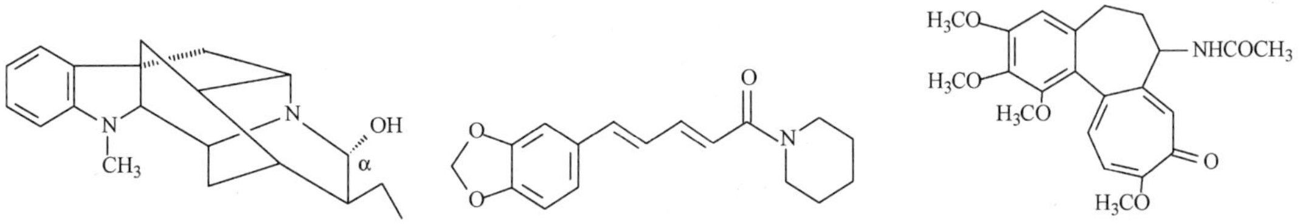

阿马林 pK_a 8.15　　胡椒碱 pK_a 1.42　　秋水仙碱 pK_a 1.84

3. 共轭效应

在生物碱分子结构中，如有给电子基团或吸电子基团和氮原子处在同一共轭体系中时，会因共轭效应引起氮原子电子云密度增加或降低，而使生物碱的碱性加强或减弱，这种效应不受碳链长短影响。

酰胺型生物碱结构中，由于酰胺键的 p-π 共轭，故碱性极弱，几乎呈中性。如胡椒碱的 pK_a 为 1.42；秋水仙碱的 pK_a 为 1.84；咖啡碱是三甲基黄嘌呤衍生物，结构中虽有多个氮原子，但几乎不呈碱性，pK_a 为 1.22，和酸不易成盐。与咖啡碱结构类似的茶碱和可可豆碱是二甲基嘌呤衍生物，不但不显碱性，相反能溶于氢氧化钠溶液中生成钠盐。

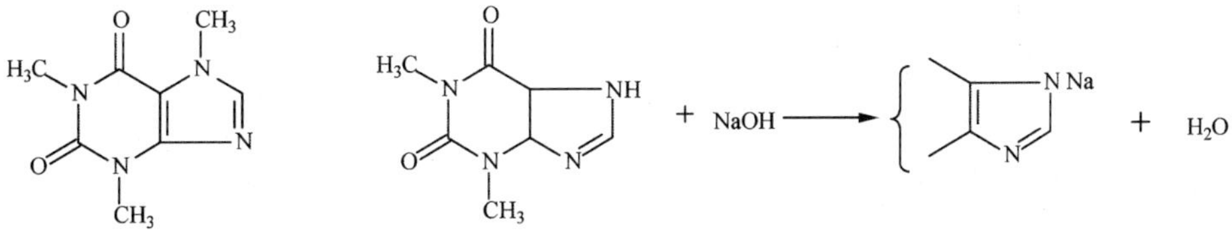

咖啡碱 pK_a 1.22　　茶碱　　茶碱钠

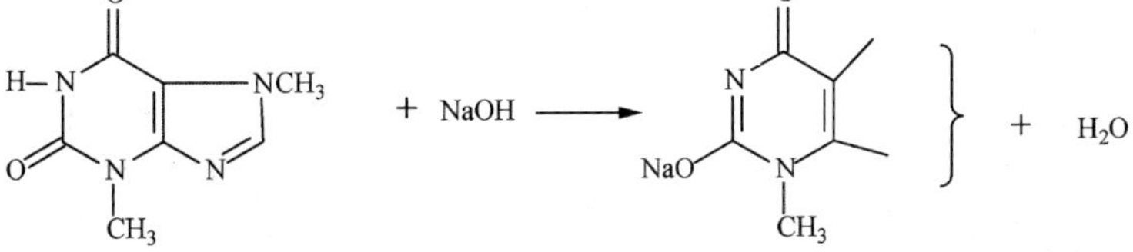

可可豆碱　　可可豆碱钠

当给电子基和氮上孤对电子共轭时，生物碱的碱性增强。如含胍基的生物碱大多数呈强碱性，因为胍基盐阳离子具有高度共振稳定性，在水溶液中稳定存在，对 OH^- 的吸引力减弱，

使 OH^- 变得自由，故胍显强碱性。

$H_2\ddot{N}$ H_2N C=$\overset{+}{N}H_2$ ⟷ $H_2\overset{+}{N}$ $H_2\ddot{N}$ C—NH_2 ⟷ $H_2\ddot{N}$ $H_2\overset{+}{N}$ C—NH_2 NH C H_2N NH_2

胍 pK_a 13.6

4. 空间效应

萝芙木生物碱中的弱碱性生物碱利血平，其分子结构中有两个氮原子，吲哚的氮几乎无碱性，脂环叔胺氮因受 C_{19-20} 竖键的位阻而使碱性降低，其 pK_a 为 6.07。甲基麻黄碱(pK_a 9.30)碱性弱于麻黄碱(pK_a 9.56)，是甲基的空间位阻的结果。东莨菪碱结构中 N 原子附近环氧的空间位阻，使其碱性(pK_a 7.50)弱于莨菪碱(pK_a 9.65)。

N: H_3CO N H 20 19 H_3COOC OCH_3 O C O OCH_3 OCH_3 OCH_3

利血平 pK_a 6.07

5. 氢键效应

生物碱分子内的氮原子附近有羟基时，除了诱导效应及 α-羟胺的异构季铵化效应影响其碱性外，如羟基处在有利于生物碱共轭酸的分子内氢键形成的位置，则可使共轭酸稳定而碱性增强，这种影响称为分子内氢键缔合效应。如 10-羟基二氢去氧可待因，有顺反两种异构体，其中顺式的碱性大于反式；又如和钩藤碱盐(pK_a 6.32)的质子化，氮上氢可与酮基形成分子内氢键使其更稳定，而异和钩藤碱的盐(pK_a 5.20)则无类似氢键形成，故前者碱性大于后者。

以上为影响生物碱碱性的主要因素。当其分子中有酸性基团(羧基、酚基)时，则分子呈酸碱两性。

H_3CO OH 10 O N—CH_3

10-羟基二氢去氧可待因

反式 pK_a 7.71

顺式 pK_a 9.41

H_3CO OH 10 O H $\overset{+}{N}$ CH_3

顺式共轭酸分子内氢键缔合

H N O H N + CH_2CH_3 H $COOCH_3$ 7 H H CH_3O

和钩藤碱

CH_2CH_3 H N + H $COOCH_3$ HN H H CH_3O O

异和钩藤碱

四、溶解性

大多数叔胺和仲胺生物碱具有亲脂性，溶于有机溶剂，如甲醇、乙醇、苯、乙醚、卤代烷烃，尤其易溶于未全卤代的卤烷烃（如氯仿）中，不溶或难溶于水，小分子的麻黄碱可溶于有机溶剂和水中。水溶性生物碱主要是季铵碱类和某些N-氧化物的生物碱。季铵型生物碱可溶于水，因为它们是离子型化合物。N-氧化物类生物碱分子中具有半极性的N→O配位键结构，如氧化苦参碱，故水溶性增强。

生物碱的结构中如有酚羟基，则能溶于氢氧化钠溶液，但防己诺林碱酚性碱却难溶于氢氧化钠溶液，这是因为其分子结构中存在空间位阻及形成氢键所致，这种酚羟基称为隐性酚羟基。具有内酯结构的生物碱，难溶于冷的氢氧化钠溶液，而易溶于热氢氧化钠溶液中，具有羧基的生物碱则能溶于碳酸氢钠溶液。

大多数生物碱能和酸结合生成盐而溶于水，碱性很弱的生物碱只与强酸结合成盐，而且这种盐往往不稳定，还可能表现出游离生物碱的性质。例如，弱碱性的利血平溶解于醋酸水溶液中，生成的盐很不稳定，如果于这种醋酸水溶液中加氯仿振摇提取，则游离的利血平就能从酸性水溶液转到氯仿层中。

生物碱的盐一般易溶于水，能溶于乙醇、甲醇，难溶于其他有机溶剂。

生物碱盐类对水的溶解性因成盐的酸不同而异。一般情况下，无机酸盐的水溶性大于有机酸盐。无机酸盐中，含氧酸盐如硫酸盐、磷酸盐的溶解度大于卤代酸盐。卤代酸盐中以盐酸盐的溶解度最大，氢碘酸盐的溶解度最小。有机酸中，小分子有机酸（如乙酸）或多羟基酸（如酒石酸）和生物碱生成的盐在水中的溶解度较大，而大分子有机酸的生物碱盐在水中的溶解度较小，有的甚至难溶于水，如生物碱的苦味酸盐、鞣酸盐等。但也有例外，如盐酸小檗碱难溶于水；又如高石蒜裤的盐酸盐不溶于水，而溶于氯仿。

五、沉淀反应

大多数生物碱能和某些试剂生成难溶于水的复盐或分子络合物等，这些试剂称为生物碱沉淀试剂。此反应在生物碱的预试、提取分离和结构鉴定中，是一种简便的检识方法。沉淀反应多数是在酸水中进行，植物的酸水提取液中常有多肽、蛋白质、鞣质等成分，这些成分也能与沉淀试剂产生沉淀，影响对反应结果的判断。常用的方法是将干燥的样品经80%乙醇回流提取，醇提液回收乙醇后，用1%盐酸水溶液溶解，过滤，滤液以生物碱沉淀试剂检查生物碱，如为正反应则需进一步将酸水提取液碱化后用氯仿提取，然后再转溶入2%盐酸溶液中，再进行生物碱沉淀反应，以确证生物碱的存在，常用试剂见表12-1。

表 12-1 常用的生物碱沉淀试剂

试剂名称	试剂主要组成	与生物碱反应产物	备注
碘-碘化钾（Wagner 试剂）	$KI\text{-}I_2$	多棕色或褐色沉淀（$B \cdot I_2 \cdot HI$）	改良碘化铋钾试剂，用于层析的显色试剂
碘化铋钾（Mayer 试剂）	$BiI_3 \cdot KI$	多红棕色沉淀（$B \cdot BiI_3 \cdot HI$）	
碘化汞钾（Mayer 试剂）	$HgI_2 \cdot 2KI$	类白色沉淀，若加过量试剂，沉淀又被溶解（$B \cdot HgI_2 \cdot HI$）	
碘化铂钾 Iodoplatinate	$PtI_4 \cdot 2KI$	因生物碱性质不同，可产生各种不同颜色的沉淀（$B \cdot PtI_4 \cdot 2HI$）	
磷钼酸（10%） Phospho molybdic acid （Sonnen hein 试剂）	$H_3PO_4 \cdot 12M_OO_3$	白色至黄褐色无定形沉淀，加氨水转变成蓝色（$3B \cdot H_3PO_4 \cdot 12MoO_2 \cdot 2H_2O$）	
磷钨酸 Phospho tungstic acid （Scheiber 试剂）	$H_3PO_4 \cdot 12WO_3$	白色至黄褐色无定形沉淀（$3B \cdot H_3PO_4 \cdot 12WO_3 \cdot 2H_2O$）	
氯化金（3%） Auric chloride	$HAuCl_4$	黄色晶形沉淀（$B_2 \cdot HAuCl_4$ 或 $B_2 \cdot 4HCl \cdot 3AuCl_3$）	
氯化铂（10%） Platinic chloride	H_2PtCl_6	白色晶形沉淀（$B_2 \cdot H_2PtCl_6$ 或 $B \cdot H_2PtCl_6$）	
硅钨酸（10%） silicotungstic acid （Bertrand 试剂）	$SiO_2 \cdot 12WO_3$	淡黄色或灰白色沉淀（$4B \cdot SiO_2 \cdot 12WO_3 \cdot 2H_2O$）	
苦味酸 Picric acid （Hager 试剂）	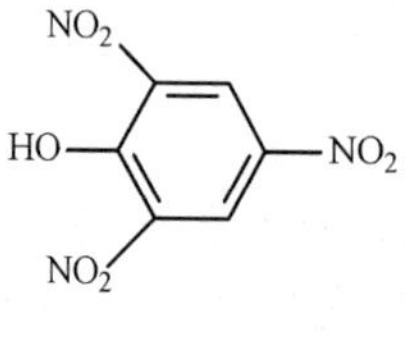 （结构式：NO_2、HO、NO_2、NO_2）	晶形沉淀（结构式：$BH^+ \cdot O^-$、NO_2、NO_2、NO_2） 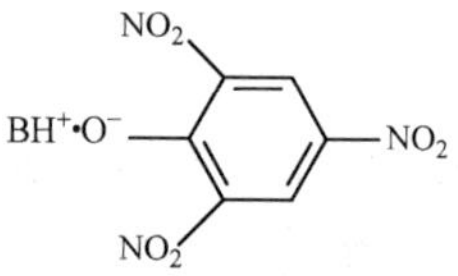	必须在中性溶液中反应
三硝基间苯二酚 Styphnic acid 三硝基雷琐辛	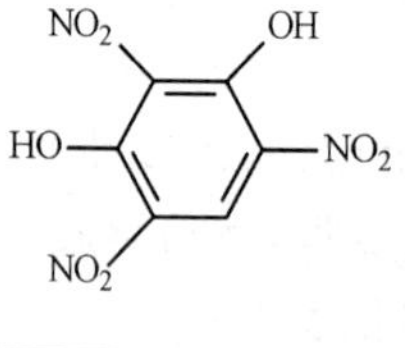 （结构式：NO_2、OH、HO、NO_2、NO_2）	黄色晶形沉淀（结构式：NO_2、$O^- \cdot BH^+$、$BH^+ \cdot O^-$、NO_2、NO_2） 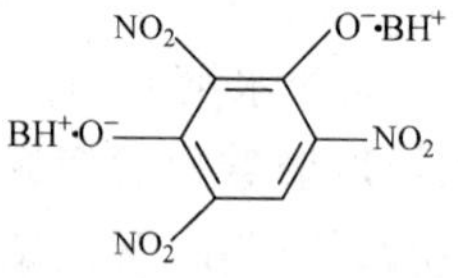	
苦酮酸 Picrolonic acid	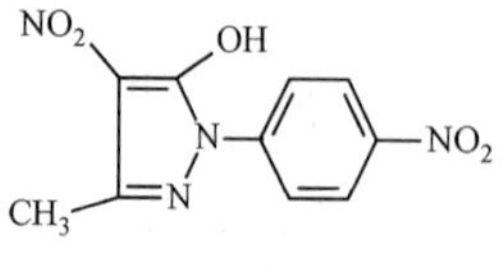 （结构式：NO_2、OH、N、N、CH_3、NO_2）	黄色结晶（结构式：NO_2、OH、N、N、CH_3、NO_2） 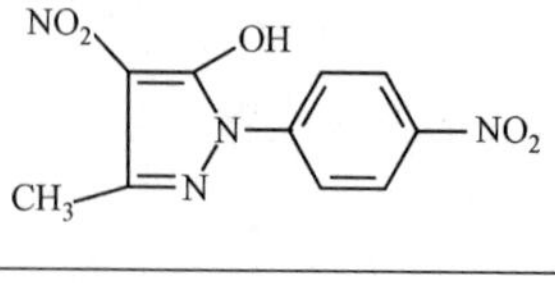	
硫氰酸铬铵试剂（雷氏铵盐，Ammonium reineckate）	$NH_4^+[Cr(NH_3)_2(SCN)_4]^-$	生成难溶性复盐，红色的沉淀或结晶 $BH^+[Cr(NH_3)_2(SCN)_4]$	

B：代表生物碱分子（一元盐基）。

六、显色反应

某些生物碱能和一些试剂反应生成不同颜色的产物，这些试剂称为显色剂。常用试剂有1%钒酸铵的浓硫酸溶液、硝酸(30%)的浓硫酸溶液(0.5∶20)、甲醛(40%)的浓硫酸溶液(1∶20)等。反应的机理可能是氧化反应、脱水反应、缩合反应，或兼有氧化、脱水和缩合等反应，各种不同的生物碱会产生不同的颜色反应。

第三节 生物碱的提取与分离

一、生物碱的提取

生物碱大多与有机酸结合成盐的形式而存在于生物体中，但也有个别生物碱是与无机酸结合成盐，如黄连中的小檗碱是与盐酸结合成盐。少数生物碱因碱性很弱而为游离状态，或与糖结合成甙的形式而存在。所以从生物体中提取生物碱时，既要考虑生物碱的性质，同时也要考虑到生物碱在生物体中的存在形式，才能更好地选择适宜的提取溶剂和方法。除个别具有挥发性的生物碱可用水蒸气蒸馏法进行提取外，一般情况下可用溶剂提取法。

(一) 脂溶性生物碱的提取

1. 酸水提取法

提取的原理是：生物碱盐类易溶于水，难溶于有机溶剂，生物碱转变为溶解度大的盐而被提出。操作方法是，将原料粗粉先用0.5%～1%酸水渗漉或冷浸(一般很少用煎煮法，因为煎煮法由于温度较高提出杂质多)，因酸水提取法提取液体积大，浓缩困难，故以后步骤可以结合下述方法进行。

(1) **离子交换树脂提取法**：由于生物碱形成盐并在水中解离成离子，故可通过强酸型阳离子(如聚苯乙烯磺酸氢型)交换树脂，使生物碱盐阳离子交换在树脂上而与其他杂质分离，然后用氨液碱化树脂，使生物碱从树脂上游离出来，再用有机溶剂自树脂上洗脱，浓缩有机溶剂即得总生物碱。由于植物中生物碱分子一般都比较大，故选用低交联度(3%～6%)的聚苯乙烯磺酸树脂较适宜，有时也用8%交联度的离子交换树脂。

生物碱的离子交换与碱化时的反应如下：

$$R^- \ H^+ + [B \cdot H]^+ Cl^- \longrightarrow R^- [B \cdot H]^+ + HCl \quad \text{R 代表树脂}$$

$$R^- [B \cdot H]^+ + NH_4OH \longrightarrow R^- NH_4^+ + B + H_2O \quad \text{B 代表生物碱}$$

离子交换树脂提取法的优点如下：① 有机溶剂用量少，离子交换树脂再生后可反复使用；② 酸水通过树脂后，生物碱被树脂选择性吸附而得到浓缩；③ 所得的总生物碱纯度高。

(2) **有机溶剂萃取法**：一般的操作是将酸水提取液用碱(常用的是氨水、石灰乳或石灰水)碱化，使生物碱游离，然后再用有机溶剂如氯仿、苯等萃取碱性水溶液(如碱化液中有沉淀出现，则滤集沉淀用氯仿溶解)，合并氯仿液，回收氯仿即得总生物碱。

(3) **沉淀法**：利用游离生物碱难溶于水的性质使其在水中产生沉淀进行提取。例如于蝙蝠葛根茎的酸性水提取液中加碳酸钠碱化，水不溶或难溶性生物碱即沉淀析出，可与水溶性生物碱及杂质分离。

2. 醇类溶剂提取法

根据生物碱及其盐都能溶于乙醇和甲醇，以醇为溶剂采用浸渍、渗漉或回流提取，提取液回收溶剂后即得粗总生物碱。提取物中往往存在其他亲脂性杂质，可利用生物碱能溶于酸的性质，将粗总生物碱以2%左右稀酸溶解，滤去不溶于水的亲脂性杂质，再将酸水碱化使生物碱游离，用氯仿等有机溶剂萃取，即得较纯的总生物碱。

3. 亲脂性有机溶剂提取法

提取方法：将原料加适量的碱水（如氨水、碳酸钠、氢氧化钠或石灰乳等）润湿后，用苯或氯仿等溶剂分次冷浸、渗漉或加热回流，回收有机溶剂即得亲脂性总生物碱。对含油脂较多的原料，则应预先脱脂。有些弱碱性生物碱不易和酸结合成稳定的盐，只要用水湿润原料后再用苯等有机溶剂提取，即可将弱碱性生物碱提取出来而使强碱性生物碱留在原料中，因此可直接提取弱碱性生物碱。如长春花[*Catharanthus roseus* (L.)G. *Don* 或 *Vinca rosea* L.)中的长春碱和长春新碱的提取(图12-1)。有时为了使中等强度碱性的生物碱也留在原料中，可使用稀酸水(酒石酸溶液、乙酸溶液)湿润原料粉末，再用有机溶剂提取。如从催吐萝芙木(*Rauwolfia vomitoria* Afz. ex Spreng)中提取利血平(pK_a 6.6)(图12-2)。

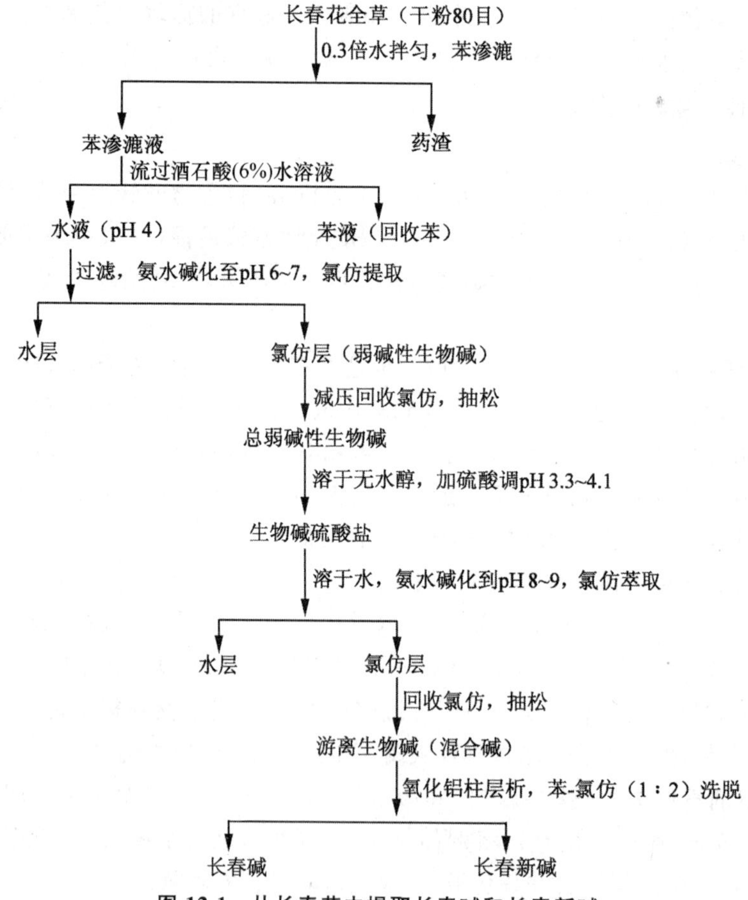

图12-1　从长春花中提取长春碱和长春新碱

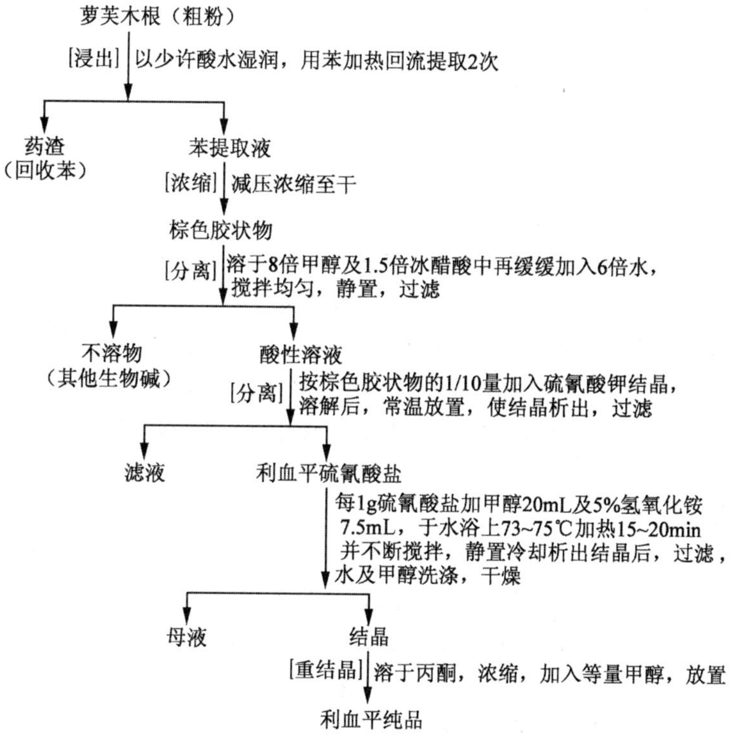

图 12-2 从萝芙木中提取利血平

（二）水溶性生物碱的提取

1. 溶剂法

将提去脂溶性生物碱（叔胺碱）后的碱水母液，加稀硫酸至 pH 6～7，加入饱和碘化钾水溶液，以氯仿提取几次后再以含 20％乙醇的氯仿提取，蒸去氯仿即获得季铵碱碘化物，再于水或甲醇中重结晶，或制成高氯酸盐进行结晶；也可用正丁醇或戊醇直接在除去叔胺碱的碱水母液中提取出季铵碱混合物；或将碱水母液中和，再以含甲醇或乙醇的氯仿溶液[氯仿-乙醇（3：2）]提出总季铵碱。例如，益母草中的水溶性益母草碱甲，就是用戊醇提取的。

生物碱 N-氧化物，由于比其母体生物碱更易溶于水，分离颇为困难。一般 N-氧化物不溶于非极性有机溶剂，如乙醚。但是有些生物碱如颠茄烷 N-氧化物、菸碱 N-氧化物、吲哚和氧吲哚类生物碱 N-氧化物可以被氯仿从碱性水溶液中提出，即将植物样品以氢氧化铵溶液浸湿，直接用氯仿或醋酸乙酯提取。

2. 沉淀法

用生物碱的沉淀试剂如磷钨酸、硅钨酸、苦味酸、雷氏铵盐等加入到含有水溶性生物碱的弱酸性水溶液中，使生物碱沉淀完全，滤出沉淀后再以适当的试剂进行分解，最后分离出生物碱。

雷氏铵盐（硫氰酸铬铵）沉淀法的具体操作过程如下：① 在含水溶性生物碱的碱性溶液中加盐酸调至 pH 2 左右，使游离生物碱转化为盐酸盐，然后滴加饱和的雷氏铵盐水溶液，使沉淀完全，过滤，将沉淀溶于丙酮；② 将丙酮溶液加入硫酸银饱和水溶液，则四硫氰化二氨铬酸根离子转化为银盐沉淀，生物碱则转变为硫酸盐而存在于溶液中；③ 在此溶液中加入计算量的氯化钡水溶液，使过量的硫酸银成为硫酸钡与氯化银沉淀析出，生物碱的硫酸盐则又变为盐酸盐，滤去沉淀，蒸干滤液，即得生物碱的盐酸盐。沉淀、分解反应的原理如下：

$$NH_4[Cr(NH_3)_2(SCN)_4] + B^+Cl^- \longrightarrow B[Cr(NH_3)_2(SCN)_4]\downarrow + NH_4Cl$$

雷氏盐　　　　　　　　　　生物碱盐酸盐　　　　　生物碱雷氏盐

$$2B[Cr(NH_3)_2(SCN)_4] + Ag_2SO_4 \longrightarrow B_2SO_4 + 2Ag[Cr(NH_3)_2(SCN)_4]\downarrow$$

$$B_2SO_4 + BaCl_2 \longrightarrow 2BCl + BaSO_4\downarrow$$ B代表季铵生物碱阳离子

也可将生物碱雷氏盐的丙酮溶液通过氯型阴离子交换树脂，而直接得到生物碱的氯化物。

$$RCl + B[Cr(NH_3)_2(SCN)_4] \longrightarrow BCl + R[Cr(NH_3)_2(SCN)_4]\downarrow$$

还可将酸水提取液加碱碱化，同时加饱和盐水盐析，或在酸水提取液中加饱和盐水盐析，使生物碱或其盐沉淀析出。例如，在黄藤的1%硫酸水溶液中加碱碱化至pH 9，再加氯化钠使溶液达饱和状态，放置后，可析出粗制掌叶防己碱。有少数生物碱如小檗碱，其盐酸盐难溶于水而易沉淀，如加盐酸于三颗针的1%硫酸水提取液中，再加氯化钠使溶液达饱和状态，盐酸小檗碱即沉淀析出。

3. 大孔吸附树脂法

大孔吸附树脂提取水溶性生物碱是近年来常用的方法之一，将药材用醇类溶剂提取后，回收溶剂，加水溶解，通过预先处理好的大孔吸附树脂柱，用少量水洗柱体，而后用含水醇或酸性水洗脱，浓缩洗脱液，可得总生物碱。例如，从浙贝母(*Fritillaria thunbergii*)地上部分提取总生物碱(图 12-3)，如用不同浓度的醇洗脱，分别浓缩，则可初步分离总碱。

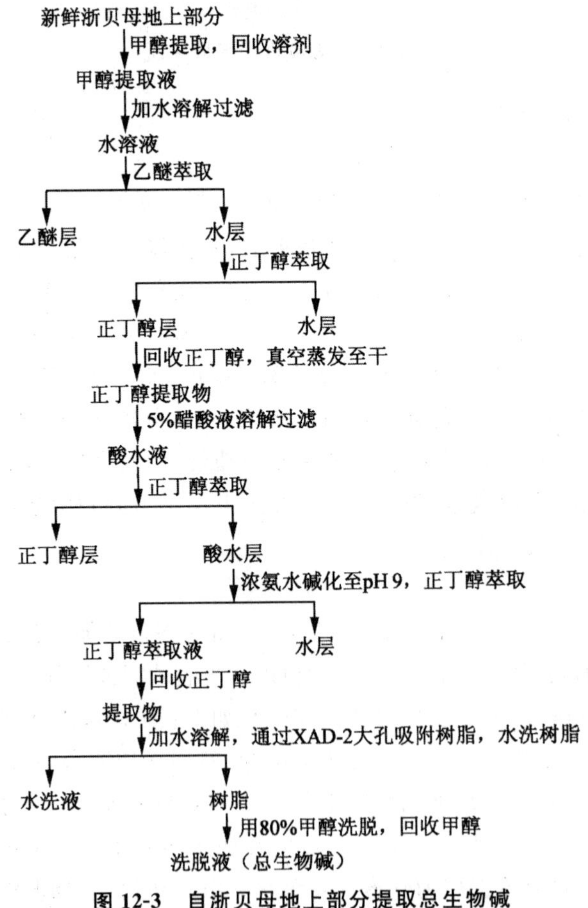

图 12-3　自浙贝母地上部分提取总生物碱

此外，超临界流体技术也已应用于生物碱的萃取，例如长春花中长春碱和长春新碱是国内外应用最多的以药用植物为来源的抗痛药。用有机溶剂萃取时，需要多次萃取，溶剂消耗量大，而且有毒性，采用超临界 CO_2 作溶剂，在萃取器温度 40 ℃、压力 3.50×10^4 kPa 以上的条件下进行萃取，效果良好，极大地改善了生产条件。

二、生物碱的分离

经提取和精制后所得的生物碱，仍可能是含有多种结构相似成分的混合物，称为总生物碱。虽然总碱也应用于临床(如萝芙木中的降压灵)，但有时为了进一步提高疗效、降低副作用或探讨其作用原理，需要对总碱进一步分离。常用以下几种方法：

1. 利用生物碱的碱性强弱不同进行分离

采用 pH 梯度萃取法。操作方法有两种：一是将混合生物碱溶于酸水中，逐步加碱(氨水)使 pH 由低到高，每调节一次 pH，用氯仿等有机溶剂萃取一次，使碱性较弱的生物碱先游离出来转溶于氯仿而分离；另一种方法是将混合生物碱溶于氯仿等有机溶剂，用 pH 由高到低的酸性缓冲溶液顺次萃取，依次将碱性由强到弱的生物碱萃取出来，然后将各部分缓冲液碱化，转溶于有机溶剂，蒸去溶剂即获得各个生物碱。进行 pH 梯度萃取法之前，可用多层缓冲纸色谱作萃取分离的先导。对混合生物碱中各生物碱的碱性强弱有所了解，则可以有针对性地用各种不同 pH 缓冲溶液来萃取分离。例如自千金藤(*Stephania japonica* Meirs)中提出总的生物碱，先分成非酚性叔胺碱和酚性叔胺碱两大部分，分别进行多层缓冲纸色谱层析展开。于长条滤纸一端 8 cm 处用铅笔画线，然后每隔 2 cm 画一条线。用不同 pH 的缓冲液涂布在间隔区域内，pH 自高而低，在滤纸条上自下而上顺次涂布，即离原点线近的一端涂布 pH 最高的缓冲液(图 12-4)。滤纸风干后，在原点上点生物碱样品，以 $CHCl_3$ 作溶剂向上展开，展开完毕后，取出滤纸条经碘化铋钾试剂显色，非酚性叔胺碱部分出现五个斑点，各在 pH 5.4、4.4、3.2、2.8、2.0 以上几个区域内。这就表示至少有五个碱性各不相同的生物碱存在，碱性最强的生物碱停留在下端，向上则依次分布着酸性渐强的不同生物碱。

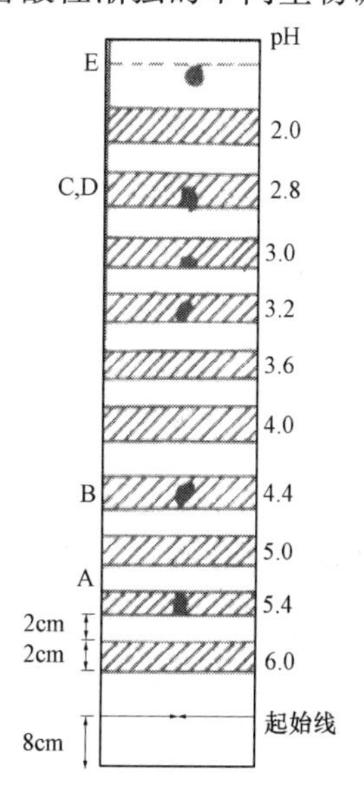

图 12-4　千金藤非酚性叔胺碱部分的多层缓冲纸色谱示意图

将此生物碱混合物溶在 $CHCl_3$ 中，用不同 pH 缓冲液以酸性由弱至强顺次萃取，在各萃取液（pH 5.4、4.4、2.8、2.0）中分别获得（岛藤碱、表千金藤碱、千金藤碱和原千金藤碱），各化合物结晶，最后氯仿液中剩下的生物碱（莲花宁碱）几乎已是中性的成分。

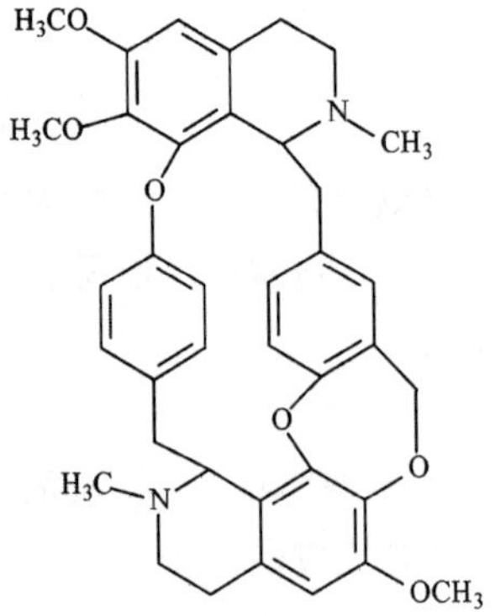

A：岛藤碱 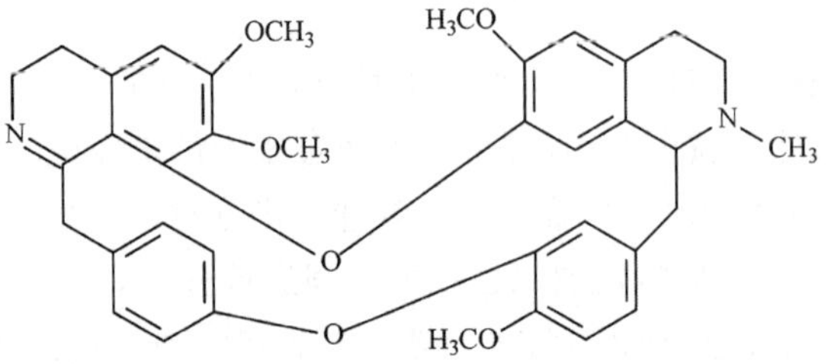　　B：表千金藤碱

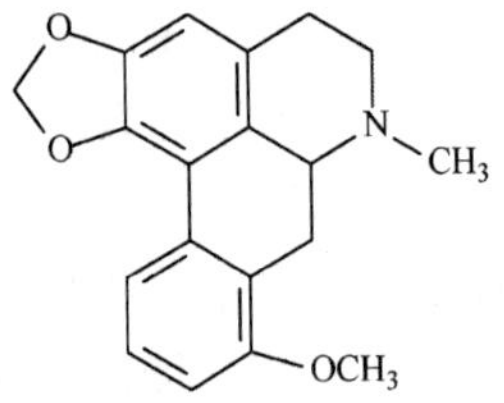

C：千金藤碱 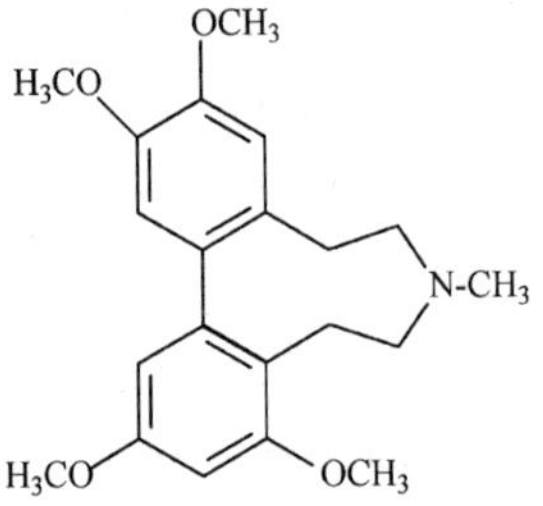　　D：原千金藤碱 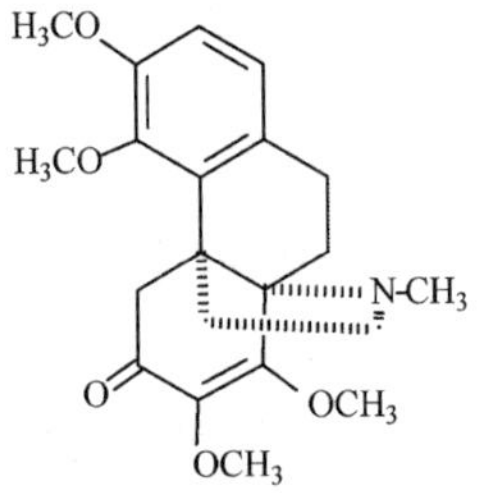　　E：莲花宁碱

2. 利用生物碱的溶解度不同进行分离

例如汉防己中的两个主要生物碱，粉防己碱与防己诺林碱，它们都是双苄基异喹啉生物碱，两者的碱性差别不大，但防己诺啉碱的结构中比粉防己碱多一个隐性酚羟基，因此极性大于粉防己碱，故在冷苯中的溶解度小于粉防己碱，借此可用冷苯法将两者分开。又如自苦参总生物碱中分离氧化苦参碱。

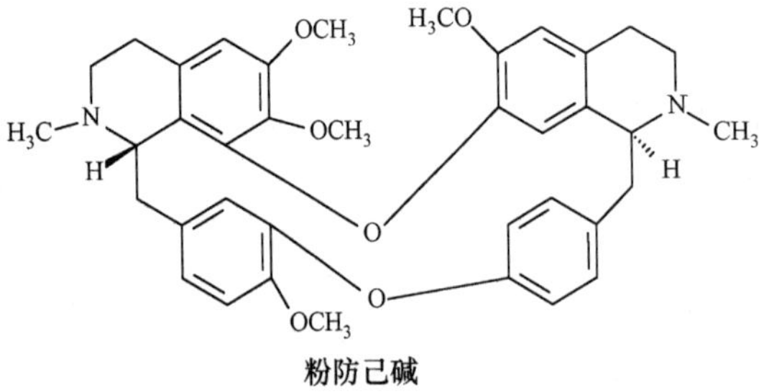

粉防己碱 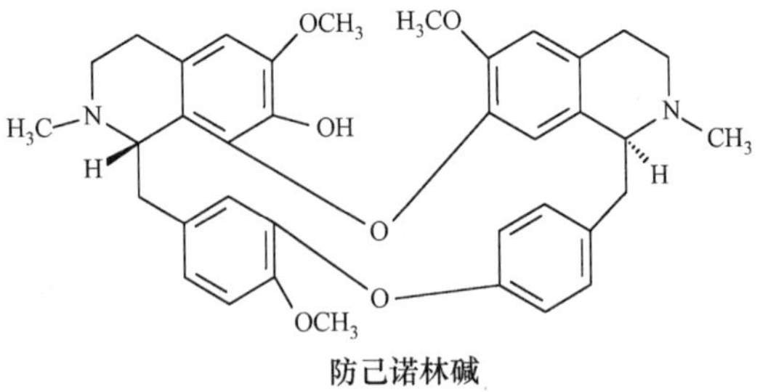　　防己诺林碱

3. 利用生物碱盐的溶解度的差异进行分离

生物碱可和盐酸、硫酸、苦味酸、氢溴酸等形成盐，生物碱的这些盐类在不同溶剂中溶解度不同，借此可达到分离目的。例如，自金鸡纳树皮中分离奎宁与奎尼丁、金鸡宁与金鸡尼丁这两组立体异构体。奎宁类生物碱盐在水中的溶解性能见表 12-2。

奎宁 R=OCH_3

金鸡尼丁 R=H

奎尼丁 R=OCH_3

金鸡宁 R=H

表 12-2 奎宁类生物碱盐在水中的溶解性能(室温)

奎宁类生物碱盐	奎宁	奎尼丁	金鸡宁	金鸡尼丁
硫酸盐 $B_2 \cdot H_2SO_4$	1∶810	1∶90	1∶65	1∶70
重硫酸盐 $BH \cdot H_2SO_4$	1∶90	1∶80	易溶	—
酒石酸盐 $B_2 \cdot H_2C_4H_4O_6$	—	1∶40	—	1∶1265
重酒石酸盐 $B \cdot H_2C_4H_4O_6$	—	1∶400	—	—
氢碘酸盐 $B \cdot HI$	1∶2000	1∶1250	—	—

硫酸奎宁碱在水中的溶解度最小，首先从水中分离出来，母液碱化后，游离碱中金鸡宁在乙醚中难溶而析出，再利用金鸡尼丁酒石酸盐在水中溶解度小于奎尼丁酒石酸盐而将两者分离。分离流程见图 12-5。

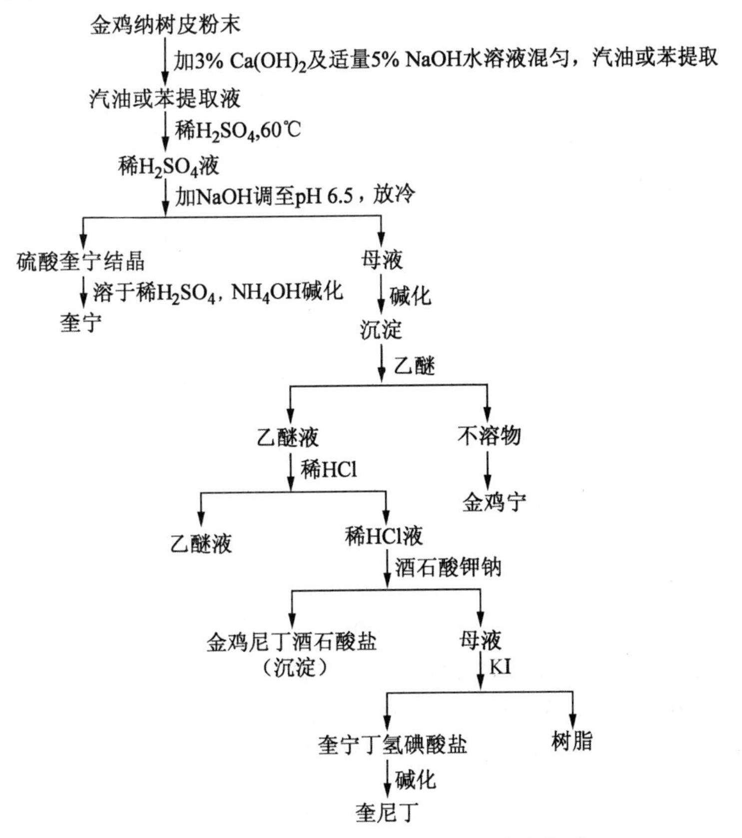

图 12-5 自金鸡纳树皮中提取奎宁类生物碱

又如分离麻黄中的麻黄碱与伪麻黄碱时，常利用 L-麻黄碱的草酸盐难溶于水的性质而使其与伪麻黄碱分离；再如萝芙木中的利血平可与硫氰酸生成难溶性盐，而和萝芙木中其他生物碱分离。

4. 利用色谱法进行分离

色谱法在生物碱的分离中应用广泛，多采用吸附色谱、分配色谱，还可采用离子交换色谱、大孔树脂吸附色谱、葡聚糖凝胶色谱、高效液相色谱、液滴逆流法等。实际工作中，常用低压或中压柱层析。天然产物成分较复杂，常需要若干方法交替或反复使用，方可获得较好的分离效果。

（1）**硅胶吸附色谱**：对午阳贝母（*Fritillaria wuyangensis* Z. Y. Gao）鳞茎的总生物碱，采用硅胶进行色谱分离。用石油醚-丙酮（10∶1 及 10∶3）洗脱先后得到Ⅰ及Ⅱ、Ⅲ，继用石油醚-丙酮-乙酸乙酯（10∶3∶2 及 5∶2∶2）洗脱先后得Ⅳ、Ⅴ和Ⅵ［薄层色谱条件：硅胶 G 薄层，以苯-乙酸乙酯-二乙胺（6∶4∶0.5）展开，改良碘化铋钾试剂显色，R_f 值分别为：Ⅰ：0.76，Ⅱ：0.54，Ⅲ：0.42，Ⅳ：0.31，Ⅴ：0.17，Ⅵ：0.09］。

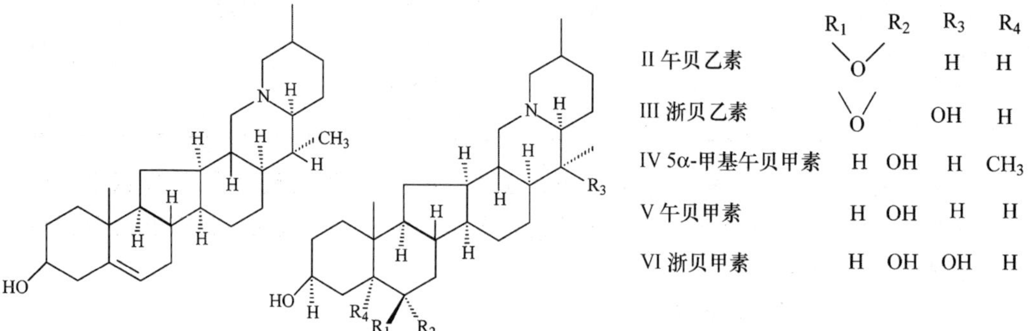

	R_1	R_2	R_3	R_4
II 午贝乙素	O		H	H
III 浙贝乙素	O		OH	H
IV 5α-甲基午贝甲素	H	OH	H	CH_3
V 午贝甲素	H	OH	H	H
VI 浙贝甲素	H	OH	OH	H

I 午贝丙素

（2）**氧化铝吸附色谱**：如长春花生物碱的分离过程中，对游离混合生物碱采用 Al_2O_3 吸附柱色谱进行分离，方法是将生物碱溶于苯-氯仿（1∶2）中，通过 Al_2O_3 吸附柱，并继续用苯-氯仿（1∶2）洗脱，结合薄层色谱分析，分别收集长春碱和长春新碱。

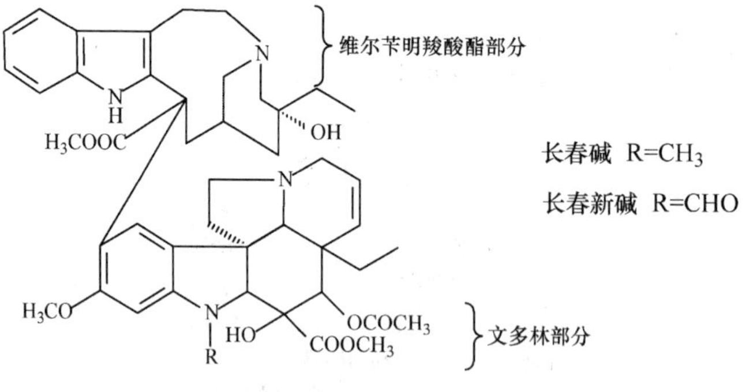

维尔苄明羧酸酯部分

文多林部分

长春碱 R=CH_3

长春新碱 R=CHO

（3）**硅胶分配柱色谱法**：如三尖杉生物碱中三尖杉酯碱与高三尖杉酯碱同系物的分离。因高三尖杉酯碱结构中多一个—CH_2—，亲脂性要比三尖杉酯碱稍强，采用分配色谱时，高三尖杉酯碱先被洗脱，而三尖杉酯碱随后被洗脱下来而达到分离目的。方法是，以硅胶（100～160 目）为支持剂，预先加约等量 pH 5.0 缓冲液，充分研合均匀，再加氯仿适量，搅拌成糊状，湿法装柱，将样品的氯仿溶液上柱，用氯仿（预先用缓冲溶液饱和）洗脱，收集各流分，经薄层色谱检查合并为三部分，先洗脱出的部分为高三尖杉酯碱，最后洗脱出的为三尖杉酯碱，中间部分为二者混合物［薄层色谱条件：硅胶 G 薄层色谱 $CHCl_3$/pH 5.0 缓冲液饱和 CH_3OH（9∶1）

展开，碘蒸气为显色剂]。

三尖杉酯碱 R =

高三尖杉酯碱 R =

(4) **离子交换树脂色谱**：秦艽(*Gentiana macrophylla* pall)含有秦艽甲素(龙胆碱)、秦艽乙素、秦艽丙素等单萜生物碱，其分离方法是将总生物碱酸水溶液，通过 732 型阳离子交换树脂后，用蒸馏水洗至无色，经 20% 乙醇洗脱和 50% 乙醇洗脱，继续用 2% 氨醇(95% 乙醇-蒸馏水-浓氨水，20∶3∶2)洗脱。将 50% 乙醇洗脱液浓缩近干，用无水乙醇结晶得秦艽丙素(黄色块状结晶，m. p. 206～208 ℃)；将 2% 氨醇洗脱液浓缩近干，加蒸馏水溶解，调 pH=1 放置，再调 pH=8～9，以氯仿萃取，回收氯仿后用乙醚结晶(淡黄色颗粒)，再用无水乙醇重结晶得秦艽甲素(白色针状结晶，m. p. 79～81 ℃)。薄层色谱条件：硅胶 G 板，展开剂为乙醚-丙酮(3∶1)，甲素 R_f=0.89，丙素 R_f=0.42，分离流程见图 12-6。

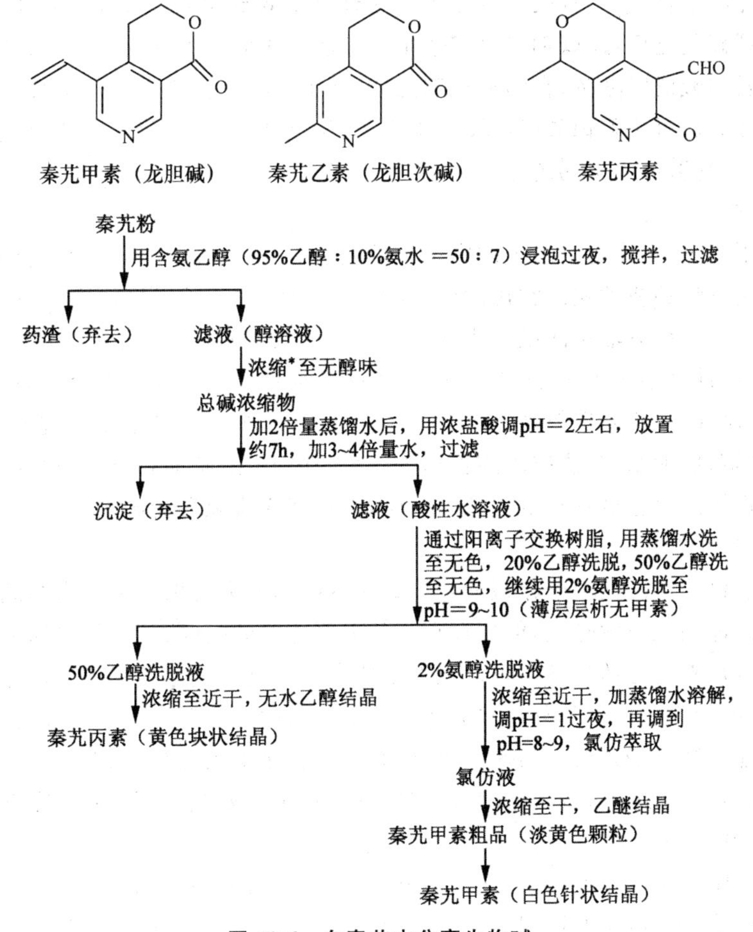

图 12-6 自秦艽中分离生物碱

* 浓缩均是指在 50 ℃水浴减压回收溶剂

(5) **其他方法**:可利用欲分离生物碱分子中某种官能团性质进行分离。例如,吗啡含酚羟基,能溶于氢氧化钠水溶液中,可和阿片中其他非酚性生物碱分离;喜树碱具内酯结构,可利用其加碱后开环溶于水,再加酸又环合析出的性质与其他生物碱分离;苦参碱分子中具有酰胺键,可利用酰胺的开环和闭环反应进行分离。

第四节 生物碱的鉴定与结构测定

一、生物碱的色谱鉴定

1. 薄层色谱

应根据生物碱的性质选择合适的吸附剂和展开剂。当采用硅胶薄层色谱进行层析时,因硅胶是微酸性吸附剂,当生物碱薄层色谱 R_f 值小或拖尾时,要获得满意的分离效果,可采用以下的方法使生物碱在碱性条件下进行层析。方法一是用 0.1~0.5 mol/L 的氢氧化钠溶液代替水进行硅胶湿法铺板,方法二是用碱性溶剂系统作为展开剂,如含二乙胺的展开剂;方法三是在层析缸中放一个盛有氢氧化铵的小皿,使生物碱的薄层色谱在碱性环境中进行。层析后,具有颜色或荧光的生物碱,可直接在可见光或紫外灯下观察斑点。不能直接观察到颜色的常用改良碘化铋钾试剂显色,此试剂与大多数生物碱反应显橘红色。在展开剂或固定相中,若有常温下较难挥发的碱或甲酰胺,在喷显色剂之前,必须先将层板置于 60~120 ℃条件下除去难挥发碱或甲酰胺。还可用碘铂酸(H_2PtI_6)试剂、三氧化锑试剂、硫酸铈的硫酸(或磷酸)溶液作显色剂,使不同生物碱产生不同的颜色。

2. 纸色谱法

生物碱的纸色谱,主要是以水为固定相的纸色谱。当生物碱以离子状态层析时,需要极性较大且保持一定酸性的流动相。常用的流动相为正丁醇-冰乙酸-水(4∶1∶5),有时也可用盐酸代替冰乙酸。另一种方法是滤纸预先用一定 pH 的缓冲液处理,再用极性较小的流动相为展开剂,或用多缓冲纸层析的方法,均能得到较好分离效果。当生物碱以分子状态进行层析时,流动相以偏碱性的、亲脂性较强的展开系统为好,在实际应用中常将甲酰胺代替水作为固定相,以亲脂性溶剂,如苯、氯仿或乙酸乙酯等(事先都用甲酰胺饱和)作流动相,可得到满意的分离效果。纸色谱的显色试剂与薄层色谱相同,但不能用含硫酸的试剂。

3. 高效液相色谱法

高效液相色谱法对结构十分相似的生物碱有良好的分离效果。由于生物碱是一类碱性化合物,一般来说,流动相应偏碱性,但也存在一些需要克服的问题,其中经常遇到的问题之一是以硅胶为基质的反相键合填料表面不同程度地残存硅醇基。残存硅醇基与被分离的碱性物质相互作用,导致峰的严重拖尾和分辨率的降低。解决该问题主要有以下三种途径:

(1) 调整流动相的 pH:对于强碱性化合物的分离,流动相宜在 pH 3.5~5.5。

(2) 调整缓冲液的离子类型和浓度:实验证明,在大多数情况下,钾盐缓冲液优于钠盐缓冲液,浓度宜在 0.01~0.1 mol/L。

(3) 利用添加剂改善分离效果:主要指离子对试剂(如烷基磷酸钠、季铵盐)或有机胺类。应根据样品的性质选择离子对试剂的品种,一般多用戊烷磺胺钠、己烷硝酸钠。

有机胺试剂一般多用仲胺或叔胺如二乙胺、三乙胺,也有使用二甲基辛胺(DMOA)的,不应使用小分子量的无机铵类，因为对硅胶填料损害作用较大。加入有机胺后，应注意调整流动相 pH 且浓度范围控制在 0.1～0.5 mol/L。另外，在购买填料或预装柱时，最好选择标明做过“末端覆盖”(end-capping)的品种。

二、生物碱的结构测定

生物碱的结构测定，主要有经典的化学降解法和波谱分析法。

1. 生物碱分子的化学降解法

(1) 霍夫曼降解法或彻底甲基化法(Hoffmann exhaustive methylation)

本反应是将伯胺、仲胺或叔胺用碘甲烷和氧化银进行彻底甲基化反应，形成季铵氢氧化物，经加热处理，脱去一分子水，消除一个 β-H，碳氮键裂解，生成三甲胺及烯烃化合物。由烯烃化合物的结构可了解氮原子在生物碱中所处的位置，而推测生物碱基本母核结构。

本反应主要条件为季氮的 β-位具氢原子。影响脱水消除 β-H 反应的因素是 β-碳上烃基取代情况以及 β-H 和—$N^+(CH_3)_3$的构型。β-碳上烷基取代多，则 β-H 难消除；β-碳上有芳环或其他吸电子基时，β-H 易消除。β-碳上烃基取代对 β-H 消除的易难次序是：

$$C_6H_5- > CH_3- > RCH_2- > R_2CH-$$

① 氮原子与碳原子单键连接的生物碱：通过霍夫曼降解反应生成三甲胺和一烯化合物。

$$R-CH_2-CH_2-N(CH_3)_2 \xrightarrow[Ag_2O]{CH_3I} R-CH_2-CH_2-\overset{+}{N}(CH_3)_3\ OH^-$$

$$\xrightarrow{\triangle} R-CH=CH_2 + N(CH_3)_3 + H_2O$$

② 氮原子在一个环上的生物碱：通过霍夫曼降解反应生成三甲胺和二烯化合物。

$$\text{哌啶(N—H)} \xrightarrow[Ag_2O]{CH_3I} \text{N,N-二甲基哌啶鎓}\ OH^- \xrightarrow{\triangle} H_2O + \text{(H}_3\text{C)}_2\text{N-戊烯} \xrightarrow[Ag_2O]{CH_3I} \xrightarrow{\triangle} \text{戊二烯} + N(CH_3)_3 + H_2O$$

③ 氮原子位于两个环上的生物碱：通过霍夫曼降解反应生成三甲胺和三烯化合物。

$$\text{喹诺里西啶(N)} \xrightarrow[Ag_2O]{CH_3I} \xrightarrow{\triangle} \text{(N—CH}_3\text{)} \xrightarrow[Ag_2O]{CH_3I} \xrightarrow{\triangle} \text{(N(CH}_3)_2\text{)} \xrightarrow[Ag_2O]{CH_3I} \xrightarrow{\triangle} \text{三烯} + (CH_3)_3N$$

(2) Emde 降解反应(Emde degradation)

对于分子中 β-位无氢的生物碱，Emde 改进了霍夫曼降解方法，把季铵碱的碘化物置于乙醇或水溶液中用钠汞齐处理，使碳氮键裂解。凡具有 $>C=\overset{|}{C}-\underset{|}{\overset{|}{C}}-N$ 或 $>C=CR-CH_2-N$

等结构的生物碱，均可用 Emde 方法使碳氮键裂解。

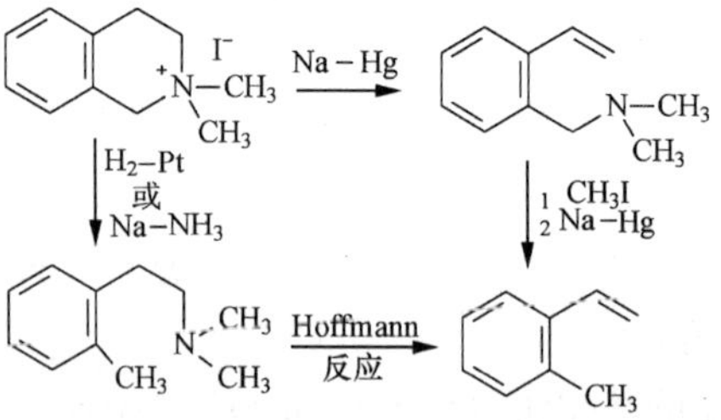

2. 波谱法在生物碱结构测定中的应用实例

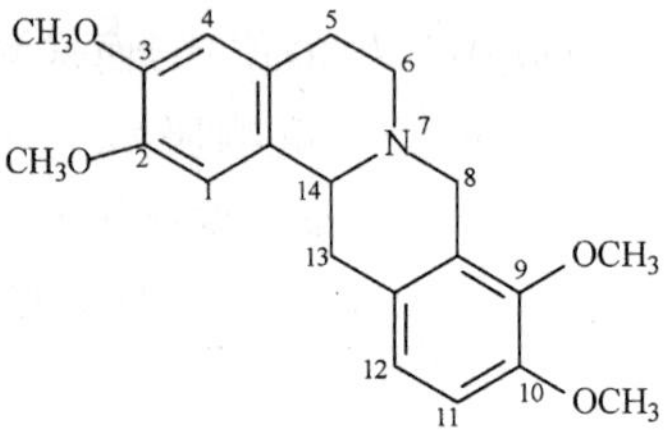

延胡索乙素

例 从罂粟科紫堇属延胡索(*Corydalis turtschaninovii* Bess. f. ranhusuo Y. H. Chew et C. C. Hsii)块茎中分离出延胡索乙素为无色结晶，熔点 147～148 ℃，分子式 $C_{21}H_{25}NO_4$(M+355.42)。延胡素乙素紫外吸收光谱呈四氢原小檗碱型的吸收特征。UV λ_{max}^{EtOH}nm(lgε)：282(3.75)，230sh.(4.25)，在 210 nm 左右应有一个基本吸收，UV λ_{min}nm(lgε)：251(2.90)。红外光谱 IR ν_{Max}^{KBr}(cm^{-1})显示有甲氧基(2830 cm^{-1})和芳环的特征吸收(1500 cm^{-1}、1520 cm^{-1}、1615 cm^{-1})。质谱 MS(EI) m/z 355(M^+)。

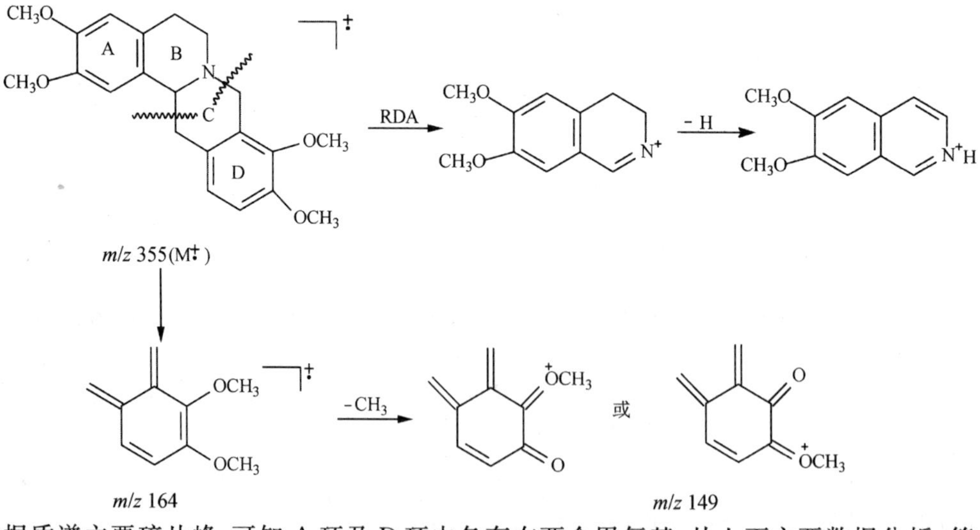

据质谱主要碎片峰，可知 A 环及 D 环中各存在两个甲氧基，从上面主要数据分析，符合四氢原小檗碱类生物碱的裂解方式，除有强的分子离子和比分子离子弱一些的 $M-1$ 离子外，主要是 C 环的 RDA 裂解产生的离子。C 环的 RDA 裂解能把分子分为两部分，从而容易判断 A 环和 D 环上取代基的性质和数目。据氢核磁共振($CDCl_3$)显示 4 个甲氧基(δ 3.85，3.86，

3.87,3.89,s),4 个芳香质子 δ(6.62,1H,s,C_1-H;6.73,1H,s,C_4-H;6.79,1H,d,J=8.4 Hz,C_{11}-H;6.87,1H,d,J = 8.4Hz,C_{12}-H),同时碳核磁共振谱($CDCl_3$)也显示 4 个甲氧基(δ 55.6,C_2-OCH_3;56.9,C_3-OCH_3;59.9,C_9-OCH_3;55.6,C_{10}-OCH_3)。通过波谱综合分析确定了生物碱的结构,有关图谱见图 12-7。

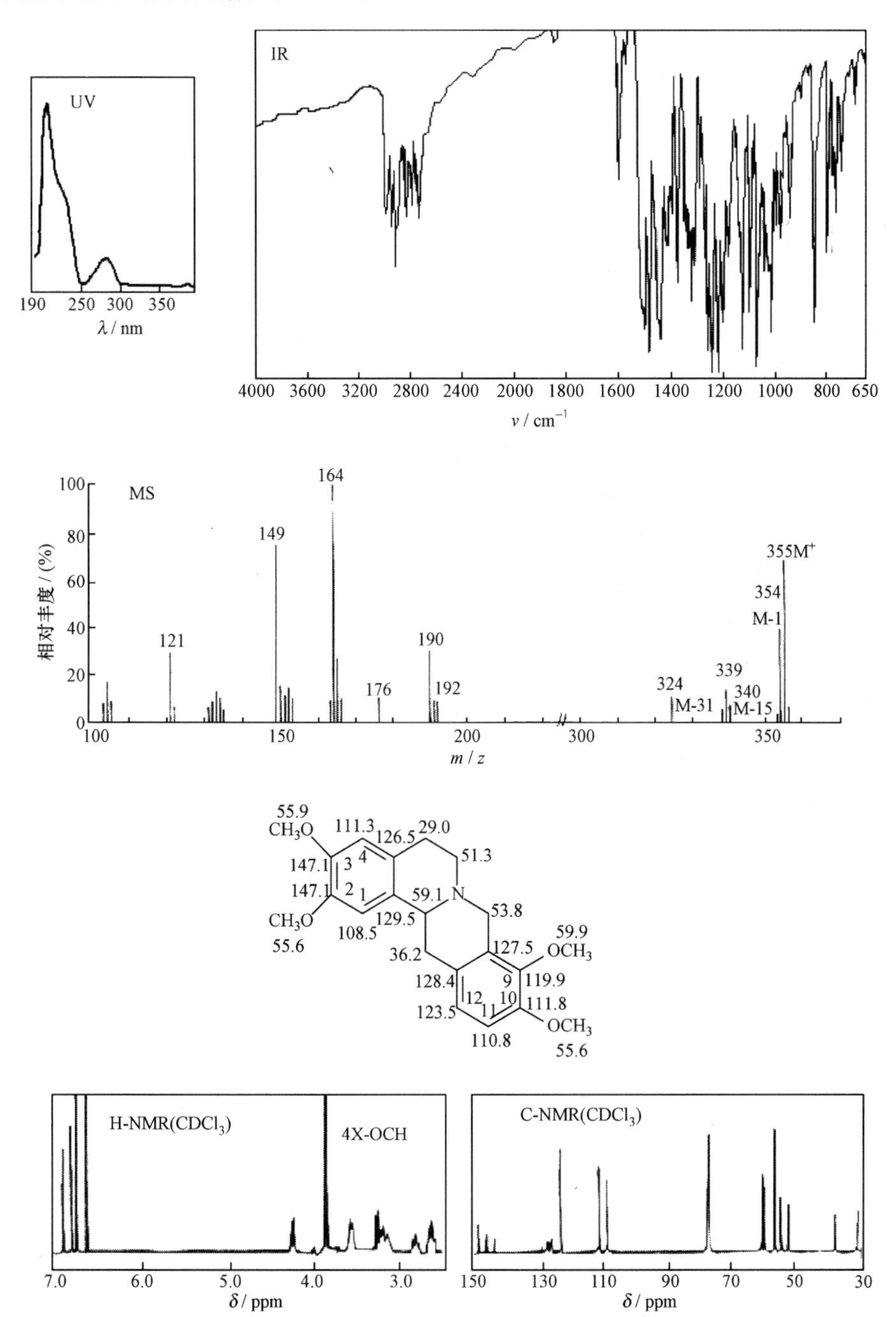

图 12-7　延胡索乙素谱图

第五节　生物碱各论

一、颠茄生物碱——莨菪碱、东莨菪碱、山莨菪碱、樟柳碱

莨菪碱、东莨菪碱、山莨菪碱、樟柳碱等生物碱分布在茄科植物中，如颠茄、莨菪、曼陀罗等植物中，总称为颠茄生物碱，或称为莨菪烷类生物碱。莨菪碱和阿托品有解痉、解磷中毒和散大瞳孔等作用。东莨菪碱的生物活性与莨菪碱相似，常作为防晕药和狂躁性精神病镇静药，并能产生全身性的麻醉，为洋金花中麻醉有效成分之一。山莨菪碱具有扩张小动脉、改善循环的良好作用，临床治疗急性微循环疾病、感染中毒及眩晕病有良好的效果。樟柳碱有明显缓解有机磷毒性的作用，中枢作用较强，解痉作用与山莨菪碱近似，抑制唾液分泌及扩瞳作用弱于阿托品而比山莨菪碱强，毒性却比山莨菪碱及阿托品小得多。

1. 结构与性质

莨菪碱是由莨菪醇与莨菪酸缩合而成的酯。整个莨菪碱分子中只有莨菪酸部分的手性碳原子能产生光学活性，莨菪醇部分的手性碳原子不能产生光学异构现象。东莨菪碱（由东莨菪醇与莨菪酸缩合的酯）和樟柳碱（由东莨菪醇与羟基莨菪酸缩合的酯）均与莨菪碱相似，山莨菪碱由于6-位有羟基，破坏了莨菪烷原有的对称性，所以不仅多一个手性碳原子，而且所有手性碳原子都有光学活性。山莨菪碱所表现的左旋光性是几个手性碳原子光学活性的总和。莨菪碱呈左旋光性，由于莨菪酸部分的手性碳原子居于官能团（羰基）的 α-位置，容易产生互变异构，因此当莨菪碱与碱液接触或受热时，容易消旋化，转变为莨菪醇的消旋莨菪酸酯，即阿托品，无旋光性。东莨菪碱、山莨菪碱和樟柳碱都呈左旋光性。

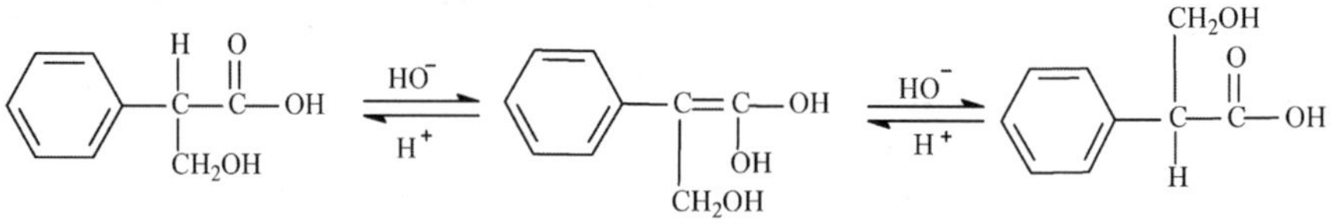

莨菪酸的互变异构

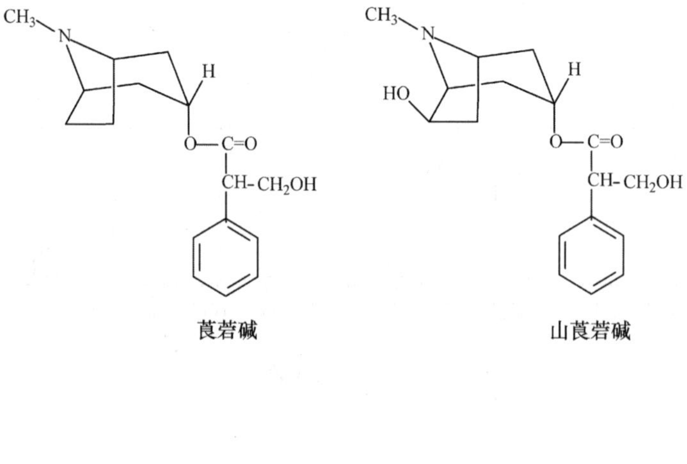

莨菪碱　　　　山莨菪碱

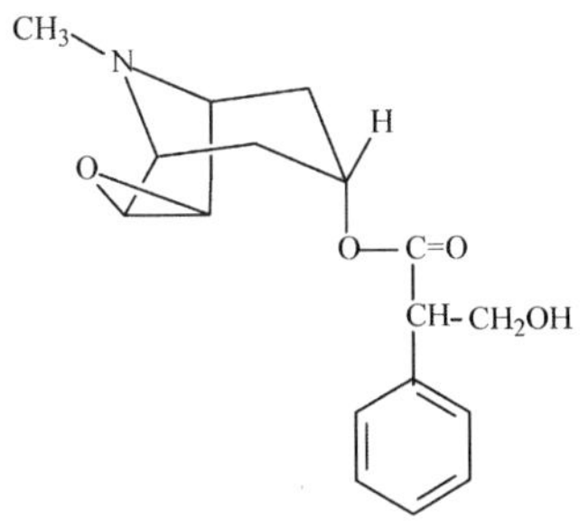

东莨菪碱 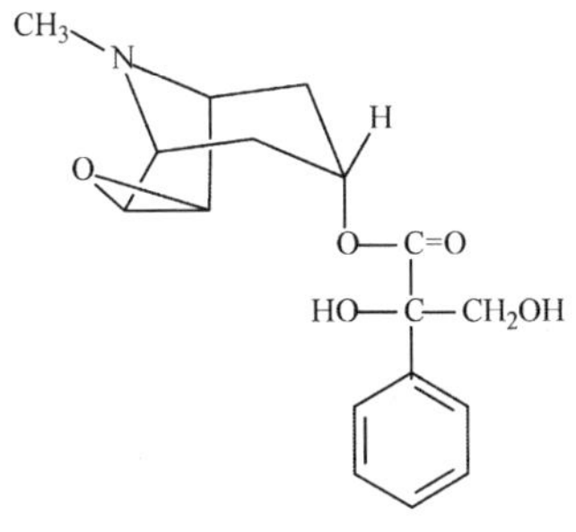　　　　樟柳碱

比较这四种生物碱分子中氮原子的化学环境，可以看出东莨菪碱和樟柳碱相同，与山莨菪碱及阿托品有区别。根据它们的构象式，东莨菪碱和樟柳碱分子中6、7-位有氧环，对氮原子上孤对电子产生显著的空间位阻，使氮原子不容易接受质子，所以碱性很弱。山莨菪碱分子中6-位羟基对其氮原子也产生立体效应，但不如东莨菪碱的氧环影响大，所以山莨菪碱的碱性虽弱，但要比东莨菪碱和樟柳碱强。莨菪碱和阿托品分子中不存在6-位羟基或6、7-位氧环，没有由于它们所产生的立体效应，所以它们的碱性在这几种生物碱中最强。故常利用在弱碱性($NaHCO_3$)溶液中，东莨菪碱溶于$CHCl_3$而阿托品仍为盐的结合状态留在水溶液中的性质分离这两种生物碱。

阿托品生物碱的亲脂性比东莨菪碱强得多。东莨菪碱具有比较强的亲水性，是一般生物碱所没有的，可能与其分子中环氧醚键有关。樟柳碱的性质与东莨菪碱相似，也具有较强的亲水性。山莨菪碱的亲脂性也比阿托品弱，分子中比阿托品多一个羟基。莨菪碱、东莨菪碱、山莨菪碱和樟柳碱都是氨基醇的酯类，分子中有酯键存在，所以容易被水解，尤其在碱性水溶液中，水解反应更易进行，水解后生成氨基醇和酸，故在提取分离中应尽量避免与碱液接触。

鉴别反应：

(1) **Vitali反应**：用于鉴别莨菪碱、东莨菪碱、阿托品和山莨菪碱等分子中具有莨菪酸的物质。当用发烟硝酸处理时，产生硝基化反应，生成三硝基衍生物，此物再与苛性碱醇溶液反应，导致分子内双键重排，生成醌样结构的衍生物，而呈现颜色，先显深紫色，后转暗红色，最后颜色消失。反应式如下：

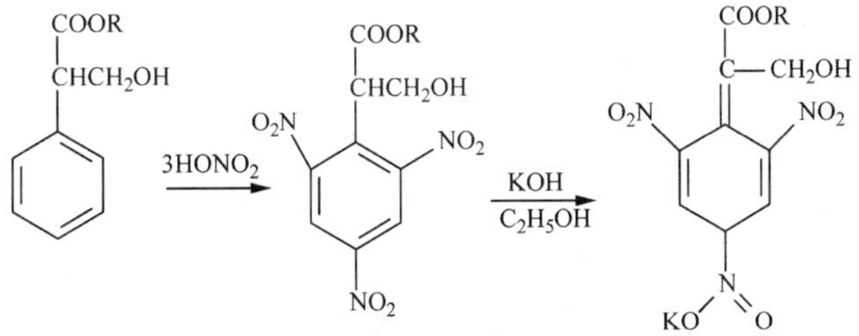

R代表莨菪醇部分　　　　（紫色）

(2) **过碘酸氧化乙酰丙酮缩合反应**：樟柳碱分子中具有羟基莨菪酸，含邻二羟基结构，可被过碘酸氧化，产生甲醛，然后与乙酰丙酮在醋酸铵溶液中加热，缩合形成二乙酰基二甲基吡啶(DDL)而显黄色，此反应可用于樟柳碱的鉴别和含量测定。

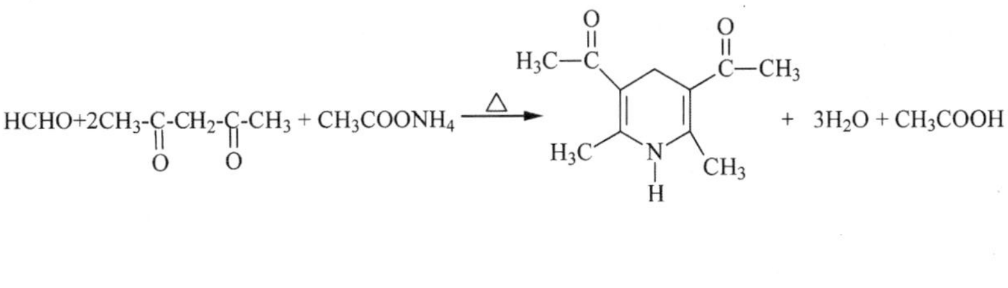

$$HCHO + 2CH_3COCH_2COCH_3 + CH_3COONH_4 \xrightarrow{\triangle} \text{DDL} + 3H_2O + CH_3COOH$$

2. 提取与分离

(1) 溶剂提取法

阿托品、山莨菪碱和樟柳碱多采用乙醇提取法，先提取出总生物碱。由于莨菪碱的亲脂性强而能溶于四氯化碳，故可与亲脂性弱的山莨菪碱和樟柳碱分离。樟柳碱的碱性比山莨菪碱弱，它们的盐类溶液在 pH 8 时，只有樟柳碱转变为游离状态，容易与山莨菪碱分离。例如自山莨菪（*Scopolia tangutica* Maxim.）的地上部分和根，提取分离阿托品、山莨菪碱、樟柳碱的过程见图 12-8。

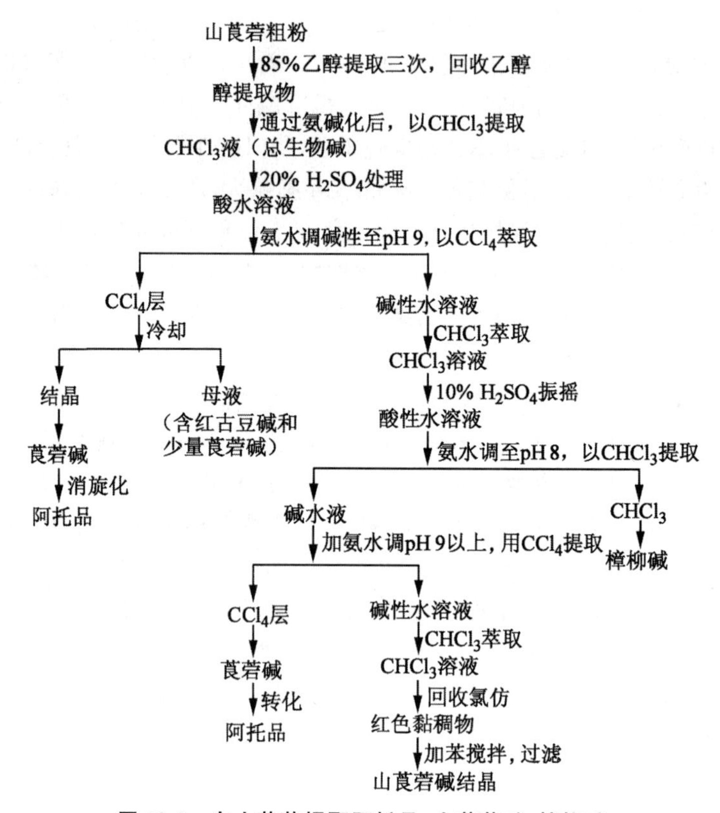

图 12-8 自山莨菪提取阿托品、山莨菪碱、樟柳碱

(2) 离子交换法

自洋金花（*Datura metel* L.）中分离东莨菪碱和莨菪碱：利用东莨菪碱的碱性比莨菪碱弱的性质，在碳酸氢钠碱化后用乙醚提取，就能将交换在树脂上的东莨菪碱取代出来，借此和莨菪碱分离。分离出东莨菪碱之后，改用氨水碱化，则可将莨菪碱分离出来，其流程见图 12-9。

近年来山莨菪碱和樟柳碱采用闪式柱色谱法（flash chromatography）进行分离，需使用闪式柱硅胶（粒度为 40～63 μm，即 230～400 目的微球形硅胶），由于粒度小，颗粒均匀呈微球形，故分离速度及效果较理想。根据硅胶 TLC 选择溶剂系统为 $CHCl_3$-MeOH(9∶1)，分离时选用直径 1 cm 的色谱柱，干法装柱。上样后，先以氯仿洗脱至柱底后，再用上述溶剂系统洗脱。柱压 0.098 066 5 MPa，每份收集 10 mL，共收集 17 份，TLC 检查后合并相同流分。1～3 份，6～12 份为空白段流分，4～5 流分为山莨菪碱，13～17 流分为樟柳碱。

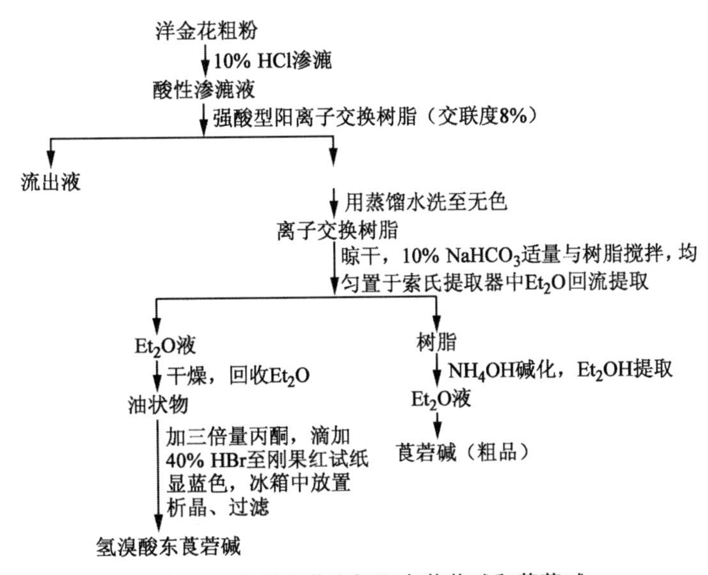

图 12-9　自洋金花中提取东莨菪碱和莨菪碱

二、喜树生物碱——喜树碱、羟基喜树碱

喜树是我国特有珙桐科的植物，从喜树（*Camptotheca acuminata* Decbe.）中分离得到的喜树碱、10-羟基喜树碱，已投入生产并用于临床。喜树碱在临床上用于治疗膀胱癌、胃癌、白血病等，但有血尿、尿急尿频等副作用；10-羟基喜树碱则可用于治疗肝癌与头颈部肿瘤，副作用远比喜树碱小。喜树碱已有多个全合成的路线，如以3,4-二羧基呋喃为起始原料合成绝对构型为20(*S*)喜树碱。近年来发现，喜树碱可被黄曲霉菌T-37选择性地氧化成10-羟基喜树碱，为大规模生产打下基础。

1. 结构与性质

喜树碱类生物碱是一类特殊生物碱，是带有喹啉环的五环化合物，含δ-内酰胺与δ-内酯环，它们都是中性乃至近酸性的化合物，无一般生物碱反应（与碘化铋钾试剂反应呈阴性），也不能与酸成盐，不溶于水，能溶于乙醇、氯仿，具内酯结构，溶于稀碱开环成盐。

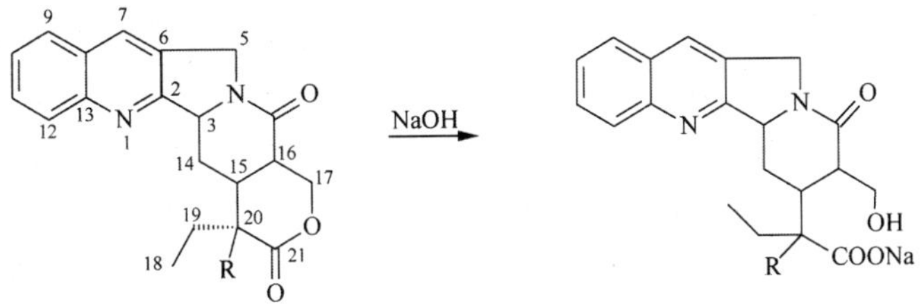

2. 提取与分离

提取方法见图12-10，亦可采用高效液相色谱法进行分离。喜树果中含喜树碱为0.03%。

喜树碱结晶的粗品也可用氯仿-甲醇（1∶1）为溶剂，反复数次重结晶得纯喜树碱。10-甲氧基喜树碱用氯仿-甲醇（1∶1）重结晶，得淡黄色结晶，熔点254℃（分解）。分离的结果可用硅胶G薄层色谱检查，荧光下显色，展开剂为氯仿-丙酮（7∶3），R_f值分别为：脱氧喜树碱0.67（蓝色），喜树碱0.6（蓝白色），11-甲氧基喜树碱0.53（亮蓝色），10-甲氧基喜树碱0.5（亮

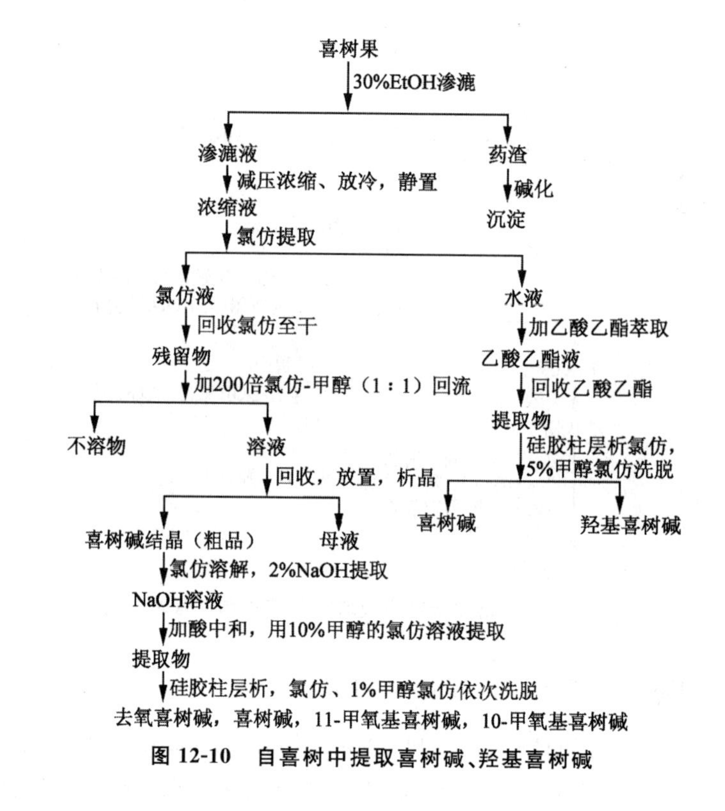

图 12-10 自喜树中提取喜树碱、羟基喜树碱

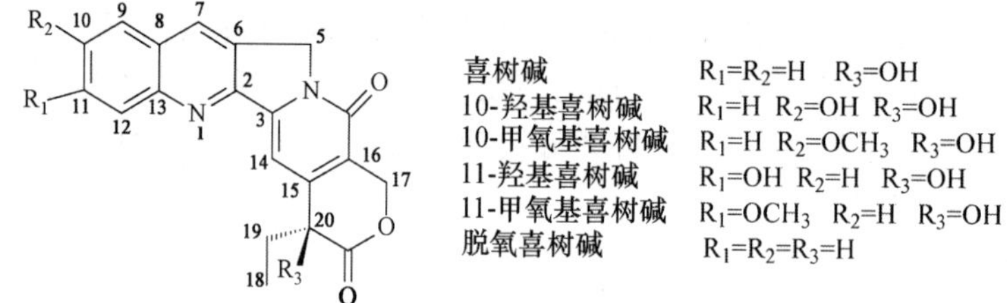

蓝色)，11-羟基喜树碱 0.2(暗红色)，10-羟基喜树碱 0.18(红黄色)。

三、苦参生物碱——苦参碱、氧化苦参碱

苦参为豆科苦参(*Sophora flauescens* Ait)的根。苦参中主要含有苦参碱、氧化苦参碱、N-甲基金雀花碱、安那吉碱、巴普叶碱、苦参烯碱、苦参醇碱及黄酮类成分等。苦参总碱及氧化苦参碱都具有减慢心率的作用，可用于室性早搏等心律失常症，苦参制剂也常用于急性菌痢、滴虫病、白细胞减少症、皮肤瘙痒等多种疾病的治疗。药理实验表明，苦参碱有明显的镇痛作用。现在还发现苦参碱、氧化苦参碱等具有抗肿瘤作用，对肉瘤 180 有抑制作用。

1. 结构与性质

苦参中所含的七种主要生物碱都属于双稠哌啶衍生物，除 N-甲基金雀花碱外(可以认为是安那吉碱的裂环衍生物)，都是由两个双稠哌啶环并合而成，根据并合部位不同，可分为苦参碱类和安那吉碱类。这两类生物碱分子中都有两个氮原子，一个是叔胺状态，一个是内酰胺状态。苦参碱、氧化苦参碱及羟基苦参碱的 N_{16} 和 C_{15} 内酰胺结构可被皂化生成羧酸衍生物，酸化后又易脱水环合转变为原来的结构，如苦参碱被碱水解生成苦参酸钾，酸化后又环合为苦参碱。

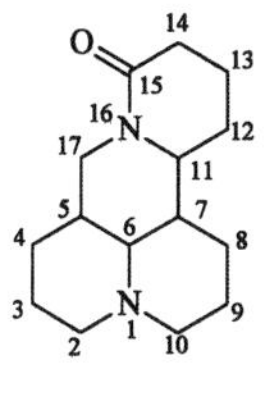

苦参碱 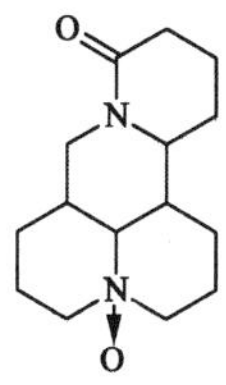　氧化苦参碱 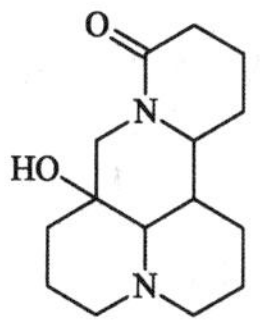　羟基苦参碱 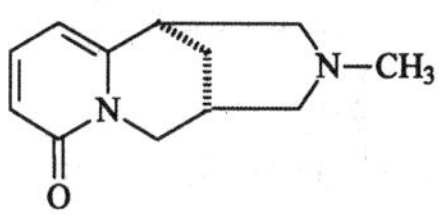　N-甲基金雀花碱 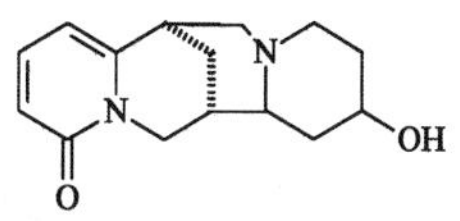　巴普叶碱

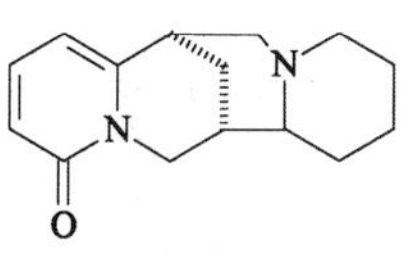

安那吉碱 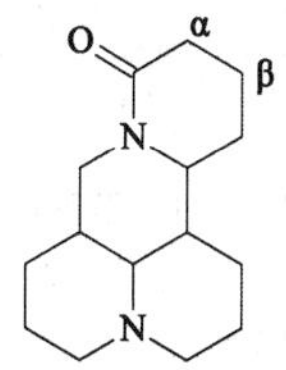　去氢苦参碱 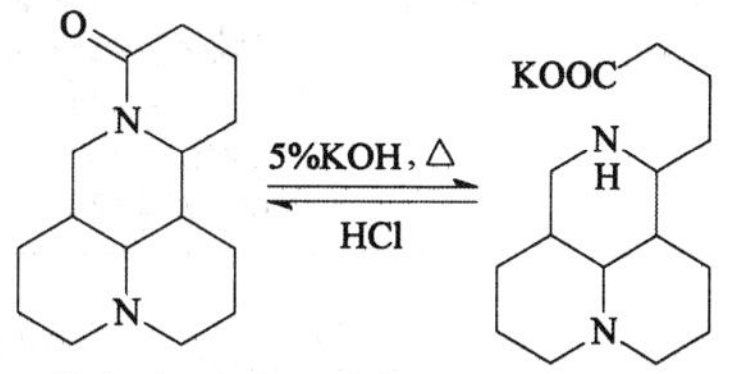　苦参碱 $\xrightarrow{5\%KOH,\triangle}$ （HCl）苦参酸钾

具有相似结构的去氢苦参碱，固有 α，β-不饱和（$\Delta^{13,14}$）内酰胺结构，增强了酰胺键的稳定性，不易和氢氧化钾乙醇溶液生成钾盐。安那吉碱、N-甲基金雀花碱及巴普叶碱都是芳香性的内酰胺碱，稳定性大，也不易成钾盐，可以利用这一性质将它们和苦参碱等分离。苦参碱和氧化苦参碱是苦参中的两个主要生物碱。苦参碱有四种形态，α-苦参碱为针状或柱状结晶，m. p. 76 ℃，$[\alpha]_D$ + 39°；β-苦参碱为柱状结晶，m. p. 87 ℃；γ-苦参碱为液体，b. p. 223 ℃（799. 932 Pa）；δ-苦参碱是柱状结晶，m. p. 84 ℃。常见的是 α-苦参碱。β-苦参碱在 22～24 ℃放置于石油醚中，能析出 α-和 β-型苦参碱的混合晶体，而 α-苦参碱的溶液放置在 10 ℃时，能析出 β-苦参碱结晶。用过氧化氢处理苦参碱可转变为氧化苦参碱。苦参碱可溶于冷水、苯、乙醚、氯仿和二硫化碳，难溶于石油醚。四种形态苦参碱的苦味酸盐相同，m. p. 167～169 ℃，氧化苦参碱为无色柱状结晶（Me_2CO），m. p. 162～163 ℃（水合物），207 ℃（无水物），$[\alpha]_D$+47. 7（C_2H_5OH），可溶于水、氯仿、乙醇，难溶于乙醚、石油醚。氧化苦参碱的水溶性大于苦参碱。安那吉碱 b. p. 210～215 ℃（533. 288 Pa），$[\alpha]_D$ − 168°（C_2H_5OH）；苦参烯碱 m. p. 54 ℃，$[\alpha]_D$ −29. 4°；苦参醇碱 m. p. 171 ℃，$[\alpha]_D$ −66°；N-甲基金雀花碱 m. p. 140～141 ℃，$[\alpha]_D$ −223°（H_2O），均稳定性高，不被皂化。巴普叶碱 m. p. 210 ℃，$[\alpha]_D$ −135°。

苦参生物碱可溶于水及有机溶剂，具有生物碱的通性，能与酸结合成盐，在水中可离子化，利用此性质，可用离子交换法使其与其他化学成分分离。也可用有机溶剂提取总碱，然后根据各生物碱结构性质差异，用溶剂法分离之。

2. 苦参总碱的提取

(1) 离子交换法

① 总生物碱的提取与交换：取苦参粗粉用 0. 1%盐酸溶液渗漉，渗漉液通过强酸型离子交换树脂（交联度 8%）柱，渗漉液通过树脂后，将树脂倒入烧杯中，以蒸馏水洗涤数次，用布氏漏斗抽干，倒入搪瓷盘内晾干。

② 总生物碱的洗脱：将晾干的树脂置烧杯中，加适量浓氨水（使树脂均匀潮湿即可），搅拌均匀，放置 20 分钟，装入索氏提取器中，用氯仿回流至提取液无生物碱反应，氯仿提取液加无水硫酸钠脱水后回收氯仿至干，抽松，以丙酮结晶 2～3 次，得白色结晶（若结晶不白，可加活性炭脱色），即为以氧化苦参碱为主的结晶性总生物碱（图 12-11）。

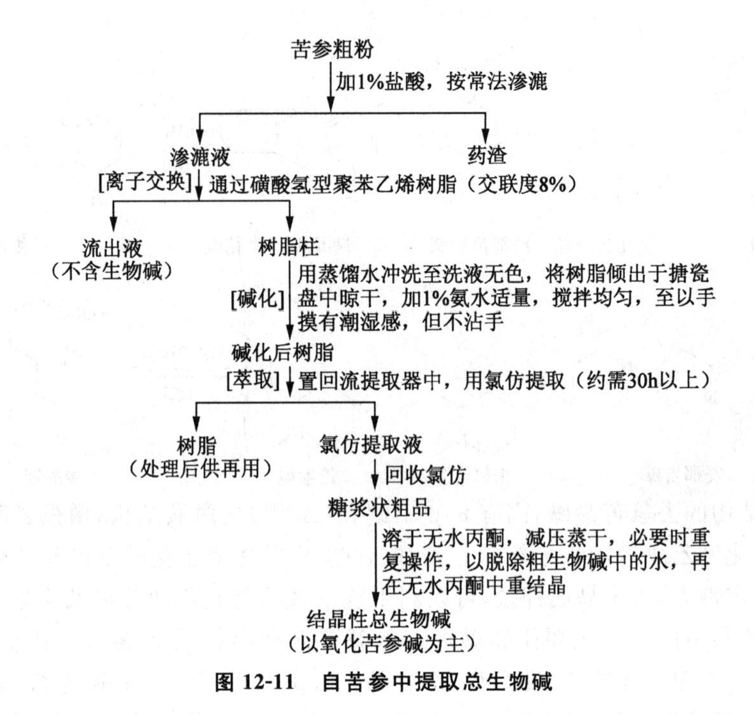

图 12-11 自苦参中提取总生物碱

（2）溶剂法

称取苦参根粗粉，用甲醇室温浸渍三次（甲醇用量以没过药面 1～2 cm 为度），每次 24 小时，合并提取液，回收甲醇，加盐酸酸化至 pH 3～4，并加水稀释，用乙醚洗涤两次，再浓缩至小体积，加氢氧化钠调至 pH 13 左右，用二氯甲烷提尽生物碱，回收二氯甲烷至残留液为深色油状物，即为总生物碱。

3. 苦参总碱的分离

（1）**氧化苦参碱的分离**：将总生物碱溶于少量氯仿中，加入 10 倍量乙醚，放置后有沉淀析出，过滤析出的沉淀，滤液浓缩后（油状物）再溶于氯仿中，加乙醚放置，再过滤析出的沉淀，合并两次沉淀物，用丙酮重结晶，即为氧化苦参碱。

（2）**苦参碱的分离**：将上述滤液蒸干，加石油醚（30～60 ℃）回流提取三次，合并石油醚提取液（还有不溶物），回收石油醚至小体积，放置，过滤，得少量结晶（为 N-甲基金雀花碱），滤液再浓缩至适量，放置析晶，抽滤，得苦参碱。

（3）**其他生物碱的分离**：将上述石油醚不溶物按图 12-12 处理。

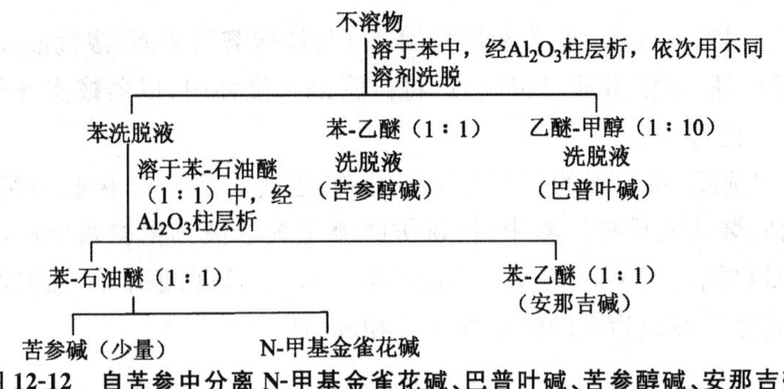

图 12-12 自苦参中分离 N-甲基金雀花碱、巴普叶碱、苦参醇碱、安那吉碱

4. 苦参生物碱的薄层色谱、纸色谱

苦参生物碱的薄层色谱条件：硅胶 G 为吸附剂，氯仿-甲醇-浓氨水（5∶0.6∶0.2）为展开剂，碘化铋钾试剂为显色剂。其纸色谱 R_f 见表 12-3。

表 12-3 苦参生物碱类纸色谱 R_f 值

溶剂系统	R_f 值						
	a	b	c	d	e	f	g
A	0.51	0.84	0.47	0.45	0.35	0.35	0.32
B	0.66	0.74	0.82	0.66	0.45	0.33	0.35

注：a. 氧化苦参碱；b. 苦参碱；c. 苦参烯碱；d. 苦参醇碱；e. 安那吉碱；f. N-甲基金雀花碱；g. 巴普叶碱；A. 丁醇-乙醇-醋酸溶液（0.5 mol/L）（6∶2∶3）；B. 丁醇-浓盐酸-水（5∶1∶1）。

四、二萜类生物碱——乌头生物碱

乌头是我国常用中药之一，传统中药用的乌头主要是川乌，它的子根称作附子，常用于强心与止痛。我国在 17 世纪已从乌头中提炼出砂糖样毒物，就是现代的乌头碱。它比国外文献记述的最早的生物碱——吗啡（1806 年）早发现 200 年左右。到目前为止，估计文献报道已确定结构的乌头生物碱近 100 个，我国国内发表的就有 60 多个。

1. 结构与性质

乌头生物碱属于四环或五环二萜类衍生物，可以分别为 C_{20} 骨架与 C_{19} 骨架两类。C_{20} 骨架生物碱类含有相对较简单和毒性较小的胺醇，这类生物碱可分为维替碱型（D 环为五元环）和阿替生型（D 环为六元环）两类。C_{19} 骨架的生物碱类大多为剧毒的酯，分为异叶乌头碱型和牛扁碱型，在牛扁碱型生物碱中，又根据 C_7 是否有含氧基团而分为牛扁碱型和乌头碱型两种，前者 C_7 有含氧基取代，而后者则无。

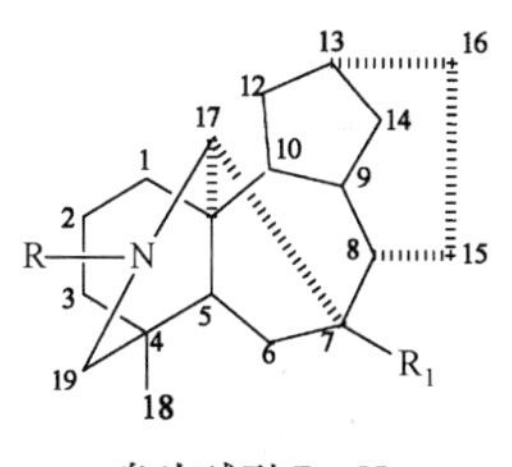

乌头碱型 R_1=H
牛扁碱型 R_1=OH

异叶乌头碱型

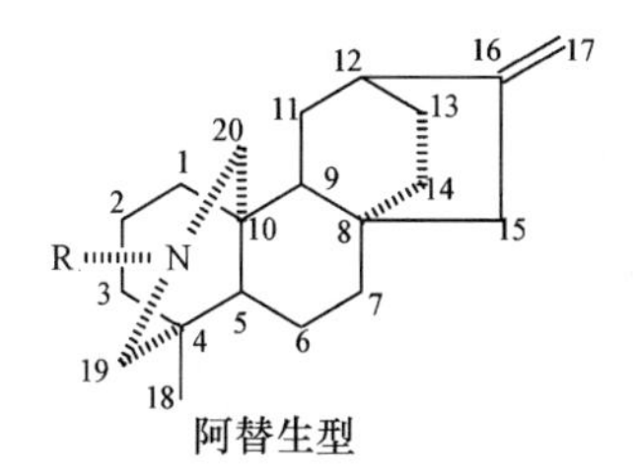

阿替生型

维替碱型

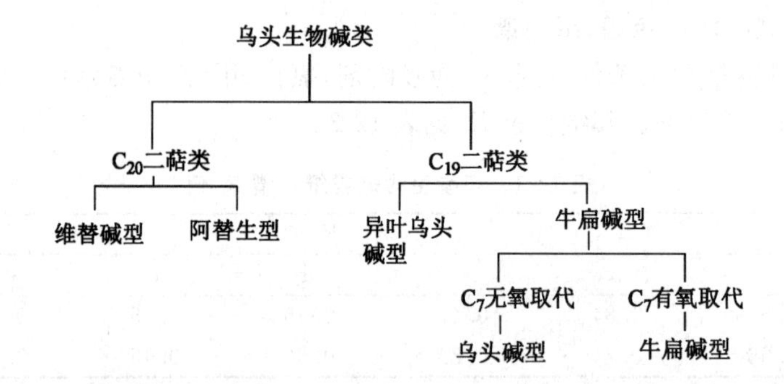

乌头生物碱以乌头碱型及牛扁碱型为主，它们的结构特点是具有较多的取代基，C_1、C_8、C_{14}、C_{16}、C_{18}常有含氧基团取代，以羟基、甲氧基为多，也有羰基、次甲二氧基、环氧醚基等。乌头碱型的生物碱中，C_{14}、C_8的羟基常和乙酸或苯甲酸结合形成双酯型生物碱，如乌头碱、新乌头碱，它们具有麻辣味，亲脂性强，毒性大，是乌头毒性的主要成分。这些双酯型生物碱因水解除去酯基生成醇胺型生物碱后则无毒性，如乌头的水溶液在 100 ℃时加热，可除去一分子乙酸生成乌头次碱，再继续加热至 160～170 ℃(需加压)，苯甲酸酯键水解，生成乌头原碱。乌头次碱及乌头原碱的亲水性较强、毒性小。乌头生物碱类的薄层色谱以氧化铝作吸附剂，以乙醚为展开剂，碘化铋钾为显色剂，R_f 值分别为乌头碱(0.59)、苯甲酰乌头原碱(0.25)、乌头原碱(0.02)。

乌头碱 —(H_2O, 100℃)→ 苯甲酰乌头原碱 —(H_2O, 160~170℃)→ 乌头原碱

2. 提取与分离

(1) **乌头(*Aconitum carmichaeli* Debx.)生物碱提取与分离(图 12-13)**

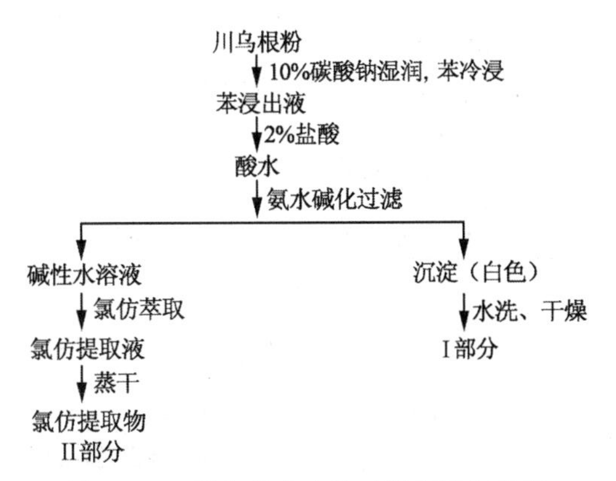

图 12-13　川乌根中生物碱的提取与分离

取Ⅰ部分溶于2%HCl中，过滤后用$CHCl_3$提取，合并$CHCl_3$提取液，干燥后蒸去溶剂，残渣用稀HCl溶解，加NH_4OH碱化，以乙醚萃取，乙醚萃取液回收溶剂至适量，析出结晶，上述$CHCl_3$提取后的酸液用NH_4OH碱化并用乙醚萃取得糖浆状物。Ⅱ部分同样操作分得结晶及糖浆状物。由Ⅰ、Ⅱ两部分所得的结晶，用氧化铝柱色谱法，以乙醚洗脱，先后得到高乌头碱、乌头碱、新乌头碱；糖浆状物用氧化铝色谱法，以乙醚洗脱得塔拉乌头胺。

由于双酯类生物碱的毒性剧烈，在乌头、附子及其方剂、中成药中，对剧毒的双酯类生物碱的限量检查有实际意义。乌头生物碱的薄层色谱条件为：硅胶/$CHCl_3$-EtOH-$NHEt_2$(19∶1∶1)及Al_2O_3/EtOAc-EtOH(4∶1)，以碘化铋钾试剂显色。R_f分别为乌头碱(99;96)，新乌头碱(99;94)，高乌头碱(99;98)，乌头次碱(70;64)，新乌头次碱(71;62)，高乌头次碱(73;42)，乌头原碱(37;0)，新乌头原碱(33;0)，高乌头原碱(38;0)。

近年来，曾采用减压柱色谱法(vacuum liquid chromatography，VLC)分离*Aconitum mapellus* L. 植物中的去氧乌头碱、乌头碱、新乌头碱。以氧化铝为吸附剂，使用不同极性梯度的己烷-乙醚为洗脱剂，己烷-乙醚(3∶1,1∶1)部分得到去氧乌头碱，己烷-乙醚(1∶3)部分得到乌头碱，己烷-乙醚(1∶9)部分得到新乌头碱，此方法具有简便、快速的特点。

(2) 关白附子生碱物提取与分离

关白附子为黄花乌头(*Aconitum coreanum* (Levl.)Rap.)的根，具有散寒镇痛的功效，含有关附甲素、关附庚素等成分，其所含的关附甲素具有抗心律不齐的生物活性，提取分离方法见图12-14。

关附甲素为白色菱形结晶，熔点199℃，$[\alpha]_D^{23}+49°$(c=0.5，氯仿)，分子式$C_{24}H_{31}O_6N$。红外光谱(KBr，cm^{-1})：885，1650(双键)，3270～3550(羟基)，1745，1720，1255，1275(酯基)。核磁共振谱(100 MHz，$CDCl_3$)值：0.96(3H，s，C_4-CH_3)，1.94(3H，s，$OCOCH_3$)，3.38(1H，s，C_2-H)，4.60(1H，brs，$\underset{|\atop H}{C}—OCOCH_3$)5.06(1H，m，$\underset{|\atop H}{C}—OCOCH_3$)，4.79，4.85(各1H，2个brs，$C_{16}=\underset{|\atop H_b}{C_{17}}H_a$)，4.20(1H，d，$J$=8 Hz，$\underset{|\atop H}{C}—OH$)，2.52，2.92(各1H，2个OH)，羟基信号重水交换后消失。通过双照射证明，关附甲素一个仲羟基取代位置在C_{14}。

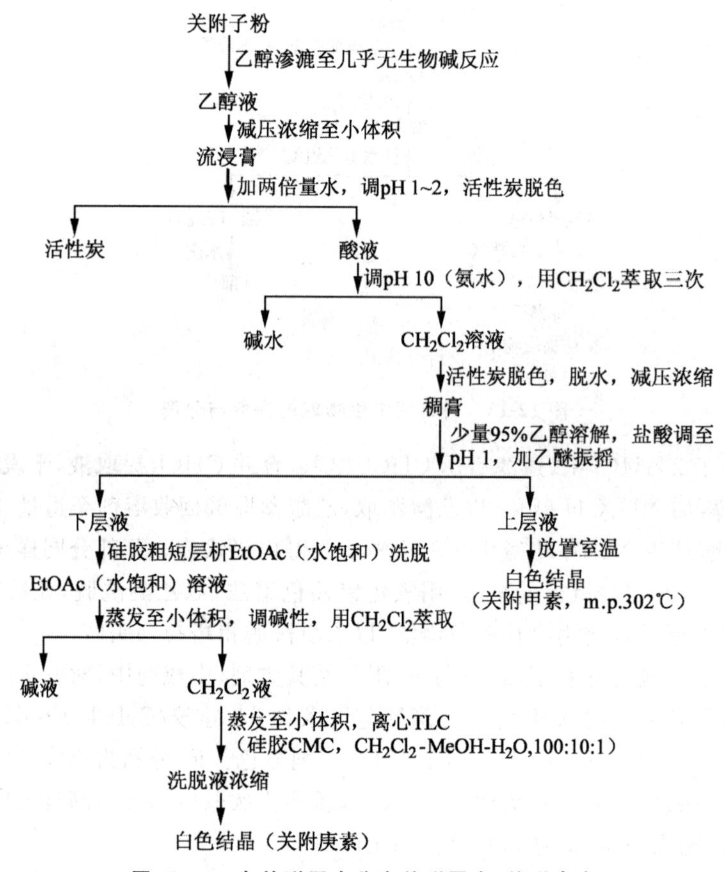

图 12-14 自关附子中分离关附甲素、关附庚素

关附甲素 R=H

关附庚素 R=$COCH_3$

为进一步确定羟基的位置，将关附甲素的乙醇溶液加入高碘酸试液，静置 5 分钟后，以饱和亚硫酸溶液还原过量的高碘酸，然后加入一滴 Schiff 试剂，放置半小时后呈紫色且不褪色为阳性反应，证明关附甲素分子中存在两个邻位羟基，另一个羟基应在 C_{13} 位上。

关附庚素为白色鳞片状结晶，熔点 178 ℃，盐酸盐熔点 219 ℃，$[\alpha]_D^{30}+97.3°$（$c=1.0$，氯仿），元素分析和质谱（M^+ 471），分子式 $C_{26}H_{33}O_7N$。红外光谱（KBr，cm^{-1}）：890，1654（双键），3365（羟基），1740，1255（酯基）。核磁共振谱（100 MHz，CCl_4）δ 值：0.96（3H，s，C_4-CH_3；1.96（6H，s，2 个 $OCOCH_3$）；2.02（3H，s，$OCOCH_3$）；3.30（1H，s，C_{20}-H）；3.65（1H，brs，OH）重水交换后消失；4.80（1H，brs，$\underset{\mathrm{H}}{\underset{|}{\mathrm{C}}}-OCOCH_3$）；5.04（2H，m，2 个 $\underset{\mathrm{H}}{\underset{|}{\mathrm{C}}}-OCOCH_3$）；4.88，

4.94(各 1H,2 个 brs, $C_{16}=\underset{H_b}{\underset{|}{C_{17}}}H_a$)。

关附庚素用 5%氢氧化钾甲醇溶液水解,可获得醇胺类生物碱,熔点 244 ℃。

五、原小檗碱类生物碱——小檗碱、黄连碱

小檗碱在自然界分布很广,如毛茛科的黄连属和唐松草属、防己科的古山龙属、芸香种的黄柏属、小檗科的小檗属中均有存在,主要存在于黄连、黄柏、三颗针等清热药中。小檗碱具有显著的抗微生物、抗原虫的作用,并且具有降压功效。近代实验研究表明,小檗碱、黄连碱、巴马汀、药根碱等原小檗碱型生物碱都有明显的抗炎作用。

1. 化学成分

黄连根茎主要含有小檗碱、巴马汀、黄连碱、甲基黄连碱、药根碱、表小檗碱、木兰碱等生物碱,其中以小檗碱含量最高,可达 10%左右,以盐酸盐的状态存在。三颗针根含 2%以上的生物碱,随品种和产地不同,含量差异较大,这些生物碱主要集中在根皮中。细叶小檗根含小檗碱约 1%、小檗胺约 0.8%、药根碱约 0.16%、巴马汀约 0.1%。中药黄柏中除含小檗碱外,还含有药根碱、木兰碱、巴马汀、蝙蝠葛碱、黄柏碱等,并含大量黏液质。

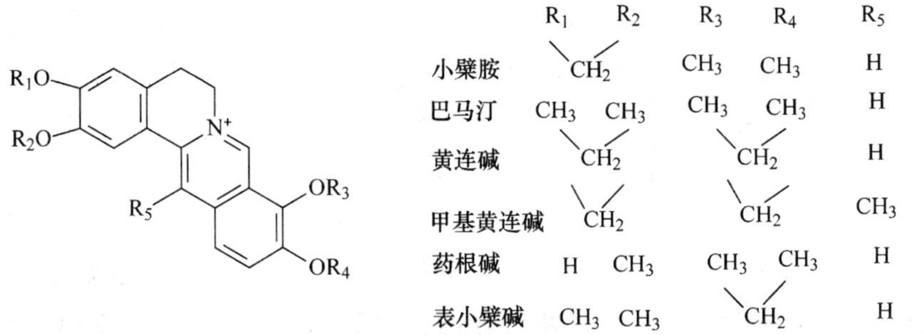
R1O
R2O
N+
R5
OR3
OR4
R1 R2 R3 R4 R5
小檗胺 CH2 CH3 CH3 H
巴马汀 CH3 CH3 CH3 CH3 H
黄连碱 CH2 CH2 H
甲基黄连碱 CH2 CH2 CH3
药根碱 H CH3 CH3 CH3 H
表小檗碱 CH3 CH3 CH2 H

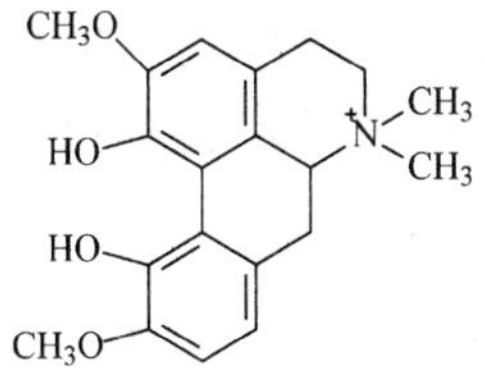
CH3O
HO
HO
CH3O
N
CH3
CH3

木兰碱

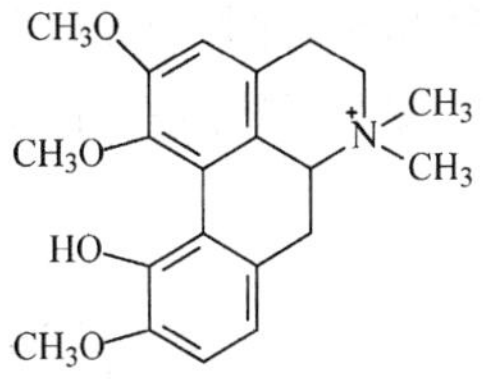
CH3O
CH3O
HO
CH3O
N
CH3
CH3

蝙蝠葛碱

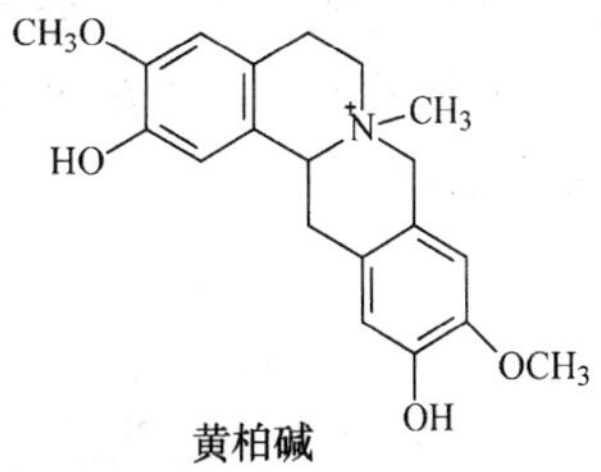
CH3O
HO
N
CH3
OCH3
OH

黄柏碱

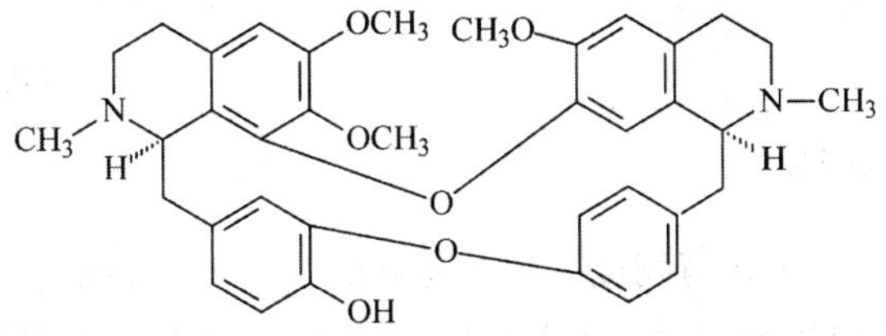
OCH3
CH3O
N
CH3
H
OCH3
O
O
N—CH3
H
OH

小檗胺

上述主要生物碱都是苄基异喹啉衍生物,除木兰碱、蝙蝠葛碱属于阿朴芬型,小檗胺属于双苄基异喹啉型外,其余都属原小檗碱型。它们又都是季铵型生物碱,在水中溶解度大,水溶

液呈强碱性。

2. 理化性质

游离小檗碱能缓慢溶解于冷水中(1∶20),微溶于冷乙醇(1∶100),易溶于热水或热乙醇,难溶于苯、氯仿、丙酮。小檗碱和酸结合时脱去一分子水而成盐。小檗碱盐酸盐在冷水中溶解度小,较易溶于沸水,几乎不溶于乙醇。小檗碱盐类在水中溶解性能见表 12-4。

表 12-4 小檗碱盐类在水中的溶解度(室温)

名称	溶解度	名称	溶解度
氢碘酸盐	1∶2130	盐酸盐	1∶500
枸橼酸盐	1∶125	磷酸盐	1∶15
硫酸盐	1∶30	酸性硫酸盐	1∶100

小檗碱和大分子有机酸生成的盐在水中的溶解度都很小。

小檗碱具有 α-羟胺结构,能形成醇式、季铵式、醛式三种互变的结构。其中以季铵式最稳定,可以离子化呈强碱性,溶液为红棕色,而在溶液中加入过量碱,可抑制季铵离子的解离,使其部分地转变为醛式或醇式小檗碱,溶液颜色也转变为棕色或黄色。醇式或醛式小檗碱亲脂性强,易溶于有机溶剂。

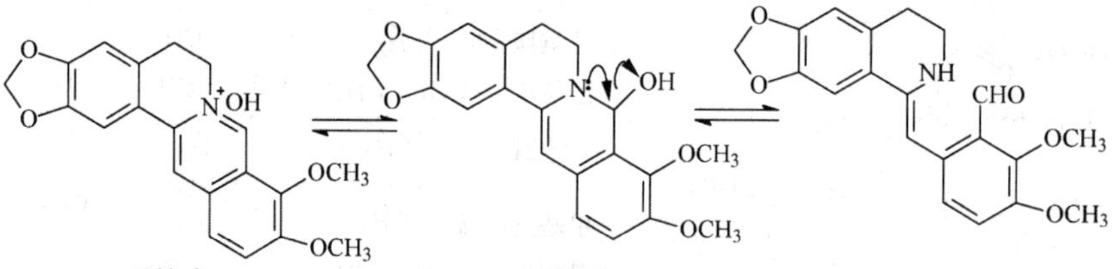

季铵式　　醇式　　醛式

自水或稀乙醇中结晶析出的小檗碱是黄色针状晶体,m. p. 145 ℃,常温下含 5.5 分子 H_2O,100 ℃干燥后仍能保留 2.5 分子结晶水,加热至 110 ℃变为黄棕色,于 160 ℃分解。盐酸小檗碱为黄色小针状结晶,加热至 220 ℃左右分解,生成红棕色的小檗红碱,继续加热至 285 ℃左右完全熔融。

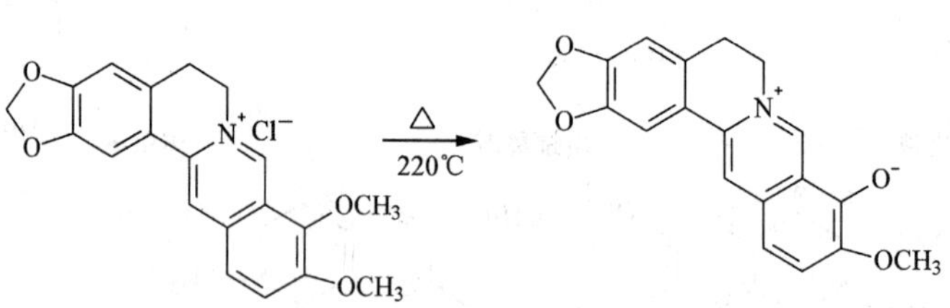

△ 220℃

盐酸小檗碱　　小檗红碱

1 mol 游离的小檗碱可与 1 mol 丙酮或 1 mol 氯仿或 1.5 mol 苯结合为黄色结晶状的缩合加成产物。丙酮加成物称为丙酮小檗碱,难溶于水,容易析出黄色结晶状沉淀,常作为鉴别小檗碱的反应(取盐酸小檗碱少许,加水加热溶解,加氢氧化钠试液 2 滴,再加丙酮数滴,放置,即产生黄色丙酮小檗碱)。小檗碱在酸性溶液中加漂白粉(或通氯气),溶液即呈樱红色。

$\xrightarrow[\text{NaOH}]{}$ $\xrightarrow{CH_3\overset{O}{\overset{\|}{C}}\text{-}CH_3}$

丙酮小檗碱（黄色结晶）

3. 提取与分离

（1）自三颗针的根中提取分离小檗碱、巴马汀、药根碱和小檗胺

小檗碱与氢卤酸作用，所生成的盐在水中的溶解度小。从植物原料中提取小檗碱时常用磷酸浸泡，然后加过量的氯离子（常用饱和食盐水）使其硫酸盐转变为氯化小檗碱而析出沉淀，见图 12-15。

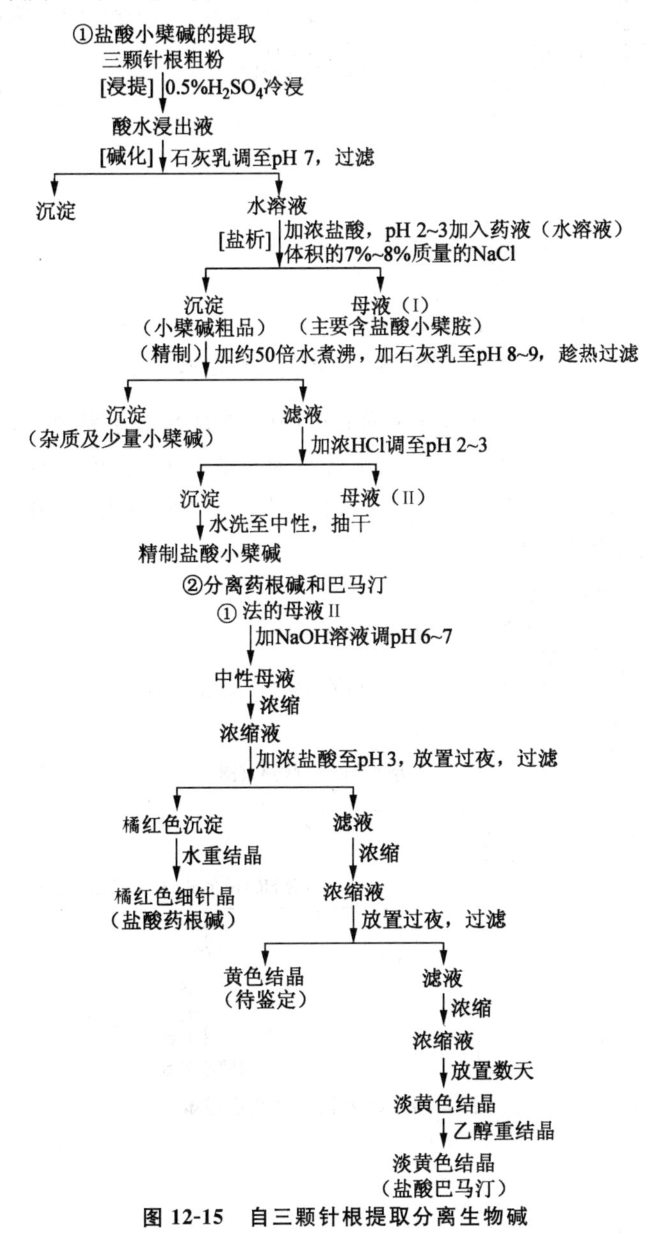

图 12-15 自三颗针根提取分离生物碱

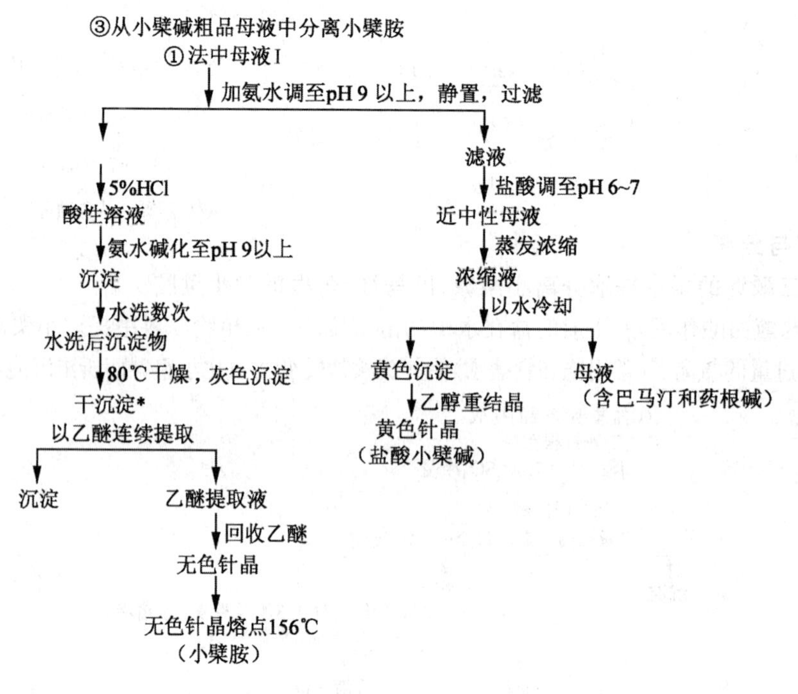

图 12-15 自三颗针根提取分离生物碱(续)

(2) 自黄柏(*Phellodendron amurense* Rupr.)树皮提取盐酸小檗碱

黄柏的有效成分以小檗碱为主,因黄柏中含有大量的黏液质,故用石灰乳法,使药材中的黏液质和石灰乳生成难溶性钙盐而不溶于水,借此将小檗碱游离出来,溶于水中,克服了因黏液质存在所引起的过滤困难(图 12-16)。

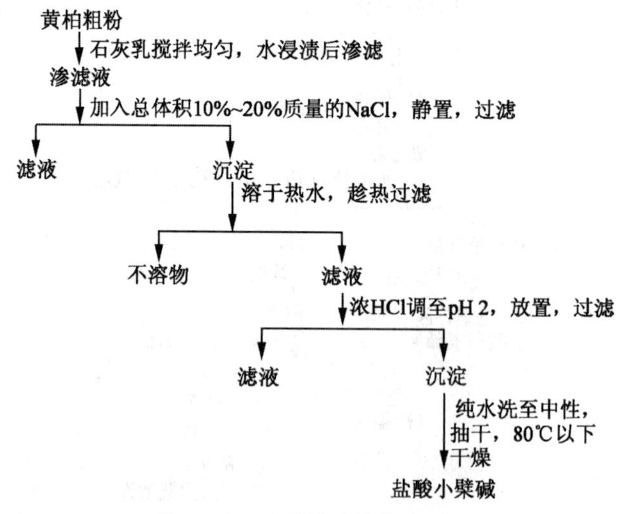

图 12-16 自黄柏中提取小檗碱

(3) 自黄连(*Coptis chinensis* Franch.)根茎分离小檗碱等

黄连的乙醇提取液浓缩后加盐酸,则生物碱形成盐酸盐。溶解度小的盐酸小檗碱即自溶液中析出。将酸性母液中含有的其他生物碱转变为硫酸盐,则甲基黄连碱硫酸盐因在醇中溶解度较小而析出(图 12-17)。母液中的巴马汀、药根碱则因它们氢碘酸盐溶解性能不同而被分离,也可将它们还原为四氢化物再分离。

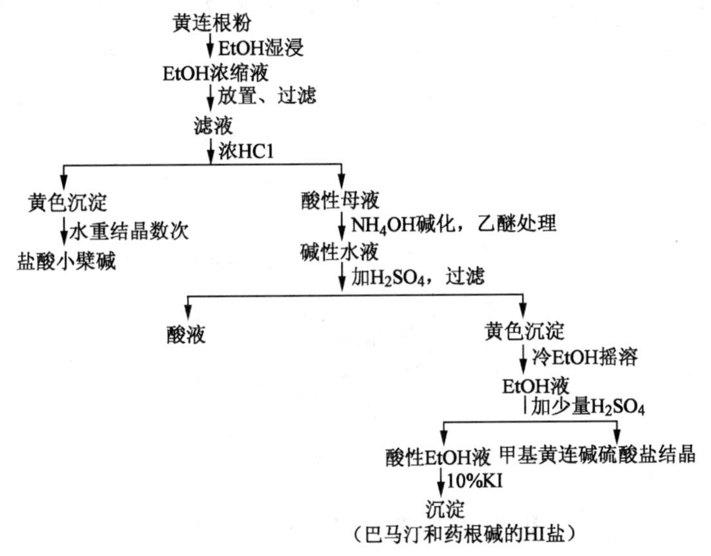

图 12-17　自黄连根茎中分离小檗碱、甲基黄连碱

4. 薄层色谱鉴定

(1) **氧化铝薄层色谱法**:中性氧化铝(Ⅱ级)160 目为吸附剂,干法制板,以氯仿-甲醇(9∶1)或甲醇-丙酮-乙酸(4∶5∶1)为展开剂,展开后在紫外灯(365 nm)下观察荧光斑点。碘化铋钾试剂喷雾后,斑点显橙红色。

(2) **硅胶薄层色谱法**:硅胶 G 为吸附剂,以苯-乙酸乙酯-甲醇-异丙醇-浓氨试剂(6∶3∶1.5∶1.5∶0.5)为展开剂,在浓氨试剂饱和的层析缸中进行展开,展开后置紫外光灯(365 nm)下观察荧光斑点(图 12-18)。

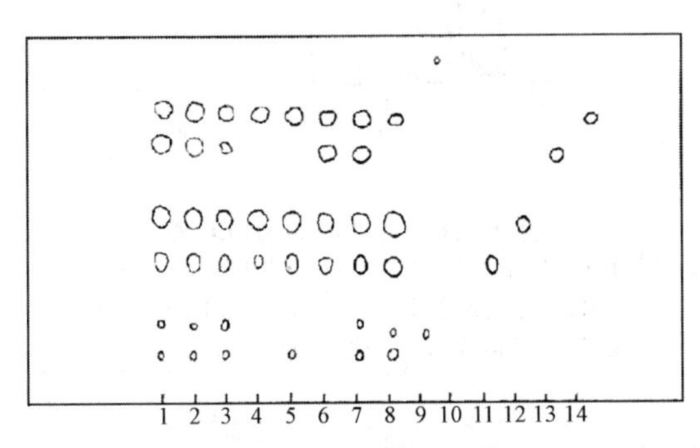

图 12-18　黄连薄层色谱图

样品
1. 黄连对照药材(味连)
2. 黄连(恩施黄连)
3. 黄连对照药材(雅连)
4. 黄连对照药材(云连)
5. 野连
6～7 黄连(国产黄连)
8. 黄连(日本黄连)
9. 非洲防自碱
10. 药根碱
11. 巴马汀
12. 小檗碱
13. 表小檗碱
14. 黄连碱

T:25 ℃ RH:32%

(3) **高效液相色谱法**:生物碱类的高效液相色谱法常用反相层析,流动相的 pH 是分离效果好坏的重要条件。由于生物碱是一类碱性化合物,一般来说,流动相偏碱性较好。对黄连中四个结构十分近似的季铵生物碱黄连碱、小檗碱、巴马汀及药根碱进行分离时,使用填充硬质淀粉胶 LS-170 的层析柱[30 cm×4 mm(内径)],当以水-乙腈-乙酸(80∶20∶0.3)为流动相时,彼此不能分离。若在这个流动相组成中加入三乙胺,其加入量自 0.3 mL 开始逐渐增加,测定最佳容量因子(k')。实验结果表明,当三乙胺用量在 0.745 mL 时,各峰分离效果最好(图 12-19),此时流动相的 pH 为 8.5 左右。故分离黄连中四个季铵生物碱的流动相为水-乙腈-乙酸-三乙胺(80∶20∶0.3∶0.745),流速 0.65 mL/min,室温进行层析,以分光光度计(350 nm)检测(图 12-20)。

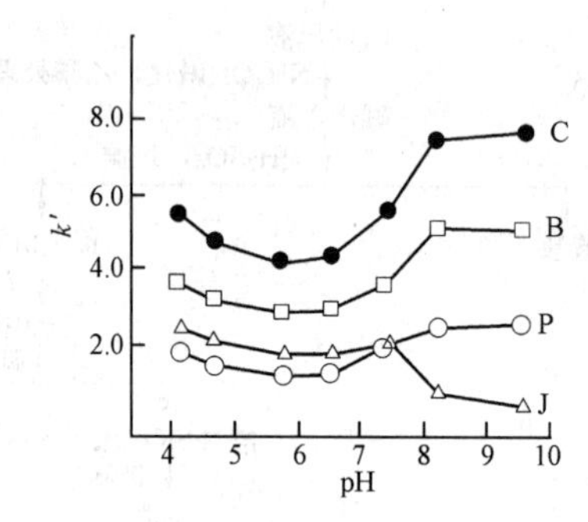

图 12-19 黄连生物碱 k' 与 pH 关系图

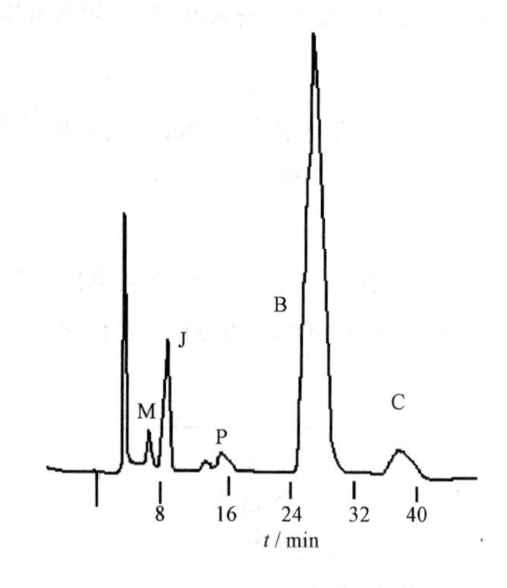

图 12-20 黄连根的 HPLC 图

HPLC 仪器:HLC-802-M;柱:LS-170(starchgel);
检出器:分光光度计 350 nm,4 mm I. D. ×30 cm;
流速:0.65 mL/min;温度:室温

5. 小檗碱的全合成

小檗碱全合成有多种工艺路线,可以采用黄樟油素或邻二氯苯或胡椒醛作为起始原料进行全合成。其中以胡椒醛为原料的合成方法,工艺路线简短,产率较高,可达 36.5%,但技术条件要求较高,环合等工序需用高压设备。

第十三章 天然药物活性成分的研究

天然药物活性成分的研究可为原药材的适时采集、正确炮炙加工、控制药材和制剂质量，以及临床研究等提供科学依据；也可以发现新的化合物或新的活性物质，并以其为先导化合物进行结构改造或修饰，从中找出高效低毒的新药；还可以通过植物科属亲缘关系，寻找类似化学活性成分，为扩大药源提供有效的途径。

第一节 天然药物活性成分研究的途径

天然药物活性成分研究的一般途径见图 13-1。

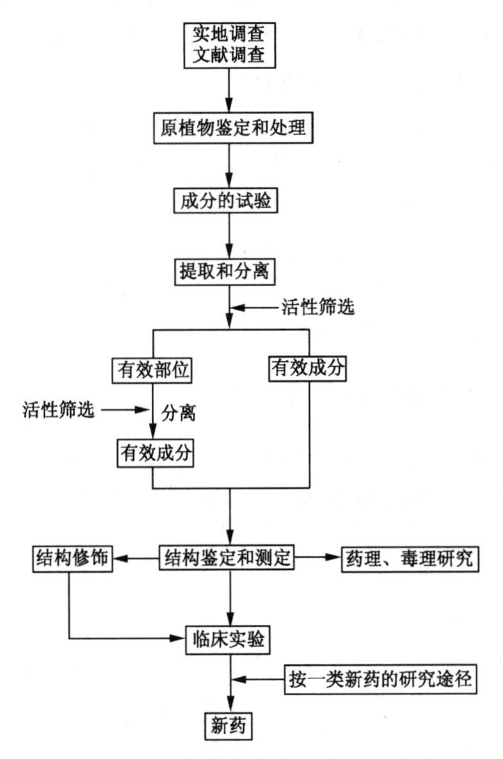

图 13-1 天然药物有效成分研究途径

第二节 天然药物活性成分的研究方法

一、实地调查

1. 临床调查

研究天然药物某一特殊活性成分时，首先要注重临床效果，调查民间所用病名与真实疾病是否相符，并确定临床疗效的指标。由于对临床症状，特别是自觉症状的性质、程度及范围等难以作出量化的指标，也难以完全消除研究对象和研究者的主观因素的影响，故注重关键性客观指标的有效性、特异性、灵敏性、可度量性及可重复性尤其重要。

2. 药材调查和鉴定

研究天然药物活性成分时，必须进行天然药物品种的鉴定。天然药物的品种繁多，地区用语、使用习惯不同，代用品、类同品不断涌现，加之同科属的天然药物外形相似及中草药和其他天然药物同名异物、同物异名等品名混淆现象的存在，都影响了天然药物化学成分、药理作用研究的科学性及其制剂生产、临床应用的正确性。如金银花有20多种植物来源，均为忍冬科忍冬属植物。石斛的植物来源有20多种，大多是兰科石斛属的植物，少量是兰科金石斛属植物。这些植物中的药物活性成分的种类及含量都有一定的差异。因此，为了保证天然药物的有效性和安全性，必须对同名异物的天然药物进行全面的调查研究，加以科学的鉴定，确定其学名，记录其来源、产地、药用部位，并留样备查。

天然药物经过加工炮制后，其药物活性成分和药理作用会受到一定影响，而且加工炮制的方法不同，其影响也有不同。由于我国药材质量不一，加工方法也不尽一致，因此应注意所用药材是生品还是炮炙品，是采用何种加工炮炙方法。如生首乌含有结合型蒽醌衍生物，能促进肠管蠕动，故生首乌可通便。生首乌用蒸法炮炙后，具有泻下作用的结合性蒽醌衍生物水解成泻下作用很弱的游离蒽醌衍生物，同时还原糖含量增加，故使首乌无通便作用。了解天然药物用药方法、剂量和剂型，常可作为提取、分离有效成分的参考。

二、文献资料查阅和其他信息收集工作

查阅文献是贯穿研究全过程的一项十分重要的工作。文献记载了前人积累的宝贵经验，通过检索、查阅文献可以准确、及时地掌握有关的科技成果及动态，减少重复劳动并可少走弯路。

1. 查阅文献

(1) 图书

我国古代、现代中医药文献中记载了大量的科研成果、技术知识和生产经验。在浩如烟海的书籍中，我们应有针对性地进行查阅，并应充分利用最新图书，还可从“参阅文献”栏有目的地查阅原始文献。

(2) 期刊

这是反映国内外最新科技动态和信息的出版物。例如，美国《化学文摘》(*Chemical Abstract*,CA)，该文献收载了世界上绝大多数的化学化工文献，在生物化学类(Biochemistry Sections)、有机化学类(Organic Chemistry Sections)、应用化学与化学工程类(Applied Chemistry and Chemical Engineering Sections)等栏，均能检索到有关药学方面的文献，并可以从中追溯查阅到有关的原始文献。

常用的重要外文刊物还有美国《医学索引》(*Index Medicus*，IM)、美国《医学文献最新目录》(*Current List of Medical Literature*，CLML)、日本《科学技术文献速报》、日本《药学杂志》等。虽然国外的期刊能为研究者提供许多有用信息，但国内有关中医药、医药学方面的期刊应是我们的首选。因为中文刊物无文字障碍，便于快速阅读，有利于我们及时掌握国内(外)研究信息。常用的文献有：《报刊索引》、《中药研究文献索引》、《药学学报》、《中国中药杂志》、《中国药学杂志》、《中草药》、《中成药》、《药学文摘》、《国外药学——植物药分册》等。

(3) 其他工具书、读物

除著作、期刊外，科技报告、学位论文、专刊(会讯)、专利文献、产品说明书及报纸、新闻等也均是参考资料，应该善于学习、利用。

2. 计算机检索

由于现代计算机技术的发展，利用电子计算机检索文献，已成为最快速、准确的检索方法。该法具有信息容量大、存取速度快的优点，在国际上已广泛使用，在我国也正日益普及。

3. 其他信息收集工作

除大量查阅科技文献外，向专家咨询、与同行交流，以及对市场前景进行调查和预测，都能使研究者得到有益的启示。

三、天然药物化学成分的预试验

(一) 预试验的目的和分类

经中药药理筛选找出天然药物的有效部位后，应初步了解其中可能含有哪些类型的成分，以便进一步选用适当的方法对其中有效成分进行提取分离，这就是预测试的目的。预试验通常利用各类化学成分的溶解度差异和特征的化学反应来初步判断化学成分的类型，其试验方法可分为两类：一类是单项预试验；另一类是系统预试法。后者是用定性方法对天然药物中各类成分进行较全面的试验。

预试验的结果只能作为参考，因为有些显色剂和定性反应的专属性不强，再加上成分之间的相互干扰和掩盖，使结果不明显，不能下定论，但对这种情况可通过对该成分的溶解度及层析行为给予综合性的分析和判断。例如，碘化铋钾试剂除对生物碱显色外，还可对香豆素、萜类内酯等中性化合物显色，但是生物碱溶于酸水溶液中，而香豆素、萜类内酯溶于碱水溶液中，利用这一性质可对它们加以区别。

(二) 单项预试验

1. 单项预试验溶液的制备

(1) 水提取液：取样品粉末 10 g(过 20 目筛)，加 10 倍量水，在水浴上加温(30～40 ℃)浸泡 1 小时，过滤，取滤液 10 mL，供检查氨基酸、多肽、蛋白质等，剩余药液和药渣在 60 ℃水浴中加热约 10 分钟，过滤，滤液检查糖、多糖、皂甙、甙类、鞣质、有机酸及水溶性生物碱。

(2) 中性醇提取液：取样品粉末 10 g(过 20 目筛)，加 60 mL 95%乙醇，在水浴中加热回流 20 分钟，过滤，滤液检查黄酮、蒽醌、香豆素、萜类、甾体。

(3) 酸性醇提取液：取样品粉末 2 g，加含 0.5%盐酸的乙醇液 10 mL，水浴回流 10 分钟，过滤、滤液检测生物碱。

(4) 石油醚提取液:取样品粉末 1 g,加 10 mL 石油醚(60～90 ℃)放置 2～3 小时,过滤,滤液检查挥发油、萜类、甾类及脂肪等。

2. 各类成分检查方法

各类成分检查方法有试管法、纸片斑点法、圆形滤纸层析法。

(1) 圆形滤纸层析法(图 13-2)

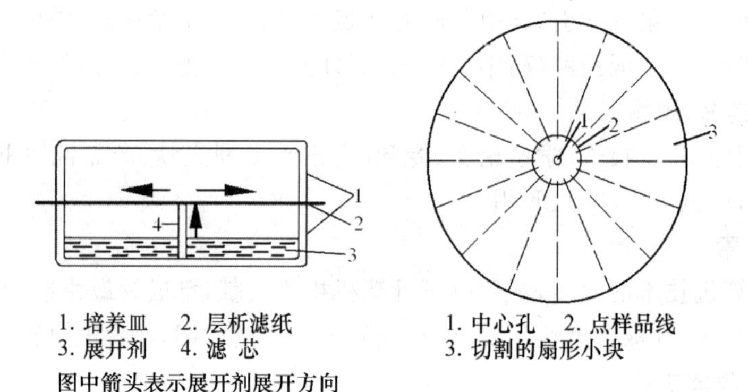

1. 培养皿　2. 层析滤纸
3. 展开剂　4. 滤　芯
图中箭头表示展开剂展开方向

1. 中心孔　2. 点样品线
3. 切割的扇形小块

图 13-2　圆形滤纸层析法

① 点样:取直径约 13 cm 的圆形滤纸一张,中心打一直径约 4～5 mm 的小孔,用铅笔将滤纸划分为若干等分,并在距中心孔 1 cm 处用"×"标记原点位置,然后用毛细管(或微量注射器)在原点分别点上述四种样品溶液(点样可以点成圆点,也可点成弧状)。

② 展开:点样后在滤纸中心孔插入滤纸芯,移到盛有展开剂的培养皿(直径 12 cm)上,滤纸芯浸入展开剂,上盖一个同样大小的培养皿。待溶剂前沿达滤纸边缘时,取下滤纸立即标记溶剂前沿。通常展开剂可选用正丁醇-醋酸-水(4∶1∶5)或 95%乙醇。对于各类物质的专用展开剂,生物碱常选用氯仿-甲醇(24∶1),黄酮类化合物常选用 15%醋酸,皂甙、强心甙、氨基酸多选用正丁醇-醋酸-水(4∶1∶1),极性小的其他成分可选用苯-无水乙醇(4∶1)。

③ 显色:溶剂干后沿铅笔划分的等分线剪开滤纸,分别用显色剂喷雾显色。自然晾干后或加热后观察有无色斑,并计算比移值(R_f值)。

斑点的颜色及 R_f值可作为化合物初步定性鉴别的依据。

(2) 显色剂与结果判断

① 检查生物碱,用碘化铋钾试剂显色,如呈橘红色斑点为正反应;② 检查酚性成分,用 2%三氧化铁乙醇液与 2%铁氰化钾水溶液,临用时等量混合喷雾显色,如呈蓝色斑点为正反应;③ 检查有机酸,可用 0.1%溴酚蓝试剂,如在蓝色背景上显黄色斑点为正反应;④ 检查植物甾醇、甾体皂甙、三萜皂甙,可用新鲜配制的 5%磷钼酸乙醇液喷雾,并于 120 ℃烘至显色,如显蓝色-蓝紫色斑点为正反应;⑤ 检查内酯、香豆精类,可用异羟肟酸铁喷洒,如呈蓝色-紫色斑点为正反应;⑥ 检查黄酮类成分,用 1% $AlCl_3$ 乙醇液、氨蒸气薰,3% $FeCl_3$ 或 1% $Mg(Ac)_2$ 甲醇溶液显色,均可使斑点颜色加深和荧光增强为正反应;⑦ 检查蒽醌类,喷 5% KOH 试剂呈红色为正反应;⑧ 检查强心甙,先喷 2% 3,5-二硝基苯甲酸乙醇液,再喷 4% NaOH 乙醇液,如显紫红色斑点为正反应;⑨ 检查氨基酸,用 0.2% 茚三酮醇溶液喷匀后在 80～95 ℃下烘干 10 分钟,如呈红色、蓝色或紫色斑点为正反应;⑩ 检查挥发油,首先观察样品

点在纸上加热后油斑是否消失，不消失为脂肪油，消失为挥发油，也可结合薄层板上喷雾 1% 香草醛浓硫酸试剂，加热后出现各种鲜艳的斑点来确认。薄层色谱条件：硅胶为吸附剂，石油醚、石油醚-乙酸乙酯(17：3)、苯、苯-乙酸乙酯(9：1)为展开剂。

(3) 试管法与纸片斑点法

某些类型的成分可采用试管法的颜色及沉淀的反应来进行判断。① 检查还原糖、多糖、苷类，用裴林试剂，如呈红色氧化亚铜沉淀为正反应。亦可用 5%α-萘酚乙醇液再加浓硫酸进行酚醛缩合反应，两液层界面出现紫色环为正反应。② 检查黄酮，用盐酸-镁粉反应，溶液呈红、紫、橙等色，为正反应。③ 检查皂苷，泡沫试验及溶血反应阳性结果为正反应。④ 检查蛋白质、多肽，水浸液加 40%氢氧化钠溶液 2 滴，摇匀，再加 1%硫酸铜溶液 1～2 滴(双脲反应)，如显紫色、红色或紫红色，为正反应。欲确定是否含蛋白质，可用酸性蒽醌紫(商品 Solway purple)试剂，点样在纸片上，滴加此试剂少许(0.05%酸性蒽醌紫溶液 100 mL，加 0.5 mL 硫酸)，如呈紫色，表示含蛋白质，而氨基酸、多肽皆不显色。

(三) 系统预试验

通常根据各类成分亲脂性的强弱，即利用各类成分极性大小的不同进行初步分离。方法是，用极性由小到大的各种有机溶剂连续抽提，将亲脂性成分(极性小的成分)按亲脂性由大到小的顺序和亲水性成分(极性大的成分)分开。但化合物结构类型虽然不同，极性却可能相近，所以按成分的极性大小分离，不能完全排除各类化学成分之间相互交叉的现象。现以 Dragendorff 系统预试法为例说明。

Dragendorff 系统预试法是将样品粉末用石油醚、乙醚、氯仿、无水乙醇、水、稀盐酸、稀氢氧化钠等溶液顺次分别冷浸或温浸，每用一种溶剂可提取数次直至可溶物提尽为止，然后将药物样品中残留溶剂蒸去(酸碱可用水洗去)，再用第二种溶剂提取。还可以进一步将某些成分复杂的部位再分成不同部分，然后分别进行化学成分检查。各种溶剂浸出液所含成分的确定方法与上述单项预试验相同。

四、生物活性指标的建立

研究天然药物有效成分时，首先应选择一种简便、快速、能反映天然药物治疗作用的药理活性指标。例如研究大黄泻下作用时，以小白鼠致泻半数有效量(ED_{50})作为其生物活性指标，对从延胡索中分离得到的镇痛成分延胡索乙素，则以对小白鼠的镇痛效果为指标进行研究。又如，以中毒表现和致死量作为指标，从附子中分离得到有毒成分乌头碱。再如，人参具有兴奋中枢、促进辨别能力和抗疲劳作用，用人参提取物具有促进大鼠肝细胞 RNA 的合成作为活性指标，经过分离，发现了人参皂苷是其主要有效成分。另外，人们还以抑菌效果为指标，从具有清湿热、消痈肿功效的鱼腥草中分离得到具有较强抑菌作用的鱼腥草素。总之，现代天然药物有效成分的分离工作，基本上是在药理活性指标的指导下进行。一个理想的活性筛选指标应该与临床疗效的指标一致。但是往往有许多中药的疗效在目前还不易由某种生物活性指标得到全面的反映，这可能是由于动物对药物的反应和人体不完全相同或者中药的免疫和对机体的调解作用等种种原因引起的。致使有些药物出现在实验中无效而临床有效，或是实验中有效而临床无效的结果。

对于很多天然药物的疗效，目前暂时还没有恰当而客观的生物活性指标。由于目前关于中医各种“证”的本质还没有彻底阐明，中医理论和临床实践都未能提出各种“证”的客观指标，辨证标准还有待于客观化和规范化，所以制作中医“证”的动物模型难度较大。创造适宜的“证”的模型和指标是天然药物现代研究中的重要课题。三十多年来，我国学者为研究中医药而创制了许多中医“证”的动物模型，做了大量探索性工作，有了一个良好的开端和基础。例如，“脾虚”证患者可见到消化道分泌、吸收、运动异常，植物神经功能失调，体温调节中枢和血管运动中枢失常，内分泌功能和免疫功能紊乱等情况。目前能复制的“脾虚”动物模型大多只是从某一侧面来模拟“证”的，如利血平致“脾虚”模型主要模拟植物神经功能紊乱所致的脾虚证；大黄致“脾虚”的动物模型，主要模拟由泄泻所致的脾虚证，均与中医的脾虚证还存在不少差距。所以，应用动物模型研究天然药物药理时，对该模型能说明什么问题要有明确的认识。虽然存在这样或那样的问题，但相信随着研究的不断深入，“证”的动物模型也必然会进一步发展与完善。

在天然药物有效成分的研究中，某些情况下由于条件限制不能建立生物活性指标，可先从化学成分提取分离着手。分得单体后，进行化学鉴定，测定化学结构，确定属于已知物还是未知物。如果为已知物，可根据确定的化合物的名称查阅有关临床、药理等方面文献；如果是未知物或是已知物但尚未有药理、临床方面的报道的，可根据原药物临床疗效这条线索进行药理和临床的研究。对于有些目前尚无法建立生物活性指标，但具有临床基础的天然药物，也可将其中所提成分在经过毒性和安全试验，并保证绝对安全条件下，直接进行临床试验。另外，对于已知有效成分的天然药物，如果在从它的同科同属不同种的植物中寻找相同成分从而发现新的药源时，则不需要建立生物活性指标，可直接进行该有效成分的研究。

五、天然药物化学成分的分离

根据系统预试验结果中所含成分的性质，结合临床用药的剂型（水煎剂、酒浸剂、粉末等），可设计各类成分分离工艺。在分离前要选择一种简便的能反映中草药治疗作用的药理指标，作为分离的指南，每分到一部分，都按药理指标进行取舍，直到最后分离到有效成分。下面介绍几种常用的供药理筛选活性成分的分离方法。

1. 溶剂极性依次递增分离法

(1) 可将天然药物干燥样品置于连续回流提取器中，依次用石油醚、乙醚（或氯仿）、醋酸乙酯、正丁醇、丙酮、乙醇（或甲醇）、水回流提取，将其按极性由小至大分成七个部分，各部分分别回收溶剂后，用蒸馏水或者低浓度的药理试验允许的有机溶剂（如乙醇、丙二醇）稀释、调整体积，制成水溶液或混悬液，灌封于安瓿中供药理筛选用。这七个部分所含化学成分大体如下：① 油脂、蜡、叶绿素、萜类、甙元等脂溶性成分；② 生物碱、甙元、酚性物、内酯等；③ 亲脂性甙类（单糖甙）、酚性成分等；④ 多数甙类、有机酸等；⑤ 氨基酸、鞣质、部分单糖类、水溶性生物碱等；⑥ 糖类、氨基酸、小分子肽类；⑦ 蛋白质、多糖、多肽、黏液质等。

(2) 将天然药物先用水煎煮，滤液浓缩成 1∶1 或 1∶2 体积后，分别用氯仿、乙酸乙酯、正丁醇萃取。分成氯仿液、乙酸乙酯液、正丁醇液和水溶液四部分，回收溶剂，并挥发尽溶剂后调整体积，灌封供药理筛选用。这种提取分离方法特别适用于经典传统方剂中药物有效部位的筛选，因为古典方剂大多数都是汤剂有效，这样既方便且易寻找到有效部位。

(3) 将天然药物粉碎，置连续回流提取器中，用 70%～95% 的乙醇回流提取，然后回收乙醇，加水至 1∶1 体积，再分别用石油醚、氯仿（或乙醚）、乙酸乙酯、正丁醇萃取。分取有机层，得五个部分，分别回收溶剂，加蒸馏水调整体积灌封，供药理筛选用。所得五个部分大体的成分为:① 石油醚部分为油脂、叶绿素、亲脂性甙元、甾醇等;② 氯仿部分为生物碱、多数甙元、脂肪等;③ 乙酸乙酯部分为亲脂性单糖甙、酚性物、极性大的甙元等;④ 正丁醇部分为大多数甙类、水溶性生物碱等;⑤ 水部分为糖、氨基酸、可水解鞣质等。

2. 大孔吸附树脂吸附法(图 13-3)

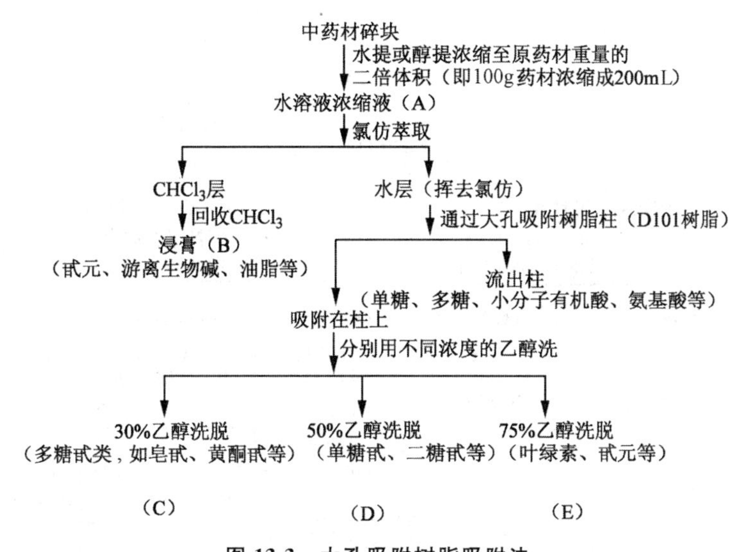

图 13-3　大孔吸附树脂吸附法

分离得到五部分,回收溶剂采用薄膜浓缩或旋转薄膜浓缩。后灌封备用

3. 有效成分的其他典型分离法

(1) 日本学者山口一孝所提供的研究杀虫成分的系统分离法:至今仍可作为一般活性成分筛选分离的参考。该法特点是,按天然药物中成分的亲脂性和亲水性、酸性和碱性、挥发性和不挥发性分成几部分,其流程见图 13-4。

(2) Stas-otto 分离法:主要适用于总生物碱的分离,首先通过前述方法,筛选有效部位,再根据各类成分的性质,采用合适的分离方法获得有效成分(图 13-5)。

六、天然药物活性成分的鉴定

分离到的活性成分,要进行化学鉴定,首先鉴定是否为已知化合物。由于目前天然化合物大多为已知的,所以应根据定性试验和化合物及其衍生物的理化常数及初步光谱鉴定结果,进一步查阅文献确定是否为前人已研究过的“已知”化合物,如为已知化合物,则其结构式也就可以基本确定。再详细查阅有关文献,了解该化合物的研究概况。

经过系统的文献查阅,如未查到与其相同的化合物,需进一步进行结构式测定。结构式的测定目前主要应用紫外、红外、核磁、质谱及 X 射线衍射等方法进行,有时还需要配合适当的化学工作,使结构测定更准确。

结构确定后,如果为新化合物,除要作进一步的系统药理研究以外,还要进行制剂、药代动力学及临床方面的研究,有时还要进行结构改造及改造后的药理、临床等研究,最后达到应用的目的。

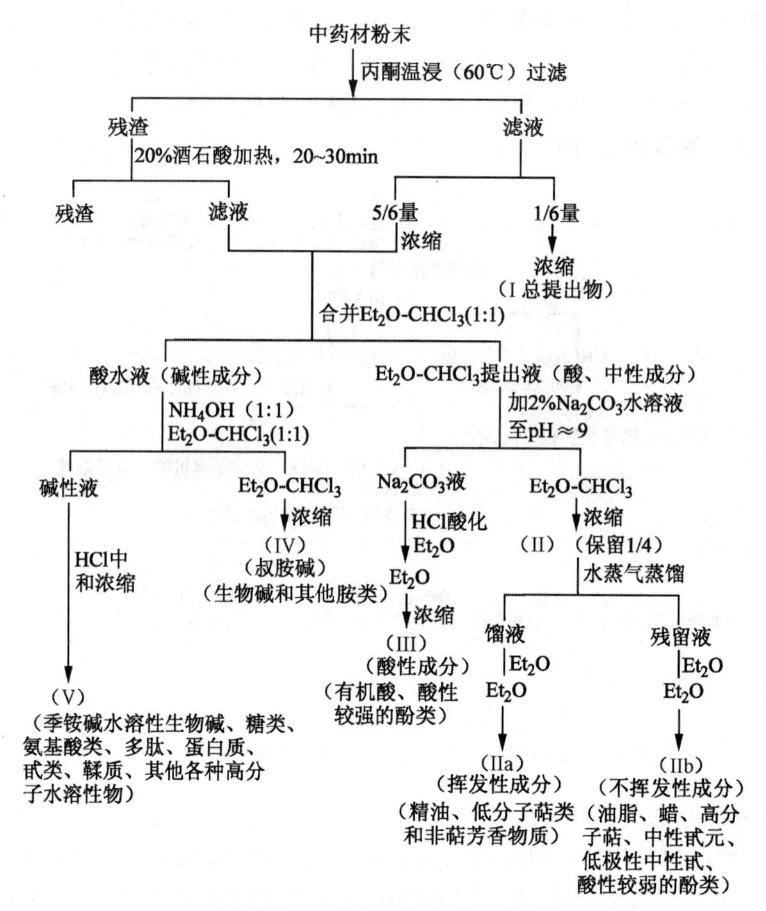

图 13-4 山口一孝的系统分离法

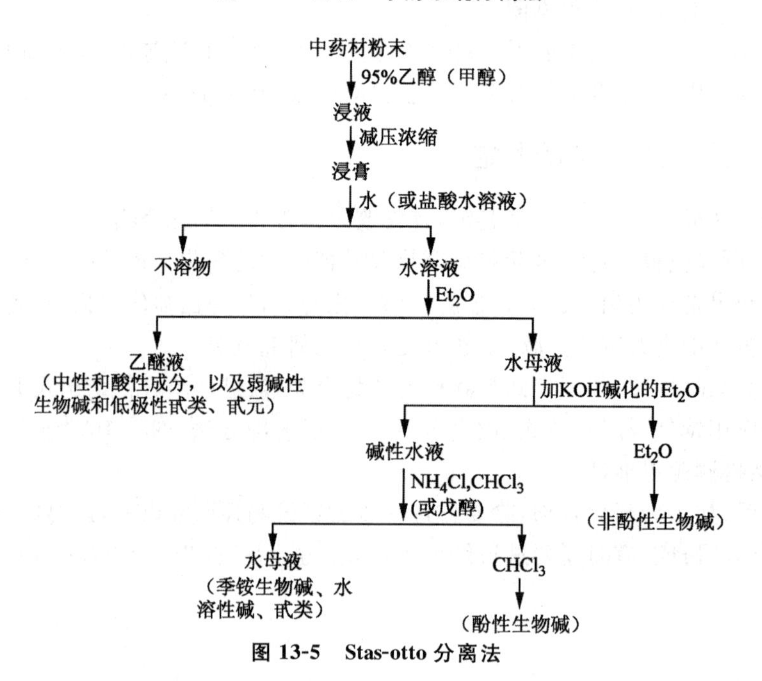

图 13-5 Stas-otto 分离法

七、天然化合物的结构修饰和结构改造

天然化合物的结构修饰和结构改造的目的是为了提高药物的疗效，降低毒副作用，适应制剂的要求，方便应用。可将天然有效的化合物作为先导化合物，根据其结构，选择修饰方法，进行结构修饰。现举例如下：

1. 山油柑碱

自芸香科鲍氏山油柑分离出具有显著抗癌作用的山油柑碱，抗癌谱较广，但在水中溶解度极低，难制成适于静脉用的注射剂。制成乙酰山油柑碱高氯酸季铵盐后，其溶解度很大，且稳定，宜静脉注射使用，且在体内可迅速释放出母体而发挥疗效。

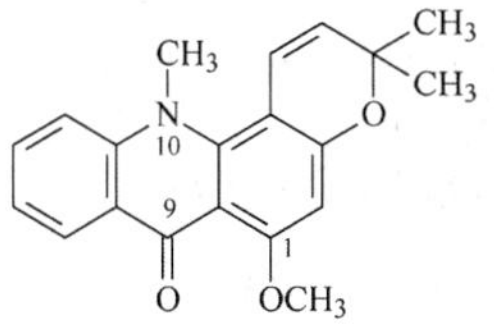

山油柑碱 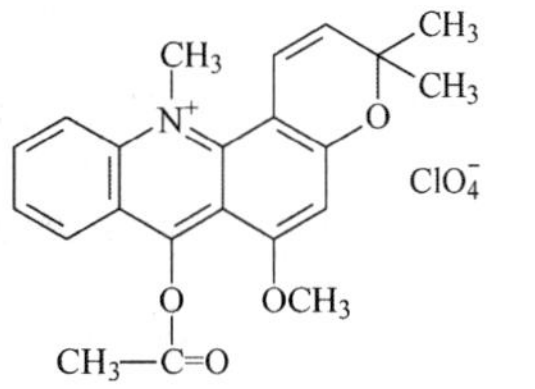　　乙酰山油柑碱高氯酸季铵盐

2. 茶碱

最佳血浓度为 10～20 μg/mL。茶碱的水溶性过大，为 4×10^{-2} mol/L，溶解速度也快，因而作用时间短。酰化修饰了 7 位氮原子，形成丁二酰双茶碱，在生理条件下，半衰期为 10 秒，水溶性降低，为 1.63×10^{-3} mol/L，溶解速度比茶碱慢，只为其 1/35，是一种缓释的前体药物。

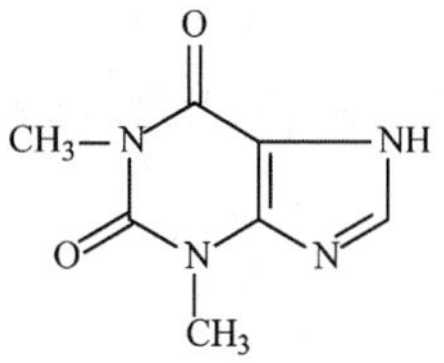

茶碱 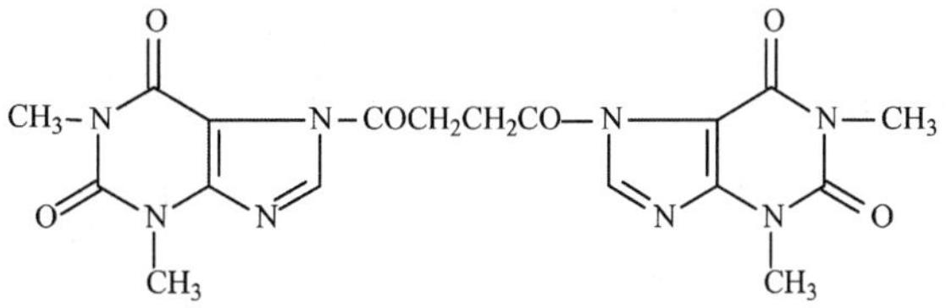　　丁二酰双茶碱

3. 秋水仙碱

是从百合科秋水仙分离出的生物碱，具有抑制肿瘤的作用，但毒性大，以氨基取代甲氧基为秋水仙酰胺，抗癌作用确切，毒性较低，治疗乳腺癌有效。

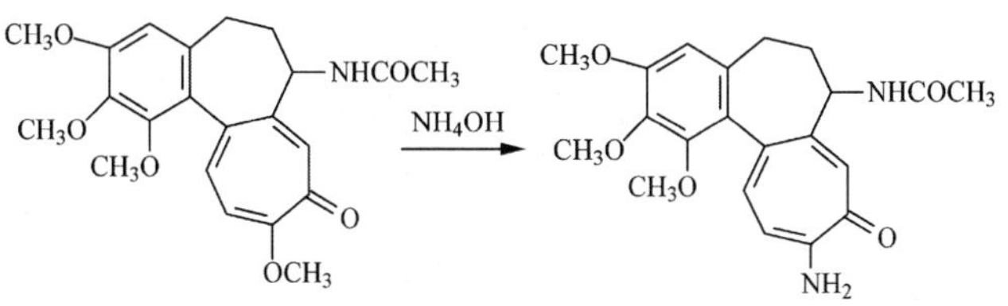

秋水仙碱　　秋水仙酰胺（秋裂胺）

4. 青蒿素

由黄花蒿中提取的抗疟有效成分，青蒿素具有高效低毒的特点，但不溶于水，甚至在油中溶解度也不大，影响其发挥治疗作用。因此，曾将青蒿素制成青蒿酯钠，即还原青蒿素 12-α-琥珀酸酯钠。通过临床试验，青蒿酯钠具有抗疟效价高、原虫转阴快、速效、低毒、水溶性大等特点。

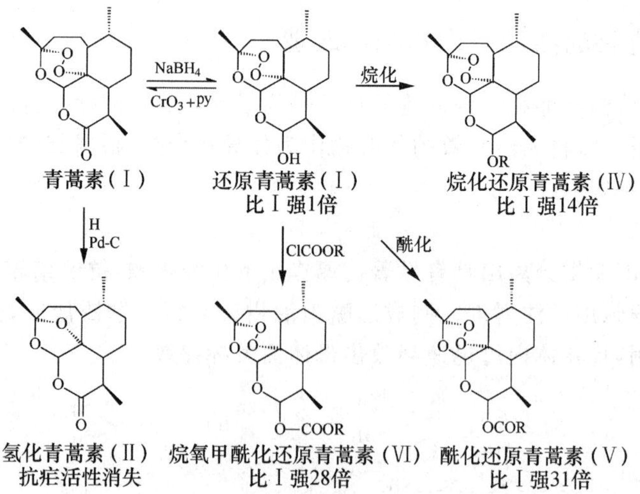

NaBH$_4$ / CrO$_3$+py　　烷化

青蒿素(Ⅰ)　　还原青蒿素(Ⅰ) 比Ⅰ强1倍　　烷化还原青蒿素(Ⅳ) 比Ⅰ强14倍

H Pd-C　　ClCOOR　　酰化

氢化青蒿素(Ⅱ) 抗疟活性消失　　烷氧甲酰化还原青蒿素(Ⅵ) 比Ⅰ强28倍　　酰化还原青蒿素(Ⅴ) 比Ⅰ强31倍

青蒿素经催化氢化还原为Ⅱ后抗疟活性消失,说明抗疟活性基团可能是过氧键。由还原青蒿素为基础进行烷化、酰化、烷氧甲酰化合成几十种衍生物,抗疟作用分别比青蒿素高14、31、28倍。甲基还原青蒿素(蒿甲醚)已成为一类创新药物正式投产。

5. 靛玉红

是从青黛提出的具有抗癌作用的有效成分。临床现已证实了当归芦荟丸对慢性粒细胞型白血病有肯定的疗效。通过对有效成分的筛选,筛选出青黛为其主要的有效药物,它具有不抑制骨髓功能、不抑制机体免疫功能的特点,不同于其他大多数化学抗癌药物。进一步又分离出青黛中的有效成分靛玉红,并完成了化学合成。通过临床验证,发现靛玉红除对慢性粒细胞型白血病有效,对急性粒细胞型白血病也有疗效。

青黛中含靛蓝5%～8%($C_{16}H_{10}N_2O_2$),靛玉红是靛蓝的同分异构体,均为吲哚的衍生物。

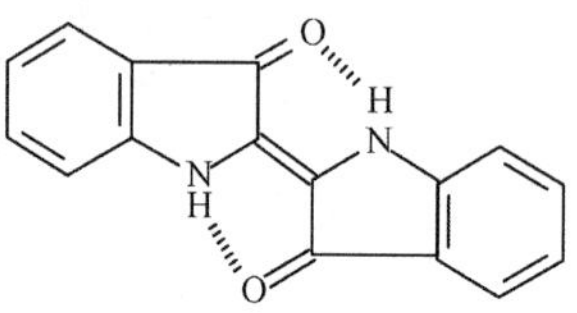

靛蓝 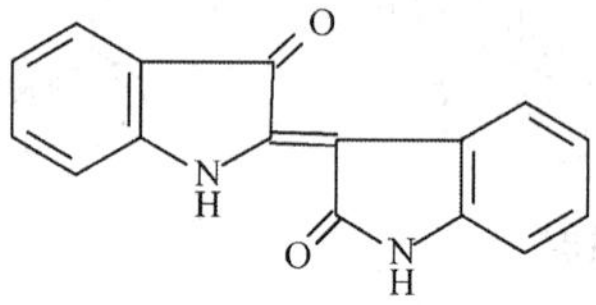　　靛玉红

靛玉红是一类新型抗癌药,为了进一步提高靛玉红疗效,减少副作用,探索其构效关系,现已制备了多种衍生物(结构如下),经过药理抗动物肿瘤筛选,结果表明均有较好疗效。

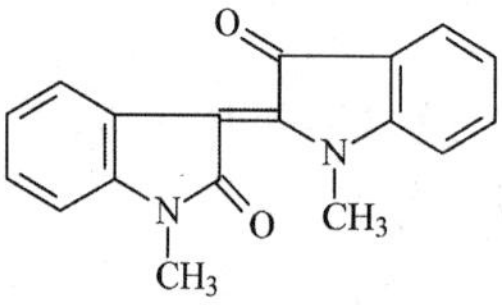

N, N′-二甲基靛玉红 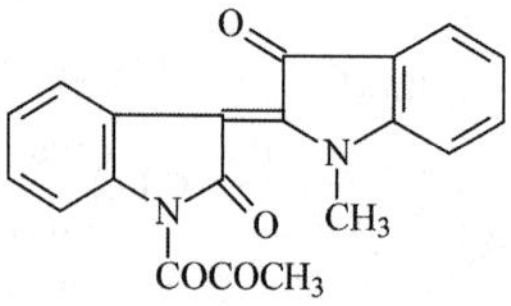　　N-乙酰-N′-甲基靛玉红 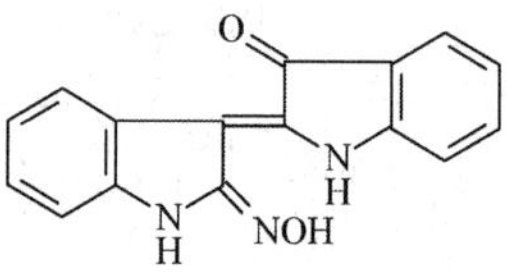　　靛玉红肟

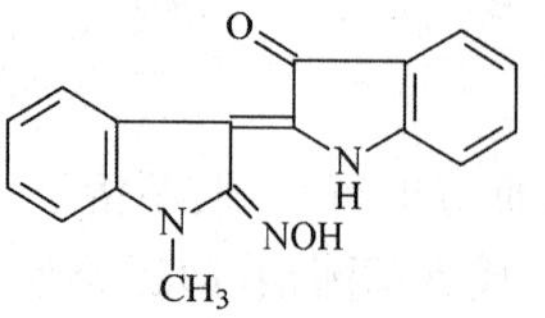

N-甲基靛玉红肟 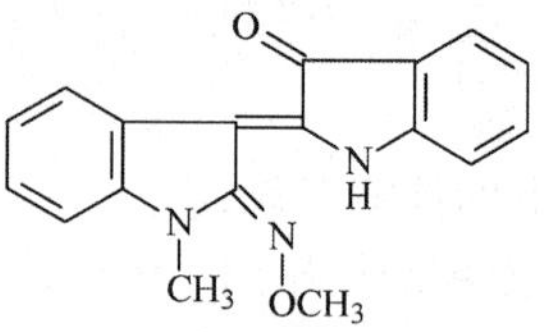　　N-甲基靛玉红肟甲醚

通过药理实验观察，慢性粒细胞白血病患者在治疗期间，细胞免疫指标回升，缓解期均达正常水平，个别体液免疫低下的病例，在治疗期或缓解期也恢复正常。实验说明，靛玉红发挥治疗的机制可能是通过抑制肿瘤细胞 DNA 的合成，从而抑制恶性细胞的增殖。

6. 其他

芦丁用于治疗毛细血管脆性引起的出血病，并用作高血压的辅助治疗剂。用芦丁为原料经半合成制得的羟乙基芦丁，用于治疗静脉曲张、静脉炎等疾病。在改造天然黄酮结构中曾合成乙氧黄酮，为黄酮-7-氧-乙酸乙酯，亦名心脉舒通或立可定(Recordil)，具有扩冠作用，能增加冠脉流量，而不增加心肌耗氧量。

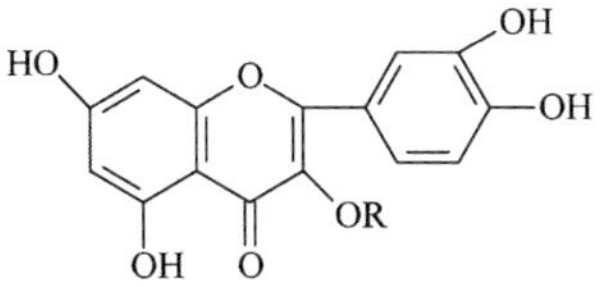

槲皮素 R=H
芦丁 = 芸香糖

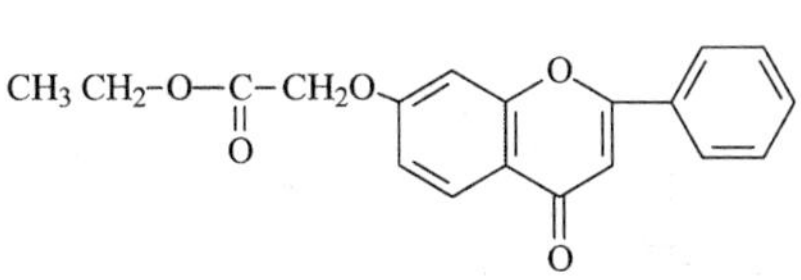

乙氧黄酮（立可定）

另外，从吗啡中发现合成哌替啶；以古柯碱结构为先导合成普鲁卡因；在简化新型抗癫痫药胡椒碱的结构时合成新药抗痫灵；以从山莨菪中提取莨菪类生物碱时的副产物——红古豆碱为原料合成了红古豆苦杏仁酸酯(具有类似阿托品类药物的散瞳、抑制腺体分泌、舒张干滑肌、降压等作用)，都是通过天然有效成分进行结构改造创造新药的优秀成果。但是，进行这项工作，必须要有天然药物化学、药物合成、药理学、毒理学、药剂学、临床医学等多学科互相配合的系统工程，组织、完成好这一系统工程才能为我国新药研究及开发做出应有的贡献。

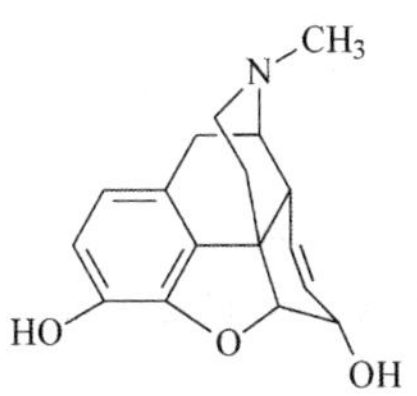

吗啡

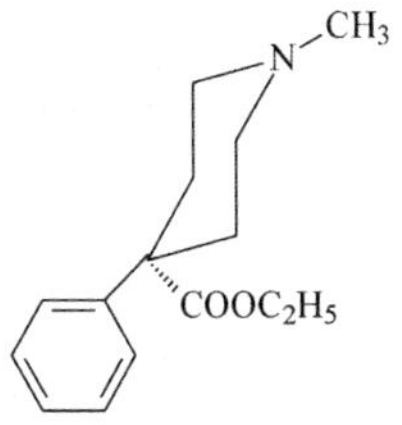

哌替定（杜冷丁）

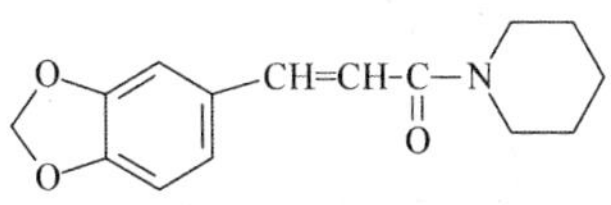

抗痫灵

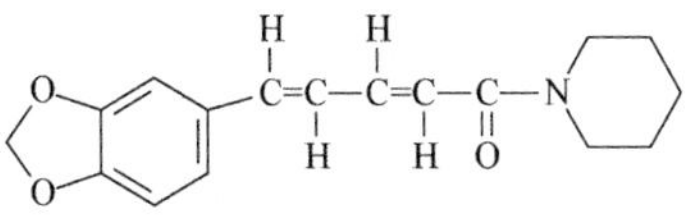

胡椒碱

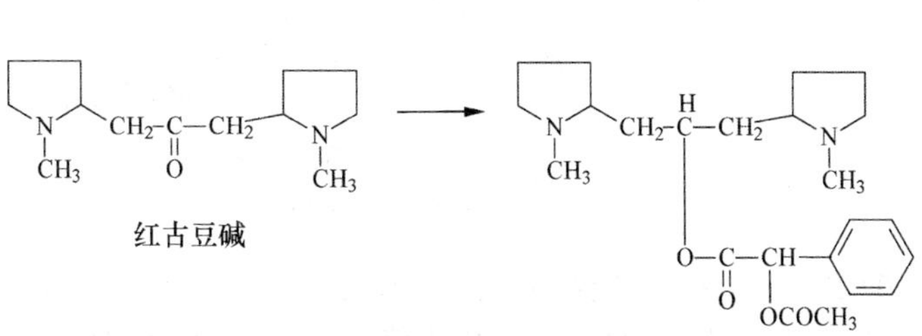

红古豆碱

红古豆苦杏仁酸酯

八、研究实例

(一) 血水草抗菌成分的研究

血水草（别名水黄莲）系罂粟科（Papaveraceae）植物血水草（*Eomecon chionantha* Hance.），民间常用其根茎治疗急性眼结膜炎、痈疖等感染性疾病。为了探讨血水草的抗菌有效成分，进行了以下研究工作：

(1) 药材成分预试：有明显的生物碱反应。

(2) 提取分离流程(图 13-6)。

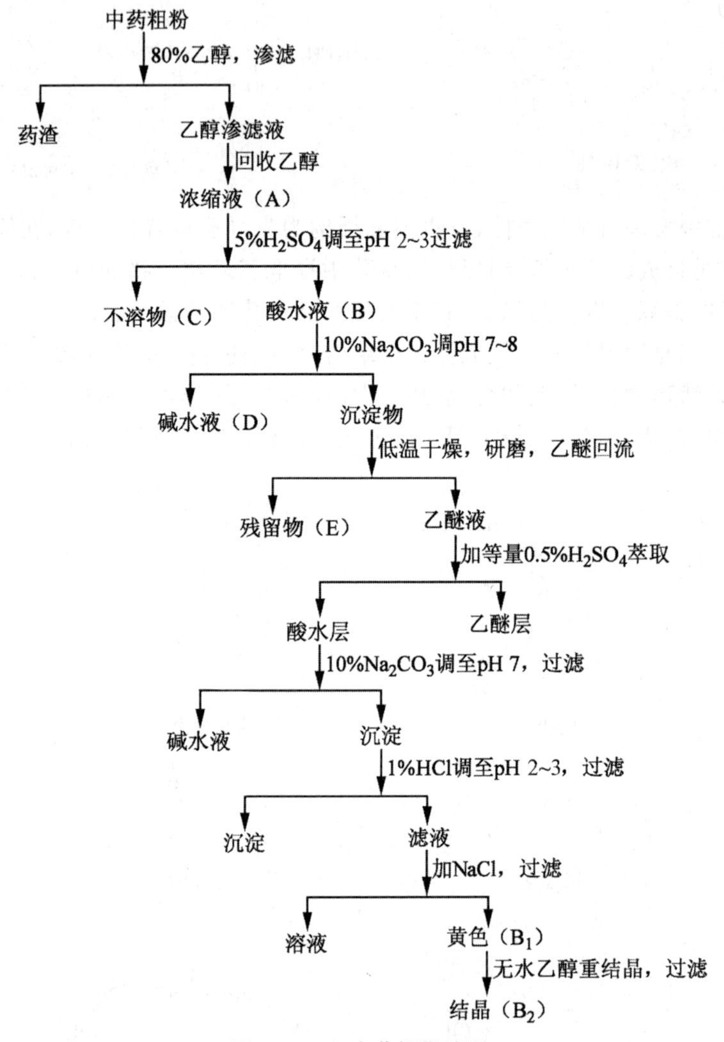

图 13-6　血水草提取流程

(3) 抑菌筛选：抑菌实验，采用常规杯碟法。选用了五种菌株(26003 金黄色葡萄球菌、44110 大肠杆菌、63509 蜡样芽孢菌、28001 八叠球菌、63202 短小芽孢菌)，对提取分离的几个部分(总提取浓缩液 A、稠膏状酸水不溶物 C、碱水液 D、残留物 E、析出物 B_1)进行了抑菌实验。实验结果，A 及 B_1 的抑菌效果较其他部位显著。对不同浓度的 B_1 及 B_2 进行抑菌实验，析

出物 B_1稀释到 1.25 mg/mL 的抑菌作用不及结晶 B_2浓度为 1 mg/mL 时的抑菌作用强，说明 B_2是抗菌的有效成分。抑菌实验证明，B_2抗菌谱较广，抗菌力较强，并能增强机体网状内皮系统和白细胞的吞噬能力。

（4）抗菌成分 B_2的化学结构：B_2为生物碱的盐酸盐，熔点 200～201 ℃，确定 B_2的分子式为 $C_{23}H_{23}O_5N$，经 UV、IR、^{1}H NMR 测定其结构式为

盐酸白屈菜红碱（chelerythrine chloride）

（二）仙鹤草芽驱绦虫成分的研究

仙鹤草芽是蔷薇科植物龙芽草（*Agrimonia Pilosa* Ledeb.）根茎的芽。民间服用仙鹤草根茎芽的干粉治疗绦虫病，疗效显著。但经临床验证发现，水煎剂口服无效，为了分离驱绦虫有效成分，首先选用了与临床驱绦虫作用基本一致的体外灭囊虫试验，作为寻找仙鹤草芽驱绦虫有效成分的药理指标。提取流程见图 13-7。

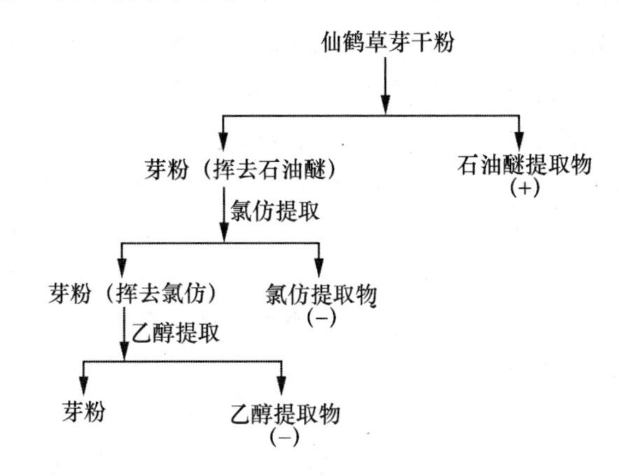

图 13-7 仙鹤草芽提取流程

（+）表示有体外灭囊虫作用；（−）表示无体外灭囊虫作用

说明有效成分存在于石油醚提取物中。

鹤草酚（agrimophol）

现已通过全合成证明了鹤草酚的结构，同时还可以通过类似物的合成和疗效筛选寻找更为有效、便于生产的药物。

（三）川芎治疗脑血栓病成分的研究

在应用中药复方治疗冠心病、心绞痛取得较好疗效的基础上，对活血化瘀药川芎进行研究。由川芎总生物碱中分离得到有效成分川芎嗪（四甲基吡嗪），药理实验证明，川芎嗪对实验

性心肌梗塞有缩小梗塞范围和减轻病变程度的作用，在电镜下还观察到对积累的血小板有解聚作用和降低血小板表面活性的作用。

提取分离的方法：川芎根茎粗粉，乙醇回流，提取液减压浓缩，放冷，除去糖和油，在水浴上蒸去残余乙醇，加热水溶解，冷却后用乙醚提取，醚提取液用 2 mol/L 硫酸提取，酸液经饱和碳酸钠碱化至 pH 9～10，用氯仿提取，减压浓缩得粗膏。重复处理，将粗膏溶于 2 mol/L 硫酸，用浓氨水调至 pH 10，氯仿提取，减压蒸去氯仿，至干，得川芎总生物碱。取总生物碱石油醚溶解部分，经碱性氧化铝柱层分离，用石油醚-氯仿(8∶2)洗脱，回收溶剂，得粗结晶，用升华法得无色透明针晶为川芎嗪。

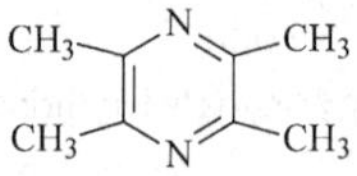

川芎嗪(四甲基吡嗪)
(tetramethyl pyrazine)

川芎中川芎嗪含量仅有千万分之几，因此已经人工合成供药用。

(四) 博落回抗菌抗肿瘤活性成分的研究

博落回(*Macleaya cordata*)是多年生大型草本，多生于山坡及草丛中，也有栽培。其茎高达 2 m，叶圆心脏形，边缘线分裂，裂片有粗齿，叶背面呈白色，往往有短毛；夏日茎顶分枝开多数小花，排列成大圆锥花序；萼片 2，白色有时带红色，无花瓣，雄蕊多数，雌蕊 1 枚；花后结长椭圆形的扁蒴果。主要分布在河北、陕西、甘肃、江苏、安徽、浙江、江西、福建、台湾、河南、湖北、湖南、广西、广东、四川及贵州等省区。博落回的别名有：勃勒回、号筒草、号筒杆、通大海、泡通珠、边天蒿、通天大黄、滚地龙、三钱三、山大筒、猢狲竹、空洞草、角罗吹、号角头竹、亚麻筒、土霸王、号桐树、山梧桐、马耳杆、号筒青、山号筒、山麻里、山火筒等。博落回为罂粟科博落回属植物博落回的带根全草。一般夏、秋季采茎叶，全年采根，秋、冬季可采集果实，可鲜用，也可以晒干备用。

《本草拾遗》等记载博落回属毒草类，具大毒。

我国历代民间名医们的实践经验表明，博落回具有杀虫作用。例如，有强烈的杀死阴道滴虫和线虫作用；杀蛆作用，例如可以立即杀死蝇蛆和防止蝇卵的孵化作用；具有强烈的抗菌作用，可抑制和杀死金黄色葡萄球菌、枯草杆菌、八迭球菌、大肠杆菌、变形杆菌、绿脓杆菌、肺炎杆菌、痢疾杆菌、伤寒杆菌、炭疽杆菌、钩端螺旋体等。博落回的药用范围比较宽，可治滴虫性阴道炎、子宫糜烂、无名肿毒、头疔、指疔、臁疮、恶疮、白癜风、蛊毒、溪毒、痔疮、足癣、黄癣(瘌痢)、疥疮、脓性指头炎、急性头皮湿疹、酒糟鼻、下肢溃疡、中耳炎、水或火烫伤、蜈蚣或黄蜂咬伤、大叶性肺炎、小儿肺炎、急性扁桃体炎、上感高热、支气管肺炎、耳下腺炎、急性阑尾炎、深部脓肿、胆囊炎、外伤、脉管炎、动脉内膜炎、牙周炎、牙龈炎、湿疹性唇炎、鼻窦炎、急性喉炎、不全性肠梗阻、产热等，尤其，博落回还有消肿解毒、杀子宫癌、杀瘿瘤和息肉等作用。因此，对博落回有效成分进行研究是非常有意义的。经过较长时间的研究以后发现，博落回中具有显著的以上生物活性的主要成分是生物碱。为此，我们对博落回活性成分生物碱进行了提取、分离、鉴定、毒理和药理等研究。研究步骤和结果如下：

1. 提取

(1) 博落回不同部位含氮量的测定方法

将干燥的博落回根、茎、果实和枝(由江西永丰县博源实业有限公司提供)粉碎后，搅拌均匀。取 1 g 以下已经混合均匀的博落回样品各 4 份，加入 4 g 催化剂（10 份硫酸钾：1 份硫酸铜）和 6 mL 浓硫酸，放置半小时。当所取的样品已明显变黑后，放到 BüCHI430 消化器中消化 1～2 小时，至样品变成澄清透明蓝绿液为止。消化后的液体放到 BüCHI332/343 全自动定氮仪，加入 30%的氢氧化钠反应，2%的硼酸作为接收液，凯氏定氮法定氮。通过 BüCHI332/343 全自动定氮仪，测得的博落回不同部位的含氮量见表 13-1。由表 13-1 知，博落回果实中氮的含量最高，为 2.205%；根和枝中含量次之，分别为 0.781%和 0.638%；茎中氮含量最低，为 0.460%。因此，博落回果实中生物碱含量最高。

表 13-1　博落回不同部位的含氮量

样品		质量/mg	氮含量/(%)	氮平均含量/(%)
果实	1 #	630	2.199	2.205
	2 #	557	2.114	
	3 #	766	2.235	
	4 #	777	2.271	
根	1 #	958	0.787	0.781
	2 #	942	0.805	
	3 #	949	0.776	
	4 #	961	0.756	
枝	1 #	859	0.597	0.638
	2 #	578	0.663	
	3 #	563	0.605	
	4 #	454	0.688	
茎	1 #	722	0.482	0.460
	2 #	571	0.429	
	3 #	598	0.489	
	4 #	637	0.439	

(2) 提取时间和提取条件的确定

分别称取 2 g 博落回干果 4 份，置于 250 mL 棕色密封的三角瓶中；其中 1 份加入 200 mL 的蒸馏水，1 份加入 200 mL 0.5%的盐酸水溶液，1 份加入 200 mL 0.5%的氨水溶液，1 份加入 200 mL 含 10%盐酸的乙醇溶液（以下简称为“乙醇溶液”）；常温、静置、浸泡。测定每种浸泡液在 210～600 nm 之间的紫外吸收曲线，每隔 24 小时监测一次，检测前一定要摇匀，并过滤；连续监测 30 天。结果发现它们最大吸收峰在 355 nm 处，且浸泡 7～10 天后，蒸馏水、0.5%的盐酸水溶液和乙醇溶液的浸泡液的吸光度值趋于稳定；0.5%的氨水溶液浸泡液不稳定，无明显规律可循。由此可知，用蒸馏水、0.5%的盐酸水溶液和乙醇溶液在常温下浸泡博落回果子提取博落回生物碱时，最佳浸泡时间为 7～10 天。用乙醇溶液提取所获得的生物碱总量最多。

(3) 博落回生物碱稳定性曲线的确定

盐酸小檗碱溶于氯仿-甲醇（2：1）混合溶剂后，分别用盐酸调至 pH=2，用氨水调至 pH ≥8，并将溶液浓度调至 20 μg/mL。在室温下，立即进行紫外-可见光谱扫描，发现其在 355 nm 处吸收最大，酸性条件下吸光度 A 为 1.403($\varepsilon=2.61\times10^{4}\ cm^{-1}\cdot mol^{-1}\cdot L$)，碱性条件下吸光度 A 为 1.360($\varepsilon=2.53\times10^{4}\ cm^{-1}\cdot mol^{-1}\cdot L$)；将配制好的小檗碱在室温下放置，然后分别在 0、24、48、72、96、120、144、168 小时时，在 210～400 nm 范围内进行紫外-可见光谱扫描，

其最大吸收都在 355 nm 处，同时测得盐酸小檗碱在酸性条件下和碱性条件下吸光度随放置时间的变化曲线见图 13-8。

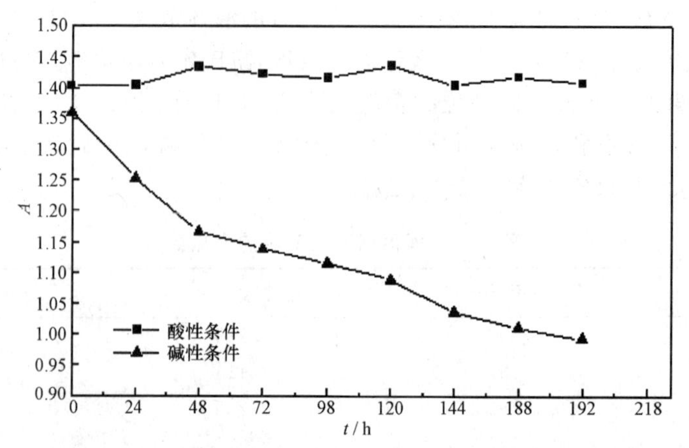

图 13-8　盐酸小檗碱在酸性条件下和碱性条件下吸光度随放置时间的变化曲线

以相同的条件和相同的浓度测定了博落回生物总碱盐酸盐在酸性条件下和碱性条件下吸光度随放置时间的变化情况，结果与盐酸小檗碱在酸性条件下和碱性条件下吸光度随放置时间的变化曲线（图 13-8）基本相似，提示博落回生物总碱盐酸盐的紫外光敏感性与盐酸小檗碱相似，可能具有相似的母核结构（以后需要进一步证实）。由此可以看出，博落回生物总碱在酸性条件下，提取、保存和放置是稳定的；而在碱性条件下，博落回生物碱可能不稳定，并可能会发生结构上的变化。提示，应在酸性条件下提取、分离和保存博落回生物碱。

（4）博落回生物碱 HPLC-MS 分析条件的确定

由于生物碱是碱性化合物，流动相的 pH 是分离效果好坏的重要条件。通过文献和实验摸索采用，反相 C_{18} 硅胶柱、流动相偏碱性的条件下分离效果较好。因此，以乙腈-水（55∶45）加 0.4%三乙胺为流动相，流速为 1 mL/min，检测波长为 280 nm，对博落回生物总碱进行色谱分离，色谱图见图 13-9。经鉴定：保留时间为 13.953 min 的峰是白屈菜红碱，保留时间为 11.217 min 的峰是血根碱，其他峰是两种或两种以上物质的混合物。

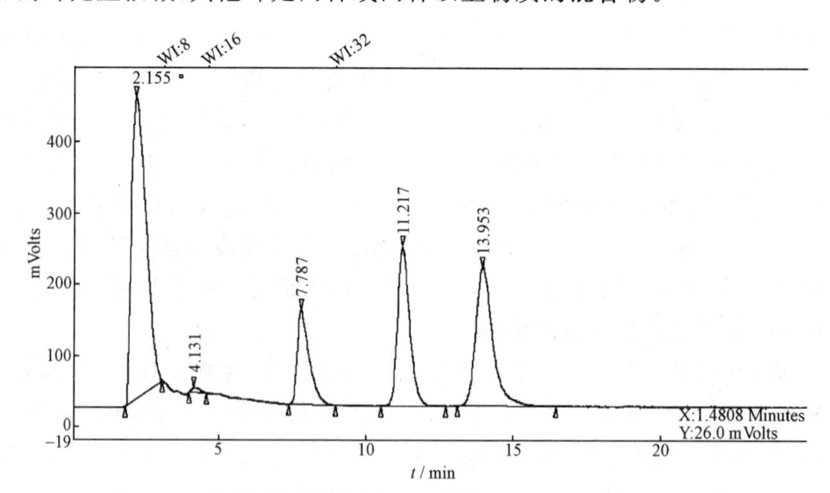

图 13-9　博落回生物总碱高效液相色谱图

流动相为：乙腈-水（55∶45）加 0.4%三乙胺

从提取结果来看，乙醇溶液提取率高，总生物碱质量好。所以，采用乙醇溶液作为博落回生物总碱的提取液更好。

根据以上的各种试验可知，从博落回干果中，采用乙醇溶液提取博落回生物总碱得率高、效果好，常温提取最佳时间为7～10天。大规模提取博落回生物总碱的方法和步骤如下：

① 用盐酸水溶液调试乙醇溶液的pH至2。

② 将博落回干果装于陶瓷缸中，再将pH=2的乙醇溶液注入陶瓷缸中，以刚刚淹过博落回干果为止，浸泡7～10天，然后压榨过滤，收集滤液；滤渣再用pH=2的乙醇溶液浸泡7～10天，然后压榨过滤，收集滤液；重复浸泡三次以上，合并滤液。

③ 蒸发滤液，回收乙醇(可重复使用)，得含糖博落回生物总碱粗品。

④ 向含糖博落回生物总碱粗品中加入3～5倍的水，搅匀，再用熟石灰调pH>12，混合浸泡一周，然后用氯仿萃取浸泡液，重复萃取三次以上，直至浸泡液和渣子中无生物碱为止(用生物碱试剂检查)，收集氯仿萃取液。

⑤ 用盐酸溶液调节氯仿萃取液的pH至6以下，有大量红色的博落回生物碱盐酸盐析出，静止，沉淀，过滤，干燥得无糖的博落回生物总碱。经色谱分析结果与图13-9基本相符。

经过多次提取试验，用乙醇溶液提取博落回生物总碱的得率大于2.3%，盐酸水溶液或水溶液的提取得率小于1%。

2. 分离

采用硅胶色谱柱分离博落回生物总碱，分离步骤如下：

(1) 流动相的配制：将30份氯仿和1份甲醇混合，并搅拌均匀，配制成氯仿∶甲醇=30∶1(V∶V)的溶液，置于密闭容器中作为流动相。

(2) 硅胶色谱柱的制备：将1体积的硅胶(粒度为50～100目)和1.5体积的流动相混合，搅拌均匀，然后将其装入底部带有支托滤网的玻璃色谱柱中(玻璃色谱柱下端出口带有控制液体流量的阀门或旋塞开关，此时处于关的状态)，至玻璃色谱柱的4/5处，静置约1小时，使硅胶自动沉淀在玻璃色谱柱的底部，最后在硅胶色谱柱的上端部覆盖粒度为25目的石英砂，分离博落回生物总碱的硅胶色谱柱已经做好，可以用于生物总碱的分离。

(3) 博落回生物总碱的分离：将一定量的博落回生物总碱用乙酸乙酯和氨水超声溶解均匀，然后从顶端一次性装入已经准备好的硅胶色谱柱中；调节硅胶色谱柱底部的旋塞开关使流动相慢慢流出，流速控制在每秒钟1～10滴(约150～1500 mL/h)，同时，从硅胶色谱柱顶部慢慢补充流动相，补充速度和流出速度相等，该过程叫“跑柱”；经过一段时间的跑柱以后，硅胶色谱柱中从下到上依次出现红、黄、淡红、褐色等颜色的色带环(图13-10)。

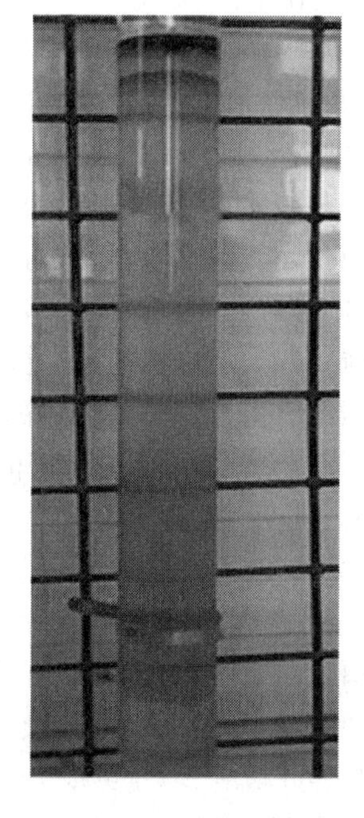

图13-10　分离博落回生物总碱的硅胶色谱柱(另见彩图1)

(4) 收集含不同生物碱的流动相:继续跑柱,当第一条色带流出来时,用硅胶薄层色谱(TLC)或连续紫外检测器监测流出溶液中的生物碱组成情况,当流出液中只含一种生物碱时,收集该色层流动相,收集过程中一直测流出液中的成分变化情况,如果出现杂质峰或点时,立即将收集液装入其他容器中,不和收集的第一条色带溶液混在一起,获得第一条色带溶液;继续跑柱,按此方法收集第二条色带溶液、第三条色带溶液……,直至跑完全部色带;含有多种成分的溶液混合在一起,加盐酸酸化,浓缩,回收溶剂,收集浓缩混合生物碱;不含杂质的流出液仍然回收作为流动相。

(5) 收集的单一色带溶液处理:由于收集的单一色带溶液中的生物碱是游离生物碱,前面稳定性试验告诉我们,该生物碱不稳定,所以需要用盐酸溶液酸化,酸化后,有大量沉淀物产生,过滤,真空干燥,得纯生物碱的盐酸盐;滤液蒸发,冷凝,回收溶剂;如此处理每一种单一色带溶液。经鉴定每一色带的生物碱分别是血根碱盐酸盐、白屈菜红碱盐酸盐、白屈菜碱盐酸盐、小檗碱盐酸盐和别隐品碱盐酸盐等,经纯度检测这些生物碱单体的纯度都达到了99.8%以上。

分离获得的血根碱盐酸盐、白屈菜红碱盐酸盐、白屈菜碱盐酸盐、小檗碱盐酸盐和别隐品碱盐酸盐都有生物活性,例如,小檗碱用于抗菌,治疗胃肠道疾病;别隐品碱用于抗菌,抗心律失常;白屈菜碱用于胃肠绞痛、胃及十二指肠溃疡、肾绞痛、痛经以及胆道蛔虫症止痛;白屈菜红碱具有广谱抗菌作用,现用作杀虫剂和消毒剂;尤其血根碱除具有杀菌、抗病毒的能力外,还具有提高免疫力、抗肿瘤等多种生物活性。下面着重介绍血根碱的生物活性的研究。

3. 血根碱生物活性的研究

血根碱(sanguinarine,简写为SANG)较早用于治疗牙龈炎。有关血根碱对癌细胞的作用数据报道得并不多,但相关的机理研究却较为丰富。目前,血根碱在癌症治疗方面较为成熟的应用为外用于皮肤癌。

(1) 抗菌作用:血根碱对一些细菌引起的鱼类疾病具有防治作用。抑菌活性研究表明,血根碱对6株水产病原菌都有不同程度的抑制作用,其中对嗜水气单胞菌嗜水亚种的活性最强,其最小抑菌浓度(MIC)和最小杀菌浓度(MBC)分别为12.5 mg/L和25 mg/L。对哈维弧菌、鳗弧菌、杀鲑气单胞菌史氏亚种的活性最弱,其MIC和MBC分别为50 mg/L和100 mg/L。郁建平等研究表明,盐酸血根碱对木霉、青霉、根霉、黄曲霉、黑曲霉、米曲霉、毛霉、酵母均具有很强的抗菌作用,且盐酸血根碱对8种真菌的最低抑菌浓度都很低,其中青霉、毛霉的最低抗菌浓度为80 μg/mL,木霉、根霉、黄曲霉、黑曲霉、米曲霉和酵母最低抗菌浓度均小于40 μg/mL,作为植物源天然抗菌剂,其抗菌谱宽,效果十分明显。

血根碱还有解毒、消肿、杀虫的功用。近代药理研究表明,对治疗多种炎症有效。对猪丹毒、仔猪下痢、肠炎、禽霍乱、禽下痢等均有良好的治疗效果。

(2) 杀虫作用:王高学等发现,血根碱在质量浓度为0.6 mg/L以上时能彻底杀灭鱼类指环虫,在质量浓度为0.4~0.6 mg/L之间时对金鱼指环虫具有一定的杀灭作用,在质量浓度低于0.4 mg/L时可以认为化合物没有杀虫活性。孙光忠等试验证明,1%血根碱可湿性粉剂对苹果二斑叶螨有良好的灭杀效果,使用浓度在2500倍时,防治效果与生产上推广使用的20%哒螨灵可湿性粉剂2500倍液相当。

(3) 改善肝功能、增强免疫力:博落回具有较好的免疫增强作用,对T淋巴细胞和B淋巴细胞功能均有刺激作用。对多种药物所致的急性肝损伤,博落回显示良好地改善肝脏功能的作用,可显著降低血清乳酸脱氨酶(LDH)水平,降低动物死亡率,提高血清白蛋白/球蛋白(A/

G)的比值,有效保护肝细胞膜,抑制肝脏纤维化。

(4) 抗肿瘤作用:Duke 研究发现,血根碱对于胰腺癌有治疗作用,能显著抑制胰腺癌细胞 AsPC-1 和 BxPC-3 的生长、发育,及其菌落的形成能力。Haseeb Ahsan 也证实,血根碱可通过调节 Bcl-2 蛋白的途径,达到诱导人胰腺癌细胞 AsPC-1 和 BxPC-3 的凋亡。Chang 等研究表明,经过 24 小时的暴露,和对照组相比,添加 2 pmol/L 和 3 pmol/L 血根碱组表现出对 KB 癌细胞的毒性作用,MTT 分别降低至 83%和 52%;血根碱还能抑制 KB 癌细胞的菌落形成和生长能力。另外,添加 2 pmol/L 和 3 μmol/L 血根碱组明显表现出诱导 KB 细胞凋亡的作用。K1735-M2 细胞为黑色素瘤细胞,被认为是转移性黑色素瘤的一个好的模型,血根碱可杀死和阻碍其增殖。J. Holy 等证明,血根碱通过裂解 MCF-7 细胞周期蛋白的核质运输的途径来抑制乳腺癌。黄馨慧等试验发现,血根碱能抑制 SMM C-7721 人肝癌细胞增殖,对肝癌细胞具有明显的杀伤作用。B. Lee 等试验表明,血根碱对血管平滑肌有调节作用。另外,血根碱还有抑制胆碱酯酶活性、加强心脏活动、刺激唾液分泌、利尿、外周抗肾上腺素解交感等作用。

4. 血根碱的抗癌机理的研究

(1) 血根碱(简写为"SANG")与 DNA 及核苷的相互作用

SANG 对癌细胞和正常细胞的细胞毒性源于其较宽的细胞靶点范围。大量的研究表明,SANG 对细胞内多种生理活性物质及生理过程有广泛的抑制和干预作用,如对 DNA 以及各种 SH-依赖酶活性的抑制,对 DNA 的转录、合成、代谢以及 ATP 合成的干预等,且对其作用的机制也积累了丰富的知识。

① SANG 与核苷的作用。我们研究了血根碱与腺嘌呤核苷(A)、鸟嘌呤核苷(G)、胞嘧啶核苷(C)、胸腺嘧啶核苷(T)和尿嘧啶核苷(U)的相互作用,结果表明,五种核苷均可使血根碱的紫外-可见光谱产生减色效应和红移现象,五种核苷均可使血根碱的荧光发射光谱产生强烈的淬灭现象,核苷的加入均引起血根碱核磁共振光谱化学位移的变化。这些现象均证实了血根碱与五种核苷存在相互作用。荧光寿命的测量、荧光激发光谱的变化和结合常数随温度的减小等现象均表明,核苷对血根碱的淬灭是静态淬灭。通过对比相同实验条件下的紫外-可见光谱和荧光光谱,得出五种核苷与血根碱相互作用的强弱关系依次为:胞嘧啶核苷(C)>鸟嘌呤核苷(G)>胸腺嘧啶核苷(T)>尿嘧啶核苷(U)>腺嘌呤核苷(A)。

② SANG 与 DNA 的作用。SANG 可通过嵌入的方式与 DNA 结合,修饰 DNA 双链及多聚核苷酸的局部解剖学形态,抑制许多酶促反应及 DNA 合成和逆转录,显示其细胞毒性。SANG 对 DNA 的嵌入作用可导致 DNA 物化性质的变化。如吸收键的减色与红移,荧光强度的淬灭,荧光极化各向异性的增加,DNA 椭圆度的正向和负向增加,热力学参数特征及强度的变化以及杆状双链 DNA 超声波处理后外形长度的增加等。SANG 对 DNA 的嵌入存在着复杂的热力学和动力学关系,目前认为其作用主要与三种因素有关:

(i) pH:SANG 在不同 pH 环境下存在着两种不同平衡结构的变化:

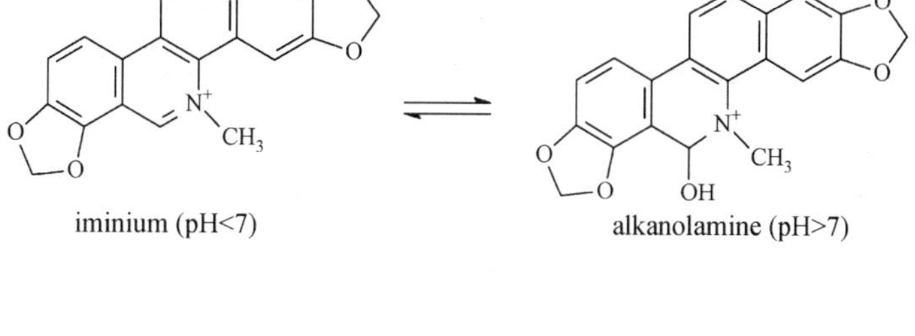

iminium (pH<7)　⇌　alkanolamine (pH>7)

碱性条件下,SANG 主要以 alkanolamine 形式存在,而酸性条件下,则主要为 iminium 形式存在。环圆二色光谱等研究表明,SANG 在酸性下对 DNA 有更强的嵌入作用,可能的机制是阳离子 iminium 形式有利于 SANG 与 DNA 及各种酶和微管靶点的亲核作用,激发其细胞毒作用,而 alkanolamine 形式虽亲脂性较强,有利于为细胞所捕获,在一定程度上可提高生物碱的生理活性,但不与 DNA 发生作用。在高浓度的 DNA 下,alkanolamine 形式的 SANG 也可与 DNA 形成 iminium-DNA 复合物。

(ii)离子强度:SANG 的 DNA 嵌入作用对环境离子强度有一定的敏感性。热力学研究表明,低离子强度有利于 SANG 对 DNA 的嵌入作用。20 ℃下,随着 Na^+ 浓度的增加,SANG 与 DNA 的键合自由能出现了正变化,相应的键合常数发生负变化,而体系的正熵变和正焓变也提示了离子强度对嵌入作用的影响(表 13-2)。此外,环圆二色光谱研究也发现了类似的现象。

表 13-2　不同离子强度下 SANG 嵌入 DNA 的热力学变化

	$[Na^+]$:0.005 mol·L^{-1}	$[Na^+]$:0.5 mol·L^{-1}
键合自由能/(kcal·mol^{-1})	−8.47	−7.1
键合常数/(mol·L^{-1})	1.85×10^6	1.8×10^5
键合焓/(kcal·mol^{-1})	−6.35	−2.62
键合熵/(cal·K^{-1}·mol^{-1})	+7.22	+15.3

(iii) 靶区域碱基序列及组成:SANG 对具有不同碱基序列和组成的 DNA 靶区域的作用有一定的选择性。研究表明,SANG 与 DNA 模板中的碱基对结合更好,环圆二色光谱研究也发现 SANG 在饱和状态下与富含 G-C 的 DNA 结合强于富含 A-T 的 DNA。N. P. Bajaj 等对比 SANG 与标准的 DNA 嵌入剂乙菲啶发现,SANG 对混合核苷序列区域,特别是包含交替的嘌呤与嘧啶的区域有最好的结合,而对某些序列(如$(AT)_n$,$n\geqslant3$)明显不能结合。以上实验结果表明,SANG 对 G-C 碱基对具有较强的亲和性,与 SANG 和核苷作用的研究结果一致。20 ℃下,随着宿主 DNA 双链中 G-C 碱基含量增加,嵌入作用的键合自由能以及焓变、熵变均发生了负变化(表 13-3)。此外,SANG 与天然 DNA、A-T 碱基的同聚物和杂聚物的结合以负焓变及正熵变为特征,而与 G-C 同聚物和杂聚物的结合则是以焓和熵的负变化为特征,也说明了 SANG 对 G-C 碱基对的亲和性。

表 13-3　碱基组成对 SANG 嵌入 DNA 的影响

	G-C 碱基含量增加	
键合自由能/(kcal mol^{-1})	−7.28	−8.58
键合焓/(kcal·mol^{-1})	−0.46	−24.31
键合熵/(cal·K^{-1}·mol^{-1})	+23.3	+19.56

SANG 不仅可嵌入 DNA,还能作用于 DNA 的水解过程。SANG 可抑制 DNA 水解的第一步,其活性弱于乙菲啶溴化物,而强于 actinomycin D,与 distamycin A 相似;还可抑制 RNA 的合成反应,在与乙菲啶相同浓度下显示 50%的抑制作用。

③ 抑制 ATP 合成:ATP 是有机体细胞生命活动的能量来源。SANG 可抑制线粒体内

ATP 的合成,其可能的机制是通过中和内线粒体膜供能时释放的负电荷,干扰并抑制 ATP 的合成,使氧化磷酸化 renders 不能配对。这一作用与 SANG 分子的疏水性和电正性有关。此外,SANG 还可抑制许多 SH^- 依赖的 ATP 酶的生物活性,包括膜结合和离子转运 ATP 酶,肠肝的 Na^+,K^+-ATPase,兔骨骼肌肌浆网片段中的膜-键合 Ca^{2+}-ATPase,以及阳离子依赖的 ATP 磷酸水解酶等,干扰 ATP 的合成。SANG 对心脏 Na^+,K^+-ATPase 也有类似的抑制作用,显示了强心的效果(IC_{50}和 ED_{50}均为(6～6.5)$\times 10^{-6}$ mol/L)。

④ 抑制 SH^- 依赖酶系统:除了 ATP 酶外,SANG 还通过其 iminium 形式和亲核部位结合,抑制各种 SH^- 依赖的酶和蛋白质,从而影响细胞的生理活性。SANG 所抑制的 SH^- 依赖酶包括胆碱酯酶系统,各种蛋白激酶、肝丙氨酸转移酶、谷氨酸脱羧酶(GAD)、猪胰腺弹性酶(PPE),以及人体痰弹性酶(HSE)、芳香族氨基酸脱羧酶、铜/醌蛋白胺氧化酶等。此外,SANG 还可抑制蛋白质的磷酸化以及纤维母细胞溶酶体的功能活性,体外与微粒体细胞毒素 P-450 的活性。

⑤ 抑制 NF-κB:核因子 NF-κB 是一个 pleiotropic 转录因子,它的激活可导致炎症、病毒复制和生长调节,是药物开发中的一个关键靶点。在 NF-κB 的激活中有一个关键的巯基基团参与,SANG 可通过与该巯基的作用,阻断 TNF 引起的 IκBa 磷酸化和降解,抑制 p65 亚单位的向核易位,最终阻断 NF-κB 的激活。SANG 的这一作用可诱导细胞凋亡,引起肿瘤细胞的坏死,但不影响细胞的周期分布。此外,SANG 对 NF-κB 的作用还可导致对 ractalkine 表达的抑制,可作为调节白血球内皮细胞相互作用的新型治疗标靶。

⑥ 血根碱可抑制 HeLa 细胞端粒酶活性,并对细胞端粒酶 hTERT 基因表达存在一定的抑制作用。血根碱与 PMA、PD98059 交互作用结果提示,血根碱的抑制端粒酶活性及其抑制端粒酶活性表达基因的作用可能是其抑制 PKC 活性,并进而抑制 PKC-MAPK 信号传导通路的后续效应。血根碱抑制 HeLa、HepG2 细胞分裂并引起凋亡(HeLa:$IC_{50}=11.21\pm0.53$ μmol/L;HepG2:$IC_{50}=12.56\pm1.36$ μmol/L),其诱导凋亡作用可能与其抑制 PKC 活性,干预 PKC-MAPK(丝裂原激活蛋白酶)信号传导通路有关。

⑦ 血根碱可逆转 K562/Dox 对阿霉素的耐药性,RI(逆转耐药倍数)为 8.7,并抑制 K562/Dox 细胞膜表面 P-gp 的表达(图 13-11),提示血根碱对化疗药物存在一定的多药耐药逆转效应。

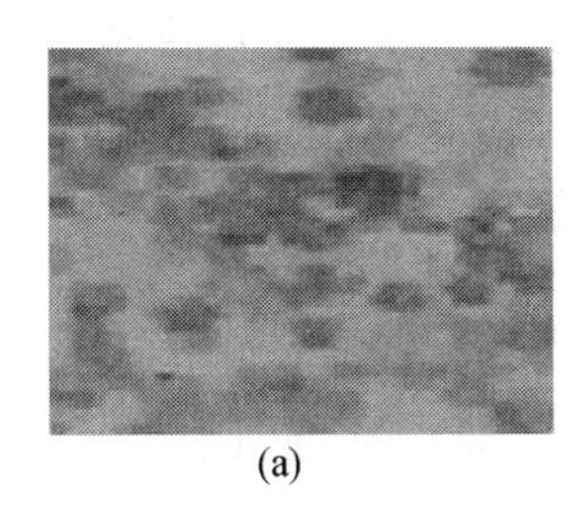

(a)

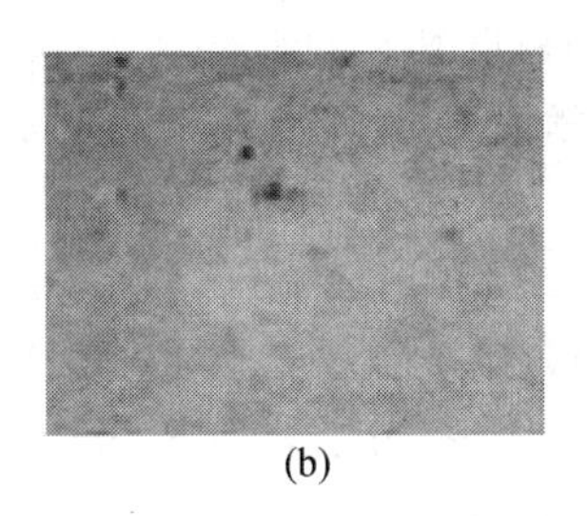

(b)

图 13-11 血根碱影响 K562/Dox 细胞的 P-gp 蛋白表达(另见彩图 2)

(a) K562/Dox 细胞 P-gp 阳性表达;

(b) 0.5 μg/mL 血根碱作用后的 K562/Dox 细胞 P-gp 阴性表达

除以上所述外,SANG 广泛的生理活性还包括对抑制核酸的代谢,在炎症组织中有抗氧化活性,以及在人体血红细胞及磷脂双层膜中产生电位依赖通道等。

(2) 细胞实验

SANG 对癌细胞具有较强的细胞毒性，但公开的数据并不多见。Nihal Ahmad 等最近报道了 SANG 对几种癌细胞及正常细胞的毒性作用。较低剂量的 SANG 可通过抑制细胞增殖及诱导凋亡作用，降低 A431 人体表皮样癌细胞株的活力，这一作用在 1～5 μmol/L 剂量内呈剂量相关性，且与人体正常表皮角质化细胞(NHEK)对比具有明显的选择性(表 13-4)。类似的结果也出现在 SANG 与激素依赖性人体前列腺癌细胞株 LNCaP 和非激素依赖性人体前列腺癌细胞株 PC-3、DU145 的作用中。

表 13-4 SANG 对 A431 和 NHEK 活性比较

血根碱浓度	细胞存活率/(%)		凋亡率/(%)		死亡率/(%)	
/($\mu mol \cdot L^{-1}$)	A431	NHEK	A431	NHEK	A431	NHEK
0	100%	100%	0%	0%	0%	0%
1	～80%	～100%	～15%	<5%	～10%	<5%
2	～40%	～90%	～45%	<5%	～43%	～12%
5	～30%	～60%	～50%	<5%	～43%	～38%

H. Babich 等考察了 SANG 对几种人体口腔组织培养细胞的细胞毒性(表 13-5)，发现原齿龈细胞(PGC)对 SANG 氯化物最为敏感，HGF-1(高血糖素-1)齿龈成纤维细胞具有最强的耐受性，而 Smulow-Glickman(S-G)齿龈上皮细胞和 KB 口腔表皮癌细胞对 SANG 的敏感性则介于两者之间，提示不应忽视 SANG 对人体正常组织细胞的毒性。

表 13-5 SANG 对口腔组织培养细胞毒性

	PGC	S-G 齿龈上皮细胞	HGF-1 齿龈成纤维细胞	KB 口腔表皮癌细胞
NR_{50}/($\mu mol \cdot L^{-1}$)	3.4	5.1	8.5	5.1

注：NR_{50}为 initial toxicity 时的数据。

T. N. Beliaeva 等进一步比较了 SANG 与其他抗癌药的毒性。SANG 可在 1.5×10^{-5} mol/L 下阻断 L-cell(转移鼠纤维母细胞)的生长，其毒性大于合成的 DNA 嵌入剂 Dimidium 乙菲啶(EtB)、抗癌药顺铂 *cis*-$Pt(NH_3)_2Cl_2$ 和小檗碱，而耐受 EtB 的 Lebr-625 细胞株也对 SANG 有相近的敏感性。此外，SANG 对以上两种细胞株的毒性均大于 *trans*-$Pt(NH_3)_2Cl_2$。有报道，SANG 对小鼠肝细胞的毒性具有剂量(35～100 mmol/L)和时间(1～3 h)依赖性，且可以降低白细胞的化学发光并抑制活性染色质组的产生。SANG 的毒性可能与其较宽的细胞靶点范围有关。

(3) 毒性实验

SANG 小鼠静脉注射 LD_{50}为 19.4 mg/kg。

以灌胃方式给药，SANG 对 KM 种小鼠的半数致死量 LD_{50} 为 597.54 mg/kg，LD_{50}(Feiller 校正)95%的可信度为 515.33～688.49 mg/kg，LD_5为 358.9 mg/kg，LD_{95}为 994.88 mg/kg。

经 Beagle 犬十二指肠给药，给药量为 SANG 300 mg/kg，对犬的收缩压、舒张压、平均动脉压、心率、心电、心律、呼吸频率、呼吸深度、呼吸节律无明显影响。

以上所研究的内容只是新药研究的非常小的一部分。通常情况下，先寻找出活性成分，然后对活性成分进行新药研究的全过程，即：药物的临床前研究(即 GLP)，临床研究和药物生产

(GMP)。药物临床研究包括临床试验和生物等效性试验,临床试验分为Ⅰ、Ⅱ、Ⅲ、Ⅳ期。整个这些过程都需要获得国家相关部门(国家食品药品监督管理局和国家卫生部等)的许可。

第三节 新药申报流程

新药的申报流程和需要准备的材料如下:

一、理论研究部分

(一) 药品名称(Name of the Drug)

1.1 产品名称:包括全称、英文名称、通用名、INN名称(国际非专利药品)、商品名、汉语拼音。说明:权威机构(WHO INN)命名答复。

1.2 关于名称的说明:简述各名称命名依据。

(二) 证明性文件

药品批准文件、GMP证书、专利证书、申请注册商标等。

(三) 立题目的与依据

3.1 品种基本情况

3.2 立题背景

3.3 品种特点

3.4 专利现状

3.5 综合分析

3.6 参考文献

附录:品种基本情况

(四) 研究结果总结及评价

4.1 产品名称

4.2 产品简称

4.3 产品特性

4.4 生产工艺

4.5 产品质量标准

4.6 规格与储存

4.7 临床前研究结果

4.8 临床研究结果

4.9 其他国家的生产和市场情况

4.10 参考文献

(五) 药品说明书

(六) 产品包装、标签

二、产品生产

(一) 生产原材料研究

生产用其他原材料来源及质量标准

(二) 原液生产工艺研究
2.1 生产技术及设备条件控制
2.2 产品制备及生产过程中使用对人有潜在毒性物质的检查
(三) 制剂处方及工艺研究、辅料来源及质量标准
3.1 配制过程
3.2 小瓶内含物
3.3 配制的基本原理和开发过程
3.4 剂型的基本原理
3.5 在最终剂型(制成品)中的赋形剂(辅料)的质量要求
(四) 质量研究资料及有关文献
4.1 药物结构确认
4.2 中试产品质量研究总结资料
4.3 参考品或对照品的制备及检定资料
4.4 与国内外同类产品质量比较资料
(五) 临床申请用样品生产检定记录
(六) 制造及检定规程
(七) 稳定性初步试验
(八) 直接接触制品的包装材料和容器选择依据及质量标准

以上新药申请流程中,研究者首先要进行临床前研究,然后根据临床前研究结果确定是否需要进行临床研究。根据药物的治疗目的不同,临床批件申报所需要的试验内容也不同。

例如,抗肿瘤新药的临床批件申报所需要的实验内容如下:

一、抗肿瘤研究(药效)

1.1 肿瘤组织研究

1.2 体外实验

增生抑制(PIA)实验:包括MTT和软琼脂实验、同类药物比较实验、肿瘤血管生成的抑制实验。

1.3 体内研究:治疗和抗肿瘤作用的动物模型试验

balb裸鼠接种ZR75-1癌细胞试验;药物治疗后体内凋亡、增殖系数和血管的研究。

二、药理学研究

包括与DNA结合实验、雌激素受体研究、各种癌基因表达研究。

三、在动物中的药代动力学和代谢研究(药代)

药代动力学实验:

a) 定量方法确定;
b) 在正常4NMRI裸鼠中试验液血清水平的定量测定;
c) 注射到Wistar鼠中的试样液的三个剂量的药代动力学实验;
d) 注射到F1兔子中的试验液的单剂量的药代动力学实验;
e) 注射到猎兔犬中的试验液的单剂量的药代动力学实验。

生物分布实验：

a）在异种皮移植裸鼠体内生物分布的实验；

b）大鼠体内分布的实验；

c）在非人灵长类体内的生物分布的实验。

四、免疫毒性研究

五、毒理

急性毒理研究：

a）大鼠试验——确定急性毒理结果；

b）大鼠试验——确定局部和系统毒性；

c）大鼠试验——确定药副作用和毒性。

重复给药毒理研究：

a)大鼠重复给药试验——确定局部和全身毒性；

b)大鼠重复静脉给药试验——确定亚急毒性；

c)猴子重复给药试验——观察对灵长类毒性反应和副作用；

d)猴子 6 个月重复给药试验——评价长期给药毒性。

六、局部耐受性

兔静脉注射局部耐受性试验；

鼠 14 天多次静脉给药的毒性研究试验。

七、生产工艺和质量检测及稳定性研究

以上这些研究内容要严格按照 GLP 规范进行。

附录 | 缩写词

A：腺嘌呤核苷(adenosine)；

AA：氨基酸(amino acid)；

AAF：2-乙酰氨基芴(acetamidofluorene)；

ACh：乙酰胆碱(acetylcholine)；

ACTH：促肾上腺皮质激素(adreno-cortico-tropic-hormone)；

ADD：雄甾-1,4-二烯-3,17-二酮(androst- 4-end-3,17-dione)；

ADP：二磷酸腺苷(adenosine diphosphate)；

AIP：小分子多肽自诱导物(autoinducter peptide)；

AKT：AKT 又称 PKB,即蛋白激酶 B(protein kinase B)；

AMP：一磷酸腺苷(adenosine monophosphate)；

AS：动脉粥样硬化(atherosclerosis)；

AsPC-1：人转移胰腺腺癌细胞(human pancreatic adenocarcinoma AsPC-1)；

ATP：三磷酸腺苷,又叫腺嘌呤核苷三磷酸(adenosine triphosphate)；

B-16：小鼠黑色素瘤细胞株(B-16 melanoma cells)；

BALB/3T3(BALB/C)/ BALB/K-3T3：小鼠胚成纤维细胞(mouse embryonic fibroblasts)；

BB：血脑屏障(blood brain barrier)；

BGP：骨谷氨酸蛋白(bone gla protein)；

Bio-GelP：聚丙烯酰胺凝胶(polyacrylamide gel)；

BxPC-3：人胰腺癌细胞(human pancreatic carcinoma cells BxPC-3)；

C：胞嘧啶核苷(cytidine)；

CA：化学文摘(Chemical Abstract)；

Caco-2 细胞：人结肠癌细胞(human colon carcinoma cell line)；

cAMP：腺苷-3′,5′-环化一磷酸,又叫"环磷酸腺苷"或"环化腺核苷一磷酸"或"环腺一磷"(cyclic adenosine monophosphate)；

cAPD：环腺苷酸磷酸二酯酶(cyclic AMP phosphodiesterase)；

Caspase 家族：是近年来发现的一组存在于胞质溶胶中的结构上相关的半胱氨酸蛋白酶,它们的一个重要共同点是特异地断开天冬氨酸残基后的肽键,Caspase 一词是从 Cysteine aspartic acid specific protease 的字头缩写衍生而来,现已确定至少存在 11 种 Caspase；

CBF：冠脉血流量(coronary blood flow 或 coronary blood flow volume)；

CCD：逆流分溶法(counter current distribution)；

CCK：胆囊收缩素(cholecystokinin,CCK),最初在胃肠道发现,由于可以刺激胆囊收缩而命名,包括 CCK-A 受体和 CCK-B 受体两种;CCK 与其受体结合,调节一系列的生理功能,如胆囊收缩、胰酶分泌及胃酸分泌等;CCK 在血液循环中有 4 种不同长度的肽链形式,其中以 CCK-8 收缩胆囊的生理效应最好；

CFS：慢性疲劳综合征(chronic fatigue syndromes)；

cGMP：环磷酸鸟苷(cyclic guanosine monophosphate)；

Ch：胆固醇(cholesterol)；

CLML：医学文献最新目录(Current List of Medical Literature)；

COX-2：环氧化酶(cyclooxygenase-2)；

CSI：胆汁胆固醇饱和指数(biliary cholesterol saturation index)；

3′-dA ：3′-脱氧腺苷(3′-deoxyadenosine)；

3′-dATP：3′-脱氧腺苷三磷酸(3′-deoxyadenosine triphosphate)；

DCCC：液滴逆流分配法，又称液滴逆流色谱法(droplet counter current chromatography)；

Detroit-6：底特律-6 细胞(Detroit-6 cells)，来源于肺癌病人胸骨骨髓的异倍体细胞系；

DEP：邻苯二甲酸二己酯(diethyl phthalate)；

DHA：二十二碳六烯酸(docosahexaenoic acid)；

DMF：二甲基甲酰胺(dimethylformamide)；

DMOA：二甲基辛胺(N,N-dimethyl-N-octylamine)；

DMSO：二甲基亚砜(dimethyl sulfoxide)；

DPPH：1,1-二苯基-2-三硝基苯肼(1,1-diphenyl-2-picrylhydrazyl 或 2,2-diphenyl-1-(2,4,6-trinitrophenyl)hydrazyl)；

DSM(或 MSM)：二甲基砜(dimethyl sulfone 或 methyl sulfonyl methane)；

DSS：2,2-二甲基-2-硅戊烷-5 磺酸钠(sodium 2,2-dimethyl-2-silapentan-5-sulfonate)；

DU145：人前列腺癌细胞株(human carcinoma of prostate cell line DU145)；

ECD：电子俘获检测器(electron capture detector)；

EGF：表皮细胞生长因子(epidermal growth factor)；

EPA：二十碳五烯酸(eicosapntemacnioc acid)；

ERK：细胞外调节蛋白激酶(extracellular regulated protein kinases)，包括 ERK1 和 ERK2；

ET：内皮素(endothelin)；

EtB：溴乙菲啶(ethidium bromide)；

FABMS：快原子轰击质谱技术(fast atom bombardment mass spectrometry)；

FD-MS：现场解析质谱技术(field analytical mass spectrometry technology)；

FID：氢火焰离子化检测器(flame ionization detector)；

FLD：荧光检测器(fluorescence detector)；

FPD：火焰光度检测器(flame photometric detector)；

G：鸟嘌呤核苷(guanosine hydrate)；

GAD：谷氨酸脱羧酶(glutamate decarboxylase)；

Gala：γ-羧基谷氨酸(γ-cacbocyglutamic acid)；

GC：气相色谱法(gas chromatography)；

GFC：凝胶过滤色谱法(gel filtration chromatography)；

glc：葡萄糖(glucose)；

GLP：药物的临床前研究(good laboratory practice of drug)；

GMP：临床研究和药物生产(good manufacturing practice)；

G-6-Pase：葡萄糖-6-磷酸酶(glucose-6-phosphatase)；

GP Ⅱb/Ⅲa：血小板膜糖蛋白(platelet membrane glycoprotein)；

GPⅣ：膜糖蛋白Ⅳ(glycoprotein Ⅳ)；

GSDHP：脱氢双稠吡咯啶生物碱(PA)与谷胱甘肽(GAS)形成的毒性较弱的代谢吡咯(7-gluathionyl-6,7-

dihydro-l-hydroxyethyl-5H-pyrrolzlll)；

GSH：谷胱甘肽(glutathione)；

GSH-PX：谷胱甘肽过氧化物酶(glutathione peroxidase)；

GTP：三磷酸鸟苷(guanosine triphosphate)；

HAase：透明质酸酶(hyaluronidase)；

10-HCPT：10-羟基喜树碱(10-hydroxycamptothecin)；

HeLa：人子宫颈癌细胞系(HeLa cell line)；

HepG2：人肝癌细胞(human hepatoma cell line，HepG2)；

HGF-1：高血糖素-1(hyperglycemic factor)；

Hist：组织胺(histamine)；

HIV：人类免疫缺陷病毒(human immunodeficiency virus)；

HMG-CoA：3-羟基-3-甲基戊二酰辅酶 A(3-hydroxy-3-methyl glutaryl coenzyme A)；

HPAs：肝毒双稠吡咯啶生物碱(hepatotoxic pyrrlizidine)；

HPLC：高效液相色谱(high performance liquid chromatography)；

HSE：单纯疱疹病毒性脑炎(herpes simpler virus encephalitis)；

5-HT：5-羟色胺，又名血清素(5-hydroxytryptamine)；

IEC：离子交换色谱法(ion exchange chromatography)；

IκBα：核因子 NF-κB 抑制蛋白 α(inhibitory proteins of NF-κB)；

IM：医学索引(Index Medicus)；

IR：红外光谱(infrared spectrometry)；

iv：静脉注射(intravenous injection)；

iventr：颅内注射(intracranial injection)；

K1735-M2：小鼠黑色素瘤细胞(melanoma cell)；

K562/Dox：人白血病阿霉素耐药细胞株(adriamycin resistance cell strain K562/Dox)；

KATP：ATP 敏感性钾通道(ATP-sensitive potassium channel)；

KB ：人口腔上皮癌细胞(KB cell)；

L1210：小鼠淋巴白血病细胞(lymphoid leukemia cells)；

LC：液相色谱法(liquid chromatography)；

LDH：血清乳酸脱氢酶(lactate dehydrogenase)；

LDL：低密度脂蛋白(low-density lipoprotein)；

L-DOPA：左旋多巴胺(3-(3，4-dihydroxyphenyl)-L-alanine)；

LTB4：白三烯 B4(leukotriene B4)；

MAD：有丝分裂阻滞缺陷蛋白(mitotic arrest deficient protein)；

MAPK：促分裂素原活化蛋白激酶(mitogen-activated protein kinases)；

MBC：最小杀菌浓度(minimal bactericidal concentration)；

MCF-7：人乳腺癌细胞株(human breast cancer cell lines MCF-7)；

MFB：肌成纤维细胞(myofibroblast)；

MIC：最小抑菌浓度(minimal inhibitory concentration)；

MMP：基质金属蛋白酶(matrix metalloproteinase)；

mRNA：信息核糖核酸(messenger ribonucleic acid)；

MS：质谱(mass spectrometry)；

MTT：3-(4，5-二甲基噻唑-2)-2，5-二苯基四氮唑溴盐(3-(4，5-dimethylthiazol-2-yl)-2，5-diphenyltetrazolium bromide)；

MVA：甲戊二羟酸(mevalonic acid)；
5-MT ：5-甲基色氨酸(5-methyl tryptophan)；
NAD^+ ：烟酰胺腺嘌呤二核苷酸(nicotinamide adenine dinucleotide，又称辅酶Ⅰ)；
$NADP^+$ ：烟酰胺腺嘌呤二核苷酸磷酸(nicotinamide adenine dinucleotide phosphate，又称辅酶Ⅱ)；
NAT：N-乙酰转移酶(N-acetyltransferase)；
NF-κB：核转录因子(nuclear factor κB)；
NMDA：N-甲基天冬氨酸(N-methyl aspartic acid)；
NMR：核磁共振(nuclear magnetic resonance)；
NPD：氮磷检测器(nitrogen phosphorus detector)；
ODS：十八烷基硅烷键合硅胶(octadecylsilyl)；
OVCAR-3：人卵巢癌细胞株(ovarian cancer cell line OVCAR-3)；
P38：丝裂原活化蛋白激酶(mitogen activated protein kinase)；
P388：小鼠淋巴白血病细胞株(leukemia cell line P388)；
P368：小鼠淋巴白血病细胞株(leukemia cell line P368)；
P450：细胞色素 P450 超家族(cytochrome P450 proteins，CYP)，人体内代谢药物的酶；
p65：NF-κB 蛋白家族成员，最多见的是 p50/p65 二聚复合物；
PA：双稠吡咯啶生物碱(pyrrolizidine alkaloids)；
PAPS：3′-磷酸-腺苷-5′-磷酸(3′-phosphoadenosine-5′-phosphosulfate)；
PC：纸上色谱(paper chromatography)；
PC-3：人前列腺癌细胞株(human prostate carcinoma PC-3 cells)；
PD98059：MEK 激酶抑制剂(MEK inhibitor)；
PDGF：血小板衍生因子(platelet-derived growth factor)；
PFN：血浆纤维联结蛋白(plasma fiber coupling protein)；
PGC：胃蛋白酶原 C(pepsinogen C)；
PGE：前列腺素 E(prostaglandin E)；
PGF2a：大鼠前列腺素 F2a(prostaglandin F2a)；
PGI2：前列腺环素(prostaglandin I2)；
P-gp：多药耐药糖蛋白(P-glycoprotein)；
PID：光离子化检测器(photoionization detector)；
PKA：cAMP 依赖蛋白激酶，简称激酶 A(protein kinase A)；
PKC：蛋白激酶 C(protein kinase C)；
PMA：佛波醇酯 (phorbol esters)；
PO/AH：视前区/下丘脑前部(preoptic-anterior hypothalamus area)；
PPE：猪胰腺弹性酶(pancreatopeptidase E)；
PPi：无机焦磷酸(pyrophosphate)；
ras gene：*ras* 基因，一种原癌基因，首先发现于大鼠肉瘤病毒；
ras P21：*ras* 癌基因家族中共同编码的一组功能相似、分子量为 2×10^4 的蛋白质；
RDS：呼吸窘迫综合征(respiratory distress syndrome)；
RID：示差折光检测器(differential refraction detector)；
SANG：血根碱(sanguinarine)；
SCE：离体细胞姐妹染色体互换(sister chromatid exchange)；
SCF：超临界流体(supercutical fluid)；
Sephadex G：葡聚糖凝胶(sephadex gel)；

Sepharose,Bio-Gel A：琼脂糖凝胶(sepharose gel)；
SFE：超临界流体萃取法(supercritical fluid extraction)；
SGC-7901：人胃癌细胞株(gastric cancer cell lines)；
SIMS：二次离子质谱(secondary ion mass spectroscopy)；
SKCa：小电导钙激活钾通道(small conductance calcium-activated potassium channel)；
SMMC-7721：人肝癌细胞株(hepatocellular carcinoma cell lines)；
SOD：超氧化物歧化酶(superoxide dismutase)；
Soxhlet：索氏提取器(Soxhlet method,或称脂肪提取器)；
SRS-A：变态反应的慢反应物质(slow reacting substance)；
T：胸腺嘧啶核苷(thymidine)；
TCD：热导检测器(thermal conductivity detector)；
TDT：末端脱氧核糖核酸转移酶(terminal deoxynucleotidyl transferase)；
TLC：薄层色谱法(thin layer chromatography)；
TMP：三甲氧苄氨嘧啶(trimethoprim)；
TMPZ：2,3,5,6-四甲基吡嗪(2,3,5,6-tetramethylpyrazine)；
TMS：四甲基硅烷(tetramethylsilane,$(CH_3)_4Si$)；
TNF：肿瘤坏死因子(tumor necrosis factor)；
tRNA：转运核糖核酸(transfer RNA)；
TSP：凝血酶反应素(thrombospondin)；
TXA2：血栓素 A2(thromboxane A2)；
U：尿嘧啶核苷(uridine)；
UDPGA：尿苷-5′-二磷酸-α-D-葡醛酸(uride diphoshate glucuronic acid)；
UPLC：超高效液相色谱(ultra performance liquid chromatography)；
UV：紫外(ultra violet)；
UVD：紫外检测器(ultraviolet absorption detector)；
VCR：长春新碱(vincristine)；
VKO：维生素 K-2,3-环氧化合物(vitamin K-2,3-epoxide)；
VLB：长春碱(vinsendine)；
VLDL：极低密度脂蛋白(very low-density lipoprotein)；
vWF：血管假性血友病因子(von Willebrand factor)；
xylose：木糖(xylose)。

主要参考书目

1. 杨其蒀,主编. 天然药物化学. 北京:中国科学技术出版社,1996.

2. 郭宗儒. 药物化学总论. 第 2 版. 北京:中国医药科技出版社,2003.

3. 雷载权,主编. 中药学. 上海:上海科学技术出版社,2004.

4. 肖崇厚,主编. 中药化学. 第 1 版. 上海:上海科学技术出版社, 1997.

5. 林启寿. 中草药成分化学. 北京:科学出版社,1977.

6. 彭司勋,主编. 药物化学. 北京:化学工业出版社,1988.

7. 陈奇,主编. 中药药理研究方法学. 北京:人民卫生出版社,1993.

8. 王新华,主编. 中医学基础. 上海:上海科学技术出版社,2003.

9. 沈同,王镜岩,主编. 生物化学. 北京:高等教育出版社,1991.

10. 〔德〕Werner Kahle,Helmut Leonhardt,Werner Platzer,著. 人体解剖学及彩色图谱. 毕玉顺,李振华,主译. 济南:山东科学技术出版社,2000.

11. 宋光熠,主编. 中药药理学. 北京:人民卫生出版社,2009.

12. 吴葆杰,主编. 中草药药理学. 北京:人民卫生出版社,1983.

13. 北京医学院,北京中医学院,主编. 中草药成分化学. 北京:人民卫生出版社,1980.

14. 齐豫生,夏于全,主编. 中华藏典—本草纲目. 长春:吉林摄影出版社,2003.

15. 徐任生,主编. 天然产物化学. 北京:科学出版社,1993.

16. 陈蕙芳,主编. 植物活性成分辞典. 北京:中国医药科技出版社,2001.

17. 徐国均,何宏贤,徐珞珊,金蓉鸾,主编. 中国药材学. 北京:中国医药科技出版社,1996.

18. 张铣、刘毓谷,主编. 毒理学. 北京:北京医科大学和中国协和医科大学联合出版社,1997.

19. 顾振纶,卞春甫,张银娣,主编. 医学药理学. 北京:科学出版社,1999.

20. 〔日〕柴田村治,等著. 纸色谱法及其应用. 王敬尊,译. 北京:科学出版社,1978.

21. 中国科学院上海药物研究所植物化学研究室,编译. 黄酮体化合物鉴定手册. 北京:科学出版社,1981.

22. 〔西德〕H. 瓦格蚋,等编. 生物活性天然产物. 上海药物研究所,译. 北京:科学出版社,1981.

23. 中国科学院上海药物研究所. 中草药有效成分提取与分离. 第 2 版. 上海:上海科学技术出版社,1983.

24. 〔日〕柴田承二,等编. 生物活性天然物质. 杨本文,译. 北京:人民卫生出版社,1984.

25. 龙康候,等. 萜类化学. 北京:高等教育出版社,1984.

26. 易大年,等. 核磁共振小波谱在药物分析中的应用. 上海:上海科学技术出版社,1985.

27. 谢晶曦. 红外光谱在有机化学和药物化学中的应用. 北京:科学出版社,1987.

28. 从浦珠. 质谱学在天然有机化学中的应用. 北京:科学出版社,1987.

29. 〔美〕K. R. 马卡姆,著. 黄酮类化合物结构鉴定技术. 北京:科学出版社,1990.

30. 李伯廷. 植物药有效成分的提取与分离. 太原:山西高校联合出版社,1993.

31. J B Harhorne. Phytochemical Method, A Guide to Modern Techniques of Plant Analysis. Second Edition. New York: Chapman and Hall,1984.

32. 柯以侃,董慧茹,李浩春,等编. 分析化学手册. 北京:化学工业出版社,1998.

33. 孙凤霞,主编. 仪器分析. 第2版. 北京:化学工业出版社,2011.